Harald Hamacher · Martin A. Wahl

Selbstmedikation

Arzneimittelinformation und Beratung in der Apotheke

**Gesamtregister
Band 1 und 2**

3. Aktualisierungslieferung zur 2. Auflage, 2017

Deutscher Apotheker Verlag

Stichwortverzeichnis

Die erste Ziffer bezieht sich auf das Hauptkapitel.

A

aar® gamma 2.8.2.3
Aasfresser 2.6.1
ABAK®-System 11.5.3
ABCD2-Score
–, Risikofaktoren 4.5.7
ABCDE-Regel 9.2.16
ABC-Wärmepflaster Capsicum 11 mg Hansaplast® med Tab. 8.3–7
ABDA-Datenbank Tab. 12.5–1
Abdomilon® N 2.5.2.2
Abdominalbeschwerden 2.2.3.5
Abführmittel 2.3.3.2, 2.3.3.3
–, salinische 2.3.3.2
ABI 4.5.4.5
Abrasionsempfindlichkeit 15.5.1
Abrasionswert Tab. 15.4–5
Abrasivität 15.5.2
–, Sicherheitsgrenzwert 15.5.2
Absinthii herba 2.5.2.1
Absinthin 2.5.2.1
Absinthschnaps 2.5.2.1
Abstinenzraten
–, Rückfallrate 14.2.1
Abszesse
–, perianale 2.3.3.3
Abtei Schmerzgel Tab. 8.3–9
Acarbose 3.3.3.2
Acarex®-Test 7.2.3.3
Acaril® 7.2.3.3
Acariose 9.2.6.5
Acarosan® 7.2.3.3
Acarus siro var. hominis 9.2.6.5
ACC s. Acetylcystein
ACC® Tab. 7.2–8
ACE 5.3.1.3
ACE-Hemmer 7.2.3.1
–, Kalium 3.2.1.2
Acerpes® bei Lippenherpes Tab. 2.1–2
Acesal 1.1.5.6
Acetiamin 3.1.2.1, 3.1.2.7
Acetylcholin 7.1.2.4, 9.2.7.1, 9.2.19, 9.2.19.2
Acetylcystein 1.1.4.3, 7.1.3.5, Tab. 7.2–8, Tab. 12.5–1
Acetylsalicylsäure 1.1.4, 1.1.4.1, 1.1.4.2, 1.1.5.3, 1.1.5.6, 6.2.2.2, 7.1.3.1, 7.3.2.2, Tab. 7.3–3
–, Dysmenorrhö 1.1.5.5
–, Fixkombinationen 1.1.4.5
–, Nierenschädigung 1.1.4.5
–, Spannungskopfschmerz 1.1.5.4
Achalasie 5.2.9
Achillea millefolium 2.5.2.1, Tab. 6.2–3
Achillicin 2.5.2.1
Achylie 3.2.2.2
Acic® bei Lippenherpes Tab. 2.1–2
Acicetrin 9.2.11.4
Aciclostad® gegen Lippenherpes 9.2.4.1
Aciclovir 2.1.3.6, 2.1.4, 2.1.4.1, 5.1.2, 9.2.4.1
acid rebound 2.2.3.3

Acimethin® Tab. 5.3–1
Acimol® Tab. 5.3–1
Ackerschachtelhalm 5.3.1.3
Acne comedonica 9.2.13.2, 9.2.13.3
Acne conglobata 9.2.13.2, 10.6
Acne excoriée 9.2.13.2
Acne fulminans 9.2.13.2
Acne infantum 9.2.13.2
Acne neonatorum 9.2.13.2
Acne papulopustulosa 9.2.13.2, 9.2.13.3
Acne vulgaris 9.2.13.2
Aconitum 7.3.2.4
Aconitum napellus Tab. 7.3–4
ACS 4.1.1.5
Actein 6.2.2.2
Actihaemyl® Tab. 10.2–1
Actisorb® Silver 220 10.2.3.4
Acular® Augentropfen Tab. 11.7–2
Adapalen 9.2.13.3
Addivit® Tab. 3.1–14, Tab. 3.1–27
–, Folsäure Tab. 3.1–11
Adenin 8.3.1.4
Adenom, autonomes 3.2.2.8
Adenosin-A$_2$-Antagonist 5.3.1.3
Adenosinrezeptoren 1.3.1
Adeno- und Enteroviren Tab. 7.3–2
Adenoviren 13.2.2.1
Adenylatcyclase 2.3.2.3
Aderhaut Abb. 11.1–1, 11.2
ADHS-Syndrom 1.2.2.1
Adiclair® Tab. 6.2–6, Tab. 9.2–8, Tab. 9.2.10
Adipositas 3.3, 4.5.6.5
Adjuvans-Arthritis 1.1.4.2
Adnexe 11.1
Adnexitis 6.2.2.2
Adoniskraut 4.1.3.3
Adonis vernalis 4.1.3.3
Adrenalin 3.1.2.1, 7.1.3.1, Tab. 9.2–13 b, 11.1.2
Adrenalin-Autoinjektor 9.2.7.4
β$_2$-Adrenozeptoragonist Tab. 9.2–13 b
Adsorbentien 2.3.2.3
–, Durchfall 2.3.2.3
Adstringentien 2.1.3.2, 2.2.3.7, Tab. 9.2–31, 16.2.6.1
–, pflanzliche 2.1.3.2
Aerius® 7.1.3.3
Aerodesin® 9.2.2.13
Aerophagie 2.3.4.2
Aerosolbehandlungen 7.1.4
Aescin 4.6.6.1, 8.3.2.3
Aescorin® forte 4.6.6.1
Aesculo® Gel Tab. 9.2–13 b, 16.2.10.2
Aesculus 8.3.2.3
Aesculus hippocastanum L. 4.6.6.1
Aescusan® 4.6.6.1
Aescuven® 4.6.6.1
ätherische Öle 5.3.1.3, 7.1.3.2, 7.2.3.2, 9.2.5.4
–, antiphlogistische Wirkungen 8.3.2.2
Ätzgastritis 2.2.2.4
After 2.3.1.2
afterload 4.1.1.2

Agiocur® Tab. 2.3–7
Agni casti fructus 6.2.2.2
Agnolyt® Madaus Tab. 6.2–3
Agnucaston® Tab. 6.2–3
Agnus-castus Tab. 6.2–3
Agnus Castus STADA® Tab. 6.2–3
Agnusid 6.2.2.2
Agoraphobie 1.2.1.2
Agranulozytosen 1.1.4.4
AHD 2000® Tab. 9.2–3
Ahmoracia rusticana 5.3.1.2
aida® 6.4.5.1
AIDS 6.4.3.1
–, Nonoxinol 9 6.4.4
Airol 9.2.13.3
Ajona-Gingivitis 15.6.4.2
Akaderm® N Tab. 9.2–26
Akanthose 9.2.8
Akkommodation 11.1, 11.1.2
Akkommodationsstörungen 11.5.6
Akne 6.4.5.1, 9.2.13
–, endogene Tab. 9.2–25
–, exogene 9.2.13.2, Tab. 9.2–25
–, Kontaktlinsen 12.5.1
–, Kosmetikakne 9.2.13.2
–, Mallorca-Akne 9.2.13.2, 9.2.14.2
–, medikamentöse Maßnahmen 9.2.13.3
–, Ölakne 9.2.13.2
–, prämenstruelle 9.2.13.2
–, Teerakne 9.2.13.2
–, UV-Licht 9.2.13.3
Aknediät 9.2.13.4
Aknefug® Tab. 9.2–26
Aknefug® EL 9.2.13.3
Aknefug® Iso 9.2.13.3
Aknefug®-oxid Tab. 9.2–27
Aknehaut 9.2.21.2
Aknemycin® 9.2.13.3, Tab. 9.2–27
Aknemycin® Plus 9.2.13.3
Aknenormin® 9.2.13.3
Akneroxid® Tab. 9.2–27
Aknetherapie 9.2.13.3
Aknichthol® Tab. 9.2–26
Akrodermatitis enteropathica
–, Zink 3.2.2.6
Akrozyanose 4.5.4
Aktinotherapie 8.5
Aktivin® Tab. 9.2–3
Aktivkohle 10.2.3.4
Aktivkohle-Wundauflage 10.2.3.4
Aktren 1.1.5.6
Akupunktur 9.2.10.3
akustisches Trauma 13.2.3.2
akute Mittelohrentzündung 13.2.2.1
akuter Glaukomanfall 11.2
akutes Glaukom 11.5, Tab. 11.9–1
akutes Koronarsyndrom (ACS) 4.1.1.5, 4.4.6.1
Alaun 10.4.1.1., 16.2.6.1
Albendazol Tab. 2.6–1
–, teratogene Wirkung 2.6.1.1
Albinismus 9.2.16.1
Albothyl® Tab. 6.2–7
Albuminurie 5.3.1.1
Aldehyde 9.2.5.4
Aldehydoxidase 3.2.2.2
Aldosteron 5.1.2.4

Stichwortverzeichnis

Aldosteronantagonisten
–, Kalium 3.2.1.2
Alepa® 2.7.3.4
Aleuronschicht 2.3.3.2
Aleve® 1.1.4.2, 1.1.5.6
Alexandriner-Sennesfrüchte 2.3.3.3
Alexidin Tab. 12.5–1
Alfatradiol 9.2.18.1
Algesal® Tab. 8.3–6
Alginat Wundauflage 10.5.2
Alginsäure 10.2.3.4
alginsäurehaltige Präparate 2.2.3.4
Algoplaque 10.2.3.4
Algosteril® 10.2.3.4
Algurie 5.3.2.2
Alione® 10.2.3.4, Tab. 10.3–2
alkalische Mooraufschlüsse 8.4.2
Alka-Seltzer 1.1.5.6
Alkohol 2.7.2.2
Alkoholabusus 7.1.2.5
–, Zink 3.2.2.6
Alkohole 9.2.5.4
Alkohole z. Desinfektion 9.2.2.1
Alkoholiker 2.7.2.2
–, Folsäure 3.1.2.1
–, Kalium 3.2.1.2
–, Potenzstörungen 6.3.1
Alkoholismus 3.1.2.3
Alkylpolyglykolethersulfate 9.2.21.3
Allantoin 8.3.2.3, Tab. 9.2–22, 10.6.1.1, 15.6.4.2
Allergene 9.2.7.4
Allergie
–, Calcium 3.2.1.4
–, Impfung 7.1.2.4
Allergie vom Soforttyp 7.1.2.4
allergische Augenerkrankungen 11.5
–, Antihistaminika Tab. 11.7–2
–, Arzneimittel Tab. 11.7–2
–, Cromoglicinsäure Tab. 11.7–2
–, Konjunktivitis 11.5.2, 11.5.4, 11.8
–, Sympathomimetika 11.5.4
allergische Disposition
–, Kontaktlinsen 12.5.1
Allergoconjunct® Tab. 11.7–2
Allergodil® 11.8
Allergodil® akut N 7.1.3.3
Allergopos® 11.8
Allergoval® 9.2.9.2
Allergo-Vision® sine Tab. 11.7–2
Allethrin 9.2.6.3
alli® 3.3.1, 3.3.3.2
Alliin 4.4.10.3
Allithiamine 3.1.2.1, 3.1.2.7
Allium cepa 5.3.1.2
Allium sativum L. 4.4.10.3
Alluna® Dragees 1.2.2.1
Allunapret® Nacht zum Einschlafen 1.2.2.1
Allylamine 9.2.5.4
Almotriptan 1.1.5.3, 1.1.5.6
Aloe 2.3.3.3, 9.2.21.3
–, Curacao- Tab. 2.3–10
–, Kap- Tab. 2.3–10
Aloe barbadensis 2.3.3.2
Aloe capensis 2.3.3.2
Aloe ferox 2.3.3.2
Aloin 2.3.3.2, 2.3.3.3
Alomide® Tab. 11.7–2
Alomide®/-SE 11.8
Alomide SE® Tab. 11.7–2

Alopecia androgenetica 9.2.18.1
Alopecia areata 9.2.18.1
Alopecia diffusa 9.2.18.1
Alopexy® 5 % 9.2.18.1
Alopezie Tab. 17.1–2
Alphaherpesviridae 2.1.2.1
Alprostadil 6.3.3
Alpträume 1.2.1.1
altersbedingte Makuladegeneration (AMD) Tab. 17.1–2, 17.2.6.3
Altersflecken 9.2.15, 9.2.16.2, 9.2.21.1
Altershaut 9.2.8.1
Altersherz 4.1.2.4
Althaeae radix 7.2.3.1
Althaea officinalis L. 7.2.3.1
Aludrox® 2.2.3.3
Alumen 16.2.6.1
Aluminium
–, Alzheimer Krankheit 9.2.19.2
–, Brustkrebs 9.2.19.2
Aluminiumacetat-Tartrat Tab. 9.2–31
Aluminiumacetat-Tartrat-Lösung DAB Tab. 9.2–31
Aluminiumaufnahme 9.2.19.2
Aluminiumchlorat 2.1.3.2, 2.1.4.1
Aluminiumchlorid 2.1.4.1, Tab. 9.2–31
Aluminiumchlorid-Hexahydrat-Gel, NRF 11.24, hydrophiles 9.2.19.2
Aluminiumhydroxid
–, Antazidum 2.2.3.3
Aluminiumkaliumsulfat 16.2.6.1
Aluminium-Resorptionsrate 2.2.5
Aluminiumsalze Tab. 9.2–31
Aluminiumsilikat 2.3.2.3, 16.2.1.3
Aluminiumverbindungen 2.3.3.1
–, Adstringentien in Stomatologika 2.1.3.2
–, Antazidum 2.2.3.3
Alveolargänge 7.2.1
Alveolen 7.2.1
Amara 2.5.2
Amara adstringentia 2.5.2.1
Amara aromatica 2.5.2.1
Amara mucilaginosa 2.5.2.1
Amara pura 2.5.2.1
Amarogentin 2.5.2.1
AmBisome® Trockensubstanz Tab. 9.2–8
Ambrohexal® Tab. 7.2–8
Ambroxol 2.1.3.8, 7.1.3.5, 7.2.3.2
Ambroxol® AL Tab. 7.2–8
Ambroxol Heumann® Tab. 7.2–8
Ambroxolhydrochlorid 2.1.4.1
AMD
–, feuchte (exsudative) Form 11.2
–, trockene Form 11.2
Amenorrhö 1.1.5.5
–, primäre 6.2.2.1
–, sekundäre 6.2.2.1
American Urological Association (AUA) 6.3.3
Ameziniummetilsulfat 4.2.4.2
AMI (Acute Myocardial Infarction) 4.1.1.3
Aminfluorid (Olaflur) 15.4.2
Aminfluoride 15.4.2, 15.6.3.2
Aminkolpitis 6.2.3.1
Amino-4-hydroxypteridin 3.1.2.1

p-Aminobenzoesäure 3.1.2.1
γ-Aminobuttersäure (GABA) 1.2.2.1, 1.4.2
(2-Aminoethyl)salicylat 8.3.2.3
Aminoglykosidantibiotika 13.2.3.3
Aminoglykoside 7.2.3.2
Aminosäurestoffwechsel
–, nicht oxidativ 3.1.2.1
Amiodaron 3.3.3.2
Amitriptylin 11.6
Ammoniak 2.3.2.3
–, neurotoxisch wirkend 2.7.3.1
–, Windeldermatitis 9.2.10.5
Ammoniaklösung Tab. 7.2–5
Ammoniumbituminosulfonat 8.4.2, 9.2.3.1, 9.2.11.5
Ammoniumchlorid 5.3.1.1, 7.2.3.2
Ammoniumionen-Ausscheidung 5.1.2.4
Ammoniumsalicylat 8.3.2.3
Ammoniumverbindungen, quartäre 11.3.4
Amocid® Tab. 9.2–7
Amöben 2.3.2.1
Amöbenruhr 2.3.2.1
Amöbiasis 2.3.2.1
Amorolfin 9.2.5.4, Tab. 9.2–12
Amosept® Tab. 9.2–6
Amoxicillin 7.2.3.2
Ampferkraut Tab. 7.2–5
Amphetamin 1.3
Ampho-Moronal® Tab. 9.2–8
Amphotericin 9.2.5.4
Amphotericin B Tab. 9.2–8, Tab. 9.2–9
Ampicillin 2.3.2.1, 7.2.3.2
Amylase 2.5.2.2, 8.3.1.5
1,4-α-Amylase 2.1.1.2
α-Amylase 2.3.1.3
Amylmetacresol 2.1.4.1
Amylnitrit 6.3.3
Anabsinthin 2.5.2.1
Anämie 2.6.1, 3.2.2.2, 6.2.2.1
–, hyperchrome 3.1.2.1
–, megaloblastische 3.1.2.1
–, perniziöse 2.2.1.2, 3.1.2.1
Anaesthesin® Pastillen 2.1.4.1
Anaesthesulf® Lotio Tab. 9.2–15
Anagenphase 9.2.18.1
Analfissuren 2.3.3.2, 2.3.3.3
Analgetika 1.1.1.3, 1.1.4, 1.1.4.1, 7.3.2.2, 8.3.1
–, Dosierung, Wechselwirkungen Tab. 1.1–6
–, Fixkombinationen 1.1.4.5, 1.1.5.3
–, Kombinationen 1.3.1
–, nicht narkotisierende (Prostaglandinsynthese-Hemmer) 1.1.1.1
–, Nierenschädigung 1.1.4.6
–, Schwangerschaft 1.1.4.3
–, Schwangerschaftsrisiko 1.1.4.8
Analgetika/Antipyretika Tab. 7.3–3
Analgetika-Asthma 1.1.4.3
Analgetische Kombinationspräparate 1.1.5.6
Analgetische Monopräparate 1.1.5.6
Analprolaps 4.7.2.1
Analtampons 4.7.3.2
Ananas-Fruchtpulver 17.2.11.3
Ananaspflanze 8.3.1.5

Stichwortverzeichnis

Anaphylaxie 9.2.7.4
Anaphylaxie-Notfallplan
  Tab. 9.2–13b
Anaphylaxie-Pass 9.2.7.4
Ancotil® Roche Tab. 9.2–8
Ancylostoma duodenale 2.6.2, 2.6.2.1
Ancylostomiasis 2.6.2
Andiroba Öl Tab. 9.2–13b
Androcur® 9.2.13.3
Androgene 6.1.2.3, 9.2.18.1, Tab. 9.2–25
androgenetische Alopezie 9.2.18.1
Androgensubstitution 6.4.6
Anethol 7.2.3.2
Aneurin 8.3.1.3
Angelicae radix 2.5.2.1
Angelicin 2.5.2.1
Angelikawurzel 2.3.4.2, 2.5.2.1, 2.5.2.2
Angina Tab. 9.2–21
– lacunaris 2.1.2.7
– tonsillaris 2.1.2.7
Angina pectoris 4.4.6.1, 4.5.3, 6.3.3
Angina pectoris (AP) 4.1.1.5
Angina-pectoris-Anfall
–, Sofortmaßnahmen i. d. Apotheke 4.4.6.1
Angiographie 4.5.4.7
Angioneuropathien 4.5.4
Angioorganopathien 4.5.4
Angiotensin-Aldosteron-System 4.2.1.5
Angiotensin-Converting-Enzym (ACE)
–, Hemmung 5.3.1.3
Angitiden 4.5.4
Angocin® Tab. 5.3–1
Angst 1.2, 1.2.1.2, Tab. 9.2–14
–, medikamentöse Behandlung 1.2.2
Angstanfälle 1.2.1.2
Angststörung 1.2.1.2, 1.2.3.5
Angstsyndrom
–, subsyndromales (NOS) 1.2.3.5
Anidulafungin Tab. 9.2–8
Anilinderivate 1.1.4.3
Anionen-Transporter, organische 5.1.2
Anis 2.2.3.8, 2.3.4.2, 2.4.2, 7.2.3.2, Tab. 7.2–4
Anisaldehyd 7.2.3.2
Anis-Fenchel-Bonbons 7.2.3.2
Anisi aetheroleum 7.2.3.2
Anisi fructus 7.2.3.2
Anisöl 7.2.3.2, Tab. 7.2–5, Tab. 9.2–13b, 16.2.10.2
Ankle Brachial Index (ABI) 4.5.4.5
ankylosierende Spondylarthritis 1.1.4.2
Anopheles 9.2.7.3
Anorexia nervosa 2.5.1
Anorexie Tab. 9.2–14
Anoxie 4.1.1.5
ANP 4.1.1.3, 5.3.1.3
Anserinae herba 6.2.2.2
Antazida 2.2.3.3, 2.3.3.1, 9.2.19.2
–, alginathaltige 2.2.3
–, aluminiumhaltig 2.2.5
–, Eisen 3.2.2.2
–, Kombinationen 2.2.3.3

–, magnesiumhaltig 2.2.5
–, Präparate 2.2.3.3
Antazolin 11.5.4, 11.8
Antazolinphosphat Tab. 11.7–2
Anthracenderivate
–, Kanzerogenität, Mutagenität 2.3.3.2
Anthrachinon 2.3.3.2
Anthrachinone 2.3.3.3
Anthrachinonglykoside 2.3.3.2
Anthraglykoside 2.3.3.3
–, Schwangerschaft, Stillzeit 2.3.3.2
–, Toxikologie 2.3.3.2
Anthraglykosidlaxantien 2.3.3.2
Antiallergika 7.1.3.3
Antianämika
–, Folsäure 3.1.2.1
Antiasthmatika 7.2.3.2, 7.2.3.3
Antibiotika 9.2.10.2, 9.2.13.4, Tab. 9.2–14, 9.2.2.12
Anti Brumm® Forte Tab. 9.2–13a
Anti Brumm® Naturel Tab. 9.2–13a
Anti Brumm® Sensitiv Tab. 9.2–13a
Anti Brumm® Zecken Stopp Tab. 9.2–13a
Anticholinergika 9.2.19.2
Antidepressiva 1.2.2, 1.2.3.2, 2.3.3.1, 6.2.2.3, Tab. 9.2–14
Antidiarrhoika 2.3.2.3
antidiuretisches Hormon (ADH) 5.1.2.4
Antiemetika 1.2.2, 1.5.2, 2.3.2.3
Antiepileptika 2.3.3.1
Antifaltencremes 16.2.7.1
Antifungol® Tab. 9.2–11
Antigenic drift 7.3.1
Antigenic shift 7.3.1
Antigensubtyp H5N1 7.3.1
Antihidrotika 7.3.2, Tab. 9.2–31
Antihistaminika 1.2.2, 1.2.3.2, 7.1.2.4, 7.3.2.2, Tab. 7.3–3, 8.3.1.1, 9.2.7.4, 9.2.10.3, 9.2.14.6, 9.2.6.10, 11.5.4, Tab. 11.9–1
–, Erbrechen, Übelkeit 1.5.2
–, orale 7.1.3.3
–, Rhinitis 7.1.3.3
Anti-HIV-AS 5.1.2
Antihydral® Tab. 9.2–31
Antihydral® Salbe 9.2.19.2
Antihypertensiva 2.3.3.1
–, Potenzstörungen 6.3.1
Antihypertonika
–, Magnesium 4.3.3
Antikataraktikum 11.8
Antikoagulantien 1.1.4.1, 3.1.2.5, 3.3.3.2
–, orale 7.1.2.5
Antikoagulation 8.3.2.3
Antikörper 9.2.7.1
Antikörperproduktion
–, Zink 3.2.2.6
Antikonvulsiva
–, Folsäure 3.1.2.1
– Wechselwirkungen m. Biotin 3.1.2.1
Antimalariamittel Tab. 9.2–21
Antimykotika 2.1.3.5, 2.1.4.1, 6.2.3, 9.2.10.2
–, Angriffspunkte u. Ergosterol-Biosynthese Abb. 9.2–3
–, extern 9.2.5.4

–, intern 9.2.5.3
–, intern anzuwendende Tab. 9.2–8
–, topisch 9.2.5.4
antimykotische Therapie 9.2.5.4
Antineuralgika 8.3.1
Antineuralgika, Chondroprotektiva 16.2.7
Antineuritika 8.3.1
Antioxidantien 3.1.2.6, 9.2.14.3, Tab. 17.1–2
antioxidative Vitamine 4.4.10.1
Antiparasitäre Mittel Abb. 9.2–4
Antiparkinsonmittel 1.2.2.1, 2.3.3.1
Antiperspirantien 9.2.19.2
Antiphlogistika 1.1.1.3
–, nicht steroidale 3.2.1.2
–, synthetische
–, –, topische Präparate Tab. 8.3–9
–, topische 8.3.2.3
Antipruriginosa 9.2.10.2
Antipyretika 7.3.2.2
Antiresorptiva 2.3.3.2
Antirheumatika 8.3.1
–, nicht steroidale 1.1.4
–, pflanzliche 8.3.1.7
–, topische nicht steroidale 8.3.2.3
Antirhinitika 7.1.3.3, 7.3.2.3
–, oral 7.1.3.1
Antirhrombin III 8.3.2.3
Antiscabiosum® 9.2.6.7
Antischaummittel 16.2.1.2
Antiseptika 5.3.1.1, 6.2.3.2, 9.2.2, 9.2.10.2
–, f. Mund- u. Rachen 2.1.3.3
–, pflanzliche 2.1.3.3
Antistax® 4.6.6.4
Antistax® Venencreme 4.6.7
Antistin-Privit® 11.8
Antitranspirantien 9.2.19.2
Antitussiva 7.2.2.1, 7.2.3.1, 7.3.2, Tab. 7.3–3
–, pflanzlich 7.2.3.1
–, Selbstmedikation Tab. 7.2–2
Antivarikosa 3.1.2.6
–, topische 4.6.7
Antocholinergika 11.6
Antra® 2.2.3.1
Antriebsschwäche 1.3
Antrum 2.2.1.2
Anurie 5.2.5
Anus 2.3.1.2
Anxiety Disorder Not Otherwise Specified (NOS) 1.2.3.5
Anxiolyse 1.2.2
Anxiolytikum 1.2.2, 1.2.3.5
Aorta 4.1.1.1
Aortenaneurysma 7.2.2.1
Aortenklappe 4.1.1.1
Aosept®plus Tab. 12.5–1
AP 4.1.1.5
ApaCare 15.4.3
Apfeldiät 3.3.2
Apfelessig 17.2.11.2
Aphasie 1.1.1.3
Aphrodisiaka Tab. 6.3–2
Aphthen 2.1.2.4, 2.1.4
apidermaler Wasserverlust 9.2.21.4
Apigenin 5.3.1.3
Apiin 5.3.1.3
Apiol 5.3.1.3
Apis mellifica Tab. 7.3–4

Stichwortverzeichnis

Apnoe 1.2.1.1, 7.2.2.6
Apnoeindex 1.2.1.1
Apo-B/Apo-A-I-Quotient
–, Arteriosklerose-Risiko 4.4.2
Apocit® Tab. 5.3–5
apokrine Schweißdrüsen 9.2.6.2, 9.2.19
Apolipoproteine 4.4.2
Apomorphin 1.5.1.2, 6.3.3
Apoplex 4.5.5.1, 10.5
Appendix 2.3.1.2
Appetitlosigkeit 2.5
–, Eisen 3.2.2.2
–, Zink 3.2.2.6
Aprikosenkerne 3.1.2.6
Aquacel® 10.2.1.2
Aquacel® Silver 10.2.3.4
Aquafit Tab. 13.5–1
Aqualibra® Tab. 5.3–2
Aqua non Hermal® Tab. 9.2–20
Aquaporine 5.1.2.4
L-Arabinose 2.3.3.2
Arachidonsäure 1.1.1.1, 4.4.1.4
Arachidonsäurekaskade 8.3.1.3
Arbutin 5.3.1.2
Archangelicin 2.5.2.1
Arctostaphylos uva-ursi 5.3.1.2, 6.1.3
Arctuvan® Tab. 5.3–1
Ardeycordal® 4.1.3.2
Ardeydorm® 1.2.2.1
Ardeyhepan® 2.7.3.4
Ardeynephron® Tab. 5.3–1
Arginin 15.5.4, Tab. 17.1–2, 17.2.4.1
ARIA 7.1.2.4
Arnica-comp. Gel® Tab. 8.3–10
Arnicae flos Ph. Eur. 8.3.2.3
Arnica montana L. 4.6.7, 8.3.2.3
Arnika 4.6.7, 5.3.2, 8.3.2.3
–, Inhaltsstoffe 8.3–14
–, Präparate Tab. 8.3–10
Arnikablüten 8.3.2.3
Arnikablütenöl
–, antiphlogistische Wirkungen 8.3.2.2
Arnika Schmerzfluid Tab. 8.3–10
Arnikatinktur 8.3.2.3
– „Hetterich" 4.6.7
Aromatase 6.1.3
Artabsin 2.5.2.1
Artelac® Advanced EDO®/-MDO® 11.8
Artelac®/EDO® 11.8
Artelac® Rebalance 11.5.3
Artelac® Splash EDO Tab. 12.5–1
arterielle Durchblutungsstörungen
–, medikamentöse Therapie 4.5.8
–, Primärprävention 4.5.6
–, Risikofaktoren 4.5.6
Arterienschmerzen 4.6.7
Arteriosklerose 3.3.1, 4.4, 4.5.4, 7.1.2.5, 10.5, 14.1
–, Folsäure 3.1.2.1
–, Infektionstheorie 4.4.5.2
–, Oxidationstheorie 4.4.5.1
–, Pathophysiologie 4.4.5
Arthralgien 1.1.2.3
Arthrex® Schmerzgel Tab. 8.3–9
Arthritis 1.1.1.3, 1.1.4.3, 2.3.2.1, 8.2.1, 8.3.2.3
Arthropoden 9.2.6

Arthrose 1.1.4.3, 8.2.1, 8.3.1.8, 16.2.7.1, 17.2.5.1
Arthrosis deformans 8.3.1.3
Arthrotabs Tab. 8.3–5
Artischocke 4.4.10.3, 17.2.11.5
Artischockenblätter 2.5.2.1, 2.8.2.3
Artisial Tab. 15.8–2
Arufil® Gel 11.8
Aruvit® Tab. 17.1–2
Arylalkansäure 1.1.4.2
2-Arylpropionsäure 1.1.4.2
Ascariasis 2.6.2, 2.6.2.1
Ascaris lubricoides 2.6.2, 2.6.2.1
Aschoff-Tawara-Knoten 4.1.1.4
Ascina® Carbosorb 10.2.3.4
Asclepiadaceae 2.3.2.3
Ascorbinsäure 3.1.1, 3.1.2.2, 6.2.3.1, Tab. 7.1–4
–, Folsäure 3.1.2.1
–, Präparate Tab. 3.1–19
–, Spannungskopfschmerz 1.1.5.4
–, Zufuhrempfehlungen Tab. 3.1–18
Ascovit® 3.1.2.2
Askina® 10.2.3.4
Askina® Gel 10.2.1.2
Askina® Touch 10.5.2
Aspartam 15.7.1
Aspecton® Tab. 7.2–5
Aspecton® Halstabletten Tab. 7.2–3
Aspecton® Nasenspray 7.1.3.5
Aspergillosen 9.2.5.1
Aspergillus niger 9.2.5.1
Aspergillus oryzae 2.5.2.2
Aspergillus-oryzae-Enzymgemisch 2.5.2.2
Aspirin® 1.1.4.1, 1.1.5.6
Aspirin® Coffein 1.1.5.6
Aspirin® Complex Granulat Tab. 7.1–4
Aspirin® Direkt 1.1.5.6
Aspirin® Migräne 1.1.5.6
Aspirin®/N 1.1.5.6
Aspirin® plus C Tab. 7.3–3
Aspirin-Asthma 1.1.4.2
Aspivenin® 9.2.7.4
ASS 1.1.5.6, 7.1.2.5
–, Kontaktlinsen 12.5.1
Assalix® Tab. 8.3–5
ASS-ratiopharm 1.1.5.6
ASS/STADA 1.1.5.6
Astemizol 1.2.2.1, 7.1.3.3
Asthenopie 11.5.2
Asthma 7.1.5, 7.2.2
–, allergisches 7.2.2.7
–, Analgetika-Asthma 1.1.4.3
–, Aspirin-Asthma 1.1.4.3
–, Grün-Gelb-Rot-Plan Abb. 7.2–11
–, medikamentöse Langzeittherapie 7.2.3.3
–, nicht allergisches 7.2.2.7
–, Stufenschema 7.2.3.3
Asthmaanfall 7.2.3.3
Asthma bronchiale 7, 7.2.2.1, 7.2.2.7, 7.2.3.1, 7.2.3.2, 7.2.3.3, Tab. 9.2–13b
Astigmatismus 11.2
Aszites 4.1.2.4
Ataxie 1.1.1.3
Atemdepression 7.1.3, 7.2.3.1
Atemgymnastik 7.1.4
Ateminsuffizienz 7.2.3.1

Atemnotsanfälle Abb. 7.2–11
Atemregulation 7.2.1.2
Atemrhythmus 7.2.1.2
Atemstillstand
–, trigeminusvermittelt 7.1.4
Atemwegserkrankungen 7
Atemwegsinfektionen
–, akute 7.2.2.1
Atemwegsobstruktion 7.2.2.7, 7.2.3.3
Atemzentrum 7.2.1.2
Atherektomie 4.5.4.8
Atherosklerose Tab. 17.1–2;
   s.a. Arteriosklerose
Atmungskette 3.1.2.1
Atrauman® Ag 10.2.3.4
Atriales Natriuretisches Peptid (ANP) 5.3.1.3
Atrial Natriuretic Peptide (ANP) 4.1.1.3
Atrioventrikularknoten 4.1.1.4
Atrium 4.1.1.1
Atropin 2.8.2.2, 11.1.2
AUA (American Urological Association) 6.3.3
Aucubigenin 7.2.3.1
Aucubin 6.2.2.2, 7.2.3.1, 7.2.3.2
Audispray® Tab. 13.3–2
Aufbewahrungslösung
–, EDTA 12.4
–, Sorbinsäure 12.4
–, Thiomersal 12.4
Aufmerksamkeitsdefizit- u. Hyperaktivitätssyndrom (ADHS) Tab. 17.1–2
aufsteigendes retikuläres Aktivierungssystem (ARAS) 1.2.1
Aufstoßen 2.3.4.2
–, saures 2.2.2.1
Aufwachstörungen 1.2.1.1
Auge 11
–, Bindehautschwellung Tab. 11.9–1
–, Brennen 3.1.2.1
–, Druckschmerz Tab. 11.9–1
–, eitriges Sekret Tab. 11.9–1
–, enge Pupille Tab. 11.9–1
–, Erkrankungen 11.2
–, Erstmaßnahmen b. Erkrankungen Tab. 11.9–1
–, Fremdkörpergefühl Tab. 11.9–1
–, Hornhaut Tab. 11.9–1
–, Jucken Tab. 11.9–1
–, Kaliumiodid/Natriumiodid 11.8
–, lokale Vitamintherapie Tab. 11.7–4
–, Rötung Tab. 11.9–1
–, Schmerzen 11.2, Tab. 11.9–1
–, Schweißarbeiten 11.6
–, Schweißen Tab. 11.9–1
–, Schwellung der Lidränder Tab. 11.9–1
–, Tränen Tab. 11.9–1
–, Tränenfluss Tab. 11.9–1
–, Verätzung 11.5.1, Tab. 11.9–1
–, Verbrennung Tab. 11.9–1
–, Verbrennungen 11.5.1
–, Vitaminmangelzustände 11.5.6
–, weite, lichtstarre Pupille Tab. 11.9–1
Augenarzneien
–, Euhydrie 11.3.2
–, Galenik 11.3

Stichwortverzeichnis

–, Konservierung 11.3.4
–, Tonizität 11.3.1
–, Viskosität 11.3.3
Augenarzneistoffe 11.4, 11.8
Augenerkrankungen
–, allergische 11.5.4
–, Erstmaßnahmen Tab. 11.9–1
–, Selbstmedikation 11.5
Augengel Liposic® 11.5.3
Augenhintergrund 11.1.2
Augenhöhle 11.1
Augeninnendruck 11.1.2, 11.2
Augenkammer Abb. 11.1–1
Augenlidentzündung 11.5.5
Augenlider 11.1
Augenlinse 11.2
Augenmuskel 11.1
Augenmuskellähmungen 11.5.6
Augensalben
–, Emulsionssalbe 11.3.6
–, Freisetzung von Wirkstoffen 11.3.6
–, Konservierung 11.3.6
–, Kontaktlinsen 12.5.1
–, Lösungssalbe 11.3.6
–, Resorption 11.3.6
–, Suspensionssalbe 11.3.6
Augenschutz-Kapseln 3.1.2.3
Augenspüllösungen
–, Pufferung 11.3.2
Augenspülungen 11.5
Augenstarre 11.5.6
Augentonika 11.5.6
Augentropfen
–, Anwendung 11.3.5
–, COMOD®-System 11.3.4
–, Konservierungsmittel 11.8
–, Konservierungsstoffe 11.5
–, Kontaktlinsen 12.5.1
–, Naphazolin 11.5.2
–, Phenylephrin 11.5.2
–, Sympathomimetika 11.5.2
–, Tetryzolin 11.5.2
–, Tramazolin 11.5.2
–, Xylometazolin 11.5.2
–, Augen- und Nasensalbe 7.1.2.5
Augenverletzungen
–, Notfallmaßnahmen 11.2, 11.5
–, Selbstmedikation 11.5
Aurantii pericarpium 2.5.2.1
Ausdauersportarten
–, Nahrungsergänzungsmittel 17.2.4.2
Ausfluss 6.2.3.1, 6.2.3.3
Auslandsreisen
–, prophylaktische Maßnahmen 2.3.2.4
Austauschgefäße 4.2.1.2
Austauschlinsen 12.1
Autan® Family care Tab. 9.2–13 a
Autan® Family care Dry Tab. 9.2–13 a
Autan® Junior Gel Tab. 9.2–13 a
Autan® Protection Plus Tab. 9.2–13 a
Autan® Tropical Tab. 9.2–13 a
Autan® Tropical Dry Tab. 9.2–13 a
Autoderm® Tab. 9.2–3
Autoimmunerkrankung 9.2.18.1
Avedorm® duo 1.2.2.1
Avidin 3.1.2.1

Avitaminosen 3.1.1
AVK 4.5.4
AVK-Selbsthilfegruppen 4.5.4.8
Avocadoöl 9.2.21.4
AV-Rhythmus 4.1.1.4
Aywet® Tab. 12.5–1
Azaron Stift Tab. 9.2–16
Azelainsäure 9.2.13.3
Azelastin 7.1.3.3, 11.5.4, Tab. 11.7–2, 11.8
Azelastin Nasenspray gegen Heuschnupfen 7.1.3.3
Azelastin-POS Tab. 11.7–2
Azidose 1.1.4.1, 2.3.2.1, 2.3.2.3
Azithromycin 13.2.3.3
Azol-Antimykotika 2.1.3.5
Azolderivate 9.2.5.4, Tab. 9.2–11
Azulen 7.1.3.2, 9.2.21.4
Azuprostat® 6.1.3
Azuprostat Sandoz® Tab. 6.1–2
Azur 1.1.5.6

B

B₁-ASmedic® 3.1.2.1, Tab. 8.3–2
B₁-Kattwiga Tab. 8.3–2
B₂-ASmedic® 3.1.2.1
B₆-ASmedic® 3.1.2.1
B₆-Vicotrat® 3.1.2.1
B₆-Vicotrat® 300 mg Tab. 8.3–2
B₁₂ Ankermann® Tab. 8.3–2
B₁₂-ASmedic® 3.1.2.1
Babix® Inhalat 7.1.4
Babix® Inhalat N Tab. 7.2–6
Bacillon® Tab. 9.2–7
Bacillon® Tab. 9.2.2.13
Baclofen 11.6
Bacterium bifidum 2.3.2.3
Bacteroides spp. 2.3.2.1
Badedermatitis 2.6.2.1
Bad Emser Sole 7.1.4
Badeotitis 13.2.1.1
Bad Heilbrunner Tausendgüldenkraut 2.5.2.1
Bad Reichenhaller Alpensole 7.1.4
Bäder 8.5
Bäderheilkunde 8.4
Bänder 8.1
Bänderriss 8.2.1
Bärentraubenblätter 5.3.1.2, 6.1.3
bakterielle Superinfektion 7.1.2.1
Bakterien
–, multiresistente 10.2.1.4
Bakterienflora
–, probiotische
–, –, Milchprodukte 2.3.2.3
Bakterienruhr 2.3.2.1
Balanitis 6.2.3.1
Baldrian 1.2.2, 1.2.2.1, 1.2.3.5
Baldrian-Dispert Tab. 1.2–4
Baldrian Dispert® Nacht zum Einschlafen 1.2.2.1
Baldrian-Dispert/Tag zur Beruhigung Tab. 1.2–4
Baldrian-Hopfen 1.2.2.1
BALDRIAN-ratiopharm 1.2.2.1
Baldriantinktur DAB Tab. 1.2–4
Baldriantinktur „Hetterich" Tab. 1.2–4

Baldriantinktur Melival Tab. 1.2–4
Baldrianwurzel 5.3.2, 5.3.2.2
Baldurat Tab. 1.2–4
Balkis® Tab. 7.1–2
Balkis® Schnupfenkapseln Neu Tab. 7.1–4
Ballaststoffe 2.3.3.2, 2.3.3.3, 2.4.2, 3.3.3.4, 17.2.10
Balneoconzen® N Tab. 9.2–22
Balneologische Behandlungsmaßnahmen 7.1.4
Balneotherapeutika Tab. 8.4–1
Balneotherapie 1.2.3.3, 8.3.2.3, 8.4
Balneovit® Öl Tab. 9.2–22
Balneum Hermal® Tab. 9.2–22
Balneum Hermal®/F 9.2.8.2
Balneum Hermal® F Tab. 9.2–22
Balneum Hermal® Plus Tab. 9.2–22
Bamipin Tab. 9.2–16, Tab. 9.2–17
Bandscheiben 8.4.1
Bandscheibenvorfall 1.1.1.2, 8.2.2
Bandwürmer 2.6.1
Baptisia tinctoria Tab. 7.3–4
Barbital
–, Calcium 3.2.1.4
Barbiturate 1.2.2, 2.2.1
Bariumchlorid 2.3.2.3
Basaltemperaturmethode Tab. 6.4–1
Basilikumkraut 2.2.3.8, 2.3.4.2
Basisches Aluminiumacetattartrat Tab. 9.2–31
Basiscremes auf W/O-Basis 9.2.8.2
Basocin® 9.2.13.3
Basodexan® 9.2.8.2, 9.2.10.3, Tab. 9.2–22
Basoplex® Erkältungskapseln Tab. 7.2–2
bathmotrop
–, negativ 4.1.3.2
Batrafen® Tab. 9.2–12
Bauchfell 2.2.1.2
Bauchpresse 2.3.1.2, 2.3.3.3
Bauchschmerzen 2.4.1
Bauchspeicheldrüse 2.3.1.3
Bauchspeicheldrüsenkarzinom 14.1
Baumnüsse 9.2.7.4
Baumwollsamenextrakt 6.4.6
BAUSCH & LOMB Tab. 12.5–1
BAUSCH & LOMB Kochsalzlösung Tab. 12.5–1
Bayrepel® 9.2.7.3
Bazoton® Tab. 5.3–3, 6.1.3
Bazoton® uno Tab. 6.1–2
BDC weekly Tab. 15.8–3
Beckenarterie 4.5.3
Beclometason 7.1.3.3
Beclometasondipropionat 7.1.3.3
Beeren
–, Fuchsbandwurm 2.6.1
Beifußkraut 2.3.4.2
Beinarterie 4.5.3
Beinischämie
–, akute 4.5.4.8
–, chronisch kritische 4.5.4.8
Beinschlagadern
–, Verengungen 4.5.4.2
Beinwell Sorte Harras 8.3.2.3
Beinwellwurzel 8.3.2.3
Bekunis® Tee 2.3.3.3
Bekunis Dragees Bisacodyl 5 mg® 2.3.3.3

Stichwortverzeichnis

Belegzellen 2.2.1.2
Belladonna Tab. 7.3–4
Benediktenkraut 2.5.2.2
Benetzungsstörungen 11.5.3
Benetzungsvermögen 2.1.3.3
Benfotiamin 3.1.2.1, 3.1.2.7, 8.3.1.3
Benigne Prostatahyperplasie (BPH) 6.1.2.3
Benproperin Tab. 7.2–2
Bentiaminlaurilsulfat 3.1.2.1
ben-u-ron 1.1.5.6
ben-u-ron direkt 1.1.5.6
Benzaknen® Tab. 9.2–27
Benzalkonium 2.1.4.1
Benzalkoniumchlorid 2.1.3.3, 7.1.3.1, 9.2.5.4, Tab. 9.2–6, 11.3.4, 11.5, Tab. 11.7–1, Tab. 11.7–2, 11.8, Tab. 12.5–1
–, Kontaktlinsen 12.4
Benzalkoniumchlorid-Gel
–, neg. Bewertung Komm. B6 6.4.3.2
Benzethoniumchlorid Tab. 9.2–6
Benzocain 2.1.3.7, 2.1.4.1, Tab. 9.2–15
Benzodiazepine 1.2.2, 1.2.2.1, 1.2.3.3, 2.2.2.1
–, Potenzstörungen 6.3.1
Benzophenone 9.2.14.3
Benzothiazin Tab. 8.3–9
Benzoylperoxid 9.2.13.3
Benzydamin 2.1.3.3, 2.1.3.8, 2.1.4.1
Benzylalkohol 11.8
Benzylbenzoat 7.2.3.3, Abb. 9.2–4, 9.2.6.7
Benzylnicotinat Tab. 8.3–8
Benzylpenicillin 5.1.2
Benzylsenföl 8.3.2.2
Bepanthen® Tab. 2.1–2, 2.1.4, 7.1.2.5, Tab. 10.2–1, 11.5.6, 11.8
Bepanthen® Augensalbe 11.5.5
Bepanthen® Augen- und Nasensalbe 7.1.3.4, Tab. 11.7–1
Bepanthen® Narben-Gel Tab. 10.6–1
Bepanthensalbe Tab. 11.9–1
Berberil® 11.5.6, 11.8
Berberil® Dry Eye/EDO® 11.8
Berberil® N Augentropfen Tab. 11.7–1
Berberil® N EDO Augentropfen Tab. 11.7–1
Bergamottöl 9.2.14.2
Bergenia cassifolia 5.3.1.2
Beri-Beri 3.1.2.1, 8.3.1.3
Beruhigungsmittel 1.2.2
–, Kontaktlinsen 12.5.1
Beruhigungs- und Schlafmittel
–, pflanzliche 1.2.2.1
Besenreiser 9.2.15
Besenreiser-Varizen 4.6.3.1
BesserAtmen Nasenstrips 7.1.4
Betabion® 3.1.2.1
Betablocker Tab. 9.2–14, Tab. 9.2–21
–, Kontaktlinsen 12.5.1
Betacarotin 3.1.2.3, 3.1.2.7, 9.2.15.2, 11.5.6, 17.2.6
Betadorm® D 1.2.2.1
Betaisodona® 9.2.2.7, 10.2.2.
Betaisodona® Mund-Antiseptikum Tab. 2.1–2
Betaseptic Mundipharma® 9.2.2.7

Bettnässen 5.3.2.3
Betulae folium 5.3.1.3
Betula pendula 5.3.1.3
Betula pubescens 5.3.1.3
Bewegungsapparat 8
–, Anatomie, Physiologie 8.1
–, Erkrankungen, medikamentöse Behandlung 8.3
–, hyperämisierende Mittel 8.3.2.2
–, Phytotherapeutika 8.3.2.3
–, Vitamine der B-Gruppe 8.3.1.3
Bewegungseinschränkungen 8.4.1
Bewegungstherapie 8.5
BfArM (Bundesinstitut für Arzneimittel und Medizinprodukte) 7.1.3.1
BfR 9.2.19.2
Bianthronglykoside 2.3.3.2
Biatain® Tab. 10.3–2
Bibrocathol Tab. 11.7–3, 11.8
bibrocatholhaltige Augensalbe 11.5.5
Biciron® 11.8
Biciron® Augentropfen Tab. 11.7–1
Bienengiftallergie 9.2.7.4
Bienenstiche 9.2.7.1
Bifidobacterium bifidum 2.3.2.3
Bifidobacterium brevis 2.3.2.3
Bifidobacterium infantis 2.3.2.3
Bifidobacterium longum 2.3.2.3
Bifidobakterien 2.3.2.1
Bifiteral® 2.3.3.3, Tab. 2.3–7, 2.7.3.1
Biflavone 5.3.2.2
Bifomyk® Tab. 9.2–11
Bifon Tab. 9.2–11
Bifonazol 9.2.5.4, Tab. 9.2–11
Bifonazol plus Harnstoff 9.2.5.8
Biguanid-Derivate 12.4
Bilanzierte Diäten 17.1.3
Bilharziose 2.6, 2.6.1.1, 2.6.2.1
Bilharziosegebiete 2.6.2.1
Bilisan® 2.7.3.4, 2.8.2.1
Billings-Methode 6.4.2.4
–, Vor- u. Nachteile Tab. 6.4.–5
Billy Boy Extra Thin Tab. 6.4–8
Billy Boy Spezial Contour Tab. 6.4–8
Billy Boy ultra sensitiv Tab. 6.4–8
Bilobalid 4.5.8.2
Biltricide® 2.6.1.1, 2.6.3.1
Bimsstein 9.2.20.3
Bindegewebsmassagen 8.5
Bindegewebsschwäche 4.6.3.1
Bindehaut 11.1
Bindehautblutungen 11.5.6
Bindehautentzündungen 11.2, 11.5, 11.5.3, 11.8
–, Ursachen 11.5.2
Bindehautreizung 11.5.3
Bindehautveränderungen 11.5.6
Bioallethrin 9.2.6.3
BioBag® 10.2.1.4
Biochanin-A-7-glucosid 5.3.1.3
BioCyst® Tab. 5.3–1
Biocytin 3.1.2.1
Biofanal® Tab. 9.2–8
Biofanal® Kombipack 9.2.5.4
Biofanal® Kombipackung Tab. 6.2–6
Biofanal® Salbe Tab. 9.2.10
Biofanal® Suspensionsgel 9.2.5.4
Biofax® Tab. 5.3–2
Biofem® Tab. 6.2–3

Bioflavonoide 3.1.2.6
Bioflutin® Tab. 4.2–1
Biolan® Augentropfen Tab. 11.7–1
Biolectra® 3.1.2.4, 3.2.1.3
Biomin Mineral Badesalz 8.4.2
Bionorm® Sättigungskapseln 16.2.3.3
Biorepair® 15.4.3
Biotène Oralbalance Tab. 15.8–2
Biotin 3.1.1, 3.1.2.1, 3.1.2.7
–, Folsäure 3.1.2.1
–, Päparate Tab. 3.1–14
Biotin-ASmedic® 3.1.2.1
Biotin Hexal 3.1.2.1
Biotinidase 3.1.2.1
Biotinidasemangel 3.1.2.1
Biotin-Mangel 3.1.2.1
Biovital® Cholesterin Balance 16.2.3.1
Biperidon 11.6
Biphenyl 13.3.2
Biphenyl-2-ol Abb. 9.2–1
Biphenylol Tab. 9.2–7
Birkenblätter Tab. 5.3–1, 5.3.1.3, Tab. 5.3–2, Tab. 5.3–3
Bisabolol 9.2.21.4, 15.6.4.2
α-Bisabolol 2.1.3.1
Bisacodyl 2.3.3.2, 2.3.3.3
Bismutgallat 7.1.3.7
Bismutsalze 4.7.3.2
Bisolvon® Tab. 7.2–8
Bisswunden 10.2.5
bite away® Stichheiler Tab. 9.2–13 a
Bitterkleeblätter 2.5.2.1
Bittersalz 2.3.3.2
Bitterstoffe 2.3.3.2, 2.5.2, 2.5.2.2, 2.8.2.3
Bittersüßstängel 9.2.10.2, 9.2.10.3
Bituminosulfonate 9.2.11.5, Tab. 9.2–24
B-Komplex forte Hevert® 3.1.2.1
black-head 9.2.13.2
Blähsucht 2.3.4.1
Blähungen 2.3.4, 2.4.1, 2.4.2, 2.4.3
Blanel® Tab. 5.3–5
Blase 5.1.3
Blasenatonie
–, myogene 5.2.9
Blasenentleerung
–, unvollständig 6.1.2
Blasenentleerungsstörungen 5.2.9, 6.1.3
Blasenentzündung 5.2.8
Blaseninfektionen 5.2.8
Blasentang 3.3.3.3
blauer Husten 7.2.2.6
Blausiegel® HT spezial Tab. 6.4–8
Bleiverbindungen
– obsolet als Astringentien 2.1.3.2
Blemaren® Tab. 5.3–5
Blend-a-dent-2-Phasen Tab. 15.8–3
Bleomycin 13.2.3.3
Blephacura® 11.5.5
Blephagel® 11.5.5, Tab. 11.9–1
Blepharitis 11.2, 11.5.5, Tab. 11.9–1
Blepharitis chronica 11.8
Blepharokonjunktivitis 11.2
Blinddarm 2.3.1.2
Blink N Clean® Tab. 12.5–1
Blutbildung
–, Vitamin B$_{12}$ 3.1.2.1

Stichwortverzeichnis

Blutdruck
–, arterieller 4.2.1.6
–, diastolischer 4.2.1.6
–, Regulation 4.2.1.5
–, systolischer 4.2.1.6
–, systolischer, diastolischer 4.3.1.3
Blutdruck-Grenzwerte 4.3.1.2
Blutdruckmessung 4.2.2
Blutdrucksenkung 4.5.4.1
Bluterguss 8.2.2
Blutgerinnung
–, Calcium 3.2.1.4
Bluthochdruck 3.3.1, 7.1.2.5
–, b. Kindern 4.3.3
blutiger Tau 9.2.11
Blut i. Stuhl 4.7.2.2
Blutkörperchen, weiße 3.1.2.2
Blutkreislauf 4.2.1, 4.2.1.2, 4.5.1
Blutlipidspiegel
–, Zielgrößen 4.4.8
Blutstillung 10.4
Blutungen
–, postmenstruelle 6.2.2.1
–, prämenstruelle 6.2.2.1
Blutverlust 3.2.3
–, chronischer
–, –, Folsäure 3.1.2.1
–, Eisen 3.2.2.2
Blutwäsche 4.5.9.1
BMI 3.3, 4.4.6.2
BNP 4.1.1.3
Bobath-Konzept 4.5.5.3
Body-Mass-Index (BMI) 3.3, 4.4.6.2
Bohnen 3.2.2.2
Bohnenhülsen 5.3.1.3, Tab. 5.3–2
Bolus alba 16.2.1.3
Bomacorin 4.1.3.2
Bomix® Tab. 9.2–7
Bonasanit® 3.1.2.1
Borax Tab. 11.7–1
Bordetella pertussis 7.2.2.6
Borellien 9.2.6.12
Borneol 2.8.2.3
Borneolester 5.3.2.2
Bornylacetat 5.3.2.2
Bornylisovalerat 1.2.2.1
Borrelia burgdorferi 9.2.6.12
Borreliose 9.2.6.12
Borsäure Tab. 11.7–1, 11.8, Tab. 12.5–1
Borsäurepuffer 11.8
Botulinumtoxin 9.2.19.2
Botulinus-Toxin 10.6.1
Bovine spongiforme Enzephalopathie (BSE) 8.3.1.6
Bowman-Kapsel 5.1.1
BoxaGrippal® Tab. 7.1–4
Boxazin® plus C Tab. 7.3–3
BPH 6.1.2.3
Bradykinin 1.1.1.1, 7.1.2.4, 8.3.1.5
Brain Natriuretic Peptide (BNP) 4.1.1.3
Brand- und Wundgel Medice® Tab. 9.2–6, Tab. 9.2–15, 16.2.11.3
Brandwunden 10.2.5
Brandwundenversorgung 10.3.6
Brasivil®-Paste Tab. 9.2–26
Brassica nigra (L.) Koch 8.3.2.2
Braunoderm 9.2.2.7
Braunol® 9.2.2.7, 10.2.2.
Brechkraft 11.1.2

Brechreiz 1.5.1
Brechungshyperopie 11.1.2
Brechvorgang
–, Ablauf 1.5.1.3
Brechzentrum 1.5.1, 7.2.3.2
Breitspektrumantibiotika 2.3.2.4
Breitspektrumantimykotika 9.2.5.4
Bremsen 9.2.6.1
Bremsenstiche 9.2.7.2
Brennnessel Tab. 6.1–2
Brennnesselblätter 8.3.1.7
Brennnesselkraut 5.3.1.3, 8.3.1.7
Brennnesselwurzel Tab. 5.3–3, 6.1.3
Brennweite 11.1.2
Broca 3.3
Brokkoli
–, Calcium 3.2.1.4
–, Kalium 3.2.1.2
Bromchlorophen Abb. 9.2–1
Bromelain 8.3.1.5
Bromelain®-POS Tab. 8.3–4
Bromhexin 7.2.3.2
Bromhexin® 12 BC Tropfen Tab. 7.2–8
Bromhexin® Krewel Meuselbach Tab. 7.2–8
Bronchialerkrankungen 7.2.3.2
–, Patientengespräch 7.2.4
Bronchialkarzinom 14.1
Bronchialobstruktion 7.2.2.3
Bronchialsystem 7.2.1
Bronchialtumore 7.2.2.1
Bronchicum® Tab. 7.2–5
Bronchien 7.2.1
Bronchiolen 7.2.1
Bronchioli respiratorii 7.2.1
Bronchioli terminales 7.2.1
Bronchiolitis 7.2.2.2, 7.2.2.4
Bronchipret® Tab. 7.2–5
Bronchitis 7.1.4, 7.1.5, 7.2.2, 7.2.3.2
–, akute 7.2.2.2
–, chronische 7.2.2.1, 7.2.2.3
–, –, Zigarettenkonsum 7.2.2.3
–, chronisch-obstruktive 7.2.2.3, 7.2.2.7
–, chronisch-obstruktive (COPD) 7
–, spastische 7.2.3.2
Bronchodilatation 7.2.3.1
Bronchoforton® Tab. 7.2–5
Bronchoforton® Salbe Tab. 7.2–6
Bronchokonstruktion 7.2.2.7
Bronchopneumonie 7.2.2.1
Broncho-Sern® Sirup Tab. 7.2–3
Bronchospasmolytika 7.2.3.3
Bronchospasmus Tab. 7.2–7
Bruchkraut 5.3.1.3
Brunnenkresse 5.3.1.2
Brustkrebs
–, Östrogengabe 6.2.2.3
Bruxismus (Zähneknirschen) 1.2.1.1
Bryonia 7.3.2.4
BSE 8.3.1.6
Bucco folium 5.3.1.2
Buchweizen 3.1.2.6
Buchweizenkraut 4.6.6.4
Bufexamac 4.7.3.2
Buflomedil 4.5.8.1
Bulkbildung 2.3.3.2
Bullrich Heilerde Pulver 16.2.8.3
Bumetamid 13.2.3.3

Bundesinstitut für Risikobewertung (BfR) 9.2.19.2
Bupropion 14.2, 14.2.1
Burning-feet-Syndrom
–, Pantothensäure 3.1.2.1
Burn-out-Syndrom Tab. 17.1–2
Bursae 8.1
Bursitis 1.1.1.3, 8.2.1
Buscopan® 1.1.5.5, 2.2.3.5, 2.4.2, 2.8.2.2, 5.3.2
Buscopan® plus 1.1.5.5, Tab. 6.2–2
Butoxyethylnicotinat Tab. 8.3–8
Buttersäure 2.3.3.2, 9.2.6.12
Butylphthalid 5.3.1.3
Butylscopolaminiumbromid 1.1.5.5, Tab. 6.2–2, 11.6
Butylscopolaminiumchlorid 2.4.2, 2.8.2.2
B-Vitamine Tab. 17.1–2

C

Caecum 2.3.1.1
Caffeoyl-Äpfelsäure 8.3.1.7
Caffeoyltartrate 5.3.1.3
CalciCare®-D₃ 3.1.2.4
Calciferol 3.1.1
Calcimed D₃ 3.1.2.4
Calcineurinhemmer 9.2.10.2, 9.2.16.1
Calcineurininhibitoren 9.2.10.3, 9.2.16.2
Calcipotriol 9.2.11.5
Calciretard® 3.2.1.4
Calcitonin 5.1.2.4
Calcitrat® 3.2.1.4
Calcitriol 3.1.2.4, 9.2.11.5
Calcium 3.2.1.4, 17.3.3
–, Allergie 3.2.1.4
–, Barbital 3.2.1.4
–, Blutgerinnung 3.2.1.4
–, Brokkoli 3.2.1.4
–, Emmentaler 3.2.1.4
–, Glucocorticoide 3.2.1.4
–, Gouda 3.2.1.4
–, Grünkohl 3.2.1.4
–, Herzglykoside 3.2.1.4
–, Joghurt 3.2.1.4
–, Karies 3.2.1.4
–, Milch 3.2.1.4
–, Oxalsäure 3.2.1.4
–, Samen 3.2.1.4
–, Schalenfrüchte 3.2.1.4
–, Speisequark 3.2.1.4
–, Tetanie 3.2.1.4
–, Thiazide 3.2.1.4
–, Trinkwasser 3.2.1.4
–, Vitamin D 3.2.1.4
–, Zyklusstörungen 6.2.2.2
Calciumantagonist
–, Magnesium 3.2.1.3
Calciumcarbonat 2.2.3.3, 2.2.5, 15.5.4
–, Säureblocker 2.2.3.3
Calciumchlorid 10.2.1.1
Calciumfluorid 15.5.4
Calciumlactat 6.2.3.1
Calciumpantothenat 9.2.18.1, Tab. 11.7–1

Stichwortverzeichnis

Calciumpräparate
–, Urtikaria 9.2.9.2
Calcium-Sandoz D Osteo 3.1.2.4
Calciumverbindungen 2.3.3.1
Calendula Tab. 10.2–1
Calendula ad us. ext. 8.3.2.3
Calendula Essenz Tab. 10.2–1
Calendula Wundsalbe Tab. 10.2–1
Calluna vulgaris L. 5.3.1.2
Calmodulin 2.3.2.3
Calor 1.1.2
Camouflage 9.2.16.1
Camphen 2.8.2.3, 7.2.3.2
Campher Tab. 7.1–1, 7.2.3.2,
 Tab. 8.3–9, Tab. 8.4–1, 9.2.8.2,
 Tab. 10.6–1
–, Säuglinge u. Kleinkinder 7.1.3.2
Campylobacter 2.3.2.1
Campylobacter-Enteritiden 2.3.2.1
Campylobacter fetus subspecies
 jejuni 2.3.2.1
Cancidas® Tab. 9.2–8
Candida 9.2.5.4
Candida albicans 2.1.4, 6.2.3.1,
 9.2.5.1, 9.2.10.5
Candida glabrata 6.2.3.1, 9.2.5.1
Candida-Hefen 2.1.3.4
Candida-Infektion 10.2.4.1
–, prädisponierende Faktoren
 Tab. 6.2–5
Candida pseudotropicalis 9.2.5.1
Candida stellatoidea 9.2.5.1
Candida tropicalis 6.2.3.1
Candidiasis 9.2.5.1
Candidosen 9.2.5.1, 9.2.5.4
–, vulvovaginale 6.2.3.1
Candio-Hermal® Tab. 2.1–2,
 Tab. 9.2–8, Tab. 9.2.10
Candio-Hermal® Fertigsuspension
 Tab. 2.1–2
Candio Hermal Softpaste 9.2.10.5
Canephron® Tab. 5.3–1, Tab. 5.3–5
Canesten® Tab. 9.2–11
Canesten® Extra Tab. 9.2–11
Canesten® Extra Nagelset 9.2.5.8
Canesten® Gyn 3 Tages-Kombi
 Tab. 6.2–6
Canesten® Gyn 3 Tages-Therapie
 Tab. 6.2–6
Canesten® Gyn Once Kombi
 Tab. 6.2–6
Canesten® Hygiene Wäschespüler
 6.2.3.2
Canifug® Tab. 9.2–11
Canifug® Cremolum® 200
 Tab. 6.2–6
Canifug® Cremolum® 200 Kombi
 Tab. 6.2–6
Canifug® Vaginalcreme Tab. 6.2–6
Cantharides 6.3.2
Cantharidin 8.3.2.2
Capsaicin 1.1.5.6, 8.3.2.2, 9.2.8.2
–, b. peripheren, neuropath.
 Schmerzen 1.1.5.7
Capsaicinoide 8.3.2.2
Capsamol® Tab. 8.3–7
Capsella bursa-pastoris Tab. 6.2–3
Capsici fructus acer 8.3.2.2
Capsicum annuum L. 8.3.2.2
Capsicum-Präparate Tab. 8.3–7
Carboanhydrase 5.1.2.4

Carbomellose 11.5.3
Carbomer 11.8, 16.2.11.2
Carbonsäure-Derivate 9.2.5.4
Carboxylasemangel
–, Biotin-abhängig 3.1.2.1
Carboxylasen
–, Biotin als prosthetische Gruppe
 3.1.2.1
Carboxymethylcellulose 10.2.3.4,
 11.8
Carboxypeptidase 2.3.1.3
Cardenolide 2.3.2.3
Cardio-Kreislauf-Longoral®
 Tab. 4.1–7
Carica papaya 8.3.1.5
Carito® Tab. 5.3–1
Carmellose Tab. 11.7–1, 11.8
Carmellose-Natrium Tab. 11.7–1
Carminativa 2.2.3.8, 2.2.5, 2.3.4.2,
 2.4.2
–, pflanzliche 2.3.4.2
Carminativa u. Antazida 16.2.1
Carminativum-Hetterich 2.3.4.2
Carnitin 3.1.2.2, Tab. 17.1–2
Carotaben® Kapseln 9.2.15.2
Carotin 11.5.6
β-Carotin 3.1.2.3, 9.2.14.3, 9.2.15.2,
 17.2.6.1
Carotinoide 9.2.14.3, 9.2.15.2,
 Tab. 17.1–2, 17.2.6
–, Urtikaria 9.2.9.2
CARRISMA-Algorithmus 4.4.6.3
Carvacrol 2.1.3.3, 7.2.3.2
Carvomin® 2.5.2.2
Caryophyllen 1.2.2.1
Cascararinde Tab. 2.3–10
Cascaroside 2.3.3.2
Caspofungin Tab. 9.2–8
Cassia
– *angustifolia* 2.3.3.2
– *senna* 2.3.3.2
Cassia-Zimt 17.2.11.8
Cassia-Zimtextrakt Tab. 17.1–1
Castufemin® Tab. 6.2–3
Catalase Tab. 12.5–1
Catalpol 7.2.3.1, 7.2.3.2
Catechin-Gerbstoffe 7.2.3.2
Catechol-O-methyltransferase
 (COMT) 1.4.2
Caverject® 6.3.3
Caya Diaphragma Tab. 6.4–8
Cayennepfeffer 8.3.2.2
Cayennepfefferdickextrakt
 Tab. 8.3–7
CB 12® 2.1.4
CBF 4.5.5.1
CC CLASSIC Schmerztabletten
 1.1.5.6
Cefabene® 9.2.10.2, 9.2.10.3
Cefadyn® 4.6.6.2
Cefagil® Tab. 6.3–2
Cefakliman® mono Tab. 6.2–3
Cefalexin 7.2.3.2
Cefanorm® Tab. 6.2–3
Cefasilymarin® 2.7.3.4
Cefazink® Tab. 3.2–11
Ceferro 100 3.2.2.2
Celecoxib
–, kardiovaskuläres Risiko 1.1.4.6
–, Schwangerschaftsrisiko 1.1.4.8
Cellufresh® Tab. 11.7–1, 11.8

Cellulasen 2.5.2.2
Cellulose 2.3.3.2, 17.2.10.1
Cellulosederivate 11.3.4
Celluloseether 11.5.3
Cellumed® 11.8
Celluvisc® Tab. 11.7–1, 11.8
Centapikrin 2.5.2.1
Centaurii herba 2.5.2.1
Ceolat® LF 2.3.4.2, 16.2.1.1
Cephaelis ipecacuanha Tab. 7.3–4
Cephalosporine 2.3.2.1, 7.2.3.2
Ceramide 9.2.21.4
Cerebral blood flow (CBF) 4.5.5.1
Cerevisiae-Trockenhefe 9.2.18.1
Cernitin GBX 6.1.3
Cernitin T 60 6.1.3
Cerumen 2.1.2
Cerumenex® N Tab. 13.3–2,
 16.2.13.2
Ceruminalfilm
–, Schutzfunktion 13.2.1.1
Cesol® 2.6.1.1
Cestoden 2.6.1
Cestodenmittel 2.6.1.1
Cetebe® 3.1.2.2
Cetebe® antiGrippal Tab. 7.2–2,
 Tab. 7.3–3
Cetirizin 7.1.3.3, Tab. 9.2–17
Cetraria islandica (L.) Ach. sensu
 latiore 7.2.3.1
Cetrimid 2.1.3.3
Cetrimoniumbromid 2.1.3.3
Cetylpyridiniumchlorid 2.1.3.3,
 2.1.4.1, 15.6.3.2
CE-Zeichen
–, Medizinprodukte 16.1
cGMP 6.3.3
Chalazion 11.2
CH-Alpha® 8.3.1.6
Chamazulen 2.1.3.1, 2.2.3.6
Chamomilla rucutita 2.1.3.1
Chamotrypsinogen 8.3.1.5
Champix® 14.2
Chelattherapie 4.5.9.1
Chelidonii herba 2.8.2.2
Chelidonin 2.8.2.2
Chelidonium majus L. 2.8.2.2
Chemoprophylaktika 15.6.3
–, Substantivität 15.6.3.2
Chemorezeptor-Trigger-Zone (CTZ)
 1.5.1
Chemosis 11.8
Chemotaxis 7.2.3.2
Chemotherapeutika 2.3.2.4, 13.2.3.3
Chenodeoxycholsäure 2.8.2.1
Chenofalk® 2.8.2.1
Chillies 8.3.2.2
Chinarinde 2.5.2.1
Chinidin 2.5.2.1
Chinin 2.5.2.1
Chinolin-Derivate 9.2.5.4
Chinolinol 9.2.3.1
Chinolinolsulfat 2.1.4.1
Chinolone
–, Zink 3.2.2.6
Chinosol® Tab. 2.1–2, 9.2.10.2,
 9.2.2.10
Chinovin 2.5.2.1
Chiropraktik 8.5
Chitosan 16.2.3.1
Chloasmen 9.2.16.2

Stichwortverzeichnis

Chlor 9.2.2.7, 9.2.13.3
Chlorakne 9.2.13.2
Chloramin-T-Lysoform 9.2.2.7
Chlorhexamed® 9.2.2.8, Tab. 15.6–1
Chlorhexamed® 1 % Tab. 2.1–2
Chlorhexamed® Fluid 0,1 %
  Tab. 2.1–2
Chlorhexamed® Forte 0,2 %
  Tab. 2.1–2
Chlorhexidin 2.1.3.3, 2.1.4,
  Tab. 6.2–7, 9.2.2.8, 10.2.2.,
  15.6.3.2, 15.6.4.4
–, Kontaktlinsen 12.4
–, Ophthalmika 11.8
Chlorhexidinacetat Tab. 11.7–1
Chlorhexidindiacetat 11.3.4
Chlorhexidindigluconat 2.1.4.1,
  11.3.4, Tab. 11.7–2
Chlorhexidingluconat Tab. 11.7–1
Chlorhexidin-Gurgellösung NRF
  Tab. 2.1–2
Chlorkresol 13.3.2
Chlorobutanol 11.8
Chlorocresol 9.2.6.3
Chlorofen Tab. 9.2–7
Chlorogensäure 5.3.1.3
Chlorophyll Tab. 12.5–1
Chloroquin 1.1.1.3
Chlorphenamin 7.1.3.3, Tab. 7.1–4,
  7.3.2.2, Tab. 7.3–3
Chlorphenoxamin Tab. 9.2–16,
  Tab. 9.2–17
8-Chlortheophyllin 1.5.2.1
CHMP 1.1.4.6
Cholangitis 2.8.1
Choledocholithiasis 2.8.1
Cholelithiasis 2.8.1
Cholera 2.3.2.1, 2.3.2.3
–, Schutzimpfungen 2.3.2.3, 2.3.2.4
cholera-like *Escherichia-choli-*
  Stämme 2.3.2.1
Choleratoxin 2.3.2.3
Choleretika 2.8.2.3
Cholesterin 2.7.1
Cholesterol 2.8.1, 4.4.1.1
Cholesterolsteine 2.8.1
Cholesteroltransportsystem
–, reverses 4.4.3
Cholezystitis 2.8.1
Cholezystokinin 2.7.1
Cholezystokinin-Pankreozymin
  2.3.1.2
Cholinsalicylat 8.3.2.3
Chol-Kugeletten® 2.8.2.2
Cholspasmin® forte 2.8.2.2
Chol-Spasmoletten® 2.8.2.2
Chondroitin 8.3.1.8
Chondroitinpolysulfat 4.6.7,
  Tab. 8.3–9
Chondroitin-Schwefelsäure 8.4.2
Chondroitinsulfat 17.2.5.2
Chondroprotektiva 8.3.1.8
Choroidea 11.1
Chrom Tab. 17.1–1, 17.2.3.1
chronische Atemwegserkrankung
  7.1.5
chronische Mittelohrentzündung
  13.2.2.2
chronische Schnupfenspray-
  Anwender
–, Entwöhnung 7.1.3.1

chronisch obstruktive Atemwegserkrankungen 7.2.3.1
chronisch obstruktive Bronchitis
  14.1
chronisch obstruktive Lungen-
  erkrankung (COPD) 7.2.2.3,
  7.2.2.7, 14.1
chronisch venöse Insuffizienz (CVI)
  4.6.3.2
Chronocard® 4.1.3.2
chronotrop
–, positiv 4.1.3.2
Chrysanthemum cinerariae folium
  9.2.6.3
Chrysanthemumdicarbonsäure
  9.2.6.3
Chrysanthemummonocarbonsäure
  9.2.6.3
Chylomikronen 2.3.1.4, 4.4.2
Chymotrypsin 2.3.1.3, 8.3.1.5
Chymus 2.2.1.2
Cialis® 6.3.3
Cica Care® Tab. 10.6–1
Cicaplast Baume B5 Tab. 10.2–1
Ciclopirox Tab. 9.2–12
Ciclopiroxolamin 9.2.5.4
Ciclopirox Winthorp® Nagellack
  9.2.5.4
Ciclosporin 3.3.3.2, 9.2.11.4
Cidex® OPA 9.2.2.13
Ciliarkörper 11.1
Cimetidin 2.2.3.2
–, Potenzstörungen 6.3.1
Cimicifuga AL Tab. 6.2–3
Cimicifugae racemosae rhizoma
  6.2.2.2
Cimicifuga racemosa Tab. 6.2–3
Cimicifuga-ratiopharm® Tab. 6.2–3
Cimicifuga stada® Tab. 6.2–3
Cimicifugawurzelstock 6.2.2.2
Cimicifugosid 6.2.2.2
Cinchonae cortex 2.5.2.1
Cinchona pubescens Tab. 7.3–4
Cinchonidin 2.5.2.1
Cinchonin 2.5.2.1
Cineol 2.8.2.3, Tab. 7.1–1, 7.1.3.2,
  7.2.3.2
Cinerine 9.2.6.3
Cinerolon 9.2.6.3
Circadin 11.1
Circulus vitiosus 1.1.5.3
Cisplatin 13.2.3.3
Citral 1.2.2.1
Citrate 11.5.3
Citriodiol® Tab. 9.2–13 a
Citronellal 1.2.2.1
Citronellol 1.2.2.1
Citronenöl 7.2.3.2, Tab. 8.4–1
Citronensäure Tab. 11.7–1,
  Tab. 11.7–2
Citronensäuregel 6.4.3.2
Citrus aurantium 2.5.2.1
CL 11 Tab. 12.5–1
CL 22 Tab. 12.5–1
CL 33 Lösung Tab. 12.5–1
CL 44 Tab. 12.5–1
CL 55 Tab. 12.5–1
CL 66 Tab. 12.5–1
CLA 17.2.8.7
Clabin® N 9.2.4.2
Clabin® Plus 9.2.4.2

Clarazellen 7.2.3.2
Clarithromycin 7.1.3.3
Clauden® 10.4.1.2
Clauden®-Nasentamponade
  7.1.3.7
Clauden®-Pulver 7.1.3.7
Clauden®-Watte 7.1.3.7
Claudicatio intermittens 4.4.10.3,
  4.5.4.3, 4.5.4.8, 4.5.6.3, 4.5.8.2
Clavus 9.2.20
Clearance-Wert
–, Tab. 5.1–2 5.1.2
Clear Ears CLEAR 13.2.1.1
Clemastin 7.1.3.3, Tab. 9.2–17
Clioquinol 7.1.3.7, 9.2.2.10
CL KS Tab. 12.5–1
Clobutinol 7.2.3.1
Clonidin 11.6
–, Potenzstörungen 6.3.1
Clorina® Tab. 9.2–7
Clorofen Abb. 9.2–1
Clostridien 2.3.2.1
Clostridium difficile 2.3.2.1
Clotrimazol 6.2.3, 9.2.5.4,
  Tab. 9.2–11
–, b. Vaginalmykosen 6.2.3.2
Clusterkopfschmerz 1.1.1.3
CM3 Alginat Kapseln 16.2.3.2
CMP 8.3.1.4
Cnici benedicti herba 2.5.2.1
Cnicin 2.5.2.1
Cobalamin 3.1.1, 3.1.2.1, 8.3.1.3
Cobalt 3.2.2.4
Cobaltmangel 10.6
Cocain 2.1.3.7
Cocamidopropyl PG-dimonium-
  chlorid phosphat Tab. 12.5–1
Cochrane Tobacco Addiction Group
  14.2.1
Codein 7.2.3.1
–, Fixkombinationen 1.1.4.5
Coenzym A 2.1.3.3, 10.2.4.2
–, Pantothensäure 3.1.2.1
Coenzyme 3.1.2.1
Coenzym Q$_{10}$ 3.1.2.6, 9.2.21.1,
  17.2.1.1
Coeruloplasmin 3.2.2.2, 3.2.2.5
Coffeae semen tostae 1.3.1
Coffein 1.1.5.6, 1.3.1, 5.3.1.3, 6.2.2.2,
  Tab. 7.1–4, 7.3.2.2, Tab. 7.3–3,
  8.3.1.1
–, Gicht 1.3.1
–, Kopfschmerzen 1.3.1
–, Spannungskopfschmerz 1.1.5.4
Coffeinum N 0,2 1.3.1
Cola
–, Kariesprophylaxe 15.7.3
Colae semen 1.3.1
Colaminderivate 7.1.3.3
Colanuss 1.3.1
Coldastop® 7.1.2.5
Coldastop® Nasenöl Tab. 7.1–1
Coldastop®-Nasenöl 7.1.3.6
Coldi Kühlgel-Kissen 7.1.2.5
Colecalciferol 3.1.2.4
–, Fluorid 3.2.2.8
–, Präparate Tab. 3.1–23
–, Zufuhrempfehlungen Tab. 3.1–22
Colektomie 2.3.3.3
Colestyramin 3.1.2.4, 3.2.2.2
Colimune® 9.2.9.2

Stichwortverzeichnis

Colon
-, ascendens 2.3.1.2
-, descendens 2.3.1.2
-, sigmoideum 2.3.1.2
-, transversum 2.3.1.2
Colon irritabile 2.3.2.1, 2.3.2.3, 2.3.3.2, 2.4.1
Comfeel® Tab. 10.3-2
Comfeel® Purilon Gel 10.2.3.4
Comfort Shield® Tab. 11.7-1
Commiphora molmol 2.1.3.3
COMOD-System™ 7.1.3.1, 11.3.4, 11.5.3
Compeed® 9.2.4.1
Compeed® Aktiv Gel 9.2.20.3
Complamin® spezial Xantinolnicotinat 4.4.10.1
Completed stroke 4.5.5.1
Complete Revita-Lens® MPDS Tab. 12.5-1
COMT 1.4.2
Condomi® Fruit and Color Tab. 6.4-8
Condomi® Supersafe Tab. 6.4-8
Condurangoglykosid A 2.5.2.1
Condurangorinde 2.5.2.1
Condylomata acuminata 9.2.4.2
Conjunctiva bulbi Abb. 11.1-1
Consolidae radix 8.3.2.3
Contac 1.1.5.6
Contractubex® Gel Tab. 10.6-1
Contramutan® Tab. 7.3-4
Contreet® Hydrokolloidverband 10.2.3.4
Convallaria majalis 4.1.3.3
Convallatoxin 4.1.3.3
Cooley-Kur 3.3.2
COPD 7.2.2.3, 14.1
Coptisin 2.8.2.2
Cordes® BPO 9.2.13.3, Tab. 9.2-27
Corega Tabs Tab. 15.8-3
Cornea Abb. 11.1-1
Coronaviren Tab. 7.3-2
Corpus ciliare Abb. 11.1-1
Corpus-luteum-Insuffizienz 6.2.2.1
Corticoide 9.2.7.4, 9.2.10.3, 9.2.11.4, 9.2.18.1, 10.6
-, Selbstmedikation 9.2.8.2
Corticosteroide
-, Kontaktlinsen 12.5.1
Cortisol 5.1.2
Cortison 10.6.1
Cotazym® 2.5.2.2
Cotinin 14.1
COX-1 1.1.4.2, 1.1.4.6
COX-1-Hemmer 1.1.4.3
COX-2 1.1.4.2, 1.1.4.6
COX-2-Hemmer 1.1.4.3
Coxarthrose 8.2.1
Coxibe 1.1.4.2, 1.1.4.6
COX-Inhibitor 1.1.4.2
-, Schwangerschaftsrisiko 1.1.4.8
Craegium® 4.1.3.2
Crataegus
-, Herz-Kreislauf-Therapie 4.1.3.2
Crataegus AL 4.1.3.2
Crataegutt® 4.1.3.2
cratae-loges® 4.1.3.2
Creatin 17.2.4.3
Credé Prophylaxe 9.2.2.5
Cromo-CT Nasenspray® Tab. 7.1-3

Cromoglicin Hysan® Tab. 7.1-3
Cromoglicinsäure Tab. 7.1-3, 7.1.3.3, 9.2.9.2, 11.5.4, 11.8, Tab. 11.9-1
-, Kontaktlinsen 11.8
Cromoglicinsäure, Dinatriumsalz (DNCG) 11.8
Cromohexal® 11.8
Cromohexal® Nasenspray 7.1.3.3
Cromo Nasenspray 1A Pharma® Tab. 7.1-3
Crom-Ophthal® Augentropfen Tab. 11.7-2
Crom-Ophthal® Nasenspray Tab. 7.1.3
Crom-Ophthal® sine Augentropfen Tab. 11.7-2
Crotamitex® 9.2.6.7
Crotamiton Abb. 9.2-4, 9.2.6.7
Crotonöl 8.3.2.2
Croup 7.2.2.5
Crystacide® Tab. 9.2-5
CTZ 1.5.1
Cucurbitacine 6.1.3
Cucurbitae semen 5.3.2.2
Cucurbita pepo L. 5.3.2.2, 6.1.3
Cumarinderivate 7.3.2.4
Cumarine 7.1.2.5
Curacao-Aloe Tab. 2.3-10
Curapont® 10.2.3.2
Curatoderm® 9.2.11.5
Curcuma 2.8.2.3
Curcumae xanthorrhizae rhizoma 2.5.2.1
Curcuma xanthorrhiza 2.8.2.3
Curcumen 2.5.2.1, 2.8.2.3
Curcumin 2.8.2.3
Curcu-Truw® 2.8.2.3
CVI 4.6.3.2
-, Beratungstipps 4.6.5.4
Cyanocobalamin 2.7.3.3, 3.1.2.1, 3.1.2.7, 8.3.1.3, 8.3.1.4, Tab. 12.5-1
-, Präparate Tab. 3.1-9
β-Cyclodextrin-Einschlussverbindung 6.4.5.1
Cycloogygenase-1 (COX-1) 1.1.4.2
Cycloogygenase-2 (COX-2) 1.1.4.2
Cyclooxygenase 1.1.1.1, 1.1.4
Cyclooxygenasehemmer
-, kardiovaskuläres Risiko 1.1.4.6
-, Schwangerschaftsrisiko 1.1.4.8
Cyclooxygenase-Inhibitor 1.1.4.2
Cyclopentolat 11.1.2
Cycloserin
-, Folsäure 3.1.2.1
-, Wechselwirkungen m. Vitamin B_6 3.1.2.1
Cyclotest® 6.4.2.2
p-Cymen 7.2.3.2
Cynarae folia 2.5.2.1, 2.8.2.3
Cynara scolymus 2.8.2.3, 4.4.10.3
Cynarin 2.5.2.1, 2.8.2.3
Cynaropikrin 2.8.2.3
Cynosbati fructus 5.3.1.3
Cyproteronacetat 9.2.13.3
Cystein 7.2.3.2, Tab. 17.1-2
Cystin 7.2.3.2, 9.2.18.1
L-Cystin 9.2.18.1
Cystinol® Tab. 5.3-1
Cysto-Urgenin® 5.3.2.2
Cytidin 8.3.1.4

Cytidinmonophosphat (CMP) 8.3.1.4
Cytobion® 3.1.2.1
Cytochrome 3.2.2.2
Cytochrom-P450-Enzym 9.2.6.3
Cytosin 8.3.1.4

D

Daivonex® 9.2.11.5
Daktar® Tab. 9.2-11
Daktar® Mundgel Tab. 9.2-8
Damianablätter 6.3.2
Daopure® Tab. 17.1-2
Darmentleerung 2.3.3.2
Darmerkrankungen
-, chronischer 3.1.2.4
-, entzündliche 2.3.2.3
Darmerziehung 2.3.3.2, 2.3.3.3
Darmflora 2.3.2.3, 2.4.1, 2.4.2
Darminfektion 2.3.2.1
Darmkrebs 2.4.2
Darmmotilität 3.2.3
Darmsaft 2.3.1.1
Darmverschluss 2.2.3.3, 2.3.3.2
Dauererektion 6.3.3
Dauertragelinsen 12.1
D-Campher 4.2.5.2
DDD Hautbalsam/Hautmittel Tab. 9.2-26
Debridement
-, autolytisches 10.2.1.1
-, chirurgisches 10.2.1.1
-, enzymatisches 10.2.1.3
Decoderm® Basiscreme 9.2.10.3
DEET 9.2.7.3, Tab. 9.2-13 a
Defäkation 2.3.3.1, 2.3.3.2, 2.3.3.3
Defäkationsreflex 2.3.3.2
defibriniertes Rinderblut 7.1.3.7
degenerative Gelenkerkrankungen 1.1.4.2
Dehydroascorbinsäure 3.1.2.2
Dekristol® 3.1.2.4
Dekubitus 10.2.4.1, 10.2.5, 10.5
-, therapeutische Maßnahmen 10.5.2
Dekubitusprophylaxe 10.5.1
Deltaran® 1.1.4.2
Dementielles Syndrom 4.5.8.2
Demenz 6.2.2.3
-, primär degenerative 4.5.8.2
Demex-Zahnschmerztabletten 1.1.5.6
Dengue Fieber 9.2.7.3
Dentagard Tab. 15.6-2
Dentalfluorose 15.4.2
Dentinox® N Zahnungshilfe Tab. 2.1-2, 2.1.3.7
Dentipur Schnellreinigungs-Tabletten Tab. 15.8-3
dentitio difficilis 2.1.4.1
Depigmentierungen 9.2.16.1
Depilation 9.2.17.1
Depression 1.4, Tab. 9.2-14
-, Biotin-Mangel 3.1.2.1
depressive Verstimmung 1.2.2.1, 4.5.8.2
Dequaliniumchlorid 2.1.3.3, 2.1.4.1, Tab. 6.2-7, Tab. 9.2-6

Stichwortverzeichnis

Dercos Antischuppen-Shampoo Tab. 9.2–24
Dermabrasion 10.6.1
DermaPlast® Hydro Strips 10.2.3.4
Dermaplast Hydro Brandwunden-Pflaster 10.3.6
Dermatitis
–, Biotin-Mangel 3.1.2.1
Dermatitis solaris 9.2.14.2
Dermatix™ Silikon-Gel/Spray Tab. 10.6–1
Dermatomykose 9.2.5.1
Dermatophagoides 9.2.6.11
Dermatophyten 9.2.5.1, 9.2.5.4
Desacetylbisacodyl 2.3.3.2
Desensibilisierung 15.5.4
Desinfektionsmittel 2.6.1.1, 9.2.2
Desloratadin 7.1.3.3
Desmethyllanosterol 9.2.5.4
Desodorantien 9.2.19.2
Desoxiribonuklease 2.3.1.3
27-Desoxyacteol 6.2.2.2
Desoxyandenosylcobalamin 8.3.1.3
Desoxyribose 8.3.1.4
DEX 7.2.3.1
Dexangent®-Ophtal 11.8
Dexchlorpheniramin Tab. 9.2–17
Dexibuprofen 1.1.4.2
Dexpanthenol 2.1.4, 2.1.4.1, 2.7.3.3, Tab. 3.1–5, Tab. 7.1–1, Tab. 7.1–3, 7.1.3.4, 9.2.7.3, 9.2.10.5, 10.2.4.2, Tab. 10.6–1, 11.5.3, 11.5.6, 11.6, Tab. 11.7–1, Tab. 11.7–3, 11.8, Tab. 12.5–1, 13.2.1.1
–, Folsäure 3.1.2.1
Dexpanthenol-Nasenspray 7.1.3.4
Dextrinmaltose 2.3.2.1, 2.3.2.3
Dextromethorphan Tab. 7.1–4, 7.2.3.1, 7.3.2.2, Tab. 7.3–3
D-Fluoretten® 3.1.2.4, Tab. 15.4–3
DGAKI 9.2.7.4
DGE 2.3.3.3
DGfW 10.2
DGN-Leitlinien 4.5.5.3
DGNM 2.3.3.3
DGVS 2.3.3.3, 2.4.1
DGVS-Leitlinie 2.4.2
DHA 4.4.1.4, 9.2.15.1, 17.2.8.1
DHT 6.1.3
Diabetes
–, Kontaktlinsen 12.5.1
Diabetes insipidus 5.1.2.4
Diabetes mellitus 2.3.3.3, 3.2.3, 7.1.3.1, 9.2.5.1, Tab. 9.2–14, 9.2.19.1, 10.2.5, 10.5, 10.6, 11.2, 13.2.1.1, Tab. 17.1–1
–, Gegenanzeige Nikotinkaugummi 14.2.2.1
Diabetes mellitus Typ 2 3.3.1
Diabetiker 9.2.20.3
Diabetiker-Vitamine WÖRWAG Pharma Tab. 17.1–1
diabetische Mikroangiopathien Tab. 17.1–2
diabetische Retinopathie 11.1.2, Tab. 17.1–2
Diabetruw® Tab. 17.1–1
Diacetylcystein 7.2.3.2
diätische Lebensmittel
–, Beispiele Tab. 17.1–1
Diätverordnung (DiätV) 17.1.3

Diagnostic and Statistical Manual of Mental Disorders (DSM-IV) 1.2.3.5
Diane® 9.2.13.3
Diaphragma
–, zus. m. Kondom 6.4.3.1
Diarrhö 2.2.5, 2.3.2, 2.4.1
–, Reiseapotheke 2.3.2.5
Diastole 4.1.1.2
Dibromol® Tab. 9.2–4
3,5-Dicaffeoylchinasäure 5.3.1.3
Dichlorbenzylalkohol 2.1.4.1
Dickdarm 2.3.1.2
Diclofenac 1.1.4, 1.1.4.2, 1.1.5.3, 8.3.1, Tab. 8.3–9
–, Kardiovaskuläres Risiko 1.1.4.6
–, Lokaltherapeutikal 8.3.2.3
–, Schwangerschaftsrisiko 1.1.4.8
Diclofenac-ratiopharm® Gel Tab. 8.3–9
Didecyldimethylammoniumchlorid Tab. 9.2–6
Diethylammoniumsalicylat 8.3.2.3
Diethylcarbamazin 2.6.2.1
Diethylenglykol 9.2.6.3
Diethyltoluiamid 9.2.7.3
Differin® 9.2.13.3
diffuser Haarausfall 9.2.18.1
Diflucan® Tab. 9.2–8, Tab. 9.2–11
Digiprolacton 7.2.3.2
Digitalisglykoside
–, verschreibungspflichtig 4.1.3.3
Diglucuronsäure 7.2.3.2
Dihydrocapsaicin 8.3.2.2
Dihydroergotamin 4.2.4
Dihydrohelenanin 8.3.2.3
Dihydrotestosteron (DHT) 6.1.3, 9.2.18.1
Dihydroxyaceton (DHA) 9.2.15.1
Diisopropylamin 3.1.2.6
Dimenhydrinat 1.5.2
Dimet® 20 Tab. 9.2–13 b
Dimethylether 16.2.9.1
Dimethylpolysiloxan 2.2.3.8
Dimethylsulfid 2.1.4
Dimethylsulfoxid (DMSO) Tab. 8.3–9
–, Lokaltherapeutika 8.3.2.3
Dimeticon 2.2.3.8, 2.2.5, 2.3.4.2, Tab. 9.2–13b, Tab. 10.5–1, Tab. 10.6–1, 16.2.10.1
Dimeticon-CT 16.2.1.1
Dimetinden 7.1.3.3, 9.2.7.4, Tab. 9.2–16, Tab. 9.2–17
Dinatriumedetat Tab. 12.5–1
Dinatriumhydrogenphosphat Tab. 11.7–1, Tab. 11.7–3, Tab. 12.5–1
Dinatriumtetraborat Tab. 11.7–2, Tab. 12.5–1
Dioptrie (dpt) 11.1.2
Diosmin 4.6.6.4
Diphenhydramin 1.2.2.1, 1.2.3.3, 1.5.2, 7.1.3.3
Diphenhydraminhydrochlorid 1.5.2.1
Diphenylpyralin 7.1.3.3
Diphtherie 7.2.2.5
Diphyllobothrium latum 2.6.1.1
Diptera 9.2.7
Dipyridamol 1.1.1.3

Disaccharidintoleranz 2.3.2.3
Dismenol® N Tab. 6.2–2
Dispatenol® 11.5.6, Tab. 11.7–1, 11.8
Distorsion 8.2.1
Dithranol 9.2.11.5
Diuretika 2.3.3.1, 5.3.1.2, 5.3.1.3, 11.6
–, kaliumsparende 3.2.1.2
–, pflanzliche Tab. 5.3–2
Diurevit® Tab. 5.3–1
Divertikulitis 2.3.3.2, 2.3.4.2
DK-Wert 12.5.1
DMKG 1.1.5.4
DMSO s. Dimethylsulfoxid
DMX 7.2.3.1
DNCG 7.1.3.3
Dobendan Strepsils® 2.1.4.1
Dobendan Strepsils® Direkt 2.1.3.8
Dobendan Strepsils® Direkt Flurbiprofen 2.1.4.1
Dobendan Strepsils® Dolo 2.1.3.7, 2.1.4.1
Dobendan Strepsils® Synergie 2.1.4.1
doc® Arnika Tab. 8.3–10
Doconexent 4.4.10.2
Docosahexaensäure (DHA) 4.4.1.4, Tab. 17.1–1, 17.2.8.1
Docosanol 9.2.4.1
n-Docosanol 2.1.3.6
Docosansäure 2.1.3.6
Doctan® Active Tab. 9.2–13 a
Doctan® Classic Tab. 9.2–13 a
Doctan® Kinder Tab. 9.2–13 a
Docusat 2.3.3.2
Docusat-Natrium Tab. 13.3–2, 16.2.13.3
n-Dodecanol 2.1.3.7
Döderleinbakterien 6.2.3.1
Dolestan® 1.2.2.1
Dolgit 1.1.5.6
Dolgit® Schmerzsalbe Tab. 8.3–9
Dolo Arthrosenex® Tab. 8.3–9
Dolobene Ibu Tab. 8.3–9
Dolo-Dobendan® Tab. 2.1–2
dolomo®TN 1.1.5.6
Dolor 1.1.2
Dolormin® 1.1.4.2
Dolormin® für Frauen 1.1.5.6, Tab. 6.2–2
Dolormin® für Kinder 1.1.5.6
Dolormin® GS mit Naproxen 1.1.5.6
Dolormin® instant 1.1.5.6
Dolormin® N extra Tab. 6.2–2
Dolortriptan® 1.1.5.3
Doloteffin® Tab. 8.3–5
Dolotriptan® bei Migräne 1.1.5.6
Domperidon 1.1.5.3
dona® 8.3.1.8
Dopamin 1.4.2, 3.1.2.2, 9.2.7.1
Doregrippin® Tab. 7.1–4, Tab. 7.3–3
Dorithricin® 2.1.3.7, 2.1.4.1
Dornwarzen 9.2.4.2
Doxepin 11.6
Doxycyclin 7.2.3.2
Doxylamin 1.2.2.1, 1.2.3.3, Tab. 7.3–3
dpt 11.1.2
DracoAlgin 10.2.3.4
DracoFoam® 10.2.3.4
DracoHydro 10.2.3.4

Stichwortverzeichnis

Draco Hydrogel Tab. 10.3–2
Draco Tül Wundgaze Tab. 10.3–2
Drehschwindel 1.1.1.3, 13.2.3.4
Dreisafer 3.2.2.2
DreisaFol®
–, Folsäure Tab. 3.1–11
Dreisavit® Tab. 3.1–11, Tab. 3.1–27
dromotrop
–, positiv 4.1.3.2
Dropropizin Tab. 7.2–2
Droserae herba 7.2.3.1
Drosera ramentacea Burch. ex Harv. et Sond 7.2.3.1
Drosithym® Efeu mono 7.2.3.2
Drospirenon 6.4.5.1
Dr. Scheffler Bergischer Blasen- u. Nierentee Tab. 5.3–1
Druckverband 10.2
dry-eye disease 11.2
DSM-IV (Diagnostic and Statistical Manual of Mental Disorders) 1.2.3.5
Dt. Borreliose-Gesellschaft 9.2.6.12
Dt. Dermatologische Gesellschaft 9.2.13.3, 9.2.18.1
Dt. Gefäßliga 4.5.4.8
Dt. Ges. f. Allergologie u. klinische Immunologie 9.2.7.4
Dt. Ges. f. Ernährung (DGE) 2.3.3.3
Dt. Ges. f. Gastroenterologie, Verdauungs- u. Stoffwechselkrankheiten (DGVS; www.dgvs.de) 2.3.3.3
Dt. Ges. f. Neurogastroenterologie u. Motiliät (DGNM) 2.3.3.3
Dt. Ges. f. Neurologie (DGN) 4.5.5.3
Dt. Ges. f. Phlebologie
–, Leitlinien 4.6
Dt. Ges. f. Verdauungs- u. Stoffwechselkrankheiten (DGVS) 2.3.3.2, 2.4.1
Dt. Ges. f. Wundheilung u. Wundbehandlung (DGfW) 10.2
Dt. Liga z.ur Bekämpfung v. Gefäßerkrankungen e.V. 4.5.4.8
Dt. Migräne- u. Kopfschmerzgesellschaft 1.1.5.6
Dt. Rheuma-Liga e.V. 8.5
Dt. Schlaganfallgesellschaft 4.5.5.3
DUAC® Akne Gel 9.2.13.3
Ductus alveolares 7.2.1
Ductus Botalli 1.1.4.1
Ductus choledochus 2.8.1
Ductus cysticus 2.7.1
Ductus hepaticus 2.7.1
Dünndarm 2.3.1.1, 2.6.1
Düsenvernebler 7.1.4
Dulcamarae stipites 9.2.10.2
Dulcolax® 2.3.3.3
Dulcolax® M Balance 2.3.3.3
Dulcolax® NP 2.3.3.3
Dunkeladaptation 11.5.6
Dunkeladaptionsstörungen
–, Zink 3.2.2.6
Duodenum 2.3.1.1, 2.6.1
Duofilm® 9.2.4.2
Durchblutungsstörungen 8.4.2, 9.2.5.1, Tab. 9.2–14
–, arterielle 9.2.10.2
–, Einteilung 4.5.3
–, zerebrale 4.5.5

Durchbruchblutungen 6.4.5.1
Durchfallerkrankungen 2.3.2, 2.4.2, 3.2.1
Durchschlafstörungen 1.2.1.1
Durchspülungstherapie 5.3.1
DXM 7.2.3.1
Dymed™ 12.3
Dynexan® Mundgel 2.1.3.7, 2.1.4.1
Dysfunktion
–, erektile 6.3
–, kardiale 4.1
Dyskrinie 7.2.2.3, 7.2.2.7
Dyslipoproteinämien 4.4.4
Dysmenorrhö 1.1.5.5, Tab. 6.2–2, 6.2.2.2
Dyspareunie 6.2.3.1
Dyspepsie 2.2.2.1, 2.2.2.2, 2.2.2.4, 2.5.1, 2.7.2, 2.8.2.3
Dyspnoe 7.2.2.4, 7.2.3.2
Dysregulation
–, orthostatische 4.2.3.2
Dyssomnie 1.2.1.1
Dysurie 6.1.2, 6.2.3.1

E

E 400 16.2.3.2
E 401 16.2.3.2
Ear Planes Tab. 13.5–1
Ebenol® 9.2.8.2
Ecalta® Tab. 9.2–8
Echinacea 5.3.2, 7.3.2.4, 10.2.4.4
Echinacea angustifolia Tab. 7.3–4
Echinacea Presssaft Tab. 10.2–1
Echinacea purpurea (L.) Moench 7.3.2.4
Echinacea purpurea herba 7.3.2.4
Echinacea-ratiopharm® 7.3.2.4, Tab. 7.3–4
Echinacin Tab. 7.3–4
Echinacin® 7.3.2.4
Echinacin® Capsetten 7.3.2.4
Echinacin® Salbe Tab. 10.2–1
Echinococcus granulosus 2.6.1
Echinococcus multilocularis 2.6.1
Echinokokkose 2.6.1
Echter Krupp 7.2.2.5
E.-coli-Infektion 10.2.1.4
Econazol 9.2.5.4, Tab. 9.2–11
Economy-Class-Syndrom 4.6.3.3
Edetinsäure 11.8, Tab. 12.5–1
Editinsäure Tab. 11.7–1, Tab. 11.7–2
EDTA-Na 11.8
EEG 1.2.1.1
Efalex® Tab. 17.1–2
Efeu 7.2.3.2
Efeublätter Tab. 7.2–4
Efeusaft hysan® 7.2.3.2
Effortil® Tab. 4.2–1
EHEC 2.3.2.1
Ehm'sche Lösung 13.2.1.1
Eibischwurzel 7.2.3.1, 7.2.3.2
Eichenrinde
–, Durchfall 2.3.2.3
Eichenrinde (DAC) Tab. 2.3–7
Eichenrindenextrakt 9.2.10.2
Eicosan® 4.4.10.2
Eicosanoid-Biosynthese 8.3.1.7

Eicosapen® 4.4.10.2
Eicosapentaensäure (EPA) 4.4.1.4, 17.2.8.1
Eierstockentzündung (Adnexitis) 6.2.2.2
Eierteigwaren
–, Kupfer 3.2.2.5
Eifel-Fango Tab. 8.3–12
Eigenbluttherapie 4.5.9.1
Eileiterentzündung (Adnexitis) 6.2.2.2
Einbüschelbürsten 15.3.4.2
Einlochmethode 7.1.3.1
Einmalkontaktlinsen 12.1
Einschlafstörungen 1.2.1.1, 1.2.2.1
Einsetzflüssigkeiten 12.3
Eisen 3.2.2.3
–, Antazida 3.2.2.2
–, Appetitlosigkeit 3.2.2.2
–, Blutverlust 3.2.2.2
–, Fastenkuren 3.2.2.2
–, Linsen 3.2.2.2
–, Monopräparate Tab. 3.2–10
–, Vitamin C 3.2.2.2
–, Wirsing 3.2.2.2
–, Wurst 3.2.2.2
Eisenkraut 7.1.3.5, Tab. 7.2–5
Eisenmangel 3.2.3, Tab. 9.2–14, 9.2.18.1
Eisenpräparate 2.3.3.1
Eisenresorption
–, Verbesserung durch Vit. C 3.1.2.2
Eisen-Sandoz 3.2.2.2
Eisenspeicherkrankheiten 3.2.2.2
Eiter 13.2.2.1
Eiweiße 2.3.1.4
ekkrine Drüsen 9.2.19.2
ekkrine Schweißdrüsen 9.2.19
Ektoparasit 9.2.6.12
Ekzem 9.2.10, Tab. 9.2–14, 9.2.19.1
–, akutes 9.2.10.1
–, atopisches 9.2.10.1
–, chronisches 9.2.10.2
–, dysregulativ-mikrobielles Tab. 9.2–19
–, endogenes 9.2.10.1
–, exogenes 9.2.10.1
–, Kontaktekzem 9.2.10.1
–, photoallergisches 9.2.10.1
–, seborrhoisches 9.2.12.1
–, subakutes 9.2.10.2
–, therapeutische Maßnahmen 9.2.10.2
Ekzema herpeticum 2.1.4
Elacutan® 9.2.10.3
Elastizitätshochdruck 4.3.1
elektrische/elektronische Zigarette 14.2.2.5
Elektroenzephalogramm (EEG) 1.2.1.1
Elektrolythaushalt Tab. 9.2–21
Elektromyographie (EMG) 1.2.1.1
Elektrookulographie (EOG) 1.2.1.1
Elektrotherapie 7.1.4, 8.5
Eleu-Kokk Tab. 7.3–4
Eleutherococcus 7.3.2.4
Eleutherococcus-senticosus-Wurzel 7.3.2.4
Eleutheroside B/E 7.3.2.4
Elidel® 9.2.10.2
ellaOne® 6.4.5.6, Tab. 6.4–9

Stichwortverzeichnis

Ell Cranell® alpha 9.2.18.1
Elmex 15.4.2
Elmex gelée 15.4.2
Elmex mentholfrei 15.6.4.2
Elmex sensitiv Tab. 15.5-3
Elotrans® 2.3.2.3, 3.2.1
ELT 4.6.5.1
Elugan® 16.2.1.2
Elugan N 2.3.4.2
Elymus repens 5.3.1.3
Emasex-A vitex Tab. 6.3-2
Embolie 4.5.4
–, kardiogene 4.5.5.1
Embolus 4.5.4
Emesan® 1.5.2.1
Emesis 1.5
Emetika 1.5.1.2
EMG 1.2.1.1
EMLA® Tab. 9.2-15
Emmentaler
–, Calcium 3.2.1.4
Empfängnisverhütung 6.4
EMS 1.2.2.1
Emser® 7.1.2.5
Emser® Nasendusche Nasanita 7.1.2.5, 7.1.3.5
Emser® Nasensalbe sensitiv 7.1.3.5
Emser® Nasenspray 7.1.3.5
Emser® Nasentropfen 16.2.5.2
Emser® Pastillen 2.1.4, 2.1.4.1, 16.2.6.2
Encasing 9.2.6.11
Endarterien 4.2.1.2
Enddarm 2.3.1.2, 4.7.1
Endharn 5.1.2.2
Endoamylase 2.1.1.2
Endoenzym 2.1.1.2
endogen-viszerale Dysregulation Tab. 9.2-19
Endokard 4.1.1.1
Endolymphe 13.2.3.3
Endometriose 1.1.5.5, 6.2.2.1, 6.2.2.2
Endometritis
–, IUP Tab. 6.4-7
Endometriumpolypen 1.1.5.5
Endopeptidase 2.3.1.4
Endotoxine 1.1.3
Enelfa Dr. Henk 1.1.5.6
Energiedrinks 17.2.4.2
Engegefühl Abb. 7.2-11
Engpass-Syndrome 1.1.1.2
Engwinkelglaukom 7.1.3.1, 11.1.2, 11.5.2
Enkephalin 2.3.2.3
Enkephalinase 2.3.2.3
Enkephalinasehemmstoff 2.3.2.3
Entamoeba histolytica 2.3.2.1
Enteritis 2.3.3.2
Enterobakterien 2.3.2.1
Enterobiasis 2.6.2.1
Enterobius vermicularis 2.6.2.1
Enterohepatischer Kreislauf 4.2.1.1
Enterokokken 2.3.2.1
Enteropathie 2.3.2.1
Enterophant® 2.4.2
Enterotoxine 2.3.2.1, 2.3.2.3
Enteroviren 13.2.2.1
Enthaarungsmittel 9.2.17
Entleerungsstörung 2.3.3.1, 2.3.3.3

Entomophthora conidiobolae 9.2.5.1
Entschäumer 2.3.4.2
entzündlich rheumatische Beschwerden Tab. 17.1-2
Entzündungen 1.1.2, 8.3.1.5
Entzündungshemmung 8.4.2
Enzephalitis 7.3.1, 9.2.6.12
Enzephalopathie
–, hepatische 2.7.3.1
Enzianwurzel 2.5.2.1, 2.5.2.2, 7.1.3.5, Tab. 7.2-5
Enzyme
–, proteolytische
–, –, Intensivreinigung 12.3
Enzym Lefax® 2.5.2.2
Enzympräparate Tab. 8.3-4
Enzymreiniger 12.5.1
Enzymreinigungstabletten Tab. 12.5-1
EOG 1.2.1.1
Eosinophilie-Myalgie-Syndrom (EMS) 1.2.2.1
EPA 4.4.1.4, 17.2.8.1
EPEC 2.3.2.1
Ephedrin 7.1.3.1, 7.3.2.2, Tab. 7.3-3
Epheliden 9.2.16.2
Ephepect® Tab. 7.2-5
–, Pastillen N 7.2.3.2
Epidermis 9.1.1.1, 9.2.11
Epidermophyton floccosum 9.2.5.1
Epiduo® 9.2.13.3
Epiglottitis 2.1.2.7
Epikard 4.1.1.1
Epikutantest Tab. 9.2-34
Epilation 9.2.17.2
Epi-Pevaryl® Tab. 9.2-11
Epipharynx 2.1.1.3
Epistaxis 7.1.2.5
Epogam® 9.2.10.3
Equiseti herba 5.3.1.3
Equisetum arvense L. 5.3.1.3
Eraxil® 9.2.6.7
Erazaban® 9.2.4.1
Erblindung 11.2
Erbrechen 1.5, 3.2.1.2
Erbsen 3.2.2.2
Erdnüsse 9.2.7.4
Erdnussöl Tab. 9.2-22
Erdrauchkraut 2.8.2.3
erektile Dysfunktion 6.3
Erfrischungsgetränke 3.2.1.5
–, phosphathaltige 3.2.1.4
ergänzende bilanzierte Diäten 17
–, Beispiele Tab. 17.1-2
Ergocalciferol 3.1.2.4
ergogene Substanzen 17.3.3
Ergosterol 9.2.5.4
Ergotalkaloide 1.1.5.3
ergotrope Reaktionslage 4.2.1.5
erhöhter Homocysteinspiegel Tab. 17.1-2
Erisypel 13.2.1.5
Erkältung 7.1.5
Erkältungsbad Tab. 7.2-7
Erkältungsbalsam Tab. 7.2-7
Erkältungshusten Abb. 7.2.4
Erkältungskrankheiten 7.3.2.2
–, Antihistaminika 7.1.3.3
–, Externa Tab. 7.2-6
–, Kontaktlinsen 12.5.1

Erkrankungen des Bewegungsapparates
–, Lokalanästhetika 8.3.2.1
–, Lokaltherapeutika 8.3.2
Ermüdbarkeit 3.2.2.2
Ernährung
–, alternative Ernährungsformen 17.3.4
–, Leistungssportler 17.3.3
–, parenterale 3.1.2.2
–, Schwangere und Stillende 17.3.2
–, Senioren 17.3.1
Ernährungsanforderung
–, besondere Bevölkerungsgruppen 17.3
Ertaubung
–, Hörsturz 13.2.3.1
Eryaknen® 9.2.13.3
Eryfer® 3.2.2.2
Eryfer® comp Tab. 3.1-11
Erysipel 9.2.3.1
Erythem 9.2.14.1, Tab. 9.2-34
Erythema migrans 9.2.6.12
Erythema nodosum 2.3.2.1
Erythemschwellendosis 9.2.14.1
Erythromycin 7.1.3.3, 7.2.3.2, 13.2.3.3
Erythrozyten 3.2.2.2
Erythrulose 9.2.15.1
Esbericard® 4.1.3.2
Esberitox® Tab. 7.3-4
Esberitox® Hustensaft 7.2.3.2
Esberitox® mono 7.3.2.4, Tab. 7.3-4
Escalol Tab. 9.2.30
Escherichia coli 2.3.2.1, 4.7.3.2
– enterohämorrhagische (EHEC) 2.3.2.1
–, enteropathogene (EPEC) 2.3.2.1
–, enterotoxische (ETEC) 2.3.2.1
–, invasive Stämme 2.3.2.1
–, nicht-invasive Stämme 2.3.2.1
–, Stamm Nissle 1917 2.3.2.3
ESCOP 8.3.1.7
ESC-SCORE 4.4.6.3
Eserin 11.1.2
Eskazole® 2.6.1.1
Esomeprazol 2.2.3.1
ESO UNICA® Kombilösung Tab. 12.5-1
ESPGAN 2.3.2.3
Essaven® Gel Neu 4.6.7
Essener Risk Score 4.5.7
Essentiale® 2.7.3.2
essenzielle Fettsäuren Tab. 17.1-2
Essigsäure 2.3.2.3, 2.3.3.2
Essigsäure-Ohrentropfen 0,7 % NRF 16.2 13.2.1.1
Essigwasser 9.2.6.3
Essitol® Tab. 9.2-31
Essstörungen 3.2.1.2
Estradiol 5.1.2
17β-Estradiol 6.4.5.4
Estring® 6.4.5.4
Etacrynsäure 13.2.3.3
Etagenwechsel 7.1.2.4
ETEC 2.3.2.1
Ethacridin 2.1.3.3
Ethacridinlactat 9.2.2.10, 10.2.2.
Ethinylestradiol 6.4.5.1
Ethylendiaminderivate 7.1.3.3

Stichwortverzeichnis

Ethylsalicylat 8.3.2.3
Etilefrin 4.2.4.2
Etilefrin AL 5 Tab. 4.2-1
Etilefrin AL Tropfen Tab. 4.2-1
Etilefrin-ratiopharm Tab. 4.2-1
Etodolac
-, Schwangerschaftsrisiko 1.1.4.8
Etofenamat Tab. 8.3-9
Etonorgestrel 6.4.5.1
Eto Pril® Tab. 9.2-13b
EtoPril® 16.2.10.1
Etoricoxib 1.1.4.6
-, Schwangerschaftsrisiko 1.1.4.8
Eubakterien 2.3.2.1
Eubiolac Verla® Tab. 6.2-4
Eucabal® Hustensaft Tab. 7.2-3
Eucalypti aetheroleum 7.2.3.2
Eucalypti folium 7.2.3.2
Eucalyptol 7.2.3.2
Eucalyptus globulus Labill. 7.2.3.2
Eucerin® Urea Waschlotion 9.2.8.2
Eudorlin® 1.1.4.2
Eugalac® 2.7.3.1
Eugalan Töpfer forte 2.3.2.3
Eukalyptus 9.2.7.3
Eukalyptusblätter 7.2.3.2, Tab. 7.2-4
Eukalyptusöl Tab. 7.1-1, 7.1.3.2, 7.2.3.2, Tab. 7.2-5, Tab. 8.4-1
EULAR 1.1.4.3
Eulatin® NH Tab. 4.7-2
Eupatorium 7.3.2.4
Eupatorium perfoliatum Tab. 7.3-4
European League against Rheumatism 1.1.4.3
European Scientific Cooperative on Phytotherapy (ESCOP) 8.3.1.7
Europ. Ges. f. Pädiatrische Gastroenterologie u. Ernährung (ESPGAN) 2.3.2.3
Eusolex Tab. 9.2.30
Eusovit® 3.1.2.5
Eusovit® forte 400 Tab. 8.3-3
Eustachische Röhre 13.2.2.1
Euvegal Balance Tab. 1.2-4
Evatane® 6.4.5.4
Evazol® Creme Tab. 9.2-6
Evion® 3.1.2.5
Eviprostat® N Tab. 6.1-2
Eviprostat-S Sabal serrulatum Tab. 6.1-2
Evit® 400 Tab. 8.3-3
E Vitamin ratiopharm 400 Tab. 8.3-3
Evra® 6.4.5.5
Exantheme 9.2.10.2
Excimer-Lasertherapie 9.2.16.1, Tab. 9.2-23
Exhirud® 4.6.7
Exhirud® Heparin Tab. 8.3-13
Exoderil® 9.2.5.4
Exopeptidase 2.3.1.4
Expektorantien 7.2.2.1, 7.2.3.1, 7.2.3.2
-, pflanzliche Tab. 7.2-5
-, Wahl d. geeigneten Arzneiform Tab. 7.2-7
Exsikkation Tab. 9.2-14
Exsikkose 2.3.2.1
Exsikkose d. Hornschicht Tab. 9.2-19
Exsudat 10.2.5

Externa
-, Erkältungskrankheiten Tab. 7.2-6
Extin® Tab. 5.3-1
Extractum Cepae 10.6.1.1

F

Fadenwürmer 2.6.1, 2.6.2
Färberhülsenwurzelstock Tab. 7.3-4
Fäzes 2.3.1.2
Fagerströmskala Tab. 14.2-1
Fagopyri herba 4.6.6.4
Fagopyrum esculentum 3.1.2.6
Fagorutin® Buchweizen-Tabletten 4.6.7
Fagorutin® Buchweizen-Tee 4.6.6.4
Fagorutin® Rosskastanien-Balsam N 4.6.7
Fagusan® 7.2.3.2
Faktu lind Salbe mit Hamamelis Tab. 4.7-2
Falten 9.2.21.1
Familienplanung
-, natürliche (NFP) 6.4.2.4
Famotidin 2.2.3.2
-, Verschreibungspflicht 2.2.5
Fango 8.3.2.3, 16.2.8.2
-, Kieselsäure-haltiger Tab. 8.3-12
Fangoerde 8.4.2
Fangopäparate Tab. 8.3-12
Fangopress® Tab. 8.3-12
Fangotherm® 16.2.8.2
Fangotherm® Eifelfango Gr. 1/Gr. 2 Tab. 8.3-12
Farbsehen 11.5.6
Farbstoffe 9.2.5.4
Farfarae folium 7.2.3.1
Faros® 4.1.3.2
Fastenkur 2.1.4, 3.2.1.2
-, Eisen 3.2.2.2
Fasziallähmungen 13.2.1.4
Fasziolose 2.6.2.1
Fatburner 17.2.4.2
Fatty streaks 4.4.5.1
Faulbaumrinde Tab. 2.3-10
Federation Internationale Pharmaceutique (FIP) 2.5.2.2
Fehlsichtigkeit 11.2
Feigwarzen 9.2.4.2
Felbinac 8.3.2.3, Tab. 8.3-9
Felderhaut 9.1.1
Feldsalat
-, Kalium 3.2.1.2
Female Athlet Triade 6.2.2.1
FemCap® Tab. 6.4-8
Femibion® Tab. 17.1-1
Femicur® N Tab. 6.2-3
Femidom® Tab. 6.4-1, Tab. 6.4-8
Femidon 6.4.3.1
Femikliman® uno Tab. 6.2-3
Feminon® A Tab. 6.2-3
Feminon® C Tab. 6.2-3
femi-sanol® 6,5 mg Tab. 6.2-3
Fenchel 1.2.2.1, 2.2.3.8, 2.3.4.2, 4.2.1, 7.2.3.2, Tab. 7.2-4
-, bitterer 2.5.2.2
-, Kalium 3.2.1.2
Fenchelhonig 7.2.3.2
Fenchelöl 7.2.3.2

Fenchon 7.2.3.2, Tab. 7.2-4
Fenistil® 7.1.3.3, Tab. 9.2-17
Fenistil® Gel Tab. 9.2-16
Fenistil® Hydrocort 9.2.8.2
Fenistil® Kühl Roll-on 9.2.7.4, 9.2.8.2
Fenistil® Pencivir Tab. 2.1-2, 9.2.4.1
Fenistil® Wundheilgel 10.2.4.1, 16.2.11.3
Fenticonazol 6.2.3.2, Tab. 9.2-11
Fermathron® 16.2.7.1
Ferrlecit 3.2.2.2
Ferro-Folgamma® Tab. 3.1-11
Ferrogamma 3.2.2.2
Ferrum Hausmann 3.2.2.2
Fettdurchfall 2.5.1
Fette 2.3.1.4
Fette Totes Meer Salz 8.4.2
Fettleber
-, alkoholinduzierte 2.7.2.1
Fettsäuren
-, cis-, trans- 4.4.1.3
-, einfach ungesättigte 4.4.1.2
-, gesättigte 4.4.1.2
-, mehrfach ungesättigte 4.4.1.2
-, zweifach ungesättigte 4.4.1.2
Fettstoffwechselstörungen
-, Diät 4.4.9
Fettstreifen (Fatty streaks)
-, intimale 4.4.5.1
Fettstühle 3.3.3.2
Fettverbrennung 17.2.4.2
Feuchthaltefaktoren 9.2.21.3
Feuchthaltemittel 9.2.21.4
FEV1 7.2.3.3
Fexofenadin 7.1.3.3
Fibrex 1.1.5.6
Fibrin 8.3.1.5, 8.3.2.3, 10.1.3.1
Fibrinogen 8.3.1.5
Fibromyalgiesyndrom 1.1.1.3
Fibronogen 8.3.2.3
Fibroplasie 10.1.3.2
Fichtennadelöl Tab. 8.3-7, Tab. 8.3-11, Tab. 8.4-1
Fieber 1.1.3
Fieberbläschen 2.1.2.1
Fieberkrämpfe 1.1.3
fiebrige Angina 2.1.2.7
Figur-Verlan® 16.2.3.4
Filariosen 2.6.2.1
Filzläuse 9.2.6.1, 9.2.6.2
Finalgon® CPD Wärmecreme Tab. 8.3-7
Finalgon® Wärmecreme Duo 8.3.2.2
Finasterid 6.1.3, 9.2.18.1
Fingertest 10.5
Finne 2.6.1
FIP 2.5.2.2
F.I.P.-Methode 2.5.2.2
Fipronil 9.2.6.13
First-Pass-Effekt 4.2.1.1
Fischbandwurm 2.6.1
Fischöle 4.4.10.2
Fischölkapseln 17.2.8.1
Fischöl-Präparate Tab. 4.4-8
Fissuren 2.3.3.3
Fitnessriegel 17.2.4.2
Flächendesinfektionsmittel 9.2.2.13
Flatulenz 2.3.4.1, 16.2.1.1

Stichwortverzeichnis

Flavan-3-ole 7.2.3.2
Flavin-Adenin-Dinukleotid 3.1.2.1
Flavinmononukleotid 3.1.2.1
Flavonoiddrogen 5.3.1.3
Flavonoide 4.1.3.2, 5.3.1.3, 5.3.2.2,
6.1.3, 7.2.3.2, 8.3.1.7, Tab. 17.1–2
Flavonoid-Glykoside 4.6.6.4
Flavoxat 5.3.2, Tab. 5.3–3
Flechtensäure 7.2.3.1
Fleckfieber 9.2.6.2
Fleisch
–, Eisen 3.2.2.2
Flimmerhärchen 7.1.1
Flimmerzellen 7.1.1
flint® MED Sprühverband 10.2.3.3
Flöhe 9.2.6.1, 9.2.7.3, 9.2.6.13
Flohfallen 9.2.6.13
Flohkämme 9.2.6.13
Flohpuder 9.2.6.13
Flohsamen Tab. 2.3–7
–, Indische 2.3.3.3, Tab. 2.3–7
–, –, Dosierung, Quellungszahl
2.3.3.2
Flohsamendrogen 2.4.2
Flohsamenschalen
–, Indische 2.3.3.3, Tab. 2.3–7,
4.4.10.3, 17.2.10.3
–, –, Dosierung, Quellungszahl
2.3.3.2
Flohschutzhalsband 9.2.6.13
Flohshampoo 9.2.6.13
Flohstiche 9.2.6.13
flotating drug delivery systems
(FDDS) 2.2.3.4
Fluconazol 9.2.5.4, Tab. 9.2–8,
Tab. 9.2–11
Flucytosin Tab. 9.2–8
Flüssigkeitszufuhr 2.3.3.3
Flufenaminsäure Tab. 8.3–9
Fluimucil® Tab. 7.2–8
Fluomycin® Tab. 6.2–7
Fluoretten 3.2.2.8, Tab. 15.4–3
Fluoridanwendungsempfehlungen
Abb. 15.4–1
Fluoride 3.2.2.8, 15.4.2, 15.5.4
–, akute Toxizität 15.4.2
–, anorganische 15.4.2
–, chronische Toxizität 15.4.2
–, Colecalciferol 3.2.2.8
–, Kanzerogenität 15.4.2
–, Kariesprophylaxe 15.4.2
–, Kindesalter 15.4.2
–, Mineralwasser 15.4.2
–, organische 15.4.2
–, Remineralisation 15.4.2
–, Säuglinge 15.4.2
–, Schwangerschaft 15.4.2
Fluorideinsatz bei Kindern 15.9.1
fluoridiertes Speisesalz 15.4.2
fluoridiertes u. iodiertes Speisesalz
Tab. 15.4–4
Fluoridierung
–, lokale 15.4.2
–, systemische 15.4.2
–, zusammenfassende Bewertung
15.4.2
Fluoridpräparate
–, Fluids 15.4.2
–, Lacke 15.4.2
Fluoridverbindungen 15.4.2
Fluoridzahnpasten 15.4.2

5-Fluorouracil
–, Wechselwirkungen m. Thiamin
3.1.2.1
(Fluor-)Silikon-Hydrogele 12.1
Fluor vaginalis 6.2.3.1
Fluor-Vigantoletten® 3.1.2.4, 3.2.2.8
Flurbiprofen 2.1.3.8, 2.1.4.1
Flush 6.2.2.3
Flussblindheit 2.6.2.1
Foeniculi aetheroleum 7.2.3.2
Foeniculum vulgare 7.2.3.2
Foetor ex ore 2.1.2.6
Folarell® Tab. 3.1–11
Folia Salviae Tab. 9.2–31
Folicombin® Tab. 3.1–11
Folio 3.1.2.1
follikelstimulierendes Hormon
(FSH) 6.2.2.2
Follikulitis 9.2.13.2
Folsäure 3.1.2.1, 3.1.2.7, 8.3.1.4,
Tab. 17.1–1
–, Präparate Tab. 3.1–10
–, Zufuhrempfehlungen 3.1–11
Folsäureantagonisten 3.1.2.1
Folsäuremangel 3.1.2.1
Folsäure plus Tab. 17.1–1
Folsan® Tab. 3.1–11
Fol. Vitis viniferae 2.7.3.4
Foods for Special Medical Purposes
(FSMP) 17.1.3
–, Beispiele Tab. 17.1–2
Forasept® 13.3.2
Forellen
–, Selen 3.2.2.7
Formaldehyd 5.3.1.1, 9.2.19.2,
9.2.2.13
Formatio reticularis 1.2.1
Formigran® 1.1.5.3
Formoline® 16.2.3.1
FORTA-Liste (Fit for the Aged)
0.4.7.3
Fragaria 2.7.3.4
Fragilin 8.3.1.7
Framingham-Risiko-Score 4.4.6.3
Framingham-Studie 4.5.6.2
Frangulae cortex 2.3.3.2
Frank-Starling-Mechanismus 4.1.1.3
Franzbranntwein 10.5.1
Frauenkondom 6.4.3.1, Tab. 6.4–8
Frederickson-Schema 4.4.4
Freka® 80 Tab. 9.2–4
Freka® DERM Tab. 9.2–4,
Tab. 9.2–6
Freka® SEPT Tab. 9.2–6
Freka®-Steril Tab. 9.2–3
Fremdkörpergefahr 11.2, 11.5.3
Fremdkörpergranulome 2.3.3.2
Frischzelltherapie 4.5.9.1
Frontline spot on® 9.2.6.13
Frubiase-Calcium® 3.2.1.4
fruchtbare Tage 6.4.2.5
Fruchtsäuren 3.2.2.2, 9.2.16.2
Fruchtzucker-Unverträglichkeit
2.4.2
Fructoseunverträglichkeit 3.1.2.2
Frühsommer Meningoenzephalitis
(FSME) 9.2.7.3, 9.2.6.12
FSH 6.2.2.2
FSME 9.2.7.3, 9.2.6.12
FSMP 17.1.3
–, Beispiele Tab. 17.1–2

FTND – Fagerström Test für
Nicotine Dependence
Abb. 14.3–1
Fuchsbandwurm 2.6.1
Fuchsin 9.2.2.10
Fuchskot 2.6.1
Fumaderm® 9.2.11.4
Fumariae herba 2.8.2.3
Fumaria officinalis 2.8.2.3
Fumarprotocetrarsäure 7.2.3.1
Fumarsäure 9.2.11.4
Fundus 2.2.1.2
Fungisept® Tab. 9.2–7
Fungizid-ratiopharm® Tab. 6.2–6,
Tab. 9.2–11
–, Kombipackung Tab. 6.2–6
Fungizid-ratiopharm® Extra
Tab. 9.2–12
Fungur® M Creme Tab. 9.2–11
Funktio laesa 1.1.2
funktionelle Dyspepsie 2.2.2.1,
2.3.4.2
Furosemid 13.2.3.3
Fursultiamin 3.1.2.1, 3.1.2.7
Furunkel 9.2.3
Furunkulosen 9.2.3.1, 10.6
Fusafungin 2.1.3.4
Fusarium lateritium 2.1.3.4
Fußmykosen 9.2.5.1
Fußpilze 6.2.3.1
Fußschweiß 9.2.19.2

G

GABA-A-Agonisten 1.2.2
GABA-A-Rezeptor 1.2.2.1
GABA-B-Rezeptor 1.2.2.1
Gabelschwanzzerkarien 2.6.2.1
Gabunat® 3.1.2.1
GAD (Generalized Anxiety
Disorder) 1.2.3.5
Gänsefingerkraut Tab. 5.3–2,
6.2.2.2
Galactosämie 2.3.3.2
D-Galactose 2.3.3.2
Gallenblase 2.7.1, 2.8.2.3
Gallenblasenempyem 2.8.2.3
Gallenerkrankungen 2.8
Gallenfarbstoffe 2.7.1
Gallenkolik 2.8.1
Gallensäuren 2.7.1
Gallensekretion 3.2.3
Gallensteine 2.8.1, 2.8.2.3
–, Präparate zur Auflösung 2.8.2.1
Gallensteinleiden 3.3.1
Gallentherapeutika/Choleretika
2.8.2.3
Gallentherapeutika/Spasmolytika
2.8.2.2
Gallith® 2.8.2.1
Galvanisation 8.5
Ganglienblocker 2.3.3.1
Ganglioside 8.3.1.4
Gangrän 4.5.3
Gardnerella vaginalis 6.2.3.1
Gargarisma® zum Gurgeln
Tab. 2.1–2
Gartensauerampferkraut 7.1.3.5,
Tab. 7.2–5

Stichwortverzeichnis

Gasbildung 2.3.4.2, 2.4.2
Gaster 2.2.1.2
Gastricholan-L® 2.5.2.2
Gastrin 2.2.1.2
gastrische Sekretionsphase 2.2.1.2
Gastritis 2.2.2.4, 2.3.3.2, 2.5.1, 3.2.3
Gastrium® 2.2.3.1
Gastroenteritis salmonellosa 2.3.2.1
Gastropathia nervosa 2.2.2.3
gastropulmonaler Reflex 7.2.3.2
gastroretentive Darreichungsformen (GRDF) 2.2.3.4
Gaumen 2.1.1.1
Gaviscon® Advance 2.2.3.4
Gaviscon® Lemon 2.2.3.4
GD 9.2.5.6
Gebärmutter 6.2.3.1
Gedächtnisstörungen 4.5.3, 4.5.8.2
Gefäßkrankheiten 4.5.5.1
Gefäßmissbildungen 7.1.2.5
Gefäßspasmen 4.5.4.1
Gefäßsystem, venöses 4.6.1
Gefäßverschluss
–, akuter 4.5.3, 4.5.4.4
–, embolischer 4.5.4.4
–, thrombitischer 4.5.4.4
Gehörgangsentzündung 13.2.1.1
Gehörgangsfurunkel 13.2.1.1
Gehörgangsverstopfung 13.2.1.2
Gehörknöchelchen Abb. 13.1.1
Gehörschutz 13.5, Tab. 13.5–1
Gelaspon® Tab. 10.4–1
Gelastypt® Tab. 10.4–1
Gelatine 8.3.1.6, 17.2.4.4
gelber Fleck 11.1, 11.2
Gelbfieber 9.2.7.3
Gelbwurz
–, Javanische 2.8.2.3
Gelees
–, fluoridhaltige 15.4.2, 15.5.4
Gelenke 8.1, 8.4.2
–, entzündliche u. degenerative rheumatische Erkrankungen 8.3.1.5
Gelenkentzündungen 8.3.2.3
Gelenkerkrankungen
–, entzündliche 8.2.1
Gelenkknorpel 8.4.2
Gelenksupplement 17.2.4.4
GeloBacin® Ohrentropfen 16.2.13.1
Gelomyrtol® 13.2.2.1
Gelomyrtol®/forte 7.2.3.2, Tab. 7.2–5
GeloProsed® Tab. 7.1–4, Tab. 7.3–3
GeloSitin® 16.2.5.4
GeloSitin® Nasenpflege 7.1.3.6
Gelo Vital® Lebertrankapseln 4.4.10.2
Gelusil-Liquid® 2.2.3.3
Gemeiner Holzbock 9.2.6.12
Generalized Anxiety Disorder (GAD) 1.2.3.5
Genitalmykosen 6.2.3.1
Genitaltrakt
–, männlicher 6.1
–, weiblicher 6.2
Gentamycin 13.2.3.3
Gentianae radix 2.5.2.1
Gentianaviolett 9.2.2.10
Gentiopikrin 2.5.2.1
Geraniol 1.2.2.1, 9.2.6.3

Gerbstoffe 2.1.3.2, 9.2.6.9, Tab. 9.2–31
–, Wechselwirkungen m. Thiamn 3.1.2.1
Gerinnungsfaktor X a 8.3.2.3
gerinnungshemmende Arzneimittel
–, Kontaktlinsen 12.5.1
Gerinnungsstörungen 7.1.2.5
Gerinnungssystem 8.3.2.3
German disease 4.2.4
German epidemiological trial on Ankle Brachial Index (getABI-Studie) 4.5.4.6
Gerstenkorn 11.2
Geschmacks-, Geruchsstörungen
–, Zink 3.2.2.6
Geschwüre des Magen-Darm-Trakts 1.1.4.1
Gesellschaft für Dermopharmazie (GD) 9.2.5.6
Gesichtsfeld 11.2
Gesichtsfeldausfall 1.1.1.3
Gesichtsfeldstörungen 11.5.6
Gesichtsschmerz
–, primärer 1.1.1.3
Gesichtswässer 9.2.21.3
Gestagene 6.2.3.1
Gestagenspiegel
–, altersbedingter Abfall 6.2.2
getABI-Studie 4.5.4.6
Gewichtsreduktion 2.3.3.3, 17.2.4.2
Gewichtszunahme 6.2.2.3
–, Raucherentwöhnung 14.2.1
Gewürzsumachrinde 5.3.2, 5.3.2.2, Tab. 5.3–3
Gicht 3.2.3, 8.3.1.1, Tab. 9.2–14
Gichtarthritis 1.1.4.2
Gichtknoten 8.3.2.3
Gingiva 2.1.4.1
Gingivitis 2.1.2.3, 2.1.3.2, 15.2, 15.6.1
–, Behandlungsstrategie 15.6.2
–, Prophylaxe 15.6.4.2
Gingivostomatitis 2.1.2.3
Gingoprel® Tab. 4.5–7
Ginkgo biloba 4.5.8.2
Ginkgoblätter 4.5.8.2
Ginkgol 4.5.8.2
Ginkgolide 4.5.8.2
Ginkgolsäure 4.5.8.2
Ginkgo-Maren® Tab. 4.5–7, 4.5.8.2
Ginkgo STADA® Tab. 4.5–7
Ginkobil® ratiopharm Tab. 4.5–7
Ginkopur® Tab. 4.5–7
Ginseng
–, peruanischer 17.2.11.7
Gittalun® Trinktabletten 1.2.2.1
Glabrol 7.2.3.2
Glandomed® medizinische Mundspüllösung 16.2.6.4
Glandosane Tab. 15.8–2
Glandula parotis 2.1.1.2
Glandula sublingualis 2.1.1.2
Glandula submandibularis 2.1.1.2
Glaskörper Abb. 11.1–1
Glaskörperabszess 11.5
Glaskörperblutungen 11.5.6
Glaubersalz 2.3.3.2
Glaukom 11.1, 11.1.2, Tab. 17.1–2
–, akutes 11.2

Glaukomanfall 11.2, 11.5, Tab. 11.9–1
Gleichgewichtsstörungen 4.5.3, 13.2.3.3
Gleitmittel 6.4.3.1, 16.2.4.1
Globalinsuffizienz 4.1.2.4
Glockenbilsenkrautwurzelstock 5.3.2.2
Glomeruläre Filtration 5.1.2.1
Glomerulonephritiden 5.2.2
Glomerulum 5.1
Glossitis 2.1.2.3, 3.1.2.1
Glottis 2.2.2.1
Glottiskrampf 7.2.3.2
Glucocorticoide 2.2.2.1, 7.2.3.3, 9.2.6.9
–, Calcium 3.2.1.4
–, Intranasal 7.1.3.3
Glucomannan 16.2.3.3
Glucopeptidantibiotika 13.2.3.3
α-D-Glucosamin Abb. 8.3–15
D-Glucosamin 8.3.1.8, 17.2.5.1
1,6-α-Glucosidase 2.3.1.4
β-D-Glucuronsäure Abb. 8.3–15
Glukagon 2.3.1.2
Glutamin 8.3.1.3
Glutaminsäure 3.1.2.1
Glutaraldehyd 9.2.2.13
Glutathion-Peroxidase 6.1.3
–, Selen 3.2.2.7
Gluten 2.3.2.3
Glycerol 2.3.3.2, 2.3.3.3, Tab. 7.2–5, 9.2.1.4, Tab. 9.2–22, Tab. 10.2–1, Tab. 10.5–1, Tab. 11.7–2, 13.3, 16.2.13.1
Glycilax® 2.3.3.3
Glycyrrhetinsäure 7.2.3.2
18β-Glycyrrhetinsäure 7.2.3.2
Glycyrrhiza glabra L. 7.2.3.2
Glycyrrhizin 7.2.3.2, Tab. 7.2–4
Glyde Health Tab. 6.4–8
Glykogen 2.3.3.2, 6.2.3.1
Glykolipide 8.3.1.4
Glykoproteine 8.3.1.4
GnRH-Analoga 6.4.6
Go®Tac 10.2.3.4
Goldgeist® forte 9.2.6.3
Goldrutenkraut 5.3.1.3, Tab. 5.3–2, 5.3.2.2, Tab. 5.3–3, Tab. 5.3–5, 6.1.3
Gomphocarpus 2.3.2.3
Gonarthrose 8.2.1
Good Morning® Kombilösung Tab. 12.5–1
Go-on® 16.2.7.1
Gossypetin 7.2.3.2
Gossypol 6.4.6
GoTa-Derm® Tab. 10.3–2
GoTa-Derm® Wundpflaster - hydrokolloid 10.2.3.4
Gouda
–, Calcium 3.2.1.4
Gräserpollen Tab. 6.1–2, 6.1.3
Gramicidine 13.3.4
Graminis rhizoma 5.3.1.3
Granatapfel 6.2.2.3
Granu Fink® 5.3.2.2, Tab. 6.1–2
Granu Fink® Blase Kürbiskern Tab. 6.1–2
Granu Fink® Kürbiskern Tab. 6.1–2
Granu Fink® N Tab. 6.1–2

Stichwortverzeichnis

Granu Fink® Prostaforte
Tab. 6.1–2
Granulation 10.1.3.2, 10.2.3.4
Granulozyten 7.3.2.4
Grapefruitsaft 5.3.1.3
Grasmilbe 9.2.6.9
Grasmilben
–, Behandlung 9.2.6.10
Grauer Star 11.1.2, 11.2, 11.5
Grimmdarm 2.3.1.2
Grindflechte 9.2.3.1
grippaler Infekt 7.3
–, Bewertung fixer Kombinationen 7.3.2.3
–, medikamentöse Therapie 7.3.2
Grippe 7.3.1
Grippemittel Tab. 7.3–3
Grippepneumonie 7.3.1
Grippe-Schutz-Impfung 4.4.11
Grippostad® C Tab. 7.1–4, Tab. 7.3–3
Grippostad® Erkältungsbad Tab. 8.4–1
griseo 125/-500 von ct Tab. 9.2–8
Griseofulvin 9.2.5.8, Tab. 9.2–8
Großer Kreislauf 4.5.1
Grüner Star 11.1, 11.1.2, 11.2
Grünkern
–, Magnesium 3.2.1.3
Grünkohl
–, Calcium 3.2.1.4
–, Kalium 3.2.1.2
Grünlippmuscheln 17.2.5.3
Guaifenesin 7.2.3.2, 8.3.1.2
Guajazulen 8.3.2.3
Guanin 8.3.1.4
Guanylatzyklase 6.3.3
Guarana 17.2.11.6
Guarmehl 16.2.3.4
Gürtelrose 2.1.2.1, 9.2.4.1
Gummi
–, arabisches 2.3.3.2
Gum Paroex Tab. 15.6–1
Gundelrebenkraut 2.8.2.1
Gurgelmittel 2.1.2.7
Guta® Zinksalbe Tab. 10.2–1, Tab. 10.5–1
Guttaplast® 9.2.4.2
Gyceroltrinitrat 7.2.3.2
GyneFix® 6.4.5.6
Gynocastus® Tab. 6.2–3
Gyrasehemmer 3.2.2.2

H

H_1-Antihistaminika 7.1.3.3, 9.2.8.2, Tab. 9.2–13b, 11.5.4, 11.8
–, externe Tab. 9.2–16
–, Urtikaria 9.2.9.2
H_1-Blocker 11.5.4
H_1-Rezeptoren 2.2.3.2
H_1-Rezeptorenblocker 1.2.2.1, 7.1.3.3
H_2-Antagonisten
–, Verschreibungspflicht 2.2.3.2
H_2-Blocker 2.2.3.2
H_2-Rezeptorantagonisten 2.2.3.2
H_2-Rezeptoren 2.2.3.2
H_2-Rezeptorenblocker 2.3.3.1

Haarausfall 9.2.18, Tab. 17.1–2
–, Ginseng 9.2.18.1
–, grüner Tee 9.2.18.1
–, Hirse 9.2.18.1
–, Kieselsäure 9.2.18.1
–, Koffein 9.2.18.1
–, Kupfer 9.2.18.1
–, Laserbehandlung 9.2.18.1
–, Zink 3.2.2.6, 9.2.18.1
Haardaten Tab. 9.1–3
Haare 9.1.2.1
Haarfollikel 9.1.2.1, 9.2.18.1
Haarliniennarbe 10.6
Haarmuskel 9.1.2.1
Haarqualität
–, Biotin 3.1.2.1
Haar-Talgdrüsenapparat Abb. 9.1–2
Haarzyklus Abb. 9.1–3
Hämagglutinin 7.3.1
hämatogene Oxidationstherapie (HOT) 4.5.9.1
Hämatokritwert 4.5.1
Hämatome 8.2.2, 11.5.2
–, epidurale 4.5.5.1
–, subdurale 4.5.5.1
Haematopan 3.2.2.2
haematophager Trophozoit 2.3.2.1
Hämaturie 5.3.1.1
Hämeisen 3.2.2.2
Hämochromatose 3.2.2.2
Hämodialysat aus Kälberblut Tab. 10.2–1
Hämodialyse 3.1.2.2
hämodynamische Störungen 4.5.4.1
Hämoglobin 3.2.2.2
Hämoglobinsynthese 3.1.2.1
Hämokkult-Test 4.7.2.2
Hämophilie 7.1.2.5
Haemophilus influenza 13.2.2.1
Haemoprotect 3.2.2.2
Hämorrhoiden 2.3.3.2, 2.3.3.3, 4.5.3, 4.7
–, äußere 4.7.2.1
–, Analdehner 4.7.4.1.
–, Ernährung 4.7.4.1.
–, Gummibandligatur 4.7.4.1.
–, Hämorrhoidektomie 4.7.4.1.
–, Infrarotkoagulation 4.7.4.1.
–, innere 4.7.2.1
–, Kombinationspräparate 4.7.3.3
–, Laserchirurgie 4.7.4.1.
–, nicht-medikamentöse Maßnahmen 4.7.4.1.
–, Sklerosierung 4.7.4.1.
–, Tab. Schweregrade 4.7.2.1
–, Verödungsbehandlung 4.7.4.1.
Hämosiderin 3.2.2.2
Hämostyptika 7.1.3.7, 10.4.1
Hämotamp 4.7.3.2
Haenal® akut Tab. 4.7–2
Haenal® Hamamelis Tab. 4.7–2
Händedesinfektion 9.2.2.1
Händedesinfektionsmittel 9.2.5.4
häufig wiederkehrende Infektionskrankheiten Tab. 17.1–2
Haferflocken
–, Magnesium 3.2.1.3
Hagebutten 5.3.1.3
Hagelkorn 11.2
Hakenwürmer 2.6.2, 2.6.2.1
Halbseitenblindheit 1.1.1.3

Halitosis 2.1.2.6, 2.1.4
Hallersches Riechorgan 9.2.6.12
Hallux 9.2.20.1
Halothan 2.7.2.3
Halsentzündung 2.1.3.8
Halsschlagader 4.5.3
Halsschmerzen 2.1.3.8, 7.2.3.2
Hamadin® 9.2.13.3
Hamamelis 4.7.3.2, 9.2.21.3, 10.2.4.4
Hamamelisextrakt 7.1.3.7, Tab. 10.2–1
Hametum® Tab. 4.7–2, Tab. 10.2–1
Hametum® Extrakt 7.1.3.7
Hammerzehen 9.2.20.1
Handmykosen 9.2.5.1
hang over
–, Antihistaminika 1.2.2.1
Hansaplast® Sprühpflaster 10.2.3.3
Harnalkalisierung 5.3.3
Harnansäuerung 5.3.3
Harnbildung
–, Abb. Regulationsmechanismen 5.1.2.4
Harnblase 5.1.3.2
Harnblasenkarzinom 14.1
Harndrang
–, gehäufter 6.1.2.1
Harninkontinenz 5.2.12, 5.3
Harnkonzentrierung 5.1.2.3
Harnleiter 5.1.3.1
Harnleiterverschluss 5.2.10.1
Harnröhre 5.1.3.2
Harnsäuretransporter 5.1.2
Harnsteine 3.2.3, 5.2.7, 5.3.3
Harnstoff 9.2.5.8, 9.2.8.2, 9.2.10.3, 9.2.11.5, 9.2.21.4, 10.6.1.1
Harnstoffcreme 9.2.18.1
Harntee® 400 5.3.3
Harntee 400 TAD® N Tab. 5.3–1
Harnverhaltung 6.1.2.2
Harnwege 6.1.2.3
–, ableitende 5.1.3
–, –, Krankheitsbilder 5.2
–, Maßnahmen 5.3
Harnwegserkrankungen 8.3.1.7
Harnwegsinfektionen 3.2.3, 5.3.4
–, medikamentöse Maßnahmen 5.3.1
Harnwegsinfektionstherapeutika Tab. 5.3–1
Harpagid 8.3.1.7
Harpagophyti radix 8.3.1.7
Harpagophytum procumbens D.C 8.3.1.7
Harpagosid 8.3.1.7
Hartspann 8.2.2
Harzol® Tab. 6.1–2, 6.1.3
Hauhechelwurzel Tab. 5.3–1, 5.3.1.3, Tab. 5.3–2, Tab. 5.3–3, 6.1.3
Hauptzellen 2.2.1.2
Hausstaubmilbenallergie 7.2.3.3, 9.2.6.11
Haut
–, Anatomie, Physiologie 9.1
–, Feuchtigkeitsgehalt 9.1.5
–, Funktionen 9.1.6
–, Säure(schutz)mantel 9.1.4
Hautalterung 9.2.21.1
Hautatmung 9.2.21.6
Hautatrophie 6.2.2.3
Hautbalance 9.2.21

Stichwortverzeichnis

Hautbräunung
–, künstliche 9.2.15
Hautdurchblutung Tab. 8.3–7
Hauterkrankungen u. ihre Therapie 9.2
Hautflora 9.1.3
Hautflügler 9.2.7
Hautirritation 9.2.21.5
Hautmykosen 9.2.5.1, 9.2.5.4, 9.2.21
Hautpflege 10.5.1
–, Inhaltsstoffe 9.2.21.4
Haut-pH-Wert 9.2.21.3
Hautpilz 9.2.5.1
Hautreaktionen
–, allergische Reaktion Tab. 9.2–34
–, toxische Reaktion Tab. 9.2–34
Hautreinigung 9.2.21.3
Hautreiztherapie 8.3.2.2
Hautschutzsalben Tab. 9.2–20
Hauttypen 9.2.21.2
–, individuelle Empfindlichkeit gegenüber Strahlung Tab. 9.2–28
–, Lichtschutzfaktor 9.2.14.2
Hautvitamin
–, Folsäure 3.1.2.1
HDL 4.4.2
Health-Claims-Verordnung (HCV) 17.1.1
Heanal® Tab. 9.2–15
Hedelix® 7.2.3.2
Hederacosid B 7.2.3.2
Hederacosid C 7.2.3.2
Hederae folium 7.2.3.2
Hedera helix L. 7.2.3.2
α-Hederin 7.2.3.2
β-Hederin 7.2.3.2
Hefe 9.2.13.3
Hefen 9.2.5, 9.2.5.1, 9.2.5.4
Hefepilze 6.2.3.1, 9.2.5.1
Hegrimarin® 2.7.3.4
Heidekraut 5.3.1.2
Heilerde
–, äußerlich 16.2.8.3
–, innerlich 16.2.1.3
Heilmoor Vital Bad Neydharting Tab. 8.4–2
Heilwässer 3.2.3, 16.2.8.1
–, calciumhaltige 3.2.1.4, 3.2.3
–, Calcium-Magnesium-Hydrogencarbonathaltige 3.2.3
–, eisenhaltige 3.2.3
–, fluoridhaltige 3.2.3
–, iodhaltige 3.2.3
–, kohlensäurehaltige 3.2.3
–, magnesiumhaltige 3.2.1.3, 3.2.3
–, natriumchloridhaltige 3.2.3
–, Natrium-Hydrogencarbonhaltige 3.2.3
–, sulfathaltige 3.2.3
Heiserkeit 2.1.4
Helenanin 8.3.2.3
Helicobacter pylori 2.2.2.5
Heliothalasso-Therapie Tab. 9.2–23
Heliotherapie Tab. 9.2–23
Helipur® Tab. 9.2–7
Hell-Dunkel-Wechsel 11.1
Helmex® 2.6.2.1
Helminthosen 2.6.1
Hemianopsie 1.1.1.3
Hemicellulose 2.3.3.2, 17.2.10.1
Hemiplegie 4.5.5.1

Hemocol® Tab. 10.4–1
Hendersonula toruloidea 9.2.5.1
Henle-Schleife 5.1.1, 5.1.2.3
Henna-Blätter 9.2.15.1
HepaBesch® 2.7.3.4
Hepa-Gel 4.6.7
Heparin 4.6.7, 8.3.2.3, 9.2.4.1, 10.6.1.1
Heparinoide 8.3.2.3, 10.6.1.1
Heparinoid-Präparate Tab. 8.3–14
Heparin-Präparate Tab. 8.3–13
Heparin ratiopharm® Tab. 8.3–13
Hepar SL Forte® 4.4.10.3
Hepathromb® 4.6.7
Hepathrombin® Tab. 8.3–13
Hepatitis 2.7.2.1
Hepatozyten 2.7.3.4
Herba Bursae pastoris 10.4.1.4
Herba Centaurii Tab. 5.3–1
Herba Equiseti sicc. spir. Tab. 6.1–2
Herba Hederae terrestris 2.8.2.1
Herba Thujae 7.3.2.4
Herbstmilbe 9.2.6.9
Herglykoside 2.3.2.3
Herniariae herba 5.3.1.3
Herniaria glabra L. 5.3.1.3
Hernien 2.3.3.3
Heroinmissbrauch 2.2.2.1
Herpesbläschen 6.2.3.1
Herpes genitalis 2.1.4
Herpes-Infektion
–, genitale 6.2.3.1
Herpes labialis 2.1.2.1, 2.1.3.6, 9.2.4.1
Herpes simplex 2.1.2.1
Herpes-simplex-Keratitis 2.1.4
Herpes-simplex-Virus 2.1.3.6, 2.1.4, 6.2.3.1, 9.2.4.1
Herpes-simplex-Virus Typ 1 (HSV-1) 2.1.2.1
Herpes-simplex-Virus Typ 2 (HSV-2) 2.1.2.1
Herpesviren 11.2
Herpes zoster 1.1.1.2, 2.1.4, Tab. 9.2–14
Herpes Zoster oticus 13.2.1.4
Herz
–, Anatomie u. Physiologie 4.1.1
Herzaktion
–, Anpassung 4.1.3
Herzbeutel 4.1.1.1
Herzglykoside 4.1.3, 5.1.2
–, Calcium 3.2.1.4
–, Kontraindikation f. Therapie m. Uzara 2.3.2.3
–, verschreibungsfreie 4.1.3.3
Herzinfarkt 4.1.1.5, 4.5.3, 4.5.4.6, 4.5.5.3, 6.2.2.3, 14.1
–, Sofortmaßnahmen i. d. Apotheke 4.4.6.1
Herzinsuffizienz 4.1, 4.1.1.5
–, diastolische 4.1.2.1
–, klinisches Bild 4.1.2.4
–, Kompensationsmechanismen 4.1.2.3
–, Stadien n. ACC/AHA Tab. 4.1–4
–, systolische 4.1.2.1
–, Ursachen 4.1.2.2
Herzklappen 4.1.1.1
Herzkranzgefäße 4.1.1.4, 4.5.3, 4.5.4.5

Herzminutenvolumen (HMV) 4.2.1.1
Herzmuskelschwäche 4.5.3
Herzrhythmusstörungen 3.2.1.3, 4.5.3
Herzskelett 4.1.1.1
Herztod
–, plötzlicher 4.4.6.1, 4.5.4.6
Herzzeitvolumen 4.1.1.2, 4.5.1
Hesperidin 4.6.6.4
Heublumen 8.4.2
Heublumen Ölbad Schupp 8.4.2
Heumann Bronchialtee Solubifix® T 7.2.3.1
Heumilbe 9.2.6.9
Heuschnupfen 7.1.2.4, 7.1.3.3, 7.1.5, 11.5.4
Heweberberol Tab. 5.3–1
Hexal® Salbe Tab. 10.2–1
Hexamethylentetramin 5.3.1.1
Hexaquart® plus Tab. 9.2–7
Hexaquart®-S Tab. 9.2–6
Hexenschuss 8.2.2
Hexetidin 2.1.3.3, 2.1.4.1, Tab. 6.2–7, 9.2.2.11, 15.6.3.2
Hexoral® Tab. 2.1–2, 9.2.2.11, Tab. 15.6–2
Hiatushernien 2.2.2.1
Hidrofugal® Tab. 9.2–31
High-Density-Lipoproteins (HDL) 4.4.2
Hilus 7.2.1
Hippocastani semen 8.3.2.3
Hirnadern 4.5.3
Hirnblutung 4.5.5.1
Hirnhautadern 4.5.3
Hirninsult 4.5.5.1
Hirnleistungsstörungen 4.5.5.1
Hirnnerv 8 13.2.3.3
Hirnrinde 1.2.1
Hirnschlag 4.5.5.1
Hirntumor
–, Erbrechen 1.5.3
Hirtentäschelkraut 10.4.1.4
Hirudoid® 4.6.7
Hismanal® 7.1.3.3
Hissches Bündel 4.1.1.4
Histamin 1.1.1.1, 3.1.2.1, 7.1.2.4, 7.1.3.3, 9.2.7.1, 9.2.7.4, 11.5.4, 11.8
Histidin Tab. 17.1–2
Hitzegefühl 1.1.2
Hitzewallungen 6.2.2.3, 9.2.19.2
H^+/K^+-ATPase 2.2.3.1
HMG-CoA-Reduktasehemmer 6.3.1
HMV 4.2.1.1
hochdisperses Siliciumdioxid 2.2.3.8, 2.3.2.3
Hochdrucksystem
–, Kreislauf 4.2.1.4
Hochfrequenztherapie 8.5
Hochmoortorf Tab. 8.3–12
Höllenstein-Stift 9.2.2.5
Hörstörungen 13.2.1.2, 13.2.2.3
Hörsturz 4.5.3, 13.2.3.6
–, Herpesviren 13.2.3.1
–, Mumps 13.2.3.1
–, Scharlach 13.2.3.1
–, Schwindel 13.2.3.1
–, Windpocken 13.2.3.1
Hörverlust 13.2.3.1
Hoevenol® 4.6.6.1, 4.6.7

Stichwortverzeichnis

Hoggar® Night 1.2.2.1
Hollywood-Kur 3.3.2
Holunderblüten 7.1.3.5, Tab. 7.2–5
Homocystein 4.4.6.2
Homocysteinspiegel Tab. 17.1–2
–, Folsäure 3.1.2.1
Homodihydrocapsaicin I 8.3.2.2
Homodihydrocapsaicin II 8.3.2.2
Homöostase 4.5.1
Hopfen 1.2.2, 1.2.2.1, 1.2.3.5, 5.3.2, 6.2.2.3
–, Kombinationspräparate Tab. 1.2–5
Hopfenzapfen Tab. 5.3–3
Hopfenzapfentrockenextrakt 1.2.2.1
Hordeolum 11.2
hormonbeladene Intrauterinpessare 6.4.5.2
Hormone Tab. 9.2–14
hormonelle Kontrazeptiva
–, Dreiphasenpräparate 6.4.5.1
–, Einphasenpräparate 6.4.5.1
–, Zweiphasenpräparate 6.4.5.1
Hormonersatztherapie 6.2.2.3
Hormonimplantate 6.4.5.3
Hormonmangelzustände 6.2.3.1
Hormonpflaster 6.4.5.5
Hormonring zur Empfängnisverhütung 6.4.5.4
Hornhaut 9.1.1, 9.2.20.3, Abb. 11.1–1, 11.5.6
Hornhautfeile 9.2.20.3
Hornhauthobel 9.2.20.3
Hornhauttrübungen 11.5.6
Hornhautveränderungen 11.5.6
Hornhautwunden 11.8
Hornissen 9.2.7, 9.2.7.4
Hornschicht 9.2.21.3
Horphagen uno Tab. 6.1–2
Hospisept® Tab. 9.2–3
HOT 4.5.9.1
Hot-Plate-Test 1.1.4.2
Hot Thermo dura® C Tab. 8.3–7
Hoxalpha Tab. 8.3–5
HPMC 11.8, 12.3
HPV (humanpathogene Papillomaviren) 9.2.4.2
HSV-1 2.1.2.1
HSV-2 2.1.2.1
HT$_3$-Antagonisten 1.5.2
Hühnerauge 9.2.20
Hühneraugenpflaster 9.2.20.3
Hühneraugenstifte 9.2.20.3
Huflattich 7.2.3.2
Huflattichblätter 7.2.3.1
humanpathogene Papillomaviren (HPV) 9.2.4.2
Huminsäuren 8.3.2.3, Tab. 8.4–2
Hummeln 9.2.7
Humulon 1.2.2.1, 5.3.2.2
Humulus lupulus L. 1.2.2.1
Humulus lupulus L. 5.3.2.2
Humussäuren 8.3.2.3
Hundebandwurm 2.6.1
Hundekot 2.6.1
Hustagil®Thymian-Hustensaft Tab. 7.2–5
Husten 7.2.2.3, Abb. 7.2–11
–, akuter 7.2.2.1
–, blauer 7.2.2.6

–, chronischer 7.2.2.1, Abb. 7.2.4
–, produktiver 7.2.2.1
Hustenbehandlung 2.1.3.3
Hustenblocker 7.2.2.1, 7.2.3.1
Hustendämpfung, zentrale 7.2.3.1
Hustenreflex 7.2.2.1
hustenreizlindernde Phytopharmaka Tab. 7.2–3
Hustensaft Tab. 7.2–7
Hustenstiller-ratiopharm® Dextromethorphan Kps. Tab. 7.2–2
Hustentropfen Tab. 7.2–7
Hustenzentrum 7.2.2.1
Hyabak® 11.5.3
Hya-ject® 16.2.7.1
Hyalart® 16.2.7.1
Hyalodoz Duo® 11.5.3
Hyalubrix® 16.2.7.1
Hyaluronidase 9.2.7.1
Hyaluronsäure 8.3.1.8, 9.2.21.1, 9.2.21.4, 10.6.1, 11.5.3, Tab. 11.7–1, 12.3, Tab. 12.5–1, 16.2.5.3
–, Kontaktlinsen 11.8
–, Natriumhyaluronat 16.2.7.1
Hycanthon 2.6.3.1
Hydatidenzyste 2.6.1
Hydragoga 2.3.3.2, 2.3.3.3
Hydra Guard™ Technologie von Scholl 9.2.20.3
Hydralazin
–, Potenzstörungen 6.3.1
Hydratation 9.2.21.3
Hydrochlorothiazid
–, Potenzstörungen 6.3.1
Hydrocoll® 10.2.3.4
Hydrocortison 9.2.7.4, 9.2.8.2, 9.2.9.2, 9.2.6.13
Hydrocortisonacetat 9.2.7.4
Hydrocure® Technology 9.2.4.1
Hydrogele 9.2.21.5, 10.2.1.3, 10.2.3.4
Hydrogel Pflaster 10.2.3.4
Hydrokolloide 10.2.1.2, 10.2.4.1
Hydrokolloidverbände 10.2.3.4
Hydrosorb® 10.2.3.4
Hydrosorb® Gel 10.2.1.2
Hydrotalcit 2.2.3.3, 2.2.5
Hydrotherapie 7.1.4
Hydroxocobalamin 3.1.2.1, 3.1.2.7
Hydroxyanthracen 2.3.3.3
p-Hydroxybenzylenöl 8.3.2.1
Hydroxycitronensäure 17.2.12.2
Hydroxyethylcellulose Tab. 10.2–1
Hydroxyethylisobutylpiperidincarboxylat (Icaridin) Abb. 9.2–5
O-(β-Hydroxy-ethyl)-rutoside 4.7.3.1
Hydroxyethylsalicylat Tab. 8.3–9
(2-Hydroxyethyl)salicylat 8.3.2.3
Hydroxyflavine 3.1.2.1
3-Hydroxyglabrol 7.2.3.2
24-Hydroxy-Glycyrrhizin 7.2.3.2
Hydroxylapatit-Nanopartikel 15.4.3
Hydroxyprolin 3.1.2.2
Hydroxypropylguar 11.5.3
Hydroxypropylmethylcellulose (HPMC) 11.8, 12.3
Hyetellose Tab. 12.5–1
Hylan® 11.8
HYLO-COMOD® 11.5.3, 11.8
HYLO-COMOD® (COMOD®-Dosiersystem) Tab. 11.7–1

Hymecromon 2.8.2.2
Hymenolepis nana 2.6.1, 2.6.1.1
Hymenoptera 9.2.7
Hymetellose Tab. 12.5–1
Hyoscyamin 1.5.2, 5.3.2.2
Hyperämie 7.1.3.1, 8.3.2.2
hyperämisierende Präparate
–, Bewegungsapparat 8.3.2.2
Hyperämisierung 8.4.2
Hypercalcämie 2.3.3.3, 3.2.1.4
Hyperemesis gravidarum 1.5.1.2, 1.5.3
Hyperforin 1.4.2
Hyperhidrosis Tab. 9.2–19, 9.2.19.1, 9.2.19.2
Hyperhomocysteinämie 4.1.1.5
Hyperici herba 8.3.2.3
Hypericin 1.4.2, 5.3.2.2
Hypericum perforatum L. 1.4.2, 5.3.2.2, 8.3.2.3
Hyperkaliämie 3.2.1.2
Hyperkeratose 9.2.10.2
Hyperkrinie 7.2.2.3, 7.2.2.7
Hyperlipidämie
–, Tab. Risikofaktoren-Management 4.4.8
Hyperlipoproteinämie 4.4.4, 6.2.2.3
Hypermenorrhö 1.1.5.5, 6.2.2.1
Hyper- o. Dysseborrhoe Tab. 9.2–19
Hyperopie 11.1.2
Hyperosid 5.3.1.3
Hyperparathyreoidismus 5.2.6
Hyperphosphatämie 3.2.1.4
Hyperpigmentierung 9.2.15.2, 9.2.16.2
Hyperprost® Tab. 6.1–2
Hypersalivation 15.8.2
Hypersomnie 1.2.1.1
Hyperthyreose 3.2.2.8, 3.3.3.3, 7.1.3.1, 9.2.19.1
Hypertonie 5.2.2, 7.1.3.1
–, Definition, Klassifizierung 4.3.1.1
–, medikamenteninduzierte 4.3.1
–, medikamentöse Maßnahmen 4.3.3
–, nicht medikamentöse Maßnahmen 4.3.2
–, primäre (essenzielle) 4.3.1
–, sekundäre 4.3.1
Hypertrichosen 9.2.18.1
Hyperurikämie Tab. 9.2–21
Hypnotika 1.2.1.1, 1.2.2, 1.2.3.3
Hypocalcämie 3.2.1.4, 5.2.6, Tab. 9.2–21
Hypokaliämie 2.3.3.1
Hypomagnesiämie 3.2.1.3, 8.3.1.2
Hypomenorrhö 1.1.5.5, 6.2.2.1
Hypoparathyreoidismus 3.1.2.4
Hypopharynx 2.1.1.3
Hypophosphatämie 3.2.1.5
Hypophyse
–, Vit. C 3.1.2.2
Hypopigmentierung 9.2.15.2
Hyposalivation 15.8.2
Hyposensibilisierung 7.1.2.4, 9.2.7.4
Hyposomnie 1.2.1.1
Hyposphagma 11.2, 11.5.2
Hypothyreose 2.3.3.3, 3.2.2.8
Hypotonie
–, arterielle 4.2, 4.2.3.1
–, orthostatische 4.2.3.2

Stichwortverzeichnis

–, primäre (essenzielle) 4.2.3.1
–, sekundäre 4.2.3.1
Hypovitaminose 2.1.2.3
–, Riboflavin 3.1.2.1
–, Thiamin 3.1.2.1
Hypoxanthin 8.3.1.4
Hyprolose Tab. 12.5–1
Hypromellose 11.5.3, Tab. 11.7–1, Tab. 11.7–2, 12.3, Tab. 12.5–1
–, weiche Kontaktlinsen 11.8
Hysan Nasenspray 16.2.5.3

I

IASP 1.1.1.2
Iberogast® 2.3.4.2, 2.4.2, 2.8.2.2
IBS 2.4.1
Ibu Hemopharm 1.1.4.2
ibuHexal 1.1.5.6
Ibuprofen 1.1.4, 1.1.4.2, 1.1.5.3, 1.1.5.6, Tab. 6.2–2, 6.2.2.2, Tab. 7.1–4, 8.3.1, Tab. 8.3–9, 13.2.2.1
–, Dysmenorrhö 1.1.5.5
–, Kardiovaskuläres Risiko 1.1.4.6
–, Lokaltherapeutikal 8.3.2.3
–, Schwangerschaftsrisiko 1.1.4.8
–, Spannungskopfschmerz 1.1.5.4
Ibuprofen-D,L-Lysinsalz 1.1.5.6
Ibutop® Schmerzsalbe Tab. 8.3–9
ICAM-1 7.1.3.3
Icaridin 9.2.7.3, Tab. 9.2–13 a
ICB 4.5.5.1
ICHD-Kriterien 1.1.1.3
Ichtho®-Bad 8.4.2, 9.2.11.5
Ichthoderm® 9.2.3.1, 9.2.11.5, Tab. 9.2–24
Ichtholan® 9.2.3.1
Ichthoseptal® 9.2.13.3
Ichthraletten® 9.2.11.5, 9.2.13.3, Tab. 9.2–24
Ichthyol
–, Badezusatz 8.4.2
Ichthyol® Na 9.2.13.3
Icosapent 4.4.10.2
ICSD 1.2.1.1
α-L-Iduronsäure Abb. 8.3–15
IgG-Antikörper 9.2.7.1
IgM-Antikörper 9.2.7.1
Ikterus Tab. 9.2–14
Ileozökalklappe 2.3.1.2
Ileum 2.3.1.1
Ileus 2.8.2.3, 17.2.10.1
Ilex paraguariensis 3.3.3.5
Ilio-Funktion® 16.2.1.1
Ilja Rogoff® 4.4.10.3
Ilon® Abszess Salbe 9.2.3.1
Imex® 9.2.13.3
Imidazolinderivate 7.1.3.1
Imipramin 11.6
Immobilisationstest 7.3.3
Immunantwort, spezifische 7.3.2.4
Immungastritis 2.2.2.4
Immunglobuline 7.3.2.4
immunkompetente Zellen 7.3.2.4
Immunstimulantien Tab. 7.3–4
Immunstimulation 7.3.2
–, pflanzliche 7.3.2.4
Immunsuppression 7.3.2.4

Immunsystem Tab. 17.1–2
Immuntherapieunspezifische
–, unspezifische 7.3.2.4
Imodium® akut Tab. 2.3–7
Imogas 16.2.1.2
Impetigo contagiosa 9.2.3.1
Impfungen 10.6
Implanon® 6.4.5.3
Importal® 2.3.3.3
Impotenz 6.3.1, 14.1
Impret® Drg., Tropfen Tab. 7.2–3
Inappetenz 2.5.1
Incidin® Tab. 9.2–7
Incidur® 9.2.2.13
Inderm® 9.2.13.3
Indische Flohsamen 17.2.10.3
Indische Flohsamenschalen 4.4.10.3, 16.2.3.5
Indometacin Tab. 8.3–9
–, Lokaltherapeutikal 8.3.2.3
–, Schwangerschaftsrisiko 1.1.4.8
Indomet ratiopharm Tab. 8.3–9
Indo Top-ratiopharm® Tab. 8.3–9
Infectopedicul® 9.2.6.3, Tab. 9.2–13 a
Infectoscab® 5 % 9.2.6.7
Infectoschnupf® Tab. 7.1–2
Infectosoor Mundgel Tab. 9.2–8
Infektanfälligkeit
–, Zink 3.2.2.6
Infektionen der oberen und unteren Atemwege 7.2.3.2
Infektionen des oberen Respirationstraktes 7.1.5
Infektionskrankheiten
–, Vorbeugung 3.1.2.2
Influenza 7.3.1
Influenzaviren 7.1.2.1, Tab. 7.3–2
Influex® Tab. 7.3–4
Infrarot-Behandlung 8.5
Infrarotlicht 10.2.4
Infrarotstrahlung (IR) 9.2.14.1
Ingwer
–, Übelkeit, Erbrechen 1.5.2.1
Inhalation Tab. 7.2–7
Inhalationsgeräte 7.1.4
Inhalations-Sauger 7.1.4
Inhalationstherapie 7.1.4
Inkontinenz 5.3.4
Innenohr 13.1.3
–, Erkrankungen 13.2.3
–, Schnecke Abb. 13.1.1
–, toxische Schädigung 13.2.3.3
Innenohrschädigung
–, Taubheitsgefühl 13.2.3.2
Innereien
–, Kupfer 3.2.2.5
Inositol 17.2.2.2
inotrop
–, positiv 4.1.3.2
Insektengift 9.2.7
Insektenstiche 9.2.7, Tab. 9.2–14, 13.2.1.5
–, Erste Hilfe 9.2.7.1
–, Maßnahmen 9.2.7.4
Insektizide 9.2.6.3, 14.1
Insomnie 1.2.1.1
instabiler Tränenfilm 11.8
Instrumentendesinfektionsmittel 9.2.2.13
Insulin 2.2.2.1, 2.3.1.3

Interdentalraumbürsten Tab. 15.3–3, 15.3.4.1
Interdentalreinigung 15.3.4
Interferenztherapie 8.5
INTERHEART-Studie 4.5.5.3
Interleukin-1β 8.3.1.7
Intermediärhaare Tab. 9.1–2
Intermediate Density Lipoproteins 4.4.2
Intern. Classification of Sleep Disorders (ICSD) 1.2.1.1
Internetadressen
–, Herz, Kreislauf 4.4.11
Intern. Kopfschmerzgesellschaft (IHS) 1.1.1.3
Intern. Prostata Symptome Score (IPSS) 6.1.2.3
Interstitielle Nephritiden 5.2.4
INTERSTROKE-Studie 4.5.5.3
Intertrigo Tab. 9.2–14
intestinale Mikroflora 2.3.2.1
intestinale Sekretionsphase 2.2.1.2
Intestinum tenue 2.3.1.1
Intradermi® 4.6.7
intraoculärer Druck 11.1
Intrauterinpessar (IUP) 6.4.3, Tab. 6.4–7
–, hormonbeladene 6.4.5.2
intrazerebrale Blutungen (ICB) 4.5.5.1
Intrinsic Factor 2.2.1.2
Inulin 7.2.3.1
Invertseifen 9.2.2.9
Iod 2.1.3.3, 3.2.2.9, 9.2.2.7, Tab. 17.1–2
–, Tab. Gehalt in Fischen/Weichtieren Tab. 3.2–15
–, Tab. Gehalt in Getreide/Gemüse Tab. 3.2–14
iodhaltige Verbindungen 9.2.5.4
Iodid 2.1.3.3
Iodlösungen 9.2.2.7
Iodophore 9.2.2.7
Iodsalz 3.2.2.8
Iontophorese 8.5
Ipalat® Pastillen 7.2.3.2
Ipratropiumbromid 11.6
IPSS 6.1.2.3, 6.1.3
IR 9.2.14.1
Iridoide 7.2.3.2
Iridoidglykoside 6.2.2.2, 7.2.3.1, 8.3.1.7
Iris Abb. 11.1–1
Irisentzündung 11.5
Irisverfärbungen 11.5.6
Iritis (Regenbogenhaut-Entzündung) Tab. 11.9–1
Irritables Bowel Syndrom (IBS) 2.4.1
irritables Kolon 2.3.4.2
Irtan® 11.8
Ischämie 1.1.5.5, 4.1.1.5, 4.5.3, 10.5
ischämische Herzkrankheiten 7.1.3.1
Ischialgie 8.2.2
Ischias 8.2.2
Isländisches Moos 7.2.3.1, 16.2.6.3
Isla-Mint® Pastillen Tab. 7.2–3
Isla-Moos® Pastillen 2.1.4, Tab. 7.2–3

Stichwortverzeichnis

Isoconazol Tab. 9.2–11
Isoderm® 9.2.13.3
Isoflavone 5.3.1.3, 6.2.2.3, 17.2.7.1
Isoflavonoide 7.2.3.2
Isogutt® akut MP Augentropfen 11.5.1
Isolichenin 7.2.3.1
Isoniazid
– Wechselwirkungen m. Vitamin B_6 3.1.2.1
Isorhamnetin 8.3.1.7
Isothiocyanate 5.3.1.2
isotonische Natriumchlorid-Lösung 7.1.3.5
isotonisiertes Meerwasser 7.1.3.5
Isotretinoin 9.2.13.3
Isotrex® 9.2.13.3
Isotrexin® 9.2.13.3
Itraconazol 7.1.3.3, 9.2.5.8, Tab. 9.2–8, Tab. 9.2–11
IUP Tab. 6.4–7
Ixodes ricinus 9.2.6.12

J

Jacutin® Pedicul 16.2.10.1
Jacutin® Pedicul fluid Tab. 9.2–13 b
Jacutin® Pedicul Spray 9.2.6.3, Tab. 9.2–13 a
Jahreslinsen 12.1
Japanisches Heilpflanzenöl 8.3.2.2
Japanisches Minzöl 7.1.4, 8.3.2.1, Tab. 8.4–1
Jarsin® 1.4.2
Jasiment CN® Tab. 2.1–2
Jatamanson 1.2.2.1
Javanische Gelbwurz 2.5.2.1, 2.7.3.4, 2.8.2.3
Jejunum 2.3.1.1
Jet-lag-Syndrom 1.2.1.1
JHP Rödler® 7.1.4, 8.3.2.2, Tab. 8.3–6
Jodetten 3.2.2.8
Jodgamma 3.2.2.8
Joghurt
–, Calcium 3.2.1.4
Johanniskraut 1.2.3.5, 1.4.2, 5.3.2, 5.3.2.2
–, phototoxische Reaktion 9.2.14.2
Johanniskrautöl 8.3.2.3
Johanniskraut-Präparate 1.4.2
Jojobaöl 9.2.1.4
Juckreiz 9.2.5.1, 9.2.6.7, 9.2.7, 9.2.7.4, 9.2.8, 9.2.9.1, 9.2.21.1, 10.6, 11.2, 11.5.4
–, Akupunktur 9.2.8.2
–, Ekzeme 9.2.10.1
–, Krankheitsbild 9.2.8.1
–, medikamentöse Maßnahmen 9.2.8.2
–, Ohr 13.2.1.1
–, Ursachen Tab. 9.2–14
Jucurba® Tab. 8.3–5
Juglon 9.2.15.1
Juniperi fructus 5.3.1.3
Juniperis communis 5.3.1.3
Juniperus sabina
–, Nekrosen 8.3.2.2
Jura Fango Tab. 8.3–12

K

Kältemittel 16.2.9
Kältetest 7.3.3
Kälteurtikaria 9.2.9.2
Kämpferol 5.3.1.3, 8.3.1.7
Käse
–, Kupfer 3.2.2.5
Kakaopulver
–, Magnesium 3.2.1.3
Kalender-Methoden 6.4.2.5
Kalialaun 10.4.1.1
Kalinor® 3.2.1.2, Tab. 5.3–5
Kalitrans 3.2.1.2
Kalium 3.2.1.2
Kaliumbromid Tab. 12.5–1
Kaliumchlorid 2.3.2.3, 10.2.1.1, 15.5.4
Kaliumfluorid 15.5.4
Kaliumiodid 7.2.3.2
Kaliumionen
–, desensibilisierende Wirkung 15.5.4
Kaliumnitrat 15.5.4
Kaliumpermanganat 9.2.2.6, 9.2.10.2
Kalium Verla 3.2.1.2
Kalkablagerungen 11.5.6
Kalkseifen 9.2.21.3
Kalkurenal® Tab. 5.3–5
Kallidin 1.1.1.1
Kallusbildung 8.3.2.3
Kalmuswurzelstock 2.5.2.2
Kalt-Fuß-Syndrom 5.2.12
Kaltvernebler 7.1.4
Kaltwachs 9.2.17.1
Kamille 2.2.3.8, 9.2.21.3, 10.2.4.4, 11.5.6
Kamillenblüten 2.1.3.1, 2.3.4.2, 2.5.2.2, 4.7.3.2
Kamillenextrakt Tab. 10.2–1
Kamillenöl 7.1.3.2
–, antiphlogistische Wirkungen 8.3.2.2
Kamillin® Konzentrat Robugen Tab. 2.1–2
Kamillosan® Tab. 10.2–1
Kamillosan® Konzentrat Tab. 2.1–2
Kamillosan® Mund- und Rachenspray Tab. 2.1–2
Kamistad®-Gel 2.1.3.7, 2.1.4.1
Kammerrhythmus 4.1.1.4
Kammerwasser 11.1, 11.2
Kammernebel Abb. 11.1–1
Kampfer 9.2.21.3
Kaolin 2.3.2.3
Kaolinum ponderosum 16.2.1.3
Kap-Aloe Tab. 2.3–10
Kapazitätsgefäße 4.2.1.2
Kapillarblutungen 3.1.2.6
Kapselgehörschutz 13.5
Kapuzinerkresse 5.3.1.2, Tab. 5.3–2, Tab. 5.3–3
Kapuzinerkressenkraut Tab. 5.3–1
Karbunkel 9.2.3.1
Kardia 2.2.1.2
kardiale Dysfunktion
–, systolisch 4.1
Kardiovaskuläres Gesamtrisiko Tab. 4.3–2
kardiovaskuläre Letalität 3.1.2.2

Kardobenediktenkraut 2.5.2.1
Karies 15.2.1
–, altersbezogene Probleme 15.8.1
–, Anti-Karies-Strategien 15.4.1
–, Calcium 3.2.1.4
–, Fluoride 3.2.2.8, 15.4.2
–, Hinweise zur Ernährung 15.7.3
–, Nuckelflaschenkaries 15.7.1, 15.7.3
–, Prophylaxe 3.2.2.8, 15.4
–, Speichelproblematik 15.8.2
Karies-Rachitis-Prophylaxe 15.4.2
Kariesrisikogruppen 15.8.1
Kariogenität 15.7.1
Karpaltunnel-Syndrom 1.1.1.2
Kartoffelkur 3.3.2
Kartoffeln
–, Kalium 3.2.1.2
–, Magnesium 3.2.1.3
Karzinome 3.3.1
Katalase 3.2.2.2, Tab. 12.5–1
Katalase-Gel 9.2.16.1
Kataplexie 1.2.1.1
Katarakt 11.1.2, 11.2
Katarrh 7.1.4
Katarrhe d. Luftwege 7.2.3.2
kationaktive Tenside 9.2.2.9
Kationen-Transporter, organische 5.1.2
Katzen 2.6.1
Katzenbart 5.3.1.3
Kaugummis
–, prophylaktische u. therapeutische Wirkung 15.7.2
Kava-Kava 5.3.2.2
Kavakavawurzelstock 1.2.2.1
Kaveri® Tab. 4.5–7
KBE 2.3.2.1
Kedde-Reaktion 2.3.2.3
Kehldeckelentzündung 2.1.2.7
Kehlkopf 2.1.1.3
Kehlkopfentzündung 2.1.2.7, 7.1.4
Kehlkopfkarzinom 14.1
Kelo-cote® Gel/Spray Tab. 10.6–1
Kelofibrase® Sandoz Creme Tab. 10.6–1
Keloide 10.6
Keltican® forte 8.3.1.4
Kendural C 3.2.2.2
Keratin 9.2.18.1
Keratinozyten 9.2.11
Keratitis 11.5.6
Keratokonjunktivitis 11.5.2
Keratokonjunktivitis sicca 11.2, 11.5.3, 11.8
Keratolytika 9.2.10.2, 9.2.11.5, 9.2.20.3
Kerckring-Falten 2.3.1.1
Kerion Celsi 9.2.5.1
Kerntemperatur 1.1.3
Kertyol Antischuppen-Shampoo Tab. 9.2–24
Keshan-Krankheit 3.2.2.7
Ketoconazol 7.1.3.3, Tab. 9.2–11
Ketoprofen 8.3.2.3
Ketotifen 11.5.4, Tab. 11.7–2, 11.8
Keuchhusten 7.2.3.2
–, Impfung 7.2.2.6
Keuschlammfrüchte 6.2.2.2, Tab. 6.2–3
KHK 4.1.1.5

Stichwortverzeichnis

Kieferhöhle 7.1.2.2, Abb. 7.1–3
Kiefernnadelöl Tab. 8.3–8
kieferorthopädische Geräte
–, Reinigungsmittel 15.8.4
Kieselerde 17.2.3.1
Kieselsäureverbindungen 2.3.2.3
Kinderwunsch Tab. 17.1–1
Kinderzahnpaste 15.4.2
Kinetose 1.5.1.1, 3.1.2.1
Kinine 1.1.1.1
Kipptischuntersuchung 4.2.3.2
Klean-Prep® 2.3.3.2
Kleiderlaus 9.2.6.2
Kleiner Kreislauf 4.5.1
Kleininhalatoren 7.1.4
Klimadynon® Tab. 6.2–3
Klimadynon® Uno Tab. 6.2–3
Klimakterium 6.2.2, 6.2.2.3, 9.2.19.2, Tab. 9.2–21
Klimakteriumsbeschwerden 6.2.1, 6.2.2.3
–, Arzneimittel Tab. 6.2–3
Klingelhose 5.3.2.3
Klistiere 2.3.3.2, 2.3.3.3
Klosterfrau Aktiv Kapseln 4.4.10.3
Klysmen 2.3.3.3
Knaus-Methode Tab. 6.4–4
Kneipp® Arnika Salbe S Tab. 8.3–10
Kneipp® Cholesterin Control Portionsbeutel 4.4.10.3
Kneipp® Galle- & Leber-Tee 2.5.2.1
Kneipp® Rheumabad spezial Tab. 8.4–1
Kneippanwendungen 7.1.4
Kneipp Baldrian Extrakt Extra stark Tab. 1.2–4
Kneipp-Hydrotherapie 8.4
Knoblauch 4.4.10.3
Knochen 3.2.2.8
Knochenbrüche 8.3.2.3
Knochenhautreizungen 8.3.2.3
Knöchel-Arm-Index (ABI) 4.5.4.7
Knollenblätterpilztoxine 2.7.3.4
Knorpel 8.3.1.8
Kochsalzlösung 7.1.3.5
–, isotonische 16.2.5.1
Körperkreislauf 4.2.1.1, 4.5.1
Körper-Massen-Index 3.3
Körperpflegeindustrie-Dachverband (COLIPA) 9.2.14.3
Kofemin® Klimakterium Tab. 6.2–3
Kohle-Compretten® Tab. 2.3–7
Kohle-Hevert® Tab. 2.3–7
Kohlendioxid 8.4.2
Kohlenhydrate 2.3.1.4
Kohlenmonoxid 14.1
Kohlensäurebäder 8.4.1
Kohle-Pulvis 2.3.2.3
–, Medizinische Tab. 2.3–7
Kohrsolin® 9.2.2.13
Kokain 7.1.2.5
Kokosöl Tab. 9.2–13b, 16.2.10.2
Kolasamen 1.3.1
Kolik 1.1.1.3
Kollagen 3.1.2.2, 8.3.1.6, 9.2.21.1, 10.6.1
kollagenaufbauende Substanzen 9.2.21.4
Kollagen-Hydrolysat 8.3.1.6
Kollateral® forte 4.5.8.1
Kollaterale 4.5.1

Kollateralkreislauf 4.2.1.2, 4.5.3, 4.5.4.8
Kolon 2.3.1.2
–, irritables 2.3.4.2
–, spastisches 2.3.4.2
Koloniebildende Einheiten (KBE) 2.3.2.1
Kolontransitstörung 2.3.3.1
Koloskopie 4.7.2.3
Kolpitis
–, akute
–, –, IUP Tab. 6.4–7
Komedonen 9.2.13.2
Kompressionsbehandlung b. CVI 4..6.5.2
Kondome
–, Medizin-Produkte 6.4.3.1
–, vegan Tab. 6.4–8
Konjak-Mannan 16.2.3.3
Konjugierte Linolsäure (CLA) 17.2.8.7
Konjunktiva 11.5.6
–, infektiöse Erkrankung 11.5.2
Konjunktivitis 7.1.2.4, 11.1.1, 11.2
–, allergische 7.1.3.3, 11.5.4, 11.8
–, bakterielle Tab. 11.9–1
–, Selbstmedikation Tab. 11.7–1
–, virale Tab. 11.9–1
Konjunktivitis allergica Tab. 11.9–1
Konjunktivitis Morax-Axenfeld Tab. 11.7–1
Konjunktivitis sicca 11.5.3, Tab. 11.9–1
–, Kontaktlinsen 12.5.1
Konjunktivitis simplex 11.5.2, Tab. 11.9–1
Konservierungsmittel 9.2.21.5, 11.5.2
–, Ophthalmika 11.8
Kontaktekzem 9.2.10.1
–, allergisches 9.2.21.5
Kontaktlaxantien 2.3.3.2
Kontaktlinsen 11.2, 11.3.3, 11.5.3
–, antimikrobiell wirkende Inhaltsstoffe 12.4
–, Arzneimittelverträglichkeit 12.5.1
–, Augenerkrankungen 12.2
–, formstabile 12.1
–, harte 12.1
–, –, Benzalkoniumchlorid 12.4
–, Multifunktions-Pflegemittelsysteme 12.3
–, Pflegepräparate 12.3, 12.4, 12.5
–, Reinigungssysteme 12.3
–, weiche 12.1
–, –, Benzalkoniumchlorid 12.4
–, –, Chlorhexidin 12.4
–, –, Thiomersal-EDTA 12.4
–, –, Wasserstoffperoxid 12.4
Kontaktlinsenflüssigkeiten 11.5
Kontaktlinsen-Pflegepräparate
–, Pflegesysteme für harte (formstabile) Kontaktlinsen Tab. 12.5–1
–, Pflegesysteme für weiche Kontaktlinsen Tab. 12.5–1
Kontaktlinsen-Pflegesysteme Tab. 12.3–1
Kontaktschalenflüssigkeiten 11.8
Kontrastsehen 11.2
Kontrazeption 2.6.1.1, 6.4.1
–, IUP Tab. 6.4–7
–, postkoital 6.4.5.6

Kontrazeptiva 3.1.2.3
–, chemische 6.4.4, Tab. 6.4–8
–, hormonelle 6.4.5
–, mechanische Tab. 6.4–8
–, orale 3.3.3.2
–, –, Folsäure 3.1.2.1
–, –, Kontaktlinsen 12.5.1
–, –, Laxantien 2.3.3.2
kontrazeptive Methoden
–, chemische 6.4.4
–, mechanische 6.4.3
Kontusion 8.2.2
Konvergenz 11.1.2
Konvergenzschwäche 11.1.2, 11.5.2
Konzentrationsstörungen 3.2.2.2, 4.5.3, 4.5.8.2
Konzeption
–, biologische Voraussetzungen Tab. 6.4–3
–, Folsäure 3.1.2.1
Kopfadern 4.5.3
Kopflausbefall 9.2.6.1, 9.2.6.2
–, Behandlungsschema 9.2.6.3
Kopfschmerz 4.5.8.2
–, Analgetikaübergebrauch 1.1.1.3
–, arzneimittelreduziert 1.1.1.3
–, Clusterkopfschmerz 1.1.1.3
–, Differenzialdiagnose 1.1.1.3
–, extrakranial 1.1.1.3
–, holokraniell 1.1.1.3
–, intrakranial 1.1.1.3
–, Medikamentenübergebrauch (MOH) 1.1.5.6
–, primär 1.1.1.3
–, schmerzmittelinduzierter 1.1.5.3
–, sekundär 1.1.1.3
–, Sinuskopfschmerz 1.1.1.3
–, Spannungskopfschmerz 1.1.1.3
–, Triptanübergebrauch 1.1.1.3
–, Unterscheidungsmerkmale Tab. 1.1–3
–, zervikogen 1.1.1.3
Kopfschuppen 9.2.12.1
Kopplung
–, elektromechanische 4.1.1.4
Koprostase 2.3.3.3
Koprostasebehandlung 2.3.3.2
Koriander 2.2.3.8
Korium 9.1.1.2
Kornea 11.5.6
Korneallinsen 12.1
Korneozyten 9.1.1.1
Korodin® Tab. 4.1–7, Tab. 4.2–1
Koronardurchblutung 4.1.1.5
koronare Herzkrankheit (KHK) 3.3.1, 4.1.1.5, 4.4, 4.4.6
–, Prävention, Risikofaktoren-Management 4.4.6.4
–, Risikofaktoren 4.4.6.2
Koronarreserve 4.1.1.5
Koronarwiderstand 4.1.1.5
Koro-Nyhadin® 4.1.3.2
Korovit Kreislauf Kapseln Tab. 4.2–1, 4.2.4.4
Korpus 2.2.1.2
Korsolex®-Endo-Disinfectant 9.2.2.13
Kosmetika
–, richtige Anwendung 9.2.21.6

Stichwortverzeichnis

Kosmetikakne 9.2.13.2
Kotstau 2.3.3.3
Krätze 9.2.6.6
–, Mittel 9.2.6.7
Krätzemilben 9.2.6.1, 9.2.6.6
Kräuterbäder 8.4
Kräuterlax® Kräuter-Dragees Dr. Henk 2.3.3.3
Krallenzehen 9.2.20.1
Krameria triandra 2.1.3.2
Krampfadern 4.6, 4.6.3.1
Krampfaderverödung 4.6.5.1
Krampfhusten 7.2.3.2
Kratschmer-Reflex 7.1.4
Kratzwunden 9.2.8.1
Kreatin 17.2.4.3
Kreislauf
–, enterohepatischer 4.2.1.1
–, großer 4.5.1
–, Regulation 4.2.1.5
Kreislaufzeit 4.5.1
kreisrunder Haarausfall 9.2.18.1
Kreon® 2.5.2.2
Kreuzbänder 8.1
Kreuzschmerz
–, Warnhinweise Tab. 1.1–4
Kropf 3.2.2.8
Krummdarm 2.3.1.1
Krupp 7.2.2.5
Krustenbildung
–, postoperative 7.1.3.4
Kryochirurgie 9.2.4.2
Kryotherapie 8.5
Kryptokokkose Tab. 9.2–8
3K-System 7.1.3.1
Kühlsalbe 9.2.8.2
Kümmel 2.2.3.8, 2.3.4.2, 2.4.2
künstliche Tränenflüssigkeiten 11.5.3, 11.8
–, Medizinprodukte Tab. 11.7–1
Kürbis-Granu Fink® 5.3.2.2
Kürbiskerne 6.1.3
Kürbissamen 5.3.2, 5.3.2.2, Tab. 6.1–2, 6.1.3
Kuhmilchallergie 2.3.2.1
Kuhnsche Fischkur 3.3.2
Kupfer 3.2.2.5, Tab. 10.2–1
–, Eierteigwaren 3.2.2.5
–, Innereien 3.2.2.5
–, Käse 3.2.2.5
–, Muskelfleisch 3.2.2.5
–, Osteopenie 3.2.2.5
–, Redox-Prozesse 3.2.2.5
Kupferallergie
–, b. kuperhaltigen IUP Tab. 6.4–7
kupferhaltiges Intrauterinpessar Tab. 6.4–7
Kupferkette 6.4.5.6
Kupfermangel 10.6
Kupferspirale 6.4.5.6
Kupfer-Stoffwechsel-Erkrankung 3.2.2.6
Kurzatmigkeit Abb. 7.2–11
Kurzsichtigkeit 11.1.2
Kurzwellentherapie 7.1.4
Kwai® 4.4.10.3
Ky-Thermopack® Tab. 8.3–12
Kytta® Geruchsneutral Tab. 8.3–11
Kytta-Plasma® f Tab. 8.3–11
Kytta-Salbe® f Tab. 8.3–11

L

Labiosan® 9.2.4.1
Labocane Anti-Juckreiz-Salbe Tab. 9.2–15
Lachesis mutus Tab. 7.3–4
Lachsölkapseln 17.2.8.3
Lacophtal® 11.8
Lacrigel® C/sine 11.8
Lacrinal® 11.8
Lactase 2.3.2.1
Lactisol® Tab. 9.2–22
Lactitol 2.3.3.2, 2.3.3.3
Lactobacillus acidophilus 2.3.2.3, 6.2.3.1
Lactobacillus gasseri 2.3.2.3, 6.2.3.1
Lactobacillus rhamnosus 6.2.3.1
Lactofalk® 2.7.3.1
Lactoflavin 3.1.2.1
Lactose 2.3.3.2
Lactoseintoleranz 2.3.2.1, 2.3.3.2
Lactuflor® 2.3.3.3, Tab. 2.3–7
Lactulose 2.3.3.2, 2.3.3.3, 2.4.2, 2.7.3.1
Lactulose Heumann® Tab. 2.3–7
Lactulose Hexal® Tab. 2.3–7, 2.7.3.1
Lähmungen 8.5
Lärchenterpentin 9.2.3.1
Lärmstopp® 1.2.3.1
Läuse 9.2.6.1, 9.2.6.2
–, Insektizide Tab. 9.2–13 a
–, Mittel 9.2.6.3
–, physikalische/mechanische Maßnahmen Tab. 9.2–13 b
Läusebehandlung
–, Verordnungsfähigkeit 9.2.6.3
Läuse Stopp Ratiopharm® Tab. 9.2–13 b
Laevilac® 2.7.3.1
Lafol® Tab. 3.1–11
Laif® 1.4.2
Laktobazillen 2.3.2.1, 6.2.3.1
Lamisil® Tab. 9.2–8, Tab. 9.2–12
Lamisil® Once Tab. 9.2–12
Langerhanszellen 9.1.1.1
Lanosterol 9.2.5.4
Lantarel® 9.2.11.4
Lanugohaar Tab. 9.1–2
Larylin® Husten-Stiller Pastillen Tab. 7.2–2
Laryngitis 2.1.2.7, 2.1.4, 7.2.3.1
Laryngopharynx 2.1.1.3
Laryngospasmus 7.2.3.2
Laryngotracheitis 7.2.2.5
Laryngsan® 2.1.4
Larynx 2.1.1.3
Lasea® 1.2.3.5
Laser 10.6.1
Laserbehandlung 9.2.13.3
Lasertherapie
–, endovenöse (ELT) 4.6.5.1
–, transkutane 4.6.5.1
Latex Tab. 6.4–8
Latexkondome 6.2.3.2
Latschenkieferöl 7.1.3.2, 7.2.3.2, Tab. 8.3–7, 8.4.2
Laudamonium® Tab. 9.2–6
Laufmilbe 9.2.6.9
Laurinsäure 6.1.3
Lavage 2.3.3.3

Lavendelöl 1.2.2, 1.2.3.5, Tab. 8.3–11
Laxantien 2.3.3.1, 2.3.3.2, 2.4.2, 16.2.2
–, anthraglykosidhaltige 2.3.3.2
–, antiresorptiv 2.3.3.2
–, circulus vitiosus 2.3.3.2
–, sekretagog 2.3.3.2
–, sekretagog u. antiresorptiv 2.3.3.3
Laxantienmissbrauch 2.3.3.2, 2.3.3.3
Laxoberal® 2.3.3.3
Laxopol® 2.3.3.3
L-Carnitin 17.2.4.2
LDL 4.4.2
L-Dopa
– Wechselwirkungen m. Vitamin B$_6$ 3.1.2.1
Lea® Contraceptivum 6.4.3.3, Tab. 6.4–8
Lebensbaumblätter Tab. 7.3–4
Lebensbaumspitzen Tab. 7.3–4
Lebensmittel-Kennzeichnungsverordnung (LKMV) 17.1.1
Lebensmittelunverträglichkeiten 2.4.2
– histaminbedingte Tab. 17.1–2
Leber 2.7.1
Leberechinokokkose 2.6.1
Leberegel 2.6.2.1
Lebererkrankungen 2.7, 3.1.1, 3.1.2.3, Tab. 9.2–14
Leberfleck 9.2.16.2
Leberschutz 2.7.3.4
Lebertherapeutika 7.2.3.4
Lebertran 4.4.10.2, Tab. 10.2–1, 10.5.1
Leberzirrhose 2.7.2.1, 2.7.3.4, 3.1.2.4
Lecicarbon® 2.3.3.3
Lecithin 2.7.3.2, 4.4.10.3, 17.2.9.1
Lederhaut 9.2.11, 11.1
Lederlind® Heilpaste Tab. 9.2.10
Leerdarm 2.3.1.1
Lefax® 2.3.4.2, 16.2.1.2
Legalon® 2.7.3.4
Leichtschlaf 1.2.1.1
Leinsamen 2.3.3.3
–, Dosierung, Quellungszahl 2.3.3.2
Leiocarposid 5.3.1.3
Leioderm® 9.2.2.10
Leioderm® P-Creme 9.2.3.1
Leistenhaut 9.1.1
Leistungssportler, Nahrungs-ergänzungsmittel 1.7.3.3
Leitungswasser-Iontophorese 9.2.19.2
Lektine 6.1.3
LENSCARE Clearsept Tab. 12.5–1
LENSCARE Drops Hyaluron Plus Tab. 12.5–1
LENSCARE Kochsalzlösung Aufbewahrungslösung Tab. 12.5–1
LENSCARE Kochsalzlösung Plus Abspüllösung Tab. 12.5–1
LENSCARE Kombi Gel System All-in-one Tab. 12.5–1
LENSCARE Kombilösung All-in-one Tab. 12.5–1
LENSCARE Kombi Multiaction Tab. 12.5–1
LENSCARE Kombi-SH-System All-in-one Tab. 12.5–1

Stichwortverzeichnis

LENSCARE OptiSept Kombi-
packung Tab. 12.5–1
LENSCARE Penta Zyme Protein-
entfernung Tab. 12.5–1
LENSILUX All in One Tab. 12.5–1
LENSILUX All in One Lösung
Hyaluron Tab. 12.5–1
LENSILUX Cleaner Tab. 12.5–1
LENSILUX Conditioner Tab. 12.5–1
LENSILUX Lens Refresher
Tab. 12.5–1
LENSILUX Saline Tab. 12.5–1
Lens Plus OcuPure® Tab. 12.5–1
Lens Plus OcuPure® Kochsalz-
lösung Tab. 12.5–1
Lentigo 9.2.16.2
Lento Nit® K Augentropfen 11.8
Leseblindheit 11.2
Leukona-Sulfomoor Bad F
Tab. 8.4–2
Leukotriene 7.1.3.3, 9.2.7.1, 11.5.4
Levistici radix Tab. 5.3–1, 5.3.1.3
Levisticum officinale 5.3.1.3
Levitra® 6.3.3
Levocabastin 7.1.3.3, 11.5.4,
Tab. 11.7–2, 11.8
Levocetirizin 7.1.3.3
Levomenol 2.1.3.1, 2.2.3.6, 9.2.10.2,
9.2.10.3, Tab. 10.2–1
Levomenthol 2.8.2.3, Tab. 7.1–1,
Tab. 8.4–1
Levonorgestrel 6.4.5.6
Levopromazin 11.6
LH 6.2.2.2
LH-Suppression 6.2.2.2
Liberanit® Haarbalsam 9.2.6.3
Libido 6.3.1
Licener® Shampoo Tab. 9.2–13 b
Lichenifikation 9.2.10.2
Lichenin 7.2.3.1
Lichen islandicus 7.2.3.1, 16.2.6.3
Lichen-islandicus-Extrakt Tab. 7.2–3
Lichen ruber planus Tab. 9.2–14
Lichtbehandlung 7.1.4
Lichtempfindlichkeit 3.1.2.1, 11.2,
11.5.6, 11.6
Lichtscheu 11.5.2, 11.5.6
Lichtschutz 9.2.14.3
–, physiologischer 9.2.14.1
Lichtschutzfaktor (LSF) 9.2.14.3
Lichtschutzfilter
–, Breitband-Filter Tab. 9.2.30
–, UV-A-Filter Tab. 9.2.30
–, UV-B-Filter Tab. 9.2.30
Lichtschutzmittel 9.2.14.3
Lichtschwiele 9.2.14.1
Lichturtikaria 9.2.15.2
Lidocain 2.1.3.7, 2.1.4.1, 4.7.3.2,
Tab. 9.2–15
LidoPosterine® Tab. 4.7–2, 4.7.2.3
Lidrandentzündung 11.2, 11.5.5
–, Präparate Tab. 11.7–3
Lidschlag 11.1.1, 11.2
Lidschluss
–, krampfhafter 11.5.2
–, unvollständiger 11.8
Liebstöckelwurzel 5.3.1.3,
Tab. 5.3–2, Tab. 5.3–3
Light-Getränke 15.7.3
Lignane 6.2.2.3, 7.3.2.4
Lignin 2.3.3.2

Ligustilid 5.3.1.3
Likuden® Tab. 9.2–8
limbisches System 8.4.2
Limbus Abb. 11.1–1
Limonen 2.5.2.1, 5.3.1.3, 7.2.3.2
Linaclotid 2.3.3.3
Linalool 1.2.2.1, 1.2.3.5
Lincomycin 2.3.2.1
Lindan 9.2.6.3
Lindoxyl® Tab. 7.2–8
Linksherzinsuffizienz 4.1.2.4, 7.2.2.1
Linola® 9.2.8.2
Linola® akut 9.2.8.2
Linola® Fett 9.2.10.3
Linola® Fett N Ölbad 9.2.8.2,
Tab. 9.2–22
Linola® Gamma Creme 9.2.10.3
Linola® Schutz-Balsam 9.2.10.5,
Tab. 10.5–1
Linola® Sept® 9.2.2.10
Linolensäure 4.4.1.4, 17.2.8.2
α-Linolensäure 17.2.8.1
Linolsäure 4.4.1.4, 6.1.3, 17.2.8.2
Linse Abb. 11.1–1
Linsen 12.1
–, Eisen 3.2.2.2
–, formstabile
–, –, Benzalkoniumchlorid 12.4
–, weiche
–, –, Multifunktions-
Pflegemittelsysteme 12.3
vT-Linsen 12.5.1
Linsenbrennweite 11.1.2
Linsenmaterial 12.1
Linsentrübung 11.1.2, 11.5, 11.5.6
Linum usitatissimum L. 2.3.3.2
Linylacetat 1.2.3.5
Liopfuszin 11.2
Lipactin® Gel 9.2.4.1
Lipase 2.3.1.3, 2.5.2.2, 8.3.1.5
Lipaseinhibitor 3.3.3.2
Lipidavit® 2.7.3.2, 4.4.10.3
Lipidbinder 16.2.3.1
Lipide 4.4.1
Lipidpneumonie 7.1.3
Lipidsenker Tab. 9.2–14
Lipidsenker (Statine) 11.6
Lipidstatus 4.4.7
Lipidstoffwechsel 4.4.3
Lipiscor® Fischölkapseln 4.4.10.2
Lipo Cordes® 9.2.8.2, Tab. 9.2–22
Lipogele 10.2.4.1
Lipomyst® 11.5.3
Lipo Nit® Lidpflege 11.5.5
α-Liponsäure 17.2.2.3
Lipopharm® 2.7.3.2, 4.4.10.3
Lipoproteine 4.4.2
Lipoproteinstoffwechsel 4.4.3
–, Störungen 4.4.4
Liposic® 11.8
Liposomen 9.2.21.4
Lipostabil® 4.4.10.3
Lippen 2.1.1.1
Lippenherpes 2.1.3.6
Lippes-Schleife 6.4.3.5
Liquifilm® Tab. 11.7–1, 11.8
Liquiritiae radix 7.2.3.2
Liquiritigenin 7.2.3.2
Liquiritin 7.2.3.2
Lisino® Tab. 9.2–17
Listerine® Tab. 15.6–2

Lithium Tab. 9.2–21
Lithiumsuccinat Tab. 9.2–24
Lithurex® Tab. 5.3–5
Livocab® Tab. 11.7–2, 11.8
Livocab®-Kombi 7.1.3.3
Livocab®-Nasenspray 7.1.3.3
Loa-Loa-Infektion 2.6.2.1
Loaose 2.6.2.1
Locabiosol® S 2.1.3.4
Loceryl® 9.1.2.1, 9.2.5.4, 9.2.5.8,
Tab. 9.2–12
Loci coerulei 1.2.1
Locus Kiesselbach 7.1.2.5
Lodoxamid 11.5.4, Tab. 11.7–2
–, Kontaktlinsen 11.8
Lodoxamid-Trometamol
Tab. 11.7–2, 11.8
Lösferron 3.2.2.2
Löwenzahnkraut 2.5.2.1, 2.8.2.3
Löwenzahnwurzel 2.5.2.1, 2.8.2.3
Lokalanästhetika 2.1.4
–, Erkrankungen d. Bewegungs-
apparates 8.3.2.1
–, i. d. Stomatologie 2.1.3.7
Lokalanästhetika z. lokalen Anw.
Tab. 9.2–15
Lokalantibiotika 2.1.3.4
Lokaltherapeutika
–, Erkrankungen des Bewegungs-
apparates 8.3.2
Lomaherpan® 9.2.4.1
Lomexin® Tab. 9.2–11
London Extragroß Tab. 6.4–8
Loperamid 2.3.2.3, 2.4.2
Loperamid-ratiopharm® akut
Tab. 2.3–7
Lora ADGC 7.1.3.3
Loraderm Tab. 9.2–17
Lorano® 7.1.3.3
Loratadin 7.1.3.3, Tab. 9.2–17
Loratoadin AL Tab. 9.2–17
Lorazepam 1.2.3.5
Lorex® 16.2.3.3
Lornoxicam
–, Schwangerschaftsrisiko 1.1.4.8
Lovastatin
–, Potenzstörungen 6.3.1
Low-Density-Lipoproteine (LDL)
4.4.2
LSF 9.2.14.3
Lubiproston 2.3.3.3
Lucilia sericata 10.2.1.4
Luftröhrenentzündung 2.1.2.7, 7.1.4
Lugol'sche Lösung 9.2.2.7
Lumbago 1.1.4.2, 8.2.2
Luminarcoxib 1.1.4.6
Lunge 7.2.1
Lungenbläschen 7.2.1
Lungenegel 2.6.2.1
Lungenembolie 4.6.3.3
Lungenemphysem 7, 14.1
Lungenflügel 7.2.1
Lungenkapazität 14.2
Lungenkraut 7.2.3.2
Lungenkreislauf 4.2.1.1, 4.5.1
Lungenlappen 7.2.1
Lungentuberkulose 7.2.2.1
Lupuli glandulae 1.2.2.1, 5.3.2.2
Lupuli strobulus 1.2.2.1
Lupulon 1.2.2.1, 5.3.2.2
Lutein Tab. 17.1–2, 17.2.6.3

Stichwortverzeichnis

luteinisierendes Hormon (LH) 6.2.2.2
Luvased mono Tab. 1.2–4
Luvos® Heilerde 2 äußerlich 16.2.8.3
Luxation 8.2.1
Lycasin 15.7.1
Lycopin 9.2.14.3, 9.2.15.2, 17.2.6.2
Lygal® 9.2.11.5, Tab. 9.2–24
Lyme-Borreliose 9.2.7.3, 9.2.6.12
Lymphatische Organe 4.6.2.1
Lymphdrainage 4.6.5.3
Lymphe 4.5.2, 4.6.2
Lymphgefäße 4.5.2
Lymphgefäßsystem 4.6.2
Lymphkapillaren 4.5.2
Lymphknoten 4.5.2, 4.6.2.1
Lymphödem 4.6.2.2
Lymphozil® Tab. 7.3–4
T-Lymphozyten
–, Zink 3.2.2.6
lymphpflichtige Last 4.6.2
Lymphsystem 4.5.2
Lysoform® 9.2.2.13
Lysoform® d Tab. 15.8–3
Lysoformin® 9.2.2.13
Lysophosphatide 9.2.7.1
Lysozym 7.1.1, 7.1.3, 11.1

M

Maalox® 70 2.2.3.3
Maaloxan® 2.2.3.3
Maca 17.2.11.7
Macrogol-60-glycerolhydroxystearat Tab. 12.5–1
Macrogol 400 11.5.3
Macrogol 8000 11.5.3
Macrogole 2.3.3.3, Tab. 12.5–1
–, Hyponatriämien 2.3.3.2
–, Laxans 16.2.2.1
–, Mundschleimhaut 16.2.6.4
Macula lutea 11.1, 11.2
M. Addison 3.2.1.2
Madecassoside Tab. 10.2–1
Maden 10.2.1.4
Madenwürmer 2.6.2
Mäusedornwurzelstock 4.6.6.2, 4.7.3.1
Magaldrat 2.2.3.3, 2.2.5
Magen 2.2.1.2
–, Verhaltensregeln 2.2.4
Magen-Darm-Beschwerden 1.2.2.1
Magen-Darm-Infekte 2.3.4.1, 2.4.2
Magen-Darm-Passagezeit 2.3.3.2
Magen-Darm-Resektion 3.1.2.4
Magenerkrankungen 2.2.4
Magengeschwür 2.2.2.5, 2.2.3.2
Magenkarzinom 2.2.2.1
Magensäure 2.5.1
Magensäuresekretion 2.2.3.2
Magensaft 2.5.1
Magensaftsekretion 2.1.1.1, 2.2.1.2
–, Anregung 3.2.3
Magenschleimhautentzündung 2.2.2.1
Magenübersäuerung 2.2.5
Magnerot® 3.2.1.3
Magnerot® Classic Tab. 8.3–1
Magnesiocard® 2,5 mmol Tab. 8.3–1

Magnesium 3.2.1.3, 6.1.3, 8.3.1.2, Tab. 17.1–2, 17.3.3
–, Arteriosklerose 4.4.10.1
–, Herzinfarkt 4.4.10.1
Magnesium Diasporal® Tab. 8.3–1
Magnesium-Handelspräperate Tab. 8.3–1
Magnesiumhydroxid 2.2.3.3
Magnesiummangelsyndrom 8.3.1.2
Magnesium Sandoz® Tab. 8.3–1
Magnesiumsulfat 2.3.3.2, 2.3.3.3
Magnesiumtrisilikat 2.2.3.3, 2.2.5
Magnetpflaster 8.5
Magnetrans® forte Tab. 8.3–1
Maiglöckchenkraut 4.1.3.3
Maillard-Reaktion 9.2.15.1
Mainzer Konzept 4.4.5.3
Major stroke 4.5.5.1
Makatussin® Tropfen Tab. 7.2–5
Makroangiopathie 4.5.6.4
–, zerebrale 4.5.5.1
makrobiotische Ernährung 17.3.4
Makrogel Abb. 2.3–5
Makrolidantibiotika 7.1.3.3
Makrolide 13.2.3.3
Makrophagen 7.3.2.4
Makrozirkulation 4.5.3
Makuladegeneration
–, altersbedingte (senile) Form (AMD) 11.2
–, feuchte (exsudative) Form (AMD) 11.2
–, Lutein 17.2.8.1
–, Omega-3-Fettsäuren 17.2.8.1
–, trockene Form 11.2
Malabsorption 3.1.2.4
–, Folsäure 3.1.2.1
Malabsorptionssyndrom 3.1.2.2
Malaria 9.2.7.3
Malassezia furfur 9.2.5
Maldigestion 2.5.2.2
Malignome Tab. 9.2–14
Mallassezia furfur 9.2.5.1
Mallebrin® 2.1.3.2
Mallebrin® Halstabletten 16.2.6.1
Mallebrin® Konzentrat zum Gurgeln Tab. 2.1–2
Mallorca-Akne 9.2.13.2, 9.2.14.2
Maltose 2.1.1.2
Mandelentzündung 2.1.2.7
Mandelkleie 9.2.21.3
Mandeln
–, Magnesium 3.2.1.3
Mandelöl 9.2.21.4, Tab. 9.2–22, 13.2.1.1
Mangan 3.2.2.2, Tab. 10.2–1
Mannitol 2.3.3.2, Tab. 11.7–2, 15.7.1
Mannuronsäure 2.3.3.2
manuelle Therapie 8.5
MAO 1.4.2
MAO-Hemmer 7.2.3.1
Marax® 2.2.3.3
Margarine 3.1.2.4, 3.1.2.5
Mariendistelfrüchte 2.3.4.2, 2.7.3.4, 2.8.2.1
Marolderm® Tab. 10.2–1
Marsdenia condurango 2.5.2.1
Masern 3.1.2.3
Massagen 8.5
Mastdarm 2.3.1.2
Mastodynie 6.2.2.2

Mastoparan 9.2.7.1
Mastozytose 9.2.7.4
Mastzellen 9.2.7.1
Mastzellstabilisatoren 7.1.3.3
Mate 13.1, 3.3.3.5
Mate-Gold® 3.3.3.5
Matriacariae flos 2.1.3.1
M. Bechterew 1.1.4.2
M. Crohn 2.3.2.3, 2.2.4
Mebendazol 2.6.1, 2.6.1.1
Mecetroniumetilsulfat Tab. 9.2–6
Meclozin 1.5.2
MED 9.2.14.1
Medacalm® 2.4.2
Medication Overuse Headache (MOH) 1.1.1.3
Medigel® Schnelle Wundheilung 10.2.4.1
Medikamenten-Konjunktivitis 11.5.2
Medikamentenrhinitis 7.1.3.1
Medikamentenübergebrauch (MOH)
–, Kopfschmerz 1.1.5.6
medikamentös induzierter Pruritus Tab. 9.2–14
Medizinische Kohle 2.3.2.3
Medizinisches Urethrales System für Erektionen (MUSE®) 6.3.3
Medizinprodukte
–, arzneimittelähnliche 16
–, –, Hauptinhaltsstoffe, Indikationen 16.2
–, europäisches Recht 16.1
–, nationales Recht 16.1
–, rechtliche Grundlagen 16.1
Medyn® Tab. 3.1–11
Meeresalgen 17.2.11.1
Meerrettich Tab. 5.3–1, 5.3.1.2
Meersalz 3.2.2.8
Meersalzlösung
–, isotonisierte 16.2.5.1
Meerwasser 16.2.8.1
Meerwasserspray 7.1.3.1
Meerzwiebel 4.1.3.3
Megaloblasten-Anämie 3.1.2.1
Mehlmilben 9.2.6.5
Meibom-Drüsen 11.1.1, 11.2
Meladinine® 9.2.11.5
Melanin 9.2.16.2
Melanosis coli 2.3.3.2
Melanozyten 9.1.1.1, 9.2.16.2
Melatonin 1.4.2, 11.1
Melatonin-Präparate 11.1
Melilotus altissimus 4.6.6.3
Melilotus officinalis 4.6.3
Meli Rephastasan® 4.6.6.3, 4.7.3.1
Melissa folium 1.2.2.1
Melissa officinalis 1.2.2.1
Melisse 1.2.2.1, 1.2.2.1, 2.3.2.1
–, Kombinationspräparate 1.2.2.1
Melissenblätter 2.3.8, 2.3.4.2, 2.5.2.2
Melissengeist 1.2.2.1
Mellitin 9.2.7.1
Melonenbaum 8.3.1.5
Melrosum® Hustensirup 7.2.3.2
Melsep® 9.2.2.13
Melsitt® 9.2.2.13
MeniCare® Soft Tab. 12.5–1
Menicon SP-Care Tab. 12.5–1
Meniere-Krankheit 13.2.3.4

Stichwortverzeichnis

Meniere'sche Trias 13.2.3.4
Meningitis 7.3.1, 9.2.6.12
Menodoron® Dilution Tab. 6.2–3
Menopause 6.2.1
Menorrhagie 1.1.5.5
Mensinga-Pessar 6.4.3.2
Menstruationszyklus 6.2.2.1
p-Menthan-3,8-diol (PMD)
 Tab. 9.2–13 a
Mentha piperita L. 7.2.3.2
Menthofuran 7.2.3.2
Menthol Tab. 7.1–1, 7.2.3.2,
 Tab. 8.3–9, 9.2.8.2, 9.2.21.3
–, Säuglinge u. Kleinkinder 7.1.3.2
Mentholester 7.2.3.2
Menthon 2.8.2.3, 7.2.3.2
Menyanthis folium 2.5.2.1
Mephenesin 8.3.1.2
Mepiform® Silikonverband 10.6.1.2
Mepilex® Tab. 10.3–2
Mepitel® Tab. 10.3–2
Mercuchrom-Jod® 9.2.2.7, 10.2.2.
Meridol-Präparate 15.4.2,
 Tab. 15.6–1
Merkelzellen 9.1.1.1
Mesentherium 2.3.1.1
Mesopharynx 2.1.1.3
metabolisches Syndrom 3.3.1
–, Kenngrößen 4.4.6.2
METAFOLIN® Tab. 17.1–1
Metallorganische Verbindungen
 9.2.5.4
Metamizol 1.1.4.4
Metamucil 2.3.3.3, Tab. 2.3–7
Metapneumoviren Tab. 7.3–2
MET/C Tab. 9.2.30
Meteorismus 2.3.4.1, 2.4.1, 2.4.2,
 16.2.1.1
Methämoglobinbildung 2.1.3.7
Methamphetamin 1.3
Methaqualon 1.2.2
Methenamin 5.3.1.1, 9.2.19.2,
 Tab. 9.2–31
methicillin-resistenter Staphylococcus aureus (MRSA) 10.2.1.4
Methionin Tab. 5.3–1, Tab. 17.1–2
–, Synthese 8.3.1.3
–, Synthetase 3.1.2.1
Methocel Tab. 11.7–1
Methoprene 9.2.6.13
Methotrexat 1.1.4.1, 9.2.11.4
–, Folsäure 3.1.2.1
Methoxsalen 9.2.11.5
9-Methoxypsoralen 9.2.11.5
Methylarbutin 5.3.1.2
2-Methyl-3-buten-2-ol 5.3.2.2
Methylcellulose 7.1.3, 11.8
Methylchavicol 7.2.3.2
Methylcobalamin 8.3.1.3
α-Methyldopa 2.2.2.1
24-Methylendihydrolanosterol
 9.2.5.4
Methyl-4-hydroxybenzoat 11.8
Methylhydroxypropylcellulose
 7.1.3.5, 11.5.3, Tab. 11.7–1
Methylmalonyl-Coenzym-A-Mutase
 3.1.2.1
Methylmercaptan 2.1.4
Methylnicotinat Tab. 8.3–11
8-Methylpsolaren 9.2.18.1
Methylsalicylat 8.3.2.3

Methylxanthine 1.3.1, 5.3.1.3
Metoclopramid 1.1.5.3, 1.5.2, 2.2.3
Metronidazol 1.1.1.3, 2.3.2.1,
 6.2.3.1
Mevalonsäure 9.2.5.4
Mexoryl SX Tab. 9.2.30
Mg5-Longoral® Tab. 8.3–1
MICANOL® 9.2.11.5
Miclast® Tab. 9.2–12
Miconazol 2.1.3.5, 6.2.3.2, 9.2.5.4,
 Tab. 9.2–8, Tab. 9.2–11
Micotar® Tab. 9.2–11
Micotar® Mundgel 2.1.3.5,
 Tab. 9.2–8
Microclens Reinigungspartikel
 Tab. 12.5–1
Microklist® 2.3.3.2, 2.3.3.3
Micropur 9.2.2.5
Miglitol 3.3.3.2
Migräne 1.1.1.3
–, einfache 1.1.1.3
–, IHS-Kriterien 4.5.6.7
–, b. Kindern 1.1.1.3
–, klassische 1.1.1.3
–, Menstruation 1.1.1.3
–, mit Aura 1.1.1.3
–, ohne Aura 1.1.1.3
–, Trigger 1.1.1.3
Migräne accompagnée Tab. 1.1–1,
 1.1.1.3
Migräneanfall 3.2.1.3
Migräneattacken 1.1.5.3
Migränebehandlung 1.1.5.3
Migränekopfschmerz 1.1.5.3
Migräne-Kranit 1.1.5.6
Migräneprophylaxe 1.1.5.3
Migränin Phenazon 1.1.5.6
Mikroangiopathie 4.5.6.4
Mikrobac® basic Tab. 9.2–7
Mikroflora
–, Gastrointestinaltrakt 2.3.2.1
–, orale 15.2.1
Mikropillen 6.4.5.1
Mikrovilli 2.3.1.1
Mikrozirkulation 4.5.1
Miktion (Wasserlassen) 6.1.3
miktionsbeeinflussende Arzneimittel Tab. 5.3–3
Miktionsstörungen 5.3
Milben 9.2.6.1, 9.2.6.5, 9.2.7.3,
 9.2.6.12
Milbentest 7.2.3.3
Milbopax® 7.2.3.3, 9.2.6.11
Milch
–, Calcium 3.2.1.4
Milchallergie 2.2.4
Milchintoleranz 2.2.4
Milchsäure 2.2.3, 2.3.3.2, 9.2.4.2,
 9.2.20.3, 9.2.6.12
Milchsäurebakterien 6.2.3.1
Milchsäuregel 6.4.3.2
Milchzucker 2.3.3.2
Milchzucker-Unverträglichkeit
 2.3.2.3, 2.4.2
Milex Wide Seal Silikon Tab. 6.4–8
Milgamma®100 Tab. 8.3–2
Millefolii herba 2.5.2.1
Milz 4.6.2.1
Mindmap
–, Dekubitus 10.5.3
–, Ekzeme, Neurodermitis 9.2.10.4

–, Erkrankungen des Bewegungsapparats 8.7
–, Fußpilz 9.2.5.7
–, grippeartige Symptome 7.3.4
–, Husten Abb. 7.2.12
–, Kontaktlinsenpflege 12.6
–, Kopflausbefall 9.2.6.4
–, Psoriasis/Schuppenflechte 9.2.11.7
–, Sonnenschutz 9.2.14.5
–, Urtikaria 9.2.9.3
–, Wundversorgung 10.2.5
–, Zahn- u. Mundhygiene 15.10
Mineralerde 16.2.1.3
Mineralocorticoide 5.1.2.4
Mineralsalze 7.2.3.2
Mineralstoffe 3.2, Tab. 17.1–2
–, Nahrungsergänzungsmittel 17.2.3
Mineralstoffpräparate 8.3.2.3
Mineralwasser
–, Fluoridgehalt Tab. 15.4–1
–, Magnesium 3.2.1.3
Miniklistier 2.3.3.3
Minimale Erythemdosis (MED)
 9.2.14.1
Minipille 6.4.5.6
Minor stroke 4.5.5.1
Minoxidil 2 % f. Frauen 9.2.18.1
Minoxidil 5 % f. Männer 9.2.18.1
Minoxidil-Haarspiritus 5 % NRF
 9.2.18.1
Minutenvolumenhochdruck 4.3.1
Minzöl Tab. 8.3–6
Miosis 11.1, 11.1.2, 11.5
Miotika 11.5.2
Mira-2-Ton Tab. 15.3–5
Miracare® 2MCA Tab. 12.5–1
Mirafluor Gel 15.4.2
Miraziden 2.6.2.1
Mirena® 6.4.5.2
Mirfulan® Salbe 9.2.10.5,
 Tab. 10.2–1, Tab. 10.5–1
Mirfulan® Spray Tab. 10.2–1
Mirfulan® Spray N Tab. 10.5–1
Mirkodermabrasion 10.6.1
Miroton® 4.1.3.3
Mitesser 9.2.13.2
Mitosyl® N Salbe Tab. 10.2–1,
 Tab. 10.5–1
Mitosyl® Salbe 9.2.10.5
Mitralklappe 4.1.1.1
Mittelblutung 6.2.2.1
Mittel gg. Übergewicht 16.2.3
Mittelohr 13.1.2
Mittelohrentzündung 13.3
– akute 13.2.2.1
–, chronische 13.2.2.2
Mittelohrerkrankungen 7.1.3.1,
 13.2.2
Mizellen 2.3.1.4
Mobbing 1.2.1.2
Mobilat® DuoAktiv Schmerzgel
 Tab. 8.3–9
Mobilat® Intens Muskel- und
 Gelenksalbe Tab. 8.3–9
Mobilat® Schmerzspray Tab. 8.3–9
Möller-Barlow-Krankheit 3.1.2.2
Mönchspfefferfrüchte 6.2.2.2,
 Tab. 6.2–3
MOH 1.1.1.3, 1.1.5.6
Molevac® 2.6.1.1, 2.6.2.1
Molluskizide 2.6.2.1

Stichwortverzeichnis

Molsidomin 6.3.3
Molybdän 3.2.2.1
1-Monatslinsen 12.1
3-Monatslinsen 12.1
Monoaminooxidase (MAO) 1.4.2
Monoaminooxidase-Hemmer 7.1.3.1
Monoethanolammoniumsalicylat 8.3.2.3
Monoterpene 5.3.2.2
Montelukast 7.2.3.3
Moor 16.2.8.2
–, Negativmonographien 8.3.2.3
Moorbäder 8.4, 8.4.2
Moorextrakt Tab. 8.4–2
Moorlaugen 8.4.2
Moorpräparate 8.3.2.3
Morax-Axenfeld-Konjunktivitis 11.8
Moronal® Tab. 2.1–2
Moronal® Dragees Tab. 9.2–8
Moronal® Salbe 9.2.5.4
Moronal® Suspension 9.2.5.4
Morpholin 9.2.5.4
Mosquito® Läuse Shampoo 16.2.10.2
Mosquito® Läusewaschmittel 9.2.6.3
Motilitätshemmer 2.3.2.3
Mova Nitrat Pipette® 9.2.2.5
Movicol® 2.3.3.2, 2.3.3.3
Mowivit® Vitamin 400 Tab. 8.3–3
Moxaverin 4.5.8.1
Moxonidin 11.6
M. Parkinson 1.1.1.2, 6.2.2.3, 8.2.2
MRSA 10.2.1.4
Mucaderma® Salbenspray S Tab. 10.2–1, Tab. 10.5–1
Mucilaginosa 7.2.3.1
Mucin 2.1.1.2, 2.2.1.2, 11.1.1, 11.2
Mucoangin® 2.1.3.8, 2.1.4.1, Tab. 7.2–8
Mucofalk® 2.3.3.3, Tab. 2.3–7
Mucopolysaccharide 9.2.19.2, Abb. 11.1–4
Mucopolysaccharidpolyschwefel-säureester 4.6.7, 8.3.2.3
Mucosolvan® Tab. 7.2–8
Mucostase 7.2.1.1
Mucus 7.2.1.1
Müdigkeit 1.2.1, 1.3
Mürbesalz 8.3.1.5
Mukolytika 7.2.3.2, 7.3.2
Mukosa 2.2.1.2
Mulmicor Tab. 4.2–1, 4.2.4.4
Multibionta® 3.1.2.1, 3.1.2.3, 3.1.2.7
Multilamellare Vesikel 9.2.21.4
Multilind® Heilsalbe 9.2.10.5
Multilind® Heilsalbe mit Nystatin Tab. 9.2.10
Multilind® Mikro Silber 9.2.10.3
Multilind® Wickelspray 9.2.10.5
Multiple Sklerose 1.1.1.2
Multivitaminpräparate 3.1.2.1, 3.1.2.2, 3.1.2.5, 17.2.1.1
–, Tabelle Vitaminsierung 3.1.2.7
Mund
–, Anatomie, Physiologie 2.1.1
Mundatmung 1.2.1.1
Mundduschen 15.3.3
Mundgeruch 2.1.2.6, 2.1.4
Mundhöhle 2.1.1.1
Mundhöhlenkarzinom 14.1

Mundhygiene 2.1.4, 15
Mundschleimhaut 2.1.4
Mundschleimhautentzündung 2.1.2.3, 7.2.3.2
Mundsoor 2.1.2.5, 2.1.3.5, 2.1.4, 9.2.5.1
Mundspeichel 2.1.1.2
Mundspüllösungen
–, antibakterielle 15.6.4.1
–, fluoridhaltige Tab. 15.4–6, 15.5.4
–, Wirkstoffe d. 1. Generation Tab. 15.6–2
–, Wirkstoffe d. 2. Generation Tab. 15.6–1
Mundtrockenheit
–, verminderte Speichelproduktion 15.8.2
Mund- u. Rachentherapeutika z. Lutschen 2.1.4.1
Mundwässer 2.1.4
Mundwinkelrhagaden 9.2.5.1
Muria-puama-Holz 6.3.2
Musculus sphincter ani externus 2.3.1.2
Musculus sphincter ani internus 2.3.1.2
MUSE® 6.3.3
Muskelaufbau 17.2.2.2
Muskelfleisch
–, Kupfer 3.2.2.5
–, Zink 3.2.2.6
Muskelkater 8.2.2
Muskelkrampf 8.2.2, 8.3.1.2, 17.3.3
Muskelrelaxanzien 1.1.1.3, 2.3.3.2, 8.3.1, 8.3.1.2, 11.6
Muskelrelaxierung 1.2.2
Muskelrheumatismus 8.2.2
Muskelschmerzen 1.1.1.3, 8.2.2
–, ätherische Öle 8.3.2.2
Muskelverspannungen 8.4.2
Mutaflor® Tab. 2.3–7
Mutterkornalkaloide 4.2.4.1
Muttermale 9.2.16.2
Muxan® Creme 2.1.3.6
M. Wilson
–, Zink 3.2.2.6
Myalgien 1.1.1.3, 8.2.2, 8.3.1.4, 8.3.2.2
Myasthenia gravis 8.2.2
Mycoplasma pneumoniae 2.1.3.4
Mycospor® Tab. 9.2–11
MycoTYPE® Skin 9.2.5.1
Mydriasis 11.1, 11.1.2, 11.2
Myelose
–, funikuläre
–, –, Vitamin-B$_6$-Mangel 3.1.2.1
Myfungar® Tab. 9.2–11
Myko Cordes® Tab. 9.2–11
Mykoderm® Heilsalbe Tab. 9.2.10
Mykoderm® Mundgel 2.1.3.5
Mykofungin® Tab. 9.2–11
Mykohaug® C$_3$ Tab. 6.2–6
Mykohaug® C$_3$ Kombi Tab. 6.2–6
Mykontral® Tab. 9.2–11
Mykosen 6.2.3.1, 9.2.5, 9.2.5.1, Tab. 9.2–14, 9.2.19.1
–, Gastrointestinaltrakt 9.2.5.4
–, Haarfollikel 9.2.5.4
–, Kontaktlinsen 12.5.1
Mykosert® Tab. 9.2–11
Mykotin® Tab. 9.2–11

Mykotin® Mundgel 2.1.3.5
Mykundex® Tab. 2.1–2
Mykundex® Dragees Tab. 9.2–8
Mykundex® Heilsalbe Tab. 9.2.10, 9.2.10.5
Mykundex® mono Salbe Tab. 9.2.10
Mykundex® Suspension Tab. 9.2–8
Myofibrillen 8.1
Myogelose 8.2.2
Myoglobin 3.2.2.2
Myokard 3.2.1.4, 4.1.1.1
Myokardinfarkt 4.4.6.1
Myokardinfarkt (AMI) 4.1.1.5
Myokardinsuffizienz 4.1.2.1
Myokarditis 7.3.1
Myome 1.1.5.5, 6.2.2.1
Myopathien 8.2.2
Myopie 11.1.2
Myrcen 5.3.1.3
Myristicin 5.3.1.3
Myristinsäure 6.1.3
Myristolsäure 6.1.3
Myrrhe 2.1.3.3
Myrrhentinktur 2.1.3.3, 2.1.4.1
Myrte 7.2.3.2
Myrtecain Tab. 8.3–6
Myrtenal 7.2.3.2
Myrtenöl 7.2.3.2, Tab. 7.2–5
Myrti folium 7.2.3.2
Myrtol® 7.2.3.2, Tab. 7.2–5
Myrtus communis 7.2.3.2

N

Nabumeton
–, Schwangerschaftsrisiko 1.1.4.8
N-Acetyl-α-D-Glucosamin-6-sulfat Abb. 8.3–15
N-Acetylglucosamin 11.8
Nachlast 1.4.1.2
Nachtcremes 9.2.21.4
Nachtkerzensamen 9.2.10.3
Nachtkerzensamenöl 9.2.21.4, 17.2.8.5
Nachtschweiß 9.2.19.2
Nackenschlagader 4.5.3
NAC-ratiopharm® Tab. 7.2–8
NAC Teva® Tab. 7.2–8
NAD 3.1.2.1
Nadelepilation 9.2.17.2
NADH 3.1.2.1
NADP 3.1.2.1
NADPH 3.1.2.1
nächtliche Wadenkrämpfe 8.3.1.2
Nägel 9.1.2.2
–, brüchige
–, –, Biotin 3.1.2.1
Nährwert-Kennzeichnungsverordnung (NKV) 17.1.1
Naevi 9.2.16.2
Naftidrofuryl 4.5.8.1
Naftifin 9.2.5.4, Tab. 9.2–12
Nagelaufbau Abb. 9.1–4
Nagel Batrafen® 9.2.5.8, Tab. 9.2–12
Nagel Batrafen® Lösung 9.2.5.4
Nagelbettentzündung 3.1.2.1

Stichwortverzeichnis

Nagelmykose 9.2.5.1, 9.2.5.4
–, Besonderheiten 9.2.5.8
Nagelpilz 9.2.5.1
Nagetiere 2.6.1
Na^+/H^+-Austauscher 5.1.2
Nahrungsbestandteile
–, essenzielle 3.1
Nahrungsergänzungsmittel 17.1.2
–, Hauptinhaltsbestandteile 17.2
–, Mineralstoffe 17.2.3
–, rechtliche Grundlagen 17.1
–, Vitamine 17.2.1
Nahrungsergänzungsmittelverordnung (NemV) 17.1.1
Nahrungsfolat 3.1.2.1
Nahrungsmittelallergie 2.2.4, 2.3.2.1
Nahrungsmittelunverträglichkeit 2.2.4
Na^+/K^+-ATPase 5.1.2
Nanohydroxylapatit 15.4.3
Naphazolin Tab. 7.1–2, Tab. 11.7–2
Naphazolinhydrochlorid Tab. 11.7–2, 11.8
Naphronorm Tab. 5.3–5
1,4-Naphthochinonderivate 7.2.3.1
Naproxen 1.1.4, 1.1.4.2, 1.1.5.6, Tab. 6.2–2, 6.2.2.2
–, Dysmenorrhö 1.1.5.5
–, Kardiovaskuläres Risiko 1.1.4.6
–, Kombination mit Sumatriptan
–, – Schwangerschaft 1.1.5.3
–, Schwangerschaftsrisiko 1.1.4.8
–, Spannungskopfschmerz 1.1.5.4
Naproxen 1A Pharma bei Regelschmerzen Tab. 6.2–2
Naproxen-Natrium 1.1.5.6
Naratriptan 1.1.5.3, 1.1.5.6
Naratriptan-CT® 1.1.5.6
Naratriptan Henning® bei Migräne 1.1.5.6
Naratriptan Heumann® bei Migräne 1.1.5.6
Naratriptan-Hormosan® bei Migräne 1.1.5.6
Naratriptan-ratiopharm® bei Migräne 1.1.5.6
Narben 9.2.15, 10.2
–, atrophe 10.6
–, hypertrophe 10.6
–, Keloide 10.6
Narbenbehandlung 10.6.1
Narbenbehandlungsmittel Tab. 10.6–1
Narbenpflaster 10.6.1.2
Narbenverbände 10.6.1.2
Nardostachys jatamansi 1.2.2.1
Naringin 2.5.2.1
Narkoanalgetika 1.1.4
Narkolepsie 1.2.1.1
Narkose 1.2.1.1
Narkotikum 1.2.2
Nasalia
–, konservierungsmittelfreie Präparate 7.1.3.1
Nase
–, Anatomie, Physiologie 7.1.1
–, Erkrankungen 7.1
Nasenatmung 1.2.1.1
Nasenbluten 7.1.2.5
–, Erste-Hilfe 7.1.3.7
Nasenduschen 7.1.3.5

Nasennebenhöhlen 7.1.2.2
–, Anatomie, Physiologie 7.1.1
–, Erkrankungen 7.1.1
Nasenpflaster 7.1.4
Nasenpolypen 7.1.2.5
Nasenscheidewand 7.1.1, 7.1.2.5
Nasenschleimhaut
–, Sekretbildung 7.1.1
Nasenschleimhautentzündung 7.1.2.5, 7.1.4
Nasenspray-Abuser 7.1.3.1
Nasenspray ratiopharm® Tab. 7.1–2
Nasenspray ratiopharm® Panthenol 7.1.3.4
Nasenstrips 1.2.1.1, 7.1.4
Nasic® Tab. 7.1–1
Nasivin® Tab. 7.1–2, 7.1.3.7, 13.3.5
Nasivin® sanft 0,01 % Dosiertropfer 7.1.3
Nasopharynx 2.1.1.3
Natamycin Tab. 9.2–8, Tab. 9.2–9
Natamycin Rp 9.2.5.4
National Institute for Health Research 1.1.4.3
Natrium 3.2.1.1
Natriumalginat 2.2.3.4, 16.2.3.2
Natriumascorbat 3.1.2.2
Natriumbituminosulfonat 9.2.3.1, 9.2.11.5, Tab. 9.2–24, Tab. 9.2–26
Natriumcarboxymethylcellulose Tab. 11.7–1
Natriumchlorid 2.3.2.3, Tab. 12.5–1
–, Augentropfen 11.8
–, Kontaktlinsenflüssigkeit 11.8
Natriumchloridlösungen
–, hypertonische 16.2.5.2
–, isotonische 16.2.5.1
Natriumcitrat 2.3.2.3, 2.3.3.3, Tab. 11.7–2
–, Osmolaxantien 2.3.3.2
Natriumcromoglicinat Tab. 11.7–2
Natriumdihydrogenphosphat 2.3.3.3, Tab. 11.7–1, Tab. 11.7–2, Tab. 12.5–1
Natriumdocusat 2.3.3.2, 2.3.3.3
Natriumedetat Tab. 11.7–1, Tab. 11.7–2, 11.8, 12.3
Natriumfluorid 3.2.2.8, 15.4.2, 15.5.4
Natriumglucuronat 11.8
Natriumhyaluronat Tab. 11.7–1
Natriumhyaluronat 11.8, 16.2.5.3
Natriumhydrogencarbonat 2.2.5, 2.3.3.3
–, Säureblocker 2.2.3.3
Natriumhydrogenphosphat 2.3.3.3, Tab. 11.7–1
Natriumhypochlorit Tab. 12.5–1
Natriumlaurylsulfoacetat 2.3.3.2
Natrium-Monofluorophosphat 15.4.2
Natriummonohydrogenphosphat 2.3.3.3, Tab. 11.7–1
Natriumolefinsulfonat Tab. 12.5–1
Natrium-pentosanpolysulfat 8.3.2.3
Natriumperborat Tab. 12.5–1
Natriumphosphat
–, Osmolaxantien 2.3.3.2
Natriumpicosulfat 2.3.3.2, 2.3.3.3
Natriumsalicylat 8.3.2.3
Natriumsulfat 2.3.3.2, 2.3.3.3

Natriumtetraborat Tab. 11.7–1, Tab. 11.7–2, 11.8, Tab. 12.5–1
natriuretische Peptide 4.1.1.3
Natucor® 4.1.1.3.2
Natu-fem® Tab. 6.2–3
Natu·prosta® Tab. 6.1–2
Natural Family Planning (NFP) 6.4.2.4
Natural Moisturizing Factor (NMF) 9.2.21.4
Nausea 1.1.1.3, 1.5.1
Nausema® Tab. 17.1–2
N-Butylscopolaminiumbromid 2.2.5, 2.8.2.2, 5.3.2, 6.2.2.2
–, Schwangerschaft 2.2.3.5
Nebenhöhlenentzündung
–, chronische 7.1.2.2
Nebennierenrindenhormone 3.1.2.2, 5.1.2.4
Nebenschilddrüsen 3.2.1.4
Nebenzellen 2.2.1.2
Necator americanus 2.6.2, 2.6.2.1
Nedocromil 11.5.4, 11.8
Neem Extrakt Tab. 9.2–13 b
Nekrose 4.5.4, 10.2.1.1, 10.2.5.1
Nelkenöl 9.2.7.3
Nematoden 2.6.2
Nematodenmittel 2.6.2.1
Neoangin® N zuckerfrei 2.1.4
Neobonsen® 9.2.10.3
Neo Heliopan Tab. 9.2.30
Neohesperidin 2.5.2.1
Neomycin 3.1.2.3, 13.2.3.3
Neopyrin forte 1.1.5.6
Neotrombicula autumnalis 9.2.6.9
Nephrisol® Tab. 5.3–1, Tab. 5.3–2
Nephritiden
–, Interstitielle 5.2.4
Nephrocalcinose 3.2.1.4
Nephrolithiasis 5.2.7
Nephron 5.1.1
Nephronorm Tab. 5.3–5
Nephroselect® Tab. 5.3–1, Tab. 5.3–2, Tab. 5.3–3
Nephrotisches Syndrom 5.2.2.1
Nerium Oleander L. 4.1.3.3
Nervenschmerzen 8.2.2
Nervosität 1.2.2, 1.2.3
Nervus olfactorius 8.4.2
Nervus opticus Abb. 11.1–1
Nervus statoacusticus 1.5.1.2
Nervus trigeminus 2.1.2.1
Nervus vagus 7.2.3.2
Nervus vestibulocochlearis 13.2.3.3
Nesselsucht 1.1.4.1, 9.2.9
Netzhaut Abb. 11.1–1
Netzhautablösung 11.2, 11.5
Netzhautblutungen 11.5.6
Netzhauterkrankungen 11.1.2
Neunerregel 10.3.5
–, Auftrag Sonnenschutzmittel 9.2.14.3
Neurale Endopeptidase 5.3.1.3
Neuralgien 8.2.2, 8.3.1.3
–, kranial 1.1.1.3
Neuralgin 1.1.5.6
neuralgisch-rheumatische Beschwerden 8.3.2.3
Neuralrohrdefekt 3.1.2.1
Neuraltherapie 8.3.1.3
Neuraminidase 7.3.1

Stichwortverzeichnis

Neuraminsäure 8.3.1.4
Neuritiden 8.3.1.3, 8.3.1.4
Neurobion N® 3.1.2.1
Neurobion N® forte Tab. 8.3–2
Neurodermitis 7.1.3.3, 9.2.10.1, Tab. 9.2–14, 9.2.18.1
–, Maßnahmen 9.2.10.3
–, Nachtkerzenöl 17.2.8.5
Neuroderm Mandelölbad Tab. 9.2–22
Neuro-Effekton® Tab. 8.3–2
neurohumoral cross talk 4.1.2.3
Neuroleptika 1.2.2, 2.3.3.1
Neuropathien
–, autonome 2.3.3.3
Neuroplant® 1.4.2
Neuro-ratiopharm® 100 mg/100 mg Tab. 8.3–2
Neuro STADA 3.1.2.1
Neurotrat®S forte Tab. 8.3–2
Neurozystizerkose 2.6.1, 2.6.1.1
Neuseelandmuscheln 17.2.5.3
Neutralisationskapazität 2.2.3.3
Neutropenie 3.2.2.6
Neychon® 8.3.1.6
NFP 6.4.2.4
Niacin 3.1.1, 3.1.2.1, 3.1.2.7
–, Zufuhrempfehlungen Tab. 3.1–10
Niacytin 3.1.2.1
nicht infektiöse allergische Konjunktivitis 11.8
nicht saisonale allergische Konjunktivitis Tab. 11.7–2
Niclosamid 2.6.1, 2.6.1.1
Nicoboxil Tab. 8.3–8
Nicorette® 14.2.2.1
Nicorette® freshmint Tab. 14.2–2
Nicorette® Inhaler Tab. 14.2–2, 14.2.2.4
Nicorette® Kaugummi Tab. 14.2–2
Nicorette® Spray Tab. 14.2–2
Nicorette® TX Pflaster Tab. 14.2–2
Nicotinamid 3.1.2.1
Nicotinamid-Adenin-Dinukleotid (NAD) 3.1.2.1
Nicotinamid-Mangel 3.1.2.1
nicotinartiger Acetylcholinrezeptoragonist 14.2
Nicotin-β-Cyclodextrin Tab. 14.2–2
Nicotin Dependence Guideline 14.1
Nicotinsäure 3.1.2.1, 8.3.2.2, 8.4.2
Nicotinsäurebutoxyethylester 8.3.2.2
Nicotinsäureebenzylester Tab. 8.3–7
Nicotinsäureester Tab. 8.3–7
Nicotinsäurehexylester 8.3.2.2
Nicotinsäure-Mangel 3.1.2.1
Nicotinsäuremethylester Tab. 8.3–7
Nidation 6.4.5.6
Niederdrucksystem
–, Kreislauf 4.2.1.4
Niemöl 7.2.3.3, 9.2.6.11
Nieral® Tab. 5.3–1
Niere
–, Krankheitsbilder 5.2
Nieren 6.1.2.3
Nierenanatomie 5.1
Nierendurchblutung
–, Autoregulation 5.1.2.1
Nierenerkrankungen Tab. 9.2–14
–, Maßnahmen 5.3
Nierenfunktion 5.1.2

Nierengrieß 5.3.1.3
Niereninfekt 5.3.1.3
Niereninsuffizienz 3.2.1.4, 5.2.3
–, chronische 5.2.6
Nierenkarzinom 14.1
Nierensteine 3.2.1.4, 5.2.7, 5.3.3
Nierenversagen Tab. 17.1–2
–, akutes 5.2.5
Nieron® Tab. 5.3–2
NIHR 1.1.4.3
Nikofrenon® Tab. 14.2–2
Nikotin 14.1
–, Entwöhnungsziel 14.2.2.2
–, geschlucktes 14.2.2.1
–, Potenzstörungen 6.3.1
Nikotinabhängigkeit 14.2
Nikotin-Entzugssymptome 14.2.1
Nikotin-Ersatztherapeutika 14.2.1
Nikotininhalator 14.2, 14.2.2, 14.2.2.4, 14.2.2.5
Nikotininhaler Tab. 14.2–2
Nikotinkaugummis 14.2, 14.2.2, Tab. 14.2–2
–, Gegenanzeigen 14.2.2.1
–, Kautechnik 14.2.2.1
–, Vorsichtsmaßnahmen 14.2.2.1
Nikotinkick 14.2.2
Nikotinlösung 14.2.2.5
Nikotin-Lutsch- oder Sublingualtabletten Tab. 14.2–2
Nikotin-Lutschtabletten 14.2.2.2
Nikotinnasenspray 14.2.2
Nikotinpflaster 14.2, 14.2.2, 14.2.2.3
Nikotin-Polacrilin Tab. 14.2–2
Nikotinpräparate
–, Vergiftung b. Kleinkindern 14.2.2.1
Nikotinprodukte
–, Entsorgung 14.2.2.4
Nikotin-resinat Tab. 14.2–2
Nikotinspray 14.2, 14.2.2, 14.2.2.4
Nikotin-Sublingualtabletten 14.2.2.2
Niosomen 9.2.21.4
NiQuitin® 14.2.2.2
NiQuitin® clear Tab. 14.2–2
NiQuitin® mini Tab. 14.2–2
Niridazol 2.6.3.1
Nissen 9.2.6.2
Nissenkamm 9.2.6.3
Nitrate
–, organische 6.3.3
5-Nitroimidazolderivate 6.2.3.1
Nitroprussid-Natrium 6.3.3
Nitrosamine 14.1
Nizoral® Tab. 9.2–11
NK-Zell-Aktivität 7.2.3.2
NO (Stickoxid) 6.3.3
NOAEL 9.2.19.2
Nobite® Haut sensitive Tab. 9.2–13 a
Nobite® Hautspray Tab. 9.2–13 a
Nobite® Kleidung 9.2.7.3
Nocizeptoren 1.1.5.5
nolact® 9.2.10.3
Nomoadult® Amd Tab. 17.1–2
Nomon® Tab. 5.3–3, Tab. 6.1–2
Nomon® mono Tab. 6.1–2
Nonanoylethylendiamintriessigsäure Tab. 12.5–1
Nonivamid 8.3.2.2
Nonoxinol Tab. 6.4–8

Nonoxinol-9 6.4.3.2, 6.4.4
Non-REM-Stadien 1.2.1.1
Non-Ulcer-Dyspepsia 2.2.3.3
no observed adverse effect level (NOAEL) 9.2.19.2
Noradrenalin 1.4.2, 3.1.2.2, 4.2.4.2, 7.1.3.1
–, Schlaf 1.2.1
Nor-Dihydrocapsaicin 8.3.2.2
Norelgestromin 6.4.5.5
Norephedrin 7.1.3.1, 7.3.2.2
DL-Norephedrin 7.1.3.1
Norgalax® Miniklistier 2.3.3.3
Noricaven® 4.6.6.1
Normison® Ohrenspray 13.2.1.1
Nortase® 2.5.2.2
NOS (Anxiety Disorder Not Otherwise Specified) 1.2.3.5
Notfallkontrazeption 6.4.5.6
Notfallkontrazeptiva Tab. 6.4–9
Notfallset
–, Insektenstiche Tab. 9.2–13 b
Nova-T® 6.4.5.6
Noxafil® Tab. 9.2–11
Nozizeptoren 1.1.1.1, 1.1.1.2
Nozizeptorschmerz 1.1.1.2
NSAR 1.1.4, 1.1.4.2, 8.3.1
–, Kontaktlinsen 12.5.1
Nubral® Tab. 9.2–22
Nubral® Creme/Salbe 9.2.8.2
Nuckelflaschenkaries 15.7.1, 15.7.3
Nucleoside 8.3.1.4, 8.3.1.5
Nüsse
–, Magnesium 3.2.1.3
Nukleinsäuren 2.3.1.4, 8.3.1.3
Nulldiät 3.3.2
Nullipara Tab. 6.4–7
nur 1 Tropfen Chlorhexidin Tab. 15.6–1
Nurofen 1.1.5.6
NuvaRing® 6.4.5.4
Nyda® Tab. 9.2–13 b, 16.2.10.1
Nyda® plus Tab. 9.2–13 b
Nykturie 4.1.2.4, 5.3.2.2, 6.1.3
Nystaderm® Tab. 9.2–8, Tab. 9.2.10
Nystagmus 1.1.1.3
Nystatin 2.1.3.5, 2.1.4.1, 6.2.3.1, 6.2.3.2, Tab. 6.2–6, 9.2.5.4, Tab. 9.2–8, Tab. 9.2–9, 9.2.10.5
Nystatin fem JEANAPHARM® Tab. 6.2–6
Nystatin „Lederle"® Tab. 2.1–2
Nystatin „Lederle"® Creme, Paste, Salbe Tab. 9.2.10
Nystatin „Lederle"®Kombipackung Tab. 6.2–6
Nystatin „Lederle"® Ovula Tab. 6.2–6
Nystatin „Lederle"® Ovula/Kombipack 9.2.5.4
Nystatin „Lederle"® Tropfen 9.2.5.4

O

Oberflächenanästhetika 2.1.3.7
Obliteration 4.5.3
Obstinol® 2.3.3.2
Obstinol®M 2.3.3.3

Stichwortverzeichnis

Obstipation 2.2.5, 2.3.2.1, 2.3.2.3, 2.3.3, 2.4.1, 2.7.3.1
–, atonische 2.3.3.1
–, chronische 2.3.3.3
–, habituelle 2.3.3.2, 2.3.3.3
Octadon P 1.1.5.6
Octenidin 9.2.2.9, Tab. 10.2–1, 10.2.2.
Octenidinhydrochlorid Tab. 9.2–6
Octenisept® 9.2.2.9, Tab. 9.2–6, 10.2.2.
Octenisept® Vaginaltherapeutikum Tab. 9.2–6
Octenisept® Wundgel Tab. 10.2–1
Octocrylen 9.2.14.3
Octotiamin 3.1.2.1
Octyl-dimethyl-PABA 9.2.14.3
Oculotect® Tab. 11.7–1, 11.8
Oculotect® Augentropfen Tab. 11.7–1
Oculotect® fluid Tab. 11.7–1
Oculotect® fluid sine Tab. 11.7–1
Odaban® Tab. 9.2–31
Odol-med 3 Tab. 15.6–2
Ödeme 5.2.6, 8.3.1.5, 9.2.10.1
Ödemprotektiva 3.1.2.6, 4.6.6
Ölakne 9.2.13.2
Ölbad Cordes®/F 9.2.8.2
Ölsäure-Polypeptid-Kondensat 13.3.4, 16.2.13.2
Ösophagitis 2.2.2.1
Ösophagus 2.2.1.1
Ösophagussphinkter 2.2.2.1
Östrogene 6.1.2.3, 6.2.3.1
Östrogenentzugsblutung 6.2.2.1
Östrogenspiegel
–, altersbedingter Abfall 6.2.2
offene Beine 4.5.3
Ogino-Methode Tab. 6.4–4
Ohr 13
–, äußeres Abb. 13.1–1
–, –, Erkrankungen 13.2.1
–, Anatomie, Physiologie 13.1
–, Erkrankungen
–, –, Therapie 13.3
–, Gleichgewichtsorgan 13.1.3
Ohrensausen 4.5.8.2, 13.2.3.2
Ohrenschmalz 13.3.4
Ohrenschmerzen 13.2.1.1, 13.2.2.1, 13.3
Ohrentropfen 13.2.1.1, 13.3
–, Anwendung 13.4
Ohrfluss 13.2.2.1
Ohrfurunkel 13.2.1.1
Ohrgeräusche 4.5.3, 13.2.2.1
Ohrlochantisept® 13.3.2
Ohrmuschel 13.2.2.1
–, Erfrierungen 13.2.1.3
–, Erysipel 13.2.1.5
Ohropax® 1.2.3.1, Tab. 13.5–1
Ohrpiercings
–, Entzündungen 13.3.2
Ohrreinigung 13.2.1.1, Tab. 13.3–2
Ohrringlöcher
–, Entzündungen 13.3.2
Ohrschmalzpfröpfe 13.2.1.2
Ohrspeicheldrüse 2.1.1.2
Ohrstöpsel 13.2.1.1
Ohrtrompete 7.1.3.1, Abb. 13.1.1
Okklusion 4.5.3
Okklusiv-Pessar 6.4.3.2

Olaflur 15.4.2, Tab. 15.4–5
Olbas Kältespray 16.2.9.2
Olbas Tropfen 7.2.3.2
Oleae folium 4.4.10.3
Oleander 4.1.3.3
Oleobad® 9.2.8.2
Oleobal® Tab. 9.2–22
Oleum Hyperici 8.3.2.3
Oleum Jecoris 4.4.10.2
Oleum Menthae arvensis var. piperita 8.3.2.2
Oleum Terebinthinae ‚Landes' 7.2.3.2
Oleum Zinci oxidati cum Nystatino SR Tab. 9.2.10
Oligomenorrhö 1.1.5.5, 6.2.2.1, 6.2.2.2
Oligomere Proanthocyanidine 17.2.7.2
Oligosialie 15.8.2
Oligurie 5.2.5
Olivenblätter 4.4.10.3
Olivysat® 4.4.10.3
Olynth® Tab. 7.1–2, 7.1.3.7, 13.3.5
Olynth® Dosierspray 7.1.3
Olynth® salin 7.1.3.5, 16.2.5.1
Olytabs® Tab. 7.3–3
Omacor® 4.4.10.2
Omalizumab 7.2.3.3
Omebeta 20 acid® 2.2.3.1
Omega-3-Fettsäuren 4.4.1.4, 4.4.10.2, Tab. 17.1–2, 17.2.8.1
Omega-6-Fettsäuren 4.4.1.4, 9.2.21.4, Tab. 17.1–2, 17.2.8.2
Omega plus® Tab. 17.1–2
Omeprazol 2.2.3.1
Omniflora® Tab. 2.3–7
Omnistrip® 10.2.3.2
Omni Tears® Lidspray 11.5.3
Omoconazol 9.2.5.4
Onchozerkose 2.6.2.1
Onkosphäre 2.6.1
α-Onocerin 5.3.1.3
Ononidis radix 5.3.1.3, 6.1.3
Ononin 5.3.1.3
Ononis spinosa L. 5.3.1.3, 6.1.3
Onychomal® 9.2.5.8
Onychomykosen 9.2.5.1
Onyster® 9.2.5.8
Oogenese 3.1.2.3
Ophthalmika
–, Dexpanthenol 11.5.2
–, Euhydrie 11.3.2
–, Galenik 11.3
–, Haltbarkeit d. Wirkstoofe 11.3.2
–, Konservierung 11.3.4
–, Tonizität 11.3.1
–, Viskosität 11.3.3
Ophthalmologie
–, Zinksalze Tab. 11.7–1
Opiatantagonisten 2.3.3.3
Opiat-Obstipation 2.3.3.3
Opioide 2.3.2.3, 2.3.3.1
δ-Opioid-Rezeptoren 2.3.2.3
Opioidtherapie 2.3.3.3
Opipramol 11.6
Opodeldok ammoniakhaltig DAB 6 8.3.2.2
Opsite® Flexigrid 10.2.3.4
Optalidon® N 6.2.2.2
Optalidon Ibu 1.1.5.6

Optalidon Schmerztabletten 1.1.5.6
Opticrom® 11.8
Optiderm® 9.2.10.3, Tab. 9.2–15
OPTI-FREE Pure moist Tab. 12.5–1
OPTI-FREE Replenish Tab. 12.5–1
Optive® 11.8
OPTOCARE Plus All-in-one Tab. 12.5–1
Optovit®/-forte 400 Tab. 8.3–3
Oral B Sensitive Tab. 15.5–3
orale Kontrazeptiva 6.2.3.1
–, Laxantien 2.3.3.2
orale Ovulationshemmer 6.4.5.1
orale Rehydratationslösungen (ORL)
–, Zusammensetzung 2.3.2.3
Oralpädon® 240 2.3.2.3, 3.2.1
Oralube Tab. 15.8–2
Orbita 11.1
Origanum majorana Tab. 6.2–3
ORL 2.3.2.3
Orlistat 3.3.1, 3.3.3.2
Oropharynx 2.1.1.3
Ortho Diaphragma Coil Spring Tab. 6.4–8
orthodoxer Schlaf 1.2.1.1
Orthomol Diabet® Tab. 17.1–2
Orthomol Glaukom® Tab. 17.1–2
Orthomol Immunjunior® Tab. 17.1–2
Orthomol Vital F® Tab. 17.1–2
Orthomyxoviren 7.3.1
Orthopnoe 4.1.2.4
Orthosiphon aristatus L. 5.3.1.3
Orthosiphonblätter 5.3.1.2, 5.3.1.3, Tab. 5.3–2, Tab. 5.3–5
Orthovisc® 16.2.7.1
Osmolaxantien 2.3.3.2, 2.3.3.3
–, Salinische 2.3.3.2
Ostenil® 16.2.7.1
Osteogenese 3.2.2.8
Osteomalazie 3.1.2.4
Osteopenie
–, Kupfer 3.2.2.5
Osteoporose 3.1.2.4, 3.2.1.4, 3.2.3, 6.2.2.3
–, Fluorid 3.2.2.8
Ostien 4.1.1.1
Otalgan® 13.3
Otitex® Tab. 13.3–2
– Lösung 16.2.13.3
Otitis externa 13.2.1.1, 13.2.1.5
Otitis externa circumscripta 13.2.1.1
Otitis externa diffusa 13.2.1.1
Otitis externa macotica 9.2.5.1
Otitis externa maligna 13.2.1.1
Otitis media 7.3.1
Otitis media acuta 13.2.2.1
Otodolor® 13.3
Otodolor® soft Ohrentropfen 16.2.13.1
Otolithensystem 1.5.1.1
Otosklerose 13.2.3.5
ototoxische Substanzen 13.2.3.3
Otovowen® 13.2.2.1
Otowaxol® Tab. 13.3–2, 16.2.13.3
Otriven® Tab. 7.1–2, 7.1.3.7, 11.8, 13.3.5
Otriven® Allergie aktiv mit Beclometason 7.1.3.3
Otriven® Einzeldosen Pipetten 7.1.3
outlet obstruction 2.3.3.1

Stichwortverzeichnis

ovo-lakto-vegetarische Ernährung 17.3.4
Ovulationsblutung 6.2.2.1
Ovulationshemmer 6.2.3.1
–, orale 6.4.5.1
Oxacant®-sedativ Tab. 4.1–7
Oxalat 3.2.2.2
Oxalsäure 3.1.2.2
–, Calcium 3.2.1.4
Oxerutin 4.6.6.4
Oxiconazol 6.2.3.2, Tab. 9.2–11
Oxilofrin 4.2.4.2, 4.2.5.2
Oxymetazolin Tab. 7.1–2
–, Schwangerschaft u. Stillzeit 7.1.3.1
Oxyurenmittel 2.6.2.1
Oxyuriasis 2.6
Oxyuris vermicularis 2.6.2
Ozonschicht 9.2.14.1
Ozontherapie 4.5.9.1

P

Pachycarpus 2.3.2.3
Paediamuc® Tab. 7.2–8
Pärchenegel 2.6.2.1
Palpation 4.5.4.7
Pangamsäure 3.1.2.6, 8.3.1.3
Panikstörungen 1.2.1.2
Pankreaplex® 2.8.2.3
Pankreas 2.3.1.3
Pankreasenzyme 2.5.2.2
Pankreasenzymesekretion 3.2.3
Pankreaserkrankungen 3.1.2.3
Pankreasinsuffizienz
–, exokrine 2.5.1
Pankreas-Pulver 2.5.2.2, Tab. 12.5–1
Pankreatan® 2.5.2.2
Pankreatin 2.5.2.2, 8.3.1.5
Pankreatitis 2.5.2.2
PanOxyl® Tab. 9.2–27
Panstotin® 9.2.18.1
Pantederm® N Tab. 10.2–1
Pantederm® N Hexal® Salbe Tab. 10.5–1
Panthenol 11.5, 11.8
Panthenol®-ratiopharm 3.1.2.1, Tab. 10.2–1
Panthenol 100 mg Jenapharm® 2.1.4
Panthenol Spray Tab. 10.2–1
Pantolacton 11.8
Pantoprazol 2.2.3.1
Pantothensäure 3.1.1, 3.1.2.1, 3.1.2.7, 7.1.3.3, 9.2.18.1, 10.2.4.2
Pantovigar® 9.2.18.1
Panzytrat 2.5.2.2
Papain 8.3.1.5
Papaverin 6.3.3
Papaya-Fruchtpulver 17.2.11.4
Papovaviren 9.2.4.2
Pappelknospen 5.3.2
Paprika 8.3.2.2
Parabene 8.3.2.3, 11.8
Paracetamol 1.1.4, 1.1.4.2, 1.1.4.3, 1.1.5.3, 1.1.5.6, 2.7.2.3, Tab. 6.2–2, Tab. 7.1–4, 7.3.2.2, Tab. 7.3–3, 13.2.2.1
–, Dysmenorrhö 1.1.5.5

–, Fixkombinationen
–, –, Acetylsalicylsäure 1.1.4.5
–, –, Coffein 1.1.4.5
–, Nierenschädigung 1.1.4.6
–, Spannungskopfschmerz 1.1.5.4
Paracetamol AL 1.1.5.6
Paracetamol BC 1.1.5.6
Paracetamol-ratiopharm 1.1.5.6
Paracetamol Stada 1.1.5.6
paradoxer Schlaf 1.2.1.1
Paraffin 7.1.3, Tab. 11.7–3
Paraffin, dickflüssig 2.3.3.2, 2.3.3.3
Paraffinosen 2.3.3.2
Paragonimose 2.6.2.1
Paragonimus westermani 2.6.2.1
Parainfluenzaviren 7.1.2.1, Tab. 7.3–2, 13.2.2.1
Paralyse 1.1.3
Paramunität 7.3.2.4
Paramunitätsinducer 7.3.2.4
Paranix® Spray Tab. 9.2–13 b, 16.2.10.2
Paraparese 1.1.1.3
parasitäre Erkrankungen 9.2.6
Parasiten 9.2.6.1, 9.2.7.3
Parasitosen Tab. 9.2–14
Parasomnie 1.2.1.1
Parasympatholytika 2.8.2.2
–, Kontaktlinsen 12.5.1
Parathormon 3.2.1.4, 5.1.2.4
Parecoxib 1.1.4.6
Parfum 9.2.21.5
Parfumölbestandteile 9.2.21.5
Pari Boy® 7.1.4
Parin® POS Augensalbe 11.5.2
Parodontalerkrankungen 15.5.1
Parodontitis 15.2.1, 15.6.1
–, Behandlungsstrategie 15.6.2
–, Prophylaxe 15.6.4.2
Parodontopathien 15.2.1
Pars cardiaca 2.2.1.2
Parsol 9.2.14.3
Parvoviren 2.3.2.1
Pascomucil® 2.3.3.3, Tab. 2.3–7
Passiflora 1.2.2.1
Passiflora Curarina Tr. Tab. 1.2–4
Passiflora incarnata 1.2.2.1
Passionsblume 1.2.2, 1.2.2.1, 1.2.3.5
–, Monopräparate Tab. 1.2–4
Passionsblumenkraut 1.2.2.1
Passivraucher 14.1
Patch-Test Tab. 9.2–34
Patentex® oval Tab. 6.4–8
Patientengespräch
–, Akne 9.2.13.4
–, arterielle Hypotonie 4.2.5
–, Arteriosklerose, KHK 4.4.11
–, Auge 11.6
–, Bronchialerkrankungen 7.2.4
–, Darm, Bauchspeicheldrüse 2.3.2.4
–, Ekzeme 9.2.10.2
–, Erkrankungen des Bewegungsapparats 8.6
–, Erkrankungen des Ohres 13.6
–, grippale Infekte 7.3.3
–, Hämorrhoidalleiden 4.7.4
–, Hautbräunung 9.2.15.4
–, Herpes-Infektion 9.2.4.1
–, Herz-Kreislauf-Krankheiten 4.1.4
–, Husten Abb. 7.2.4
–, Hypertonie 4.3.5

–, Juckreiz 9.2.8.2
–, Kopflausbefall 9.2.6.4
–, Läuse 9.2.6.4
–, Lippen, Mundhöhle 2.1.4
–, Mineralstoffe 3.2.4
–, Mykosen 9.2.5.5
–, Nagelmykose 9.2.5.9
–, Niere u. ableitende Harnwege 5.3.4
–, periphere arterielle Verschlusskrankheit 4.5.9.1
–, Pruritus 9.2.8.4
–, Raucherentwöhnung 14.3
–, Reizdarmsyndrom 2.4.3
–, Schlaflosigkeit, Angst 1.2.3
–, Schmerz, Entzündung, Fieber 1.1.5
–, Sonnenschutz 9.2.14.4
–, Speiseröhre, Magen 2.2.4
–, Übelkeit, Erbrechen 1.5.3
–, Übergewicht 3.3.4
–, variköser Symptomkomplex 4.6.8
–, Vitamine 3.1.3
–, vulvovaginale Infektionen 6.2.3.3
–, Warzen 9.2.4.2
–, Wurminfektion 2.6.4
–, Zahn- u. Mundhygiene 15.9
Patienteninformation
–, Fußpilz 9.2.5.6
–, Skabies/Krätze 9.2.6.8
Paukenröhrchen 13.2.2.3
Pau sinystalia johimbe 6.3.2
pAVK 4.5
PDE$_5$ 6.3.3
PDE$_5$-Hemmstoffe 6.3.3
PDGF 4.4.5.1
Peak-Flow Abb. 7.2–11
Pearl-Index 6.4.1.1
–, Billings-Methode 6.4.2.4
Pedaliaceae 8.3.1.7
Pediculus humanus capitis 9.2.6.2
Pediculus humanus humanus 9.2.6.2
Pedimitex® Tab. 9.2–13 a
PEF 7.2.3.3
PEG 16.2.2.1
PEG-polyoxybutylen-Copolymer Tab. 12.5–1
Pektine 2.3.2.3, 2.3.3.2, 10.2.3.4, 17.2.10.2
Pelargonien-Wurzel 7.2.3.2
Pelargonium sidoides 7.2.3.2
Pellagra
–, Nicotinsäure-Mangel 3.1.2.1
Peloidanwendungen 7.1.4
Peloide 8.3.2.3, 16.2.8.2
Penciclovir 2.1.3.6, 2.1.4, 2.1.4.1, 9.2.4.1
D-Penicillamin
–, Wechselwirkungen m. Vitamin B$_6$ 3.1.2.1
Penicilline 7.2.3.2
penile Venenligatur 6.3.3
n-Pentan 16.2.9.2
PENTATOP® 100 9.2.9.2
Pentoxyfyllin 4.5.8.1
Pentoxyverin Tab. 7.2–2
Pepsin 2.1.2, 2.3.1.4, 2.5.2.2
Pepsinogen 2.2.1.2
Perazin 11.6
Percoffedrinol N 1.3.1

Stichwortverzeichnis

perenniale allergische Rhinitis 7.1.3.3
Perenterol® Tab. 2.3–7, 9.2.13.3
Perenterol® forte 2.3.2.3
Perfusionsdruck 4.1.1.5
Perichondritis 13.2.1.5
Perikard 4.1.1.1
Perikarditis 7.3.1
Perillaöl 17.2.8.4
Perilymphe 13.2.3.4
periodic limb movement syndrome (PLMS) 1.2.1.1
PerioGard Tab. 15.6–2
periphere arterielle Durchblutungsstörungen 4.5
–, Stadieneinteilung nach Fontaine Tab. 4.5–2
Periphere arterielle Verschlusskrankheit (pAVK) 4.5.4, 4.5.4.7, 4.5.8.2, 14.1
–, asymptomatische 4.5.4.5
–, Epidemiologie 4.5.4.6
–, Gefäßverkalkung 4.5.4.2
–, Gehtraining 4.5.9.1
–, klinisches Bild 4.5.4.2
–, medikamentöse Therapie 4.5.8.1
–, Pathogenese 4.5.4.1
Peristaltik 2.3.3.2
Peritoneum 2.2.1.2
perkutane transluminale Angioplastie (PTA) 4.5.4.8
Perma Foam® 10.2.3.4
Permethrin 9.2.6.3, 9.2.6.7, 9.2.7.3
Permethrin biomo® Tab. 9.2–13a
Pernionin® Tab. 8.3–8
perniziöse Anämie 2.2.1.2
Perocur® forte Tab. 2.3–7
Peroxidase 3.2.2.2
Pertussis 7.2.2.1
–, Impfung 7.2.2.6
Perubalsam 9.2.21.5
Perusoma betulinum 5.3.1.2
Pessar 6.2.3.1
Pestwurz-Spezialextrakt 1.1.5.3
Petadolex® 1.1.5.3
Petasine 1.1.5.3
Petasitidis Rhizoma 1.1.5.3
Petersilie 5.3.1.3
Petibelle® 6.4.5.1
Petroselini fructus 5.3.1.3
Petroselinum crispum 5.3.1.3
Pfefferminzblätter 2.2.3.8, 2.3.4.2, 2.5.2.2
Pfefferminzöl 2.4.2, 7.1.3.2, Tab. 7.2–3, 7.2.3.2, 9.2.7.3
–, Spannungskopfschmerz 1.1.5.4
pfeifende Atmung Abb. 7.2–11
Pflanzenöle 3.1.2.5
Pflanzenschleime 2.3.3.2, 7.2.3.1, 7.2.3.2
pflanzliche Antirheumatika Tab. 8.3–5
pflanzliche Harnantiinfektiva 5.3.1.2
Pförtner 2.2.1.2
Pförtnerkrampf 1.5.3
Pfortader 4.5.1
Pfortaderkreislauf 4.2.1.1
PGE (Prostaglandin) 6.3.3
PGE_1 6.3.3
PG_{E2} 6.1.3
$PG_{F2α}$ 6.1.3

P-Glykoprotein (MDR) 5.1.2
Phäochromozytom 7.1.3.1
Phagozytose 7.2.3.2, 7.3.2.4
Phardol Thermo Pflegebalsam Tab. 8.3–8
Pharyngitis 2.1.2.7, 2.1.4, 7.1.5, 7.2.3.1
Pharynx 2.1.1.3
Phaseoli pericarpium 5.3.1.3
Phaseolus vulgaris L. 5.3.1.3
Phenacetin 1.1.4.3
Phenazon 1.1.4, 1.1.4.4, 1.1.5.6, 13.3
–, Spannungskopfschmerz 1.1.5.4
Pheniramin 7.1.3.3
Phenol-Derivate 9.2.5.4
Phenole 9.2.2.2
Phenolphthalein 2.3.3.2
Phenothiazine 1.5.2, 11.6
Phenprocoumon 3.3.3.2
Phentolamin 6.3.3
p-Phenylendiamin 9.2.21.5
Phenylephrin 7.1.3, Tab. 7.1–3, Tab. 7.1–4, 7.3.2.2, Tab. 7.3–3
Phenylephrinhydrochlorid Tab. 11.7–1, 11.8
Phenylessigsäure 8.3.2.3
2-Phenylethylalkohol 11.3.4, 11.8
Phenylmercuriborat Tab. 11.7–2
Phenylpropanolamin 3.3.3.1, 7.1.3.1, 7.3.2.2
Phenylpropionsäure 8.3.2.3
Phenylquecksilberacetat 11.3.4
Phenylquecksilberborat 11.3.4, 11.8
Phenylquecksilbernitrat 11.3.4
Phenylsalicylat 8.3.2.3
Phenyltoloxamin 7.1.3.3
Phenytoin
–, Calcium 3.2.1.4
Phialophora verrucosa 9.2.5.1
Phlebodril® 4.6.6.2, 4.6.6.5
– mono 4.7.3.1
Phlebothrombose 4.6.3.3
Phlogenzym® 4.6.7
Phlogenzym® mono Tab. 8.3–4
PHMB 12.3, 12.4, Tab. 12.5–1
Phobien 1.2.1.2
Phobophobie 1.2.1.2
Pholdyston® Tab. 4.2–1
Phosphalugel® 2.2.3.3
Phosphat 3.2.1.5, 3.2.2.2
–, Erfrischungsgetränke 3.2.1.4
Phosphatase 9.2.7.1
Phosphatidylcholin 2.7.3.2, 9.2.21.4, 17.2.9.1
Phosphatidylserin 17.2.9.2
Phosphatklysma NRF 6.7 2.3.3.3
Phosphatpuffer 11.5.3, Tab. 12.5–1
Phosphattransporter 5.1.2
Phosphodiesterasehemmstoff 6.3.3
Phospholipase 2.3.1.3, 9.2.7.1
Phospholipide 2.7.1, 2.7.3.2, 4.4.1.1, 4.4.10.3, 9.2.21.4, 11.5.3
Phospholipidsynthese 8.3.1.4
Phosphoniumverbindungen 9.2.5.4
Phosphorsäure Tab. 12.5–1
Phosphoserin 8.3.1.3
Photoallergische Reaktion 9.2.14.2
Photoaugmentation 9.2.14.2
Photodermatosen 9.2.15.2
Photolyase 9.2.14.3
Photophobie 11.5.6

Photorezeptor 11.1
Photosensibilisierung 1.4.2
–, ätherische Öle 8.3.2.2
Phototoxische Reaktionen 9.2.14.2
Phtaladehyd 9.2.2.13
Phthirus pubis 9.2.6.2
Phyllochinon 3.1.1
physikalische Therapie 7.1.4
physiologische Kochsalzlösung 10.2.1.1
Physiotherapie 7.1.4
Physiotulle® Tab. 10.3–2
Phytat 3.2.2.2
Phytin 3.2.1.5
–, Zink 3.2.2.6
Phytobronchin® 7.2.3.2
Phytobronchin®Saft Tab. 7.2–5
Phytohormone 6.2.2.3, 17.2.7.1
Phytohustil® Hustenreizstiller Sirup Tab. 7.2–3
Phytoöstrogene 6.1.3, 6.2.2.1, 17.2.7.1
Phytosterol 2.8.2.3, Tab. 6.1–2, 6.1.3
PiDaNa® 6.4.5.6, Tab. 6.4–9
Pigmentflecke 9.2.21.1
Pigmentierung
–, direkte 9.2.14.1
–, indirekte 9.2.14.1
Pigmentsteine 2.8.1
Pigmentstörungen 9.2.15, 9.2.16
Pille 6.4.5.1
Pille danach 6.4.5.6, Tab. 6.4–9
Pilocarpin 2.3.2.3, 11.1.2, 11.3.2
Pilzbefall in der Leistengegend 9.2.5.4
Pilze 2.3.2.1, 2.6.1
Pilzinfektionen
–, vulvovaginale 6.2.3.1
Pilzsporen 9.2.5.4
Pilzzellmembran 9.2.5.4
PIM (potentiell inadäquate Medikation) 0.4.7.3, 1.2.3.3
Pimafucin® Tab. 9.2–8
Pimecrolismus 9.2.10.2
Pimpinella anisum L. 7.2.3.2
α-Pinen 2.8.2.3, 5.3.1.3, 7.2.3.2, 8.3.2.3
β-Pinen 5.3.1.3
Pinien 6.1.3
Pinimenthol® Erkältungssalbe Tab. 7.2–6
Pinimenthol® Inhalierset 7.1.4
Pinocarveol 7.2.3.2
Pinzettenepilation 9.2.17.2
Piperazin 2.6.2.1
Piperidindione 1.2.2
Piper methysticum 1.2.2.1, 5.3.2.2
Piperonylbutoxid 9.2.6.3
Pirocutan® Tab. 8.3–9
Piroxicam Tab. 8.3–9
–, Lokaltherapeutikal 8.3.2.3
Piroxicam AL Tab. 8.3–9
Pirus communis 5.3.1.2
Piscis oleum omega-3 acidis abundans 4.4.10.2
Plantaginaceae 2.3.3.2
Plantaginis lanceolatae folium 7.2.3.1
Plantaginis lanceolatae herba 7.2.3.1
Plantaginis ovatae semen 2.3.2.3, 2.3.3.2

Stichwortverzeichnis

Plantaginis ovatae seminis tegumentum 2.3.3.2
Plantaginis ovatae testae 2.3.2.3
Plantago afra L. Tab. 2.3–9
Plantago arenaria WALDSTEIN et KITAIBEL Tab. 2.3–9
Plantago indica L. 2.3.2.3, Tab. 2.3–9
Plantago ispaghula ROXBURGH Tab. 2.3–9
Plantago lanceolata L. 7.2.3.1
Plantago ovata FORSSKAL 2.3.2.3, Tab. 2.3–9
Plantago-ovata-Samenschalen 2.3.2.3
Plantago psyllium L. 2.3.2.3, Tab. 2.3–7, Tab. 2.3–9
Plantival® novo 1.2.2.1
Plaque 15.2.1
Plaqueentfernung 15.6.2
Plaquefärbemittel Tab. 15.3–5
Plaque-Test Tab. 15.3–5
Plasmaexpander 5.1.2.1
Plastufer 3.2.2.2
Plastulen Eisen 3.2.2.2
Platelet-Derived Growth Factor (PDGF) 4.4.5.1
Plathelminthes 2.6.2.1
Plattwürmer 2.6.2.1
Platzangst 1.2.1.2
Plazeboeffekt Tab. 7.2–7
Plerozerkoide 2.6.1
Plexus venosus sclerae 11.1
Plissamur® 4.6.6.1
PLMS 1.2.1.1
plötzlicher Kindstod 7.2.2.4, 14.1
Plumbagin 7.2.3.1
PMD Tab. 9.2–13 a
PMMA 12.2
PMS 6.2.2.2
– Vitamin B_6 3.1.2.1
Pneumonie 7.2.2.2, 7.2.2.4, 7.2.3.1
Pneumozyten Typ 2 Tab. 7.2–8
Podologe 9.2.20.3
Polarfuchs 2.6.1
Polaronil Tab. 9.2–17
Polbax® Tab. 5.3–1
Policresulen 6.2.3.2, Tab. 6.2–7
Polidocanol 2.1.3.7, 4.6.5.1, Tab. 8.3–6, 9.2.10.3, Tab. 9.2–15
Polidronium Tab. 12.5–1
Polidroniumchlorid Tab. 12.5–1
Poliglusam 16.2.3.1
Polihexanid 10.2.2., 10.5.2, Tab. 12.5–1
Pollakisurie 5.3.2.2, 6.1.2, 6.1.3
Pollen 7.1.2.4
Pollenallergie 11.5.4
Pollinex® Quattro 7.1.2.4
Pollinose 7.1.3.3
Pollinosis 7.1.2.4
Pollstimol® Tab. 6.1–2
Poloxamer 12.3, Tab. 12.5–1
Poloxamer 188 Tab. 12.5–1
Poloxamer 407 Tab. 12.5–1
Poloxamin 12.3, Tab. 12.5–1
Polyacrylat 11.5.3
Polyacrylsäure 11.5.3
Polyaminopropylbiguanid (DYMED™) 12.4
Poly(dimethylsiloxan) 2.3.4.2, Tab. 10.5–1

Polyenantibiotika 9.2.5.4, Tab. 9.2–9
Polyethylenglykole 2.3.3.2, 16.2.2.1
Polyhexamethylenbiguanid (PHMB) 12.4, Tab. 12.5–1
Polyhexanid 12.4
Polymenorrhö 1.1.5.5, 6.2.2.1, 6.2.2.2
Polymer
–, filmbildendes 15.5.4
Poly(O-2-hydroxypropyl,O-methyl) cellulose Tab. 11.7–2
Polyoxyethylen-Polyoxyprobylen-Blockpolymere 12.3
Polypen 6.2.2.1
Polypropylenglycol Tab. 12.5–1
Polyquaternium-2 Tab. 12.5–1
Polysiloxan Tab. 10.6–1
Polysorbat 21 Tab. 12.5–1
Polysorbat 80 Tab. 11.7–2
Polyunsateated fatty acids (PUFAs) 4.4.1.2
Polyurethan Tab. 6.4–8, 10.6.1.2
Polyurethanfilm 10.2.3.4
Polyurethanschaumstoffe 10.2.3.4
Polyvidon 11.8
Polyvidon-Iod 2.1.4.1
Polyvidon K 25 Tab. 11.7–1
Polyvinylalkohol (PVA) 11.3.3, 11.5.3, Tab. 11.7–1, Tab. 11.7–2, 11.8, Tab. 12.5–1
Polyvinylpyrrolidon (Povidon, PVP) 2.1.3.3, 11.3.3, 11.8
Pomeranzenschalen 2.2.3.8, 2.3.4.2, 2.5.2.1
Populi folium 6.1.3
Populin 8.3.1.7
Porofix® 10.2.3.2
Portiokappe 6.4.3, 6.4.3.4, Tab. 6.4–8
Posaconazol Tab. 9.2–11
Posiformin® 11.5.4, 11.8, Tab. 11.9–1
Posiformin® 2% Augensalbe Tab. 11.7–3
positiv chronotrop 4.1.1.3
positiv inotrop 4.1.1.3
Posorutin® 11.8
Posterine® Tab. 4.7–2
Posterisan®
– akut Tab. 4.7–2
–, akut Rektalsalbe 4.7.2.3
– Salbe Tab. 4.7–2
Postinor® 6.4.5.6, Tab. 6.4–9
postkoitale Kontrazeption 6.4.5.6
post marketing monitor
–, Beratungstipps 6.4.7
postmenopausale Hormonersatz-therapie (HRT) 4.5.6.7
postmenopausale Osteoporose 14.1
Postmenopause 6.2.3.1
potentiell inadäquate Medikation (PIM) 1.2.3.3
Potentilla anserina L. 6.2.2.2
Potentilla erecta/P. tormentilla 2.1.3.2
Potenzholz 6.3.2
Potenzstörungen
–, Zink 3.2.2.6
Povidon (PVP) 11.3.3
Povidon-Iod 2.1.3.3, 6.2.3.2, Tab. 6.2–7, 9.2.2.7, 16.2.11.2
Povidon K25 Tab. 11.7–1
Povidon K90 Tab. 12.5–1

Powerriegel 17.2.4.2
Prämenstruelles Syndrom (PMS) 1.1.5.5, 6.2.2.2, 6.4.5.1
–, Arzneimittel Tab. 6.2–2
–, Vitamin B_6 3.1.2.1
Präservative 6.4.3.1
Präskorbut 3.1.2.2
Pravastatin
–, Potenzstörungen 6.3.1
Praxisblutdruckwerte Tab. 4.3–1
Praxisunabhängige Blutdruck-messung Tab. 4.3–3
Praziquantel 2.6.1, 2.6.1.1, 2.6.3.1
Prazosin
–, Potenzstörungen 6.3.1
Prednisolon Tab. 9.2–13 b
Preiselbeere 5.3.1.2
Prellungen 8.2.2
–, ätherische Öle 8.3.2.2
preload 4.1.1.2
Presbyopie 11.1.2
Priapismus 6.3.3
Primärharn 3.1.2.1
Primelblüten 7.2.3.2
Primelwurzel 5.3.1.3, 7.2.3.2, Tab. 7.2–4, Tab. 7.2–5
Primula elatior (L.) Hill. 5.3.1.3, 7.2.3.2
Primulae radix 5.3.1.3
Primula veris L. 5.3.1.3, 7.2.3.2
PRIND (prolongiertes, reversibles, ischämisches, neurologisches Defizit) 4.5.5.1
Priorin® 9.2.18.1
Priscus-Liste 1.2.3.3
Privin® Tab. 7.1–2
Proaktiv® Tab. 8.3–5
Pro-Argin™ Technologie 15.5.4
Probenecid 1.1.4.1
Probiotika 2.3.2.1, 2.4.2
Problemhaut 9.2.21.2
Problemwunden 10.2.5
Procain 2.1.3.7
Procainhydrochlorid 13.3
PROCAM-Risiko-Score 4.4.6.3
Proculin® 11.8
Procumbid 8.3.1.7
Progesteron 6.4.5.1
Progesteron-Rezeptor-Antagonist 6.4.5.6
Proglottiden 2.6.1, 2.6.1.1
Proktoskopie 4.7.2.3
Prolactin 6.2.2.2
Prolactinhemmer 6.2.2.2
prolongiertes, reversibles, ischämisches, neurologisches Defizit (PRIND) 4.5.5.1
Promethazin 11.6
Prontosan® Wound-Gel 10.2.2.
Prontosan® Wundspüllösung 10.2.2.
Propangas 16.2.9.1
2-Propanol 9.2.5.4
Propionibacterium acnes 9.2.13.1, 9.2.13.3
Propionsäure 2.3.3.2
Propolis Tab. 10.2–1
Propolisept® Salbe Tab. 10.2–1
Propranolol
–, Potenzstörungen 6.3.1
Propyl-4-hydroxybenzoat 11.8
Propylamin 7.1.3.3

Stichwortverzeichnis

Propylenglycol 11.5.3, Tab. 12.5-1
Propylenglykol 8.3.2.3, 9.2.21.4, Tab. 10.2-1, Tab. 11.7-2
Propylenglykoldämpfe 14.2.2.5
Propyphenazon 1.1.4, 1.1.4.4, 1.1.5.6, 6.2.2.2
–, Spannungskopfschmerz 1.1.5.4
Prospan® 7.2.3.2
Prosta Fink® Tab. 5.3-3
Prostaforton® Tab. 6.1-2
Prostaglandin D_2 7.1.3.3
Prostaglandine 1.1.1.1, 6.1.3, 9.2.7.1, 11.5.4
–, Dysmenorrhö 1.1.5.5
Prostaglandin E_1 6.3.3
Prostaglandin-Hemmer 1.1.4.1, 2.2.4
Prostaglandinstoffwechsel 8.3.1.5
Prostaglandinsynthese 6.1.3, 8.3.1, 9.2.18.1
Prostaglandinsynthese-Hemmer 1.1.4, 1.1.4.1, 1.1.4.2, 6.2.2.2
–, Dysmenorrhö 1.1.5.5
–, Migräneprophylaxe 1.1.5.3
–, Nierenschäden 1.1.4.6
Prostaglandinsynthetase-Hemmer s. Prostaglandinsynthese-Hemmer
Prostagutt® forte Tab. 6.1-2
Prostagutt® mono Tab. 6.1-2
Prostagutt® uno Tab. 6.1-2
Prostaherb® N Tab. 6.1-2
Prostamed® Tab. 5.3-3, Tab. 6.1-2
Prostamed® Urtica Tab. 6.1-2
Prostata 6.1.1
Prostata® STADA Tab. 6.1-2
Prostataadenom 5.2.9, 5.3.2.2, 6.1.3
Prostataerkrankungen 6.1.2
Prostatahypertrophie 6.1.2
Prostatakarzinom 6.1.2.4, 6.1.3
Prostatakongestion 6.1.2.1
Prostatamittel Tab. 6.1-2
–, pflanzliche 6.1.3
Prostatitis 6.1.2
Prosta-Truw® Tab. 6.1-2
Prosta Urgenin Tab. 5.3-3
Prosta Urgenin uno® Tab. 6.1-2
Prostess® Tab. 6.1-2
Prostess®/uno Tab. 6.1-2
Protagent® Tab. 11.7-1
Protagent® SE Tab. 11.7-1
Proteasen 2.5.2.2, 8.3.1.5, Tab. 12.5-1
Protecor Tab. 4.1-7
Proteine
–, retinolbindende 3.1.2.3
Proteinentfernung
–, enzymatische 12.3
Proteinshakes 17.2.4.2
Proteinsynthese 8.3.1.3
–, Folsäure 3.1.2.1
Proteinurie 5.2.2
Proteolytische Enzyme 8.3.1.5
Proteus-Infektion 10.2.1.4
Prothesenreiniger Tab. 15.8-3
Prothrombin 8.3.2.3
Protocetrarsäure 7.2.3.1
Protolichesterinsäure 7.2.3.1
Protonenpumpe 2.2.3.1
Protonenpumpenhemmer 2.2.5
Protonenpumpeninhibitoren 2.2.3.1
Protopic® 9.2.10.2

Protopin 2.8.2.3
Protoporphyrin 3.1.2.1
Protozoen 2.1.3.3, 2.3.2.1
Provitamin A 3.1.2.3, 11.5.6, 17.2.6.1
Provitamin D_3 3.1.2.4
Prucaloprid 2.3.3.3
Prurigo Tab. 9.2-14
Pruritus 9.28
–, Leitlinien der Deutschen Dermatologischen Gesellschaft 9.2.8.4
–, Ursachen Tab. 9.2-14
Pruritus sine materia 9.2.8.2
Pseudoephedrin 7.1.3.1, Tab. 7.1-4
Pseudohypoparathyreoidismus 3.1.2.4
Pseudokrupp 7.2.2.5
pseudomembranöse Kolitis 2.3.2.1
Pseudomonas aeruginosa 13.2.1.1, 13.2.1.5
Pseudomonas-Infektion 10.2.1.4
Pseudovitamine 3.1.1, 3.1.2.6, 17.2.2
Psolaren 9.2.16.1
Psoradexan® 9.2.11.5
Psoralenen 9.2.11.5
Psoralon® MT 9.2.11.5
Psorcutan® 9.2.11.5
Psoriasis 9.2.11, Tab. 9.2-14, 13.2.1.1
–, Auslösefaktoren Tab. 9.2-21
–, Behandlung 9.2.11.2
–, chronisch 9.2.11
–, chronisch-statisch 9.2.11
–, Minutentherapie 9.2.11.5
–, Photochemotherapie 9.2.11.6
–, Phototherapie 9.2.11.6
–, Selbsthilfegruppe 9.2.11.4
–, systemische Therapie 9.2.11.4
–, topische Therapie 9.2.11.5
–, Typ II 9.2.11
Psoriasis arthropathica 9.2.11
Psoriasisschub
–, akut 9.2.11
–, eruptiv-exanthemisch 9.2.11
Psorimed® 9.2.11.5
psychogoner Husten 7.2.2.1
Psychopharmaka 1.2.2, 1.2.3.3
Psychostimulantien 1.3
Psychotonika 1.3
Psylli semen 2.3.2.3, 2.3.3.2
PTA 4.5.4.8
Pteroylglutaminsäure 3.1.2.1
Ptyalin 2.1.1.2
Ptychopetali lignum 6.3.2
Ptychopetalum olacoides 6.3.2
Pubertät Tab. 9.2-21
PUFAs 4.4.1.2
Pulmonalklappe 4.1.1.1
Pulsatilla Tab. 6.1-2
Pupille Abb. 11.1-1
Pupillenerweiterung 11.1.2, 11.2
Pupillenverengung 11.5
Pupillenweite 11.5
Purilon® Gel 10.2.1.2
Purinbase 8.3.1.4
Purinsynthese
–, Folsäure 3.1.2.1
PURITE® Tab. 11.7-1
Purkinje-Fasern 4.1.1.5
Purpursonnenhutkraut Tab. 5.3-1, 7.3.2.4
Purpursonnenhutwurzel Tab. 7.3-4
Putzkörper 15.6.4.2

PUVA 9.2.16.1, 9.2.18.1, Tab. 9.2-23
PVA 11.3.3
PVP 11.3.3, 11.8, 12.4
PVP-Iod 2.1.3.3
PVP-Jod 9.2.2.7
Pydermien 9.2.3
Pyelonephritis 5.2.3, 5.2.10.2
Pylorospasmus 1.5.1.3, 1.5.3
Pylorus 2.2.1.2
–, Hypertrophie 1.5.3
Pyrantel 2.6.1, 2.6.2.1
Pyrazolinderivate 1.1.4.4
–, Metaboliten 1.1.4.3
Pyrcon® 2.6.1.1, 2.6.2.1
Pyrethrine 9.2.6.3
Pyrethrin I Abb. 9.2-4
Pyrethrin II Abb. 9.2-4
Pyrethroide 9.2.6.3
Pyrethrolon 9.2.6.3
Pyrethrum Extrakt 9.2.6.3
Pyridon 9.2.5.4
Pyridoxal 3.1.2.1, 8.3.1.3
Pyridoxamin 3.1.2.1, 8.3.1.3
Pyridoxin 1.5.2, 2.7.3.3, 3.1.1, 3.1.2.1, 6.2.2.2, 8.3.1.3
Pyridoxin-HCl (Vitamin B6) 3.1.2.1, Tab. 6.2-2
–, Präparate Tab. 3.1.7
–, Zufuhrempfehlungen Tab. 3.1.6
Pyridoxol 8.3.1.3
Pyrilax® 2.3.3.3
Pyrimidinsynthese
–, Folsäure 3.1.2.1
Pyrogallol 2.1.4.1
Pyrogene
–, endogene 1.1.3
–, exogene 1.1.3
Pyrophosphatasen 3.1.2.1
Pyrrolizidinalkaloide 7.2.3.1, 8.3.2.3
Pyruvat 17.2.12.1
Pyrvinium 2.6.1, 2.6.2.1
Pyrviniummembonat 2.6.1.1, 2.6.2.1
Pytiriasis versicolor 9.2.5, 9.2.5.1

Q

Quaddel 9.2.9.1
quartäre Ammoniumbasen 2.1.4
Quartäre Ammoniumverbindungen 2.1.3.3, 9.2.5.4
Queckenwurzelstock Tab. 5.3-1, 5.3.1.3
Quellmittel
–, Durchfall 2.3.2.3
Quellstoffe 2.3.3.2, 2.3.3.3
Quercetin 5.3.1.3, 8.3.1.7
Quercitrin 5.3.1.3
Quercus cort. Tab. 6.2-3
Quercus petraea Tab. 2.3-7
Quercus robur L. Tab. 2.3-7
Quinisocain 4.7.3.2, Tab. 9.2-15

R

Racecadotril 2.3.2.3
Rachen 2.1.1
–, Wundgefühl 2.1.4

Stichwortverzeichnis

Rachenentzündung 7.2.3.2
Rachenschleimhautentzündung 2.1.2.7
Rachitis 3.1.2.4, 3.2.2.8
Radikalfänger 3.1.2.3, 3.1.2.5, 9.2.14.3
Radioactive Dentine Abrasion 15.5.2
Radioactive Enamel Abrasion 15.5.2
Radiotherapie 8.5
Radiowellenobliteration 4.6.5.1
Radix Baptisiae 7.3.2.4
Radon 8.4.2
Rad. Symphyti-Fluidextrakt Tab. 8.3–11
Ramentaceon 7.2.3.1
Ramenton 7.2.3.1
Randall-Selitto-Test 1.1.4.2
Ranitidin 2.2.3.2
–, Verschreibungspflicht 2.2.5
Raphe-Kerne 1.2.1
Rapid Eye Movement-Schlaf 1.2.1.1
Ratanhiae radix 2.1.3.2
Ratanhia-Myrrhe-Adstringens NRF Tab. 2.1–2
Ratanhiatinktur 2.1.3.2, 2.1.4.1
Ratanhiatinktur Ph. Eur. Tab. 2.1–2
ratioAllerg® Heuschnupfenspray 7.1.3.3
Ratioline® protect 10.2.3.4
Rattenpfotenödem 1.1.4.2
Rauchen 3.1.2.2
–, Erkrankungen 14.1
–, Fehlgeburtsrisiko 14.1
–, Fertilitätsstörungen 14.1
–, Geburtsgewichte 14.1
–, Gesundheitsschäden 14.1
–, Neugeborene 14.1
–, plötzlicher Kindstod 14.1
–, Schwangerschaft 14.1
–, Studie zur Gesundheit Erwachsener (DEGS 1) 14.1
Raucherbein 4.5.3, 4.5.6.2
Raucherentwöhnung 4.5.9.1, 14
–, Antidepressivum 14.2
–, Entzugssymptome 14.2.1
–, Gewichtszunahme 14.2.1
–, medikamentöse 14.2
–, Nikotin-Ersatztherapeutika 14.2.2
–, Probleme 14.2.1
–, Rückfallrate 14.2.1
Raucherentwöhnungsprogramme 14.2.2
Raucherhusten 14.2
Rauchertest nach Fagerström 14.2, Tab. 14.2–1
Rauchreduktion 14.2.2.4
Rauchstopp 14.2.2.4
Rauchverlangen 14.2.2.4
Raupenhaarkonjunktivitis 11.6
Rausch® Weidenrinden Spezialshampoo Tab. 9.2–13b
Rausch Laus Stop® Tab. 9.2–13b
Raynaud-Syndrom 4.5.4
RDA-Wert Tab. 15.4–5
RDS (Reizdarmsyndrom) 2.4.1
Reactine® 7.1.3.3, Tab. 9.2–17
reaktive Hyperämien 7.1.3
Reaktivhyperämie der Bindehaut 11.5.2
Reality 6.4.3.1

Rebound-Effekt 2.3.3.3, 7.1.2.4, 7.1.3, 7.1.3.1, 11.5.4
Rebound-Phänomen 1.2.3.4, 7.1.3.1
Recessan® 2.1.3.7
Rechtsherzinsuffizienz 4.1.2.4
Redaxa® Tab. 5.3–2
Redox-Prozesse
–, Kupfer 3.2.2.5
Redoxsystem Ascorbinsäure-Dehydroascorbinsäure 3.1.2.2
Reducto®-spezial Tab. 5.3–5
5α-Reduktase 6.1.2.3, 6.1.3, 9.2.18.1
5α-Reduktase-Hemmer 9.2.18.1
Reduktionsdiät 3.1.2.1, 3.3.2
Reflexexpektoration 7.2.3.2
Refluxerkrankungen 2.2.2.1, 2.2.5
Refluxkrankheit 2.2.2.1, 2.2.4, 7.2.2.1
Reflux-Ösophagitis 2.2.2.1, 2.2.3.2
Refraktion 11.1.2
Regaine®, 2% f. Frauen 9.2.18.1
Regaine®, 5% für Männer 9.2.18.1
Regaine® Schaum 9.2.18.1
Regeltempoanomalien 6.2.2.2
Regenbogenhaut 11.1, 11.5
Regepithel® Augensalbe Tab. 11.7–4
Regulax Picosulfat 2.3.3.3
Regurgitation 2.2.4
Rehydratationslösungen
–, orale 2.3.2.3, 3.2.1
–, –, Chlorid 2.3.2.3
–, –, Citrat 2.3.2.3
–, –, Glucose 2.3.2.3
–, –, Kalium 2.3.2.3
–, –, Natrium 2.3.2.3
Reinigungscreme 9.2.21.3
Reinigungsmilch 9.2.21.3
Reinigungsöle 9.2.21.3
Reis 3.1.2.6
– unpoliert Magnesium 3.2.1.3
Reisdiät 3.3.2
Reise
–, Tropen 2.6.1
Reisediarrhö 2.3.2.1
Reisekrankheit 1.5.1.1
– Vitamin B_6 3.1.2.1
Reisetabletten-ratiopharm® 1.5.2.1
Reisschleim 2.3.2.3
Reizblase 5.2.12, 5.3, 5.3.2, 5.3.4
Reizdarmsyndrom (RDS) 2.2.3.5, 2.4
Reizgasinhalation 7.2.2.1
Reizhusten 7.2.3.1, Abb. 7.2.4
–, trockener 7.2.3.1
Reizmagen 2.2.2.1, 2.2.2.3, 6.2.2.2
Reizstromtherapie 8.5
Reiztherapie 8.3.2.3
Reizzustände am Auge 11.8
Rekawan 3.2.1.2
Rektoskopie 4.7.2.3
Rektum 2.3.1.2
Remederm Creme Widmer 9.2.10.3
Remifemin® Tab. 6.2–3
Remineralisation 15.4.3
Remiprostan® Tab. 6.1–2
Remiprostan® uno Tab. 6.1–2
REM-Phase 1.2.3.4
REM-Schlaf 1.2.1.1
renale Ausscheidung
–, Tab. Vergleich f. körpereigene Stoffe 5.1.2
Renob® Tab. 5.3–1
ReNu MPS Tab. 12.5–1

RENU Multiplus Tab. 12.5–1
REO-Viren 2.3.2.1
Repellentien 9.2.7.3, Tab. 9.2–13a, 9.2.6.12
Repellent-Wirkstoffe 9.2.7.3
Repha Orphon® Tab. 5.3–1
Repithel® Hydrogel 16.2.11.2
RePUVA Tab. 9.2–23
Reserpin
–, Potenzstörungen 6.3.1
ReSFT Tab. 9.2–23
Resistan® Tab. 5.3–1
Resistan® mono Tab. 7.3–4
Respirationstrakt 7.1.1
–, unterer 7.2.1
Respiratiory Syncytical Virus (RSV) 7.2.2.4, Tab. 7.3–2
Respiratortherapie 7.1.4
Restharnbildung 6.1.3
ReSUP Tab. 9.2–23
Retardpräparate 5.1.2.1
Retina 11.1
Retinal 3.1.2.3
11-cis-Retinal 11.1
Retinoide 7.1.2.5, 9.2.11.4, 9.2.13.3
Retinol 3.1.1, 3.1.2.3, 3.1.2.7, 7.1.3.6, 9.2.15.2, 11.5.6, 11.8
Retinolpalmitat 3.1.2.3, Tab. 7.1–1, 11.5.3, Tab. 11.7–1, Tab. 11.7–4
Retinolsäure 11.5.3
Retinopathie 11.1.2
Retterspitz Heilsalbe ST Tab. 10.5–1
Revaskularisation
–, arterielle 6.3.3
Revelatoren 15.3.5
Reye-Syndrom 1.1.4.1, 7.3.1
5-HT_{1D}-Rezeptoren 1.1.5.3
Rhabarberwurzel Tab. 2.3–10
Rhagaden 2.1.2.2
Rhamni purshiani cortex 2.3.3.2
L-Rhamnose 2.3.3.2
Rhamnus frangula Tab. 2.3–10
Rhamnus purshiana Tab. 2.3–10
Rhei radix 2.3.3.2
Rheuma 8.2.1, 8.4.2
Rheumabäder 8.4.2
Rheuma-Hek® Tab. 8.3–5
Rheumapflaster 8.3.2.2
Rheumaplast® Tab. 8.3–7
Rheuma-Sern® Tab. 8.3–5
Rheumatherapie 8.3.1.7
rheumatische Beschwerden 8.3.1.7
rheumatische Erkrankungen 8.4
–, ätherische Öle 8.3.2.2
–, Auslösefaktoren Tab. 8.2–1
–, Physikal. Maßnahmen 8.5
rheumatischer Formenkreis 8.3.1.3
rheumatische und neuralgische Erkrankungen 8.4.2
Rheumon® Tab. 8.3–9
Rheum palmatum 2.3.3.2
Rhinex® Nasenspray Tab. 7.1–2
Rhinitis 11.2
–, akute 7.1.2.1
–, allergische 7.1.2.1, 7.1.3.3
–, bakterielle 7.1.2.1
–, Kinder 7.1.2.2
–, medikamenteninduzierte 7.1.2.1, 7.1.2.4
–, perenniale 7.1.2.4
–, perenniale allergische 7.1.3.3

Stichwortverzeichnis

–, saisonale allergische 7.1.3.3
–, sekundäre 7.1.2.1
–, vasomotorische 7.1.2.1, 7.1.2.4, 7.1.3.3
Rhinitis chronica atrophicans 7.1.2.4
Rhinitis chronica hypertrophicans 7.1.2.4
Rhinitis chronica simplex 7.1.2.4
Rhinitis medicamentosa 7.1.3, 7.1.3.5
Rhinitis sicca 7.1.2.4, 7.1.2.5, 7.1.3.1, 7.1.3.4, 7.1.3.6
Rhinitis vasomotorica 7.1.3.5
Rhinologika Tab. 7.1–1, Tab. 7.1–2
–, Dauergebrauch 7.1.3
Rhinomer® 7.1.2.5, 16.2.5.1
Rhinomer® Nasenspray 7.1.3.5
Rhinomer® plus Schnupfenspray 7.1.3.5
Rhinopathia medicamentosa 7.1.3.6
Rhinopront® Kombi Tabl. Tab. 7.1–4
Rhinorrhö 7.1.3.3, 7.1.5
Rhinosinusitis
–, chronische 7.1.2.3
Rhinospray® Tab. 7.1–2
Rhinospray® plus Tab. 7.1–1, 7.1.3.2
Rhinoviren 7.1.2.1, Tab. 7.3–2
Rhizopus oryzae 2.5.2.2
Rhodopsin 11.5.6
Riboflavin 2.7.3.3, 3.1.1, 3.1.2.1, Tab. 3.1–4
Ribonuklease 2.3.1.3
Ribose 8.3.1.4
Ricinolsäure 2.3.3.2
Ricinus communis 2.3.3.2
Rickettsiosen 9.2.6.2
Riesengoldrutenkraut Tab. 6.1–2
Riessche Eierkur 3.3.2
Rinderbandwurm 2.6.1
Rindfleisch 2.6.1
Ringerlösung 10.2.1.1
Riopan® 2.2.3.3
Rivanol® 9.2.2.10
Rivoltan® Tab. 8.3–5
Rizinusöl 2.3.3.2, 2.3.3.3, 13.2.1.1
Rizolipase 2.5.2.2
Rökan® Tab. 4.5–7
Roemheld-Syndrom 2.3.4.2
Röntgenstrahlung 10.6
Rötung 1.1.2
Roggenpollen Tab. 6.1–2, 6.1.3
Rohköstler 17.3.4
Roleca® Tab. 5.3–2
Rollkur 2.2.3.7
Rom-2-Kriterien 2.4.3
Rorippa nasturitium 5.3.1.2
Rosa canina L. 5.3.1.3
Rosenkohl
–, Kalium 3.2.1.2
Rosmarini Fol. Tab. 5.3–1
Rosmarinöl 8.3.2.3, Tab. 8.3–11, Tab. 8.4–1
Rosmarinsäure 5.3.1.3
Rosskastaniensamen 4.6.6.1, 8.3.2.3
–, lokale Applikation 4.6.7
Rosskastaniensamenextrakt 4.6.4
Rotaviren 2.3.2.1, 2.3.2.3
rotes Auge 11.5
Rotes Weinlaub 4.6.6.4
–, topisch angewendet 4.6.7

Rotfuchs 2.6.1
Rotklee 6.2.2.3
Rotlicht 11.5.5
Rotöl 8.3.2.3
Rotwein 5.3.1.3
Rowachol® 2.8.2.3
Rowatinex® Tab. 5.3–1, Tab. 5.3–5
Rubefacientia 1.1.1.3, 8.3.2.2
Rubor 1.1.2
Rücken-/Kreuzschmerz 1.1.1.3
Rückstrom
–, venöser 4.6.1
Rulofer 3.2.2.2
Ruscus aculeatus L. 4.6.6.2
Rutin 1.2.2.1, 5.3.1.3
Rutin-Kapseln 4.6.6.4
Rutinoside 8.3.1.7
Rutisept® extra Tab. 9.2–4
Rutosid 3.1.2.6, 5.3.1.3, 8.3.1.5

S

S2K-Leitlinie d. Dt. Dermatolog. Ges. 10.6.1.1
SAB 4.5.5.1
Sabalfrüchte Tab. 5.3–2, Tab. 5.3–3
Sabal serrulata 6.1.3
Sabal STADA® uno Tab. 6.1–2
Sabalvit® Tab. 6.1–2
Sabalvit®/Sabalvit® uno Tab. 6.1–2
Sab simplex 2.3.4.2
Sab-simplex® 16.2.1.1, 16.2.1.2
Saccharin 5.7.1
Saccharomyces boulardii Tab. 2.3–7
Saccharomyces boulardii HANSEN CBS 5926 2.3.2.3
Saccharomyces cerevisiae 2.3.2.3
Saccharomyces cerevisiae HANSEN Tab. 2.3–7
Saccharomyces cerevisiae HANSEN CBS 5926 2.3.2.3
Saccharomyces-cerevisia-Trockenhefe 9.2.18.1
Sadebaum
–, Nekrosen 8.3.2.2
Sägepalmenfrüchte Tab. 5.3–3, Tab. 6.1–2, 6.1.3
Sägezahnpalme 6.1.3
Säuerungsmittel 3.2.1.5
Säure-Basen-Gleichgewicht
–, Regulation (Abb.) 5.1.2.4
Säure-Rebound 2.2.3.3
Säureschutzmantel 9.2.21.3
Saftfasten 3.3.2
Sagrotan® Wäsche Hygienespüler 6.2.3.2
saisonale allergische Konjunktivitis Tab. 11.7–2
saisonale allergische Rhinitis 7.1.3.3
Salbei 6.2.2.3, 9.2.19.2
Salbeiblätter 2.1.3.3
Salbei Curarina® Tab. 9.2–31
Salbeiöl Tab. 7.2–3
Salhumin® Rheumabad Tab. 8.4–2
Salicin Tab. 8.3–5
Salicis cortex 8.3.1.7
Salicortin 8.3.1.7
Salicylalkohol 8.3.1.7
Salicylamid 8.3.2.3

Salicylate 1.1.5.6, Tab. 8.4–1
–, topisch verwendete Abb. 8.3–12
–, Überempfindlichkeit 1.1.4.1
Salicylcreme 9.2.18.1
Salicylsäure 1.1.4, 8.3.1.7, Tab. 8.3–9, 9.2.2.4, 9.2.4.2, 9.2.5.4, 9.2.11.5, 9.2.20.3, Tab. 9.2–24, Tab. 9.2–26, Tab. 11.7–1, 13.2.3.3
–, Badezusatz 8.4.2
–, Lokaltherapeutika 8.3.2.3
Salicylsäurederivate 1.1.4.1
Saligenin 8.3.1.7
salinische Abführmittel 2.3.3.2
salinische Osmolaxantien 2.3.3.2
Salinum Tab. 15.8–2
Saliva medac Tab. 15.8–2
Saliva Orthana Tab. 15.8–2
Salix daphnoides VILLARS 8.3.1.7
Salix purpurea L. 8.3.1.7
Salmonella enteritidis 2.3.2.1
Salmonella infantis 2.3.2.1
Salmonella panama 2.3.2.1
Salmonella typhimurium 2.3.2.1
Salmonellen 2.3.2.1
Salmonellenenteritis 2.7.3.1
Salmonellosen 2.3.2.1
Saltidin® 9.2.7.3, Tab. 9.2–13 a
Salus® Salbei-Tropfen 2.1.3.3
Salus® Weißdorn Kräutertropfen 4.1.3.2
Salvia sclarea L. 2.1.3.3
Salviathymol® N 2.1.4.1, 7.2.3.2
Salviathymol®/N Lösung 2.1.3.3, 9.2.2.3
Salvysat® Bürger Tab. 9.2–31
Salzlösungen 7.1.3.5
Salzsäure 2.2.1.2
Salzspray 7.1.3.1
Salzwasser 16.2.8.1
Salzwasserspülungen 7.1.2.4
Samen
–, Calcium 3.2.1.4
Samenleiter
–, Ligatur, Teilresektion 6.4.7
Sanaven® 4.6.7
Sanavitan 3.1.2.5
Sandelholz 5.3.1.2
Sandkorngefühl 11.5.2, 11.5.3
Sanoxit® Tab. 9.2–27
Sansibal® Tab. 9.2–20
Santalyl® Pulver 3.2.1
Sapec® 4.4.10.3
Saponindrogen 7.2.3.2
Saponine 5.3.1.3, 7.2.3.2
Sarai® Tab. 6.2–3
Sarkoidose 7.2.2.1
Sarkoplasma 8.1
Sauermilchmolkenkonzentrat Tab. 9.2–22
Sauerstoffbehandlungen 4.5.9.1
Sauerstofflangzeitbehandlung 7.1.4
Sauerstoff-Mehrschicht-Therapie 4.5.9.1
Saugwürmer 2.6.1, 2.6.2.1
Saunabehandlung 7.1.4
Scar Fs® Silikon-Narbenpflaster Tab. 10.6–1
Scar Sil® Silikon-Narbenpflaster Tab. 10.6–1
Scavenger pathway 4.4.3
Scavenger-Rezeptroen 4.4.3

Stichwortverzeichnis

Schachtelhalmkraut 5.3.1.3, Tab. 5.3–2, Tab. 5.3–3
Schälmittel 9.2.13.3
Schafgarbenblüten
–, antiphlogistische Wirkungen 8.3.2.2
Schafgarbenkraut 2.5.2.1
Schalenfrüchte
–, Calcium 3.2.1.4
Schallleitungsstörungen 13.2.3.5
Scharfstoffe 8.3.2.2
Schaufensterkrankheit 4.5.3, 4.5.4.3, 4.5.4.7, 4.5.6.4
Schaumovulum 6.4.4
Schaumstoffkompressen 10.2.3.4
Schaumstoffpolster
–, Compeed 9.2.20.3
–, Hansaplast 9.2.20.3
–, Scholl 9.2.20.3
Scheiden-Diaphragma 6.4.3, 6.4.3.2, Tab. 6.4–8
Scheideninfektionen 6.2.3.2
Scheidenmilieu 6.2.3.1
Schellong-Test 4.2.3.2
Schieferölsulfonate 9.2.11.5, 9.2.13.3
Schielen 11.1.2
Schilddrüse 3.2.2.8
Schilddrüsenerkrankungen Tab. 9.2–14
Schilddrüsenhormone 3.1.2.6, 3.2.2.8
–, Kontaktlinsen 12.5.1
Schilddrüsenoperation 3.2.1.4
Schimmelpilze 9.2.5, 9.2.5.1, 9.2.5.4
Schistosoma haematobium 2.6.2.1
Schistosoma japonicum 2.6.2.1
Schistosoma mansoni 2.6.2.1
Schistosomeninfektion 2.6.2.1
Schlaf
–, orthodox 1.2.1.1
–, paradox 1.2.1.1
–, physiologischer Ablauf 1.2.1.1
Schlafapnoe 1.2.1.1
Schlafdauer 1.2.1.1
–, physiologische 1.2.3.1
Schlafdefizit 1.2.3.2
Schlafhilfen
–, nicht medikamentöse 1.2.3.2
Schlafinduktion 1.2.2
Schlaflosigkeit 1.2
Schlafmittel 1.2.2
–, Rebound-Phänomen 1.2.3.4
Schlafmittelsucht 1.2.3.4
Schlafneigung
–, übermäßige 1.2.1.1
Schlafphasen 1.2.1.1
Schlafrhythmus 1.2.1.1
Schlafstörungen 1.2.1.1
–, arzneimittelbedingte 1.2.1.1
–, medikamentöse Behandlung 1.2.2
Schlaf-Wach-Rhythmus 1.2.1.1
Schlaf-Wach-Störungen 1.2.1.1
Schlafwandeln 1.2.1.1
Schlaganfall 4.5.3, 4.5.4.6, 14.1
–, arterielle Hypertonie 4.5.6.1
–, Behandlung 4.5.5.3
–, Bewegungsmangel 4.5.6.6
–, Diabetes mellitus 4.5.6.4
–, Epidemiologie 4.5.5.2
–, hämorrhagischer 4.5.5.1

–, Hypercholesterinaemie 4.5.6.3
–, ischämischer 4.5.5.1
–, Rauchen 4.5.6.2
–, Rezidivabschätzung 4.5.7
–, Risikofaktoren 4.5.6.7
–, Schwere des Defizits 4.5.5.1
–, Sekundärprävention 4.5.7
–, Übergewicht 4.5.6.5
– zeitlicher Verlauf 4.5.5.1
Schlangen 9.2.7.4
Schlankheitskuren 17.3.4
Schleifendiuretika 2.3.3.2, 13.2.3.3
Schleimbeutel 8.1
Schleimdrogen 7.2.3.1
Schleimhautmykosen 9.2.5.4
Schleimhautveränderungen 3.2.2.2
Schleimlösung 7.2.3.2
Schleimstoffe 2.3.2.3, 2.3.3.2, 7.2.3.2
Schlemm-Kanal 11.1
Schließmuskel 2.3.1.1
Schluckauf 2.2.2.1
Schlüsselblumenblüten 7.1.3.5
Schlüsselblumenblüten mit Kelch Tab. 7.2–5
Schlusspunkt-Methode 14.2
Schmelzkäse 3.2.1.5
Schmerz 1.1.1.1, 1.1.2, 9.2.8.1
–, abdomineller 2.4.3
–, intermittierender 1.1.5.1
–, kolikartiger 1.1.5.1
–, neuropathischer 1.1.1.2
–, –, Bandscheibenvorfall 1.1.1.2
–, –, M. Parkinson 1.1.1.2
–, nozizeptiver 1.1.1.2
–, somatischer 1.1.1.2
–, viszeraler 1.1.1.2
–, Zahnerkrankungen 1.1.5.1
Schmerzbehandlung
–, Fixkombinationen 1.1.4.5
–, topische 1.1.5.6
Schmerzmittelauswahl 1.1.5.2
Schmerzrezeptoren 1.1.1.1
Schmerzstoffe 1.1.1.1
Schmerztypen 1.1.1.2
Schmerzursache 1.1.5.1
Schmierblutungen 6.4.5.1
Schmierinfektion 2.6.1
Schnarchen 1.2.1.1, 1.2.3.2
Schnecken 2.6.2.1
Schnittwunden 10.2.5
Schnuller gegen Schnupfen 7.1.4
Schnüffelstoffe 7.1.2.5
Schnupfen 7.1.2.1, 7.1.5
–, Antihistaminika 7.1.3.3
Schnupfenbehandlung
–, ätherische Öle 7.1.3.2
Schnupfen Endrine® Tab. 7.1–1, Tab. 7.1–2, Tab. 7.1–3, 7.1.3.2
Schnupfenmittel
–, orale 7.1.3.1
Schnupfenspray-Abusus 7.1.3
Schnurbaum 3.1.2.6
Schöllkraut 2.3.4.2, 2.8.2.2
Schöllkrautsaft 9.2.4.2
Schollen
–, Selen 3.2.2.7
Schroth-Kur 3.3.2
Schrumpfniere 5.2.3, 5.2.6
Schrunden 2.1.2.2
Schürfwunden 10.2.1.1, 10.2.5
Schüttelfrost 1.1.3

Schuppenflechte 9.2.11
–, allgemeine Maßnahmen 9.2.11.3
–, Dithranol-Minutentherapie 9.2.11.5
–, Photochemotherapie 9.2.11.6
–, Phototherapie 9.2.11.6
–, Selbsthilfegruppe 9.2.11.4
–, systemische Therapie 9.2.11.4
–, topische Therapie 9.2.11.5
Schwachstromtherapie 9.2.19.2
Schwämmchen 2.1.2.5
Schwangerschaft
–, Erbrechen Tab. 17.1–2
–, –, übermäßiges 1.5.3
–, –, Vitamin B_6 3.1.2.1
–, Folsäure 3.1.2.1
–, Laxierung 2.3.3.2
–, Übelkeit Tab. 17.1–2
–, Vitamin-B-Kombinationspräparate 3.1.2.1
Schwangerschaftspruritus Tab. 9.2–14
Schwarzkümmelöl 17.2.8.6
Schwefel 9.2.5.4
–, kolloidaler 8.4.2
Schwefelbäder 8.4.2
schwefelhaltige Verbindungen 9.2.5.4
Schwefelquellen 8.4
Schwefelwasserstoff 2.1.4
Schweinebandwurm 2.6.1
Schweiß 9.2.19.1
Schweißausbrüche 1.1.3
Schweißdrüsen 9.2.19.2
–, apokrine 9.1.2.4
–, ekkrine 9.1.2.4
–, Saugkürettage 9.2.19.2
Schwellkörper-Autoinjektions-Therapie (SKAT) 6.3.3
Schwellkörperfibrosen 6.3.3
Schwellungen 1.1.2, 8.3.1.5
Schwerhörigkeit 13.2.1.2, 13.2.2.2, 13.2.3.1
Schwermetalle 14.1
Schwindel 4.5.3, 4.5.8.2
Schwitzen
–, übermäßiges 9.2.19.1, 9.2.19.2
Scillae Bulbus 4.1.3.3
Scillaglykoside 4.1.3.3
Scopolamin 1.5.2, 5.3.2.2
Scopolein 8.3.1.7
Scopolia carniolia 5.3.2.2
Scopulariopsis brevicaulis 9.2.5.1
Seasorb® Soft 10.2.3.4, Tab. 10.3–2
SE Baldrian/Melisse forte 1.2.2.1
Sebexol® Tab. 9.2–22
Seborrhö 9.1.2.4, 9.2.10.2, 9.2.12, 9.2.13.1
–, Kontaktlinsen 12.5.1
Seborrhoea capitis 9.2.12.1
Seborrhoea oleosa 9.2.12.1
Seborrhoea sicca 9.2.12.1
Sebostase 9.1.2.4, Tab. 9.2–14
Secale cereale 6.1.3
Sechshakenlarven 2.6.1
Sedalipid® 4.4.10.1
Sedanenolid 5.3.1.3
Sedaplus® 1.2.2.1
Sedativa 1.2.2, 1.2.2.1, 2.3.3.1, 8.3.1.1, 9.2.19.2
Sediat® 1.2.2.1

Stichwortverzeichnis

Sedierung 1.2.2
Sedonium Tab. 1.2–4
Sedopretten® 1.2.2.1
Sedotussin® Hustenstiller Tab. 7.2–2
Sedovent® 2.5.2.1
Seealgen 10.2.3.4
Seesand 9.2.21.3
Segelklappen 4.1.1.1
SE Ginkgo Tab. 4.5–7
Sehbeschwerden 11.2
Sehnen 8.1
Sehnenerkrankungen 8.2.2
Sehnenscheidenentzündung 8.2.2, 8.3.2.3
Sehnerv Abb. 11.1–1
Sehnerventzündungen 11.5.6
Sehpurpur Rhodopsin 3.1.2.3
Sehschärfe (visus) 11.1.2, 11.2
Sehschwäche 11.1.2
Sehvermögen
–, Abnahme 4.5.3
Sehverschlechterung 11.2
Seife 9.2.21.3
Seitenstrangangina 2.1.2.7
Sekretagoga 2.3.3.2, 2.3.3.3
–, pflanzliche 2.3.3.2
Sekretin 2.3.1.1
Sekretionshemmer 2.3.2.3
Sekretionsphase
–, gastrische 2.2.1.2
–, intestinale 2.2.1.2
Sekretolyse 7.2.3.2
Sekretolytika 7.1.3.5, 7.2.3.2, 7.3.2
Sekretomotorika 7.2.3.2
sekundäre Pflanzenstoffe Tab. 17.1–2
Sekusept Extra 9.2.2.13
Sekusept forte 9.2.2.13
Selegel Antischuppen-Shampoo Tab. 9.2–24
Selen 3.2.2.7, 9.2.12.2
–, Forellen 3.2.2.7
–, Glutathion-Peroxidase 3.2.2.7
–, Schollen 3.2.2.7
–, Thunfisch 3.2.2.7
–, Tocopherol 3.2.2.7
–, Vitamin E 3.2.2.7
Selendisulfid 9.2.12.2
Selenhefe 3.2.2.7
Selsun® Tab. 9.2–24
Selukos® Tab. 9.2–24
Semen Cucurbitae Tab. 5.3–3
Sempera® Tab. 9.2–11
Sempera® Siros Kapseln Tab. 9.2–8
Senf
–, schwarzer 8.3.2.2
–, weißer 8.3.2.2
Senfmehl
–, Wickel 8.3.2.2
Senföl 5.3.1.2, 8.3.2.2
Senfölglykoside 8.3.2.2
Senfpflaster 8.3.2.2
Senkfuß 9.2.20.1
Sennae folium 2.3.3.2
Sennae fructus acutifoliae 2.3.3.2
Sennae fructus angustifoliae 2.3.3.2
Sennesblätter 2.3.3.3, Tab. 2.3–10
Sennesfrüchte 2.3.3.2
–, Alexandriner- 2.3.3.3, Tab. 2.3–10
–, Tinnevelley- 2.3.3.3
–, Tinnevelly- Tab. 2.3–10

Sennoside 2.3.3.2, 2.3.3.3
Sensicutan® 9.2.10.2, 9.2.10.3
Sensodyne Proschmelz Tab. 15.5–3
Sensodyne Proschmelz Fluorid Gelée 15.4.2
Sensodyne Zahnfleisch-Komplex Tab. 15.5–3
Sepso® J 9.2.2.7
Septacord® Tab. 4.1–7
Septum 4.1.1.1
Serag BBS Spüllösung 11.5.1
Serasept® 10.2.2.
SE Rosskastanie 4.6.6.1
Serotonin 1.1.1.1, 1.4.2, 3.1.2.1, 3.1.2.2, 9.2.7.1
–, Schlaf 1.2.1.1
Sertaconazol Tab. 9.2–11
SE Sägepalme Tab. 6.1–2
Sesam 9.2.7.4
Sesamöl 16.2.5.4
Sesquiterpene 5.3.2.2
Sesquiterpenlactone 8.3.2.3
Sexualstörungen 6.3
SFT Tab. 9.2–23
Shedding-Effekt 9.2.18.1
Shigella flexneri 2.3.2.1
Shigella-like E. coli 2.3.2.1
Shigella sonnei 2.3.2.1
Shigellen 2.3.2.1
Shigellose (Ruhr) 2.3.2.1
Shigellosen 2.3.2.1
Shishas
–, elektrische 14.2.2.5
Sicca-Mittel 11.5.3, 11.5.6
Siccapos® 11.8
Sicca-Präparate Tab. 11.9–1
Siccaprotect® 11.8
Sicca-Stulln® 11.8
Sicca-Syndrom 11.2, 11.3.3, 11.5, 11.5.3
–, Selbstmedikation Tab. 11.7–1
sichtbares Licht 9.2.14.1
Sic-Ophtal® sine 11.8
Sic-Opptital® N 11.8
Siemens-Micro-Inhalator 7.1.4
Sigmoidoskop 4.7.2.3
Silber 10.2.1.1, 10.5.2
Silber-Aktivkohle-Auflagen 10.2.3.4
Silber-Auflagen 10.2.3.4
Silbernitratstift 7.1.3.7
Silberverbindungen 9.2.2.5
Sildenafil 1.1.1.3, 6.3.3
Silibene® 2.7.3.4
Silibinin 2.7.3.4, 2.8.2.1
Silicium 17.2.3.1
Siliciumdioxid 2.3.4.2
–, hochdisperses 2.3.2.3
Silicoderm F Tab. 9.2–20
Silikon 6.4..3.3, Tab. 6.4–8, 9.2.11, 10.5.1, 10.6.1.1
Silikon-Hydrogele 12.1
Silikonlinsen 12.1
Silikonöl 2.3.4.2, 9.2.6.3, Tab. 9.2–20
Silikonpräparate b. Narben 10.6.1.1
Silkis 3 9.2.11.5
Silomat® DMP Lutschpastillen Tab. 7.2–2
Silomat® gegen Reizhusten Pentoxyverin Saft, Tropfen Tab. 7.2–2
Silybi mariani fructus 2.7.3.4

Silybum marianum 2.7.3.4
Silymarin 2.7.3.4
Simagel® 2.2.3.3
Simeticon 2.3.4.2, 2.4.2, 16.2.1.2
Simvastatin
–, Potenzstörungen 6.3.1
Sinalbin 8.3.2.2
Sinapin 8.3.2.2
Sinapinsäure 8.3.2.2
Sinapis albae semen 8.3.2.2
Sinapis alba L. 8.3.2.2
Sinapis nigrae semen DAC 8.3.2.2
Sinei® Tab. 6.2–3
Singultus 2.2.2.1
Sinigrin 8.3.2.2
Sinuc® 7.2.3.2
Sinuforton® Kps. 7.2.3.2
Sinupret® 7.1.3.5, Tab. 7.2–5, 13.2.2.1
Sinupret® extract 7.1.3.5, Tab. 7.2–5
Sinus coronarius 4.1.1.5
Sinusitis 7.2.3.2
–, akute 7.1.2.3, 7.1.3.5
–, chronische 7.1.2.3, 7.1.3.5
Sinusknoten 4.1.1.4
Sinuskopfschmerz 1.1.1.3
Sinusrhythmus 4.1.1.4
Siros® Tab. 9.2–11
SIT 7.1.2.4
β-Sitosterin 6.1.3
Sitosterin Prostata-Kapseln Tab. 6.1–2
Sitosterol 6.1.3
β-Sitosterol 6.1.3
β-Sitosterol-3-O-glucosid 6.1.3
β-Sitosterol-β-D-glucosid 6.1.3
Sitosterolester 6.1.3
Skabies 9.2.6.6, 9.2.8.1
–, Mittel 9.2.6.7
SKAT 6.3.3
Skeletterkrankungen 8.2.1
Skelettmuskulatur
–, Verspannungen 8.3.1.2
Skinman Soft® 9.2.2.4, 9.2.5.4, Tab. 9.2–6
Skinoren® 9.2.13.3
Skinsept F 9.2.2.8, Tab. 9.2–5
Skinsept mucosa Tab. 6.2–7, 9.2.2.8, Tab. 9.2–5
Sklera 11.1
Sklerosierung 4.6.5.1
Skorbut 3.1.2.2
Skorpione 9.2.7.4
Skotom 1.1.1.3
SLIT 7.1.2.4
slow transit obstipation 2.3.3.1
Snup® Tab. 7.1–2
Sodbrennen 2.2.2.1, 2.2.3.3, 2.2.5
–, Schwangerschaft 2.2.3.4
Sogoon® Tab. 8.3–5
Soja 6.2.2.3
Sojabohnen 2.7.3.2, 4.4.10.3
–, Magnesium 3.2.1.3
Sojalecithin 17.2.9.1
Sojaöl Tab. 9.2–22
Sojaprodukte 6.2.2.3
Solan®-M 11.8
Solarien 9.2.15.3
Sol. Castellani mit Miconazol Tab. 9.2–11
Sole Badesalz Schupp 8.4.2

Selbstmedikation 9/2017

Stichwortverzeichnis

Solebäder 8.4.2
Soledum® Balsam Tab. 7.2–6
Soledum® Hustensaft und -tropfen 7.2.3.2
Sole-Lösungen 7.1.4
Solidacur® Tab. 5.3–1
Solidaginis herba 6.1.3
Solidago canadensis 5.3.1.3
Solidago gigantea 5.3.1.3
Solidagoren® Tab. 5.3–2, Tab. 5.3–5
Solidago serotina 5.3.1.3
Solidago virgaurea 5.3.1.3, 6.1.3
Sollgewicht 3.3
Solutio Cordes® 9.2.11.5, Tab. 9.2–24
Solutio Hydroxychinolinoli 9.2.2.10
Sommersprossen 9.2.16.2
Sonnenallergie 9.2.14.3
Sonnenbrand 9.2.14, 9.2.21, Tab. 9.2–21, 10.2.4.1
–, Maßnahmen 9.2.14.6
Sonnenerythem 9.2.14.1
Sonnenhutwurzel Tab. 7.3–4
Sonnenlicht 9.2.14.1
Sonnenlichtexposition 3.2.1.4
Sonnenschutzmittel 9.2.14.3
Sonnentaukraut 7.2.3.1
Sonnenurtikaria 9.2.9.2, 9.2.14.2
Soor 2.1.2.5, 9.2.5.4
Soorplaque 6.2.3.1
Sophora japonica L. 3.1.2.6
Sophtal POS® N Tab. 11.7–1
Sorbalgon® 10.2.3.4
Sorbinsäure 11.3.4, 12.4, Tab. 12.5–1
Sorbitol 2.3.3.2, 2.3.3.3, Tab. 11.7–1, Tab. 12.5–1, 15.7.1
Sorbsan® 10.2.3.4
Sormodren® 9.2.19.2
SOS® Läuseshampoo Tab. 9.2–13 b
Soventol® Gel Tab. 9.2–16
Soventol® HydroCort Creme 9.2.8.2
Soventol® PROTECT/Mücken/Zecken 9.2.7.4
Soventol® Stift 9.2.7.4
Soventol® Wund- und Heilgel 10.2.4.1
Spalt® Migräne Weichkapsel 1.1.4.2, 1.1.5.3
Spalt® Mobil SchmerzGel Tab. 8.3–9
Spanische Fliege 6.3.2
Spanischpfeffer 8.3.2.2
Spannungskopfschmerz 1.1.1.3, 1.1.5.4
–, IHS-Kriterien Tab. 1.1–2
Spasmo gallo sanol® 2.8.2.2
Spasmolytikum 1.2.2.1, 2.2.3.5, 2.3.2.3, 2.3.3.1, 2.8.2.2, 5.3.2.1
–, Dysmenorrhö 1.1.5.5
Spasuret® 5.3.2, Tab. 5.3–3
Speichel 15.2.3
Speicheldrüsen 2.1.1.2
Speichelersatzmittel Tab. 15.8–2
Speichelproduktion
–, hemmende Arzneimittel Tab. 15.8–1
Speichelsekretion 2.1.1.2
Speikoplaque Duo Tab. 15.3–5
Speisequark
–, Calcium 3.2.1.4

Speiseröhre 2.2.1.1
–, Refluxerkrankungen 2.2.2.1
–, Verhaltensregeln 2.2.4
Speiseröhrenkarzinom 14.1
Speisesalz
–, fluoridiertes 3.2.2.8
–, iodiertes 3.2.2.8
Spermatogenese 3.1.2.3
spermizides Gel 6.4.3.2
Spersallerg® 11.8
Spezialextrakt (EGb 761) 4.5.8.2
spezifische Immuntherapie (SIT) 7.1.2.4
SPF 9.2.14.3
Sphincter oddi 2.3.1.1
Sphingomyeline 8.3.1.4
Spinat
–, Kalium 3.2.1.2
Spinnentiere 9.2.6.5
Spirale 1.1.5.5
Spirochäten 9.2.6.12
Spironolacton
–, Potenzstörungen 6.3.1
Spitacid® Tab. 9.2–3
Spitzner Balneo Heublumen 8.4.2
Spitzner Schwefelbad 8.4.2
Spitzwegerich 7.2.3.2
Spondylarthrose 8.2.1
Spontanatmung 7.2.1.2
Sporcid® 9.2.2.13
Sporothrix schenkii 9.2.5.1
Sportler
–, Nahrungsergänzung m. Carnitin 17.2.4.2
Sportlerherz 4.1.1.3
Sportverletzungen 1.1.5.6, 8.3.2.3
Spot-ons 9.2.6.13
sprachliche Fehlentwicklung 13.2.2.3
Sprachstörung 1.1.1.3
Spreizfuß 9.2.20.1
Sprue 2.3.2.1
Sprühpflaster 10.2.3.3
Sprunggelenkspumpe 4.6.1
Spulwürmer 2.6.2, 2.6.2.1
Spurenelemente 3.2, 3.2.2, Tab. 17.1–2, 17.2.3.1
–, akzidentelle 3.2.2
–, essenzielle 3.2.2
Sputum 7.2.1.1
Squalen 9.2.5.4
Squalenepoxidase 9.2.5.4
Squamasol® 9.2.11.5
Squamasol® Gel/Lösung Tab. 9.2–24
squamöse Metaplasie 11.5.3
Stäbchen 11.1
Stärke 2.3.2.3, 2.3.3.2
Stakkatohusten 7.2.2.6
Stammzellproliferation
–, abnorme 6.1.2.3
Stangerbäder 8.5
Staphylococcus aureus 11.2, 13.2.2.1
Staphylokokken 2.3.2.1, 9.2.3, 9.2.11, 9.2.13.2, 11.2, 13.2.1.1, 13.2.2.1
Statine 4.4.3
Steatorrhö 2.5.1
Stechmücken 9.2.6.1, 9.2.7
Stechmückenstiche 9.2.7.2
Steigprostat® uno Tab. 6.1–2
Steinbrech 5.3.1.2
Steinkleekraut 4.6.6.3, 4.7.3.1

Steinkohlenteerlösung 9.2.11.5, Tab. 9.2–24
Steinleiden 5.3.4
Steiprostat® Tab. 6.1–2
Stenocrat® 4.1.3.2
Stenose 2.3.3.3, 4.5.3
Stephalen® Tab. 9.2–20
Sterilisation 6.4.7
Sterillium® Tab. 9.2–3, Tab. 9.2–6
Steri-Strip® 10.2.3.2
Sternanisöl Tab. 7.2–5
Steroidglykoside 2.3.2.3
Sterole 7.2.3.2, 9.2.5.4
Stichwunde 10.2
Stickhusten 7.2.2.6
Stiefmütterchenkraut 5.3.1.3
Stillen
–, Vit. C 3.1.2.3
Stillzeit
–, Folsäure 3.1.2.1
Stimmbandzündung 2.1.2.7
Stimmritze 2.2.2.1
Stinknase 7.1.2.4
Stirnhöhle 7.1.1, 7.1.2.2
Stockschnupfen 7.1.2.2
Stoffwechselerkrankungen 3.2.3
Stoffwechselimbalancen Tab. 9.2–21
Stokoderm® Tab. 9.2–20
Stokolan® Tab. 9.2–20
Stomatitis 2.1.2.3, 2.1.3.2, 3.1.2.1
Stomatologika 2.1.3, 2.1.4.1
Strabismus 11.1.2
Strahlentherapie 8.5
Stratum basale 9.1.1.1, 9.2.11
Stratum corneum 9.1.1.1, 9.2.21.4
Stratum granulosum 9.1.1.1
Stratum lucidum 9.1.1.1
Stratum papilläre 9.2.11
Stratum spinosum 9.1.1.1
Streptococcus pneumoniae 13.2.2.1
Streptococcus-pyogenes-Extrakt 10.2.1.3
Streptodornase 10.2.1.3
Streptokinase 10.2.1.3
Streptokokken 9.2.3, 9.2.11, 13.2.1.1, 13.2.1.5
–, anaerobe 2.3.2.1
–, β-hämolysierende 9.2.3.1, 9.2.13.2
Streptomyces noursei 6.2.3.2
Stressulkusprophylaxe 2.2.3.3
Strobila 2.6.1.1
Stroke 4.5.5.1
Stroke Unit 4.5.5.3
Stromic® Tab. 5.3–1
Strongus® 4.4.10.3
Strontiumchlorid 15.5.4
Strophantin 2.3.2.3
Strotan® Tab. 6.2–3
Struma 3.2.2.8
Stryphnasal® 7.1.3.7, 10.4.1.1
Stufentherapie der chronischen Obstipation 2.3.3.3
Stuhlausscheidung 2.3.2.1, 2.3.3.1, 2.3.3.3
Stuhlbildung
–, Physiologie 2.3.2.1
Stuhldrang 2.4.3
Stuhlentleerung 2.3.3.2
Stuhlfrequenz 2.3.2.1, 2.3.3.1, 2.3.3.3, 2.4.3
Stuhlgang 2.4.3

Stichwortverzeichnis

Stuhlkonsistenz 2.3.3.1
Stuhlmenge 2.3.3.1
Stuhltagebuch 2.3.3.1
Stuhlverstopfung 2.3.2.1, 2.3.3.1
Styptysat® Bürger 10.4.1.4
Subarachnoidale Blutungen (SAB) 4.5.5.1
Subkutis 9.1.1.3
Sublinguale Immuntherapie (SLIT) 7.1.2.4
subsyndromales Angstsyndrom 1.2.3.4
Subtilisin 12.3
Subtilisine A Tab. 12.5–1
Suchtmittelmissbrauch 7.1.2.5
Süßholzwurzel 2.3.4.2, 7.2.3.2, Tab. 7.2–4
Süßorangenöl 7.2.3.2, Tab. 7.2–5
Süßstoffe 15.7.1
Süßwasserschnecken 2.6.2.1
Sulfide 8.4.2
Sulfinpyrazon 1.1.4.1
Sulfit (i. Wein)
–, Wechselwirkungen m. Thiamn 3.1.2.1
Sulfonamide 1.1.4.1, 2.2.2.1
Sulfonylharnstoffderivate 1.1.4.1
Sumatriptan 1.1.5.3
Sun Block 9.2.14.3
Sun Protection Factor (SPF) 9.2.14.3
SUP Tab. 9.2–23
Superinfektion
–, bakterielle 7.3.1
Superpep® Reise 1.5.2.1
Suplasyn® 16.2.7.1
Suppurantia 8.3.2.2
Supraclens Tab. 12.5–1
Suprasorb 10.2.1.2
Suprasorb® A 10.2.3.4
Suprasorb® F 10.2.3.4
Suprasorb® H 10.2.3.4
Suprasorb® P 10.2.3.4
SuprasorbA®+Ag 10.2.3.4
Supraviran® Creme 9.2.4.1
Surfactant 7.2.1.1, 7.2.3.2
Surferohr 13.2.1.1
Sweatosan® N Tab. 9.2–31
Symadal® M Spray Tab. 10.5–1
Sympathomimetika Tab. 7.3–3, 11.5.2, 11.8
–, direkte 4.2.4.2
–, indirekte 4.2.4.2, 7.1.3.1
α-Sympathomimetika Tab. 7.1–1, Tab. 7.1–2, 7.1.3.1, 7.3.2.2
α2-Sympathomimetika 11.6
β2-Sympathomimetika 7.2.3.3
Symphyti radix 8.3.2.3
Symphytum
–, Präparate Tab. 8.3–11
Symphytum officinale L. 8.3.2.3
Symphytum x uplandicum Nyam 8.3.2.3
Symptommaskierung 2.1.4
Symptothermale Methode 6.4.2.3
Syndets 9.2.13.3, 9.2.21.3
Syndrom der periodischen Beinbewegungen 1.2.1.1
Synervit® Tab. 17.1–2
Synet 9.2.21.3
Synvisc® 16.2.7.1
Systemmykosen 9.2.5.1

Systole 4.1.1.2
Systral® Creme Tab. 9.2–16
Systral® HydroCort 9.2.8.2
Systral® Kühl Gel 9.2.7.4
Systrane® Ultra 11.5.3

T

Tablettenfluoridierung Tab. 15.4–2
Tabotamp Tab. 10.4–1
Tacalcitrol 9.2.11.5
Tachyphylaxie 7.1.3.1
Tacrolismus 9.2.10.2
Tadalafil 6.3.3
Taenia saginata 2.6.1, 2.6.1.1
Taeniasis 2.6
Taenia solium 2.6.1, 2.6.1.1
Taeniosen 2.6.1
Tagescreme 9.2.21.4
1-Tageslinsen 12.1
14-Tageslinsen 12.1
Talcid® 2.2.3.3
Talg 9.1.2.4, 9.2.13.1
Talgdrüsen 9.1.2.3
Talso® Tab. 6.1–2, 6.1.3
Talso® Uno N Tab. 6.1–2
Tamarindenbaum 11.5.3
Tamarindensamen-Polysaccharid (TSP) 11.5.3
Tamarindus indica 11.5.3
Tang 3.3.3.3
Tannalbin® Tab. 2.3–7
Tannalbin® av Tab. 2.3–7
Tannin 7.1.3.7
Tanninalbuminat 2.3.2.3
Tannolact® Tab. 9.2–31
Tannosynt® 9.2.10.3, Tab. 9.2–31
Tannosynt® Badezusatz Tab. 9.2–31
Tantum verde® 2.1.3.8
Tantum verde Lutschtabletten 2.1.4.1
Taraxaci radix cum herba 2.5.2.1
Taraxacum officinale 2.8.2.3
Taraxasterol 2.5.2.1, 2.8.2.3
Tardyferon 3.2.2.2
Tarmed® 9.2.11.5, Tab. 9.2–24
Taschenklappen 4.1.1.1
TASC II 4.5.4.8
Taucherohr 13.2.1.1
Tausendgüldenkraut 2.5.2.1
Tavegil® 7.1.3.3, Tab. 9.2–17
– Injektionslösung 9.2.9.2
Tawara-Schenkel 4.1.1.4
Taxofit® Haare plus ultra Tab. 17.1–2
Taxofit® Zink + Histidin Depot Tabletten Tab. 17.1–2
Tbc 7.2.3.1
Tears again® 11.5.3
Tebonin® forte Tab. 4.5–7
Teer 9.2.5.4, 9.2.11.5, 14.1
Teerakne 9.2.13.2
Teerkondensate 14.1
Teigwaren
–, Magnesium 3.2.1.3
Telcor® Arginin plus Tab. 17.1–2
Teldane® 7.1.3.3
Tele-Stulln® Mono DU 11.8
Tele-Stulln® N Tab. 11.7–2

Televis-Stulln® UD Mono UD Tab. 11.7–2
Telfast® 7.1.3.3
Telogenphase 9.2.18.1
Teltonal Teufelskralle Tab. 8.3–5
Temperatur-Methode 6.4.2.2
Tender Wet® 10.2.1.2
Tendines 8.1
Tendinosen 8.2.2
Tendovaginitis 8.2.2, 8.5
Tenesmen 2.3.2.1
Tennisarm 8.3.1
Tenonsche Kapsel 11.1
Tenside 15.6.4.2
–, anionenaktive 9.2.2.9
Tensidvergiftungen 16.2.1.2
Terbinafin 9.2.5.4, 9.2.5.8, Tab. 9.2–8, Tab. 9.2–12
Terfenadin 1.2.2.1, 7.1.3.3, Tab. 9.2–17
Terminalhaar Tab. 9.1–2
Terpenaldehyde 7.2.3.2
Terpenalkohole 7.2.3.2
Terpenketone 7.2.3.2
Terpentinöl 5.3.1.3, 7.2.3.2, Tab. 8.4–1
–, antiphlogistische Wirkungen 8.3.2.2
–, Kontaktallergie 8.3.2.2
Terpinen-4-ol 5.3.1.4, 5.3.1.3
Terzolin® Tab. 9.2–11
Testosteron 6.1.2.3, 6.1.3, 6.3.3, 9.2.18.1
Tetanie 3.2.1.4
Tetanus-Impfschutz 10.2
Tetanus-Impfung 10.2.5
Tetesept® Hals-activ 16.2.6.2
Tetesept® Hydrogel 16.2.5.1
Tetesept® Meerwasser 16.2.5.1
tetesept® Muskel Vital Bad Tab. 8.4–1
Tetrabrombrenzkatechinbismut 11.5.5
Tetrachlorkohlenstoff 2.7.3.4
Tetracyclin-Antibiotika
–, Kontaktlinsen 12.5.1
Tetracycline 2.7.2.3, 3.1.2.3, 3.2.2.2, 7.2.3.2, 9.2.6.12
–, Zink 3.2.2.6
Tetradecansäure Tab. 12.5–1
Tetrahydrofolsäure 3.1.2.1, 3.1.2.2
Tetrahydroidentin 2.5.2.1, 2.8.2.3
Tetraiodthyronin 3.2.2.8
Tetraparese 1.1.1.3
Tetrisal® 16.2.5.1
Tetronic 1304 Tab. 12.5–1
Tetryzolin Tab. 7.1–2, Tab. 11.7–1, Tab. 11.7–2
Tetryzolinhydrochlorid 11.8
Tetryzolin Nasenspray, DMP Tab. 7.1–2
Teufelskrallenwurzel 8.3.1.7
Theae folium 1.3.1
Theobromin 1.3.1, 5.3.1.3
Theophyllin 1.3.1, 5.1.2, 5.3.1.3
Thermo Bürger® Tab. 8.3–7
Thermoregulation 9.2.19.2
Thermoregulationszentrum 1.1.3
Thermorezeptoren 1.1.3
Thermotherapie 8.5
Thesit® Tab. 8.3–6

Stichwortverzeichnis

Thiamin 2.1.3.3, 2.7.3.3, 3.1.1,
   Tab. 3.1–2, 3.1.2.1, 3.1.2.7, 8.3.1.3,
   9.2.7.3, Tab. 11.7–4
Thiaminbedarf 3.1.2.1
Thiaminchlorid-HCl 3.1.2.1
Thiamindisulfid 3.1.2.1
Thiaminnitrat 3.1.2.1, 9.2.18.1
Thiazid-Diuretika 6.3.1
Thiazide 3.1.2.4
–, Calcium 3.2.1.4
Thilo-Tears® 11.8
Thiobitum® 9.2.3.1
Thioglykolsäure 9.2.17.1
Thioglykolsäureglycerinester
   9.2.21.5
Thiomersal 9.2.21.5, 11.3.4, 11.8,
   12.3, 12.4, Tab. 12.5–1
Thiorphan 2.3.2.3
Thiston® Tab. 17.1–2
Thomapyrin® 1.1.4.5, 1.1.5.3,
   1.1.5.6
Thomasin® Tab. 4.2–1
Thomasin® retard Tab. 4.2–1
Thrombareduct® 4.6.7, Tab. 8.3–13
Thromben 8.3.2.3
Thrombin 3.1.2.2
Thrombocid® 4.6.7, Tab. 8.3–14
Thrombophlebitis 4.6.3.3
Thrombophlebitis superficialis
   8.3.2.3
Thrombosen 4.5.4.1
Thrombozytenaggregationshemmer
   7.1.2.5
Thujatinktur 9.2.4.2
Thujon 2.5.2.1, 9.2.19.2
Thunfisch
–, Selen 3.2.2.7
Thymian 7.2.3.2, Tab. 7.2–4,
   Tab. 7.2–5
Thymianfluidextrakt Tab. 7.2–3
Thymianöl 7.2.3.2
Thymi herba 7.2.3.2
Thymin 8.3.1.4
Thymiverlan® Lsg. 7.2.3.2
Thymol 2.1.3.3, 7.2.3.2, Tab. 7.2–4,
   9.2.2.3
Thymus vulgaris 2.1.3.3, 7.2.3.2
Thymus zygis L. 2.1.3.3, 7.2.3.2
Thyroxin 3.2.2.8
TIA 4.5.5.1, 4.5.9.2
Tiefenanästhesie 2.1.3.7
Tiefschlaf 1.2.1.1
Tielle® 10.2.3.4
Tierkot 2.6.1
Tinatox® 9.2.5.4
Tinct. Chimaphila umbellata
   Tab. 6.1–2
Tinct. Populus tremula Tab. 6.1–2
Tinea 9.2.5.1
Tinea pedis 9.2.5.1, 9.2.5.4
Tinea profunda 9.2.5.1
Tinea superficialis 9.2.5.1
Tinnevelley-Sennesfrüchte 2.3.3.3
Tinnevelly-Sennesfrüchte
   Tab. 2.3–10
Tinnitus 4.5.8.2, 13.2.3.6
Tinosorb Tab. 9.2.30
Tioconazol Tab. 9.2–11
Tiorfan® 2.3.2.3
Tioxolon 9.2.13.3
Tirgon® 2.3.3.3

TissuCone Tab. 10.4–1
TissuFleece Tab. 10.4–1
TissuFoil Tab. 10.4–1
Titandioxid 4.7.3.2, Tab. 10.2–1,
   Tab. 10.5–1
Titanoxid 9.2.14.3
TOAST-Klassifikation 4.5.5.1
Tobramycin 13.2.3.3
Tocopherol 3.1.1, 3.1.2.5, 5.3.2.2,
   6.1.3, 7.1.3.6
–, Präparate Tab. 3.1–26
–, Selen 3.2.2.7
α-Tocopherol 3.1.2.5, 7.1.3.6, 8.3.1.4,
   Tab. 10.6–1
Tocopherolacetat Tab. 7.1–1
α-Tocopherolacetat Tab. 11.7–1
Tocopherol-Äquivalente 8.3.1.3
Tocotrienol 3.1.2.5
Tofu 6.2.2.3
Tolciclat 9.2.5.4
tolerable weekly intake (TWI)
   9.2.19.2
Toleranz 1.3.1
tolerierbare wöchentliche Auf-
   nahmemenge (TWI) 9.2.19.2
Tolnaftat 9.2.5.4
Tonheilerde 16.2.1.3
Tonoftal® 9.2.5.4
Tonsillitis 2.1.2.7, 2.1.4
Tooth Mousse 15.4.3
torische Linsen 12.1
Tormentillae rhizoma 2.1.3.2
Tormentill-Myrrhe-Adstringens
   NRF Tab. 2.1–2
Tormentilltinktur Tab. 2.1–2,
   2.1.3.2
Tormentilltinktur Ph. Eur.
   Tab. 2.1–2
Tormentillwurzelstock 2.1.3.2,
   2.3.2.3
Tornix® Tab. 4.1–7
Torulopsis glabrata 6.2.3.1
Tosylchloramid Tab. 9.2–7
Tosylchloramid-Natrium 9.2.2.7
Total Care Aufbewahrungs- und
   Benetzungslösung Tab. 12.5–1
Total Care Proteinentfernung
   Tab. 12.5–1
Total Care Reiniger Tab. 12.5–1
Total Care Twin Pack Tab. 12.5–1
Tovene® 300 4.6.6.4
toxi-loges® Tab. 7.3–4
Trachea 7.2.1.1
Trachealtumore 7.2.2.1
Tracheitis 2.1.2.7, 7.1.4, 7.2.2.2
Tracheobronchialschleimhaut
   7.2.2.2
Tracheobronchitis 7.1.4, 7.2.2.2
Trachisan® Halsschmerztabletten
   2.1.4.1
Tränenapparat 11.1.1
Tränendrüse 11.1
Tränenfilm Abb. 11.1–2, 12.5
Tränenflüssigkeit 11.1
–, künstliche 11.3.3, Tab. 11.7–1,
   12.3
–, Tonizität 11.3.1
–, pH-Wert 11.3.1
Tränenkanäle 11.1.1
Tränenmenge 11.1.1
Tränenwege 11.1

Tragus 13.2.1.1
Tramazolin Tab. 7.1–1, Tab. 11.7–1,
   11.8
Tranquillantien 9.2.19.2
Tranquillizer 1.2.2
trans-Anethol 7.2.3.2
Transdermal-Pflaster 14.2.2
Transferrin 3.2.2.2
Transitorische ischämische Attacke
   (TIA) 4.5.5.1, 4.5.9.2
Transpiration 9.2.19.1
Transporter
–, renale 5.1.2
Transpulmin® Baby Balsam mild
   Tab. 7.2–6
Transpulmin® Balsam Creme
   Tab. 7.2–6
Transpulmin® Balsam u. Inhalator
   7.1.4
Transpulmin® Erkältungsbalsam
   für Kinder Tab. 7.2–6
Traubenkernextrakt 17.2.7.2
Traubenschalenextrakt 17.2.7.2
Traubensilberkerze 6.2.2.2, 6.2.2.3
Traumanase® Tab. 8.3–4
Traumaplant® Tab. 8.3–11
Traumasept® Tab. 6.2–7
Traumasive® Tab. 10.3–2
Traumen 3.1.2.2
Traumon® Tab. 8.3–9
Travocort® Tab. 9.2–11
Trematoden 2.6.1.1, 2.6.2.1
Trematodenmittel 2.6.3.1
Tretinoin 9.2.13.3
Triandrin 8.3.1.7
Triarylmethane 2.3.3.2
Tribulus terrestris 17.3.3
Trichloressigsäure 9.2.16.2
Trichomonaden 6.2.3.1, 6.2.3.2
Trichophyton mentagrophytes
   9.2.5.1
Trichophyton rubrum 9.2.5.1
Trichophyton verrucosum 9.2.5.1
Trichorol® Tab. 9.2–7
Triclosan Abb. 9.2–1, 15.6.3.2
Tridecethsulfatnatrium Tab. 12.5–1
Trigeminusneuralgie 1.1.1.3
Triglyceride 4.4.1.1
Trijodthyronin 3.2.2.8
Trikuspidalklappe 4.1.1.1
Trinkwasser
–, Calciumgehalt 3.2.1.4
–, Magnesium 3.2.1.3
Trinkwasserfluoridierung 15.4.2
Tripelennamin Tab. 9.2–16,
   Tab. 9.2–17
Triprolidin Tab. 7.1–4
Triptane 1.1.1.3, 1.1.5.3, 1.1.5.6
Triterpene 5.3.1.3, 7.2.3.2
Triterpensaponine 7.2.3.2,
   Tab. 7.2–4
Triticum aestivum 2.3.3.2
Triticum vulgare VILL. 2.3.3.2
trizyklische Antidepressiva 11.6
Trochanterdekubitalulzera 10.5.1
trockene Nase 7.1.2.4
trockenes Auge 11.1.1, 11.2, 11.5,
   11.5.3, 11.6, 11.8
Trockenheitsgefühl im Auge 11.5.2
Trombiculidae 9.2.6.9
Trombidiose 9.2.6.9

Stichwortverzeichnis

Trometamol Tab. 12.5–1
Trommelfell Abb. 13.1.1, 13.2.1.2
–, Perforation 13.2.2.1
Trommelfellperforation 13.2.2.2
Tropaeolum majus 5.3.1.2
Tropanalkaloide
–, parasympatholytische 1.5.2
trophotrope Reaktionslage 4.2.1.5
Trophozoiten 2.3.2.1
Trospiumchlorid 11.6
Troxerutin 3.1.2.6, 4.6.6.4, 4.7.3.1, 11.8
Troxerutin-ratiopharm® 4.6.6.4
Trübungen der Hornhaut 11.5
Truncus pulmonalis 4.1.1.2
Trypsin 2.3.1.3, 8.3.1.5
Trypsinogen 8.3.1.5
Tryptophan 3.1.2.1, 3.1.2.2
L-Tryptophan 1.2.2.1
TSP 11.5.3
Tubenerkrankungen 7.1.3.1
Tubenmittelohrkatarrh 13.2.2.3
Tubensterilisation 6.4.7
Tubenventilation 7.1.3.1
tubuläre Resorption 5.1.2.2
tubuläre Sekretion 5.1.2
Tubulusapparat 5.1.1
Tulotract® 2.7.3.1
Tumarol® Creme/N Balsam Tab. 7.2–6
Tumarol® Kinderbalsam N Tab. 7.2–6
Tumor 1.1.2
Tumorkachexie 3.1.2.2
Tunica nervosa 11.1
Tunica vasculosa 11.1
Turnera diffusa Tab. 6.3–2
Tussafug® Tab. 7.2–2, 7.2.3.1
Tussamag® Hustensaft 7.2.3.2
Tussilago farfara L. 7.2.3.1
TWI 9.2.19.2
Tyloxapol Tab. 11.7–2, Tab. 12.5–1
Typhus
–, Schutzimpfungen 2.3.2.3
Tyrosur® 9.2.2.12, Tab. 10.2–1, 13.3.2
Tyrothricin 2.1.3.4, 2.1.4, 9.2.2.12, Tab. 10.2–1
Tyrothricin Benzalkoniumchlorid 2.1.4.1

U

Ubichinon 3.1.2.6, 9.2.21.1
Ubichinon-50 17.2.2.1
UDP 8.3.1.4
Übelkeit 1.5
Übergewicht 3.3
Ulcus cruris 4.6.3.2
Ulcus duodeni 2.2.3.2
–, Säuresekretion 2.2.2.5
Ulcus peptischer 2.3.4.2
Ulcus ventriculi 2.2.3.2
–, Säuresekretion 2.2.2.5
Ulipristal Tab. 6.4–9
Ulipristalacetat 6.4.5.6
Ulkuserkrankungen 3.2.3
–, Magen 2.2.2.1
–, Zwölffingerdarm 2.2.2.1

Ultraschall 10.6.1.1
Ultraschallbehandlung 8.5
Ultraschallverneblung 7.1.4
Ultrasol® 9.2.2.13
Ultraviolett-Behandlung 8.5
Ultraviolettstrahlung (UV) 9.2.14.1
ULTRAZYME Protein Entfernungs-Tabl. Tab. 12.5–1
Ulzera
–, i. Gastrointestinaltrakt 2.2.5
–, venöse, lokale Wundtherapie 4.6.7
Ulzerogener Index 8.3.1
Umbelliferon 2.5.2.1
Umckalin 7.2.3.2
Umckaloabo 7.2.3.2
UMP 8.3.1.4
Umstimmungstherapie 8.3.1.6
Undecylensäure 9.2.2.4, 9.2.5.4
Unfruchtbarkeit 14.1
Ungentum Ieniens 9.2.8.2
Unguentolan® Tab. 10.2–1
UNICARE All in One (weiche Kontaktlinsen) Tab. 12.5–1
UNICARE Kochsalzlösung Tab. 12.5–1
UNICARE Vita+ All in One Tab. 12.5–1
UNICARE Vita+ Eye Care Drops Tab. 12.5–1
Unilamellare Vesikel 9.2.21.4
Unisoft Kombilösung Tab. 12.5–1
united airways 7.1.1
unproduktiver Husten 7.2.3.1
Unterdruck-Minipumpe 9.2.7.4
Unterkieferspeicheldrüse 2.1.1.2
Unterkühlung 7.1.2.1
Unterzungenspeicheldrüse 2.1.1.2
Uracil 8.3.1.4
Urämie 5.2.6
Uralyt® Tab. 5.3–5
Urea 9.2.20.3
Urem forte 1.1.5.6
Uretheren 5.1.3.1
Urethra 5.1.3.2
Urginea maritima 4.1.3.3
Urgocell® Tab. 10.3–2
Urgo Hydrogel 10.2.3.4
Urgotül® Tab. 10.3–2
Uridindiphosphat (UDP) 8.3.1.4
Uridinmonophosphat (UMP) 8.3.1.4
Uridintriphosphat (UTP) 8.3.1.4
Urocaninsäure 9.2.14.1
Urol® Tab. 5.3–5
Urol® pros Tab. 6.1–2
Urolithiasis 5.2.7
Urolithiasismittel Tab. 5.3–5
Urologika 5.3.1
Urophyton® Tab. 5.3–1
Urorenal® Tab. 5.3–1
Ursodeoxycholsäure 2.8.2.1
Ursofalk® 2.8.2.1
Ursolsäure 9.2.21.1
Urtica dioica L. 5.3.1.3, Tab. 6.2–3, 8.3.1.7
Urticae dioicae L. 6.1.3
Urticae herba 5.3.1.3
Urticae radix 6.1.3
Urtica-Lektine 6.1.3
Urtica Sandoz® Tab. 6.1–2

Urtica urens L. 5.3.1.3, 8.3.1.7
Urtikaria 1.1.4.1, 7.1.3.3, 9.2.9, Tab. 9.2–14
Urtikaria-Auslöser Tab. 9.2–18
Usninsäure 7.2.3.1
Utk-uno® Tab. 6.1–2
UTP 8.3.1.4
UV 9.2.14.1
UV-A 9.2.18.1
UV-A$_1$ 9.2.14.1
UV-A$_2$ 9.2.14.1
Uvae ursi folium 5.3.1.2, 6.1.3
Uvalysat® Tab. 5.3–1
UVAsorb Tab. 9.2.30
UV-B 9.2.14.1
UV-C 9.2.14.1
Uvea 11.1
UV-Filter
–, chemische Filter 9.2.14.3
–, physikalische Filter 9.2.14.3
UV-Index
–, empfohlene Maßnahmen Tab. 9.2–31
Uvinul Tab. 9.2.30
Uvirgan® Tab. 5.3–3
UV-Licht
–, Therapie von Pruritus 9.2.8.3
UV-Strahlung 10.6, 11.2
UV-Therapie 9.2.10.3
Uzara® Tab. 2.3–7
Uzarawurzel Tab. 2.3–7
Uzarigenin 2.3.2.3
Uzarin 2.3.2.3
Uzaron® 2.3.2.3

V

Vaccinium vitis idaea 5.3.1.2
Vagantin® 9.2.19.2
Vagi-C® Tab. 6.2–4
Vagiflor® Tab. 6.2–4
Vagi-Hex® Tab. 6.2–7, 9.2.2.11
Vagina
–, Pilzinfektionen 6.2.3.1
–, Selbstreinigungsmechanismus 6.2.3.1
Vaginalantimykotika Tab. 6.2–6
Vaginalantiseptika 6.2.3.2, Tab. 6.2–7
Vaginalcandidose 6.2.3.1, Tab. 9.2–11
Vaginalerkrankungen 6.2.3.1
– medikamentöse Maßnahmen 6.2.3.2
Vaginalgel pH 5 NRF 6.4.3.2
Vaginalmykosen 6.2.3.1
Vaginalring 6.4.5.4
Vaginalschleimhaut
–, Infektionen 6.2.1
Vaginaltherapeutika
–, topisch Tab. 6.2–6
Vaginalzäpfchen 6.4.4
Vaginosen 6.2.3.1
Vagisan® Milchsäurebakterien Tab. 6.2–4
Vakuum-Erektionshilfe 6.3.3
Vakuumpumpe 6.3.3
Valdecoxib 1.1.4.6
Valepotriate 1.2.2.1, 5.3.2.2

Stichwortverzeichnis

Valeranal 5.3.2.2
Valeranol 5.3.2.2
Valeranon 5.3.2.2
Valeriana edulis 5.3.2.2
Valerianae radix 1.2.2.1, 5.3.2.2
Valeriana jatamansi 5.3.2.2
Valeriana officinalis L. 1.2.2.1, 5.3.2.2
Valeriana wallichii 5.3.2.2
Valva aortae 4.1.1.1
Valva bicuspidalis 4.1.1.1
Valva ileocaecalis 2.3.1.2
Valva tricuspidalis 4.1.1.1
Vamalin 8.3.1.7
Vanadylsulfat 17.3.3
Vancomycin 13.2.3.3
Vaopin® N Kühlgel 9.2.8.2
VA-Oralube Tab. 15.8–2
Vaprino® 100 mg 2.3.2.3, Tab. 2.3–7
Vardenafil 6.3.3
Vareniclin 14.2, 14.2.1
Varicella-Zoster-Virus 2.1.2.1, 9.2.4.1, 13.2.1.4
Varicylum®-S 4.6.7
Varidase® N Gel 10.2.1.3
Varihesive® E 10.2.3.4
Varihesive® Hydrogel 10.2.3.4
Varikosen 4.5.3, 4.6.3.1
Varizen 4.6.3.1
Varizenruptur 4.6.3.3
Vaselin Tab. 11.7–3
Vasicantia 8.3.2.2
Vasodilatation 4.2.1.2
Vaso-E-Bion® 4.6.7
Vasokonstriktion 4.2.1.2
Vasokonstriktoren 7.1.3.1
vasokonstringenshaltige Augentropfen 11.5.3
Vasokonstringentia 11.5.2
Vaso-loges® S Tab. 17.1–2
Vasopos® N 11.8
Vasopressin 5.3.1.3
Veganer 17.3.4
Vegetarier 17.3.4
–, Vitamin-B$_{12}$-Mangel 3.1.2.1
Vellushaar Tab. 9.1–2
Vena cava inferior 4.1.1.2
Vena cava superior 4.1.1.2
Venae pulmonales 4.1.1.2
Venalitan 4.6.7
Venalot® Depot 4.6.7, 4.7.3.1
Vena portae 4.5.1
Vena portae cava inferior 4.5.1
Vena portae cava superior 4.5.1
Venengymnastik 4.6.8
Venenklappe 4.6.1
Venenkrankheiten
–, Risikofaktoren 4.6.3.3
Venenleiden 4.6
Venenmittel
–, orale 4.6.6
Venensalben 4.6.7
Venenstripping 4.6.5.1
Venensystem
–, oberflächliches 4.6.1
–, tiefes 4.6.1
Venen-Tabletten Stada® 4.6.6.1
Venentabs retard-ratiopharm® 4.6.6.1
Venen-Tropfen N® 4.6.6.1

Veno-biomo® retard 4.6.6.1
venöse Unterschenkelgeschwüre 10.2.3.4
venöse Verschlusskrankheiten 4.5.3
Venopathie 4.5.3
Venoplant® retard 4.6.6.1
Venopyronum® 4.6.6.1
Venoruton® 4.6.6.4, 4.6.7, 4.7.3.1
Veno SL® 4.6.6.4
Venostasin® 4.6.6.1, 4.6.7
Venotrulan® 4.6.6.4
Ventriculus 2.2.1.2
Ventrikel 4.1.1.1
Verätzungen 10.6
Verapamil 5.1.2
Verbandstoffe 10.2
Verbasci flos 7.2.3.2
Verbascosaponin 7.2.3.2
Verbascum densiflorum 7.2.3.2
Verbascum phlomoides 7.2.3.2
Verbenol 7.2.3.2
Verbenon 7.2.3.2
Verblitzung 11.6
Verbrennungen 10.2.4.1, 10.3, 10.6
–, 1. Grades 8.3.2.3, 10.3.1, 10.3.6
–, 2. Grades 10.3.2, 10.3.6
–, 3. Grades 10.3.3, 10.3.6
–, 4. Grades 10.3.4
Verbrennungsgrade Tab. 10.3–1
Verdauungsbeschwerden 2.4.1
Verdauungsenzyme 2.5.1
Verdauungsorgane
–, Funktionen 2.3.1.1
Verdauungssäfte 2.3.2.1
Verdauungsstörungen 2.3.3.3, 2.3.4.2
Vereisen 10.6.1
Vereisungsmittel 16.2.9
Vergiftungen 2.3.4.2
Verhornungsstörung 9.2.13.2
Verhütung
–, Mann 6.4.6
Verhütungskappe 6.4.3.2
Verhütungsmethoden
–, Anwendungshäufigkeit Tab. 6.4–2
–, Tab. Vergleich Tab. 6.4–1
Verhütungsmittel
–, chemische 6.4.4
Verletzungen 8.3.1.5, 8.3.2.3
Vermox® 2.6.1.1
Verrenkungen 8.2.2, 8.3.2.3
Verrucae planae juveniles 9.2.4.2
Verrucae plantares 9.2.4.2
Verrucae vulgares 9.2.4.2
Verrucid® 9.2.4.2
Verstauchungen 8.3.2.3
Verstimmung
–, psychische 6.2.2.3
Verstopfung 2.3.3.1, 2.4.2
–, b. Kindern 2.3.3.4
Vertigo-Vomex S 1.5.2.1
Very-Low-Density-Lipoproteins (VLDL) 1.2.1
verzögerte Sprachentwicklung 13.2.1.2
Vesica fellea (o. biliaris) 2.7.1
Vesiherb® Tab. 6.1–2
Vestibularapparat 1.5.1.1
Vestibularnerv 1.5.1.1
Vetren® 4.6.7

VFEND Tab. 9.2–11
Viagra
–, natürliches 17.2.11.7
Viagra® 6.3.3
Vibrationsmassage 8.5
Vibrio cholerae 2.3.2.1
Vidisept® 2 % Tab. 11.7–1, 11.8
Vidisic® 11.8
Vigantoletten 3.1.2.4
Vigilanz 1.2.1.1, 1.3
Villi 2.3.1.1
Violae tricoloris herba 5.3.1.3
Viola tricolor L. 5.3.1.3
Virale Infektionen des Respirationstraktes 7.3.2
Viridal® 6.3.3
Virudermin® 9.2.4.1
Viruserkrankungen der Haut 9.2.4.1
Virusinfektion
–, banale Tab. 7.3–2
Virustatika 2.1.3.6, 2.1.4.1, 9.2.10.2
Virzin® 9.2.4.1
Visadron® Tab. 11.7–1, 11.8
Visc-Ophtal® 11.8
Viscoseal® 16.2.7.1
Visine® Yxin® Tab. 11.7–1
Visine Yxin® Tab. 11.7–1, 11.8
Visus 11.1.2
viszeraler Schmerz 1.1.1.2
Vitacarnitin® Tab. 17.1–2
Vitaferro 3.2.2.2
Vita-Gerin® 3.1.2.3
Vitalux® Plus Tab. 17.1–2
Vitamin A (Retinol) 3.1.2.3, 3.1.2.7, 7.1.2.4, 7.1.3.6, 9.2.11.4, 9.2.15.2, 9.2.21.4, 11.5, 11.5.3, 11.5.6, 11.8
Vitamin-A-palmitat Tab. 11.7–1
Vitamin-A-Säure 9.2.13.3
Vitamin-A-Stoffwechsel
–, Zink 3.2.2.6
Vitamin B$_1$ 3.1.2.1, 9.2.7.3
Vitamin B$_1$-Avitaminose 8.3.1.3
Vitamin B$_1$-Präparate Tab. 8.3–2
Vitamin B$_1$ ratiopharm® 3.1.2.1
Vitamin B$_1$-ratiopharm® Tab. 8.3–2
Vitamin B$_2$ 3.1.2.1, 3.1.2.7
Vitamin B$_6$ (Pyridoxin) 1.5.2.1, 3.1.2.1, 3.1.2.7, 6.2.2.2, 8.3.1.3
Vitamin B$_6$-Hevert® 1.5.2.1, Tab. 8.3–2
Vitamin B$_6$-Hevert® 300 mg Tab. 8.3–2
Vitamin-B$_6$-Mangel 3.1.2.1
Vitamin B$_6$-Präparate Tab. 8.3–2
Vitamin B$_6$ ratiopharm® Tab. 8.3–2
Vitamin B$_{12}$ 2.6.1, 3.1.2.1, 3.1.2.7, 8.3.1.3, 11.5.3
–, Cobalt 3.2.2.2
Vitamin-B$_{12}$-Mangel
–, Vegetarier 3.1.2.1
Vitamin B$_{12}$-Präparate Tab. 8.3–2
Vitamin B$_{12}$ ratiopharm® 3.1.2.1, Tab. 8.3–2
Vitamin B$_{15}$ 3.1.2.6, 8.3.1.3, 17.2.2.4
Vitamin B$_2$ 10 mg JENAPHARM 3.1.2.1
Vitaminbedarf 3.1.1
Vitamin-B-Gruppe
–, Strukturformeln Abb. 8.3–2

Stichwortverzeichnis

Vitamin-B-Präparate Tab. 8.3–2
Vitamin C 3.1.2.2, 3.1.2.6, 3.1.2.7, Tab. 7.2–3, 7.3.2.1, Tab. 7.3–3
–, Eisen 3.2.2.2
Vitamin D 3.1.2.4, 3.1.2.7
–, Calcium 3.2.1.4
Vitamin D_3 3.2.2.8, 15.4.2
Vitamin-D_3-Analoga 9.2.11.5
Vitamin E 3.1.2.5, 3.1.2.7, 6.1.3, 7.1.3.6, 9.2.21.4
–, Präparate Tab. 8.3–3
–, radikal-neutralisierende Wirkung Abb. 8.3–4
–, Selen 3.2.2.7
Vitamine 2.7.3.3, 3.1, 7.1.3.6, Tab. 7.3–3, Tab. 17.1–2
–, antioxidative 4.4.10.1
–, ergänzende bilanzierte Diäten 17.2.1
–, fettlösliche 2.3.3.2, 3.3.3.2
–, Nahrungsergänzungsmittel 17.2.1
–, Tabelle Dosierungsempfehlungen 3.1.2.7
Vitamin F 17.2.2.4
Vitamingehalt der Nahrung
–, niedriger 3.1.1
Vitamin H (Biotin) 3.1.2.1
vitaminhaltige Augenpräparate 11.5
Vitamin K 3.1.1, 3.1.2.6, 3.1.2.7, 3.3.3.2
Vitamin-Komplex Tab. 17.1–2
Vitaminmangelzustände 3.1.1
Vitaminoide 17.2.1.1
Vitamin P 3.1.2.6, 17.2.2.4
Vitamin PP
–, Nicotinamid/Nicotinsäure 3.1.2.1
Vitaminsubstitution u. -therapie 3.1.2
VitA-POS® 11.8
Vitasprint® Tab. 8.3–2
Vitex agnus castus L. 6.2.2.2, Tab. 6.3–2
Vitiligo 9.2.15, 9.2.16.1
Vitis vinifera L. 4.6.6.4
Vividrin® akut 11.8
Vividrin® akut Azelastin Tab. 11.7–2
Vividrin® antiallergische Augentropfen Tab. 11.7–2, 11.8
Vividrin® Nasenspray gegen Heuschnupfen 7.1.3.3
Vivinox® Sleep Schlafdragees 1.2.2.1
Vivivit® Q10 3.1.2.6
VLDL 4.4.2
Völlegefühl 2.3.4.2, 2.4.2, 2.5.2
Vogelgrippe 7.3.1
Voltaflex® 8.3.1.8
Voltaren®
– Schmerzgel Tab. 8.3–9
– Spray Tab. 8.3–9
Voltaren® Dolo 1.1.4.2
Voltaren® Dolo Extra 1.1.4.2
Voltaren® Emulgel® 8.3.2.3
Voltaren® Schmerzgel 8.3.2.3
Vomacur® 1.5.2.1
Vomex A® 1.5.2.1
Vomitus 1.1.1.3, 1.5.1.2
Vomitus matutinus 1.5.1.2
Voriconazol Tab. 9.2–11
Vorlast 4.1.1.2

Vulva
–, Pilzinfektionen 6.2.3.1
Vulvacandidosen 6.2.3.1
Vulvovaginalcandidosen 6.2.3.1
vulvovaginale Candidosen 6.2.3.1

W

Wachheitsgrad 1.3
Wacholderbeeren 5.3.1.3
Wacholderbeerenöl 5.3.1.2, Tab. 5.3–2, Tab. 8.4–1
Wachse 9.2.17.1
Wachsepilation 9.2.13.3
Wachstumsstörungen
–, Zink 3.2.2.6
Wadenkrämpfe
–, nächtliche 3.2.1.3
Wadenmuskelpumpe 4.6.1
Wadenwickel 1.1.3
Wärmeanwendung 8.4.2, 8.5
Wärmetherapie 8.3.2.3
Waldfrüchte 2.6.1
Wanderröte 9.2.6.12
Wanze 9.2.6.1
Warfarin 3.3.3.2
Warmwachse 9.2.17.1
Wartner® 9.2.4.2, 16.2.9
Warzen 9.2.2.5, 9.2.4.2
Warzenmittel 9.2.4.2
Wasseranwendungen 8.5
Wasserdiurese 5.3.1.3
Wasserkresse 2.6.2.1
Wasserlassen (Miktion) 6.1.3
Wasserschnecke 2.6.2.1
Wasserstoffperoxid 9.2.2.6, 10.2.1.1, 12.4, Tab. 12.5–1
watchful waiting 13.2.2.1
Wattestäbchen
–, Verletzung d. Gehörgangs 13.2.1.1
Wechselbäder 8.5
Wechseldruckglocke 8.5
Wechseljahresbeschwerden 17.2.7.1
Weckamine 1.3
weiche Kontaktlinsen
–, Konservierungsstoffe 11.5
Weidenrinde Tab. 8.3–5
Weidenrindenextrakt Tab. 9.2–13 b
Wein 2.7.2.2
Weinsäure 6.2.3.1
Weißdorn
–, Herz-Kreislauf-Therapie 4.1.3.2
Weißeffekt 11.5.4
Weißer Ton 16.2.1.3
Weißfleckenkrankheit 9.2.16.1
Weißmachereffekt 11.5.2
Weißmacher-Zahnpasten 15.5.3
Weitsichtigkeit
–, altersbedingte 11.1.2
Weitwinkelglaukom 11.5.2
Weizengel-Kur 3.3.2
Weizenkeime 3.2.1.5
–, Magnesium 3.2.1.3
Weizenkeimöl 9.2.21.4
Weizenkleie 2.3.2.5, 2.3.3.2, 2.3.3.3, 3.2.1.5
Wellnoise Ohropax Silikon Tab. 13.5–1

Wermutkraut 2.2.3.8, 2.3.4.2, 2.5.2.1, 2.5.2.2
Wermutliköre 2.5.2.1
Wespen 9.2.6.1, 9.2.7.4
Wespengiftallergie 9.2.7.4
Wespenstiche 9.2.7.1
WET-COMOD® Tab. 11.7–1
white-head 9.2.13.2
Whitening-Zahnpasten 15.5.3
Wick® DayMed Tab. 7.1–4
Wick® DayMed Erkältungskapseln Tab. 7.2–2, Tab. 7.3–3
Wick®-Hustenlöser-Therapie Tab. 7.2–8
Wick® Husten-Pastillen gegen Reizhusten mit Honig Tab. 7.2–2
Wick® Inhalierstift N. 7.1.3.2
Wick® MediNait® Erkältungssirup für die Nacht Tab. 7.1–4, Tab. 7.3–3
Wick® sinex Tab. 7.1–2, 7.1.3.2
Wick® VapoRub® Erkältungsbalsam Tab. 7.2–6
Wick® VapoRub® Erkältungssalbe N 7.2.3.2
Wickel 8.5
Widerstandsgefäße 4.2.1.2
Widerstandshochdruck 4.3.1
Wiederbelebungszeit des Herzens 4.1.1.5
Wimpern 11.1, 11.2
Windeldermatitis 9.2.10.5
Windelsoor 9.2.10.5
Windkesselgefäße 4.2.1.2
Windpocken 2.1.2.1, 9.2.4.1, Tab. 9.2–14
Wirsing
–, Eisen 3.2.2.2
Wobenzym® plus Tab. 8.3–4
Wobenzym P® 4.6.7
Wollblumen 7.2.3.2
Wollwachs 9.2.21.5, Tab. 11.7–3
Wollwachsalkoholsalbe Tab. 11.7–4
WOMAN-Score 8.3.1.8
W-Tropfen 9.2.4.2
Wundabdeckungen 10.2.3
Wundauflagen 10.2.5
–, antibakterielle 10.2.3.4
–, geruchsbindende 10.2.3.4
–, hydroaktive 10.2.1.2
–, Hydrogele 10.2.3.4
–, Hydrokolloide 10.2.3.4
–, Kompresse 10.2.3.4
–, Schaumverbände 10.2.3.4
–, Tamponaden 10.2.3.4
Wundbehandlung 10.2
Wundbehandlungsmittel
–, pflanzliche 10.2.4.4
Wundbeläge 10.4.1.1
Wunddesinfektion 10.2, 10.2.2.
Wunden 10
–, nässende 10.2.4.3
Wundfolien 10.2.3.4
Wundheilgele 10.2.4.1
Wundheilung 10.2
–, Faktoren 10.1.4
–, Krankheitsbilder 10.1
–, Phasen Abb. 10.1–2
–, primäre 10.1.1
–, sekundäre 10.1.2

Stichwortverzeichnis

Wundheilungsverzögerung
–, Zink 3.2.2.6
Wundinfektionen 10.1.4, 10.6
Wundnahtstreifen 10.2.3.2
Wundnekrosen 10.1.4
Wundreinigung 10.1.3.1, 10.2.1
Wundrose 9.2.3.1
Wundschnellverbände 10.2.3.1
Wund- und Heilsalben 10.2.4
Wundverbände
–, transparent Tab. 10.5–1
Wundversorgung 10.2
Wurmei 2.6.1
Wurmerkrankungen 2.6.1
Wurmfortsatz 2.3.1.2
Wurmmittel 2.6.1.1
Wurst
–, Eisen 3.2.2.2
Wurzelzement 15.5.1

X

Xanthorrhizol 2.5.2.1, 2.8.2.3
Xantinolnicotinat 4.4.10.1
Xenical® 3.3.1, 3.3.3.2
Xerophthalmie 11.5.3, 11.5.6
Xerostomie 15.8.2
Xidan® EDO 11.8
Xusal® 7.1.3.3
Xylitol 15.7.1
Xylometazolin Tab. 7.1–1
–, Augentropfen 11.8
–, Schwangerschaft u. Stillzeit 7.1.3.1
D-Xylose 2.3.3.2
Xysmahebium-Arten 2.3.2.3
Xysmalogenin 2.3.2.3
Xysmalorin 2.3.2.3

Y

Yasmin® 6.4.5.1
Yasminelle® 6.4.5.1
YAZ® 6.4.5.1
Yersinia-Diarrhö 2.3.2.1
Yersinia enterocolitica 2.3.2.1
Yersinien 2.3.2.1
Ylang-Ylang-Öl Tab. 9.2–13 b, 16.2.10.2
Yohimberinde 6.3.2
Yomesan® 2.6.1.1
Yomog® 9.2.13.3

Z

Zaditen® ophtha 11.5.4
Zahn Abb. 15.1–1
Zahnbürsten 15.3.1, Tab. 15.3–1
–, elektrische 15.3.2, Tab. 15.3–2
Zahnersatz
–, Reinigungsmittel 15.8.4
Zahnfleischbluten 15.6.1
Zahnfleischentzündung 2.1.2.3, 15.6.1
Zahnfleischrückgang 15.5.1

zahnfreundliche Kaugummis Tab. 15.7–1
Zahnhälse
–, sensible 15.5.1
Zahnhölzer 15.3.4.2
Zahnhygiene 15
Zahnmännchen 15.7.1
Zahnpasten 3.2.2.8
–, abrasive Wirkung 15.5.2
–, fluoridierte 15.4.2
–, Interferenzen, Kombinationen 15.6.4.3
–, Nano-Produkte 15.4.3
–, Schleifkörper 15.5.2
–, substantielle Eigenschaften Tab. 15.6–3
Zahnpflege
–, mechanische 15.3
Zahnpflege-Kaugummi 15.7.2
Zahnputztechnik 15.5
Zahnschmelzhypoplasie 3.2.1.4
Zahnseide Tab. 15.3–4, 15.9.5
Zahnstein 15.2.1, 15.6.2
Zahnsteinbildung
–, Hemmung 15.6.4.2
Zahn- und Mundhygiene
–, ältere Menschen 15.9.7
–, Erwachsene 15.9.6
–, Kleinkinder 15.9.3
–, Säuglinge und Kleinkinder 15.9.2
–, Schulkinder 15.9.4
Zahnunfall
–, Beratungstipp 15.2.2
Zahnungsbeschwerden 2.1.4.1
Zahnzwischenraumbürsten 15.3.4.1, 15.9.5
Zalaĭn® Tab. 9.2–11
Zantic® 75 mg 2.2.3.2
Zapfen 11.1
Zeaxanthin Tab. 17.1–2, 17.2.6.4
Zecke 9.2.6.1, 9.2.7.3, 9.2.6.12
Zeckenentfernung 9.2.6.12
Zeckenkarte 9.2.6.12
Zeckenstich 9.2.7.3
Zeckenzange 9.2.6.12
Zell-turn-over 2.3.2.1
zerebrale Durchblutungsstörungen 4.5.9.2
Zerkariendermatitis 2.6.2.1
Zerrung 8.2.1, 8.4.2
Zervikalschleim
–, Viskositätserhöhung 6.4.5.3
Zervikalstenosen 1.1.5.5
zervikogener Kopfschmerz 1.1.1.3
Zervix-Karzinom 6.2.2.1
Zervixschleim 6.4.2.3
Zervixstenosen 6.2.2.2
Zigarette
–, elektrische 14.2.2.5
ziliäres System 7.2.3.2
Ziliardrüse 11.1
ziliare Injektion 11.5
Ziliarkörper 11.1
Zilien 7.1.1
Zimt 17.2.11.8
Zimtaldehyd
–, Kontaktallergie 8.3.2.2
Zimtöl
–, Kontaktallergie 8.3.2.2
Zimtrinde 2.3.4.2

Zineryt® 9.2.13.3
Zink 3.2.2.6, 9.2.13.3, 9.2.18.1, Tab. 10.2–1, Tab. 17.1–1
–, Akrodermatitis enteropathica 3.2.2.6
–, Alkoholabusus 3.2.2.6
–, Antikörperproduktion 3.2.2.6
–, Appetitlosigkeit 3.2.2.6
–, Chinolone 3.2.2.6
–, Dunkeladaptationsstörungen 3.2.2.6
–, Geschmacks-, Geruchsstörungen 3.2.2.6
–, Haarausfall 3.2.2.6
–, Infektionsanfälligkeit 3.2.2.6
–, T-Lymphozyten 3.2.2.6
–, M. Wilson 3.2.2.6
–, Monopräparate Tab. 3.2–11
–, Phytin 3.2.2.6
–, Potenzstörungen 3.2.2.6
–, Tetracycline 3.2.2.6
–, Vitamin-A-Stoffwechsel 3.2.2.6
–, Wachstumsstörungen 3.2.2.6
–, Wundheilungsverzögerung 3.2.2.6
Zinkacetat 2.1.4
Zinkaspartat-Kps. Tab. 3.2–11
Zinkhyaluronat 16.2.11.1
Zinkit® Tab. 3.2–11
Zinkmangel 10.6
Zinkorotat® Tab. 3.2–11
Zinkoxid 9.2.10.5, 9.2.14.3, 9.2.6.10, 10.2.4.3, 10.5.1
Zinkoxidemulsion LAW Tab. 10.5–1
Zinkoxidsalbe Tab. 10.5–1
Zinkoxidsalbe/LAW Tab. 10.2–1
Zinksalbe – CT Tab. 10.2–1
Zinksalbe-CT Tab. 10.5–1
Zinksalbe Lichtenstein Tab. 10.5–1
Zinksalbe/Zinkpaste/Weiche Zinkpaste nach DAB 10.2.4.3
Zinksulfat 9.2.4.1, 11.8
Zinksulfat-Augentropfen 0,25 % (NRF 15.9) 11.8
Zink-Verla® Tab. 3.2–11
Zinnfluorid 15.4.2, 15.6.3.2
Zitronenöl Tab. 7.2–5, 9.2.7.3
Zitterpappelblätter Tab. 5.3–3, Tab. 6.1–2, 6.1.3
Zodin® 4.4.10.2
Zöliakie 2.3.2.1
Zollinger-Ellison-Syndrom 2.2.3.1, 2.2.3.2
Zonula Abb. 11.1–1
Zotten 2.3.1.1
Zovirax® Tab. 2.1–2, 2.1.3.6, 9.2.4.1
Z-Substanzen 1.2.2, 1.2.3.3
Zucker
–, versteckte
–, –, Karies 15.7.3
Zuckeraustauschstoffe 15.7.1
Zuckerersatzstoffe 15.7.1
Zungenreinigung 15.2.2
Zungenrücken 2.1.1.1
Zungenschleimhautentzündung 2.1.2.3
Zusatzblutungen 6.2.2.1
Zweiflügler 9.2.7
Zwerchfellbrüche 2.2.2.1

Stichwortverzeichnis

Zwergbandwurm 2.6.1, 2.6.1.1
Zwergpalmenfrüchte 5.3.2, 6.1.3
Zwiebel 5.3.1.2
Zwiebelextrakt 10.6.1.1
Zwiebelwickel 13.2.2.1
Zwischenblutungen 6.2.2.1
Zwölffingerdarm 2.3.1.1
Zwölffingerdarmgeschwür 2.2.2.5, 2.2.3.2

Zyanose 4.1.2.4
Zyban® 14.2, 14.2.1
zyklisches Guanosinmonophosphat 6.3.3
Zyklus
–, menstrueller 6.2.1
Zyklusbeschwerden 6.2.2.1, 6.2.2.2
–, Arzneimittel Tab. 6.2–3
Zyklusstörungen 6.2.1

Zymafluor 3.2.2.8, Tab. 15.4–3
Zymafluor D Tab. 15.4–3
Zyrtec® 7.1.3.3, Tab. 9.2–17
Zystitis 5.2.8
Zystizerken 2.6.1
Zystizerkoiden 2.6.1
Zystizerkose 2.6.1, 2.6.1.1
Zytostatika 5.1.2, 7.1.2.5, 9.2.11.4, 10.1.4, 10.6

Hamacher / Wahl

Selbstmedikation

Arzneimittelinformation und Beratung in der Apotheke

Gesamtwerk mit 3. Aktualisierungslieferung zur 2. Auflage, 2017 **Band 1**

Herausgegeben von
Harald Hamacher, Tübingen
Martin A. Wahl, Tübingen

Mit Beiträgen von
Werner Aye, Münster
Helga Blasius, Remagen
Harald Hamacher, Tübingen
Marion Hamacher, Weil im Schönbuch
Gunhild Herberich, Lüneburg
Katrin Lorenz, Dresden
Rüdiger von Schmidt, Vögelsen
Barbara Wahl, Tübingen
Martin A. Wahl, Tübingen
Christiane Weber, Reutlingen

Mit 137 Abbildungen, 285 Tabellen und 222 Formelzeichnungen

Deutscher Apotheker Verlag

Zuschriften an
lektorat@dav-medien.de

Anschriften der Herausgeber:

Prof. Dr. Harald Hamacher
Dischingerweg 15
72070 Tübingen
E-Mail: hamacher.h@t-online.de

Pharmaziestudium in Aachen und Braunschweig, Promotion zum Dr. rer. nat. in Tübingen. 1971–1978 Lehre und Forschung an der Universität Tübingen, Habilitation 1976. Leiter der Abteilung Pharmazeutische Chemie, Biologie und Technologie im Institut für Arzneimittel des Bundesgesundheitsamtes 1978–1982. Außerplanmäßiger Professor der Freien Universität Berlin 1981. Verschiedene Tätigkeiten in der Pharmazeutischen Industrie. Gründer und Inhaber des LAZ (Laboratorium für Arzneimittelprüfung und Zulassungsberatung) in Tübingen 1984–2008.

Prof. Dr. Martin A. Wahl
Eberhard-Karls-Universität Tübingen
Auf der Morgenstelle 8
72076 Tübingen
E-Mail: Martin.Wahl@uni-tuebingen.de

Studium der Pharmazie in Tübingen. 1984 Promotion bei H.P.T Ammon über ein experimentell-diabetologisches Thema. 1993/94 Auslandsaufenthalt am Karolinska Institute in Stockholm bei P. O. Berggren und S. Effendic. 1995 Habilitation für Pharmakologie und Toxikologie. 1997 Anerkennung als Fachapotheker für Arzneimittelinformation. Seit 1998 Leiter der Arbeitsgruppe Biopharmazie in der Pharmazeutischen Technologie an der Universität Tübingen. 2001 Ernennung zum außerplanmäßigen Professor.

Alle Angaben in diesem Werk wurden sorgfältig geprüft. Dennoch können die Autoren und der Verlag keine Gewähr für deren Richtigkeit übernehmen.
Ein Markenzeichen kann markenrechtlich geschützt sein, auch wenn ein Hinweis auf etwa bestehende Schutzrechte fehlt.

Bibliografische Information der Deutschen Nationalbibliothek
Die Deutsche Nationalbibliothek verzeichnet diese Publikation in der Deutschen Nationalbibliografie; detaillierte bibliografische Daten sind im Internet unter https://portal.dnb.de abrufbar.
Jede Verwertung des Werkes außerhalb der Grenzen des Urheberrechtsgesetzes ist unzulässig und strafbar. Das gilt insbesondere für Übersetzungen, Nachdrucke, Mikroverfilmungen oder vergleichbare Verfahren sowie für die Speicherung in Datenverarbeitungsanlagen.

3. Aktualisierungslieferung zur 2. Auflage 2017
ISBN 978-3-7692-6824-9

Gesamtwerk mit 3. Aktualisierungslieferung zur 2. Auflage, 2017
ISBN 978-3-7692-6825-6

© 2017 Deutscher Apotheker Verlag
Birkenwaldstraße 44, 70191 Stuttgart
www.deutscher-apotheker-verlag.de
Printed in Germany
Satz und Druck: Druckerei C. H. Beck, Nördlingen

Vorwort zur 3. Aktualisierungslieferung der 2. Auflage

Erfreulicherweise werden die Möglichkeiten einer medikamentösen Vorbeugung und Behandlung von Erkrankungen durch die Erfolge der intensiven Arzneimittelforschung ständig erweitert. Zugleich führt die Beobachtung des Arzneimittelmarktes durch Fachgesellschaften und Zulassungsbehörden zu einer kontinuierlichen neuen Nutzen-Risikobewertung bereits verfügbarer Medikamente, welche auch die Anwendung nicht der Verschreibungspflicht unterliegender Arzneimittel betrifft. Hierbei findet die Beratungskompetenz von Apothekerinnen und Apothekern in der häufigeren Entlassung von Wirkstoffen aus der Verschreibungspflicht verdiente Anerkennung und erweitert ihren Beratungsspielraum. Der aktuellen Neubewertung des Arzneimittelmarktes wurde mit der vorliegenden Aktualisierungslieferung erneut Rechnung getragen. Hierbei fanden neben behördlichen Maßnahmen auch Empfehlungen der Leitlinien von Fachgesellschaften wie der neuesten Therapierichtlinien für Herz-Kreislauf-Erkrankungen, der PRISCUS-Liste betreffend die Behandlung älterer Patienten, der neuesten Ernährungsrichtlinien, aber auch publizierte Meinungen einzelner Experten Berücksichtigung. Dies führte zu teilweise punktuellen Änderungen, teilweise aber auch zur kompletten Überarbeitung ganzer Kapitel. Besonderer Wert wurde auch auf die Beratungshilfen gelegt.

Für erhaltene kritische Kommentare und Verbesserungsvorschläge zu diesem Werk möchten wir uns bedanken. Sie sind natürlich auch weiterhin willkommen und werden, soweit möglich, berücksichtigt.

Tübingen, im Herbst 2017

Harald Hamacher
Martin A. Wahl

Autorenverzeichnis

Dr. Werner Aye
Brüggefeldweg 21
48461 Münster
E-Mail: werner.aye@web.de

Dr. Helga Blasius
Eifelweg 40
53424 Remagen
E-Mail: helga.blasius@web.de

Prof. Dr. Harald Hamacher
Dischingerweg 15
72070 Tübingen
E-Mail: hamacher.h@t-online.de

Marion Hamacher
Flora-Apotheke
Hauptstraße 102
71093 Weil im Schönbuch
E-Mail: marion.hamacher@gmx.de

Gunhild Herberich
Auf der Rübekuhle 23a–c
21335 Lüneburg
E-Mail: gunhild.herberich@gmx.net

Dr. Katrin Lorenz
Universitätsklinikum der TU Dresden
Zentrum für Zahn-, Mund- und Kieferheilkunde
Poliklinik für Parodontologie
Fetscherstraße 74
01307 Dresden
E-Mail: katrin.lorenz@tu-dresden.de

Dr. Rüdiger von Schmidt
Am Wahlsberg 7
21360 Vögelsen
E-Mail: r.v.schmidt@arcor.de

Prof. Dr. Martin A. Wahl
Pharmazeutische Technologie
Eberhard-Karls-Universität Tübingen
Auf der Morgenstelle 8
D-72076 Tübingen
E-Mail: Martin.Wahl@uni-tuebingen.de

Dr. Barbara Wahl
Eduard-Spranger-Straße 84
72076 Tübingen
E-Mail: Wahl.Barbara@web.de

Christiane Weber
Peter-Rosegger-Straße 194
72762 Reutlingen
E-Mail: chr_weber@hotmail.com

Inhaltsverzeichnis

Vorworte I
Autorenverzeichnis I
Abkürzungsverzeichnis I

0 Einführung

H. Hamacher

0.1	Definition der Selbstmedikation	1	0.4.1.2	Hinterfragen des Arzneimittelwunsches bzw. der Eigendiagnose	19
0.2	Stellenwert und Grenzen der Selbstmedikation	3	0.4.2	Grenzen der Selbstmedikation ...	24
			0.4.3	Kriterien bei der Arzneimittelauswahl	24
0.3	Bewertungsgrundsätze für Arzneimittel	7	0.4.4	Wichtige Informationen bei der Abgabe	25
0.3.1	Phytopharmaka	10	0.4.5	Unterstützende Maßnahmen und Informationen	26
0.3.2	Kombinationstherapie	11			
0.3.3	Plazebo-Effekt	13	0.4.6	Allgemeine Gesundheitsrisiken	26a
			0.4.7	Berücksichtigung besonderer Lebenssituationen in der Pharmakotherapie	28
0.4	Allgemeine Aspekte der Patientenberatung	17			
0.4.1	Patient mit Eigendiagnose oder Arzneimittelwunsch	17	0.4.7.1	Schwangerschaft	28
			0.4.7.2	Stillzeit	29
0.4.1.1	Gesprächspartner	17	0.4.7.3	Alter	31

1 Nervensystem

H. Hamacher

1.1	Schmerz, Entzündung, Fieber	1	1.1.4	Medikamentöse Maßnahmen	11
1.1.1	Schmerz	2			
1.1.1.1	Ablauf der Schmerzreaktion und Schmerzstoffe	2	1.1.4.1	Salicylsäure und Salicylsäurederivate	13
1.1.1.2	Schmerztypen	4	1.1.4.2	Arylalkansäuren	20a
1.1.1.3	Häufige Schmerzzustände	6	1.1.4.3	Anilinderivate	29
1.1.2	Entzündung	9	1.1.4.4	Pyrazolinderivate	32b
1.1.3	Fieber	9	1.1.4.5	Fixkombinationen	35

Inhaltsverzeichnis

1.1.4.6	Nierenschäden durch Prostaglandinsynthese-Hemmer	36a
1.1.4.7	Kardiovaskuläres Risiko der Cyclooxygenasehemmer	37
1.1.4.8	Schwangerschaftsrisiko der Cyclooxygenasehemmer	38
1.1.5	Patientengespräch	38
1.1.5.1	Schmerzursache	38
1.1.5.2	Auswahl des Schmerzmittels	38a
1.1.5.3	Migränebehandlung	38b
1.1.5.4	Behandlung des Spannungskopfschmerzes	45
1.1.5.5	Behandlung des Dysmenorrhö	46
1.1.5.6	Behandlung des Kopfschmerzes bei Medikamentenübergebrauch	47
1.1.5.7	Topische Schmerzbehandlung	47
1.2	**Schlaflosigkeit, Angst**	**51**
1.2.1	Anatomische und pathophysiologische Grundlagen	51
1.2.1.1	Schlaf	51
1.2.1.2	Angst	54a
1.2.2	Medikamentöse Maßnahmen	54b
1.2.2.1	Chemisch definierte Wirkstoffe	55
1.2.2.2	Pflanzliche Beruhigungs- und Schlafmittel	59
1.2.2.3	Kombinationspräparate	66
1.2.3	Patientengespräch	67
1.2.3.1	Ursachen von Schlafstörungen	67
1.2.3.2	Nicht medikamentöse Schlafhilfen	68
1.2.3.3	Prioritäten bei der Behandlung von Schlafstörungen	68a
1.2.3.4	Schlafmittelsucht	68a
1.2.3.5	Angststörungen	68b
1.3	**Müdigkeit, Antriebsschwäche**	**69**
1.3.1	Medikamentöse Maßnahmen	69
1.4	**Depressionen**	**77**
1.4.1	Krankheitsbild	77
1.4.2	Medikamentöse Maßnahmen	77
1.5	**Übelkeit, Erbrechen**	**83**
1.5.1	Physiologische und pathophysiologische Grundlagen	83
1.5.1.1	Kinetose	83
1.5.1.2	Vomitus	84
1.5.1.3	Brechvorgang	85
1.5.2	Medikamentöse Maßnahmen	86
1.5.2.1	Monopräparate	86
1.5.2.2	Kombinationspräparate	87
1.5.3	Patientengespräch	87

2 Verdauungstrakt

H. Hamacher, M. Wahl

2.1	**Erkrankungen der Lippen und der Mundhöhle**	**1**
2.1.1	Anatomie und Physiologie des Mund- und Rachenbereichs	1
2.1.1.1	Mundhöhle	1
2.1.1.2	Speicheldrüsen	2
2.1.1.3	Rachen	2
2.1.2	Krankheitsbilder	2
2.1.2.1	Herpes labialis	2
2.1.2.2	Schrunden oder Rhagaden	3
2.1.2.3	Entzündliche Veränderungen der Schleimhäute im Bereich der Mundhöhle	3
2.1.2.4	Aphthen	4
2.1.2.5	Mundsoor	4
2.1.2.6	Mundgeruch	4
2.1.2.7	Entzündungen in Hals oder Rachen	5
2.1.3	Medikamentöse Maßnahmen	6
2.1.3.1	Antiphlogistika	6
2.1.3.2	Adstringentien	8
2.1.3.3	Antiseptika	9
2.1.3.4	Lokalantibiotika	12
2.1.3.5	Antimykotika	14
2.1.3.6	Virustatika	15
2.1.3.7	Lokalanästhetika	16b
2.1.3.8	Weitere Substanzen	20
2.1.4	Patientengespräch	21
2.1.4.1	Auswahl des Arzneimittels	24
2.2	**Erkrankungen der Speiseröhre und des Magens**	**27**
2.2.1	Anatomie und Physiologie	27
2.2.1.1	Speiseröhre	27
2.2.1.2	Magen	27
2.2.2	Krankheitsbilder	29

2.2.2.1	Refluxerkrankungen der Speiseröhre	29	2.4.2	Medikamentöse Maßnahmen	104b
2.2.2.2	Motilitätsstörungen	30b	2.4.3	Patientengespräch	104b
2.2.2.3	Reizmagen	30b			
2.2.2.4	Magenschleimhautentzündung	30b	**2.5**	**Appetitlosigkeit, dyspeptische Beschwerden**	**105**
2.2.2.5	Ulkuskrankheit	30b	2.5.1	Krankheitsbild und pathophysiologische Grundlagen	105
2.2.3	Medikamentöse Behandlung	31	2.5.2	Medikamentöse Maßnahmen	106
2.2.3.1	Protonenpumpeninhibitoren	31	2.5.2.1	Bitterstoff-Drogen (Amara)	107
2.2.3.2	H$_2$-Blocker	35	2.5.2.2	Enzymsubstitution	115
2.2.3.3	Antazida	36			
2.2.3.4	Alginsäurehaltige Präparate	45	**2.6**	**Wurmerkrankungen**	**119**
2.2.3.5	Spasmolytika	46	2.6.1	Infektionen mit Cestoden	119
2.3.3.6	Antiphlogistika	47	2.6.1.1	Cestodenmittel	127
2.2.3.7	Adstringentien	47	2.6.2	Infektionen mit Nematoden	131
2.2.3.8	Carminativa	47	2.6.2.1	Nematodenmittel	133
2.2.4	Patientengespräch	47	2.6.3	Infektionen mit Trematoden	135
2.2.5	Auswahl des Arzneimittels	51	2.6.3.1	Trematodenmittel	138
			2.6.4	Patientengespräch	138
2.3	**Erkrankungen des Darms und der Bauchspeicheldrüse**	**53**			
			2.7	**Lebererkrankungen**	**141**
2.3.1	Anatomie und Physiologie	53	2.7.1	Anatomie der Leber und Gallenblase	141
2.3.1.1	Dünndarm	53			
2.3.1.2	Dickdarm	54	2.7.2	Lebererkrankungen	142
2.3.1.3	Bauchspeicheldrüse	54	2.7.2.1	Hepatotoxische Substanzen	142
2.3.1.4	Abbau und Resorption der Nahrungsbestandteile	56	2.7.2.2	Leberschäden durch chronischen Alkoholabusus	142
2.3.2	Durchfallerkrankungen	56	2.7.2.3	Lebererkrankungen durch Arzneimittel	143
2.3.2.1	Krankheitsbilder und pathophysiologische Grundlagen	56	2.7.3	Lebertherapeutika	144
2.3.2.2	Diätetische Maßnahmen	64	2.7.3.1	Lactulose	144
2.3.2.3	Medikamentöse Maßnahmen	64a	2.7.3.2	Phospholipide	144
2.3.2.4	Patientengespräch	75	2.7.3.3	Vitamine	145
2.3.2.5	Reiseapotheke	78	2.7.3.4	Mariendistelfrüchte	145
2.3.3	Obstipation	78b			
2.3.3.1	Krankheitsbild	78b	**2.8**	**Gallenerkrankungen**	**149**
2.3.3.2	Medikamentöse Maßnahmen	80	2.8.1	Krankheitsbilder	149
2.3.3.3	Patientengespräch	95	2.8.2	Medikamentöse Maßnahmen	150
2.3.3.4	Verstopfung bei Kindern	99	2.8.2.1	Auflösung von Gallensteinen	150
2.3.4	Blähungen	102	2.8.2.2	Spasmolytika	151
2.3.4.1	Krankheitsbild	102	2.8.2.3	Choleretika	153
2.3.4.2	Medikamentöse Maßnahmen	102			
2.4	**Reizdarmsyndrom**	**104a**			
2.4.1	Krankheitsbild und pathophysiologische Grundlagen	104a			

3 Alimentäre Substitution und Übergewicht

M. Wahl

3.1	Vitamine	1
3.1.1	Vitaminbedarf	1
3.1.2	Vitaminsubstitution und -therapie	2
3.1.2.1	Vitamine der B-Gruppe	2
3.1.2.2	Vitamin C	27
3.1.2.3	Vitamin A und Beta-Carotin	30
3.1.2.4	Vitamin D	34
3.1.2.5	Vitamin E, Tocopherole und Tocopherolester	40
3.1.2.6	„Pseudovitamine", vitaminähnliche Substanzen	44
3.1.2.7	Multivitaminpräparate	46a
3.1.3	Patientengespräch	46c
3.2	**Mineralstoffe**	47
3.2.1	Mengenelemente	48
3.2.1.1	Natrium	48
3.2.1.2	Kalium	49
3.2.1.3	Magnesium	52
3.2.1.4	Calcium	56
3.2.1.5	Phosphat	60
3.2.2	Spurenelemente	61
3.2.2.1	Molybdän	62
3.2.2.2	Mangan	62
3.2.2.3	Eisen	63
3.2.2.4	Cobalt	66
3.2.2.5	Kupfer	68
3.2.2.6	Zink	68
3.2.2.7	Selen	71
3.2.2.8	Fluorid	73
3.2.2.9	Iod	75
3.2.3	Heilwässer	79
3.2.4	Patientengespräch	80a
3.3	**Übergewicht**	81
3.3.1	Übergewicht als Risikofaktor	82
3.3.2	Nicht medikamentöse Maßnahmen bei Übergewicht	82
3.3.2.1	Reduktionsdiät	83
3.3.3	Medikamentöse Maßnahmen bei Übergewicht	84
3.3.3.1	Phenylpropanolamin	84
3.3.3.2	Orlistat	84
3.3.3.3	Tang-haltige Präparate zur Gewichtsreduktion	86
3.3.3.4	Ballaststoffe	86
3.3.3.5	Mate	87
3.3.4	Patientengespräch	87

4 Herz und Kreislauf

H. Blasius

4.1	Herzinsuffizienz, Durchblutungsstörungen des Herzmuskels	1
4.1.1	Anatomie und Physiologie der Herzens	1
4.1.1.1	Anatomie des Herzens	1
4.1.1.2	Phasen der Herzaktion	3
4.1.1.3	Anpassung der Herzaktion	4
4.1.1.4	Erregungsbildungs- und Erregungsleitungssystem des Herzens	5
4.1.1.5	Koronardurchblutung	6
4.1.2	Krankheitsbild und pathophysiologische Grundlagen	7
4.1.2.1	Einteilung nach Ausprägung	7
4.1.2.2	Ursachen der Herzinsuffizienz	8
4.1.2.3	Kompensationsmechanismen bei Herzinsuffizienz	9
4.1.2.4	Klinisches Bild der Herzinsuffizienz	10
4.1.2.5	Klassifikation der Herzinsuffizienz	11
4.1.3	Medikamentöse Maßnahmen	12
4.1.3.1	Magnesium	12
4.1.3.2	Weißdorn	14
4.1.3.3	Herzglykosid-haltige Drogen	18
4.1.3.4	Kombinationspräparate	21
4.1.4	Patientengespräch	21
4.1.4.1	Nicht medikamentöse Therapie	21
4.1.4.2	Medikamentöse Maßnahmen	23

4.2	**Arterielle Hypotonie**	25	4.3.1.1	Definition und Klassifizierung der Hypertonie ... 40
4.2.1	Anatomie und Physiologie des Kreislaufs ... 25		4.3.1.2	Blutdruck-Grenzwerte im Kontext des kardiovaskulären Gesamtrisikos ... 42
4.2.1.1	Lungen- und Körperkreislauf ... 25		4.3.2	Blutdruckmessung, Besonderheiten beim Hypertoniker ... 42
4.2.1.2	Aufbau und Funktionsweise des Gefäßsystems ... 26		4.3.3	Bluthochdruck bei Kindern ... 45
4.2.1.3	Blutfluss und Strömungsgeschwindigkeit ... 28		4.3.4	Medikamentöse Maßnamen ... 46
4.2.1.4	Druckverhältnisse im Kreislaufsystem ... 28		4.3.5	Patientengespräch ... 46b
4.2.1.5	Regulation des Blutdrucks und des Kreislaufs ... 29		**4.4**	**Arteriosklerose und koronare Herzkrankheit** ... 47
4.2.1.6	Arterieller Blutdruck als Kreislaufparameter ... 30		4.4.1	Funktion und Zusammensetzung der Nahrungsfette ... 47
4.2.2	Blutdruckmessung ... 30		4.4.1.1	Klassifizierung der Lipide ... 47
4.2.2.1	Auskultatorisches Verfahren ... 30		4.4.1.2	Klassifizierung der Fettsäuren ... 47
4.2.2.2	Oszillometrisches Verfahren ... 30		4.4.1.3	Cis- und trans-Fettsäuren ... 48
4.2.2.3	Auswahl eines geeigneten Gerätes ... 31		4.4.1.4	Essentielle Fettsäuren, Omega-3- und Omega-6-Fettsäuren ... 48
4.2.2.4	Oberarm oder Handgelenk? ... 31		4.4.2	Struktur und Funktion der Lipoproteine und der Apolipoproteine ... 50
4.2.2.5	Was ist beim Messen zu beachten? ... 31			
4.2.3	Krankheitsbild und pathophysiologische Grundlagen ... 33		4.4.3	Stoffwechsel der Lipide und Lipoproteine ... 52
4.2.3.1	Definition der arteriellen Hypotonie ... 33		4.4.4	Störungen des Lipoproteinstoffwechsels ... 54
4.2.3.2	Klinische Ausprägung verschiedener Hypotonieformen ... 33		4.4.5	Pathophysiologie der Arteriosklerose ... 55
4.2.4	Medikamentöse Behandlung der konstitutionellen Hypotonie ... 34		4.4.5.1	Oxidationstheorie ... 55
			4.4.5.2	Infektions-Theorie ... 56
			4.4.5.3	Mainzer Konzept ... 56
4.2.4.1	Venentonisierung und Verbesserung des venösen Rückstroms ... 34		4.4.6	Koronare Herzkrankheit ... 57
			4.4.6.1	Erscheinungsformen einer KHK ... 57
4.2.4.2	Erhöhung des peripheren Widerstandes mit Sympathomimetika ... 35		4.4.6.2	Weitere Risikofaktoren für die Entstehung einer KHK ... 58
			4.4.6.3	Prognose und Risikostratifizierung bei KHK ... 60
4.2.4.3	Erhöhung des zirkulierenden Plasmavolumens ... 36		4.4.6.4	Allgemeines Risikofaktoren-Management und Prävention der KHK ... 62
4.2.4.4	Phytotherapeutika ... 36			
4.2.5	Patientengespräch ... 36		4.4.7	Erhebung des Lipidstatus ... 63
4.2.5.1	Nicht medikamentöse Maßnahmen ... 36		4.4.8	Zielgrößen für die Einstellung der Blutlipidspiegel ... 63
4.2.5.2	Medikamentöse Maßnahmen ... 37		4.4.9	Nicht medikamentöse Maßnahmen bei Fettstoffwechselstörungen, Diät ... 65
4.3	**Hypertonie** ... 39			
4.3.1	Krankheitsbild und pathophysiologische Grundlagen ... 39		4.4.10	Medikamentöse Therapie von Fettstoffwechselstörungen ... 65

4.4.10.1	Chemisch definierte Substanzen	66		4.5.8.1	Moxaverin	94 b
4.4.10.2	Fischöle – mehrfach ungesättigte Fettsäuren	67		4.5.8.2	Ginkgo biloba	94 b
				4.5.9	Patientengespräch	94 f
4.4.10.3	Wirkstoffe pflanzlichen Ursprungs	70		4.5.9.1	Periphere arterielle Verschlusskrankheit	94 f
4.4.11	Patientengespräch	75		4.5.9.2	Zerebrale Durchblutungsstörungen	94 h
4.5	Periphere arterielle Durchblutungsstörungen	79		4.6	Venenleiden	95
4.5.1	Großer und kleiner Körperkreislauf	79		4.6.1	Funktion des venösen Gefäßsystems	95
4.5.2	Lymphsystem	81		4.6.2	Lymphe und Lymphgefäßsystem	97
4.5.3	Einteilung der Durchblutungsstörungen nach Lokalisation und Pathogenese	81		4.6.2.1	Lymphatische Organe	98
				4.6.2.2	Erkrankungen des Lymphgefäßsystems (Ödem, Lymphödem)	98
4.5.4	Periphere arterielle Durchblutungsstörungen	82				
4.5.4.1	Pathogenese der pAVK	83		4.6.3	Krankheitsbild und pathophysiologische Grundlagen von Venenleiden	99
4.5.4.2	Klinisches Bild der pAVK	83				
4.5.4.3	Stadieneinteilung nach Fontaine	84		4.6.3.1	Entstehung und Lokalisation primärer Varikosen	99
4.5.4.4	Akuter Gefäßverschluss	84				
4.5.4.5	Asymptomatische pAVK	85		4.6.3.2	Chronisch venöse Insuffizienz – CVI	100
4.5.4.6	Epidemiologie der pAVK	85				
4.5.4.7	Diagnose der pAVK	86		4.6.3.3	Komplikationen des Krampfaderleidens: Varizenruptur, Thrombophlebitis, Thrombose	101
4.5.4.8	Behandlung der pAVK	86				
4.5.5	Zerebrale Durchblutungsstörungen	88				
4.5.5.1	Definition und Pathogenese des Schlaganfalls	88		4.6.4	Ursachen und Risikofaktoren für chronische Venenleiden	101
4.5.5.2	Epidemiologie des Schlaganfalls	90		4.6.5	Nicht medikamentöse Therapie der CVI	103
4.5.5.3	Behandlung des Schlaganfalls	90		4.6.5.1	Sklerosierungstherapie, endoluminale Verfahren und transkutane Lasertherapie, operative Verfahren	103
4.5.6	Risikofaktoren und Primärprävention arterieller Durchblutungsstörungen	92				
4.5.6.1	Arterielle Hypertonie	92		4.6.5.2	Kompressionsbehandlung	104
4.5.6.2	Rauchen	92		4.6.5.3	Manuelle Lymphdrainage	107
4.5.6.3	Hypercholesterinämie	93		4.6.5.4	Weitere Allgemeinmaßnahmen bei chronischer Veneninsuffizienz	107
4.5.6.4	Diabetes mellitus	93				
4.5.6.5	Übergewicht	93				
4.5.6.6	Bewegungsmangel	93		4.6.6	Medikamentöse Therapie mit oralen Venenmitteln	107
4.5.6.7	Andere Risikofaktoren	93				
4.5.7	Rezidivabschätzung beim Schlaganfall und Sekudärprävention	94		4.6.6.1	Rosskastaniensamen/Aescin	108
				4.6.6.2	Mäusedornwurzelstock	112
				4.6.6.3	Steinkleekraut	112
4.5.8	Medikamentöse Therapie arterieller Durchblutungsstörungen	94 b		4.6.6.4	Flavonoide und Flavonoid-Glykoside	113
				4.6.6.5	Kombinationspräparate	116

4.6.7	Topische Antivarikosa	117	4.7.2.4	Ursachen von Hämorrhoiden	126
4.6.8	Patientengespräch	119	4.7.3	Medikamentöse Maßnahmen	127
			4.7.3.1	Systemische Therapie	127
4.7	**Hämorrhoiden**	**123**	4.7.3.2	Lokaltherapie bei Hämorrhoiden	127
4.7.1	Anatomischer Aufbau des Enddarms	123	4.7.3.3	Kombinationspräparate und Präparateauswahl	131
4.7.2	Krankheitsbild und pathophysiologische Grundlagen	124	4.7.4	Patientengespräch	132
4.7.2.1	Lage und Ausprägung der Hämorrhoiden	124	4.7.4.1	Nicht medikamentöse Maßnahmen	133
4.7.2.2	Symptomatik des Hämorrhoidalleidens	125	4.7.5	Technische Behandlungsmöglichkeiten und Operation	134
4.7.2.3	Methoden zur diagnostischen Abklärung	126			

5 Harnwege

B. und M. Wahl

5.1	**Anatomie und Physiologie der Niere**	**1**	5.2.10	Störungen von Tonus und Peristaltik der Harnleiter	11
5.1.1	Nephron	1	5.2.10.1	Kompletter oder partieller Harnleiterverschluss	11
5.1.2	Nierenfunktion	2	5.2.10.2	Vesikourethraler Reflux	11
5.1.2.1	Glomeruläre Filtration	2	5.2.11	Urolithiasis	11
5.1.2.2	Tubuläre Transportmechanismen	3	5.2.12	Reizblase und Harninkontinenz	12
5.1.2.3	Harnkonzentrierung	5			
5.1.2.4	Regulation der Nierenfunktion	5	**5.3**	**Maßnahmen bei Erkrankungen von Niere und ableitenden Harnwegen**	**13**
5.1.3	Blase und ableitende Harnwege	6	5.3.1	Medikamentöse Maßnahmen bei Harnwegsinfektionen	13
5.1.3.1	Harnleiter	6	5.3.1.1	Antiseptika	14
5.1.3.2	Harnblase	7	5.3.1.2	Pflanzliche Harnantiinfektiva	15
5.1.3.3	Harnröhre	8	5.3.1.3	Diuretika	20
5.2	**Krankheitsbilder der Niere und ableitenden Harnwege**	**9**	5.3.2	Medikamentöse Maßnahmen bei Reizblase und Harninkontinenz	30
5.2.1	Störungen der glomerulären Filtration	9	5.3.2.1	Chemische Spasmolytika	31
5.2.2	Glomerulonephritiden	9	5.3.2.2	Phytopharmaka	32
5.2.2.1	Nephrotisches Syndrom	9	5.3.2.3	Sonstige Behandlungsmethoden	35
5.2.3	Pyelonephritis	9			
5.2.4	Interstitielle Nephritiden	9	5.3.3	Medikamentöse Maßnahmen gegen Nierensteine	35
5.2.5	Akutes Nierenversagen	10			
5.2.6	Chronische Niereninsuffizienz und Urämie	10	5.3.4	Patientengespräch Niere und ableitende Harnwege	37
5.2.7	Nierensteine	10			
5.2.8	Infektionen der Blase	10			
5.2.9	Störungen der Blasenentleerung	11			

6 Genitaltrakt

M. Wahl

6.1	Männlicher Genitaltrakt	1
6.1.1	Anatomie und Physiologie der Prostata	1
6.1.2	Prostataerkrankungen	1
6.1.2.1	Prostatakongestion	1
6.1.2.2	Prostatitis	1
6.1.2.3	Prostatahyperplasie	1
6.1.2.4	Prostatakarzinom	2
6.1.3	Medikamentöse Maßnahmen gegen Prostataerkrankungen	2
6.1.4	Patientengespräch Prostatahyperplasie	8
6.2	**Weiblicher Genitaltrakt**	13
6.2.1	Anatomie und Physiologie	13
6.2.2	Zyklusstörungen, Zyklusbeschwerden und Klimakterium	14
6.2.2.1	Zyklusstörungen	14
6.2.2.2	Zyklusbeschwerden	15
6.2.2.3	Klimakterium	17
6.2.3	Vaginalerkrankungen	21
6.2.3.1	Krankheitsbilder bei Vaginalerkrankungen	21
6.2.3.2	Medikamentöse Maßnahmen bei Vaginalerkrankungen	25
6.2.3.3	Patientengespräch	27
6.3	**Sexualstörungen**	31
6.3.1	Krankheitsbild Sexualstörungen	31
6.3.2	Medikamentöse Maßnahmen bei Sexualstörungen	32
6.3.3	Therapie der Erektilen Dysfunktion außerhalb der Selbstmedikation	33
6.4	**Kontrazeption**	37
6.4.1	Allgemeines	37
6.4.1.1	Pearl-Index	37
6.4.1.2	Angriffspunkte der verschiedenen Kontrazeptiva	37
6.4.2	„Natürliche" Methoden der Geburtenregelung	38
6.4.2.1	Unfruchtbare Tage im Zyklus der Frau	39
6.4.2.2	Temperatur-Methode	39
6.4.2.3	Symptothermale Methode	40
6.4.2.4	Billings-Methode	41
6.4.2.5	Kalender-Methoden	41
6.4.3	Mechanische kontrazeptive Methoden	42
6.4.3.1	Kondom	42
6.4.3.2	Scheiden-Diaphragma	44
6.4.3.3	Lea® Contraceptivum	44
6.4.3.4	Portiokappe	45
6.4.3.5	Intrauterinpessare	45
6.4.4	Chemische kontrazeptive Methoden	46
6.4.5	Hormonelle Kontrazeptiva	46
6.4.5.1	Orale Ovulationshemmer	46
6.4.5.2	Hormonbeladene Intrauterinpessare	48
6.4.5.3	Hormonimplantate	48
6.4.5.4	Hormonring zur Empfängnisverhütung	49
6.4.5.5	Hormonpflaster	49
6.4.5.6	Postkoitale Kontrazeption – „Pille danach"	49
6.4.6	Kontrazeptive Möglichkeiten des Mannes	51
6.4.7	Sterilisation bei Mann und Frau	51

7 Atemwege

C. Weber

7.1	Erkrankungen der Nase und der Nasennebenhöhlen	1
7.1.1	Anatomie und Physiologie	1
7.1.2	Krankheitsbilder	3
7.1.2.1	Akute Rhinitis	3
7.1.2.2	Rhinitis aus pädiatrischer Sicht	6
7.1.2.3	Akute und chronische Sinusitis	7
7.1.2.4	Nicht virusbedingte Rhinitiden	7

7.1.2.5	Nasenbluten	11	7.2.2.5	Krupp (Croup) und Pseudokrupp	38
7.1.3	Medikamentöse Maßnahmen	11	7.2.2.6	Pertussis	38
7.1.3.1	Vasokonstriktoren	13	7.2.2.7	Asthma bronchiale	39
7.1.3.2	Ätherische Öle und deren Inhaltsstoffe	19	7.2.3	Medikamentöse Maßnahmen	39
7.1.3.3	Antiallergika	20	7.2.3.1	Antitussiva	41
7.1.3.4	Dexpanthenol	26	7.2.3.2	Expektorantien	48
7.1.3.5	Sekretolytika	26	7.2.3.3	Antiasthmatika/Bronchospasmolytika	67
7.1.3.6	Vitamine	28	7.2.4	Patientengespräch	70
7.1.3.7	Hämostyptika	28	**7.3**	**Grippaler Infekt**	73
7.1.4	Physikalische Maßnahmen	29	7.3.1	Krankheitsbild	73
7.1.5	Patientengespräch	30a	7.3.2	Medikamentöse Maßnahmen	74
7.2	**Erkrankungen von Bronchien und Lunge**	31	7.3.2.1	Monopräparate	75
7.2.1	Anatomie und Physiologie	31	7.3.2.2	Kombinationspräparate	75
7.2.1.1	Struktur des Sekretfilms	32	7.3.2.3	Bewertung von fixen Kombinationen zur Behandlung des grippalen Infektes	76
7.2.1.2	Atemrhythmus und Regelmechanismus	33	7.3.2.4	Immunstimulantien bei grippalem Infekt	77
7.2.2	Krankheitsbilder	33	7.3.3	Patientengespräch	81
7.2.2.1	Husten	33	7.3.4	Mindmap zu Empfehlungen bei grippeartigen Symptomen	82
7.2.2.2	Akute Bronchitis	36
7.2.2.3	Chronische Bronchitis	36
7.2.2.4	Bronchiolitis	38

8 Bewegungsapparat

C. Weber

8.1	**Anatomie und Physiologie**	1	8.3.2	Lokaltherapeutika	23
			8.3.2.1	Lokalanästhetika	24
8.2	**Krankheitsbilder**	3	8.3.2.2	Hyperämisierende Mittel	25
8.2.1	Skeletterkrankungen	3	8.3.2.3	Topische Antiphlogistika-Analgetika	30
8.2.2	Erkrankungen der Muskeln und anderer Weichteile	4	**8.4**	**Balneotherapie**	43
			8.4.1	Balneotherapie am Kurort	43
8.3	**Medikamentöse Maßnahmen**	7	8.4.2	Balneotherapie zu Hause	44
8.3.1	Interne Antineuralgika und Antineuritika	7	**8.5**	**Physikalische Maßnahmen**	47
8.3.1.1	Analgetika-Antiphlogistika	8			
8.3.1.2	Muskelrelaxantien	9	**8.6**	**Patientengespräch**	49
8.3.1.3	Vitamine	10			
8.3.1.4	Nucleoside/Nucleotide	14	**8.7**	**Mindmap zur Beratung bei Beschwerden des Bewegungsapparats**	51
8.3.1.5	Proteolytische Enzyme	16
8.3.1.6	Organpräparate	17
8.3.1.7	Pflanzliche Antirheumatika	18
8.3.1.8	Chondroprotektiva	21

9 Haut

B. Wahl

9.1	Anatomie und Physiologie der Haut und der Hautanhangsgebilde	1
9.1.1	Aufbau	1
9.1.1.1	Epidermis	2
9.1.1.2	Korium	3
9.1.1.3	Subkutis	3
9.1.2	Anhangsgebilde der Haut	3
9.1.2.1	Haare	3
9.1.2.2	Nägel	6
9.1.2.3	Talgdrüsen	7
9.1.2.4	Schweißdrüsen	8
9.1.3	Hautflora	9
9.1.4	Säuremantel	9
9.1.5	Feuchtigkeitsgehalt	10
9.1.6	Funktionen der Haut	11
9.2	Hauterkrankungen und ihre Behandlung	13
9.2.1	Allgemeines zur Therapie von Hauterkrankungen	13
9.2.2	Antiseptika und Desinfektionsmittel	15
9.2.2.1	Alkohole	16
9.2.2.2	Phenolderivate	18
9.2.2.3	Thymol	18
9.2.2.4	Säuren	18
9.2.2.5	Schwermetallverbindungen	18
9.2.2.6	Oxidationsmittel	19
9.2.2.7	Halogenhaltige Substanzen	20
9.2.2.8	Chlorhexidin	21
9.2.2.9	Oberflächenaktive Stoffe	22
9.2.2.10	Farbstoffe	22
9.2.2.11	Hexetidin	24
9.2.2.12	Antibiotika	25
9.2.2.13	Flächen- und Instrumentendesinfektionsmittel	25
9.2.3	Bakterielle Infektionen	26
9.2.3.1	Krankheitsbilder	26
9.2.4	Virusinfektionen	27
9.2.4.1	Herpes-Viren	27
9.2.4.2	Papoviren	30
9.2.5	Pilzinfektionen – Mykosen	32
9.2.5.1	Krankheitsbilder	33
9.2.5.2	Medikamentöse Maßnahmen	35
9.2.5.3	Intern anzuwendende Antimykotika	35
9.2.5.4	Extern anzuwendende Antimykotika	36
9.2.5.5	Patientengespräch	43
9.2.5.6	Patienteninformationen speziell zu Fußpilz	44
9.2.5.7	Mindmap Fußpilz	45
9.2.5.8	Besonderheiten bei Nagelmykosen	45
9.2.5.9	Patientengespräch: Nagelmykose	46
9.2.6	Parasitäre Erkrankungen	46
9.2.6.1	Parasitosen	46
9.2.6.2	Läuse	47
9.2.6.3	Mittel gegen Läuse	47
9.2.6.4	Patientengespräch	50
9.2.6.5	Milben	51
9.2.6.6	Krätzemilben	51
9.2.6.7	Mittel gegen Skabies (Krätze)	52
9.2.6.8	Patienteninformation	53
9.2.6.9	Grasmilben	53
9.2.6.10	Behandlung von Grasmilben	53
9.2.6.11	Hausstaubmilben	53
9.2.6.12	Zecken	54a
9.2.6.13	Flöhe	54c
9.2.7	Insektenstiche	54c
9.2.7.1	Bienen- oder Wespenstiche	54c
9.2.7.2	Stiche von Bremsen oder Stechmücken	55
9.2.7.3	Repellentien	55
9.2.7.4	Maßnahmen bei Insektenstichen	57
9.2.8	Pruritus, Juckreiz	58
9.2.8.1	Krankheitsbild	58
9.2.8.2	Medikamentöse Maßnahmen	58a
9.2.8.3	Therapie mit UV-Licht	62
9.2.8.4	Patientengespräch und allgemeine Maßnahmen	62
9.2.8.5	Mindmap	63
9.2.9	Urtikaria – Nesselsucht	64
9.2.9.1	Krankheitsbild	64
9.2.9.2	Medikamentöse Maßnahmen	65
9.2.9.3	Mindmap	66
9.2.10	Ekzeme	66

9.2.10.1	Krankheitsbilder	66		9.2.15.1	Hautbräunung durch hyperpigmentierende Stoffe	106
9.2.10.2	Therapeutische Maßnahmen	68		9.2.15.2	Carotinoide	107
9.2.10.3	Maßnahmen bei Neurodermitis	70		9.2.15.3	Anwendung künstlicher Strahlenquellen	109
9.2.10.4	Mindmap	71		9.2.15.4	Patientengespräch	109
9.2.10.5	Windeldermatitis	72		9.2.16	Pigmentstörungen	109
9.2.11	Psoriasis – Schuppenflechte	72		9.2.16.1	Depigmentierungen	109
9.2.11.1	Krankheitsbild	72		9.2.16.2	Hyperpigmentierungen	110
9.2.11.2	Behandlung der Psoriasis	73		9.2.17	Enthaarungsmittel	111
9.2.11.3	Allgemeine Maßnahmen	73		9.2.17.1	Depilation	112
9.2.11.4	Systemische Therapie	74		9.2.17.2	Epilation	112 a
9.2.11.5	Topische Therapie	75		9.2.18	Haarausfall	113
9.2.11.6	Phototherapie, Photochemotherapie	77		9.2.18.1	Krankheitsbilder	113
9.2.11.7	Mindmap	79		9.2.19	Übermäßiges Schwitzen	114
9.2.12	Seborrhoe	79		9.2.19.1	Krankheitsbild	114
9.2.12.1	Krankheitsbild	79		9.2.19.2	Medikamentöse Maßnahmen	115
9.2.12.2	Medikamentöse Maßnahmen	79		9.2.19.3	Patientengespräch	118
9.2.13	Akne	81		9.2.19.4	Mindmap	118
9.2.13.1	Pathophysiologische Grundlagen	81		9.2.20	Hühneraugen	118 a
9.2.13.2	Krankheitsbilder	82		9.2.20.1	Krankheitsbild	118 a
9.2.13.3	Medikamentöse Maßnahmen	84		9.2.20.2	Entstehung von Hühneraugen	118 a
9.2.13.4	Patientengespräch	91		9.2.20.3	Behandlung	118 a
9.2.14	Sonnenschutz und Sonnenbrand	92		9.2.21	Hautpflege	118 b
9.2.14.1	Wirkung von Licht auf die Haut	92		9.2.21.1	Hautalterung	119
9.2.14.2	Krankheitsbilder	95		9.2.21.2	Hauttypen	119
9.2.14.3	Lichtschutzmittel	97		9.2.21.3	Hautreinigung	120
9.2.14.4	Patientengespräch	104		9.2.21.4	Auswahl der Pflegepräparate	122
9.2.14.5	Mindmap	105		9.2.21.5	Verträglichkeit von Kosmetika	124
9.2.14.6	Maßnahmen bei einem Sonnenbrand	106		9.2.21.6	Richtige Anwendung von Kosmetika	125
9.2.15	Künstliche Hautbräunung	106				

10 Wunden

B. Wahl

10.1	**Krankheitsbilder und Wundheilung**	1		10.2	**Wundbehandlung**	5
10.1.1	Primäre Wundheilung	1		10.2.1	Wundreinigung	5
10.1.2	Sekundäre Wundheilung	1		10.2.1.1	Ausspülen	5
10.1.3	Phasen der Wundheilung	2		10.2.1.2	Autolytisches Debridement	6
10.1.3.1	Entzündungsphase – Exsudative Phase	2		10.2.1.3	Enzymatisches Debridement	6
10.1.3.2	Proliferative Phase – Fibroplasie	2		10.2.1.4	Biochirurgisches Debridement – Madentherapie	6
10.1.3.3	Reifungsphase – Reparative Phase	3		10.2.2	Wunddesinfektion	7
10.1.4	Faktoren, die die Wundheilung beeinflussen	3		10.2.3	Wundabdeckungen	7
				10.2.3.1	Wundschnellverbände	8
				10.2.3.2	Wundnahtstreifen	8
				10.2.3.3	Sprühpflaster	8

10.2.3.4	Wundauflagen	8		10.4	**Blutstillung**	19
10.2.4	Medikamentöse Maßnahmen	10a		10.4.1	Medikamentöse Maßnahmen	19
10.2.4.1	Wundheilgele	10a		10.4.1.1	Adstringentien	19
10.2.4.2	Dexpanthenol	10a		10.4.1.2	Clauden	19
10.2.4.3	Zinkoxid	11		10.4.1.3	Gerüstbildende Substanzen	20
10.2.4.4	Pflanzliche Wundbehandlungsmittel	12		10.4.1.4	Pflanzliche Hämostyptika	20
10.2.5	Mindmap	12		10.5	**Dekubitus**	21
				10.5.1	Dekubitusprophylaxe	21
10.3	**Verbrennungen**	13		10.5.2	Therapeutische Maßnahmen	22
10.3.1	Verbrennungen 1. Grades	13		10.5.3	Mindmap	23
10.3.2	Verbrennungen 2. Grades	13				
10.3.3	Verbrennungen 3. Grades	14		10.6	**Narben**	25
10.3.4	Verbrennungen 4. Grades	14		10.6.1	Narbenbehandlung	26
10.3.5	Beurteilung der Ausdehnung der Verbrennung	14		10.6.1.1	Salben zur Narbenbehandlung	26
10.3.6	Versorgung von Brandwunden	15		10.6.1.2	Narbenpflaster/Narbenverbände	27

11 Auge

R. v. Schmidt/H. Hamacher

11.1	**Anatomie und Physiologie des Auges**	1		**11.5**	**Medikamentöse Maßnahmen**	19
11.1.1	Der Tränenapparat	3		11.5.1	Notfallmaßnahmen	20
11.1.2	Begriffserklärungen	4		11.5.2	Bindehautentzündungen	21
				11.5.3	Das trockene Auge	22
11.2	**Erkrankungen des Auges**	7		11.5.4	Allergische Augenerkrankungen	25
11.3	**Galenik ophthalmologischer Präparate**	11		11.5.5	Entzündungen der Lider	27
11.3.1	Tonizität	11		11.5.6	Vitamine	28
11.3.2	Euhydrie	11		**11.6**	**Patientengespräch**	31
11.3.3	Erhöhung der Viskosität	12				
11.3.4	Konservierung	13		**11.7**	**Präparateliste**	33
11.3.5	Anwendung von Augentropfen	14		**11.8**	**Augenarzneistoffe**	39
11.3.6	Augensalben	15				
				11.9	**Erstmaßnahmen bei Augenerkrankungen**	55
11.4	**Penetration von Wirkstoffen am Auge**	17				

12 Kontaktlinsen-Pflegesysteme

G. Herberich

12.1	Die Linsen	1	12.5	Beratung bei der Auswahl der Lösungen	11
12.2	Verträglichkeit von Kontaktlinsen	3	12.5.1	Mögliche Inkompatibilitäten bei der Anwendung von Kontaktlinsen und Pflegemitteln	11
12.3	Typen von Kontaktlinsen-Pflegepräparaten	5	12.6	Mindmap	17
12.4	Antimikrobiell wirkende Inhaltsstoffe	9			

13 Ohr

M. Hamacher

13.1	**Anatomie und Physiologie**	1	13.2.3.3	Toxische Schädigung des Innenohres	9
13.1.1	Äußeres Ohr	1	13.2.3.4	Meniere-Krankheit	9
13.1.2	Mittelohr	2	13.2.3.5	Otosklerose	9
13.1.3	Innenohr	2	13.2.3.6	Tinnitus oder Ohrgeräusche	9
13.2	**Erkrankungen des Ohres**	5	13.3	**Therapie der Ohrenerkrankungen**	11
13.2.1	Erkrankungen des äußeren Ohres	5	13.3.1	Analgetika, Antiphlogistika, Lokalanästhetika	11
13.2.1.1	Otitis externa	5	13.3.2	Antiseptika, Antibiotika	12
13.2.1.2	Hörstörungen durch Fremdkörper im Gehörgang	6	13.3.3	Osmotisch entquellend wirkende Substanzen	12
13.2.1.3	Erfrierungen der Ohrmuschel ...	6	13.3.4	Ohrenschmalzlösende Stoffe	12
13.2.1.4	Herpes Zoster oticus	6	13.3.5	Nasale Vasokonstriktion	14
13.2.1.5	Perichondritis und Erysipel der Ohrmuschel	6	13.4	**Anwendung von Ohrentropfen**	15
13.2.2	Erkrankungen des Mittelohres ...	7			
13.2.2.1	Otitis media acuta	7	13.5	**Gehörschutz**	17
13.2.2.2	Chronische Mittelohrentzündung	8	13.6	**Patientengespräch**	19
13.2.2.3	Tubenmittelohrkatarrh	8			
13.2.3	Erkrankungen des Innenohres ...	8			
13.2.3.1	Hörsturz	8			
13.2.3.2	Innenohrschädigung durch akustisches Trauma	9			

14 Raucherentwöhnung

M. Wahl

14.1	Gesundheitsschäden durch Rauchen	1
14.2	Medikamentöse Raucherentwöhnung	3
14.2.1	Probleme bei der Raucherentwöhnung	4
14.2.2	Raucherentwöhnung mit Nicotin-Ersatztherapeutika	5
14.2.2.1	Nicotinkaugummi	6
14.2.2.2	Nicotinsublingual- und -lutschtablette	8
14.2.2.3	Nicotinpflaster	8
14.2.2.4	Nicotininhalator, -spray	9
14.2.2.5	Elektrische Zigarette	10
14.3	Patientengespräch	10

15 Zahn- und Mundhygiene

K. Lorenz

15.1	Anatomie und Physiologie	1
15.2	Allgemeine Aussagen	3
15.2.1	Pathogenese von Karies und Parodontopathien	3
15.2.2	Ziele und Strategien der Mund- und Zahnpflege	4
15.2.3	Die Rolle des Speichels	4
15.3	Mechanische Zahnpflege	5
15.3.1	Zahnbürsten	5
15.3.2	Elektrische Zahnbürsten	6
15.3.3	Mundduschen	8
15.3.4	Interdentalreinigung	8
15.3.4.1	Zahnzwischenraumbürsten	8
15.3.4.2	Weitere Hilfsmittel	9
15.3.5	Plaquefärbemittel	10
15.4	Kariesprophylaxe	11
15.4.1	Kariesätiologie	11
15.4.2	Fluoride in der Kariesprophylaxe	11
15.4.3	Nano-Produkte	21
15.5	Problemkreis Dentin	23
15.5.1	Allgemeine Angaben	23
15.5.2	Abrasivität von Zahnpasten	23
15.5.3	Weißmacher-Zahnpasten	24
15.5.4	Sensible Zahnhälse	24
15.6	Parodontitisprophylaxe	27
15.6.1	Ätiologie der Gingivitis/Parodontitis	27
15.6.2	Behandlungsstrategien und Grenzen der Selbstmedikation	28
15.6.3	Chemoprophylaktika	28
15.6.3.1	Wortwahl, Werbung, Wirklichkeit	28
15.6.3.2	Wirkprinzipien und Einordnung der Chemoprophylaktika	29
15.6.4	Präparateauswahl	33
15.6.4.1	Antibakterielle Mundspüllösungen	33
15.6.4.2	Zahnpasten mit spezifischen Wirkkomponenten	34
15.6.4.3	Kombinationen und Interferenzen	36
15.6.4.4	Chlorhexidin als antikariogener Wirkstoff	37
15.7	Zuckerersatzstoffe und Kaugummis	39
15.7.1	Zuckerersatzstoffe	39
15.7.2	Kaugummis	41
15.7.3	Sonstige Produkte und Probleme	41
15.8	Altersbezogene Probleme	43
15.8.1	Verschiedene Altersgruppen	43
15.8.2	Speichelproblematik	43

15.8.3	Speichelersatzmittel	47	15.9.3	Kleinkinder vor dem Schuleintritt (2 bis 6 Jahre)	50	
15.8.4	Reinigungsmittel für herausnehmbaren Zahnersatz und kieferorthopädische Geräte	47	15.9.4	Schulkinder (6 bis 14 Jahre)	50	
			15.9.5	Generelle Aussagen zur mechanischen und chemoprophylaktischen Mundhygiene	50	
15.9	Generelle Aspekte/Patientengespräch	49	15.9.6	Erwachsene	51	
15.9.1	Fluorideinsatz bei Kindern	49	15.9.7	Ältere Menschen	51	
15.9.2	Säuglinge und Kleinkinder (0 bis 2 Jahre)	49	15.10	Mindmap	53	

16 Stoffliche Medizinprodukte

W. Aye

16.1	Rechtliche Grundlagen	1	16.2.6.1	Aluminium-Kaliumsulfat	11
			16.2.6.2	Sonstige Mineralsalze	12
16.2	Stoffliche Medizinprodukte, nach Hauptinhaltsstoffen und Indikationsgebieten	5	16.2.6.3	Isländisch Moos	12
			16.2.6.4	Macrogol (s. a. Kap. 16.2.2)	12
16.2.1	Carminativa, Antazida	5	16.2.7	Antineuralgica/Chondroprotektiva	12
16.2.1.1	Dimeticon	5			
16.2.1.2	Simeticon	5	16.2.7.1	Hyaluronsäure/Natriumhyaluronat	12
16.2.1.3	Heilerde zur innerlichen Anwendung	6	16.2.8	Balneotherapeutika	13
16.2.2	Laxantien	6	16.2.8.1	Heil-, Salz- und Meerwasser	13
16.2.2.1	Macrogol	6	16.2.8.2	Peloide	14
16.2.3	Mittel gegen Übergewicht (siehe auch Kapitel 3.3)	7	16.2.8.3	Heilerde äußerlich	14
			16.2.9	Kälte-/Vereisungsmittel	14
16.2.3.1	Chitosan	7	16.2.9.1	Dimethylether und Propangas	14
16.2.3.2	Natriumalginat	7			
16.2.3.3	Glucomannan und Konjak-Extrakt	8	16.2.9.2	n-Pentan	15
			16.2.10	Mittel gegen Kopfläuse	15
16.2.3.4	Guarmehl	9	16.2.10.1	Dimeticon (s. a. Kap. 16.2.1)	15
16.2.3.5	Indische Flohsamenschalen	9	16.2.10.2	Ylang-Ylang-Öl, Kokosöl, Anisöl	15
16.2.4	Gynaekologika	10			
16.2.4.1	Gleitmittel	10	16.2.11	Wundbehandlung	15
16.2.5	Rhinologika	10	16.2.11.1	Zinkhyaluronat	15
16.2.5.1	Isotonische Natriumchloridlösungen	10	16.2.11.2	Carbomer	16
			16.2.11.3	Verschiedene Wundheilgele	16
16.2.5.2	Hypertonische Natriumchloridlösungen	10	16.2.12	Ophthalmika und Kontaktlinsenflüssigkeiten	16
16.2.5.3	Natriumhyaluronat	11	16.2.13	Otologika	16
16.2.5.4	Sesamöl	11	16.2.13.1	Glycerol	16
16.2.6	Mund- und Rachentherapeutika/Antitussiva	11	16.2.13.2	Ölsäure-Polypeptid-Kondensat	16
			16.2.13.3	Docusat-Natrium	17

17 Nahrungsergänzungsmittel und bilanzierte Diäten

W. Aye

17.1	Rechtliche Grundlagen	1		17.2.8	Mehrfach ungesättigte Fettsäuren – MUFS	20
17.1.1	Übersicht	1		17.2.8.1	Omega-3-Fettsäuren	20
17.1.2	Nahrungsergänzungsmittel (NEM)	1		17.2.8.2	Omega-6-Fettsäuren	20
17.1.3	Bilanzierte Diäten	2		17.2.8.3	Lachsöl	21
17.1.4	Ergänzende Bilanzierte Diäten	2		17.2.8.4	Perillaöl	21
17.1.5	Abgrenzungen	4		17.2.8.5	Nachtkerzenöl	21
17.1.6	Behörden und Verbände	5		17.2.8.6	Schwarzkümmelöl	22
				17.2.8.7	Konjugierte Linolsäure – CLA	22
17.2	Hauptinhaltsbestandteile von Nahrungsergänzungsmitteln und ergänzenden bilanzierten Diäten	9		17.2.9	Phospholipide	23
				17.2.9.1	Phoshatidylcholin – Lecithin	23
				17.2.9.2	Phosphatidylserin	23
17.2.1	Vitamine	9		17.2.10	Ballaststoffe	24
17.2.1.1	Rechtliche Einstufung	9		17.2.10.1	Wasserunlösliche Ballaststoffe – Cellulose und Hemicellulose	24
17.2.2	Vitaminähnliche Substanzen – Pseudovitamine, Vitaminoide	10		17.2.10.2	Wasserlösliche Ballaststoffe	25
17.2.2.1	Ubichinon-50	10		17.2.10.3	Indische Flohsamen	25
17.2.2.2	Inositol	11		17.2.11	Weitere Pflanzen und -extrakte	25
17.2.2.3	Alpha-Liponsäure	11		17.2.11.1	Meeresalgen	25
17.2.2.4	Sonstige vitaminähnliche Substanzen	12		17.2.11.2	Apfelessig	26
17.2.3	Mineralstoffe	12		17.2.11.3	Ananas-Fruchtpulver	26
17.2.3.1	Spurenelemente	12		17.2.11.4	Papaya-Fruchtpulver	26
17.2.4	Aminosäuren, Aminosäurederivate und Proteine	13		17.2.11.5	Artischocken	27
				17.2.11.6	Guarana	27
17.2.4.1	Arginin	13		17.2.11.7	Maca	27
17.2.4.2	L-Carnitin	13		17.2.11.8	Zimt	28
17.2.4.3	Creatin	14		17.2.12	Sonstige	28
17.2.4.4	Gelatine	14		17.2.12.1	Pyruvat	28
17.2.5	Glykosaminoglykane	15		17.2.12.2	Hydroxycitronensäure	28
17.2.5.1	D-Glucosamin	15				
17.2.5.2	Chondroitinsulfat	15		17.3	Bevölkerungsgruppen mit speziellen Ernährungsanforderungen	31
17.2.5.3	Grünlippmuscheln	16				
17.2.6	Carotinoide	16		17.3.1	Senioren	31
17.2.6.1	Beta-Carotin	16		17.3.2	Schwangere und Stillende	31
17.2.6.2	Lycopin	17		17.3.3	Leistungssportler	31
17.2.6.3	Lutein	17		17.3.4	Personen mit alternativen Ernährungsformen	32
17.2.6.4	Zeaxanthin	18				
17.2.7	Polyphenole	18		Literaturverzeichnis		35
17.2.7.1	Isoflavone – Phytohormone	18				
17.2.7.2	Oligomere Proanthocyanidine – OPC	19				

Abkürzungsverzeichnis

AA	Arachidonsäure	EPA	Eicosapentaensäure
ABI	Ankle Brachial Index	ESCOP	European Scientific Cooperative on Phytotherapy
ADH	Antidiuretisches Hormon		
ALA	α-Linolensäure		
AM	Arzneimittel	F.I.P.	F.I.P.-Einheiten (Einheiten festgelegt von der Fédération Internationale Pharmaceutique)
AMG	Arzneimittelgesetz		
ANP	Atriales Natriuretisches Peptid		
ATP	Adenosintriphosphat	FAM	Fertigarzneimittel
AUC	Aerea Under the Curve	FSH	Follikel stimulierendes Hormon
AZM	Auszugsmittel		
		g	Gramm
BfArM	Bundesinstitut für Arzneimittel und Medizinprodukte	GLA	γ-Linolensäure
BfR	Bundesinstitut für Risikobewertung	HBV	Hepatitis-B-Virus
BKS	Bakterienkultursuspension	HCV	Hepatitis-C-Virus
BPH	Benigne Prostatahyperplasie	HDL	High Density Lipoproteins
BVL	Bundesamt für Verbraucherschutz und Lebensmittelsicherheit	HIV	Human Immunodeficiency Virus
		HLF	Hydrolipidfilm
		HPMC	Hydroxypropylmethylcellulose
C	Cholesterol	HV	Handverkauf
CE	Cholesterol-Ester		
CHMP	Wissenschaftlicher Ausschuss der Europäischen Arzneimittelagentur	I.E.	Internationale Einheiten
		INR	International Normalized Ratio, Prothrombinratio
C_{max}	Maximale Wirkstoffkonzentration		
COPD	Chronic Obstructive Pulmonary Disease	IPSS	Internationaler Prostatasymptomen-Score
CVI	Chronisch venöse Insuffizienz		
		kg KG	Kilogramm Körpergewicht
DER	Droge-Extrakt-Verhältnis (Ratio)	kg	Kilogramm
DGE	Deutsche Gesellschaft für Ernährung	KHK	Koronare Herzkrankheit
DGZMK	Deutsche Gesellschaft für Zahn-, Mund- und Kieferheilkunde	l	Liter
		LA	Linolsäure
DHA	Docosahexaensäure	LCAT	Lecithin-Cholesteryl-Acyltransferase
DiätV	Diätverordnung		
DMKG	Deutsche Migräne- und Kopfschmerzgesellschaft	LD	Letale Dosis
		LDL	Low Density Lipoproteins
DMSO	Dimethylsufoxid	LFGB	Lebensmittel-, Bedarfsgegenstände- und Futtermittelgesetzbuch
EMS	Eosionophile-Myalgie-Syndrom	LH	Luteinisierendes Hormon

Abkürzungsverzeichnis

LMKV	Lebensmittel-Kennzeichnungsverordnung	PDGF	Platelet Derived Growth Factor
LPL	Lipoproteinlipasen	Ph.Eur.	Pharmakopoeia Europaea, Europäisches Arzneibuch
LSF	Lichtschutzfaktor	PHMB	Polyhexamethylenbiguanid
		PMMA	Polymethylmethacrylat
m/m	Masse auf Masse	ppm	parts per million
µg	Mikrogramm	PTS	Postthrombisches System
µm	Mikrometer	PUFA	Polyunsaturated fatty acid
mg	Milligramm	PVA	Polyvinylalkohol
min	Minute		
ml	Milliliter	RDA	Radioactive Dentine Abrasion
MPG	Medizinproduktegesetz	RDS	Respiratory Distress Syndrome
Mr	Relative Molekülmasse	REA	Radioactive Enamel Abrasion
mval	Milliäquivalent	Rp	Rezeptpflichtig
NemV	Nahrungsergänzungsmittelverordnung	STIKO	Ständige Impfkommission des Robert-Koch-Instituts, Berlin
ng	Nanogramm		
NKV	Nährwert-Kenzeichnungsverordnung	Tbc	Tuberkulose
		TWF	Trinkwasserfluoridierung
NLS	Natriumlaurylsulfat		
NMF	Natural Moisturizing Factor	UAW	Unerwünschte Arzneimittelwirkungen
NSAID	Nonsteroidal anti-inflammatory drug (nicht steroidales Antiphlogistikum)		
		V/V	Volumen in Volumen
NSAR	Nicht Steroidales Antirheumatikum	VLDL	Very Low Density Lipoproteins
NYHA	New York Heart Association		
		WHO	World Health Organization
pAVK	Periphere Arterielle Verschlusskrankheit		

0 Einführung

0 Einführung

Von H. Hamacher

0.1 Definition der Selbstmedikation

Selbstmedikation ist die **Behandlung von Beschwerden durch Arzneimittel ohne Arzt**. Sie ist damit naturgemäß auf **nicht verschreibungspflichtige** und damit auf solche **Arzneimittel** beschränkt, deren bestimmungsgemäße Anwendung ein **geringes Risiko** beinhaltet. Da hiermit stark wirksame Pharmaka von vorneherein ausgeschlossen sind, richtet sich die Selbstmedikation primär gegen **leichtere Beschwerden** und **Missbefindlichkeiten,** bei welchen der ärztliche Rat entbehrlich ist. Im angloamerikanischen Raum ist für die Arzneimittel des Selbstmedikationsbereichs der Begriff der **OTC (over the counter) drugs** gebräuchlich. Durch die Beschränkung auf nicht verschreibungspflichtige Arzneimittel sind auch neue Wirkstoffe oder Therapieprinzipien von der Selbstmedikation weitgehend ausgeschlossen, selbst dann, wenn sie sich bis zum Zeitpunkt ihrer Zulassung als harmlos und frei von Nebenwirkungen erwiesen haben. Dies erscheint insofern sinnvoll, als die **Risikoeinschätzung** bei Pharmaka mit extrem seltenen, aber gefährlichen Nebenwirkungen erst nach breiter Anwendung an einer sehr großen Patientenzahl möglich ist. Dies zeigen nicht zuletzt diverse Beschränkungen oder Versagungen auch solcher Arzneimittel durch die Zulassungsbehörden, welche bereits ein strengen wissenschaftlichen Beurteilungsmaßstäben unterliegendes Zulassungsverfahren mit Erfolg durchlaufen haben.

Eine weitere Einschränkung ergibt sich aus der **Applikationsart**. So sind **Parenteralia** oder **intrauterin applizierte Arzneimittel**, da sie in der Regel nur vom Arzt appliziert werden, selbst dann kein Gegenstand der Selbstmedikation, wenn sie ausschließlich nicht verschreibungspflichtige Pharmaka enthalten.

Erfreulicherweise ist in den letzten Jahren ein deutlicher Trend zu gesundheitsvorbeugenden Maßnahmen im Sinne einer gesunden Lebensweise zu beobachten. Die **Selbstmedikation** kann als ein nützliches **Bindeglied zwischen dieser nicht medikamentösen Prophylaxe und der ärztlichen Therapie** betrachtet werden. Für die Gesundheit der Bevölkerung spielt sie, wie sich sowohl aus ihrem in Umsatzzahlen dokumentierten Marktanteil als auch aus statistischen Erhebungen über Verbrauchergewohnheiten ergibt, eine nicht zu unterschätzende Rolle. Ihre Bedeutung hat in den zurückliegenden Jahren durch die infolge des Kostendrucks erzwungene Einschränkung der Erstattungsfähigkeit noch zugenommen. Hierbei ist der **Begriff Gesundheit** im weiten Sinne der Weltgesundheitsorganisation wie folgt zu definieren:

> „Gesamtzustand des Wohlbefindens in körperlicher, geistiger und sozialer Hinsicht, der sich nicht nur im Ausbleiben von Krankheiten und Unfällen versteht."

Die selbstmedizierten Arzneimittel beinhalten sowohl relativ harmlose, freiverkäufliche, aber auch **apothekenpflichtige.** Zumindest Letztere erfordern den fachlich kompetenten Rat. Die **Beratung durch den Apotheker** bei der Selbstmedikation ist somit nicht nur eine legitime Forderung dessen Berufsstandes, sondern entspricht ebenso selbstverständlichen Erwartungshaltungen des Verbrauchers.

Beratungskompetenz setzt jedoch neben Geschick im Umgang mit dem leidenden Menschen die Fähigkeit zur pharmakologischen Bewertung des verfügbaren Arzneischatzes und der kritischen Auswahl des im konkreten Fall optimalen Mittels voraus. Das hierzu notwendige Basiswissen zu vermitteln, ist Anliegen dieses Werkes.

0.2 Stellenwert und Grenzen der Selbstmedikation

Die besondere Aufmerksamkeit, welche der Selbstmedikation in jüngerer Zeit sowohl seitens der betroffenen Fachkreise als auch in der Gesundheitspolitik entgegengebracht wird, ist unterschiedlich motiviert. Bei dem Bemühen, das ins Wanken geratene **Berufsbild des Apothekers** durch überzeugende Alternativen wieder besser in der Gesellschaft zu etablieren, ist die **beratende Funktion** in den Mittelpunkt des Interesses gerückt. Ein lohnendes, wenn auch gewiss nicht das einzige Betätigungsfeld, wird hier in der Beratung des Patienten bei der Selbstbehandlung mit Arzneimitteln gesehen. Im gesundheitspolitischen Raum bestimmen im Zusammenhang mit Maßnahmen zur **Kostendämpfung** primär wirtschaftliche Gesichtspunkte die Diskussion über Selbstmedikation. Die zeitweilig rückläufige wirtschaftliche Entwicklung in Deutschland und die hieraus resultierende Begrenzung öffentlicher Ressourcen zwang den Verbraucher, von der liebgewonnenen nahezu unbegrenzten Erstattung von Arzneimitteln durch seine Krankenkasse Abschied zu nehmen. In Anbetracht der unverändert hohen Priorität seiner Gesundheit für jeden Menschen war somit ein wachsender Stellenwert der Selbstmedikation zu erwarten. Dieser Trend ist eingetreten und hat bis 2005 angehalten. Bedenkt man, dass gemäß Arzneimittelgesetz – abgesehen von einem Verzicht auf den Wirksamkeitsnachweis für registrierte Homöopathika und traditionell zugelassene Phytopharmaka – für verschreibungspflichtige und rezeptfreie Fertigarzneimittel die gleichen Anforderungen an die Belege für Qualität, Wirksamkeit und Unbedenklichkeit gelten, so liegt die Bedeutung der Selbstmedikation für die Gesundheit der Bevölkerung und zugleich die wirtschaftliche Entlastung der Solidargemeinschaft auf der Hand. So betrug der Arzneimittelumsatz zu Endverbraucherpreisen 2006 nach Angaben des BAH in Deutschland bei den rezeptpflichtigen Arzneimitteln 9,2 Milliarden EUR und bei den rezeptfreien Arzneimitteln 5,7 Milliarden EUR. Von Letzteren entfielen 4,28 Milliarden EUR (32%) auf die Selbstmedikation. Eine Ursache für die seit 2005 zu beobachtende rückläufige Entwicklung des Selbstmedikationsmarktes dürfte die Stigmatisierung rezeptfreier Arzneimittel durch die Rücknahme deren Erstattungsfähigkeit durch die Krankenkassen sein. Hier liegt für den Apotheker eine Chance durch kompetente Beratung den Patienten von der Gleichwertigkeit rational konzipierter, aber nicht mehr erstattungsfähiger mit rezeptpflichtigen Produkten zu überzeugen.
Bemerkenswert hoch ist auch der Verbrauch an pflanzlichen Arzneimitteln. Er betrug 2003 in den deutschen Apotheken, gemessen in Endverbraucherpreisen, etwa 2,1 Milliarden EUR, von denen 1,2 Milliarden EUR auf die Selbstmedikation entfielen. Bezogen auf den gesamten Markt rezeptfreier Arzneimittel betrug der Anteil an pflanzlichen Arzneimitteln 31%. Nicht nur, aber auch wegen dieses hohen Stellenwerts wurde den Phytopharmaka in diesem Buch ein bedeutender Platz eingeräumt, wobei eine puristische wissenschaftliche Bewertung nicht angemessen erschien, Unbedenklichkeitsas-

Stellenwert und Grenzen

Tab. 0.2-1: Umsatzstärkste Indikationsbereiche in Apotheken, Drogerien und Verbrauchermärkten in Mio. Euro. Quelle: www.gbe-bund.de

Indikationsbereiche	Jahr			
	2001	2005	2006	2007
Alle Indikationen	4267	4752	4532	4505
Husten- und Erklärungsmittel	866	1114	1033	1083
Magen- und Verdauung	559	609	586	579
Schmerzmittel	476	479	462	456
Vitamine und Mineralstoffe	399	389	306	277
Haut und Schleimhäute, Wundheilmittel	335	339	386	385
Herz-, Kreislauf-, Venenmittel	338	461	466	438
Rheuma- und Muskelschmerz	330	334	312	325
Tonika und Geriatrika (inkl. Knoblauch)	260	188	151	139
Beruhigung und Schlaf	221	202	196	190
Sonstige	483	637	634	633

pekte jedoch stets gebührend berücksichtigt wurden.

Differenziert nach Indikationsbereichen ergibt sich nach einer Erhebung in Apotheken, Drogerie- und Verbrauchermärkten für die Jahre 2001–2007 in Deutschland nach Endverbraucherpreisen die in Tabelle 0.2-1 aufgeführte Prioritätenfolge.

Bemerkenswert erscheint die Entwicklung der vom Patienten genutzten Informationsquellen (s. Tab. 0.2-2). Auch wenn die Zahlen je nach Umfrage variieren, so ist ein klarer Trend hinsichtlich der Bedeutung des Internets als Informationsquelle erkennbar.

Schließt man in das **Informationsangebot der Medien** auch die fachlich selten überzeugenden, aber – leidvolle Beobachtungen aus der täglichen pharmazeutischen und ärztlichen Praxis bestätigen es – äußerst wirkungsvollen Werbespots mit ein, so kann man eine verantwortungsbewusste fachliche Beratung nicht hoch genug einschätzen. Ließe sich der Anteil kritikloser **Suggestivwerbung** an den Ursachen des Arzneimittelmissbrauchs objektiv analysieren, das Ergebnis dürfte ernüchternd sein. Ist doch verständlicherweise der Patient, bedingt durch

Tab. 0.2-2: Informatinsquellen für Patienten. Nach: Health Care Monitoring-Studie 2005

Informationsquelle	%
Arzt	71
Apotheker	49
Fernsehen	60
Zeitungen/Magazine	59
Apothekenzeitschriften	56
Med. Bücher u. Ratgeber	49
Zeitschriften der Krankenkassen	46
Internet	42

seinen Leidensdruck, sehr leicht durch verantwortungslose Werbestrategen manipulierbar. Hier die gebotene **Aufklärungsarbeit** zu leisten, ist eine nicht immer einfache, aber lohnende Aufgabe des beratenden Apothekers. Die Beratung durch den Apotheker vor Ort genießt nach wie vor eine große Akzeptanz und Bedeutung (Umfrage des IFAK Institutes 2009). Sieht man von gelegentlich durch vordergründige und engstirnige Standesinteressen geprägten Meinungsbekundungen ab, so besteht so lange Konsens über die **Beratungsfunktion des Apothekers,** als Letzterer die Grenzen seiner fachlichen

Kompetenz zu respektieren bereit ist. Hier allerdings liegt eine große Gefahr, vor der sich der beratende Apotheker hüten muss. Niemals sollte er zur Selbstmedikation, erst recht nicht zu solcher mit stärker wirksamen Pharmaka, raten, wo sorgfältige **ärztliche Diagnose** unverzichtbar ist. **Fehlberatungen** können insofern fatal sein, als mit dem falsch gewählten Arzneimittel möglicherweise durch erfolgreiche Unterdrückung von Symptomen der tatsächliche Krankheitszustand bagatellisiert und eine erfolgreiche Behandlung verzögert wird oder gar zu spät einsetzt. Ein wesentliches Anliegen aller Autoren dieses Werkes war daher, die **Grenzen der Selbstmedikation** bei den einzelnen Beschwerden und Arzneimittelgruppen aufzuzeigen. In Zweifelsfällen ist dem Apotheker stets zu raten, den **Arzt** als den hinsichtlich Diagnose kompetenteren Partner im gemeinsamen Bemühen um das Wohl des Patienten anzuerkennen.

Verantwortungsbewusstes Verhalten bei der Arzneimittelabgabe erschöpft sich nicht in der Beachtung verbindlicher **Rechtsvorschriften,** die leider häufig allzu formalistische Züge tragen, sondern besteht in einem Nachvollzug der von den zuständigen Behörden bei der Arzneimittelzulassung vorzunehmenden allgemeinen **Nutzen-Risiko-Abwägung,** bezogen auf den individuellen Fall. Eine so verstandene Beratung durch den Apotheker bedarf keiner starren formalistischen Regelung. Konkret könnte dies, würde die Rolle des fachkompetenten Apothekers im partnerschaftlichen Verhältnis zu Patient und Arzt ernst genommen, im Hinblick auf die Selbstmedikation eine größere **Entscheidungsbefugnis in Notfallsituationen** bedeuten. So wäre es vorstellbar, dass, fundiertes pharmakologisches Wissen vorausgesetzt, dem Apotheker im Nacht- oder Sonntagsdienst die Abgabe auch stärker wirkender, sonst verschreibungspflichtiger Pharmaka in kleinen Einheiten (etwa einer Tagesdosis) zur **Bekämpfung akuter Symptome** rechtlich eingeräumt würde. Dies trifft etwa für akute **Schmerzzustände,** starken **Reizhusten** oder akute **Asthmaanfälle** zu, bei denen es lediglich den Zeitraum bis zum sich obligat anschließenden Arztbesuch zu überbrücken gilt. Dies gilt auch für die „Pille danach", welche durch das in ihr enthaltene Gestagen die Einnistung (Nidation) des befruchteten Eis in die Gebärmutterschleimhaut und damit eine Schwangerschaft verhindert. Anstelle des ursprünglich angewandten „Yuzpe-Regimes" (Ethinylestradiol 0,1 mg und Levonorgestrel 0,5 mg) wird heute für diesen Zweck wegen seiner besseren Verträglichkeit und sichereren Wirksamkeit das Gestagen hoch dosiert (z.B. 1 Dosis Levonorgestrel 1,5 mg innerhalb von 72 Std. nach ungeschütztem Geschlechtsverkehr, unofem®) eingesetzt.

Die Entlassung entsprechender Präparate aus der Verschreibungspflicht wäre, nachdem sie sich in mehr als 10 europäischen Ländern längst bewährt hat, auch in Deutschland wünschenswert, da bedeutende Kontraindikationen nicht bekannt sind und andere unvertretbare Risiken wie die einer Intoxikation, Teratogenität oder Suchtpotential nicht bestehen. Neben seiner guten Verträglichkeit spricht für die Freigabe von Levonorgestrel zur Verhütung einer Schwangerschaft auch die Abhängigkeit der Wirksamkeit vom Zeitpunkt der Anwendung mit einem Wirkungsoptimum nur bei einer Ersteinnahme innerhalb von 24 h nach dem ungeschützten Geschlechtsverkehr. In diesem Falle verhindert Levonorgestrel 95 %, bei einer Einnahme 24 bis 48 h nach dem Koitus 85 % und zwischen 48 und 72 h nur noch 58 % der Schwangerschaften.

Der Apotheker übernimmt im Falle einer Freistellung entsprechender Präparate von der Verschreibungspflicht eine hohe Verantwortung, welche sich jedoch auf die fachliche Beratung ohne Moralisierung zu beschränken hat. Eine ethische Bewertung der Verhinderung einer Schwangerschaft auf diesem Wege ist nicht seine Aufgabe, vielmehr ist der betroffenen Klientin die volle Entscheidungsfreiheit zu überlassen.

0.3 Bewertungsgrundsätze für Arzneimittel

Weltweit hängt die **Zulässigkeit von Arzneimitteln** von den drei entscheidenden Kriterien **Qualität, Wirksamkeit** und **Unbedenklichkeit** ab. Dies gilt im Prinzip für alle Arzneimittel, unabhängig davon, ob sie verschreibungs- oder apothekenpflichtig sind oder nicht, bzw. einer besonderen Therapierichtung angehören oder nicht.

Wirksamkeit im Sinne des Gesetzes ist als ein übergeordneter Begriff zu verstehen, der nicht nur die im naturwissenschaftlichen Experiment messbaren Wirkungen, etwa pharmakodynamische Effekte im Tierexperiment, an Kulturen ermittelte antimikrobielle Wirkungen oder an in-vitro-Modellen ausgelöste biochemische Reaktionen beinhaltet. Wirksamkeit umfasst vielmehr alle den objektiven und subjektiven therapeutischen Erfolg verursachende Einzelphänomene einschließlich solcher, welche sich dem Experiment entziehen und nur empirisch beurteilbar sind. Aus gutem Grunde hat der Gesetzgeber vorgesehen, dass der Nachweis der Wirksamkeit auch durch „wissenschaftliches Erkenntnismaterial" erbracht werden kann. Letzteres jedoch schließt, was für die Beurteilbarkeit zahlreicher Pharmaka vor allem aus dem Bereich der Phytotherapie von existentieller Bedeutung ist, nicht nur unter aktuellen biometrischen Aspekten angelegte Studien, sondern auch objektivierbare Beobachtungen der praktischen Medizin mit ein.

Die **Unbedenklichkeit** darf nicht mit Unschädlichkeit verwechselt werden. Von nur wenigen Pharmaka lässt sich behaupten, dass sie vollkommen unschädlich sind (dosis facit venenum). Die Beurteilung der Unbedenklichkeit setzt vielmehr eine anwendungsbezogene Nutzen-Risiko-Abschätzung voraus. Als unbedenklich kann ein Arzneimittel nur dann gelten, wenn die unter bestimmungsgemäßer Anwendung zu erwartenden unerwünschten Wirkungen im Hinblick auf den therapeutischen Nutzen vertretbar erscheinen. Praktisch ausgedrückt bedeutet dies, dass bei der erfolgreichen Behandlung schwerer Krankheiten, sofern weniger schädliche Alternativmöglichkeiten nicht verfügbar sind, stärkere Nebenwirkungen in Kauf genommen werden dürfen und meist auch müssen als bei Bagatellerkrankungen.

Die Voraussetzungen Qualität, Wirksamkeit und Unbedenklichkeit gelten für alle verkehrsfähigen Arzneimittel. Eine Ausnahme hinsichtlich der besonderen Therapierichtungen, welchen das deutsche Arzneimittelgesetz homöopathische und anthroposophische Arzneimittel, inzwischen aber auch alle Phytopharmaka zugeordnet hat, wurde bei Inkrafttreten des Gesetzes lediglich den Homöopathika eingeräumt. Sie gelten auch dann als registrierungs-, nicht jedoch zulassungsfähig (!), wenn ihre Wirksamkeit nicht erwiesen ist. Im Rahmen der mühsamen Aufbereitung des bei Etablierung des Arzneimittelgesetzes bereits bestehenden Arzneimittelmarktes setzte sich die Erkenntnis durch, dass bei den weit überwiegenden handelsüblichen Fixkombinationen pflanzlicher Arzneimittel ein Wirksamkeitsnachweis, gemessen an den heutigen Ansprüchen für Kombinationspräparate, schlicht ausgeschlossen ist. Aus diesem Grunde wurde vom Gesetzgeber in einer gesundheitspolitisch zweifellos vernünftigen Entscheidung mittels einer Novelle des Arzneimittelgesetzes den traditionellen freiverkäuflichen, d.h. auch für den Verkehr außerhalb von Apotheken freigegebenen Fertigarzneimitteln, ein Wirksamkeitsnachweis erlassen. Dies gilt jedoch nur dann, wenn sie mit einem oder mehreren der folgenden – unter dem Gesichtspunkt der Erstattungsfähigkeit als Stigma zu betrachtenden – Hinweise gekennzeichnet sind: „Traditionell angewendet:

- zur Stärkung oder Kräftigung,
- zur Besserung des Befindens,
- zur Unterstützung der Organfunktion,
- zur Vorbeugung,
- als mild wirkendes Arzneimittel."

Grundsätzlich wurde in den einzelnen Kapiteln versucht, nur solche Pharmaka zu berücksichtigen, deren therapeutischer Einsatz bei den jeweiligen Beschwerden mit Augenmaß rational begründbar erscheint.

Die Autoren vertreten hierbei die Auffassung, dass streng puristische Bewertungsmaßstäbe dem Verbraucher manchmal eher schaden als nützen. Vermögen sie doch die ohnehin bereits bestehende **Verunsicherung über Arzneimittel** noch mehr zu vergrößern. Vielmehr wird hier versucht, soweit toxikologische Risiken dem nicht entgegenstehen, ein gewisses Augenmaß walten zu lassen und der **empirischen Erfahrung aufgrund bisheriger therapeutischer Verwendung** das ihr gebührende Gewicht auf der Nutzenseite einzuräumen. So erschien es sinnvoll, auch solche Pharmaka zur Selbstmedikation zu empfehlen, die bei vertretbarem Risiko aufgrund langjähriger praktischer Erfahrung ihren Platz im Arzneischatz behauptet haben, für die jedoch ein Wirksamkeitsnachweis nach strengen biometrischen Bewertungskriterien zu fehlen scheint.

Es würde dem hohen ethischen Anspruch salus aegroti lex maxima widersprechen, wollte man dem Patienten unbedenkliche Arzneimittel, deren Wirksamkeitsnachweis noch nicht gelang oder noch nicht versucht wurde, die aber seine subjektiven Beschwerden zu lindern oder zu beseitigen geeignet sind, entziehen.

In Anbetracht der oft beklagten, aber dennoch nicht unbedingt nachteiligen Vielzahl von Präparaten ähnlicher oder gar identischer Wirkstoffzusammensetzung wird vom Apotheker heute eine **vergleichende Bewertung unter Qualitäts- und Wirksamkeitsaspekten** gefordert. Dieser Anspruch ist zu begrüßen, war in der Praxis jedoch lang schwer zu realisieren, weil die **produktbezogenen Informationen seitens der Hersteller** zum Teil sehr zu wünschen übrig ließen. Nicht selten wurden wissenschaftliche Fakten durch anspruchsvolle, aber werbewirksame Indikationslyrik und in Bezug auf die Wirkungsweise abenteuerliche Hypothesen ersetzt. Zurückhaltung und größere wissenschaftliche Redlichkeit bei der Information sowohl der Laien als auch der Fachkreise war hier oft wünschenswert und wurde von den Zulassungsbehörden durch den inzwischen abgeschlossenen Prozess der Nachzulassung alter Fertigarzneimittel auch durchgesetzt.

Wichtig ist, dass der beratende Apotheker vom Arzneimittelhersteller eine fundierte wissenschaftliche Produktinformation fordert und diese im Berufsalltag durch **gezielte Empfehlung** zu honorieren weiß. Zum Beispiel dadurch, dass er bei bezüglich ihrer Deklaration vergleichbaren Präparaten diejenigen bevorzugt, welche **Qualitätsvorteile**, einschließlich biopharmazeutischer, erkennen lassen. Die praktischen Schwierigkeiten einer solchen Bewertung sollen jedoch nicht verschwiegen werden. So ist es zwar relativ leicht, den Qualitätsvorteil eines analytisch standardisierten gegenüber einem lediglich durch das Drogen-Extraktionsmittelverhältnis definierten Pflanzenauszug der Deklaration zu entnehmen. Eine Unsicherheit ergibt sich dennoch häufig dadurch, dass die standardisierten Inhaltsstoffe nicht notwendigerweise für die erwünschte Wirkung, zumindest nicht die gesamte, verantwortlich sein müssen. Dennoch wird empfohlen, Produkten mit einem höheren Standardisierungsgrad gegenüber solchen mit einem niedrigen den Vorzug zu geben.

Der **Bioverfügbarkeit** ist bei solchen Präparaten besondere Aufmerksamkeit zu schenken, deren Wirkstoffe in Wasser bzw. in den physiologischen Medien schwer löslich sind, bzw. bei denen durch galenische Manipulationen eine retardierte Wirkstofffreisetzung angestrebt wird. Bei der Bewertung der biopharmazeutischen Qualität mit Hilfe von In-vitro-Untersuchungen ist es wichtig, sich stets die Aussagekraft der Prüfmodelle zu vergegenwärtigen. So ist die **Prüfung der Wirkstofffreisetzung** aus der Darreichungsform zumindest bei schwerlöslichen Wirkstoffen und bei Retardpräparaten ein unentbehrlicher Qualitätsparameter. Die **Mindestfreisetzung pro Zeiteinheit** bei schwerlösliche Wirkstoffe enthaltenden, bzw. ein **definiertes Freisetzungsprofil** bei Präparaten mit einer gewünschten verzögerten Wirkung sind eine selbstverständliche Mindestforderung.

Bei **schwerlöslichen Wirkstoffen** ist eine ausreichende Lösungsgeschwindigkeit eine unabdingbare Voraussetzung für eine ausreichende Bioverfügbarkeit. Prognosen auf Geschwindigkeit und Ausmaß der Resorption von Wirkstoffen aus Präparaten sind jedoch aus in vitro ermittelten Freisetzungsdaten allenfalls dort möglich, wo die Auflösung des Wirkstoffs in der jeweils am Resorptionsort vorhandenen Körperflüssigkeit den für die Resorption geschwindigkeitsbestimmenden Schritt darstellt. Inwieweit dies zutrifft, ist jedoch selten bekannt. Streng genommen ist die **biopharmazeutische Qualität** eines Präparates aufgrund von In-vitro-Prüfungen nur dann garantierbar, wenn eindeutige **Korrelationsstudien mit Bioverfügbarkeitsstudien** vorliegen, d.h. die in vitro mit den in vivo ermittelten Daten etwa in Form von zeitlichen Blutspiegelverlaufskurven der betreffenden Wirkstoffe korrelieren. Dies bedeutet bei schlecht löslichen Wirkstoffen in letzter Konsequenz, dass unterschiedlich gut freisetzende Chargen eines Präparates vergleichend in vitro und in vivo geprüft werden. Ein solcher **Prüfaufwand** ist jedoch normalerweise kaum zumutbar, so dass man sich in der Regel hinsichtlich der in der Qualitätskontrolle routinemäßig durchgeführten Freisetzungsuntersuchung mit einer Validierung der Prüfmethode in dem Sinne begnügt, dass eine Unterscheidung gut und schlecht freisetzender Präparate bzw. verschiedener Chargen des gleichen Präparates gewährleistet ist. Die **Validierung der In-vitro-Prüfmethode** ist sehr wichtig, da durch die Wahl extrem guter Lösungsbedingungen, die jedoch den physiologischen Verhältnissen keineswegs entsprechen, ein ausreichendes biopharmazeutisches Verhalten vorgetäuscht werden kann. Sofern wegen der schlechten Löslichkeit eines Wirkstoffs von physiologischen Bedingungen abweichende Lösungsmedien (z.B. Zusatz von Tensiden oder extrem große Lösungsmittelvolumina) unverzichtbar sind, empfiehlt sich bei Nachahmerprodukten die **vergleichende In-vitro-Prüfung** mit anderen Präparaten bekannter Bioverfügbarkeit. Entsprechende vergleichende Freisetzungsuntersuchungen wurden nicht zuletzt durch die Prüfinstitute der Apothekerschaft in großer Zahl durchgeführt. Gravierende **Qualitätsmängel** konnten so aufgedeckt und schließlich durch gezielte galenische Verbesserungen beseitigt werden.

Als Fazit für die Praxis ergibt sich, dass vom Arzneimittelhersteller, zumindest bei schwerlöslichen Wirkstoffen und bei Retardpräparaten, **Angaben zum Freisetzungsverhalten** verlangt werden sollten. Bei extrem schlechtem Freisetzungsverhalten darf eine unzureichende Bioverfügbarkeit unterstellt werden. Der umgekehrte Schluss ist hingegen unzulässig. Letzteres zu beachten ist auch deshalb wichtig, weil gelegentlich versucht wird, sich durch die Vorlage von Ergebnissen vergleichender Freisetzungsuntersuchungen Marktvorteile zu verschaffen. **Ein besseres Freisetzungsverhalten kann, muss jedoch nicht eine bessere Bioverfügbarkeit bedeuten.** Echte Aussagen zur Bioäquivalenz verschiedener Präparate gleicher Zusammensetzung sind nur aufgrund vergleichender In-vivo-Untersuchungen möglich. Doch selbst die **Bewertung** echter, d.h. an Probanden bzw. Patienten durchgeführter Bioäquivalenzstudien setzt kritischen Sachverstand voraus. Bei manchen Vorträgen oder Publikationen gewinnt man den Eindruck, dass geringfügige, wenn auch statistisch signifikante Unterschiede von Blutspiegelkurven, aus puren Werbegründen zu biopharmazeutischen Qualitätsunterschieden hochstilisiert werden, obgleich sie kaum von therapeutischer Relevanz sein dürften. Die Zielrichtung entsprechender pseudowissenschaftlicher, eher an unlautere Werbemethoden erinnernde Informationen wird auch in Fachkreisen nicht immer durchschaut.

0.3.1 Phytopharmaka

Die sensationelle technologische Entwicklung in den letzten Jahrzehnten hat auch im medizinischen Bereich zu unbestreitbaren Erfolgen geführt. Zugleich sind jedoch auch die mit der modernen Technologie verbundenen Gefahren immer deutlicher ins Bewusstsein gerückt. In der öffentlichen Meinung hat sich eine Trendwende insofern vollzogen, als blinde Wissenschaftsgläubigkeit einer eher misstrauischen und nicht selten unbegründeten Wissenschaftskritik gewichen ist. Dies gilt spätestens seit dem Thalidomid-Unglück auch für die Pharmakotherapie. Ein Zeichen dieser Trendwende ist die nostalgische Überbetonung des „Naturcharakters" von Arzneimitteln, die durch suggestive und oft irreführende Werbung noch gefördert wird. Auch hier ist sachliche Aufklärung durch den Apotheker gefordert.

Angesichts teils schwerwiegender und in ihrem Ausmaß oft erst spät erkannter Nebenwirkungen synthetischer Wirkstoffe ist der Ruf nach „natürlichen" Arzneimitteln und die hieraus resultierende **Renaissance der Phytotherapie** nur zu verständlich.

Phytopharmaka werden in der Literatur nicht einheitlich definiert. **Hier werden darunter Arzneimittel verstanden, welche Drogen, bzw. aus Pflanzen oder Pflanzenteile hergestellte Zubereitungen wie Extrakte oder Tinkturen enthalten.** Nach der heute dominierenden Meinung gehören aus Pflanzen stammende einheitliche chemisch definierte Verbindungen auch dann, wenn sie auch heute noch durch Isolierung und nicht auf synthetischem Wege gewonnen werden, nicht zu den Phytopharmaka. Damit sind Phytopharmaka stets komplexe Gemische, die neben ihren wirksamen oder als wirksam geltenden Inhaltsstoffen auch **Begleitstoffe** enthalten. Letztere können durch Einfluss auf das pharmakokinetische Verhalten der wirksamen Inhaltsstoffe an der Wirkung mitbeteiligt sein.

Gerade in der Selbstmedikation nehmen Phytopharmaka wegen ihrer meist schwach ausgeprägten pharmakodynamischen Wirkungen und damit auch Nebenwirkungen einen wichtigen Platz ein. Wegen ihrer **komplexen Zusammensetzung** ist die **Beurteilung** sowohl ihrer **Qualität** als auch ihres **therapeutischen Wertes** hingegen außerordentlich schwierig und oft nur mit viel Pragmatismus möglich. Die historische Bedeutung pflanzlicher Arzneimittel als Ursprung der Pharmakotherapie überhaupt ist unbestritten, ebenso die Bedeutung pflanzlicher Drogen als Quelle für großtechnisch und rationell nicht oder zumindest noch nicht synthetisierbarer Wirkstoffe. Auch die entscheidende Rolle pflanzlicher Inhaltsstoffe als Modellsubstanzen für die Entwicklung moderner synthetischer Wirkstoffe ist allgemein bekannt und anerkannt. Hingegen ist der Stellenwert der Phytotherapie in der gesamten Pharmakotherapie gemäß der dominierenden Lehrmeinung der mehr theoretisch orientierten Schulmedizin weitaus geringer. Dies resultiert einerseits aus der streitbaren therapeutischen Konzeption zahlreicher, wenig rational zusammengesetzter Präparate unseres Arzneimittelmarktes, andererseits aber auch daraus, dass Phytopharmaka von der medizinischen Wissenschaft in der Vergangenheit eher stiefmütterlich behandelt worden sind und somit strengen Beurteilungsgrundsätzen entsprechende Wirksamkeitsbeweise oft fehlen.

In der Bundesrepublik Deutschland hatte der Gesetzgeber die Beurteilung der Wirksamkeit und Unbedenklichkeit der handelsüblichen Arzneimittel einschließlich der Phytopharmaka dem **Bundesgesundheitsamt** mit seinen **Aufbereitungskommissionen** übertragen. Gerade die für Phytopharmaka zuständige Kommission hat unter intensiver Beteiligung von Wissenschaftlern aus Hochschule und Industrie mit beachtenswertem Aufwand versucht, Erkenntnismaterial zur Wirksamkeit und Unbedenklichkeit zusammenzutragen und kritisch zu bewerten. Die hierzu erforderlichen umfangreichen Recherchen haben zu zahlreichen **Monographien** geführt, in denen die therapeutischen Möglichkeiten, überwiegend bezogen auf den Einsatz der betreffenden Einzeldrogen, festgelegt sind. Auch hier bedurfte es einer pragmatischen Betrachtungsweise, um die oft älteren und daher nicht nach aktuellen Anforderungen ermittelten experimentellen oder klinischen Untersuchungsergebnisse in vertretbare Rahmenvorgaben für den praktischen therapeutischen Einsatz zu transponieren. Auch mussten Drogen bei diesem Aufbereitungsprozess „auf der Strecke bleiben", weil trotz umfangreicher Recherchen, die Beweise für eine ausreichende Wirksamkeit nicht ausreichten.

Insgesamt ergibt sich aus den Aufbereitungsergebnissen ein **positives Bild** für die therapeutische Eignung der Phytopharmaka. Bedauerlicherweise lassen aber auch die vorliegenden Monographien **zwei Probleme** klar erkennen. Das erste Problem ergibt sich daraus, dass die vorgesehene **Dosierung** sich oft auf die jeweilige Drogenmenge in Form eines wässrigen Teeaufgusses bezieht. Dies entspricht jedoch in vielen Fällen nicht den Verhältnissen bei Fertigerzeugnissen, in denen meist durch Ethanol-Wassergemische erhaltene Drogenauszüge enthalten sind. Bezogen auf die Ausgangsdroge sind die für das Fertigerzeugnis vorgesehenen Dosen oft erheblich niedriger als in der betreffenden Monographie vorgegeben. Inwieweit die mit den Fertigarzneimitteln erzielbaren Wirkungen dennoch, bedingt durch ergiebigere Extraktionsverfahren, mit den in der Monographie vorgegebenen Bedingungen vergleichbar sind, ist dann oft nicht beurteilbar.

Ein zweites Problem ergibt sich daraus, dass die Aufbereitungsmonographien, von **Teegemischen** abgesehen, sich nur auf einzelne Drogen beziehen, traditionelle Handelspräparate jedoch meist komplexe Gemische darstellen.

Eine puristische Haltung hinsichtlich der Kombinierbarkeit von Einzelkomponenten in Phytopharmaka wäre nicht nur für die betroffenen Arzneimittelhersteller fatal, sie würde auch dem Verbraucher eher schaden als nützen. Diesem Umstand hat der Gesetzgeber Rechnung getragen, indem er für traditionelle Phytopharmaka einen Sonderstatus geschaffen hat, indem er ihnen unter bestimmten Voraussetzungen einen Wirksamkeitsnachweis erspart hat. Erwartet werden muss jedoch, dass die Neukonzeption auch pflanzlicher Kombinationspräparate von pharmakologisch-rationalen Überlegungen getragen werden und Art und Zahl der Kombinationspartner eine adäquate Qualitätssicherung erlauben.

0.3.2 Kombinationstherapie

Die Mehrzahl der bei Inkrafttreten des Arzneimittelgesetzes 1978 handelsüblichen Fertigarzneimittel waren Fixkombinationen, d.h. Präparate mit mehr als einem wirksamen Bestandteil. Viele dieser Fixkombinationen ließen bei kritischer Betrachtung ein überzeugendes rationales Konzept vermissen und haben folglich mit Ausnahme der traditionellen Phytopharmaka die kritische Bewertung ihrer Wirksamkeit im Rahmen der Nachzulassung nicht überstanden. Der Ruf kritischer Pharmakologen nach rationaleren Therapien war damals angesichts des teils dubiosen Arzneimittelmarktes nur allzu verständlich. Lassen sich doch oft die bestehenden Beschwerden durch eine individuelle Kombination und Dosierung mehrerer Arzneimittel sinnvoller beeinflussen.

In bestimmten Fällen ist die Zweckmäßigkeit von Fixkombinationen rational begründbar und dann auch bei strenger Betrachtungsweise allgemein anerkannt. Insgesamt jedoch war der Wunsch nach mehr Wissenschaftlichkeit bei der Konzeption von Fixkombinationen berechtigt. So ist auch der **Trend zu Monopräparaten,** oder doch zumindest einfacher zusammengesetzter Fixkombinationen, der nicht allein der Einsicht der Hersteller, sondern auch der Kritik der Pharmakologen und nicht zuletzt erhöhten Zulassungsanforderungen zu verdanken ist, sehr zu begrüßen.

Die Forderung einer pharmakologisch rational begründbaren Therapie hat sich auch in einer **Novelle des Arzneimittelgesetzes von 1986** niedergeschlagen. Der damals neu aufgenommene Passus des § 22 Abs. 1 Nr. 3a lautet:

> „Enthält das Arzneimittel mehr als einen arzneilich wirksamen Bestandteil, so ist zu begründen, dass jeder arzneilich wirksame Bestandteil einen positiven Beitrag zur positiven Beurteilung des Arzneimittels leistet."

Eine **Begrenzung der Anzahl von Kombinationspartnern** kann sinnvoll nur am konkreten Präparat unter Berücksichtigung des jeweiligen Indikationsanspruchs vorgenommen werden. Dies gilt auch für die Beurteilung pflanzlicher Kombinationspräparate. Selbstverständlich ist jede Kombinationstherapie auch durch Verwendung mehrerer Einzelpräparate im Prinzip möglich. Ob sie jedoch in jedem Fall auch unter Berücksichtigung von Akzeptanzfragen sinnvoller und von Kostendämpfungsgesichtspunkten rationeller ist, darf bezweifelt werden.

Zweifellos birgt die Therapie mit Fixkombinationen **Gefahren** in sich, die nicht bagatellisiert werden sollen (Tab. 0.3-1). Zu ihnen gehören **Fehldosierungen bei der Kombination** von Wirkstoffen, welche aufgrund ihres unterschiedlichen pharmakokinetischen Verhaltens nicht für Fixkombinationen geeignet sind, es sei denn, dass die pharmakokinetischen Unterschiede durch geschickte pharmazeutisch-technologische Manipulationen kompensiert werden. Die Möglichkeit von **unerwünschten pharmakologischen Wechselwirkungen** wächst naturgemäß mit der Anzahl der Kombinationspartner. Dies gilt jedoch für die Anwendung von Fixkombinationen und die Kombination von Monopräparaten in gleichem Maße. Hier erscheinen Kombinationspräparate, sofern sie dem pharmakologischen Erkenntnisstand entsprechend konzipiert sind, eher vorteilhaft, da sie die Entscheidung für die Art der Kombinationspartner nicht dem einzelnen The-

Tab. 0.3-1: Mögliche Vor- und Nachteile von Fixkombinationspräparaten

Vorteile	Nachteile
• Verminderung unerwünschter Nebenwirkungen durch Pharmaka mit unterschiedlichen Angriffspunkten	• Dosierungsprobleme bei Wirkstoffen mit unterschiedlichem pharmakokinetischem Profil
• Erweiterung des Wirkungsspektrums bei antimikrobieller Therapie	• Gefahr von Interaktionen
	• Schwierigkeiten bei der Zuordnung von Nebenwirkungen zu bestimmten Wirkstoffen
• Gleichzeitige Bekämpfung mehrerer Krankheitssymptome	• Erhöhtes Sensibilisierungspotential
• Senkung der Therapiekosten	• Erhöhte Resistenzbildung bei antimikrobieller Therapie

rapeuten mit seinen begrenzten Kenntnissen hinsichtlich möglicher Wechselwirkungen überlassen.

Die Ursache **beobachteter Nebenwirkungen** ist bei der Kombinationstherapie schwerer erkennbar als bei der Verabreichung einzelner Wirkstoffe. Auch ist die Wahrscheinlichkeit einer **Arzneimittelallergie** bzw. einer **Resistenzentwicklung** bei der Kombinationstherapie höher, doch sind dies nicht typische Nachteile der Fixkombinationen, sondern vielmehr der Kombinationstherapie schlechthin.

Den genannten Gefahren einer Therapie mit Fixkombinationen stehen jedoch eine Reihe von **Vorteilen** gegenüber. So können bei sinnvoller Auswahl der Kombinationspartner in bestimmten Fällen **unerwünschte Nebenwirkungen vermindert** werden. Dies gilt dann, wenn die einzelnen Wirkstoffe unterschiedliche Angriffspunkte und damit auch unterschiedliche Nebenwirkungen bei gleichem Wirkungstyp haben. In besonderen Fällen können die Teilwirkungen der einzelnen Wirkstoffe die erwünschte Gesamtwirkung sogar überadditiv verstärken (potenzieren). Dies trifft jedoch selten zu.

Besonders vorteilhaft kann die Anwendung vom Kombinationspräparat bei der **Prophylaxe** oder **Therapie von Infektionskrankheiten** sein, z.B. bei der Malariaprophylaxe in Gebieten mit unbekannter Resistenzlage der Erreger oder in bedrohlichen Situationen bei einer Infektionskrankheit noch unbekannter Ätiologie. Doch sind dies Bereiche, die selbstverständlich außerhalb der Selbstmedikation liegen.

Ein weiterer Vorteil, der sich zugleich **kostensenkend** auswirken kann, ist die Anwendung von Fixkombinationen bei **Erkrankungen mit gleichzeitig mehreren Symptomen**. Allerdings ist hier – man denke an die Zusammensetzung zahlreicher „Grippemittel" vor der Marktbereinigung durch die Nachzulassung – die Gefahr einer unnützen Arzneimittelbelastung des Patienten groß.

Besonders Hersteller, welche im Rahmen der Nachzulassung ihre fiktiv zugelassenen Kombinationspräparate rational neu konzipieren mussten, standen oft vor einer außerordentlich schwierigen Aufgabe, nicht nur weil die Entscheidungspraxis der Zulassungsbehörde in den anstehenden Zulassungsverfahren erst spät erkennbar wurde. Auch unabhängig von behördlichen Forderungen ist angesichts der existierenden pharmakologischen Lücken im Bereich der Phytotherapie oft schwierig zu entscheiden, welcher von mehreren wirksamen Bestandteilen in einem Präparat zweckmäßigerweise eliminiert werden sollte oder auch nur verzichtbar war. War doch die empirische Erfahrung und nicht selten auch ein in gezielten Studien erbrachter Wirksamkeitsnachweis ein mit der Gesamtkombination erzieltes Ergebnis. Schon aus diesem Grunde erscheint gerade bei der Beurteilung von Phytopharmaka – erwiesene Unbedenklichkeit und Qualität vorausgesetzt – bei allem Respekt vor pharmakologischer Rationalität ein gewisses Maß an Pragmatismus angebracht.

0.3.3 Plazebo-Effekt

Plazebo (= ich werde gefallen) wurde als ein Mittel oder Verfahren ohne spezifische Wirkung für die jeweilige Erkrankung definiert. Obgleich treffend und vermutlich kaum besser formulierbar, bleibt diese Definition unscharf. Zwar sind spezifische Wirkungen in pharmakologischen In-vitro- oder In-vivo-Modellen experimentell exakt messbar, und die hierbei erfassbaren Phänomene können (müssen jedoch nicht!) therapeutisch relevant sein. Die Krankheit ist jedoch stets ein äußerst komplexer Prozess mit vielfältigen Möglichkeiten der Beeinflussbarkeit, darunter auch solchen, welche sich der Methodik der experimentellen Pharmakologie entziehen.

Aus gutem Grund ist die **Wirksamkeit** eine der drei im Arzneimittelgesetz festgelegten

Voraussetzungen für die Zulassung eines Arzneimittels und nicht seine Wirkung. Letztere ist im pharmakologischen Modell nachweisbar und kann einen wesentlichen Beitrag zum Wirksamkeitsnachweis leisten. Letztendlich erfordert jedoch die Sicherung der Wirksamkeit den klinischen Versuch am Patienten. Klinisch darf hierbei natürlich nicht institutionell verstanden werden. Entscheidend für die Qualität des Versuchs ist vielmehr die **Objektivierbarkeit** und damit **Zuverlässigkeit** der getroffenen therapeutischen Aussage.

Jede Erkrankung muss als ein psychosomatischer, d.h. als ein Vorgang betrachtet werden, bei welchem **psychische und physische Prozesse** in komplexer Weise zusammenwirken. Die beobachtete Wirksamkeit eines Arzneimittels ist stets die Summe der pharmakologischen Wirkungen seiner Bestandteile einerseits und zusätzlicher psychologischer und psychophysiologischer Wirkungen andererseits. In der klinischen Pharmakologie werden Plazebos eingesetzt, um die genannten Wirkkomponenten unterscheiden zu können. Bei diesen (reinen) Plazebos handelt es sich um Scheinmedikamente ohne pharmakologisch aktive Wirksubstanz, die jedoch hinsichtlich ihrer Darreichungsform und sensorischen Eigenschaften dem echten Prüfpräparat täuschend ähnlich sind.

Darüber hinaus werden Plazebos aber wegen ihrer **Suggestivwirkung** auch gezielt therapeutisch eingesetzt. Der Wert einer solchen Plazebo-Behandlung ist so lange unbestritten, als folgende Voraussetzungen gegeben sind:

- Eine pharmakologisch aktive Therapie ist entbehrlich oder nicht verfügbar,
- die Plazebo-Therapie ist unschädlich.

Unter den genannten Voraussetzungen kann die Suggestivwirkung des Plazebos außerordentlich wirksam sein. Von manchen Autoren werden von den reinen Plazebos die **Pseudo-Plazebos** unterschieden. Letztere sind einerseits Arzneimittel mit zwar pharmakologisch aktiven Bestandteilen, die jedoch bei falscher Indikation eingesetzt werden, andererseits Arzneimittel, für deren Bestandteile eine Wirkung nicht oder noch nicht nachgewiesen ist. Zur zuletzt genannten Kategorie gehören zahlreiche Medikamente des Selbstmedikationsbereichs und hier insbesondere viele Phytopharmaka. Die Übergänge vom Pseudo-Plazebo zum echten Arzneimittel sind fließend, da bei manchen Pharmaka die Wirksamkeit noch nicht mit angemessenen Methoden geprüft wurde.

Der Einsatz von Pseudo-Plazebos und unter Umständen auch von reinen Plazebos erscheint unter den obengenannten Voraussetzungen für die Plazebo-Therapie auch in der Selbstmedikation grundsätzlich gerechtfertigt, so lange er dem Patienten hilft. Alleiniges Maß für den Erfolg einer Plazebo-Therapie ist die **subjektive Erfahrung des Patienten**. Allerdings sollte bei Arzneimitteln, die sich in methodisch hierfür geeigneten Versuchen als unwirksam erwiesen haben, auch zugegeben werden, dass es sich im Falle des Erfolgs um einen Plazebo-Effekt handelt.

Die **Plazebo-Wirkung** ist in den letzten Jahrzehnten von verschiedenen Arbeitskreisen auch mit wissenschaftlichen Methoden untersucht worden. Hierbei sind für die therapeutische Praxis bedeutende und teils überraschende Erkenntnisse gewonnen worden. So hat sich gezeigt, dass der Plazebo-Effekt nicht bei allen Menschen zu beobachten ist, sondern nur bei etwa 30 bis 40%. Dieser Prozentsatz wurde von mehreren Autoren bestätigt.

Überraschend erscheint der Befund, dass die Plazebo-Wirkung wesentliche Merkmale pharmakologisch wirksamer Arzneimittel aufweist. Zu den **nachgewiesenen Merkmalen einer Plazebo-Wirkung** gehören:

- Zeitabhängigkeit mit Wirkungsmaximum,
- Dosisabhängigkeit,
- kumulativer Effekt,
- Abhängigkeit von der zirkadianen Rhythmik,

- Auftreten von unerwünschten Nebenwirkungen,
- Toleranz,
- Abhängigkeit und Entzugserscheinungen.

So konnte bei der **Schmerzbehandlung mit Plazebos** eine Zeit-Wirkungskurve nachgewiesen werden, die derjenigen von echten Analgetika ähnlich ist (Abb. 0.3-1). Ein kumulativer dosisabhängiger Plazebo-Effekt hinsichtlich des Appetits und des Wohlbefindens wurde an Tuberkulose-Patienten beobachtet. Zirkadiane Veränderungen der Plazebo-Wirkung wurden im Schmerzmodell (Bestimmung der Schmerzschwelle gesunder Zähne nach Kältereiz) gezeigt. Die zirkadiane Rhythmik der Plazebo-Wirkung stimmt mit derjenigen von Analgetika aus der Gruppe der Prostaglandinsynthese-Hemmer überein.

In verschiedenen Untersuchungen wurden nach Plazebo-Behandlung entsprechend einer pharmakologisch aktiven Medikation **Gewöhnung, Toleranz** und **Abhängigkeit** bis hin zu schwach ausgeprägten Abstinenzerscheinungen beobachtet. Im Falle der Behandlung von **Schlafstörungen** zeigte die Plazebo-Medikation hinsichtlich der Toleranzentwicklung den gleichen zeitlichen Verlauf wie diejenige nach Applikation von Hypnotika, d.h. nach etwa 2 Wochen war der schlafanstoßende Effekt des Plazebos nicht mehr nachweisbar. Er trat jedoch bei „Dosiserhöhung" erneut auf. Obgleich prinzipiell bei allen Erkrankungen möglich, scheint die Erfolgsquote der Plazebo-Behandlung unterschiedlich hoch zu sein. Präzise Aussagen sind, wie die schwankenden Zahlen in der Literatur zeigen, offenbar nicht möglich. **Typische Indikationen** mit hoher Erfolgswahrscheinlichkeit sind leichte bis mittlere Schmerzzustände, Schlafstörungen und Magen-Darm-Erkrankungen. Die aus zwei Untersuchungen resultierenden Erfolgsquoten bei verschiedenen Indikationen zeigt Tabelle 0.3-2.

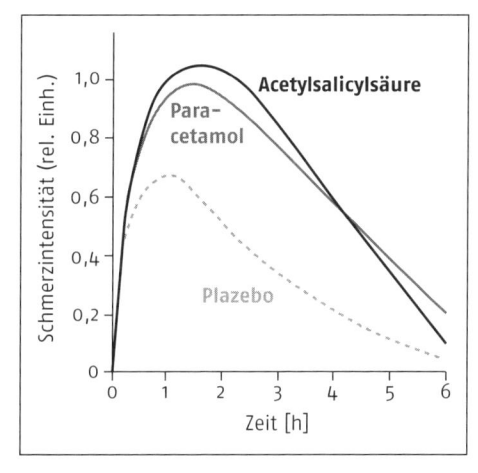

Abb. 0.3-1: Zeit-Wirkungskurven der Plazebo-Analgesie und von echten Analgetika

Die Häufigkeit unerwünschter Wirkungen nach Plazebo-Behandlungen wird mit bis zu 30 bis 40 % angegeben. Die Art der beobachteten **Plazebo-Nebenwirkungen** hängt auch von der Art der behandelten Erkrankung ab.

Tab. 0.3-2: Indikationsbezogene Erfolgsquoten der Plazebo-Therapie. Nach Fricke 1983

Indikation	Therapeutischer Erfolg (%)
Angina pectoris	20–60
Kopfschmerzen	50–70
Migräne	33
Migräne-Prophylaxe	50
Beschwerden im Bereich des Magen-Darm-Traktes	50–60
Ulcus ventriculi und duodeni	53–88
Schlaflosigkeit	49–81
Rheumatische Beschwerden	50
Chronische Arthritis	80
Beschwerden bei Hypertonie	58–61

0.4 Allgemeine Aspekte der Patientenberatung

Die Ziele eines Gesprächs mit einem den Rat des Apothekers bei der Selbstbehandlung suchenden Patienten lassen sich wie folgt formulieren:

- **Entscheidung,** ob die Selbstmedikation vertretbar ist,
- **Auswahl** des individuell optimalen Arzneimittels,
- Tipps zur **richtigen Anwendung** und Zusatzinformationen zum ausgewählten Medikament vermitteln,
- **hohe Akzeptanz** durch den Patienten.

Im Hinblick auf die genannten Zielvorgaben und um die therapeutischen Erfolgschancen zu erhöhen, wird empfohlen, im Patientengespräch folgende Punkte zu berücksichtigen bzw. zu erörtern:

- **Persönlichkeitsmerkmale** des Patienten,
- mögliche **Krankheitsursachen,**
- individuell bedingte erhöhte **Arzneimittelrisiken,**
- **produktspezifische Informationen** betreffend:
  - Art und Dauer der Anwendung,
  - Dosierung,
  - Nebenwirkungen,
  - Interaktionen,
  - Aufbewahrungshinweise,
- **Verhaltensmaßregeln,** die eine gesunde Lebensweise betreffen.

Abbildung 0.4-1 fasst den Ablauf der Beratung in der Selbstmedikation übersichtlich zusammen. Weitere Informationen finden sich in der Leitlinie „Information und Beratung des Patienten bei der Abgabe von Arzneimitteln – Selbstmedikation" der Bundesapothekerkammer.

0.4.1 Patient mit Eigendiagnose oder Arzneimittelwunsch

0.4.1.1 Gesprächspartner

Jedes Krankheitsgeschehen ist ein kompliziertes Zusammenspiel nicht nur physischer sondern auch psychischer Phänomene. Aufgrund des somit stets gegebenen psychosomatischen Charakters der Erkrankung hängt der therapeutische Erfolg, wie auch die wissenschaftlich beweisbaren Plazebo-Effekte deutlich zeigen, in hohem Maße auch von dem **Vertrauensverhältnis** zwischen dem Patienten und dessen Berater ab, sei er Arzt oder Apotheker. Dieses Vertrauensverhältnis wird als **Patient Compliance** oder auch nur **Compliance** bezeichnet. Man versteht unter beiden Begriffen zugleich auch die Akzeptanz des empfohlenen Medikaments durch den Patienten sowie die regelmäßige Anwendung gemäß der vorgeschriebenen Dosierung.

Die Compliance hängt von sehr verschiedenen Faktoren ab und variiert von Patient zu Patient. Im Bereich der Selbstmedikation sollte man, verglichen mit den ärztlich verordneten Arzneimitteln, eher eine hohe Compliance erwarten, da sich der Patient letztendlich selbst für das ausgewählte Medikament entscheidet. Dennoch sind auch hier beträchtliche individuelle Unterschiede feststellbar. Durch eine geschickte Gesprächs- und damit Patientenführung, welche die individuellen Persönlichkeitsmerkmale des Patienten berücksichtigt, lässt sich jedoch die Akzeptanz auch bei diesbezüglich schwierigen Patienten erheblich verbessern.

Unabdingbare Voraussetzung für ein überzeugendes Patientengespräch ist zunächst ein

Patientenberatung

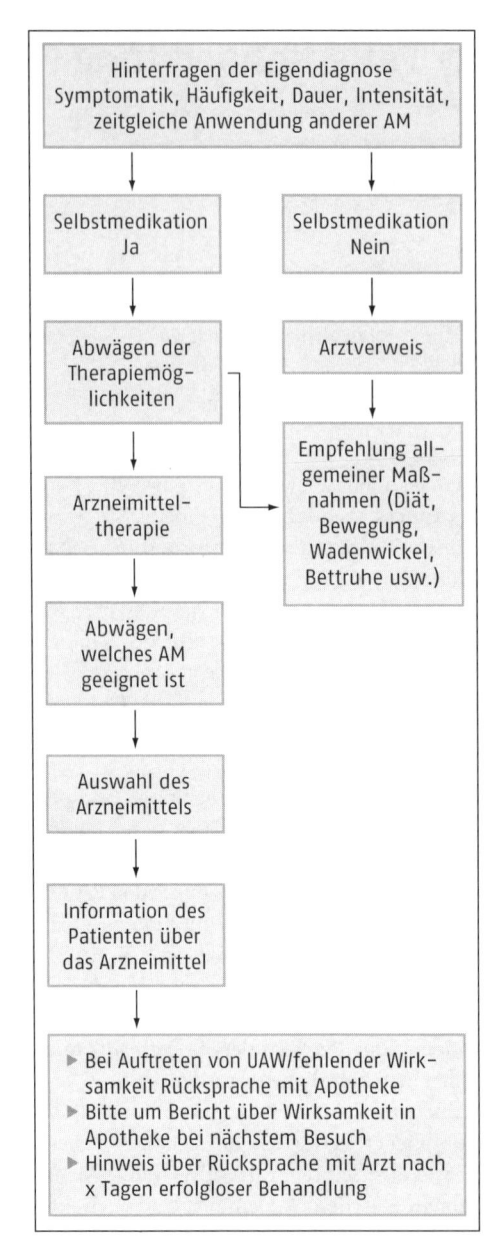

```
┌─────────────────────────────────────┐
│   Hinterfragen der Eigendiagnose    │
│ Symptomatik, Häufigkeit, Dauer,     │
│ Intensität, zeitgleiche Anwendung   │
│ anderer AM                          │
└─────────────────────────────────────┘
         │                  │
         ▼                  ▼
  ┌─────────────┐    ┌─────────────┐
  │Selbstmedi-  │    │Selbstmedi-  │
  │kation Ja    │    │kation Nein  │
  └─────────────┘    └─────────────┘
         │                  │
         ▼                  ▼
  ┌─────────────┐    ┌─────────────┐
  │Abwägen der  │    │ Arztverweis │
  │Therapiemög- │    └─────────────┘
  │lichkeiten   │           │
  └─────────────┘           ▼
         │           ┌─────────────┐
         ▼           │Empfehlung   │
  ┌─────────────┐    │allgemeiner  │
  │Arzneimittel-│───▶│Maßnahmen    │
  │therapie     │    │(Diät, Be-   │
  └─────────────┘    │wegung,      │
         │           │Wadenwickel, │
         ▼           │Bettruhe usw.│
  ┌─────────────┐    └─────────────┘
  │Abwägen,     │
  │welches AM   │
  │geeignet ist │
  └─────────────┘
         │
         ▼
  ┌─────────────┐
  │Auswahl des  │
  │Arzneimittels│
  └─────────────┘
         │
         ▼
  ┌─────────────┐
  │Information  │
  │des Patienten│
  │über das     │
  │Arzneimittel │
  └─────────────┘
         │
         ▼
  ▶ Bei Auftreten von UAW/fehlender Wirk-
    samkeit Rücksprache mit Apotheke
  ▶ Bitte um Bericht über Wirksamkeit in
    Apotheke bei nächstem Besuch
  ▶ Hinweis über Rücksprache mit Arzt nach
    x Tagen erfolgloser Behandlung
```

Abb. 0.4-1: Beratung zur Selbstmedikation in der Apotheke. Aus Braun, Schulz 2006

hohes Maß an **Sachverstand über den Gesprächsgegenstand.** Wo die Kenntnisse zur Beantwortung von Fragen nicht ausreichen, sollte dies zugegeben werden. Ausflüchte in pseudowissenschaftliche Erklärungen und in die medizinische Fachterminologie wirken nicht überzeugend, sondern eher lächerlich. Auch der Laie entwickelt nicht selten ein feines Gespür für den Unterschied zwischen sachlich fundierter Information und verbrämter wunschorientierter Lyrik und wird, vielleicht auch unausgesprochen, aus seiner Erfahrung Konsequenzen ziehen. Die **Kunst der Gesprächsführung** besteht somit vielmehr darin, das problembezogene Fachwissen dem Beratenen in einer für ihn verständlichen, d.h. in der Regel einfachen Sprache zu vermitteln. Dabei kann es durchaus sinnvoll sein, den durch Intelligenz, soziales Umfeld und andere Bedingungen geprägten Bildungsstand des Gesprächspartners zu berücksichtigen und sich darauf einzustellen. Je mehr dies gelingt, umso größer dürfte der Beratungserfolg sein.

Besonderes Augenmerk bei der Beratung verdienen **sprachbedingte Verständigungsschwierigkeiten.** Sie erfordern vom Beratenden möglicherweise viel Geduld, die aufgebracht und nicht unterlassen werden sollte, da sie den Patienten vor Fehlanwendungen schützt, ihm die Unsicherheit nimmt und somit die Compliance erhöht.

Wer hat nicht schon den hilflosen ausländischen Patienten erlebt, der die ihm verordneten Medikamente unsicher entgegennimmt, weil er die notwendigen Informationen von ärztlicher Seite nicht verstanden hat, sinnvolle Fragen jedoch aufgrund mangelnder Sprachkenntnisse nicht stellen konnte oder zu stellen wagte.

Viel Misstrauen und unnötige Angst erzeugen auch für den Laien ungeeignete **Gebrauchsinformationen.** Ursachen für eine unzureichende Compliance können außer mangelnder Intelligenz, einem niedrigen Bildungsstand oder sprachlich bedingter Kommunikationsschwierigkeit auch bestimmte Persönlichkeitsmerkmale des Patienten sein. Zu ihnen gehören:

- Ängstlichkeit,
- Misstrauen,

- Feindseligkeit,
- Aggressivität.

So wird der ängstliche Mensch eher zu **Hypochondrie** neigen als der von einem gesunden Selbstvertrauen geprägte. Hypochondrische Züge können jedoch auch provoziert werden, zum Beispiel durch pseudowissenschaftlichen Konsum medizinischer Fachwörterbücher, insbesondere durch Personen, die zu übersteigerter Selbstbeobachtung neigen. Hier kann sachliche Information befreiend wirken.

Das Gleiche gilt auch für die nicht zuletzt durch einseitige Information über Umweltprobleme oder „Arzneimittelskandale" bestimmte **Skepsis gegenüber synthetischen Pharmaka** und den **Hang zu „natürlichen" Arzneimitteln**. Der **Abbau hier aufgebauter Vorurteile** ist mühsam, aber oft lohnend. Bei misstrauisch oder feindselig eingestellten und aggressiven Patienten könnte ein Versuch, im mitmenschlichen Gespräch die Ursache des Verhaltens herauszufinden und eine hieraus resultierende gezielte sachliche Argumentation ebenfalls nützlich sein. Vermutlich ist ein wesentlicher Grund für den Erfolg der so genannten besonderen Therapierichtungen die Zuwendung, welche der Patient hier in größerem Maße erfährt als im teils sterilen Milieu der hochtechnisierten Klinik. Das Bedürfnis des kranken Menschen nach **Anteilnahme** an seinem Leiden ist offenbar meist größer als allgemein angenommen und zugegeben. Das Gefühl, verstanden zu werden, vermag manchmal beim Kranken auch dort Berge zu versetzen, wo die naturwissenschaftliche Medizin versagt. Im Gespräch der Selbstmedikation ist es von grundlegender Bedeutung, dass erfragt wird, ob das Arzneimittel für den Kunden selbst oder für jemand anderen bestimmt ist. Es müssen die besonderen Lebensumstände des Anwenders erfragt werden, wie z.B. Stillzeit, Schwangerschaft usw.

0.4.1.2 Hinterfragen des Arzneimittelwunsches bzw. der Eigendiagnose

Der Kunde in der Selbstmedikation wendet sich an das pharmazeutische Personal zumeist mit einer Schilderung von Symptomen oder Beschwerden, mit einer Eigendiagnose oder häufig mit einem konkreten Arzneimittelwunsch.

Entsprechend dem Anliegen sollte vorgegangen werden, siehe Abbildungen 0.4-2 und 0.4-3.

Eine systematische Abgrenzung der für eine Selbstmedikation geeigneten Beschwerden von solchen, die einer ärztlichen Behandlung bedürfen, ist außerordentlich schwierig. Die Entscheidung muss im Kundengespräch individuell getroffen werden und erfordert vom beratenden pharmazeutischen Personal viel Fingerspitzengefühl.

Kommt ein Kunde mit einem konkreten Arzneimittelwunsch in die Apotheke (s. Abb. 0.4-2) so sollte hinterfragt werden, welche Erfahrungen er bisher mit diesem Medikament gemacht hat, ob er mit der Anwendung (Dosierung, eventuelle Nebenwirkungen, Zeitraum der Anwendung) vertraut ist und wie lange er es eventuell schon einnimmt.

Zur Hinterfragung der genannten Beschwerden bzw. der Eigendiagnose sollten 3 bis 5 offene Fragen gestellt werden (s. Kasten). Bei diesen offenen Fragen, den so genannten W-Fragen, kann der Kunde nicht nur mit Ja oder Nein antworten. Sie ermöglichen dem Beratenden mehr zu erfahren, die Grenzen einer Selbstmedikation einzuschätzen und ein geeignetes Arzneimittel auszuwählen.

Darüber hinaus ist die Frage nach Patientenalter und besonderen Lebensumständen, wie z.B. Schwangerschaft, Stillzeit notwendig. Es wird nicht möglich sein, alle Sachverhalte bis ins Detail zu erfassen. Doch sollten die Informationen ausreichend sein, um zu entscheiden, ob ein Arztbesuch anzuraten ist, eventuell Verhaltensveränderungen dem Pa-

Patientenberatung

1. Patient mit Arzneimittelwunsch (FAM)*

↓

2. Hinterfragen des Arzneimittelwunsches

↓

3. Arzneimittel für die Selbstmedikation geeignet und unbedenklich?

— AM kann nicht ohne Bedenken abgegeben werden → **9.** Keine Abgabe des Arzneimittels ← **10.** Hinterfragen der Eigendiagnose, Symptomerfassung

Geeignet, keine Bedenken ↓

Verweis auf Leitlinie zur Qualitätssicherung
▶ Arzneimittelrisiken in der Apotheke

↓

4. Verdacht auf Arzneimittelmissbrauch?

— Eindeutige Hinweise auf AM-Missbrauch → **11.** Angebot zur Hilfe machen, z. B. Arztbesuch ↓ **12.** Keine Abgabe des Arzneimittels

Kein Missbrauchsverdacht ↓

5. Information und Beratung

↓

Verweis auf Leitlinie zur Qualitätssicherung
▶ Arzneimittelinformation in der Apotheke
▶ Information und Beratung des Patienten zur richtigen Anwendung von Darreichungsformen

↓

6. Unterstützende Maßnahmen

↓

7. Pflege der Patientendatei

↓

8. Abgabe des Arzneimittels

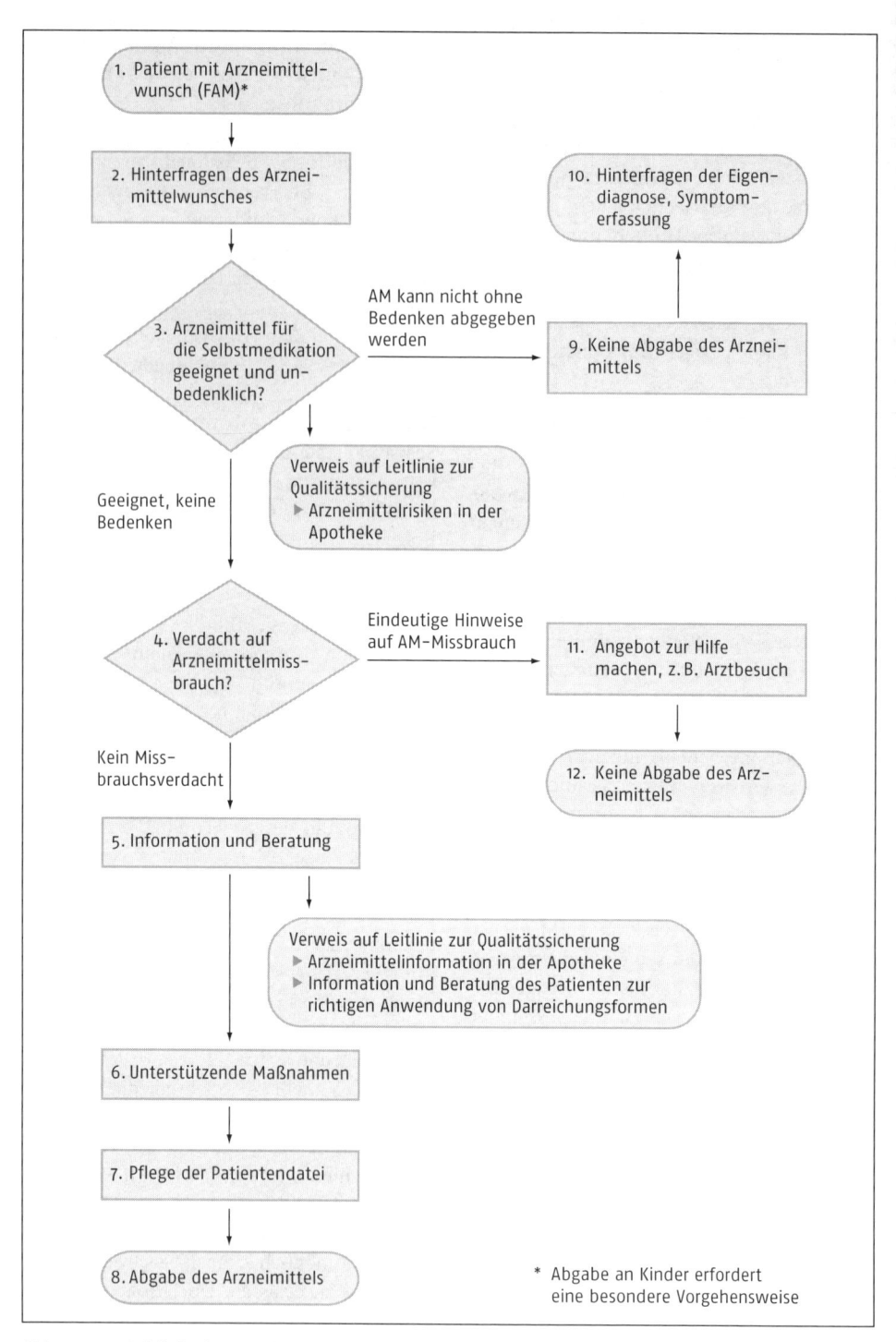

* Abgabe an Kinder erfordert eine besondere Vorgehensweise

Abb. 0.4-2: Leitlinie der Bundesapothekerkammer: Information und Beratung des Patienten bei der Abgabe von Arzneimitteln (www.abda.de)

Patientenberatung

Einführung

1. Für wen ist das Arzneimittel bestimmt
   - Lebensalter, z. B. Säuglinge, Kleinkinder
   - Begleitumstände, z. B. Schwangerschaft, Stillzeit
2. Frage nach den bisherigen Erfahrungen mit dem Arzneimittel und zur bisherigen Anwendung (Zeitraum, Dosierung, Verträglichkeit usw.) z. B.
   - Kennen Sie das Arzneimittel bereits?

   Weitere Fragen, z. B.
   - Sind Sie wegen der Beschwerden in ärztlicher Behandlung?
   - Wie lautet die ärztliche Diagnose?
   - Nehmen Sie noch weitere Akutmedikamente gegen Ihre aktuellen Beschwerden ein?
   - Welche AM nehmen Sie regelmäßig ein (verordnet/Selbstmedikation)?
3. Beurteilung nach pharmakologisch-toxikologischen Kriterien
   - Wirksamkeit
   - Unerwünschte Arzneimittelwirkungen
   - Kontraindikationen
   - Wechselwirkungen
5. – Basisinformation zur Dosierung und Anwendung
   - Wirkung des Arzneimittels
   - Dauer der Behandlung
   - Häufige und relevante unerwünschte Arzneimittelwirkungen, Warnhinweise
   - Weitere wichtige Hinweise
   - Grenzen der Selbstmedikation festlegen
6. – Kennzeichnung von Informationen auf der Packungsbeilage
   - Aufkleber mit persönlichen Daten auf der Packung
   - Erläuterung von Informationsmaterial
   - Zusatzempfehlungen
   - Applikationshilfen
   - Rückfrage beim Patienten, ob weitere Fragen bestehen
   - Möglichkeiten der Kontaktaufnahme, z. B. telefonisch
7. – Patient nicht in Datei aufgenommen: Aufnahme anbieten
   - Patient in Datei aufgenommen (schriftliches Einverständnis liegt vor): Daten aktualisieren
10. Siehe Flussdiagramm „Patient mit Eigendiagnose"

Abb. 0.4-2: Leitlinie der Bundesapothekerkammer: Information und Beratung des Patienten bei der Abgabe von Arzneimitteln (www.abda.de) (Fortsetzung)

Fragen zur Beurteilung der Beschwerden bzw. der Eigendiagnose

- Wie lange bestehen die Beschwerden (akut, subchronisch, chronisch, rezidivierend)?
- Unter welchen Bedingungen treten die Beschwerden (bevorzugt) auf?
- Wann treten die Beschwerden auf?
- Welche Arzneimittel bzw. nicht medikamentöse Maßnahmen wurden bereits und mit welchem Erfolg ausprobiert?

Aus: Braun, Schulz 2007

Patientenberatung

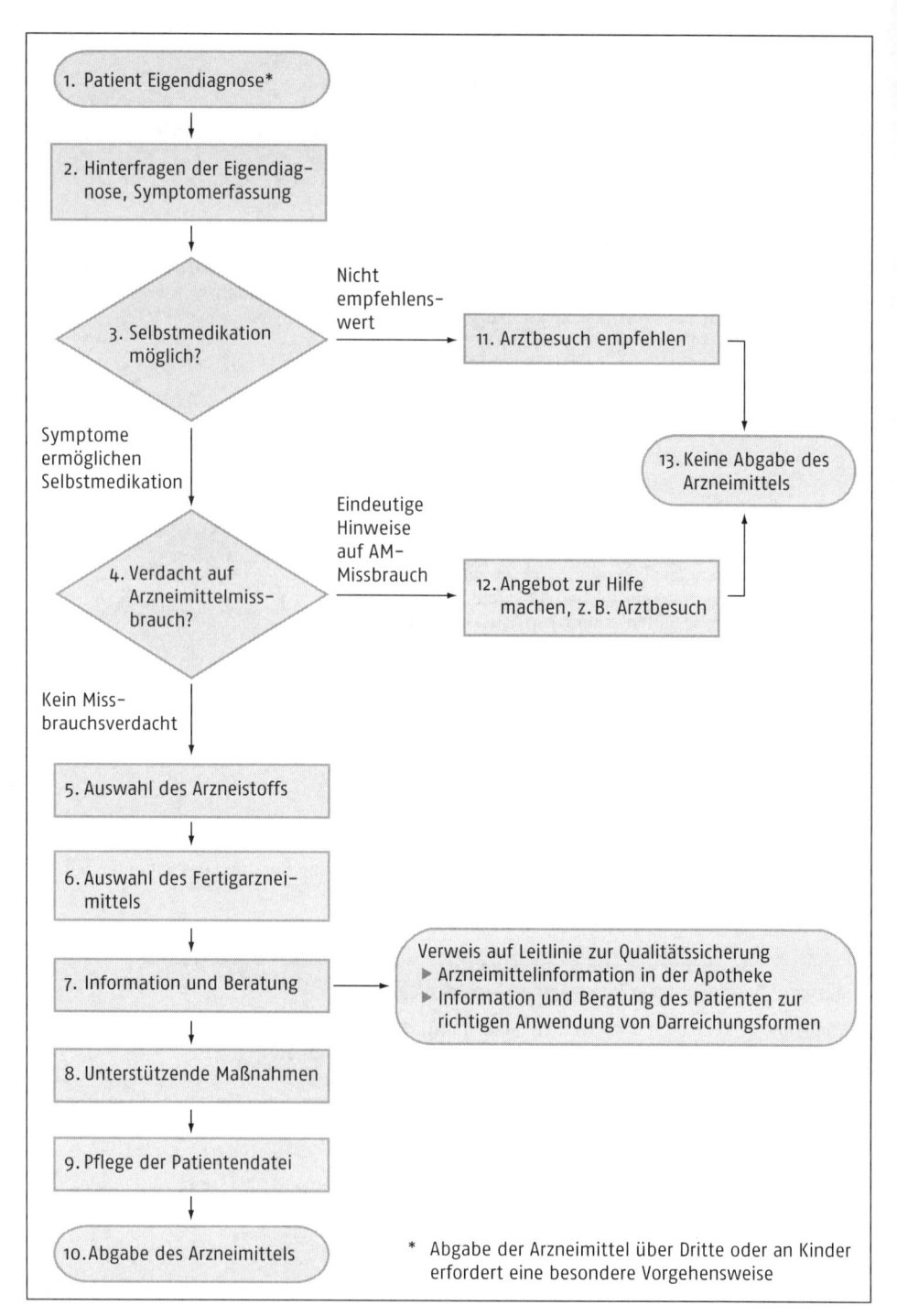

```
┌─────────────────────────────┐
│ 1. Patient Eigendiagnose*   │
└─────────────┬───────────────┘
              ↓
┌─────────────────────────────┐
│ 2. Hinterfragen der Eigen-  │
│    diagnose, Symptomerfassung│
└─────────────┬───────────────┘
              ↓
         ╱─────────╲    Nicht
        ╱ 3. Selbst-╲  empfehlens-       ┌──────────────────────────┐
       ╱ medikation  ╲─── wert ────────→│ 11. Arztbesuch empfehlen │
        ╲ möglich?   ╱                   └──────────┬───────────────┘
         ╲─────────╱                                │
              │                                     │
   Symptome   │                          ┌──────────▼────────────────┐
   ermöglichen│                          │ 13. Keine Abgabe des      │
   Selbstmedikation                      │     Arzneimittels         │
              ↓        Eindeutige        └──────────▲────────────────┘
         ╱─────────╲   Hinweise                     │
        ╱4. Verdacht╲  auf AM-          ┌───────────┴──────────────┐
       ╱ auf Arznei- ╲─ Missbrauch ────→│ 12. Angebot zur Hilfe    │
        ╲mittelmiss- ╱                   │     machen, z.B. Arztbesuch│
         ╲brauch?   ╱                    └──────────────────────────┘
          ╲───────╱
              │
   Kein Miss- │
   brauchsverdacht
              ↓
┌─────────────────────────────┐
│ 5. Auswahl des Arzneistoffs │
└─────────────┬───────────────┘
              ↓
┌─────────────────────────────┐
│ 6. Auswahl des Fertigarznei-│
│    mittels                  │
└─────────────┬───────────────┘
              ↓                          ╭─────────────────────────────────────╮
┌─────────────────────────────┐          │ Verweis auf Leitlinie zur Qualitäts-│
│ 7. Information und Beratung │─────────→│ sicherung                           │
└─────────────┬───────────────┘          │ ▶ Arzneimittelinformation in der    │
              ↓                          │   Apotheke                          │
┌─────────────────────────────┐          │ ▶ Information und Beratung des      │
│ 8. Unterstützende Maßnahmen │          │   Patienten zur richtigen Anwendung │
└─────────────┬───────────────┘          │   von Darreichungsformen            │
              ↓                          ╰─────────────────────────────────────╯
┌─────────────────────────────┐
│ 9. Pflege der Patientendatei│
└─────────────┬───────────────┘
              ↓
┌─────────────────────────────┐
│ 10. Abgabe des Arzneimittels│       * Abgabe der Arzneimittel über Dritte oder an Kinder
└─────────────────────────────┘         erfordert eine besondere Vorgehensweise
```

Abb. 0.4-3: Leitlinie der Bundesapothekerkammer: Information und Beratung des Patienten bei der Abgabe von Arzneimitteln (www.abda.de)

1. Für wen ist das Arzneimittel bestimmt
   - Lebensalter, z. B. Säuglinge, Kleinkinder
   - Begleitumstände, z. B. Schwangerschaft, Stillzeit
2. Fünf offene Fragen
   - Welche Beschwerden liegen vor?
   - Seit wann?
   - Wann und wie häufig treten die Beschwerden auf?
   - Welche Therapie/Arzneimittel wurde(n) bisher angewendet?
   - Mit welchem Erfolg (Wirksamkeit/Verträglichkeit)?
   Weitere Fragen, z. B.
   - Sind Sie wegen der Beschwerden in ärztlicher Behandlung?
   - Wie lautet die ärztliche Diagnose?
   - Welche AM nehmen Sie regelmäßig ein (verordnet/Selbstmedikation)?
5. Auswahl nach pharmakologisch-toxikologischen Kriterien
   - Wirksamkeit
   - Unerwünschte Arzneimittelwirkungen
   - Kontraindikationen
   - Wechselwirkungen
   Berücksichtigung patientenspezifischer Faktoren, z. B.
   - Alter
   - Begleitmedikation
6. Bewertung der Fertigarzneimittel
   - Anzahl der Inhaltsstoffe
   - Menge bzw. Konzentration der Inhaltsstoffe
   - Dosierung
   - Darreichungsform
   - Packungsgröße
7. - Basisinformation zur Dosierung und Anwendung
   - Wirkung des Arzneimittels
   - Dauer der Behandlung
   - Häufige und relevante unerwünschte Arzneimittelwirkungen, Warnhinweise
   - Weitere wichtige Hinweise
   - Grenzen der Selbstmedikation festlegen
8. - Kennzeichnung von Informationen auf der Packungsbeilage
   - Aufkleber mit persönlichen Daten auf der Packung
   - Erläuterung von Informationsmaterial
   - Zusatzempfehlungen
   - Applikationshilfen
   - Rückfrage beim Patienten, ob weitere Fragen bestehen
   - Möglichkeiten der Kontaktaufnahme, z. B. telefonisch
9. - Patient nicht in die Datei aufgenommen: Aufnahme anbieten
   - Patient in Datei aufgenommen (schriftliches Einverständnis liegt vor): Daten aktualisieren

Abb. 0.4-3: Leitlinie der Bundesapothekerkammer: Information und Beratung des Patienten bei der Abgabe von Arzneimitteln (www.abda.de) (Fortsetzung)

tienten nahegelegt werden sollten oder eine Selbstmedikation möglich ist.
Patienten, deren Symptome auf Erkrankungen der inneren Organe hindeuten, gehören stets in ärztliche Hände. Auch intensiv auftretende Symptome sollten in Form einer Selbstmedikation allenfalls zur spontanen Linderung akuter Situationen bis zur ärztlichen Hilfe behandelt werden. Länger andauernde und chronische Beschwerden bedürfen, unabhängig davon, ob die Symptome kontinuierlich, intermittierend oder tages-

rhythmisch auftreten, stets einer sorgfältigen Diagnose.
Auch bei einem Verdacht auf einen Arzneimittelmissbrauch sollten dem Kunden die möglichen Folgen aufgezeigt und zu einem Gespräch mit dem behandelnden Arzt geraten werden.

0.4.2 Grenzen der Selbstmedikation

Im Beratungsgespräch sind die Grenzen der Selbstmedikation zu beachten (s.a. 0.4.1.2) und den Kunden aufzuzeigen. Der Kunde ist auf mögliche unerwünschte Wirkungen hinzuweisen. Dabei sollten ihm auch entsprechende Verhaltensregeln für den Fall des Auftretens gegeben werden.
Außerdem muss ihm ein Zeitraum genannt werden, nach dem sich die Beschwerden bessern sollten.
Auch ist der Kunde ausdrücklich auf die sofortige Rücksprache mit dem Arzt hinzuweisen, wenn die Beschwerden über den genannten Zeitraum hinaus fortbestehen oder wenn sich die Beschwerden verschlechtern.

0.4.3 Kriterien bei der Arzneimittelauswahl

Neben den krankheits- und produkt- bzw. produktgruppenspezifischen Kriterien, die in den betreffenden Kapiteln des Hauptteils erörtert werden, sollten folgende patientenbezogenen Aspekte bei der **Medikamentenauswahl** berücksichtigt werden:
- bisherige therapeutische Maßnahmen,
- Wirksamkeit bei der vorliegenden Indikation,
- gleichzeitig verabreichte Pharmaka,
- Lebensalter,
- Schwangerschaft, Stillzeit,
- andere Krankheiten, außer den zu behandelnden Beschwerden,
- individuelle Überempfindlichkeiten gegen Arzneimittel,
- zu erwartender persönlichkeitsbedingter Plazebo-Effekt.

Häufig suchen Patienten den Rat des Apothekers, weil sie mit dem Erfolg der bisherigen Therapie, sei sie selbst gewählt oder ärztlicherseits verordnet worden, unzufrieden sind. Im letzteren Falle gilt es, jegliche **Aussagen strikt zu vermeiden, die das Vertrauensverhältnis des Patienten zu seinem Arzt gefährden könnten.** Vielmehr sollte, vor allem wenn die Betreuung weiterhin erfolgt, stets versucht werden, bereits bestehende Skepsis gegenüber dem behandelnden Arzt, die häufig unbegründet ist, durch sachliche Information abzubauen. Es ist nicht nur Zeichen menschlicher Größe und des Taktes, pharmakotherapeutische Entscheidungen des Arztes auch dann zu respektieren, wenn man sie für nicht optimal oder gar falsch hält. Wo der Apotheker aufgrund seiner spezifischen Fachkenntnisse den besseren Informationsstand zu haben glaubt, sollte er dies sachlich und diskret mit dem Arzt erörtern und diesem die Entscheidung überlassen. Notwendig ist ein solches Gespräch, wenn zu befürchten ist, dass durch ein aus Unkenntnis verordnetes Medikament Schaden entstehen könnte. Vorsicht ist stets geboten, wenn gleichzeitig zu dem im Rahmen der Selbstmedikation empfohlenen noch andere Arzneimittel verabreicht werden. Die Beachtung von **Arzneimittelinteraktionen** ist eine Selbstverständlichkeit bei jedem Beratungsgespräch. Besonders schwierig ist die Situation, wenn der Patient zu dem ärztlich verordneten ein zusätzliches Medikament gegen die gleichen Beschwerden wünscht. Sofern sich dies nicht vermeiden lässt, sollte der Patient dazu angehalten werden, dies seinem Arzt mitzuteilen, da sonst eine Erfolgskontrolle der ursprünglich gewählten Therapie erschwert oder unmöglich sein kann.
Besondere Vorsicht ist wegen des noch unvollständig ausgebildeten metabolisierenden Enzymsystems bei der **Arzneimittelbehandlung im Säuglingsalter** geboten. Einzelheiten hierzu werden in den jeweiligen speziellen Abschnitten, die Besonderheiten bei der **Pharmakotherapie von Schwangeren, in**

der **Stillzeit** und von **älteren Patienten** in den folgenden Kapiteln des allgemeinen Teils behandelt.

Besondere Regeln hinsichtlich Auswahl und Dosierung der Pharmaka können sich auch durch gleichzeitig bestehende andere Erkrankungen neben den zu behandelnden Beschwerden ergeben. So können die Haupt- oder Nebenwirkungen eines potentiellen Arzneimittels für die Selbstmedikation ein bestehendes, andersartiges Leiden verschlimmern. Anderseits, und dies gilt in besonderem Maße für Erkrankungen der Organe, die für Absorption, Biotransformation und Elimination der Pharmaka verantwortlich sind, kann das pharmakokinetische Verhalten eines Wirkstoffs stark verändert sein, so dass auf ihn besser verzichtet werden sollte oder eine erhöhte bzw. erniedrigte Absorption oder Elimination durch eine geeignete Dosierungsänderung kompensiert werden muss. Die vielfältigen Möglichkeiten derartiger Wechselwirkungen hier zu behandeln, würde den Rahmen dieses Werkes sprengen. Beachtung bei der Empfehlung von Pharmaka sollte auch potentiellen **Überempfindlichkeiten** geschenkt werden. Gezielte Befragung nach bestehenden **Arzneimittelallergien** erscheint empfehlenswert, da diese dem Patienten oft bekannt sind, er aber die im betreffenden Präparat enthaltenen Inhaltsstoffe oft nicht kontrolliert oder aufgrund einer synonymen Bezeichnung möglicherweise nicht erkennt. Besonderes Augenmerk sollte, vor allem bei topisch anzuwendenden Arzneimitteln, auch potentiellen **Konservierungsmittelallergien** gelten. Bei zu Überempfindlichkeit neigenden Patienten wie Asthmatikern oder Hautallergikern sollten Arzneimittel mit bekannt hohem Sensibilisierungspotential möglichst vermieden werden. Schließlich erscheint es nicht nur vertretbar, sondern sinnvoll den aufgrund individueller Einschätzung des Patienten zu erwartenden **Plazebo-Effekt** bei der Empfehlung eines Arzneimittels zu berücksichtigen. Nicht selten lässt sich durch die Anwendung schwach wirksamer Pharmaka das Behandlungsrisiko bei gleichem Erfolg minimieren. Nach der Auswahl eines geeigneten Arzneistoffes stellt sich die Frage nach der richtigen Arzneiform. Zur Auswahl können folgende Kriterien herangezogen werden (s. Kasten).

0.4.4 Wichtige Informationen bei der Abgabe

Bei der Abgabe eines Arzneimittels ohne ärztliche Verordnung ist das pharmazeutische Personal verpflichtet, den Kunden weitreichend zu informieren. Dazu zählt die Erläuterung der sachgerechten Anwendung, die Aspekte der Unverträglichkeit, Nebenwirkungen und der Wechselwirkungen. Anhaltspunkte ergeben sich aus dem Kundengespräch und der konkret erkennbaren Situation. Auch sollte der Kunde über den Nutzen und die Wirkung des Medikamentes in verständlicher Sprache aufgeklärt werden.

Information zur Dosierung, Anwendungsart und Behandlungsdauer

Der Patient soll über die korrekte Dosierung informiert werden, zudem sollte ihm die Be-

---

Kriterien zur Auswahl/Beurteilung des Fertigarzneimittels:
- Anzahl der Inhaltsstoffe: Bewertung der Sinnhaftigkeit von Kombinationen.
- Menge bzw. Konzentrationen der Inhaltsstoffe.
- Dosierung: Prüfung, ob die vom Hersteller empfohlene Dosierung bei der beanspruchten Indikation wirksam ist.
- Darreichungsform: geeignet für den Patienten, z.B. Kinder?
- Packungsgröße: Therapiedauer abschätzen.

Aus: Bundesapothekerkammer 2008

Patientenberatung

handlungsdauer genannt werden. Bei dieser Gelegenheit ist er darauf hinzuweisen, dass er bei ausbleibender Besserung einen Arzt aufsuchen sollte. Zudem ist es von großer Bedeutung, dem Kunden die korrekte Anwendung zu erläutern, dazu zählt:

- Wann soll das Medikament genommen werden (Tageszeit)?
- Soll es vor, nach oder zum Essen genommen werden?
- Soll es mit Flüssigkeit angewendet werden und mit welcher?
- Ist eine bestimmte Körperhaltung einzunehmen?
- Art und Weise der Einnahme (nach Auflösen, Kautabletten, Zäpfchen)?
- Besondere Arzneiformen (Vaginalzubereitungen, Dosieraerosole, Augentropfen usw.) bedürfen einer ausführlichen Erläuterung!

Wichtige zusätzliche Hinweise bei der Abgabe

Der Kunde sollte auf die wichtigen, d.h. häufigen oder schwerwiegenden unerwünschten, Arzneimittelwirkungen hingewiesen werden. Für die Häufigkeit beobachteter unerwünschter Nebenwirkungen von Arzneimitteln gelten folgende Regeln:

- *Sehr häufig:* 1 oder mehr als 1 von 10 Behandelten (10 % oder mehr als 10 % der Behandelten)
- *Häufig:* 1 oder mehr als 1 von 100, aber weniger als 1 von 10 Behandelten (1 % oder mehr als 1 %, aber weniger als 10 % der Behandelten)
- *Gelegentlich:* 1 oder mehr als 1 von 1000, aber weniger als 1 von 100 Behandelten (0,1 % oder mehr als 0,1 %, aber 1 % der Behandelten)
- *Selten:* 1 oder mehr als 1 von 10000 Behandelten (0,01 % oder mehr als 0,01 %, aber weniger als 0,1 % der Behandelten)
- *Sehr selten:* weniger als 1 von 10000 Behandelten einschließlich Einzelfälle (weniger als 0,01 % der Behandelten einschließlich von Einzelfällen).

Auch sollten dem Patienten entsprechende Verhaltensregeln empfohlen werden und er aufgefordert werden bei Auftreten von Problemen Rücksprache mit dem Arzt oder Apotheker zu halten. Außerdem sollte jeder Kunde wichtige Hinweise zur Lagerung, Anwendung des Arzneimittels und die für ihn relevanten Warnhinweise erhalten, dies könnte z.B. sein:

- Arzneimittel kühl, trocken und dunkel lagern.
- Keine Kombination mit Alkohol/Nicotin/Coffein und/oder bestimmten Nahrungsergänzungsmitteln.
- Beeinflussung des Reaktionsvermögens möglich/wahrscheinlich.
- UV-Licht während der Anwendung meiden.
- Beeinträchtigung der empfängnisverhütenden Wirkung von oralen Kontrazeptiva.
- Verhalten bei der Feststellung einer Schwangerschaft unter der Behandlung.

0.4.5 Unterstützende Maßnahmen und Informationen

Dem Kunden sollten wenn erforderlich weitere Informationen oder Maßnahmen angeboten werden.
Dabei ist je nach Situation Folgendes denkbar:

- Informationen zu diätetischen Maßnahmen, Verhaltensregeln,
- Merkblatt oder Ratgeber zur jeweiligen Erkrankung,
- Unterstützung der Beratung z.B. durch Dosieraufkleber und Informationsausdruck zum Medikament,
- Applikationshilfen, ev. Tablettenteiler.

Diese Maßnahmen sollen die Compliance des Patienten verbessern. Eine zusätzlich sinnvolle Vorgehensweise ist die Erfassung der Kundendaten und der Arzneimittelabgaben in einer Kundendatei. Zumindest sollte es dem Kunden angeboten werden, da dadurch z. B. Wechselwirkungen schnell erkannt werden. Zuletzt sollte der Kunde darauf hingewiesen werden, dass er bei Unklarheiten die Möglichkeit der Nachfrage in der Apotheke nutzen sollte.

0.4.6 Allgemeine Gesundheitsrisiken

Natürlich ist und wird auch in Zukunft die Apotheke aufgrund mangelnder räumlicher und auch fachlich-personeller Voraussetzungen niemals der Ort einer vollständigen Anamnese sein können. Dennoch können gezielte Fragen nützliche Hinweise auf die Ursache von Beschwerden und damit unter Umständen auch auf die zweckmäßigste Art ihrer Vorbeugung und Behandlung geben. Die Berücksichtigung der folgenden Faktoren kann die **Ursachenermittlung einer Erkrankung** erleichtern und unter Umständen sogar den Anstoß für eine Kausaltherapie geben.

(Fortsetzung nächstes Blatt)

Patientenberatung

Lebensgewohnheiten

Zu den individuellen gewohnheitsmäßigen Verhaltensweisen, welche Krankheiten provozieren oder zumindest begünstigen können, gehören:

- ungesunde Ernährung,
- Bewegungsmangel,
- Genussmittelkonsum,
- unphysiologischer Tagesrhythmus.

So ist hinreichend bekannt, dass einen wesentlichen Faktor für die Entstehung der verbreiteten **Verdauungsstörungen** eine **einseitige Ernährung** mit der heute meist bevorzugten ballaststoffarmen „Feinkost" darstellt. Zweifellos ist die Beseitigung so verursachter Beschwerden durch Umstellung auf eine faserreiche Nahrung zweckmäßiger und in der Regel auch effektiver als der Dauergebrauch eines mit beträchtlichen Nebenwirkungen belasteten (auch „pflanzlichen") Abführmittels. Wesentlicher Risikofaktor außer der Qualität ist jedoch auch die Menge der aufgenommenen Nahrung, wie die vielfältigen Beschwerden gerade adipöser Menschen deutlich zeigen. Leider wird der **Nahrungsbedarf** auch von vielen besorgten Eltern erheblich überschätzt. So scheint die **Überfütterung im Babyalter** durch falsch verstandene Fürsorge sehr verbreitet zu sein. Nützlich kann auch ein Hinweis auf die Bedeutung der Essdisziplin im Kindesalter sein. Erinnert sei in diesem Zusammenhang an die alarmierende Häufigkeit der **Karies** bei Kindern und die Bedeutung des Konsums von Süßigkeiten für deren Genese.

Bei **Stoffwechselkrankheiten** oder **chronischen Erkrankungen des Verdauungstraktes** sollte auch an die Möglichkeit eines Verstoßes gegen bestehende **Diätvorschriften** gedacht werden. Ein Appell an die Disziplin des Patienten hat hier Vorrang vor der medikamentösen Empfehlung. Das Gleiche gilt für den übermäßigen Konsum von Genussmitteln, insbesondere von **Alkohol** und **Nicotin**. Ihre Risiken sind zwar jedem bekannt, sie werden jedoch, wie die epidemiologischen Erhebungen beweisen, nicht gebührend gewürdigt.

Eine nicht zu unterschätzende Gefahr für die Gesundheit des Menschen in Industrieländern ist der durch den hohen Technisierungsgrad bedingte **Bewegungsmangel.** Zwar ist das Angebot zu aktiver sportlicher Betätigung heute ungewöhnlich groß und attraktiv. Dennoch, und trotz der Bedarfsweckung durch eine geschickt werbende Sportartikelindustrie, werden die Möglichkeiten zu gesunder körperlicher Betätigung noch viel zu wenig genutzt. Der Hinweis auf die Bedeutung einer gezielten **Bewegungstherapie** und **-prophylaxe** sollte ebenfalls zum Beratungsrepertoire des Apothekers gehören. Schon mancher hat die Chance, dem circulus vitiosus einer Adipositas und deren Folgeschäden zu entrinnen, durch geübte Selbstdisziplin, verbunden mit vernünftiger körperlicher Belastung, erfolgreich genutzt.

Gesundheitliche Beschwerden können ferner die Folge dem physiologischen Tagesrhythmus widersprechender oder ihn behindernder Verhaltensweisen sein. Zu ihnen gehört die unnötige regelmäßige **morgendliche Hektik** durch zu spätes Aufstehen. Nicht selten ist beispielsweise die hierdurch vernachlässigte Morgentoilette Anlass für **Verstopfungen** oder ein chronisches **Hämorrhoidalleiden**. **Nervosität** und **Schlafstörungen** können die Folge eines Konsums coffeinhaltiger Getränke oder auch aufwühlender Fernsehsendungen in den späteren Abendstunden bzw. von gewohnheitsmäßigem zu spätem Schlafengehen sein. Besonders bei Kindern sollte an die zuletzt genannte Ursache stets gedacht werden.

Besondere Lebensphasen

Bestimmte Lebensabschnitte können mit allgemeinen oder charakteristischen Beschwerden verbunden sein. Zu ihnen gehören:

- Periode der ersten **Dentition,**
- **Pubertät** der Mädchen,
- Schwangerschaft,

- **Klimakterium** der Frau,
- Beginn des **Ruhestandes**.

Die **Milchzähne** erscheinen vom 6. Monat bis zum 3. Lebensjahr. Beim Zahndurchbruch treten häufig entzündliche Beschwerden und Schmerzen auf.

Die **Menstruation** beginnt in der Regel mit etwa 12 bis 14 Jahren, die **Menopause** (Aufhören des Menstruationszyklus, Klimakterium) setzt etwa zwischen dem 42. bis 54., im Mittel im 47. Lebensjahr ein. Beide Vorgänge können, bedingt durch die hormonelle Umstellung des Organismus, mit erheblichen Beschwerden verbunden sein. Im **Klimakterium** der Frau kann es zu Juckreizerscheinungen der Vulva, unregelmäßigen Uterusblutungen, Durchblutungsstörungen, Verstimmungen, Melancholie und Wallungszuständen kommen. Letztere sind gekennzeichnet durch ein aufsteigendes Hitzegefühl mit Röte und Schweißsekretion, oft begleitet von Angst, Schwindel oder Hysterie.

Der langersehnte Rückzug aus dem Berufsleben in den **Ruhestand** scheint, vor allem bei Personen, deren Lebensinhalt weitgehend durch die berufliche Tätigkeit bestimmt war, nicht selten mit dem Beginn schwerer Krankheiten oder deren Intensivierung verbunden zu sein. Hier ist der Erfolg der medikamentösen Therapie meist begrenzt, so lange die seelische Verarbeitung des neuen Lebensstadiums nicht gelungen ist.

0.4.7 Berücksichtigung besonderer Lebenssituationen in der Pharmakotherapie

0.4.7.1 Schwangerschaft

Eine bestehende Schwangerschaft erfordert insofern besondere Aufmerksamkeit bei der medikamentösen Therapie, als durch die hierdurch bedingte hormonelle Umstellung des mütterlichen Organismus und der hieraus resultierenden pharmakokinetischen Verteilungsräume eine **veränderte Reaktion auf Pharmaka** möglich ist. Von meist größerer Bedeutung ist jedoch die **Gefährdung des neu entstehenden Organismus** durch eine unsachgemäße Arzneimittelbehandlung der Schwangeren. Dabei ist, sobald die stoffliche Versorgung des Embryos über den Blutkreislauf der Mutter erfolgt, der entscheidende Faktor die Menge des Wirkstoffs, welche die Plazenta zu passieren vermag. Dabei ist es insofern nicht ungefährlich, von einer „**Plazentaschranke**" zu sprechen, da hieraus der falsche Schluss abgeleitet werden könnte, dass durch eine solche Schranke der kindliche Organismus im Mutterleib vor einer schädigenden Arzneimittelwirkung ausreichend geschützt sei. Dies trifft jedoch nicht zu, wie spätestens seit dem schrecklichen Thalidomid-Unglück jedem bekannt sein dürfte. Vielmehr vermögen fast alle Pharmaka mehr oder weniger die Plazenta zu passieren und in den kindlichen Kreislauf überzugehen.

Die schädigenden Einflüsse von Umweltnoxen einschließlich Arzneimittel sind, gestützt auf Tierversuche, gerade während der letzten Jahrzehnte intensiv untersucht worden. Die sich mit dieser Frage beschäftigende **Reproduktionstoxikologie** spielt bei der Zulassung neuer Wirkstoffe eine wichtige Rolle.

Zum besseren Verständnis der in Abhängigkeit vom Schwangerschaftsstadium variierenden Arzneimittelrisiken soll die **Embryonalentwicklung** des Menschen in Kurzform dargestellt werden.*

Die **erste Zellteilung** der befruchteten Eizelle erfolgt etwa nach 30 Stunden. Nach weiteren Zellteilungen wandert ein Zellhaufen aus etwa 16 Zellen, die Morula, vom Eileiter in den Uterus und bildet dort unter Aufnahme von Uterusflüssigkeit die **Blastozyste**. Die äußere Hülle der Blastozyste, der

---

* Ausführlichere Informationen in Friese, Mörike, Neumann, Windorfer, Kleinebrecht: Arzneimittel in der Schwangerschaft und Stillzeit. 6. Aufl., Wissenschaftliche Verlagsgesellschaft, Stuttgart 2006

Trophoblast, dringt unter Bildung von Zotten in die Uterusschleimhaut ein, womit am Ende der 2. Embryonalwoche die **Implantation** abgeschlossen ist.
In der 3. Embryonalwoche bilden sich in den Zotten der aus dem Trophoblasten entstandenen Plazenta Blutgefäße, welche den **Stoffaustausch** zwischen Embryo und dem mütterlichen Kreislauf übernehmen. In den folgenden Wochen werden die einzelnen Organe des Embryos angelegt und über den gleichzeitig sich bildenden embryonalen Kreislauf versorgt. Die **Organanlage** ist bis etwa zur 10. Embryonalwoche abgeschlossen, aus dem Embryo ist der **Fetus** entstanden. Im 4. Schwangerschaftsmonat nimmt das Gesicht des Feten menschliche Gestalt an, im 5. Monat werden die kindlichen **Bewegungen** wahrnehmbar. In der Folgezeit bis zur Geburt erfolgt neben einer weiteren Differenzierung der Organe das **Größenwachstum** des Feten bis zu einem **Geburtsgewicht** von etwa 3500 Gramm.
Art und Ausmaß potentieller **Fruchtschäden** hängen stark vom embryonalen Entwicklungsstadium ab. Sie können letal sein, in Form von **Missbildungen, Entwicklungsretardierungen** oder **funktionellen Defekten** auftreten. Vor der endgültigen Implantation reagiert der Embryo nach dem Alles-oder-Nichts-Prinzip, d.h. eventuelle Schäden sind letal oder vollständig reversibel, Missbildungen werden durch in dieser Phase einwirkende Noxen nicht beobachtet.
In der auf die Implantation folgenden **Entwicklungsphase** (3. bis 6. Embryonalwoche) reagiert der Embryo auf Umweltnoxen tödlich oder mit Missbildungen an denjenigen Organen, welche zum jeweiligen Zeitpunkt gerade gebildet werden. In der darauffolgenden **Fetalphase,** welche beim Menschen spätestens am Ende des 3. Schwangerschaftsmonats beginnt, erfolgt die Differenzierung der bereits angelegten Organe. In dieser **Differenzierungsphase** ist die Gefahr von gröberen Missbildungen gering, stattdessen können Differenzierungsstörungen auftreten, welche spätere Retardierungen oder auch Funktionsstörungen einzelner Organe zur Folge haben können.
In der **Endphase der Schwangerschaft** reagiert der Fetus auf Pharmaka ähnlich dem Neugeborenen, d.h. es treten auch die gleichen Nebenwirkungen, jedoch zum Teil stärker auf.
Obgleich das **Gefährdungspotential** der in der Selbstmedikation verwendeten pharmakodynamisch meist schwach wirkenden Pharmaka erheblich geringer ist als bei manchen mit erheblichen Nebenwirkungen behafteten verschreibungspflichtigen Wirkstoffen, ist dennoch bei der Arzneimittelempfehlung für Schwangere größte Vorsicht geboten. Die Empfehlung von Arzneimitteln sollte während der Schwangerschaft grundsätzlich mit großer Zurückhaltung erfolgen. Tabelle 0.4-1 zeigt Arzneimittelgruppen für Selbstmedikation, deren Anwendung in der Schwangerschaft mit keinen Risiken verbunden ist. Aktuelle Informationen können im Internet unter www.embryotox.de abgerufen werden. Erheblich größer als das durch falsch eingesetzte Arzneimittel dürfte wegen ihres oft übermäßigen Konsums auch in der Schwangerschaft das durch **Alkohol und Nicotin** bestehende Gefährdungspotential des ungeborenen Kindes sein. Gezielte Aufklärung der Mütter über dieses Risiko kann dazu beitragen, verheerende Schäden zu vermeiden.

0.4.7.2 Stillzeit

Grundsätzlich ist bei einer medikamentösen Therapie wie auch hinsichtlich des Genussmittelkonsums in der Stillzeit die gleiche Zurückhaltung angebracht wie in der Schwangerschaft. Zwar liegen die Pharmakaplasmaspiegel des gestillten Säuglings in der Regel deutlich unterhalb denjenigen der behandelten stillenden Mutter. Dennoch können, vor allem in den ersten Lebenswochen, kritische Wirkstoffspiegel erreicht werden. Ursachen für hierdurch ausgelöste uner-

Patientenberatung

wünschte Arzneimittelwirkungen des Säuglings können sein:

- wirkstoffbedingte relativ hohe Konzentrationen in Muttermilch,
- geringe Eliminationsgeschwindigkeit aus dem Blut des Säuglings,
- erhöhte Ansprechbarkeit des Säuglings bezogen auf gleiche Plasmaspiegel von Mutter und Kind.

Die unterschiedliche Relation zwischen Plasmaspiegel und Konzentration in der **Muttermilch** bei den einzelnen Pharmaka ergibt sich aus den anatomisch-funktionellen Besonderheiten der Milchdrüse einerseits und den physikalisch-chemischen Wirkstoffeigenschaften andererseits. Tritt ein im Blutplasma gelöster Stoff in die Muttermilch über, so muss er zunächst die Kapillarwände der Blutgefäße, die interstitielle Flüssigkeit, das alveolare Epithel der Brustdrüse und Zellplasmamembranen überwinden. Die Gesamtheit dieser Barriere wird als **Blut-Milch-Schranke** bezeichnet. Die entscheidende Größe für die Durchlässigkeit dieser Barriere für Fremdstoffe ist die **Lipid-Poren-Membran des alveolären Epithels**. Deren dominierender lipoider Charakter ergibt sich aus ihrem molekularen Membranaufbau. Sie enthält im wesentlichen Lipid- und Proteinmoleküle, deren Matrix von einzelnen mit Wassermolekülen gefüllten Poren durchsetzt ist. Für den Transport gelöster Fremdstoffe stellt man sich, wenn man von seltenen aktiven Transportprozessen absieht, zwei prinzipiell unterschiedliche Mechanismen vor:

- Diffusion durch die Lipid-Proteinschicht,
- Diffusion durch die wässrige Phase in den Poren.

Hieraus ergeben sich folgende **Grundregeln für die Permeabilität der Blut-Milch-Schranke für Pharmaka:**

- hohe Durchlässigkeit für gelöste lipophile Wirkstoffmoleküle wegen der hohen räumlichen Dominanz der Lipid-Proteinschicht gegenüber Poren,

Tab. 0.4-1: Arzneimittel, bei deren Anwendung nach dem heutigen Kenntnisstand mit keinen embryo- oder fetotoxischen Auswirkungen zu rechnen ist. Modifiziert nach Friese et al. 2006

Arzneistoffgruppen	Arzneistoffe
Analgetika	Paracetamol
Antazida	Aluminium- und Magnesiumverbindungen
Antiallergika	Dimenhydrinat Diphenhydramin
Antiasthmatika	Cromoglicinsäure β_2-Sympathomimetika
Antiemetika	Dimenhydrinat Diphenhydramin
Antimykotika	Nystatin (lokal) Clotrimazol (lokal) Miconazol (lokal)
Virustatika	Aciclovir (lokal)
Magen-Darm-Mittel	Dimeticon Ranitidin Famotidin
Eisen-, Iodid- und Mineralstoffpräparate	
Laxanzien	Bisacodyl Füll- und Quellstoffe Lactulose
Schnupfenmittel	Tramazolin
Sekretolytika	Acetylcystein (ACC) Ambroxol Bromhexin
Vitamin-B-Komplex, Vitamine C, D, E und Derivate	Unter Beachtung der RDA (Recommended Dietary Allowance) der FDA (Food and Drug Administration)

- stärkere Permeation nicht ionisierter als ionisierter Moleküle,
- Beschränkung der Porenpermeabilität auf niedermolekulare hydrophile Stoffe (bis zu einer relativen Molekülmasse von 200) aufgrund des geringen Porendurchmessers.

Neben diesen allgemeinen Grundregeln für die Permeabilität der Blut-Milch-Schranke können neben der Dosis noch folgende Faktoren für eine erhöhte Reagibilität des Säuglings auf die der stillenden Mutter applizierte Arzneimittel verantwortlich sein:

- pH-Unterschied zwischen Plasma und Muttermilch,
- verminderte Eliminationsgeschwindigkeit beim Säugling,
- niedrige Proteinbindung im Plasma des Säuglings,
- Erhöhung der Rezeptorkonzentration bzw. der intrinsischen Aktivität.

Der **pH-Wert der Muttermilch** liegt mit in der Regel 7,0 niedriger als derjenige des **Blutplasmas** von 7,4. Hieraus ergibt sich, dass basische Wirkstoffe in der Milch stärker ionisiert vorliegen als im Plasma. Ionisierte Moleküle jedoch vermögen aufgrund ihrer stark polaren Struktur die Lipid-Proteinschicht nicht und die hydrophilen Poren nur bis zu einer gewissen Größe zu durchdringen. Hieraus resultiert, dass die meisten **basischen Wirkstoffe** eine gewisse Kumulation in der Muttermilch im Vergleich zu neutralen oder sauren Wirkstoffen erfahren.

Ein weiterer Grund für relativ stark ausgeprägte Arzneimittelwirkungen kann die noch unzureichend ausgebildete **Eliminationsfähigkeit des frühkindlichen Organismus** für Fremdstoffe sein. Diese beruht einerseits auf der noch unzureichend ausgebildeten Metabolisierungsfähigkeit der Leber, primär bedingt durch die noch fehlenden, für die Hydrophilisierung lipophiler Pharmaka verantwortlichen Oxigenasen. Andererseits ist die Eliminationsfähigkeit der Niere junger Säuglinge noch nicht voll ausgebildet.

Eine erhöhte Reaktion des Säuglings auf Arzneimittel im Vergleich zum mütterlichen Organismus kann sich aus der unterschiedlichen Proteinbindung ergeben. Die **Plasmaproteinbindungsfähigkeit** ist in den ersten Lebenswochen noch deutlich verringert. Hieraus resultieren bei stark proteingebundenen Pharmaka, bezogen auf vergleichbare Wirkstoffplasmaspiegel, höhere Gewebsspiegel beim Neugeborenen als bei älteren Kindern oder der Mutter.

Eine potentielle Ursache für eine verstärkte Wirkungsintensität von Pharmaka auf den kindlichen im Vergleich zum mütterlichen Organismus ist eine relativ erhöhte Anzahl der spezifischen Bindungsstellen, d.h. derjenigen molekularen Strukturen im Erfolgsorgan, die für die Auslösung einer pharmakodynamischen Reaktion verantwortlich sind (**Rezeptoren**), bzw. deren empfindlicheres Ansprechen (**erhöhte intrinsische Aktivität**). Über die Rezeptorenhäufigkeit bzw. intrinsische Aktivität des Säuglings im Vergleich zur Mutter ist erst wenig bekannt, so dass den beiden genannten Faktoren eher hypothetischer Charakter für die Erklärung erhöhter Arzneimittelempfindlichkeit des Säuglings zukommt.

Eine besondere praktische Bedeutung hinsichtlich unerwünschter Pharmakawirkungen durch die Muttermilch kommt den Genussmitteln **Alkohol, Nicotin** und **Coffein** zu. Stillenden Müttern sollte, sofern ein grundsätzlicher Verzicht unmöglich erscheint, dringend geraten werden, den Genuss von alkohol- und coffeinhaltigen Getränken sowie das Rauchen (und passive Mitrauchen) soweit wie möglich einzuschränken bzw. zu vermeiden.

Einige Beispiele für Arzneimittel der Selbstmedikation, von deren Anwendung bei stillenden Müttern möglichst abgeraten werden soll, zeigt Tabelle 0.4-2.

0.4.7.3 Alter

Der alternde Organismus ist geprägt durch kontinuierlich in allen Geweben ablaufende **Degenerationsprozesse.** Neben diesen, eher als physiologisch anzusehenden Vorgängen und vermutlich hierdurch bedingt, fällt die Anfälligkeit gegenüber Erkrankungen sowie das oft gleichzeitige Vorkommen verschiedener Erkrankungen (**Multimorbidität**) beim älteren Menschen auf. Beide können für seine veränderte Reaktivität auf Arzneimittel verantwortlich sein. Bei der Beurteilung der pharmakologischen Besonderheiten des älte-

Tab. 0.4-2: Risikobehaftete Arzneimittel der Selbstmedikation bei Verwendung in der Stillzeit

Wirkstoffgruppe	Wirkstoff oder Verbindungsklasse	Gefährdungspotential	Gefährdungsursache bei Säugling
Analgetika	Acetylsalicylsäure	Gering	Hohes Plasmaproteinbindungsvermögen
	Paracetamol	gering bei niedriger Dosierung	mangelnde Metabolisierungsfähigkeit der Leber
Laxantien	Hydroxianthrachinon-Derivate, Phenolphthalein und eventuell auch andere antiabsorptiv und hydragog wirkende diphenolische Verbindungen	Hoch, Anwendung während der Stillzeit abzulehnen	Gastrointestinalstörung durch Steigerung der Peristaltik
Antihistaminika	Clemastin und vermutlich auch andere	Hoch, Anwendung während der Stillzeit nur nach strenger Indikationsstellung	Schläfrigkeit, Trinkschwäche

ren Patienten ist man weitgehend auf empirische Erfahrungen angewiesen. Eine auf rationaler Überlegung basierende Prognose ist aufgrund der Vielzahl sich gegenseitig beeinflussender Faktoren meist außerordentlich schwierig, wenn nicht überhaupt ausgeschlossen.

Zum besseren Verständnis einer veränderten Reaktivität und zur Sensibilisierung für die latenten Risiken bei der Arzneimitteltherapie alter Patienten sollen einige **physiologische Alterungsprozesse,** soweit sie pharmakologisch von Interesse sind, kurz erörtert werden. Tabelle 0.4-3 zeigt Beispiele für altersbedingte organische bzw. funktionelle Veränderungen und ihre Einflussmöglichkeiten auf die verschiedenen pharmakokinetischen Phasen.

So kann die im Alter oft beobachtete **verminderte Sekretion der Magenschleimhaut** zu einem **verminderten Abbau säureempfindlicher Wirkstoffe,** wie z.B. von substituierten Verdauungsenzymen, führen. Andererseits könnte, da die Magenentleerung unter anderem durch einen pH-Anstieg ausgelöst wird, die verminderte Säureproduktion über eine kürzere Verweilzeit im Magen wie auch über die pH-Verschiebung selbst zu einer niedrigeren Bioverfügbarkeit aus dem Magen absorbierbarer saurer Wirkstoffe führen. Praktisch ist dieses Phänomen jedoch von untergeordneter Bedeutung, da, bedingt durch seine relativ erheblich größere Oberfläche, der Hauptabsorptionsort peroral applizierter Pharmaka der Dünndarm ist. Eine allerdings nur schwer abschätzbare Auswirkung kann die verminderte Magensaftproduktion auch auf die **Wirkstofffreigabe,** vor allem pH-abhängig gesteuerter **Retardpräparate** haben.

Die Aufstellung allgemeiner Regeln für die Resorbierbarkeit peroral verabreichter Wirkstoffe bei alten im Vergleich zu jungen Menschen ist schwierig, da die beobachteten altersbedingten Veränderungen des Magen-Darm-Trakts sich teils synergistisch, teils antagonistisch verhalten. So wird die Absorptionsrate durch die im Alter beobachtete verlängerte Darmpassagezeit erhöht, durch die verminderte Durchblutung des gesamten Gastrointestinaltrakts, die deutlich verringerte Oberfläche der absorbierenden Darmschleimhaut sowie durch häufig vorkommende Magen-Darm-Erkrankungen jedoch erniedrigt.

Durch die Abnahme des Muskelprotein- und Serumalbumingehalts ist die **Wasserbin-**

Tab. 0.4-3: Potentielle Ursachen für eine veränderte Reaktivität des alten Menschen auf Arzneimittel

Beeinflusste pharmako-kinetische Phase	Einflussfaktor	Art der Wirkungsänderung	Einfluss auf Wirkungs-intensität
Absorption	Verminderte Sekretionsleistung des Magens	(Verminderte Absorption saurer Wirkstoffe durch kürzere Verweilzeit im Magen)	(–)
	Verlängerte Darm-Passage-Zeit	Absorptionsverbesserung	+
	Verminderte Durchblutung des Gastrointestinaltrakts	Absorptionsverminderung	–
	Verringerte Resorptionsfläche der Darmschleimhaut	Absorptionsverminderung	–
	Erkrankungen des Gastrointestinal-Trakts	Absorptionsverminderung	–
Verteilung	Veränderung der relativen Verteilungsräume einzelner Kompartimente (weniger Wasser, mehr Fett)	Verlängerte Halbwertszeit lipophiler Pharmaka	+
	Verminderung von Muskel- und Plasmaprotein	Verminderte Plasmaproteinbindung und erhöhte Gewebskonzentration	+
Biotransformation	Verminderte Sekretionsleistung des Magens	Geringere Abbaurate säurelabiler Pharmaka	(+)
	Eingeschränkte Leistungsfähigkeit der Leber	Verminderter First-Pass-Effekt	+ (–*)
Eliminierung	Leistungsminderung der Niere	Verlängerte Halbwertszeit	+

+ Wirkungsverstärkung
– Wirkungsminderung
* bei Wirkstoffen des Pro-Drug-Typs, deren aktive Form erst in vivo durch Biotransformation gebildet wird

dungskapazität des alten Menschen vermindert. Dies, sowie die absolute und relative Zunahme des Fettgewebes, führt zu einer Veränderung der relativen Verteilungsvolumina der einzelnen Kompartimente. So ist der **wässrige Verteilungsraum** verringert, derjenige der **Fettphasen** erhöht. Dies kann, bedingt durch die erhöhte Fettspeicherkapazität, zu einer **verlängerten biologischen Halbwertszeit von stark lipophilen Wirkstoffen** führen, etwa solchen mit zentral dämpfender Wirkung.

Die Leistungsfähigkeit der **Leber** ist beim alten Menschen hauptsächlich hinsichtlich der **Biotransformationsreaktionen der Phase I** betroffen. Zweck dieser Phase-I-Reaktionen ist primär die Hydrophilisierung lipophiler Wirkstoffe durch oxidative Vorgänge, welche deren renale Eliminierung erleichtert. Aus der verminderten Metabolisierungsrate kann eine **Wirkungsverstärkung,** insbesondere von Pharmaka mit hohem First-Pass-Effekt, resultieren.

Einige Beispiele für in der Selbstmedikation gebräuchlichen Arzneimittel mit im Tierversuch oder am Menschen erwiesener veränderter Wirkungsintensität im Alter zeigt Tabelle 0.4-4.

Da die altersbedingten Veränderungen der Arzneimittelwirkungen erst an wenigen konkreten Beispielen untersucht sind und wegen der Verschiedenartigkeit der Einflussfaktoren und deren Auswirkung ist es unmöglich, zuverlässige **Dosierungsempfehlungen** zur Kompensation dieser Alterserscheinungen zu geben. Manche Autoren empfehlen eine allgemeine Dosisverringerung. Von den aufgestellten Faustregeln erscheint, wenn überhaupt, diejenige nach Alter abgestufte am ehesten vertretbar, nach der beginnend mit dem 65. Lebensjahr für jede Lebensdekade die Wirkstoffdosis um jeweils 10 % gesenkt wird.

Potentiell inadäquate Arzneimittel bei geriatrischen Patienten

Die Besonderheiten alter Menschen hinsichtlich ihres Ansprechens auf Arzneimittel hat verschiedene in die Geriatrie involvierte Fachkreise veranlasst, praxistaugliche Listen zur optimalen Arzneimittelauswahl für geriatrische Patienten und zur Vermeidung von durch unerwünschte Arzneimittelwirkungen oder Arzneimittelinteraktionen bedingten Risiken zu erstellen. Die erste Liste potentiell inadäquater Arzneimittel (PIM) bei geriatrischen Patienten wurde 1991 von dem amerikanischen Geriatriker Mark. H. Beers erstellt und enthält Arzneimittel, die bei Patienten über 65 Jahren nicht oder nur mit Vorsicht angewandt werden sollten. Die Beers-Kriterien wurden mehrfach aktualisiert, zuletzt durch die American Geriatric Society (AGS) 2015. Modifiziert für den deutschsprachigen Raum wurden entsprechende PIM-Listen in Form der PRISCUS-Liste von einem Autorenteam der Universität Witten/Herdecke und des HELIOS Klinikums Wuppertal sowie der FORTA-Liste (Fit for the Aged) von einem Autorenteam der Universität Heidelberg publiziert. Die genannten im Internet publizierten PIM-Listen enthalten Arzneistoffe, deren Anwendung bei alten Menschen nicht oder nur mit Einschränkung empfohlen wird. So wird in den PIM-Listen von der Verwendung von den beiden H_1-Rezeptorantagonisten Diphenhydramin und Doxylamin, die zu den ohnehin wenigen für die Selbstmedikation geeigneten Schlafmitteln gehören, bei geriatrischen Patienten wegen kardiovaskulärer und anticholinerger Nebenwirkungen sowie vom Dauergebrauch von nichtsteroidalen Antiphlogistika abgeraten.

Tab. 0.4-4: Arzneimittel der Selbstmedikation mit erwiesener veränderter Wirkungsintensität im Alter nach Platt, Mutschler 1999

Wirkstoffgruppe	Wirkstoffe bzw. Verbindungsklasse	Ursache der Veränderung	Art der Veränderung
Analgetika	Paracetamol	1)	–
	Salicylsäurederivate	1); 2)	1) –; 2) +
	Pyrazolinderivate	1)	–
Hypnotika		3) 4) 5)	+
Anorganische Verbindungen	Calcium	1)	–
	Eisen	1)	–
Vitamine	Cyanocobalamin	1)	–
	Folsäure	1)	–
	Thiamin	1)	–
Verdauungsenzyme	Pankreasenzyme	6)	+

1) Absorptionsverzögerung bzw. Absorptionsminderung 2) Verminderung der Plasmaproteinbindung
3) Erhöhung der Speicherkapazität des Fettgewebes 4) Verminderung der Eliminationsgeschwindigkeit
5) erhöhte Rezeptorsensibilität 6) verminderter Abbau durch erniedrigte Magensäuresekretion
+ Wirkungsverstärkung
– Wirkungsminderung

1 Nervensystem

1 Nervensystem

Von H. Hamacher

1.1 Schmerz, Entzündung, Fieber

Schmerzhafte Zustände gehören zu den häufigsten Anlässen einer Selbstmedikation. Die fachliche Beratung in der Apotheke setzt nicht nur fundierte Kenntnisse über Wirkungen und Nebenwirkungen schmerzdämpfender Pharmaka voraus, sie erfordert zugleich Verständnis für das Phänomen Schmerz in seiner Vielschichtigkeit sowohl hinsichtlich Ätiologie, seiner Folgeerscheinungen als auch seiner Beseitigung.

Der Schmerz ist keine Krankheit, sondern deren Symptom, welchem wegen seiner Schutz- und Warnfunktion für den Organismus eine wesentliche physiologische Bedeutung zukommt. Vielfach werden Erkrankungen, vor allem innerer Organe, erst auf Grund des Schmerzes vom Patienten wahrgenommen. Die Schmerzbeseitigung oder Linderung ist nicht nur Selbstzweck, sie kann darüber hinaus auch einen wichtigen Beitrag zur Heilung einer Krankheit leisten. Wie bei jeder symptomatischen Behandlung darf jedoch das Hauptziel, nämlich die Beseitigung des Grundleidens, nicht außer Acht gelassen werden. Hieraus ergibt sich als oberster Grundsatz:

> Klärung der Schmerzursache hat Vorrang vor Schmerzbehandlung.

Zur **Klärung der Ätiologie** kann und muss auch der Apotheker vor der Empfehlung schmerzstillender Pharmaka beitragen. Dies schon deshalb, weil die Schmerzursache einen Einfluss auf die Auswahl des optimalen Arzneimittels im konkreten Fall hat. Nichtbeachtung dieses Grundsatzes kann zu schwerwiegenden Therapiefehlern führen, da als Folge der Schmerzbeseitigung möglicherweise wichtige basistherapeutische Maßnahmen unterlassen werden. Verschlechterung der Erkrankung kann die Folge sein. Abgesehen von der Prophylaxe vor oder nach schmerzhaften diagnostischen oder therapeutischen Eingriffen erscheinen analgetische Maßnahmen sinnvoll:

- **Kurzfristig** bis zur Abklärung der Schmerzursache bzw. kausalen Schmerzbes durch den Arzt (wichtig etwa bei Empfehlungen im Falle von Zahnschmerzen während des Nacht- und Sonntagsdienstes).
- Bei trotz Basistherapie **nicht zumutbaren Schmerzen** (z.B. schwere Verletzungen).
- Bei **fehlender Möglichkeit zur Beseitigung** der Erkrankung selbst (z.B. Tumoren im Finalstadium).

Neben den somatischen Mechanismen kommt bei der Schmerzentstehung und -empfindung auch der **psychischen Komponente** erhebliche Bedeutung zu. Die Berücksichtigung psychischer Momente und deren Beeinflussung durch persönliche Zuwendung und, wenn möglich, Ablenkung des Patienten kann ein wesentlicher Bestandteil des beratenden Gesprächs durch den Apotheker sein. In diesem Zusammenhang ist die Beobachtung, dass die Schmerzreizschwelle bei introvertierten Menschen in der Regel niedriger liegt als bei extrovertierten, bemerkenswert, jedoch nicht überraschend.

Schmerz, Entzündung und Fieber sind als Abwehrreaktionen des Organismus zu verstehen, welche exogen oder endogen verursacht werden und die sowohl aus ätiologischer als auch aus pharmakologischer Sicht eng korreliert sind. **Exogene Noxen** für die genannten, oft gleichzeitig beobachteten Symptome können physikalische (mechanische, thermische, elektrische) oder auf chemischem Wege verursachte Zellschäden sein. Sie können infektiös oder nicht infektiös bedingt sein. Über die ursächlichen **endogenen Noxen** bei einer Vielzahl von Erkrankungen (z.B. Autoimmunerkrankungen) ist erst wenig bekannt. Schmerz, Entzündung und Fieber treten nicht nur oft gemeinsam auf, sie werden durch bestimmte Wirkstoffe gerade aus der Reihe der nicht verschreibungspflichtigen Analgetika auch gleichzeitig beseitigt oder abgeschwächt, wobei es sich stets um eine symptomatische, niemals um eine kausale Behandlung handelt.

1.1.1 Schmerz

In der Peripherie aufgenommene Reize, welche Zellschäden verursachen oder möglich machen, führen reflektorisch auf direktem Wege über das Rückenmark (z.B. Fluchtreaktion) oder von dort über höher gelegene Zentren zu bewussten oder unbewussten Abwehrreaktionen des Organismus. Sie werden im Gehirn als Schmerz wahrgenommen. Der Schmerz übernimmt somit eine wichtige protektive Funktion für das betreffende Individium.

1.1.1.1 Ablauf der Schmerzreaktion und Schmerzstoffe

Physikalische oder chemische Reize werden an bestimmten, exakt lokalisierbaren, peripheren Nervenendigungen, den **Nocizeptoren (Schmerzrezeptoren)**, aufgenommen. Nach neueren Erkenntnissen gibt es differenzierte Nocizeptoren für unterschiedliche schmerzauslösende (mechanische, thermische, chemische) Reize. Die unmittelbare Erregung der Schmerzrezeptoren erfolgt auf chemischem Wege (adäquater Reiz) durch bei der Zellschädigung freigesetzte Schmerzstoffe. Das durch Erregung der Nocizeptoren entstandene Aktionspotential wird über spezielle sensorische Nervenfasern des peripheren Nervensystems zunächst über die Hinterhörner dem Rückenmark zugeleitet. Dort werden einerseits nach Umschaltung des Schmerzreizes auf motorische Bahnen über die Vorderhörner Schutzreflexe ausgelöst (z.B. Zurückzucken von Gliedmaßen bei Nadelstich). Andererseits wird der im Rückenmark ankommende Reiz nach Umschaltung auf die seitlich gegenüberliegenden aufsteigenden Spinalbahnen zunächst zum Hirnstamm geleitet. Hier werden in der zwischen verlängertem Rückenmark (Medulla oblongata) und Zwischenhirn (Dienzephalon) gelegenen Formatio reticularis die ankommenden Reize koordiniert und efferent (vom Zentrum in Richtung Peripherie) zu viszeralen (die Eingeweide betreffenden) Reaktionen oder ebenfalls zu reflektorischen Bewegungsabläufen verarbeitet. Im Thalamusgebiet des Zwischenhirns werden die Reize dem limbischen System, welches für die emotionale Schmerzverarbeitung verantwortlich ist, sowie der Großhirnrinde zugeleitet, in welcher der Schmerz qualitativ wie auch hinsichtlich seiner topographischen Lage charakterisiert wird. Der Ablauf der Schmerzreaktion ist somit ein äußerst komplexes Zusammenspiel somatischer, vegetativer und psychischer Vorgänge. Dies erklärt auch die enge psychisch-somatische Korrelation bei einer Vielzahl von Erkrankungen.

Schmerzstoffe

Die bei der Zellschädigung freigesetzten endogenen Stoffe, welche die adäquate Reizbildung an den Schmerzrezeptoren bewirken, werden als Schmerzstoffe bezeichnet. Neben den Schmerzstoffen, die erst in höherer Konzentration Schmerz verursachen, wie Wasserstoffionen (pH < 6), Kaliumionen und Acetylcholin, ist vor allem die Gruppe der **Mediatoren** für die Bildung adäquater Reize an den Nocizeptoren bedeutsam. Zu ihnen gehören die Neurotransmitter, Histamin und Serotonin, ferner die Prostaglandine und Kinine.

Nervensystem

Schmerz, Entzündung, Fieber

[Strukturformel: Histamin]

Histamin wird durch Decarboxylierung der Aminosäure Histidin gebildet und zusammen mit Heparin an ein basisches Protein gebunden in den Mastzellen und in basischen Leukozyten gespeichert. Es wird aus den Speicherzellen außer bei Schmerzreizen auch bei Überempfindlichkeitsreaktionen freigesetzt und spielt wegen seiner die Gefäßpermeabilität fördernden Wirkung bei verschiedenen allergischen Erkrankungen eine entscheidende Rolle.

[Strukturformel: Serotonin]

Serotonin wird durch Hydroxylierung und Decarboxylierung aus der Aminosäure Tryptophan gebildet und kommt in höherer Konzentration in enterochromaffinen Zellen der Dünndarmschleimhaut, in Thrombozyten und im Hypothalamus vor. Es hat von allen Neurotransmittern die stärkste schmerzerzeugende Wirkung. Ferner wirkt es außer als Neurotransmitter des Zentralnervensystems kontrahierend auf glatte Muskeln, u.a. der Gefäße und fördert deshalb die Blutstillung.

Kinine werden mit Hilfe der Kallikreine aus einem in der α_2-Globulinfraktion enthaltenen Plasmaprotein, dem Kininogen, gebildet. Über ein Oligopeptid aus elf Aminosäuren wird zunächst das Dekapeptid Kallidin, aus diesem durch Abspaltung eines Lysinrestes das Nonapeptid Bradykinin gebildet.
Kinine sind außerordentlich potente Schmerzstoffe. Außerdem erhöhen sie neben ihrer Wirkung auf die glatte Muskulatur (z. B. Vasodilatation, Bronchokonstriktion) die Gefäßpermeabilität und sollen daher für die Hyperämisierung und Ödembildung entzündeter Gewebe mitverantwortlich sein.

Die Gruppe der **Prostaglandine** hat sowohl wegen ihrer vielseitigen pathophysiologischen Mediatorfunktionen als auch ihrer pharmakologischen Bedeutung ein ungewöhnliches Interesse, nicht zuletzt bei Arzneimittelchemikern, gefunden.

Prostaglandine werden in allen Organen, besonders in entzündeten Geweben, aus höheren ungesättigten Fettsäuren gebildet, kommen wie alle Gewebshormone am Entstehungsort oder in dessen unmittelbarer Umgebung zur Wirkung und werden weitgehend bereits dort, spätestens jedoch nach Abgabe an das Blut bei der ersten Lungenpassage abgebaut. Ihre Halbwertszeit liegt unterhalb einer Minute.

Ausgangsverbindungen für die **endogene Prostaglandinsynthese** sind höhere ungesättigte Fettsäuren, insbesondere Arachidonsäure (5,8,11,14-Eikosatetraensäure) und Dihomo-γ-linolensäure (8,11,14-Eikosatriensäure), welche zunächst in dem für die Prostaglandinsynthese geschwindigkeitsbestimmenden Schritt mittels Phospholipase A aus vorwiegend in der Zellmembran vor-

H—Lys—Arg—Pro—Pro—Gly—Phe—Ser—Pro—Phe—Arg—OH

Kallidin

H—Arg—Pro—Pro—Gly—Phe—Ser—Pro—Phe—Arg—OH

Bradykinin

kommenden Phospholipiden gebildet werden müssen. Die Prostaglandinsynthese (Abb. 1.1-1) erfolgt mit Hilfe eines mikrosomalen Enzymsystems der Prostaglandinsynthetase. Ihr aus pharmakologischer Sicht wichtigstes Einzelenzym ist eine **Cyclooxygenase,** welche die kettenförmige ungesättigte Arachidonsäure zunächst in ein äußerst wirksames, aber labiles zyklisches Endoperoxid überführt. Dieser Reaktionsschritt ist pharmakologisch insofern bedeutsam, als die Hemmung der Cyclooxygenase eine wesentliche Ursache für die Wirkung der nicht narkotisierenden Analgetika (Prostaglandinsynthese-Hemmer) ist. Aus den zyklischen Peroxiden werden das thrombozytenaggregierende Thromboxan, das thrombozytenaggregationshemmende Prostacyclin und ferner die Prostaglandine gebildet.

Die verschiedenen Prostaglandintypen, deren Wirkungen an den einzelnen Organen zum Teil unterschiedlich sind, werden durch bestimmte Großbuchstaben und Zahlenindices gekennzeichnet. Die **E-Prostaglandine** enthalten eine Ketogruppe am C9 innerhalb des Fünfringes, **F-Prostaglandine** an deren Stelle eine Hydroxylgruppe. Die Konfiguration der Hydroxylgruppe an C9 wird durch den Index 9α bzw. β gekennzeichnet. Der Zahlenindex 1, 2 oder 3 gibt die Anzahl der im jeweiligen Prostaglandin enthaltenen Doppelbindungen an, deren Position durch die betreffende, als Ausgangsprodukt dienende, essentielle Fettsäure festgelegt ist.

Neben ihrer Schmerz und Entzündungen auslösenden Wirkung weisen Prostaglandine eine Vielzahl biologischer Effekte auf, über deren physiologische Bedeutung allerdings noch wenig bekannt ist.

1.1.1.2 Schmerztypen

Für die Auswahl des optimalen Analgetikums ist die Kenntnis des Mechanismus der

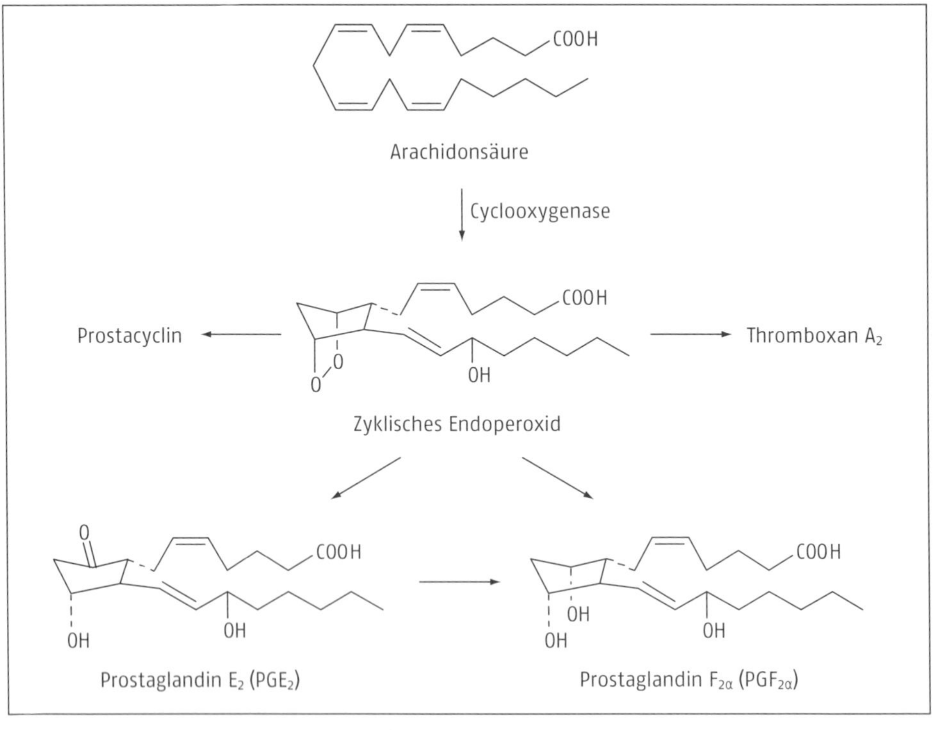

Abb. 1.1-1: Synthese von Prostaglandinen und verwandten Mediatoren

Schmerzauslösung von Bedeutung. Hier gilt es, zwischen nozizeptiven und neuropathischen Schmerzen zu unterscheiden, wobei allerdings 20–30 % der chronischen Schmerzpatienten unter gemischten Formen beider Schmerztypen leiden. Die Zahl der in Deutschland von neuropathischen Schmerzen betroffenen Patienten wird auf fünf Millionen geschätzt.

Nozizeptorschmerz

Nozizeptive Schmerzen werden durch Erregung der bereits erwähnten peripheren Nozizeptoren ausgelöst und über afferente Nervenbahnen dem Zentralnervensystem zugeleitet.

Neuropathischer Schmerz

Die International Association for the Study of Pain (IASP) definiert den neuropathischen Schmerz als „Schmerz, der als direkte Konsequenz aus einer primären Läsion oder Erkrankung des somato-sensorischen Systems entsteht".

Neuropathische Schmerzen kommen somit durch direkte Verletzungen des Nervensystems, etwa durch Trennung von Nervenbahnen, Amputationen, Nervenabriss durch Gelenkschäden, Quetschung von Nervenstrukturen beim Bandscheibenvorfall, auch als diabetische Neuropathien oder bei Infektionen mit neurotropen Erregern (z.B. Herpes zoster), nicht jedoch durch Reizauslösung über die peripheren Schmerzrezeptoren zustande. Dies ist auch der Grund, dass neuropathische Schmerzen nicht oder nur unzureichend auf die über die Hemmung der Cyclooxygenase wirkenden nicht steroidalen Antiphlogistika ansprechen.

Bei Neuropathien lassen sich ähnlich wie bei Morbus Parkinson eine „Positiv (Plus)"- und eine „Negativ (Minus)"-Symptomatik unterscheiden.

Negativ-Symptomatik äußert sich in einer Empfindungslosigkeit für sensorische Reize (Anästhesie), im Verlust von Reflexen sowie sensiblen und motorischen Ausfällen.

Positiv-Symptomatik führt zu gesteigerten oder pathologischen Erregungen wie Hyperästhesie, Hyperalgesie, Hyperreflexie oder Dysästhesie.

Der neuropathische Schmerz kann als plötzlich ohne erkennbare Ursache einschießender Schmerz (Spontanschmerz) auftreten oder durch äußere Reize ausgelöst werden (evozierter Schmerz).

Periphere Neuropathien treten auf bei
- Phantomschmerzen,
- Postzosterneuralgie,
- Diabetischer, ischämischer oder alkoholisch bedingter Neuropathie,
- Engpass-Syndromen (Karpaltunnel-Syndrom, Bandscheibenvorfall).

Zentrale Neuropathien können entstehen
- als Thalamusschmerz,
- bei multipler Sklerose,
- bei Morbus Parkinson.

Nach dem Ort ihrer Auslösung lassen sich **somatische** und **viszerale** Schmerzen unterscheiden. Ursprung somatischer Schmerzen ist die Haut, der Muskel oder das Skelett. In der Haut lokalisierter Schmerz wird als **Oberflächenschmerz,** der aus dem Muskel-Skelettsystem stammende als **Tiefenschmerz** bezeichnet. Der **viszerale Schmerz** wird in den Eingeweiden des Thorax (Brustraum) oder des Abdomens (Bauchraum) ausgelöst. Seine Beseitigung erfordert in der Regel verschreibungspflichtige, d.h. stärker wirksame Arzneimittel.

Außer in ihrem topographischen Ursprung unterscheiden sich die genannten Schmerztypen auch hinsichtlich ihrer qualitativen Empfindung sowie der Geschwindigkeit der Erregungsleitung. Die Leitungsgeschwindigkeit hängt vom Durchmesser der betreffenden Nervenfaser ab. So werden Reize des ersten Oberflächenschmerzes durch die dicken und markhaltigen Aδ-Fasern von der Haut zum Rückenmark geleitet und können dort spontan Schutzreflexreaktionen an peripheren Skelettmuskeln auslösen. Der erste Oberflächenschmerz ist gut lokalisierbar und klingt rasch ab. Ihm folgt ein zweiter, der länger anhält und in seinem Charakter dem dumpfen, schwer lokalisierbaren Tiefenschmerz gleicht.

Ähnlich wird auch der viszerale Schmerz empfunden, dessen Auslösung stets die Erregung mehrerer, in einem größeren Areal zerstreuter Nozizeptoren erfordert. Auch er tritt eher diffus auf, kann aber wegen seiner Projektion auf regional entsprechende Hautareale zumindest grob lokalisiert werden, was für die Diagnostik des viszeralen Bereichs von praktischem Wert ist.

1.1.1.3 Häufige Schmerzzustände

Der wohl häufigste Grund für die Anwendung von Analgetika ist der **Kopfschmerz**. Die Differenzialdiagnose von Kopfschmerzen wird heute anhand der von der Internationalen Kopfschmerzgesellschaft (IHS) definierten ICHD-III-Kriterien gestellt. Die hierarchisch gegliederte Klassifikation der insgesamt weit über 100 unterschiedenen Kopfschmerztypen umfasst die drei Hauptgruppen primäre Kopfschmerzen (Teil 1), deren Ursache nicht bekannt ist und zu denen die am häufigsten vorkommenden Migräne und Spannungskopfschmerzen sowie trigeminale autonome Kopfschmerzen gehören, sekundäre Kopfschmerzen als Folge bekannter anderer Erkrankungen wie Schädel-Hirn-Traumen oder eines Einflusses zugeführter oder entzogener körperfremder Stoffe (z.B. arzneimittelinduzierte Kopfschmerzen) (Teil 2) sowie Kraniale Neuralgien, zentraler und primärer Gesichtsschmerz und andere Kopfschmerzen (Teil 3). Kopfschmerz kann **intrakranial** oder **extrakranial** auftreten. Schmerzen, die vom Schädelinneren ausgehen, bedürfen der Abklärung durch den Arzt, besonders dann, wenn sie mit alarmierenden zerebralen Symptomen wie Erbrechen bzw. Reaktions-, Verhaltens- oder Gedächtnisstörungen verbunden sind.

Migräne

Zu der häufigeren **extrakranialen** Form des Kopfschmerzes gehört die **Migräne**, unter welcher, gleichmäßig über den gesamten Erdball verteilt, 15–20% der Frauen und 5–11% der Männer leiden, deren Behandlung jedoch oft stärker wirksame und somit verschreibungspflichtige Pharmaka erfordert. Die frühere Annahme, dass es sich bei Migräne um eine psychosomatische Erkrankung handelt, ist mittlerweile widerlegt. Vielmehr konnte in den letzten Jahren nachgewiesen werden, dass der Migräne ein genetischer Defekt, der zu einer erhöhten Labilität bestimmter Hirnregionen führt, zugrunde liegt. Folge dieser erhöhten Labilität sind durch verschiedene Einflussfaktoren, so genannte Trigger, induzierte neurogene Entzündungen um die Gehirngefäße. Kennzeichen einer Migräne sind intermittierende Kopfschmerzattacken, die häufig von neurologischen und vegetativen Funktionsstörungen begleitet sind. Bei einem Teil der Patienten geht den Kopfschmerzattacken eine Aura voraus. Die bei **Migräne mit Aura** (ältere Bezeichnung: klassische Migräne oder Migräne accompagnée), welche bei 10–20% der Migränepatienten regelmäßig vorkommt, beobachteten neurologischen Reiz- und Ausfallerscheinungen betreffen meist die Hirnrinde, bevorzugt den posterioren Cortex mit den Folgesymptomen Skotom (umschriebener Gesichtsfeldausfall), welches zacken- oder bogenförmig begrenzt ist, Hemianopsie (Halbseitenblindheit), Flimmerphänomene, Sensibilitätsstörung, Aphasie (Sprachstörung). Gelegentlich ist auch der Hirnstamm betroffen. Es kommt zu einer Paraparese (unvollständige Lähmung zweier symmetrischer Extremitäten), Tetraparese (unvollständige Lähmung aller vier Extremitäten) oder Drehschwindel mit Nystagmus (Augenzittern), Ataxie (Störung der Koordination von Bewegungsabläufen) und Doppelbildern. Diese neurologischen Symptome entwickeln sich innerhalb 5 bis 30 Minuten und klingen spätestens innerhalb 60 Minuten ab. Gleichzeitig mit den neurologischen Symptomen oder innerhalb einer Stunde danach beginnt dann der typische Migränekopfschmerz. Typische autonome Begleiterscheinungen der Migräne mit, aber auch ohne Aura sind Nausea (Übelkeit) und Vomitus (Erbrechen), Licht-, Lärm- und Geruchsempfindlichkeit.

Migräne ohne Aura (ältere Bezeichnung: einfache Migräne) ist durch wiederholte Kopfschmerzen mittlerer bis hoher Intensität von pulsierendem, pochendem Charakter von 4 bis 72 Stunden Dauer, die bei 60 % der Patienten einseitig sind, gekennzeichnet. Die Seite kann von Attacke zu Attacke wechseln. Migräneattacken kommen auch bei Kindern vor. Sie sind jedoch kürzer und durch holokraniellen (beide Schädelhälften betreffend) Kopfschmerz gekennzeichnet. Begleitet sind sie von Nausea, Vomitus, abdominellen Schmerzen und allgemeinem Unwohlsein, gelegentlich auch von Schwindel. Bei 50 % der betroffenen Kinder kommt die Migräne mit der Pubertät zum Stillstand. Die Erwachsenenmigräne beginnt bei Frauen meist während der Pubertät, bei Männern im Alter von 20 bis 30 Jahren.

Unabhängig von deren biologischen Ursachen können Migräneattacken durch verschiedene Triggerfaktoren ausgelöst werden, die den Patienten oft bekannt sind. Zu ihnen gehören insbesondere Alkohol, Veränderungen des Schlaf-Wach-Rhythmus, Stress, Emotionen, hormonelle Schwankungen und Hunger. Gesichert ist, dass ein Östrogenspiegelabfall eine Migräne auszulösen vermag. Dies ist der Grund, dass viele Frauen einige Tage vor Beginn der Menstruation eine Migräneattacke erleiden. Meist wird die Migräneattacke durch die Kombination mehrerer Triggerfaktoren ausgelöst. Im Gegensatz zum Spannungskopfschmerz werden die Symptome einer Migräne durch körperliche Belastung verstärkt. Für die Differentialdiagnose der beiden Hauptsubtypen der Migräne, Migräne ohne und mit Aura hat die IHS (International Headache Society) die in Tab. 1.1-1 aufgelisteten Kriterien festgelegt.

Tab. 1.1-1: IHS-Kriterien zur Differentialdiagnose von Migräne ohne und mit Aura

	Migräne ohne Aura	Migräne mit Aura
A	mindestens 5 Attacken, welche die Kriterien B bis D erfüllen	mindesten 2 Attacken, welche die Kriterien B bis D erfüllen
B	Attackendauer zwischen 4 und 72 Stunden (unbehandelt oder erfolglos behandelt)	mindestens 1 vollständig reversibles Aurasymptom (s. Text)
C	Kopfschmerzen mit mindestens 2 der folgenden Charakteristika: – einseitig lokalisiert – pulsierend – mittlere bis starke Schmerzintensität – Verstärkung durch körperliche (Routine-) Aktivität, z. B. Treppensteigen	Aufbau der Aura – wenigstens ein Symptom entwickelt sich über ≥ 5 Minuten, und/oder verschiedene Aurasymptome treten nacheinander in Abständen von ≥ 5 Minuten auf. – Dauer des Symptoms 5 bis 60 Minuten
D	mindestens 1 Begleitsymptom – Übelkeit und/oder Erbrechen – Photophobie und/oder Phonophobie (Licht- bzw. Lärmempfindlichkeit)	Kopfschmerzen, die obige Kriterien erfüllen, beginnen noch während der Aura oder folgen der Aura innerhalb von 60 Minuten
E	Anamnese, allgemeine körperliche und neurologische Untersuchung und ggf. weiterführende Untersuchungen schließen sekundäre (symptomatische) Kopfschmerzen aus	

Spannungskopfschmerz

Der **Spannungskopfschmerz**, eine weitere Form des extrakraniellen Schmerzes, tritt im Gegensatz zur Migräne meist bilateral auf. Von Spannungskopfschmerz, Migräne oder einer Mischform aus beiden sind etwa 90 % der an Kopfschmerzen leidenden Menschen betroffen. Der Kopfschmerz vom Spannungstyp und Migräne werden, da sie nicht Folge einer anderen Erkrankung sind, sondern selbst die Erkrankung darstellen, auch als primäre Kopfschmerzen bezeichnet. Sie können, obgleich aus medizinischer Sicht nicht gefährlich, die Lebensqualität erheblich beeinträchtigen. Spannungskopfschmerz kann episodisch (weniger als 15 Tage im Monat), bei 2–6 % der Bevölkerung, oder chronisch (bis zu 180 Tagen im Jahr), bei bis zu 40 % der Bevölkerung, auftreten. Er ist gekennzeichnet durch einen dumpf-drückenden, ziehenden oder pressenden Charakter, der holokraniell, bandförmig, helmartig, meist nucho-okzipital (Nacken-Hinterhaupt) betont gelegentlich in Verbindung mit einem Kältegefühl und Schwindel in Erscheinung tritt. Im Gegensatz zu Migräne wird der Kopfschmerz vom Spannungstyp durch körperliche Aktivität nicht verstärkt und lässt nach Bewegung an der frischen Luft oft nach. Auch Bettruhe, Entspannungsübungen, ein warmes Bad, das Aufbringen von Pfefferminzöl auf die Schläfen oder kalte Umschläge auf die Stirn können Anfälle von Spannungskopfschmerzen lindern.

Die IHS-Kriterien zur Diagnose und Differenzierung des Spannungskopfschmerzes zeigt Tab. 1.1-1a.

Tab. 1.1-1a: IHS-Kriterien für Kopfschmerzen des Spannungstyps

	Episodischer Spannungskopfschmerz	Chronischer Spannungskopfschmerz
A	Kopfschmerz „sporadisch" an weniger als 12 Tagen bzw. „häufig" an 12 bis 180 Tagen im Jahr, aber höchstens 14-mal im Monat	Kopfschmerz an mindestens 15 Tagen im Monat
B	Dauer zwischen 30 Minuten und 7 Tagen	Dauer für Stunden oder kontinuierlich anhaltend
C	mindestens 2 der folgenden Schmerzcharakteristika: – beidseitige Lokalisation („wie ein zu enger Hut") – Schmerz dumpf-drückend oder beengend, nicht pulsierend – leichte bis mittlere Schmerzintensität – keine Verstärkung durch körperliche (Routine-)Aktivitäten, z. B. Treppensteigen	
D	folgende Punkte treffen zu: – weder Übelkeit noch Erbrechen (Appetitlosigkeit ist jedoch möglich) – Photophobie oder Phonophobie (nicht jedoch beide Symptome zusammen)	folgende Punkte treffen zu: – höchstens 1 Symptom vorhanden: milde Übelkeit oder Photophobie oder Phonophobie – weder Erbrechen noch mittlere bis starke Übelkeit
E	nicht auf eine andere Erkrankung zurückzuführen	

Clusterkopfschmerz

Der **Clusterkopfschmerz** ist zwar mit einer Häufigkeit von nur 0,3–0,8 % nicht sehr verbreitet, dafür aber besonders heftig, tritt anfallmäßig auf und wird meist erst nach Jahren richtig diagnostiziert. Er geht wie die Trigeminusneuralgie (V. Hirnnerv) aus, gehört aber im Gegensatz zu dieser zur Gruppe der trigeminoautonomen Kopfschmerzerkrankungen und ist somit stets von autonomen Symptomen begleitet. Auffällig ist, dass der Clusterkopfschmerz besonders bei Rauchern auftritt und Alkoholgenuss die Schmerzattacken triggern kann.

Typisch ist ein sehr heftiger, immer einseitiger Kopfschmerz meist hinter einem Auge lokalisiert. Er ist mit Augentränen und Nasenlaufen oder -verstopfung auf der entsprechenden Seite verbunden. Eine orale Medikation ist wegen der meist relativ kurzen Zeitdauer der Attacken wenig hilfreich.

Trigeminusneuralgie

Trigeminusneuralgie (Gesichtsschmerz) wird ebenfalls vom V. Hirnnerven ausgelöst, gehört aber im Gegensatz zum Clusterkopfschmerz nicht zur Gruppe der trigeminoautonomen Kopfschmerzerkrankungen, deren Ursache unbekannt ist (essentielle Form) oder die als Symptom von Infektions- oder anderer Erkrankungen (symptomatische Form) in Erscheinung tritt. Trigeminusneuralgie ist gekennzeichnet durch spontan auftretende äußerst intensive stromstoßartige in der Regel oberflächlich empfundene Schmerzattacken. Sie beginnen meist im Wangen- oder Kinnbereich, dem Versorgungsbereich des 2. oder 3. Trigeminusastes, seltener (< 5 %) im Stirn- und Schläfenbereich, dem Versorgungsbereich des 1. Trigeminusastes (Nervus ophthalmicus). Die Schmerzattacken halten meist nur für wenige Sekunden, selten länger als 2 Minuten an. Häufige Begleitsymptome sind Tränen- und Speichelfluss sowie Spasmen der Gesichtsmuskulatur auf der betroffenen Seite (Tic douloureux). Der Neuralgieanfall wird oft durch natürliche Aktivitäten bestimmter Muskeln des Gesichtsbereichs (Gähnen, Kauen, Niesen oder Sprechen) ausgelöst. Wegen der kurzen Schmerzdauer sind nicht verschreibungsfreie Analgetika meist wirkungslos. Stattdessen werden im Sinne einer prophylaktischen Dauertherapie verschreibungspflichtige Antikonvulsiva eingesetzt.

Zervikogener Kopfschmerz

Der **zervikogene Kopfschmerz** ist ein streng einseitiger vom Nacken über den Kopf ziehender mittelschwerer bis schwerer anhaltender Schmerz. Ausgelöst wird er durch mechanische Belastung der Halswirbelsäule, Drehung des Kopfes, Husten und Pressen. Er führt zur Schonhaltung des Kopfes und Nackens. Als Begleitsymptome kommen Schluckbeschwerden und Übelkeit vor.

Arzneimittelinduzierter Kopfschmerz

Relativ verbreitet ist auch der arzneimittelinduzierte Kopfschmerz. Arzneimittelinduzierter Kopfschmerz kann als eine direkte unerwünschte Nebenwirkung von bestimmten Arzneimitteln auftreten. Wirkstoffe, welche Kopfschmerzen in Form von Nebenwirkungen auslösen bzw. bestehende Kopfschmerzen verstärken können, sind u. a. Dipyridamol, Chloroquin, Sildenafil und Metronidazol. Häufiger tritt der Kopfschmerz bei Medikamentenübergebrauch (MOH = Medication Overuse Headache) auf. Er wird nach längerfristiger Einnahme von Triptanen oder Analgetika beobachtet, kann sich aber bereits nach vierwöchigem Dauergebrauch entwickeln. Gemäß ICHD-II-Kriterien gelten für MOH folgende Kriterien:

Kopfschmerz bei Triptanübergebrauch

A. Kopfschmerz mit mindestens einem der nachfolgenden Charakteristika und den Kriterien C. und D.:
1. Vornehmlich einseitig
2. Pulsierend
3. Mittlere oder starke Intensität
4. Verstärkung durch körperliche Aktivität (z. B. Gehen, Treppensteigen) oder Versuch letzteres zu vermeiden
5. Während des Kopfschmerzes besteht
   a. Übelkeit oder Erbrechen und/oder
   b. Photophobie und Phonophobie

B. Triptaneinnahme an ≥ 10 Tagen pro Monat regelmäßig über 3 Monate.

C. Deutliche Zunahme der Kopfschmerzhäufigkeit während des Triptanübergebrauchs.

D. Verschwinden des Kopfschmerzes oder Wiederkehr des früheren Erscheinungsmusters innerhalb von 2 Monaten nach Beendigung der Triptaneinnahme.

Kopfschmerz bei Analgetikaübergebrauch

A. Kopfschmerz mit mindestens einem der nachfolgenden Charakteristika und den Kriterien C. und D.:

1. Bilateral
2. Drückend oder beengend (nicht pulsierend)
3. Leichte bis mittlere Intensität
B. Analgetikagebrauch an ≥ 15 Tagen pro Monat regelmäßig über ≥ 3 Monate.
C. Entwicklung der Kopfschmerzen oder deutliche Verschlechterung während des Analgetikagebrauchs.
D. Verschwinden des Kopfschmerzes oder Wiederkehr des früheren Erscheinungsmusters innerhalb von 2 Monaten nach Beendigung der Analgetikaeinnahme.

Auffällig ist, dass bei Dauergebrauch eines Analgetikums bei anderen als Kopfschmerzen, beispielsweise einer Arthritis, eine Entwicklung von MOH nicht beobachtet wird.

Ursachen für weitere Kopfschmerzen

Kopfschmerzen treten ferner bei allgemeinen infektiös-entzündlichen Erkrankungen, insbesondere einer mit Erkältungskrankheiten verbundenen Nebenhöhlenentzündung (Sinusitis) auf. Für den hierbei beobachteten **Sinuskopfschmerz** ist seine Begrenzung auf den frontalen Schädelbereich und die Umgebung der Augenhöhlen charakteristisch. Er resultiert aus dem durch ödematöse Schwellungen der Nasen- und Sinushöhlen entstehenden Druck auf Schmerzrezeptoren der Sinuswand. Neben der analgetischen Behandlung können hier schleimhautabschwellende Maßnahmen hilfreich sein.
Unterscheidungsmerkmale für die einzelnen Kopfschmerzformen sind in Tabelle 1.1-1b zusammengefasst.

Myalgien

Myalgien (Muskelschmerzen) sind meist entzündlicher Natur und können u.a. durch dauerhafte Überbeanspruchung einzelner Muskeln, traumatisch, durch Kälte (Windzug) oder endogen bedingt sein. Neben Analgetika können die symptomatische externe Behandlung mit hautreizenden Mitteln (Rubefacientia) und Antiphlogistika, intern verabreichte Muskelrelaxantien, ferner auch physikalische Maßnahmen nützlich sein.

Fibromyalgiesyndrom

Das Fibromyalgiesyndrom (FMF) ist ein offenbar multifaktoriell bedingter chronischer Symptomenkomplex, dessen Entstehung gemäß der deutschen S3-Leitlinie zum FMS eine Interaktion verschiedener biologischer, psychischer und sozialer Faktoren zugrunde liegt und von dem in Deutschland 2–3% der Bevölkerung betroffen sind. Erwachsene leiden unter einem Fibromyalgiesyndrom meist lebenslang, Kinder und Jugendliche haben eine günstigere Prognose. Die Symptomatik kann sich im Erwachsenenalter vollständig zurückbilden.
Hauptsymptome einer FMS sind chronische Schmerzen in mehreren Körperregionen, nicht erholsamer Schlaf sowie die Neigung zu körperlicher und geistiger Erschöpfung. Die bei fast allen Patienten beobachteten Begleitsymptome betreffen Beschwerden innerer Organe wie Magen, Darm, Harnwege, Herz und Atmungsorgane sowie weitere Schmerzsyndrome wie Kopf- und Gesichtsschmerzen. Hinzu kommen oft eine generelle Überempfindlichkeit gegenüber akustischen, olfaktorischen und taktilen Reizen, Missempfindungen sowie psychische Symptome wie Niedergeschlagenheit, Nervosität, Angst. Der klinische Verlauf wird durch psychische Belastung negativ beeinflusst. Zur Erleichterung der Diagnose eines Fibromyalgiesyndroms wurde eine Fragebogen entwickelt, mit dessen Hilfe Vorkommen, Häufigkeit, Region und Intensität einzelner Beschwerden ermittelt werden. Da die sichere Diagnose einer FMS aber stets den Ausschluss anderer Grunderkrankungen mit ähnlicher Symptomatik voraussetzt, erfordert diese stets eine ärztliche Grunduntersuchung.
Für die Behandlung eines FMS, welche stets die Information des Patienten über die Diagnose und Therapiemöglichkeiten einschließen sollte, wird von der S3-Leitlinie ein multimodales Konzept bestehend aus körperlich

Tab. 1.1-1b: Unterscheidungsmerkmale von häufigen Kopfschmerzformen. Aus Lennecke 2006

Kopfschmerz-merkmale	Migräne	Spannungs-kopfschmerz	Clusterkopf-schmerzen	Trigeminus-Neuralgie	Analgetika-induzierter Kopfschmerz	Zervikoge-ner Kopf-schmerz
Häufigkeit	Wechselnd, ein- bis sechsmal pro Monat	Gelegentlich bis täglich	Episodisch (über vier bis zwölf Wochen) mehrmals täglich	Episodisch mehrmals täglich	Konstant	Wechselnd, häufig täg-lich
Dauer	Vier bis 72 Stunden	Minuten bis Tage	Minuten bis Stunden	Sekunden bis Stunden	Anhaltend	Anhaltend
Lokalisation	Meist ein-seitig	Beidseitig	Streng ein-seitig, meist über einem Auge	Im Gebiet des Trigemi-nus-Nervs	Überwiegend beidseitig	Streng ein-seitig, vom Nacken über den Kopf zie-hend
Charakter	Pulsierend, pochend, hämmernd	Dumpf drü-ckend, zie-hend	Wehenartig, ziehend, stechend	Attackenar-tig, ste-chend	Pulsierend, bohrend, dumpf	Konstant mit überla-gerten At-tacken
Stärke	Mäßig bis stark	Schwach bis mäßig	Stark	Mäßig bis stark	Leicht bis mäßig	Mittel bis schwer
Begleit-symptome	Übelkeit, Erbrechen, Licht- und Lärmscheu, eventuell Aura, bei Bewegung Verschlim-merung	Keine, bei Bewegung Besserung der Sym-ptome	Übelkeit, Lärm- und Lichtscheu, vegetative Symptome (Gesichtsrö-tung, Trä-nenfluss, Schnupfen)	Ticartige Zu-ckungen, (Tic doulou-reux), vege-tative Sym-ptome (Ge-sichtsrötung, Tränenfluss, Schnupfen)	Leichte Übel-keit, Licht- und Lärm-scheu	Schonhal-tung von Kopf und Nacken, Schluckbe-schwerden, Übelkeit
Auslöser	Alkohol, Stress, ge-änderter Schlaf-Wach-Rhythmus, Hormon-schwan-kungen, Speisen	Stress, Wet-terfaktoren	Unbekannt	Taktile Reize der Trigger-region, z.B. leichte Be-rührung, Kau- oder Schluckbe-wegungen	Regelmäßige Einnahme von Analgeti-ka	Mechani-sche Belas-tung der Halswirbel-säule, Kopfdre-hung, Hus-ten, Pres-sen

aktivierenden und psychotherapeutischen Verfahren empfohlen. Zu den nicht medikamentösen Therapieoptionen gehören aerobes Training, meditative Bewegungstherapien, Dehnungsübungen, Krafttraining mit begrenzter Intensität sowie als psychotherapeutische Möglichkeiten Entspannungstraining und kognitive Verhaltenstherapie.

Im Gegensatz zu den USA sind in Deutschland Medikamente zur Behandlung des FMS wegen des fehlenden Nachweises einer nachhaltigen Wirkung nach Beendigung der Therapie bisher noch nicht zugelassen. Die dennoch als Off-Label-Use eingesetzten Wirkstoffe wie das trizylkische Antidepressivum Amitriptylin und das GABA (Gamma-Aminobuttersäure)-Analogon Pregabalin unterliegen der Verschreibungspflicht.

Rücken-/Kreuzschmerz
Grundsätzlich ist bei Rücken- bzw. Kreuzschmerzen zwischen nicht-spezifischen beschwerden, deren Ursache nicht feststellbar ist, und spezifischen Beschwerden bekannter Ursache (z.B. Bandscheibenvorfall) zu unterscheiden. Für letztere gilt es primär, soweit möglich, die Ursache zu beseitigen. Sie gehören in ärztliche Hand. Zum „Nicht-spezifischen Kreuzschmerz" liegen von verschiedenen medizinischen Fachgesellschaften in 2. Auflage 2016 gemeinsam herausgegebene Nationale Versorgungsleitlinien vor. Der nicht-spezifische Kreuzschmerz gehört zu den häufigsten Beschwerden der deutschen Bevölkerung mit steigender Tendenz. Die Verlaufsprognose ist gut und selbstbegrenzend. Etwa 90 % der akuten Beschwerden verschwinden innerhalb 6 Wochen, und nur 2–7 % werden chronisch. Hinzuweisen ist darauf, dass psychische Faktoren wie Depressivität, beruflicher Stress, aber auch physische Faktoren wie eine aus gesteigerter Ängstlichkeit resultierende Schonhaltung oder einseitige körperliche Belastung den Krankheitsverlauf negativ beeinflussen können.

Leichte bis moderate nicht-spezifische Kreuzschmerzen sind einer Selbstmedikation zugänglich, wobei allerdings durch anamnestische Abklärung von Warnsignalen schwerwiegende Erkrankungen und Schäden auszuschließen sind. Zur Erkennung spezifischer Ursachen listen die Leitlinien zahlreiche Warnhinweise, sogenannte „red flags" auf (Tab. 1.1-1c).

Tab. 1.1-1c: Auszug von Warnhinweisen der Nationalen Versorgungsleitlinien auf spezifische Ursachen von Kreuzschmerzen (red flags)

Entzündlich-rheumatisch bedingt
• Länger als 12 Wochen anhaltend und Beginn vor dem 45. Lebensjahr
• Verbesserung durch Bewegung
• Schmerzbedingtes nächtliches Aufwachen
• Zunehmende Steifheit der Wirbelsäule
• Begleitende Gelenkentzündungen
• Bekannte entzündliche Darmerkrankungen, Psoriasis
Fraktur/Osteoporose bedingt
• Schweres Trauma, Unfall
• Bagatelltrauma (z. B. Husten, Nießen, schweres Heben) bei älteren oder potentiellen Osteoporosepatienten
• Systemische Steriodtherapie
Infektiös bedingt
• Kürzlich aufgetretenes Fieber, Schüttelfrost, Appetitlosigkeit
• Starker nächtlicher Schmerz
• Immunsuppression
Radikulopathie oder Neuropathie bedingt
• Kompression der Nevenwurzeln durch Bandscheibenvorfall bei jüngeren oder Spinalstenose bei älteren Patienten

Tab. 1.1-1 c: Auszug von Warnhinweisen der Nationalen Versorgungsleitlinien auf spezifische Ursachen von Kreuzschmerzen (red flags) (Fortsetzung)

- Lähmung oder Sensibilitätsstörung der unteren Extremität
- Perianale oder perineale (Dammbereich, Region zwischen After und Geschlechtsorganen) Gefühlsstörungen

Tumor/Metatasen bedingt
- Höheres Alter
- Tumor in Vorgeschichte
- Gewichtsverlust, Appetitlosigkeit, rasche Ermüdbarkeit
- In Rückenlage zunehmender Schmerz
- Starker nächtlicher Schmerz.

Nicht-spezifische Kreuzschmerzen können medikamentös, aber auch nicht-medikamentös behandelt werden. Generell wird von den Leitlinien ein multimodales Vorgehen befürwortet. Zu den nicht-medikamentösen Verfahren gehören Entspannungsübungen, die Lockerung der Muskulatur, Massagen (aber nicht bei akuten Zuständen!), physikalische Thermotherapie (Kälte-/Wärmetherapie), Bewegungsübungen, besonders solche zur Stärkung der Rückenmuskulatur, und Akupunktur. Zur medikamentösen Selbstmedikation leichter und moderater nicht-spezifischer Kreuzschmerzen eignen sich auch die nicht verschreibungspflichtigen Analgetika, insbesondere solche mit ausgeprägter antiphlogistischer Wirkkomponente.

Arthralgien

Arthralgien (Gelenkschmerzen) werden durch entzündliche oder degenerative Veränderungen rheumatischer oder anderer Genese verursacht. Entzündliche Formen sind die **Arthritis,** eine Entzündung der Innenhaut der Gelenkkapsel (Synovialis), und die **Bursitis,** eine Entzündung der im Bereich der Gelenke befindlichen Schleimbeutel. Der Einsatz nicht verschreibungspflichtiger Analgetika kann hier Linderung bringen. Meist wird jedoch stärker wirksamen Prostaglandinsynthetase-Hemmern mit dominierender antiphlogistischer Wirkkomponente der Vorzug gegeben.

Kolik

Als Kolik werden besonders heftige auf spastischen Kontraktionen eines abdominellen Hohlorgans (Niere, Darm, Gallenblase) beruhende krampfartige Leibschmerzen be-

(Fortsetzung nächstes Blatt)

Seite 1-8f
Schmerz, Entzündung, Fieber

zeichnet, welche häufig mit einer vegetativen Begleitsymptomatik (Schweißausbruch, Brechreiz, Erbrechen und evtl. Kollaps) verbunden sind und den Einsatz verschreibungspflichtiger Analgetika und Spasmolytika erfordern.

1.1.2 Entzündung

Die Entzündung kann wie der Schmerz als eine Abwehrreaktion des Organismus auf exogene oder endogene physikalische oder chemische Reize aufgefasst werden. Die zellulären und biochemischen, eine Entzündungsreaktion auslösenden Mechanismen sind mit denen der Schmerzreaktion weitgehend identisch. Die jeweilige Noxe verursacht eine primäre Zellschädigung und damit Freisetzung der beschriebenen Mediatorstoffe, welche die weiteren entzündlichen Abläufe bestimmen.

Die Mediatoren führen zu einer peripheren Gefäßerweiterung und hierdurch bedingt zu einer Mehrdurchblutung, Rötung und einem Wärmegefühl in den betroffenen Geweben. Zugleich bewirken sie eine erhöhte Kapillarpermeabilität und somit den Austritt von Plasma aus den Blutgefäßen, die **Exsudation**, bei stärkerer Schädigung auch eine **Emigration**, d.h. einen Austritt von weißen Blutzellen in den interstitiellen Raum. Die hieraus resultierende Flüssigkeitsansammlung führt zu einer Schwellung der betroffenen Gewebe. Die Emigration von Blutzellen, insbesondere neutrophilen, eosinophilen und basophilen Leukozyten (Mastzellen), Makrophagen (Monozyten und Histiozyten) sowie Lymphozyten dient der Entfernung chemischer und korpuskularer (Letzterer durch Phagozytose) Noxen. Von der Leistungsfähigkeit emigrierter Zellen hängen Dauer und Intensität des weiteren Entzündungsverlaufs ab. Ferner wird bei stärkeren Entzündungen eine Vermehrung von Fibroblasten (unreife, fixierte Bindegewebszellen) und Histiozyten (zur Gruppe der Makrophagen gehörige bewegliche Bindegewebszellen) beobachtet. Diese **Zellproliferation** bewirkt ebenfalls die Beseitigung der Entzündungsschäden.

Entzündungen können im Prinzip jedes Organ betreffen. Je nach örtlicher Verbreitung der verursachenden Reize können sie eng lokalisiert sein oder in größeren bzw. verschiedenen Gewebsbezirken auftreten. Phänomenologisch betrachtet ergeben sich aus den geschilderten zellulären und biochemischen Abläufen **fünf Leitsymptome** für den Entzündungsvorgang: **Rötung (Rubor)**, **Hitzegefühl (Calor)**, **Schwellung (Tumor)**, **Schmerz (Dolor)** und aus den genannten Erscheinungen resultierend eine gestörte **Funktion (Functio laesa)** entzündeter Gewebe.

1.1.3 Fieber

Normaltemperatur und Folgen einer Abweichung. Die normale Kerntemperatur (Temperatur des Innenraums von Rumpf und Kopf) des Menschen liegt bei 37 °C mit tagesrhythmischen Schwankungen um ca. 1 °C. Die Temperaturmessung erfolgt zweckmäßig in Mundhöhle oder Rektum. Die axillare Messung ist weniger geeignet. Rektal gemessen ergibt sich in der Regel ein um etwa 0,5 °C höherer Wert als normal.

Große Abweichungen vom Normalwert führen zu Gewebsschädigungen und schließlich zum Tod. Bei **passiver** Unterkühlung des Organismus werden erste Funktionsstörungen unterhalb 34 °C beobachtet. Sie betreffen vor allem die Muskulatur, aber auch bereits das Gehirn. Bei 29–30 °C tritt **Paralyse** (Bewusstlosigkeit) ein, Temperaturen unterhalb 25 °C sind letal.

Eine Erhöhung der Kerntemperatur des Körpers aufgrund endogener Prozesse bezeichnet man als **Fieber**. Während von Erwachsenen kurzfristige Temperaturen von 40–41 °C meist ohne sichtbare Schäden toleriert werden, reagiert der kindliche Organismus empfindlicher und kann bei gleicher Temperaturerhöhung bereits konvulsive

Symptome zeigen. Die Kontrolle des Fiebers und gegebenenfalls seine Senkung sind bei Kindern wichtiger als bei Erwachsenen. Neben der medikamentösen Behandlung sind hier besonders physikalische Maßnahmen wie das Anbringen kalter, feuchter Umschläge (Wadenwickel) geeignet. Eine länger andauernde Temperaturerhöhung auf 40–41 °C führt durch Erweiterung der Hautgefäße zu einem vaskulär bedingten Kreislaufkollaps. Als **letale Obergrenze** gilt eine längerfristige Kerntemperatur von 42–43 °C.

Info

Normaltemperatur, erhöhte Temperatur, Fieber

Normaltemperatur	36–37 °C
Erhöhte Temperatur	37–38 °C
Fieber	ab 38 °C
Hohes Fieber bei Kindern	ab 40 °C
Hohes Fieber bei Erwachsenen	ab 39 °C

Alle Werte beziehen sich auf eine Messung im After

Wärmeregulation. Regelgröße für die Wärmeregulation des Organismus ist seine Kerntemperatur, deren Istwert mit Hilfe von im Hypothalamus und oberen Rückenmark gelegenen **Thermorezeptoren** ermittelt wird. Den Regler stellt das ebenfalls im Hypothalamus befindliche **Thermoregulationszentrum** dar, welches den Temperatursollwert vorgibt. Es empfängt Informationen von den zentralen Thermorezeptoren und ferner von den **Warm-** und **Kaltrezeptoren** der Haut, bei denen es sich wahrscheinlich um freie, sensible Nervenendigungen handelt. Nach Vergleich der Kerntemperatur mit dem Sollwert sendet das Thermoregulationszentrum neurale Impulse in die Peripherie und löst dort korrigierende Reaktionen aus. So führt Temperaturerniedrigung zu vermehrter Aktivität der Skelettmuskulatur, verbunden mit einem subjektiv empfundenen Kältegefühl und gleichzeitig zu besserer Wärmespeicherung durch Verengung der Hautgefäße und Hemmung der Schweißsekretion. Umgekehrt führt Wärmebelastung durch Vasodilatation zu vermehrter Durchblutung und erhöhter Schweißsekretion.

Ursachen, Mechanismus und Gegenregulation bei der Fieberreaktion. Fieber wird durch **endogene Pyrogene** (körpereigene Fieberstoffe) ausgelöst, welche wahrscheinlich in Phagozyten gebildet werden. Man nimmt an, dass **exogene Pyrogene,** zu denen Bakterien bzw. deren Stoffwechselprodukte, Viren oder andere Infektionserreger, aber auch Pharmaka gehören, ebenfalls über eine Bildung und Freisetzung endogener Fieberstoffe zu einer Temperaturerhöhung führen. Die bekannteste Gruppe exogener Pyrogene sind die **Endotoxine,** vor allem gramnegativer Bakterien. Es sind Lipopolysaccharide aus deren Zellmembran. Sie stellen ein großes Problem bei der hygienisch unsachgemäßen Herstellung von Parenteralia, insbesondere großvolumigen, dar.

Der Temperaturerhöhung beim Fieber geht eine Sollwertverstellung der Kerntemperatur im Regulationszentrum des Hypothalamus voraus. Der experimentelle Befund, dass durch zirkulierende endogene Pyrogene die **Prostaglandin-E-Konzentration** in der Zerebrospinalflüssigkeit erhöht ist, deutet darauf hin, dass diese Mediatorstoffe bei der Sollwertverstellung im Thermoregulationszentrum beteiligt sind.

Die **Symptomatik der Fieberreaktion** verläuft zweiphasisch. Die Sollwerterhöhung der Kerntemperatur wird hinsichtlich der hierdurch ausgelösten Reaktionen wie eine Temperaturerniedrigung empfunden. Es kommt daher in der ersten Phase zu den gleichen Symptomen wie bei einer tatsächlichen Hypothermie, d.h. zu vermehrter Muskelarbeit („**Schüttelfrost**"), zur Konstriktion der Hautgefäße mit verminderter Durchblutung („**Gänsehaut**") und verminderter Schweißsekretion. Hierdurch steigt die Kerntemperatur (Fieber). Wird nun der Sollwert im Regulationszentrum auf den Normalwert zurückgestellt, so reagiert der Körper in der zweiten Phase im Sinne einer Gegenregulation mit

Erweiterung der Hautgefäße, Schweißausbrüchen und einem subjektiv empfundenen Wärmegefühl. Die Senkung des mit Schmerzzuständen häufig verbundenen **Fiebers** ist ein subjektiv erwünschter, therapeutisch jedoch meist entbehrlicher Nebeneffekt der Analgetikabehandlung. Bei höheren Temperaturen kann jedoch, vor allem bei Kindern, die Fiebersenkung zur Vermeidung zerebraler Schäden zwingend erforderlich sein. Fiebersenkende Maßnahmen sind bei Kindern bei Temperaturen oberhalb 38,5 °C, rektal gemessen, angebracht.

Info

Bei Kindern ist zur Klärung der Ursache des Fiebers ein Arzt aufzusuchen. Je jünger das Kind ist, desto eher hat dies zu erfolgen. Liegt eine Neigung zu Fieberkrämpfen vor, so sollte das Fieber so früh wie möglich gesenkt werden (Wadenwickel, Paracetamol, Ibuprofen).

1.1.4 Medikamentöse Maßnahmen

Die unmittelbare medikamentöse Beeinflussung des Schmerzes gelingt mit parenteral oder auf dem Inhalationswege zugeführten **Narkotika**, mit **Analgetika** und mit **Lokalanästhetika**. Für den Selbstmedikationsbereich kommt den Analgetika zweifellos die größte Bedeutung zu.
Aufgrund der **psychischen Komponente** bei der Schmerzempfindung und der hierdurch bedingten **hohen Plazeborate** ist eine objektive klinische Bewertung von Analgetika außerordentlich schwierig. So waren bei der vergleichenden Prüfung gegen 600 mg peroral verabreichte Acetylsalicylsäure beim postpartalen Schmerz 30 % der plazebobehandelten und 60 % der verumbehandelten Patientinnen schmerzfrei. Im gleichen Modell waren 600 mg Acetylsalicylsäure 30 mg Codein äquivalent. Dagegen wurde bei durch elektrischen Reiz der menschlichen Zahnpulpa ausgelöstem Schmerz die Schmerzschwelle nach 30 mg Codein bereits um 140 %, jedoch erst nach 1,8 g Acetylsalicylsäure um nur 45 % erhöht.

Bei den schmerzstillenden Pharmaka werden die der Betäubungsmittelverschreibungsverordnung unterliegenden suchterzeugenden, stark wirksamen (**Narkoanalgetika**) mit ausschließlich zentralen Angriffspunkten von den zentral und peripher wirkenden, nicht narkotischen („schwach wirksamen") Analgetika, für welche eine Hemmung der Prostaglandinsynthese charakteristisch ist, unterschieden. Diese Differenzierung erscheint insofern nicht befriedigend, als einige Wirkstoffe der zuletzt genannten Gruppe manche Verbindungen aus der Narkoanalgetikareihe an Wirksamkeit übertreffen. Dennoch sind die Prostaglandinsynthese-Hemmer primär zur Behandlung somatischer, zur Beseitigung viszeraler Schmerzen hingegen nur bedingt geeignet. Für die **Selbstmedikation** kommen lediglich die nicht narkotischen Analgetika in Betracht und auch hier nur wenige Vertreter. Viele neue Wirkstoffe, die wegen ihrer ausgeprägten antiphlogistischen Eigenschaften primär als **nicht steroidale Antirheumatika** zur Anwendung kommen, unterliegen der Verschreibungspflicht, obgleich die Relation ihrer antiphlogistischen zur ulzerogenen Wirkung günstiger zu sein scheint als bei älteren Substanzen. Die **Auswahl** bei der Empfehlung von Analgetika ist somit für den Apotheker von vornherein auf wenige Verbindungen begrenzt. Dennoch ist die Entscheidung für das jeweils optimale Schmerzmittel angesichts der quantitativen Unterschiede im Spektrum der Haupt- und Nebenwirkungen bei den einzelnen Verbindungsklassen und deren Vertretern von großer praktischer Bedeutung. Der Rat des Apothekers ist aber auch deshalb gefragt, weil die restriktiven Maßnahmen der Zulassungsbehörden hinsichtlich der Anwendung von Analgetika zu einer erheblichen Verunsicherung des Patienten geführt haben.

Schmerz, Entzündung, Fieber

Gemeinsame Strukturmerkmale lassen sich für die nicht narkotischen Analgetika nur schwer angeben. Sie leiten sich von den Grundkörpern der **Salicylsäure**, der **2-Arylpropionsäuren**, dem **Pyrazolin** und dem **Anilin** ab.

Wirkungsmechanismus und Wirkungsspektrum

Die Vertreter der vier genannten Gruppen haben **zentrale** und **periphere** Angriffspunkte. Gemeinsam ist ihnen, dass sie – wenn auch in unterschiedlichem Maße – das Enzym **Cyclooxygenase** hemmen und somit die **Synthese von Prostaglandinen** auf der Stufe der Bildung des intermediären zyklischen Endoperoxids aus ungesättigten Fettsäuren blockieren (Abb. 1.1-1). Dies lässt sich experimentell in vitro an Mikrosomenfraktionen aus Bullensamenblasen, aus Rinderhirn, aber auch in vivo durch Bestimmung der Prostaglandinkonzentration in entzündeten Geweben vor und nach Behandlung mit den analgetisch wirkenden Hemmstoffen nachweisen.

Die gemeinsame Hemmung der Cyclooxygenase durch die nicht opioiden Analgetika auch in therapeutischen Dosen und die Mediator- bzw. Modulatorfunktion der Prostaglandine bei der Schmerz-, Fieber- und Entzündungsreaktion veranlasste dazu, deren Wirkung ausschließlich mit der Hemmung der Prostaglandinsynthese zu erklären. Aus diesem Grunde wurden die analgetisch und teils auch antipyretisch und antiphlogistisch wirkenden Substanzen, denen außer den Vertretern der genannten Verbindungsklassen auch zahlreiche weitere der Verschreibungspflicht unterliegende Verbindungsklassen angehören, unter der Bezeichnung **Prostaglandinsynthetase-Hemmer** (Synonym: Prostaglandinsynthese-Hemmer, nicht steroidale Antirheumatika, NSAR) zusammengefasst. Die antiphlogistische Wirkkomponente ist bei den Anilinderivaten nur wenig ausgeprägt und tritt in therapeutischen Dosen nicht in Erscheinung. Der mechanistische Angriffspunkt der Prostaglandine bei der Entstehung des Fiebers könnte erklären, dass Prostaglandinsynthese-Hemmstoffe zur **Fiebersenkung** geeignet sind, **nicht** jedoch zur Beseitigung einer durch Wärmestau verursachten **Hyperthermie**.

Allerdings hat sich inzwischen die Erkenntnis durchgesetzt, dass die Hemmung der Prostaglandinsynthese durch die nicht opioiden Analgetika, für deren Entdeckung 1971 J.R. Vane 1982 der Nobelpreis verliehen wurde, nicht allein alle pharmakologischen Wirkungen dieser Verbindungen zu erklären vermag. Inzwischen wurden verschiedene weitere molekulare Mechanismen diskutiert, welche für die Wirkung der nicht opioiden Analgetika mitverantwortlich sein sollen. Zusammenfassend ergibt sich aus den vielseitigen experimentellen Befunden, dass deren Wirkungsmechanismus nicht geklärt und möglicherweise für die einzelnen Verbindungen unterschiedlich ist.

Für die Salicylsäure- und 2-Arylpropionsäurederivate könnte deren Säurecharakter für die selektive Wirkung in entzündeten Geweben von erheblicher pharmakokinetischer Bedeutung sein. Der niedrige pH-Wert im Extrazellulärraum entzündeter Gewebe (pH etwa 6,8) im Gegensatz zum gesunden Gewebe (pH 7,3 bis 7,4) vermindert die Dissoziation dieser schwachen Säuren und begünstigt durch Erhöhung ihrer Lipophilie die Permeation dieser Wirkstoffe durch die Lipidmembran der Zelle. Der nur geringfügig erniedrigte intrazelluläre pH-Wert der entzündeten Zellen von etwa 7,0 begünstigt die Dissoziation der schwach sauren Wirkstoffmoleküle innerhalb der Zelle. Die hiermit behinderte Rückdiffusion in den Extrazellulärraum kann somit zu einer Kumulation des Wirkstoffs in der entzündeten Zelle führen.

Allgemeine Dosierungsregel

Die **Eliminationsgeschwindigkeit** der nicht verschreibungspflichtigen Analgetika ist relativ groß, die Wirkung hält mit Ausnahme von Phenazon und Naproxen bei nicht retardierten Präparaten nur wenige Stunden an

Tab. 1.1-2: Wirkungsdauer und Zeit bis zum Eintritt der max. Wirkung einiger Analgetika. Nach Martin, Lehle 2005

Substanz/INN	Zeit bis zum Eintritt einer maximalen Wirkung (in h)	Wirkungsdauer/ Dosisintervall (in h)
Acetylsalicylsäure	0,5–2	4–6
Diclofenac	1–2	6–8
Diclofenac-Kalium	≈ 0,5	6–8
Ibuprofen	1–2	6–8
Ibuprofen-Lysinat	≈ 0,5	6–8
Naproxen	≈ 2,0	≈ 12
Naproxen-Natrium	≈ 1,0	≈ 12
Paracetamol	0,5–1,5	4–6
Phenazon	0,5–2	8–12
Propyphenazon	0,5–1	4–8

(s. Tab. 1.1-2). Häufig ist das eingehaltene **Dosierungsintervall zu lang,** wodurch dem Patienten nach Abklingen der Wirkung bis zur nächsten Dosis unnötigerweise eine Phase erneuter Schmerzen zugemutet wird. Nach einer **Faustregel** sollte das Dosierungsintervall zwei Drittel der biologischen Halbwertszeit des jeweiligen Wirkstoffes betragen. Ein 12-Stunden-Abstand der Einzeldosen ist bei den klassischen Prostaglandinsynthese-Hemmern wie Acetylsalicylsäure, Paracetamol und Propyphenazon in der Regel zu lang. Ausgenommen von dieser Regel sind selbstverständlich Retardpräparate, bei denen das optimale Dosierungsintervall durch die Freigabegeschwindigkeit des Wirkstoffs aus der Darreichungsform bestimmt ist. Zur Dosierung siehe auch Tabelle 1.1-3.

1.1.4.1 Salicylsäure und Salicylsäurederivate

Analgetika der Salicylatreihe weisen **analgetische, antipyretische** und **antiphlogistische Eigenschaften** auf. **Salicylsäure** selbst wird wegen ihrer starken Reizwirkung als internes Analgetikum nicht eingesetzt, sie spielt vielmehr auf Grund ihrer **keratolytischen** Wirkung in der Dermatologie eine größere Rolle.

Acetylsalicylsäure

Wirkungsspektrum und Anwendung

Acetylsalicylsäure ist einer der ältesten Wirkstoffe und zugleich vermutlich weltweit das am häufigsten angewandte Arzneimittel überhaupt. Trotz verschiedener, manchmal gravierender Nebenwirkungen, die in den letzten Jahren deutlich in das Licht der Öffentlichkeit gerückt wurden, hat sie zu Recht ihren Platz im Arzneischatz behalten.

Acetylsalicylsäure hemmt die Prostaglandinsynthetase aus Hirn und Samenblase des Rindes gleichermaßen, was möglicherweise die **zentralen und peripheren Wirkungen** zu erklären vermag. Allerdings sind im Vergleich zu Paracetamol, welches im gleichen In-vitro-Versuch die Prostaglandinsynthetase in Hirnextrakten stärker hemmt, sowohl die zentralanalgetische als auch die antipyretische Wirkung schwächer ausgeprägt. Bei der Acetylsalicylsäure dominiert statt dessen der periphere antiphlogistische Effekt. Sie sollte somit unter Berücksichtigung individueller Besonderheiten des Patienten bevorzugt bei **schmerz- und fieberhaften Erkrankungen mit stark entzündlicher Komponente** eingesetzt werden (Tab. 1.1–4).

Schmerz, Entzündung, Fieber

Tab. 1.1-3: Analgetika: Dosierung und Wechselwirkungen mit anderen Pharmaka

	Dosierung				Interaktionen	
	Alter (Jahr)	Orale Einzeldosis (mg)	Tageshöchstdosis (mg)	Dosierungsintervall (h)	mit	Mögliche Folgen
Acetylsalicylsäure	12–15 (40–50 kg KG)	500	3 000	≥ 4	Antikoagulantien	↑ der gerinnungshemmenden Wirkung
					Glucocorticoide und andere Prostaglandinhemmer	↑ der ulzerogenen Wirkung
					Urikosurika	↓ der urikosurischen Wirkung
					Azida	↑ der analgetischen Wirkung (durch vermehrte tubuläre Rückresorption)
					Antazida	↓ der analgetischen Wirkung
	16–65	500–1000	3 000	≥ 4	Phenobarbital und andere Barbiturate	↑ der analgetischen Wirkung (durch Enzyminduktion)
	ab 65	500	2 000	≥ 4	Hypoglykämische und chemotherapeutische Sulfonamide	↑ der Sulfonamidwirkung (durch Erhöhung des nicht albumingebundenen Wirkstoffanteils)
					Methotrexat	↑ des Methotrexats
Ibuprofen	6–9 (20–29 kg KG)	200	600	≥ 6	Digoxin	↑ der Digoxinwirkung
	10–12 (30–39 kg KG)	200	800	≥ 6	Phenytoin	↑ der Phenytoinwirkung
					Lithium	↑ der Lithiumwirkung
	ab 12	200–400	1200	≥ 6	Diuretika	↓ der diuretischen Wirkung
					Glucocorticoide	↑ der gastrointestinalen Nebenwirkungen
					Probenecid oder Sulfinpyrazon	Vergrößerung der Ibuprofenelimination
Paracetamol	4–8 (17–25 kg KG)	250	1 000	≥ 6	Antikoagulantien	↑ der gerinnungshemmenden Wirkung
					Phenobarbital	↓ der analgetischen Wirkung
						↑ der methämoglobinbildenen Wirkung

Tab. 1.1-3: Dosierung und Wechselwirkungen mit anderen Pharmaka (Fortsetzung)

	Dosierung				Interaktionen	
	Alter (Jahr)	Orale Einzeldosis (mg)	Tageshöchstdosis (mg)	Dosierungsintervall (h)	mit	Mögliche Folgen
Paracetamol	8–11 (26–32 kg KG)	250	1000	≥ 6	Metoclopramid	↑ der analgetischen Wirkung durch erhöhte Darmmotilität
	ab 12 (ab 43 kg KG)	500–1000	4000	≥ 6		
					Spasmolytika	↓ der analgetischen Wirkung durch verminderte Darmmotilität
Phenazon	ab 15	500–1000	4000	≥ 4	Cimetidin, Disulfiram, β-Rezeptorenblocker, orale Kontrazeptiva	↑ der analgetischen Wirkung durch Verlängerung der Halbwertszeit
					Enzyminduktoren wie Barbiturate, Phenytoin, Carbamazepin, Spironolacton	↓ der analgetischen Wirkung durch Verkürzung der Halbwertszeit
					Antikoagulantien	↑ der gerinnungshemmenden Wirkung
Propyphenazon	7 bis 15	300	1200	≥ 4	Nicht bekannt	
	ab 15	300 bis 1000	4000			
Naproxen	ab 12	200	600	≥ 6	Probenecid Acetylsalicylsäure Antikoagulantien Schleifendiuretika	↑ der Halbwertzeit ↓ der Plasmaspiegel ↑ Blutungsgefahr ↓ deren Wirkung
Diclofenac-Natrium	ab 15	25–50	50–150	≥ 8	Andere Antiphlogistika Antazida Probenecid Diuretika, Antihypertensiva	↑ der ulcerogenen Wirkung Resorptionsverzögerung ↑ der Halbwertszeit ↓ der diuretischen und antihypertensiven Wirkung

↑ Verstärkung   ↓ Verminderung

Tab. 1.1-4: Schematische Übersicht über das Spektrum der Hauptwirkungen, einiger Nebenwirkungen und bevorzugter Anwendungen nicht verschreibungspflichtiger Analgetika

	Hauptwirkungen			Nebenwirkungen							Bevorzugte Anwendung	Kontraindikationen
	analgetisch	antipyretisch	antiphlogistisch	allergene Potenz	ulzerogene Wirkung	Reizung der Magenschleimhaut	Methämoglobinbildung	Hemmung der Blutgerinnung	zentrale Störung	Leberschäden	Nierenschäden	Schädigung des Blutbildes		
Acetylsalicylsäure	++ primär peripherer Angriff	++	+++	+++	+++	+++	–	++	++	–	+	–	Leichte bis mittelschwere schmerz- und fieberhafte Erkrankungen mit ausgeprägter entzündlicher Komponente	Erhöhte Blutungsneigung, Magen-Darm-Ulzera, Niereninsuffizienz, Bronchialasthma, Neugeborene
Ibuprofen	++	++	+++	+	+	+	–	(+)	+	–	+	–	Wie Acetylsalicylsäure	Ungeklärte Blutbildstörungen, Überempfindlichkeit gegen Ibuprofen, Magen-Darm-Ulzera, induzierbare Porphyrie
Anilinderivate														
Paracetamol	+++ primär zentraler Angriff	+++	(+)	+	+	–	+	+	+	+++	nicht bekannt	–	Leichte bis starke Schmerzen, hohes Fieber, wenn Entzündung nicht im Vordergrund	Glucose-6-phosphat-Dehydrogenase-Mangel, Überempfindlichkeit gegenüber Paracetamol, Vorsicht bei Leber- und Nierenfunktionsstörungen
Pyrazolinderivate	Mittel der 2. Wahl													
Phenazon	++	++	++	++	–	–	–	–	+	–	+	+	Leichte bis mittelschwere Schmerzen, Fieber, mit oder ohne Entzündungen	Pyrazolinon- und Phenylbutazonallergie, vorgeschädigte Blutzellbildung, Glucose-6-phosphat-Dehydrogenase-Mangel, akut-intermittierende Porphyrie
Prophyphenanzon	++	++	++	++	–	–	–	–	+	–	+	++	Wie Phenazon	Wie Phenazon

Tab. 1.1–4: Schematische Übersicht über das Spektrum der Hauptwirkungen, einiger Nebenwirkungen und bevorzugter Anwendungen nicht verschreibungspflichtiger Analgetika (Fortsetzung)

	Hauptwirkungen			Nebenwirkungen								Bevorzugte Anwendung	Kontraindikationen
	analgetisch	antipyretisch	antiphlogistisch	allergene Potenz	ulzerogene Wirkung	Reizung der Magenschleimhaut	Methämoglobin-bildung	Hemmung der Blutgerinnung	zentrale Störung	Leberschäden	Nierenschäden	Schädigung des Blutbildes		
Naproxen	++	++	+++	+	+	+	–	–	–	+	+		Wie Acetylsalicylsäure	wie Acetylsalicylsäure
Diclofenac	++	++	+++	+	++	+	–	–	+	+	+		Mäßige bis starke Schmerzen, Fieber	wie Acetylsalicylsäure

+++ stark, ++ mittelstark, + schwach, (+) nicht in therapeutischen Dosen

Schmerz, Entzündung, Fieber

Pharmakokinetik

Nach peroraler Verabreichung wird innerhalb von **zwei Stunden etwa die Hälfte** der applizierten Acetylsalicylsäuredosis aus dem Magen-Darm-Trakt **resorbiert**. Die Resorption nach rektaler Zufuhr ist weniger zuverlässig. Acetylsalicylsäure und vor allem ihr wichtigster Metabolit, die Salicylsäure, werden in allen – auch entzündeten – Geweben und im Zentralnervensystem verteilt. Auch wird die Plazentaschranke passiert. Die **Ausscheidung** der Acetylsalicylsäure erfolgt überwiegend in Form unwirksamer wasserlöslicher Metaboliten auf renalem Wege.

Die Acetylgruppe wird mit einer Halbwertszeit von 15 Minuten zum Teil bereits in der Mukosa des Gastrointestinaltrakts enzymatisch abgespalten, so dass im Blut überwiegend die freie Salicylsäure gefunden wird (Abb. 1.1-4). Die **Halbwertszeit** für Letztere ist, da ihre Metabolisierung kapazitätslimitiert ist, stark dosisabhängig und liegt zwischen 2 und 30 Stunden, bei niedriger Dosierung zwischen 2 und 3 Stunden. Ein quantitativ unbedeutender Teil wird in der Leber oxidativ in die ebenfalls wirksame Gentisinsäure überführt. Die Hauptmenge der Salicylsäure wird nach Bindung an Glycin als Salicylursäure oder nach ester- oder etherartiger Paarung mit Glucuronsäure eliminiert. Der Hauptmetabolit wird konzentrationsabhängig (66 bis 98 %) an Plasmaeiweiß gebunden. Die absolute Bioverfügbarkeit therapeutischer Dosen Acetylsalicylsäure beträgt nach oraler Applikation 60 bis 70 %.

Dosierung

Zur Analgesie und Antipyrese werden in der Aufbereitungsmonographie für Acetylsalicylsäure bei Erwachsenen als Regeleinzeldosis 0,5 bis 1 g angegeben, wobei eine Tagesdosis von 3 g nicht überschritten werden sollte. Die Dosierungsempfehlungen der Aufbereitungsmonographie für Kinder sind in Tabelle 1.1-3 zusammengefasst. Die Einzeldosis kann, falls erforderlich, in Abständen von 4 bis 5 Stunden bis zu 3-mal täglich verabreicht werden.

Zur Therapie entzündlicher rheumatischer Erkrankungen sind höhere Dosen erforderlich. Für den Erwachsenen werden Einzeldosen von 1 g und eine Tageshöchstdosis von 5 g empfohlen.

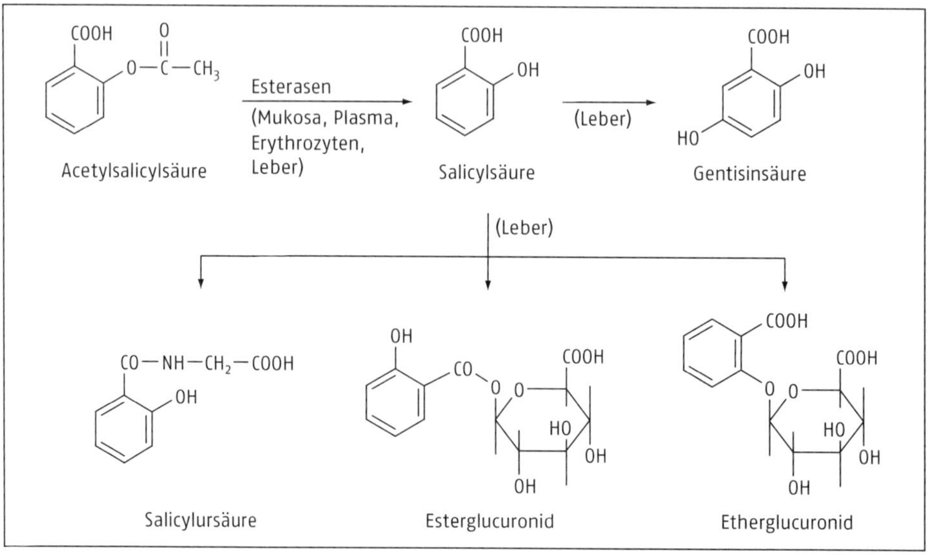

Abb. 1.1-2: Biotransformation der Acetylsalicylsäure

Nebenwirkungen

Die häufigsten Nebenwirkungen nach der Anwendung von Acetylsalicylsäure betreffen den **Magen-Darm-Trakt**. So sollen bei 40 bis 70 % der Patienten Blutungen des Gastrointestinaltrakts, vorwiegend der Magenschleimhaut vorkommen, die jedoch meist okkult und klinisch unbedeutend sind. Die Reizwirkung auf die Magenschleimhaut wird damit erklärt, dass die Acetylsalicylsäure auf Grund des pH-Wertes von 3,5 im Magen in ihrer undissoziierten Form vorliegt, somit rasch in die Zellen der Magenschleimhaut eindringt, innerhalb der Zellen jedoch bedingt durch den hier vorherrschenden höheren pH-Wert dissoziert und die Epithelzellen schädigt. Nicht selten jedoch deuten Erbrechen und blutige Stühle mit zum Teil bestehender Eisenmangelanämie auch auf schwerere Schäden hin, wobei die ulzerogene Wirkung wie bei allen Prostaglandinsynthese-Hemmern auch systemisch bedingt ist. Sie kann durch gleichzeitigen Genuss von Alkohol verstärkt werden.

0,2 bis 0,9 % der Gesamtpopulation und bis zu 20 % der Patienten mit asthmatischer oder allergischer Prädisposition sind gegen Acetylsalicylsäure **überempfindlich**. Die auftretenden Symptome reichen von leichten Atembeschwerden über Hautreaktionen mit Ödembildung und stark juckenden Quaddeln (Urtikaria, Nesselsucht) bis hin zu schweren anaphylaktischen Reaktionen mit Kehlkopfödem, Bronchialspasmen und Schock. Bei **Asthmatikern** und anderen **prädisponierten Personen** sollten daher Salicylate nach Möglichkeit **vermieden** werden.

Eine weitere Nebenwirkung der Acetylsalicylsäure, die auch therapeutisch genutzt wird, ist ihre **Hemmung des Blutgerinnungssystems.** So hemmen bereits therapeutische Dosen die Thrombozytenaggregation, höhere Dosen vermindern durch Hemmung des Vitamin K bei der Prothrombinsynthese auch dessen Blutspiegel. Vorsicht ist daher bei gleichzeitiger Einnahme von **Antikoagulantien** angebracht. Aus dem gleichen Grunde sollte Acetylsalicylsäure vor und nach **Zahnextraktionen** oder **Tonsillektomien** nur unter ärztlicher Kontrolle genommen werden. Schließlich beeinflusst Acetylsalicylsäure die Sekretion und in höheren Konzentrationen auch die Rückresorption von Harnsäure im Nierentubulus. Die hieraus resultierenden erhöhten Harnsäurespiegel können bei prädisponierten Patienten Gichtanfälle auslösen.

Im Zusammenhang mit dem **Reye-Syndrom** hat die Acetylsalicylsäure die Aufmerksamkeit der Fachöffentlichkeit auf sich gelenkt. Hierbei handelt es sich um einen vorwiegend bei Kindern und Jugendlichen selten auftretenden Symptomkomplex mit hoher Mortalitätsrate, der durch Erbrechen, Fieber, schwere zerebrale Symptome bis zum Koma und Exantheme sowie Leberschäden gekennzeichnet ist. Das Reye-Syndrom wurde nach vorausgegangenen viralen Infekten beobachtet, wobei nicht auszuschließen ist, dass Acetylsalicylsäure seine Auslösung begünstigt. Diese Erkenntnis war Anlass für einen entsprechenden Warnhinweis auf Acetylsalicylsäurehaltigen Präparaten.

Im Jahr 2004 wurde der Verbraucher durch Ergebnisse einer im Journal of the National Cancer Institute (JNCI) veröffentlichten an 88 500 Krankenschwestern über einen Zeitraum von 18 Jahren durchgeführten epidemiologischen Studie beunruhigt, in welcher ein dosisabhängiger Zusammenhang zwischen der Einnahme von Acetylsalicylsäure und dem Auftreten eines Pankreaskarzinoms aufgezeigt wurde. Die beobachtete Erhöhung der Erkrankungsrate um 58 % relativiert sich allerdings vor dem Hintergrund der niedrigen absoluten Inzidenz dieser Krebsart von 0,18 % in der unbehandelten Gruppe und von 0,27 % nach regelmäßiger zwei- oder mehrmaliger Einnahme von 325 mg Acetylsalicylsäure pro Woche. Eine Überbewertung dieser publizierten Ergebnisse ist auch schon deshalb nicht angebracht, weil andere epidemiologische Studien zum gegenteiligen

Ergebnis gekommen sind und eher eine Senkung des Krebsrisikos belegen. Eine definitive Beurteilung eines kanzerogenen Risikos von Acetylsalicylsäure wird erst aufgrund weiterer Studien möglich sein.
Überdosierung der Acetylsalicylsäure führt zunächst zu verstärkter Atmung und Schweißsekretion, bei höheren Dosen zu schweren zentralen Störungen und Bewusstlosigkeit mit metabolischer Azidose, die sich bei fiebernden dehydrierten Kindern sehr rasch entwickeln kann. Vor allem bei Erwachsenen kann sekundär eine respiratorische Alkalose eintreten.

Interaktionen

Wechselwirkungen sind durch gegenseitige **Verstärkung der ulzerogenen Wirkung** mit anderen nicht steroidalen Antiphlogistika und mit Glucocorticoiden, mit Antikoagulantien sowie, auf Grund ihrer **interferierenden Wirkung am Nierentubulus,** mit urikosurischen (harnsäureausscheidenden) Pharmaka, wie Probenecid und Sulfinpyrazon, zu erwarten (Tab. 1.1-3). Ferner kann durch **Verdrängung aus der Plasmaproteinbindung** die hypoglykämische Wirkung von Sulfonylharnstoffderivaten, die Wirkung chemotherapeutischer Sulfonamide sowie die Nebenwirkung von Methotrexat verstärkt werden.

Kontraindikationen

Kontraindiziert ist Acetylsalicylsäure bei bekannter **Überempfindlichkeit gegen Salicylate,** bei **Geschwüren des Magen-Darm-Trakts** sowie bei **schweren Blutgerinnungsstörungen.** Vorsicht ist wegen Kumulationsgefahr ferner bei **Früh- und Neugeborenen** und in den letzten vier Wochen der **Schwangerschaft** geboten. Im letzteren Falle besteht bei chronischem Gebrauch wie bei allen Prostaglandin-Hemmern die Gefahr, dass die fetale Verbindung zwischen Aorta und Pulmonalarterie (Ductus Botalli) sich vorzeitig schließt.

Analytische und biopharmazeutische Aspekte

Stabilitätsbegrenzender Faktor von Acetylsalicylsäurepräparaten ist die hydrolytische Spaltung der Estergruppe. In den Arzneibüchern wird daher der Gehalt an freier Salicylsäure begrenzt. Inwieweit jedoch angesichts der weitgehenden Hydrolyse der Acetylsalicylsäure bereits im Magen-Darm-Trakt die geringe Menge des Hydrolyseprodukts in der Darreichungsform für Nebenwirkungen verantwortlich gemacht werden kann, sei dahingestellt. Zu Wettbewerbszwecken sollten Unterschiede an freier Salicylsäure im unteren Konzentrationsbereich nicht missbraucht werden.

Die konventionelle Aspirin® Tablette wurde von der Bayer Healthcare 2014 durch eine neue überzogene Tablettenform ersetzt. Durch Einsatz der Acetylsalicylsäure in mikronisierter Form und dem Zusatz von Natriumcarbonat wurde eine Tablette entwickelt, welche zu einer sechsmal rascheren Auflösung im sauren Milieu des Magensaftes und dadurch zu einem 2,5-fach schnelleren Anstieg des Blutspiegels führen soll, als die konventionelle Tablette. Die verbesserten pharmakokinetischen Eigenschaften wurden in einer randomisierten Doppelblindstudie an 514 Patienten mit postoperativen Schmerzen nach Weisheitszahnextraktion, bei denen der analgetische Effekt im Vergleich zur konventionellen Aspirin® Tablette doppelt so schnell eintrat, bestätigt. Der Überzug soll die Einnahme der neuen Tablette erleichtern.

Die Verwendung von Natriumcarbonat als basischer Hilfsstoff, der die Gefahr eines hydrolytischen Abbaus der Acetylsalicylsäure erhöht, erfordert ein besonderes Augenmerk hinsichtlich der Stabilität der neuen Tablette. Das Stabilitätsproblem konnte offenbar durch die Verwendung eines speziellen vor Feuchtigkeit schützenden Blisters gelöst werden.

Beratungstipp

Acetylsalicylsäure sollte zum Essen eingenommen werden. Liegen Allergien (z.B. Hautreaktionen), Asthma, Magen-Darm-Geschwüre oder eine eingeschränkte Leber- und Nierenfunktion vor, sollte auf die Einnahme verzichtet werden. Auch sollte vor Operationen oder zahnärztlichen Eingriffen die Einnahme nur unter ärztlicher Aufsicht erfolgen. Bei Kindern und Jugendlichen mit fieberhaften Erkrankungen sollte Acetylsalicylsäure nur auf ärztliche Anweisung und nur dann angewendet werden, wenn andere Maßnahmen nicht greifen, es besteht die Gefahr des Auftretens des Reye-Syndroms.

1.1.4.2 Arylalkansäuren

Ibuprofen

Ein weiteres, hinsichtlich einer Nutzen-Risikoabwägung der Acetylsalicylsäure überlegenes Analgetikum, ein Prostaglandinsynthese-Hemmer aus der Reihe der 2-Arylpropionsäuren, ist Ibuprofen (chemische Bezeichnung: 2-[4-Isobutylphenyl]propionsäure). Ibuprofen und seine Salze unterliegen auf Grund der positiven therapeutischen Erfahrungen bei relativ geringem Nebenwirkungsrisiko zur peroralen und rektalen Behandlung leichter bis mittelstarker Schmerzen und von Fieber in einer Einzeldosis bis zu 400 mg und einer Tagesdosis bis zu

(Fortsetzung nächstes Blatt)

1 200 mg nicht der Verschreibungspflicht, sofern die Konzentration in einzeldosierten festen Darreichungsformen 400 mg nicht überschreitet. In flüssigen Zubereitungen sind Ibuprofen und seine Salze zur peroralen Anwendung auch für Kinder ab 6 Monaten in Einzeldosen bis zu 10 mg/kg Körpergewicht (bis zu einer maximalen Einzeldosis von 400 mg) und in einer Tagesdosis von bis zu 30 mg/kg Körpergewicht (bis zu einer maximalen Tagesdosis von 1 200 mg) von der Verschreibungspflicht ausgenommen.

$(H_3C)_2CH-CH_2-\langle\rangle-CH(CH_3)-C(=O)OH$

Ibuprofen

Wie alle Analgetika aus der Reihe der 2-Arylpropionsäuren weist Ibuprofen am substituierten C-Atom der Propionsäure ein Chiralitätszentrum auf. Es existieren somit zwei Enantiomeren dieser Verbindung.

Wirkungsspektrum und Anwendung

Ibuprofen gehört zu denjenigen nicht steroidalen antiinflammatorischen Wirkstoffen (NSAID), welche die beiden Isoformen der Cyclooxygenase (COX-1 und COX-2) etwa gleich stark hemmen.
Das Wirkungsspektrum des Ibuprofens ähnelt demjenigen der Acetylsalicylsäure. Die im Tierversuch nachgewiesenen antiphlogistischen, antipyretischen und analgetischen Wirkungen sind jedoch denjenigen der Acetylsalicylsäure deutlich überlegen (Tab. 1.1-5).

Tierexperimentell wurde die antiphlogistische Wirkung des Ibuprofens in den drei wichtigsten Entzündungsmodellen, dem UV-Erythemtest am Meerschweinchen, dem Carrageenin-induzierten Rattenpfotenödem und der Adjuvans-Arthritis der Ratte nachgewiesen. Von den genannten Testverfahren gilt das UV-Erythem als Modell für akute Entzündungen und die Adjuvans-Arthritis als solche für chronisch-entzündliche Vorgänge. Am UV-Erythem erwies sich Ibuprofen als 16- bis 32-mal, bei der Adjuvans-Arthritis als immerhin noch 3- bis 4-mal so wirksam wie das klassische Analgetikum-Antiphlogistikum Acetylsalicylsäure.

Der antipyretische Effekt des Ibuprofens erwies sich an Ratten, bei denen durch subkutane Injektion von Hefe Fieber erzeugt wurde, als etwa 20-mal stärker als derjenige der Acetylsalicylsäure.

Während sich Ibuprofen wie alle schwach wirksamen Analgetika im Hot-Plate-Test als wirkungslos erwies, zeigt es im Writhing Test, einem Krampfmodell der Maus, die 28-fache und im Randall-Selitto-Test (Druck auf die entzündete Rattenpfote) die 30-fache Wirkung der Acetylsalicylsäure.

Tab. 1.1–5: Wirkungsintensität von Ibuprofen im Vergleich zu Acetylsalicylsäure (Faktor 1). Nach Brune, Geißlinger 1989

Wirkung	Modell	Faktor
Antiphlogistisch	UV-Erythem	16 bis 32
	Carrageenin-Ödem	5 bis 10
	Adjuvans-Arthritis	3 bis 4
Antipyretisch	Durch subkutane Injektion von Hefe induziertes Fieber (Ratte)	ca. 20
Analgetisch	Writhing-Test	28
	entzündete Rattenpfote (Randall-Selitto)	30
	normale Rattenpfote	unwirksam
	Hot-Plate-Test	unwirksam

Ibuprofen zeigt somit etwa das Wirkungsspektrum der Acetylsalicylsäure, bei allerdings deutlich höherer Intensität aller drei Wirkungskomponenten. Aufgrund seines Wirkungsspektrums kann Ibuprofen somit zur symptomatischen Behandlung leichter bis mittelstarker Schmerzen (wie Kopf-, Zahn-, Regelschmerzen, Schmerzen nach Verletzungen, Operationen oder katarrhalischen Infektionen der oberen Luftwege), insbesondere solchen mit ausgeprägt entzündlicher Komponente sowie zur Fiebersenkung empfohlen werden. Rheumatische Erkrankungen erfordern höhere Dosen und sollten der ärztlichen Kontrolle vorbehalten bleiben.

Pharmakokinetik

Ibuprofen wird nach oraler Applikation rasch und vollständig resorbiert. Maximale Plasmaspiegel werden nach 1 bis 2 Stunden erreicht. Nach Nahrungsaufnahme liegen die Plasmagipfel etwas niedriger und werden verzögert erreicht. Mehr als 99% des im Blut zirkulierenden Wirkstoffs sind an Plasmaproteine gebunden. Bei gleichzeitiger Nahrungsaufnahme oder der Einnahme von Antazida auf Aluminium- oder Magnesiumbasis ändert sich die Bioverfügbarkeit nur unwesentlich.

Um den Wirkungseintritt zu beschleunigen, wurden Zubereitungen entwickelt, welche Ibuprofen besonders rasch freisetzen. So wird das Lysinsalz des Ibuprofen (z.B. Dolormin® Filmtabletten, Dolormin® extra Filmtabletten und Dolormin® Migräne schnell lösliches Granulat) rascher resorbiert als die freie Ibuprofensäure und führt zu höheren Plasmaspiegeln. Maximale Plasmaspiegel werden bereits nach etwa 30 Minuten erreicht. Dies kann bei der Anwendung von Ibuprofen zur Beseitigung oder Milderung akuter Schmerzzustände von Vorteil sein.

Wird Ibuprofen in gelöster Form, z.B. einer Brausetablette (z.B. Ibu Hemopharm 200 mg) verabreicht, so lässt sich die Anflutzeit noch deutlich weiter reduzieren, so dass nach Einnahme von 200 mg Wirkstoff auf nüchternen Magen bereits nach weniger als 15 Minuten wirksame Plasmaspiegel erreicht werden. Die Fläche unter der Blutspiegelkurve (AUC) als Maß für die Gesamtmenge an resorbiertem Wirkstoff ist jedoch nach Applikation der Ibuprofensäure und deren Lysinsalz gleich.

Ein ebenso rascher Wirkungseintritt wie mit dem Lysinsalz von Ibuprofen wurde mit freies Ibuprofen enthaltenden Eudorlin® Tabletten erzielt, deren Bioverfügbarkeit sich bei nüchternen Probanden aufgrund ihrer raschen Wirkstofffreisetzung in vitro sowohl hinsichtlich Geschwindigkeit als auch Ausmaß mit Dolormin® extra als vergleichbar erwies.

Flüssigkapseln (Spalt Migräne Weichkapsel), welche 400 mg Ibuprofen in gelöster Form enthalten, stehen zur Behandlung leichter bis mittelschwerer Migräneattacken zur Verfügung.

Von besonderem, nicht nur theoretischem Interesse ist die Tatsache, dass die Enantiomeren der chiralen Ibuprofensäure sich pharmakokinetisch und pharmakodynamisch unterschiedlich verhalten. Die Prostaglandinsynthetase wird in vitro lediglich durch das rechtsdrehende $S(+)$-Ibuprofen gehemmt. Nach Einnahme von $R(-)$-Ibuprofen wird im Plasma auch die aktive enantiomere $S(+)$-Form nachgewiesen. Nach Applikation der gleichen Dosis $S(+)$-Ibuprofen hingegen wurde die $R(-)$-Form im Blut nicht beobachtet. Die stereoselektive Inversion des Ibuprofen wie auch anderer 2-Arylpropionsäuren im Organismus wird mit einer enzymatischen Reaktion erklärt, bei welcher das $R(-)$-Ibuprofen zunächst thioesterartig an Coenzym A gebunden wird. Das aktivierte $R(-)$-Ibuprofen-CoA epimerisiert und wird zum $S(+)$-Ibuprofen hydrolisiert.

Die Epimerisierung des Ibuprofens in nur eine Richtung beruht auf einer stereospezifischen Bindung der zur Ibuprofen-CoA-Bildung benötigten Acyl-CoA-Synthase an $R(-)$-Ibuprofen. Da die Inversion des $R(-)$-

Abb. 1.1-3: Hauptmetabolite des Ibuprofens

Ibuprofens in die aktive Form nur partiell erfolgt – nach Einmalgabe von 600 mg razemischem Ibuprofen wurden nur 30 % der inaktiven in die wirksame Form umgewandelt – und im Hinblick auf die an Ratten beobachtete Kumulation des $R(-)$-Ibuprofens (nicht der $S(+)$-Form) könnte der Einsatz des aktiven Enantiomers gegenüber dem Razemat das Nutzen-Risiko-Verhältnis begünstigen.

Die $S(+)$-Form des Ibuprofen, Dexibuprofen, ist in der Bundesrepublik Deutschland seit 2002 in Form von Filmtabletten mit 200 mg, 300 mg, 400 mg Dexibuprofen pro Tablette (Deltaran® Rp!) zugelassen. Zu Beginn einer Behandlung wird eine Dexibuprofendosis empfohlen, welche der halben Dosis des Razemates entspricht. Die übliche Dosierung liegt bei 600 mg bis 900 mg Dexibuprofen täglich, verteilt auf bis zu drei Einzeldosen.

Ibuprofen wird durch Oxidation am tertiären bzw. endständigen Kohlenstoff der Isobutylseitenkette in der Leber in die in Abbildung 1.1-3 gezeigten polareren Metaboliten A bzw. B überführt und praktisch vollständig über die Nieren ausgeschieden. Die Hauptmetaboliten A und B des Ibuprofens sind pharmakologisch inaktiv. Die renale Ausscheidung des Ibuprofens erfolgt zu 11 bis 15 % in unveränderter Form. Etwa 25 % werden in Form des hydroxylierten Metaboliten A und bis zu 43 % in Form der Dicarbonsäure (Metabolit B) renal eliminiert.

Die wie bei Acetylsalicylsäure auch bei Ibuprofen praktisch fehlende biliäre Elimination vermindert das Risiko der ulzerogenen Wirkung auf den Darm. Vorteilhaft ist ferner, dass bei Risikopatienten mit Leber- oder Nierenfunktionsstörungen nur unwesentliche Veränderungen im pharmakokinetischen Verhalten des Ibuprofens beobachtet wurden.

Dosierung

Die Aufbereitungsmonographie sieht bei Anwendung rektaler oder peroraler Zubereitungen für den Erwachsenen Tagesdosen von 1 200 bis 2 400 mg bei einer maximalen Einzeldosis von 800 mg vor. Die für die Rheumatherapie geltenden Maximaldosen dürfen jedoch ohne ärztliche Kontrolle nicht ausgeschöpft werden. Für die Selbstmedikation sind Einzeldosen von 200 bis 400 mg bei einer maximalen Tagesdosis von 1 200 mg zu empfehlen, welche zur Beseitigung oder zumindest Linderung auch mittelstarker Schmerzen ausreichen. Die Dauer der Ibuprofenbehandlung sollte in der Selbstmedikation 7 Tage nicht überschreiten.

Nebenwirkungen

Magen-Darm-Beschwerden wie Übelkeit, Durchfall und geringfügige Blutverluste aus dem Gastrointestinaltrakt mit allenfalls in Ausnahmefällen anämischen Folgeerscheinungen können insbesondere bei der zur Rheumabehandlung erforderlichen hohen Dosierung auftreten, sind jedoch deutlich seltener als bei Acetylsalicylsäure.

So wurden in einer multizentrischen Blindstudie in ärztlichen Praxen an insgesamt etwa 8 700 Patienten die Nebenwirkungen von Acetylsalicylsäure, Paracetamol und Ibuprofen verglichen. Je ein Drittel der Patienten hatten bei den Hauptindikationen Muskel-Skelettschmerzen, Rückenschmerzen, Halsschmerzen und grippalen Infekten täglich bis zu 3 g Acetylsalicylsäure oder Paracetamol oder bis zu 1,2 g Ibuprofen eingenommen. Die Gesamtnebenwirkungsraten lagen nach Acetylsalicylsäure mit 18,7 % signifikant höher als nach Paracetamol mit 14,5 % und Ibuprofen mit 13,7 %. Hinsichtlich gastrointestinaler Ereignisse einschließlich Dyspepsien bzw. abdomineller Schmerzen schnitt Ibuprofen mit 4 % bzw. 2,8 % besser ab als Paracetamol mit 5,3 % bzw. 3,9 % und Acetylsalicylsäure mit 7,1 % bzw. 6,8 %.

In einer prospektiven randomisierten plazebokontrollierten Studie, bei der 833 Patienten 10 Tage lang Tagesdosen von 1,2 g Ibuprofen, und 413 Patienten ein Plazebo erhalten hatten, erwies sich Ibuprofen als gut verträglich. Die prozentualen gastrointestinalen Nebenwirkungen der Verumgruppe übertrafen nicht die der Plazebogruppe.

Von Acetylsalicylsäure hingegen wird berichtet, dass selbst bei niedrigeren per-oralen Tagesdosen bis zu 0,325 g, in ungeschützter, magensaftresistenter oder gepufferter Form verabreicht, das Risiko von Blutungen des oberen Gastrointestinaltrakts um das 2- bis 3-fache, bei Tagesdosen oberhalb 0,325 g um das 6- bis 7-fache steigt. Dennoch kann es auch nach Ibuprofengabe, allerdings vorwiegend bei hoher Dosierung, zu Magen-Darm-Ulzera mit Blutungen und Durchbrüchen kommen. Symptome hierfür sind Schmerzen im Oberbauch und schwarz gefärbte Stühle, die stets Anlass zur Konsultation des Arztes sein sollten.

Überempfindlichkeitsreaktionen sind selten, können aber in Form von Hautausschlägen, Hautjucken, Asthmaanfällen und Blutdruckabfall vorkommen. Die allergene Potenz ist offenbar niedriger als bei Acetylsalicylsäure, doch sollte bei Patienten mit Nasenpolypen und Pollenallergien („Heuschnupfen") von der Verwendung von Ibuprofen wie auch von Acetylsalicylsäure abgeraten werden.

Passagere, leichte kutane Reaktionen kommen hingegen häufiger vor. Bei Hypertonikern wird gelegentlich eine Neigung zur Ödembildung beobachtet. In Einzelfällen wurden bei der Langzeitbehandlung Leberschäden sowie Störungen der Blutbildung beobachtet.

Selten kann es unter Anwendung von Ibuprofen zu akutem Nierenversagen, nephrotischem Syndrom oder interstitieller Nephritis kommen. In Einzelfällen sind Papillennekrosen beschrieben worden.

Auch die Symptomatik einer aseptischen Meningitis mit Nackensteifigkeit, Kopfschmerzen, Übelkeit, Erbrechen, Fieber oder Bewusstseinstrübung kam in Einzelfällen vor. Prädestiniert scheinen Patienten mit Autoimmunerkrankungen (systemischer Lupus erythematodes = SLE, Mischkollagenosen = mixed connective tissue disease) zu sein.

Überdosierungen von Ibuprofen können zentralnervöse Störungen wie Somnolenz und Schweißausbruch, Kopfschmerzen und Tinnitus, ferner Erbrechen oder abdominelle Schmerzen auslösen. Die Gefahr von akzidentellen oder suizidalen Todesfällen ist bei Ibuprofen geringer als bei den übrigen Prostaglandinsynthetase-Hemmern.

Interaktionen

Von praktischer Bedeutung für die Schmerzbehandlung in der Selbstmedikation ist der hemmende Einfluss des Ibuprofens auf die Wirkung von Acetylsalicylsäure. Sie kommt durch Verhinderung des Zugangs der ASS zu deren Zielstruktur (Blockierung eines Serinmoleküls) zustande und hält nach klinischen Beobachtungen 24h lang an. Hieraus ergibt sich die Empfehlung, ASS im Abstand von 12h nach der letzten und 1 h vor der nächsten Ibuprofendosis einzunehmen.

Die gleichzeitige Anwendung von Ibuprofen und Digoxin kann zu erhöhten Digoxinplasmaspiegeln führen. Ebenso können die Phenytoinspiegel durch Wechselwirkung mit Ibuprofen erhöht sein. Auch kann die Wirkung von Lithium- und Methotrexatpräparaten durch Lithium- bzw. Methotrexatretention bei gleichzeitiger Ibuprofenbehandlung verstärkt sein. Die Wirkung von Diuretika hingegen kann durch Ibuprofen vermindert sein. Bei gleichzeitiger Verabreichung von Glucocorticoiden, wie sie in der Rheumatherapie prakti-

ziert wird, besteht ein erhöhtes Risiko gastrointestinaler Nebenwirkungen.
Alle genannten Interaktionen mit Ausnahme der Interaktion mit Acetylsalicylsäure sind jedoch bei den in der Selbstmedikation üblichen Dosen kaum zu erwarten. Die gleichzeitige Einnahme von Ibuprofen schwächt möglicherweise die thrombozytenaggregationshemmende Wirkung von niedrig dosierter Acetylsalicylsäure ab und könnte so deren kardioprotektiven Effekt vermindern. Bei ge-
(Fortsetzung nächstes Blatt)

legentlicher Anwendung von Ibuprofen ist eine klinisch relevante Wechselwirkung aber nicht wahrscheinlich.

Kontraindikationen

Bei ungeklärten Blutbildungsstörungen sowie Überempfindlichkeit gegen den Wirkstoff darf Ibuprofen grundsätzlich nicht angewandt werden.

Bei Magen- und Zwölffingerdarmgeschwüren, bestimmten Autoimmunerkrankungen (SLE, Mischkollagenosen) sowie bei Kindern unter 6 Monaten und bei induzierbaren Porphyrien erfordert die Behandlung mit Ibuprofen eine strenge Nutzen-Risiko-Abwägung und damit eine ärztliche Kontrolle.

Das Risiko bei Verwendung von Ibuprofen in der Schwangerschaft scheint geringer zu sein als bei Acetylsalicylsäure und Paracetamol. Die Blutungsneigung ist geringer als bei Acetylsalicylsäure. Im Gegensatz zu Paracetamol werden Metaboliten mit embryotoxischem Risiko nicht gebildet. Dennoch sollte Ibuprofen wie alle Prostaglandinsynthetase-Hemmer in der Schwangerschaft und Stillzeit nur unter ärztlicher Kontrolle angewandt werden.

Naproxen

Das 2-Phenylpropansäurederivat Naproxen ist seit 2002 in festen Zubereitungen zur peroralen Anwendung ohne Zusatz weiterer arzneilich wirksamer Bestandteile in einer Konzentration bis zu 250 mg je abgeteilter Form und in einer Tagesdosis bis zu 750 mg in Packungsgrößen bis zu 7500 mg zur Anwendung bei Erwachsenen und Kindern ab 12 Jahren bei leichten bis mäßig starken Schmerzen und Fieber von der Verschreibungspflicht freigestellt.

Aufgrund seines Chiralitätszentrums am C-2-Atom existieren zwei Enantiomere von Naproxen. Die Handelsprodukte enthalten das rechts drehende S-Enantiomer des Naproxens, die S(+)-(6-Methoxy-2-naphthyl)propionsäure, in Aleve® Tabletten in Form ihres Natriumsalzes.

Wirkungsspektrum und Anwendung

Auch Naproxen ist ein Prostaglandinsynthese-Hemmer und inhibiert wie die anderen nicht verschreibungspflichtigen Analgetika beide Isoenzyme der Prostaglandinsynthese (COX-1 und COX-2). Naproxen ist ein nicht steroidales Antirheumatikum mit antipyretischen, analgetischen und antiphlogistischen Eigenschaften. Die Wirkungsintensität des Naproxens übertrifft diejenige von Acetylsalicylsäure und von Ibuprofen. 500–750 mg entsprechen in ihrer Wirkung etwa 3600–4000 mg Acetylsalicylsäure, 100–150 mg Indometacin oder 100 mg Diclofenac und sind stärker wirksam als 2400 mg Ibuprofen.

Das Nutzen-Risiko-Verhältnis von Naproxen ist demjenigen des Ibuprofens vergleichbar und günstiger als das von Acetylsalicylsäure und Paracetamol. In einem plazebokontrollierten klinischen Schmerzmodell erwiesen sich 220 mg Naproxen-Natrium entsprechend 200 mg freiem Naproxen und 200 mg Ibuprofen dem Plazebo klar überlegen. Naproxen-Natrium übertraf die Wirkung des Ibuprofens, wobei sich die Überlegenheit nach 12 h als statistisch signifikant erwies. In einer ähnlich angelegten Studie mit jeweils der doppelten Dosis übertraf Naproxen-Natrium hinsichtlich seiner analgetischen Wirkung bereits nach 8 h diejenige von Ibuprofen, wobei die Überlegenheit über die gesamte weitere Versuchsdauer anhielt.

In einem weiteren analgetischen Vergleich von 440 mg Naproxen-Natrium und 1000 mg Paracetamol war Naproxen nicht nur stärker, sondern auch länger wirksam. Die Überlegenheit der analgetischen Wirkung des Naproxen-Natrium sowohl hinsichtlich der Wirkungsintensität als auch der Wirkungsdauer wurde auch bei einer entsprechenden Vergleichsuntersuchung von 440 mg Naproxen-Natrium und 1300 mg einer retardierten Paracetamol-Zubereitung beobachtet.

Die 250 mg freies Naproxen enthaltenden und damit nicht verschreibungspflichtigen Dolormin® GS mit Naproxen Tabletten wurden auch zur Behandlung leichter bis mäßig starker Schmerzen bei bekannter Arthrose zugelassen, wobei die Einnahme ohne ärztlichen Rat sieben Tage nicht überschreiten soll.

Pharmakokinetik

Vorteil von Naproxen im Vergleich zu Ibuprofen und anderen nicht der Verschreibungspflicht unterliegenden Analgetika ist trotz raschen Wirkungseintritts nach oraler Verabreichung seines gut wasserlöslichen Natriumsalzes innerhalb von 20 bis 30 min seine länger anhaltende Wirkung von bis zu 12 h. Naproxen wird nach oraler und rektaler Applikation nahezu vollständig resorbiert. Nach Verabreichung des Natriumsalzes werden maximale Blutspiegel innerhalb einer Stunde erreicht. Nach niedriger Dosierung werden etwa 99,5 % des Wirkstoffs, in höherer Dosierung etwas weniger an Plasmaproteine gebunden.

Die Eliminationshalbwertszeit beträgt 12 bis 15 h. Naproxen wird fast vollständig, teils in freier, überwiegend jedoch in konjugierter Form als Glucuronid renal ausgeschieden. Nur 0,1–3 % finden sich in den Fäzes. Etwa 28 % werden an der Ethergruppe zu 6-O-Desmethylnaproxen desmethyliert.

Dosierung

Die Einzeldosis von Naproxen liegt in Abhängigkeit von der Indikation und Intensität der Schmerzen bei 200–750 mg. Bei länger anhaltenden Schmerzen wird ein Dosierungsintervall von 8–12 h empfohlen.

Nebenwirkungen

Wie bei allen NSAR hängen Nebenwirkungen des Naproxen mit ihrem auch den erwünschten Wirkungen zugrundeliegenden Mechanismus, der Prostaglandinsynthetase-Hemmung, zusammen. Es sind dies ulzerogene, renale (Natrium- und Wasserretention), bronchospastische und tokolytische Wirkung. Relativ häufig, obgleich im Vergleich zu Acetylsalicylsäure seltener, sind gastrointestinale Nebenwirkungen wie Appetitlosigkeit, Übelkeit, Sodbrennen, Erbrechen und Magenschmerzen.

Gelegentlich kommen Diarrhöen, zentralnervöse Nebenwirkungen wie Müdigkeit, Kopfschmerzen und Schwindel vor.

Selten sind Ulzerationen im Gastrointestinalbereich mit Blutverlusten, Depressionen, Ohrgeräusche, bronchospastische Reaktionen im Sinne eines „Aspirin-Asthmas", periphere Ödeme, Ikterus, interstitielle Hautreaktionen, anaphylaktische Reaktionen, Thrombozytopenie und Granulozytopenie.

Die Intensität ulzerogener Nebenwirkungen von Naproxen ist derjenigen des Ibuprofen vergleichbar.

In einer 2001 in den USA an Patienten im Alter von über 70 Jahren begonnenen Studie sollte die Möglichkeit einer Verzögerung des Auftretens einer Alzheimer-Demenz durch Langzeitanwendung nicht steroidaler Antirheumatika überprüft werden. Eine Zwischenauswertung dieser plazebokontrollierten Studie nach 3 Jahren, in der Dosen von 2-mal täglich 220 mg Naproxen und 2-mal täglich 200 mg Celecoxib vergleichend geprüft wurden, zwang zum Studienabbruch, da unter Naproxen kardiale Ereignisse oder Schlaganfälle etwa 1,5-mal so häufig beobachtet wurden, wie in der Plazebogruppe. Da sich aus bisherigen Studien und aus dem Erfassungssystem für Nebenwirkungen jedoch kein begründeter Verdacht auf ein nennenswertes Risiko von Herz-Kreislauf-Komplikationen bei der Anwendung von Naproxen ergab, hielt das BfArM Risikomaßnahmen für verzichtbar. Allerdings sollte die ärztlich verordnete Dosierung nicht überschritten und die Selbstmedikation mit Naproxen auf maximal 10 Tage beschränkt werden.

Interaktionen

Die gastroinestinalen Nebenwirkungen werden durch andere NSAR verstärkt. Die gleichzeitige Nahrungsaufnahme oder von Magnesium- oder Aluminiumhydroxid-Gel scheint keinen nennenswerten Einfluss auf die Resorption von Naproxen auszuüben. Da der Wirkstoff durch tubuläre Sekretion eliminiert wird, führt Probenecid zu einer Erhöhung der Wirkstoffplasmaspiegel und einer Verlängerung der Halbwertszeiten im Mittel um 5,3 h. Der Metabolit 5-O-Desmethylnaproxen wird vermehrt gebildet. Durch Verdrängung von Naproxen aus der Plasmaproteinbindung durch Acetylsalicylsäure und die hieraus resultierende erhöhte Elimination kommt es zu verminderten Plasmaspiegeln des Wirkstoffs. Naproxen vermag Antikoagulanzien aus ihrer Plasmaeiweißbindung zu verdrängen und somit zu einer verstärkten Blutungsgefahr zu führen. Eine Abschwächung der Wirksamkeit von Schleifendiuretika wie bei anderen NSAR ist nicht auszuschließen. In Gegenwart von Colestyramin ist die Resorptionsgeschwindigkeit von Naproxen reduziert, die Bioverfügbarkeit hingegen nicht beeinträchtigt.

Kontraindikationen

Prinzipiell gelten für Naproxen die Gegenanzeigen aller NSAR. Dies sind eine bekannte Überempfindlichkeit gegenüber dem Wirkstoff, ungeklärte Blutbildungsstörungen, bereits bestehende Magen- und Darmgeschwüre sowie wegen der Gefahr eines vorzeitigen Verschlusses des Ductus arteriosus Botalli eine Schwangerschaft im dritten Trimenon sowie eine Verminderung der Wehentätigkeit. Bei Magen-Darm-Beschwerden, zu hohem Blutdruck, Herzinsuffizienz, Nieren- und nach größeren chirurgischen Eingriffen ist eine besonders sorgfältige ärztliche Überwachung der Einnahme erforderlich. Kinder unter 12 Jahren sind von der Behandlung mit Naproxen im Rahmen der Selbstmedikation auszuschließen.

Diclofenac

Seit Anfang 2004 steht mit dem Arylessigsäurederivat Diclofenac als Kaliumsalz ein weiteres nicht steroidales Antiphlogistikum (NSAR) für die Selbstmedikation zur Verfügung. Die Entlassung aus der Verschreibungspflicht beschränkt sich auf die Behandlung leichter bis mäßig starker Schmerzen und Fieber in einer Konzentration von 12,5 mg bzw. 25 mg je abgeteilter Form und einer Tagesdosis von 25 bis 75 mg für eine maximale Anwendung von 3 (Antipyrese) bzw. 4 Tagen (Analgesie).

Diclofenac

Wirkungsspektrum und Anwendung

Diclofenac ist wie die übrigen NSAR ein Cyclooxygenaseinhibitor, welcher die durch entzündliche Vorgänge in menschlichen Monozyten induzierbare Cyclooxygenase-2 (COX-2) stärker zu hemmen vermag als die normale konstitutive Cyclooxygenase-1 (COX-1). Der hieraus möglicherweise resultierende Vorteil geringerer, durch Hemmung der COX-1 bedingter Nebenwirkungen, insbesondere auf den Gastrointestinaltrakt, ist jedoch in Anbetracht des erst seit 2004 bekannten erhöhten Risikos von Herz-Kreislauf-Komplikationen bei der Anwendung von COX-2-Hemmern (Coxiben) wieder zu relativieren.

Hinsichtlich seiner therapeutischen Verwendung sind die ausgeprägte antiphlogistische, analgetische und antipyretische Wirkung von besonderer Bedeutung. Daneben zeigt Diclofenac wie auch andere Prostaglandinsynthese-Hemmer ulzerogene Wirkungen, hemmt die Trombozytenaggregation, kann zu einem Verschluss eines offen gebliebenen Duktus

arteriosus Botalli, zu einer Natrium- und Wasserretention sowie zu verminderten Wehen führen und Bronchialspasmen auslösen.
Auf Grund seiner antiphlogistischen, analgetischen und antipyretischen Wirkungen wird Diclofenac zur Behandlung enzündlicher und degenerativer Gelenkerkrankungen, akuter Gichtarthritis, ankylosierender Spondylarthritis (Morbus Bechterew), Weichteilentzündungen, Tumorschmerzen und schmerzhaften Schwellungen oder Entzündungen nach Verletzungen oder Operationen eingesetzt. In der niedrigen für die Selbstmedikation vorgesehenen Dosierung von 12,5 mg bzw. 25 mg als Einzeldosis bis zu 75 mg als Tagesdosis wird Diclofenac-Kalium in Form von Filmtabletten Voltaren® Dolo 12,5 mg bzw. Voltaren® Dolo Extra 25 mg) zur Behandlung leichter bis mäßig starker Schmerzen und von Fieber angewandt.
In klinischen Studien bei den Indikationen akuter Rückenschmerz (Lumbago), Fieber und Erkältungssymptome bzw. Spannungskopfschmerz erwies sich die Wirksamkeit von Voltaren® Dolo 12,5 mg als der von Ibuprofen vergleichbar. So wurde in einer an einem Kollektiv von 372 Lumbagopatienten durchgeführten multizentrischen, randomisierten, plazebokontrollierten Doppelblindstudie mit einer Initialdosis von zweimal 12,5 mg Diclofenac-Kalium bzw. zweimal 200 mg Ibuprofen eine vergleichbare Schmerzlinderung erzielt. Die Verträglichkeit beider Wirkstoffe erwies sich in den drei genannten Studien ebenfalls als vergleichbar und als besser als diejenige von Acetylsalicylsäure und von Naproxen. Insbesondere erwiesen sich die endoskopisch festgestellten gastrointestinalen Schleimhautschäden bei der Anwendung von Ibuprofen und Diclofenac als signifikant geringer als nach äquipotenten Dosen Acetylsalicylsäure.

Pharmakokinetik

Diclofenac wird nach oraler Verabreichung vollständig resorbiert. Dennoch beträgt die Bioverfügbarkeit aus rasch freisetzenden Darreichungsformen, bedingt durch den hohen First-pass-Metabolismus, nur etwa 55%, aus Retardzubereitungen hingegen etwa 83%. Die terminale Plasmahalbwertszeit, welche auch bei einer Niereninsuffizienz nicht beeinträchtigt ist, liegt bei 1 bis 2 h. Diclofenac wird zu etwa 99% an Plasmaeiweiß, überwiegend an Albumin gebunden. Die Plasmaclearance beträgt etwa 250 ml/min, das Verteilungsvolumen 0,12–0,17 l/kg. Die Elimination des Wirkstoffs erfolgt in Form hydroxylierter und konjugierter Metaboliten zu etwa einem Drittel biliär und zu etwa zwei Drittel renal. Die Hydroxylierung erfolgt zu 30–40% am Dichlorphenylring, zu 15–20% an der Phenylessigsäure und zu 5–10% an beiden aromatischen Ringen. Etwa 10% werden als Esterglucoronid und nur etwa 1 Prozent unverändert renal eliminiert.
Maximale Wirkstoffplasmakonzentrationen werden nach der Einnahme magensaftresistenter Diclofenac-Zubereitungen nach 1,5 bis 2 h, nach rektaler Verabreichung innerhalb einer Stunde erreicht.
Das Spektrum der unerwünschten Nebenwirkungen von und die Kontraindikationen für Diclofenac gleichen im Prinzip denen anderer Prostaglandinsynthese-Hemmer.
Eine neue, in der medizinischen Fachliteratur publizierte und 2014 in der Laienpresse spektakulär verbreitete Studie, in der das cardiovaskuläre (CV) Risiko von Cyclooxygenase-Inhibitoren anhand eines Literaturstudiums vergleichend untersucht wurde, hat für Unruhe in der Öffentlichkeit gesorgt. Hauptaussage dieser Studie ist die Feststellung, dass Diclofenac, dem meist verkauften COX-Inhibitor in den 15 analysierten Ländern, das höchste CV-Risiko zukommt, während das weniger verbreitete Naproxen frei von CV-Risiken sein soll. Diese Aussage bedarf nach Auffassung von T. Herdegen, Institut für Experimentelle und klinische Pharmakologie, in Anbetracht beobachteter Mängel in der Studie und vor allem anderer schwerwiegender Risiken von Naproxen, insbesondere von Blutungen und Schäden am

Gastrointestinaltrakt, dringend einer Relativierung.

1.1.4.3 Anilinderivate

Bis 1986 waren zwei Analgetika der Anilinreihe, Phenacetin und dessen Metabolit Paracetamol, in den handelsüblichen Schmerzmitteln der Bundesrepublik außerordentlich verbreitet, obwohl Ersteres wegen seiner nach längerer missbräuchlicher Einnahme verursachten Nierenschäden schon seit längerer Zeit in Verruf war. Nachdem sich auf Grund mehrerer epidemiologischer Untersuchungen der Verdacht, dass dem Phenacetin bei längerer hochdosierter Anwendung ein karzinogenes Potential für Blase und Niere zukommt, erhärtet hatte, wurden 1986 vom Bundesgesundheitsamt Risikomaßnahmen angekündigt. Dies hat dazu geführt, dass Phenacetin aus den handelsüblichen Analgetika verschwunden ist. Einziger und weniger risikobehafteter Vertreter der analgetischen Anilinderivate ist somit Paracetamol.

Paracetamol
Wirkungsspektrum und Anwendung

Im Gegensatz zu den Salicylaten dominieren bei den Anilinderivaten offenbar die **zentralen Wirkungen**. So fehlt in therapeutischen Dosen der antiphlogistische Effekt, hingegen sind die **analgetische** und **antipyretische Wirkung** stärker ausgeprägt. Somit ist Paracetamol zur Behandlung schmerzhafter und fiebriger Zustände ohne entzündliche Begleitsymptome hervorragend geeignet, nicht hingegen bei Erkrankungen, bei denen die Entzündung im Vordergrund steht. Sofern auf die antiphlogistische Wirkkomponente verzichtet werden kann, zählt **Paracetamol** heute nach wie vor zu den Mitteln der ersten **Wahl**. Dies gilt auch für den Einsatz bei degenerativen Gelenkerkrankungen (Arthrosen), nicht hingegen bei Entzündungen der Gelenke (Arthritiden). So empfiehlt die European League against Rheumatism (EULAR) aufgrund der günstigen Nutzen-Risiko-Relation Paracetamol als Mittel der ersten Wahl in der Schmerztherapie der Arthrose- auch in der Langzeittherapie. In einer Metaanalyse von 10 Studien mit insgesamt 1712 Patienten, in welcher die Wirksamkeit von Paracetamol mit Prostaglandinsynthetase-Hemmern oder mit Plazebo bei Arthrose verglichen wurde, war zwar die Ansprechrate bei den Prostaglandinsynthetase-Hemmern höher als die von Paracetamol. Letzteres erwies sich hinsichtlich der topischen Nebenwirkungen der Cycloxygenasehemmer, gastrointestinaler Beschwerden, Übelkeit und Erbrechen, im Vergleich zu den Cox-1-Hemmern als günstiger und den COX-2-Hemmern als vergleichbar. So wird Arthrosepatienten primär eine Schmerzbehandlung mit Paracetamol in einer Dosis von bis zu viermal täglich 1g empfohlen. Sofern eine ausreichende Schmerzstillung nicht erreicht wird – und dies ist bei gleichzeitigem Vorliegen einer Gelenksentzündung zu erwarten – so kann dann auf Prostaglandinsynthetase-Hemmer umgestellt werden.

Für die Auswahl eines analgetischen/antipyretischen Wirkstoffs bei der symptomatischen Behandlung eines grippalen Infekts sind die Ergebnisse einer firmenunabhängigen, mit Unterstützung des National Institute for Health Research (NIHR) 2010–2012 durchgeführten pragmatischen, randomisierten klinischen Studie hilfreich. Insgesamt 889 Patienten mit akutem Atemwegsinfekt wurden vergleichend mit Ibuprofen, Paracetamol bzw. Ibuprofen und Paracetamol abwechselnd behandelt und der Behandlungserfolg durch patientenspezifische Bewertungsskalen dokumentiert. Außerdem wurde die Effektivität einer zusätzlichen Dampfbehandlung bewertet. Ein statistischer Vergleich des Behandlungserfolgs beider Wirkstoffe ergab keine signifikanten Unterschiede oder allenfalls nur sehr geringe Vorteile für Ibuprofen bei einzelnen Subpopulationen. Die Entscheidung für die Wahl zwischen Paracetamol oder Ibuprofen zur Behandlung der

Symptome grippaler Infekte, sollte daher von den individuellen Gegenanzeigen abhängen. Der in frühen Studien beobachtete signifikante Nutzen einer zusätzlichen Dampfbehandlung konnte in dieser Studie nicht bestätigt werden.

Der Wirkungsmechanismus von Paracetamol scheint komplex zu sein und wird noch nicht vollständig verstanden. Zwar hemmt auch Paracetamol wie die anderen Wirkstoffe der NSAR die Prostaglandinsynthese. Dabei zeigt Paracetamol im Gegensatz zu anderen Prostaglandinsynthesehemmern eine Präferenz zum Isoenzym COX-2 der Cyclooxygenase und eine stärkere Hemmung des aus dem Gehirn als des aus peripherem Gewebe isolierten Ezymkomplexes. Neben der relativ schwach ausgeprägten Prostaglandinsynthesehemmung konnte für Paracetamol aber auch ein Eingriff in das zentrale Serotonin- und Endocannabinoidsystem gezeigt werden. Neuere experimentelle Untersuchungen sprechen darüber hinaus dafür, dass die analgetische Wirkung von Paracetamol über eine TRPA 1-Aktivierung zustande kommt. TRPA 1 (transient receptor potential ankyrin 1) gehört zur Familie der TRP-Ionenkanäle, welche an der Schmerzwahrnehmung beteiligt sind. So konnte gezeigt werden, dass elektrophile Paracetamolmetaboliten (Abb. 1.1-4) wie N-Acetyl-p-benzochinonimin (NAPQI = Benzochinonimin) und das nach der aus diesem durch Hydrolyse entstehende p-Benzochinon (BQ) TRPA 1 an den zentralen Enden primärer Afferenzen im Rückenmark aktivieren. Dies führt zu einem erhöhten Calcium- und Natrium-Influx und zur Inhibition spannungsgesteuerter Calcium- und Natriumkanäle und damit zu einer reduzierten neuralen Erregbarkeit. Dieser Befund ist insofern bemerkenswerter, als die bei der Biotransformation von Paracetamol entstehenden Oxidationsprodukte als Hauptursache für die Lebertoxizität des Wirkstoffs gelten. Dies könnte bedeuten, dass die praktizierte Kombination von Paracetamol mit sulfhydrylgruppenhaltigen Verbindungen zum Zweck einer Entgiftung der toxikologisch kritischen elektrophilen Metabolite zugleich eine Abschwächung der gewünschten analgetischen Wirkung von Paracetamol zur Folge hat.

Pharmakokinetik

Paracetamol wird nach oraler Gabe rasch und vollständig resorbiert. Maximale Serumkonzentrationen werden nach 0,5 bis 1,5 Stunden erreicht. Die Resorption nach rektaler Verabreichung ist geringer (relative Bioverfügbarkeit 65 bis 80%) und erfolgt langsamer (maximale Serumkonzentrationen nach 3 bis 4 Stunden). Die Möglichkeit einer rektalen Applikation ist insbesondere in der Pädiatrie vorteilhaft. Die Plasmaproteinbindung des Paracetamols ist gering, kann aber bei Überdosierungen ansteigen. Die Biotransformation erfolgt überwiegend in der Leber. Die hier gebildeten Metaboliten (Abb. 1.1-4) werden hauptsächlich in Form von Konjugaten mit Glucuronsäure und Schwefelsäure renal eliminiert. Die bei der Oxidation des Stickstoffs über das entsprechende Hydroxylamin entstehende Nitrosoverbindung scheint für die **methämoglobinbildende Nebenwirkung** der analgetischen Anilinderivate verantwortlich zu sein. Für die primär **hepatotoxische Nebenwirkung** des Paracetamols wird ein weiterer durch mikrosomale Oxidation entstandener Metabolit, das N-Acetylchinonimin, verantwortlich gemacht, dessen konjugierende Entgiftung von der Anwesenheit ausreichender Mengen an Glutathion abhängig ist. Seine Toxizität wird durch **sulfhydrylgruppenhaltige Verbindungen** vermindert. Aus diesem Grunde wird, insbesondere in England, die prophylaktische Kombination des Paracetamols mit beispielsweise Acetylcystein gefordert. Obgleich Paracetamol gegenüber den nicht verschreibungspflichtigen Analgetika die höchste akute Toxizität aufweist, darf davon ausgegangen werden, dass bei der gelegentlichen Einnahme bestimmungsgemäßer Dosen Leberschäden nicht zu erwarten sind, sofern die Leberfunktion normal ist.

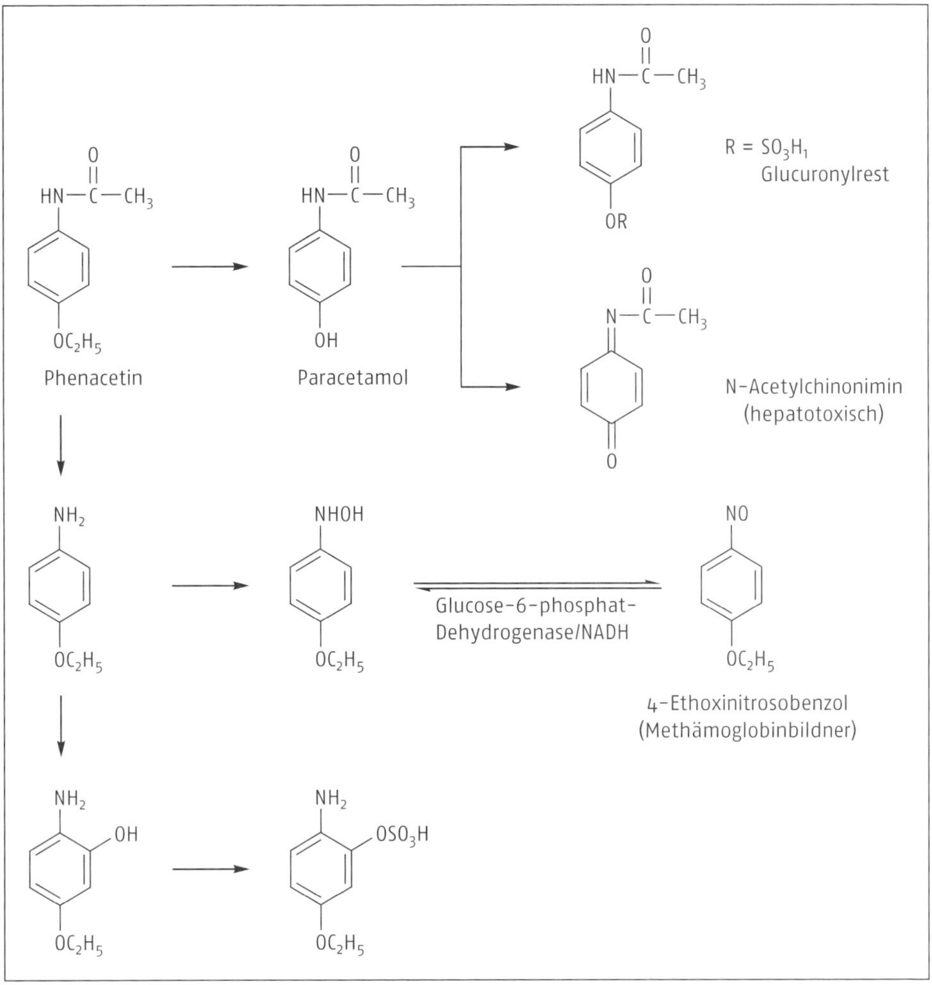

Abb. 1.1-4: Analgetische Anilinderivate und deren Biotransformation

Die Plasmahalbwertszeit des Paracetamols liegt bei 1,5 bis 2,5 Stunden. Die maximale Wirkungsintensität und die durchschnittliche Wirkungsdauer (4 bis 6 Stunden) korrelieren in etwa mit der Plasmakonzentration.

Dosierung

Der **empfohlene Einzeldosisbereich** für den Erwachsenen liegt bei oraler Verabreichung des Paracetamols zwischen 325 und 650 mg, wobei wie bei Acetylsalicylsäure ein **Dosierungsintervall** von 4 Stunden als optimal angesehen wird, doch sollte eine Tagesdosis von 4 g nicht überschritten werden. Die **rektale Einzeldosis** für den Erwachsenen beträgt bei beiden Substanzen 1 g. Für Kinder stehen Suppositorien mit entsprechend geringerer Dosierung oder flüssige Darreichungsformen zur Verfügung.

Nebenwirkungen

Gegenüber Acetylsalicylsäure weisen die Anilinderivate den Vorteil auf, dass die gastrointestinalen, immunologischen wie auch die Nebenwirkungen an den Nierentubuli wesentlich schwächer sind oder fehlen. Allerdings ist die Gefahr einer häufig lebensbedrohlichen Leberschädigung im Falle einer Überdosierung erheblich größer. Dies und die relativ hohe Zahl an Suizidversuchen mit diesem Wirkstoff waren Anlass, die Freistellung von der Verschreibungspflicht für Paracetamol in oralen Darreichungsformen zum 1. 4. 2009 auf 10 g zu begrenzen.

Die in Einzelfällen in der Literatur für Paracetamol beschriebenen Überempfindlichkeitsreaktionen (Quincke-Ödem, Atemnot, Schweißausbruch, Übelkeit, Blutdruckabfall bis hin zum Schock) zwangen die Zulassungsbehörde, einen entsprechenden Warnhinweis in Fach- und Gebrauchsinformation zu fordern, obgleich in der Mehrzahl der erfassten anaphylaktoiden bzw. anaphylaktischen Reaktionen gleichzeitig eine Exposition zu anderen Medikamenten bestand. Bei den ersten Anzeichen einer Überempfindlichkeitsreaktion ist das betreffende Präparat sofort abzusetzen und ein Arzt zu konsultieren.

Äußerst selten ist eine allergische Thrombozytopenie oder Leukopenie, in Einzelfällen ist eine Agranulozytose oder Panzytopenie beschrieben worden.

Nur in Einzelfällen ist ein Bronchospasmus bei prädisponierten Personen ausgelöst worden (Analgetika-Asthma). Allerdings deuten klinische Daten darauf hin, dass Paracetamol eine Rolle als Risikofaktor bei der Entstehung von Asthma spielen könnte. So wird die Begünstigung einer Entstehung von Asthma durch Behandlung von Schwangeren und Kleinkindern mit Paracetamol diskutiert Auch gibt es klinische Hinweise, dass Paracetamol den Schweregrad von Asthma bei bereits Erkrankten negativ beeinflussen könnte. Aus diesem Grunde wurde eine 2014 publizierte randomisierte, placebokontrollierte Studie an 94 Personen im Alter von 18 bis 65 Jahren durchgeführt, um den Einfluss von Paracetamol auf den Schweregrad der Erkrankung bei erwachsenen Asthmatikern zu klären. Die an leichtem bis mittelschwerem Asthma leidenden Probanden erhielten ein Gramm Paracetamol oder Placebo über einen Zeitraum von 12 Wochen. Die vergleichende Kontrolle verschiedener pulmonaler Parameter ergab keine signifikanten Unterschiede zwischen der Verum- und der Placebogruppe. Allerdings ist die Aussagekraft dieser Studie, die sich auf die Untersuchung des Einflusses von Paracetamol auf den Schweregrad, nicht auf die Entstehung des Asthmas beschränkt, durch verschiedene Schwachpunkte beschränkt.

Die nach extrem hohen oralen Paracetamoldosen an Ratten erhaltenen Hinweise auf genotoxische Eigenschaften (Erhöhung der Mikrokernraten) hatten die deutsche Zulassungsbehörde 1994 im Rahmen einer Stufenplanaktion veranlasst, das genotoxische Risiko dieses Wirkstoffs durch die betroffenen Hersteller gezielt experimentell untersuchen zu lassen. Das Ergebnis dieser Untersuchungen veranlasste die deutsche gemeinsam mit der Europäischen Zulassungsbehörde zur Empfehlung folgender Neufassung des Textes zur Mutagenität und zum tumorerzeugenden Potential in die Fachinformationen paracetamolhaltiger Arzneimittel aufzunehmen:

„Umfangreiche Untersuchungen ergaben keine Evidenz für ein relevantes genotoxisches Risiko von Paracetamol im therapeutischen, d. h. nicht toxischen Dosisbereich.

Aus Langzeitstudien an Ratten und Mäusen liegen keine Hinweise auf relevante tumorigene Effekte in nicht hepatotoxischen Dosierungen von Paracetamol vor."

In einer 2013 publizierten, in Norwegen durchgeführten epidemiologischen Kohortenstudie, wurde ein Zusammenhang zwischen einer längerfristigen (mehr als 28 Tage) Einnahme von Paracetamol während der Schwangerschaft und einer erhöhten Störung der psychomotorischen Entwicklung (kommunikative Fähigkeiten, fein- und grobmotorische Fertigkeiten) im frühen Kindesalter beobachtet. Nach Ibuprofeneinnahme konnte dieser Zusammenhang nicht festgestellt werden. Die Aussagekraft dieser Studie ist jedoch begrenzt, da eine klinische Bewertung oder Diagnose nicht erfolgte, sondern die

Beurteilung lediglich auf einer Befragung der Mütter beruht. Nach Ansicht der Autoren können aus der Studie keine Schlussfolgerungen hinsichtlich einer klinischen Bedeutung gezogen werden. Vielmehr erfordert die Klärung des Kausalzusammenhangs weitere Studien.
In einer weiteren großen prospektiven 2014 publizierten epidemiologischen Studie wurde die Auswirkung von pränataler Paracetamol-Exposition auf die Entwicklung eines Aufmerksamkeitsdefizit-Hyperaktivitätssyndroms (ADHS) bei Kindern untersucht. Insgesamt wurden 64 000 Frauen in der 1. und 3. Schwangerschaftswoche sowie 6 Monate nach der Geburt telefonisch zum Gebrauch von Paracetamol und anderen Analgetika befragt. Hierbei zeigte sich ein statistischer Zusammenhang zwischen Dauer der Einnahme und späteren Verhaltensstörungen. Bei einer Einnahme von mehr als 20 Wochen während der Schwangerschaft verdoppelte sich das Risiko fast. Das Ergebnis war umso deutlicher, je länger Paracetamol verwendet wurde und je fortgeschrittener die Schwangerschaft war. Allerdings wies die Studie verschiedene Mängel auf, so liegen beispielsweise über die eingenommene Paracetamolmenge keine Erkenntnisse vor, sodass die Kausalität einer ADHS-Entwicklung nicht als erwiesen gelten kann und weitere Studien zu deren Klärung erforderlich sind.
Als Fazit aller bisherigen Studien ergibt sich, dass Paracetamol im üblichen Dosisbereich auch weiterhin ein Analgetikum und Antipyretikum der Wahl in der Schwangerschaft bleibt. Dies gilt insbesondere für die Behandlung leichter bis mittelstarker Schmerzen im 3. Trimenon, in welchem der Einsatz von Cyclooxygenasehemmern wegen des Risikos eines vorzeitigen Verschlusses des Ductus arteriosus Botalli kritisch sein kann.
Die Verträglichkeit von Paracetamol lässt sich gemäß einer aktuellen Gesamtbewertung durch Prof. Herdegen Ende 2016 wie folgt zusammenfassen:

- Leber: in zugelassener Dosierung wahrscheinlich keine Beschleunigung einer vorbestehenden Leberschädigung; in toxischer Überdosierung allerdings bei vorgeschädigter Leberschädigung Verstärkung pathologischer Reaktionen
- Blutungsrisiko: im Gegensatz zu anderen sauren COX-Hemmern nicht vorhanden
- Blutdruck: allenfalls geringfügige Erhöhung
- Magen/Darm: keine ulzerogene Wirkung, bei längerer Einnahme von > 2,5 g täglich dyspeptische Beschwerden
- Herz: kein kardiales Risiko
- Nieren: keine Beachtung einer Einschränkung der Nierenfunktion erforderlich; bei einer Kratinin-Clearance von < 10 ml pro Minute Veränderung des Dosierungsintervalls auf 8 Stunden.

Somit kann Paracetamol unter Beachtung der im Vergleich zu anderen nicht verschreibungspflichtigen Analgetika fehlenden antiphlogistischen und schwächeren analgetischen Wirkung bei nozizeptivem Schmerz als nach wie vor sicheres Schmerzmittel mit stark antipyretischer Wirkkomponente einschließlich zur Anwendung in der Schwangerschaft gelten. Das lebertoxische Risiko scheint in der Auseinandersetzung der Sicherheit von Paracetamol eher überschätzt worden zu sein. Kritisch ist allerdings bei Alkoholikern der abrupte Alkoholentzug aus folgendem Grund. Chronischer Alkoholkonsum induziert das Enzym CYP2E1, welches für die Bildung des hepatotoxischen Paracetamol-Metaboliten NAPQI (N-Acetyl-parachinonimin) verantwortlich ist. Dennoch erfolgt bei normaler Dosierung von Paracetamol keine vermehrte Bildung von NAPQI, da Alkohol mit Paracetamol um die Enzymbindung konkurriert. Bei Alkoholentzug fällt jedoch die Enzymhemmung weg, und die Bildung des hepatotoxischen Metaboliten steigt an.

Interaktionen

Bei gleichzeitiger Einnahme von Arzneimitteln, die zur Enzyminduktion in der Leber führen, wie z.B. bestimmte Schlafmittel und Antiepileptika (u.a. Glutethimid, Phenobar-

bital, Phenytoin, Carbamazepin) sowie Rifampicin, können auch durch sonst unschädliche Dosen von Paracetamol Leberschäden hervorgerufen werden. Gleiches gilt bei Alkoholmissbrauch.
Bei Verlangsamung der Magenentleerung, wie z.B. durch Propanthelin, kann die Resorptionsgeschwindigkeit von Paracetamol herabgesetzt werden mit der Konsequenz eines späteren Wirkungseintrittes. Bei Beschleunigung der Magenentleerung, wie z.B. nach Gabe von Metoclopramid, wird die Resorptionsgeschwindigkeit erhöht.
Bei Kombinationen mit Chloramphenicol kann die Halbwertszeit von Chloramphenicol verlängert sein mit dem Risiko der erhöhten Toxizität.
Wechselwirkungen zwischen Paracetamol und Warfarin sowie Cumarinderivaten sind bezüglich ihrer klinischen Relevanz noch nicht zu beurteilen. Eine Langzeitanwendung von Paracetamol bei Patienten, die mit oralen Antikoagulantien behandelt werden, sollte daher nur unter ärztlicher Kontrolle erfolgen.

Kontraindikationen
Kontraindiziert ist Paracetamol bei Überempfindlichkeit gegen den Wirkstoff.

Verschreibungspflicht für Paracetamol?
Nachdem Paracetamol, wohl nicht zuletzt mit dem Ziel, die Anzahl der diesem Mittel angelasteten Suizidversuche zu begrenzen, in Mengen über 10 g bereits 2009 der Verschreibungspflicht unterstellt wurde, ist inzwischen ein heftiger grundsätzlicher Streit über den heutigen Stellenwert dieses zwar sehr alten, für die Schmerzbehandlung in der Praxis jedoch nach wie vor bedeutenden Analgetikums entbrannt. Die Diskussion um das Für und Wider wurde in der Fachpresse auf wissenschaftlicher Basis intensiv, kontrovers, leider aber manchmal nicht frei von Emotionen geführt. Protagonist der Zielrichtung eines Verbots von Paracetamol als Analgetikum oder zumindest dessen grundsätzlicher Unterstellung unter die Verschreibungspflicht ist Prof. Brune, der jedoch den Sachverständigenrat für die Verschreibungspflicht offenbar bis heute nicht von seiner Meinung überzeugen konnte.
Folgende dem Paracetamol zugeschriebene Nebenwirkungen führten zu dessen kritischer Bewertung („Wolf im Schafspelz", Brune):

- Lebertoxizität
- Kardiovaskuläres Risiko durch Blutdrucksteigerung
- Gastrointestinales Risiko
- Asthma-Risiko
- Kryptorchismus und männliche Fertilitätsstörungen

Mit Ausnahme des erst aus zwei 2010 publizierten schwedischen epidemiologischen Untersuchungen resultierenden Verdachts, dass die Paracetamoleinnahme in der Schwangerschaft einen Hodenhochstand mit der Folge männlicher Fertilitätsstörungen induzieren könne, sind die genannten Nebenwirkungen keineswegs neu und hinsichtlich der Höhe ihres Risikos für den Patienten unterschiedlich zu bewerten. Der vermutete Zusammenhang zwischen Paracetamoleinnahme in der Schwangerschaft und Kryptorchismus wird von anderen Autoren kritisch hinterfragt. Gegen diese Annahme spricht die fehlende Teratogenität an Mäusen und Ratten. Eine Einschränkung der Spermiogenese und Hodenatrophie konnte im Tierversuch erst nach extrem hohen Dosen von 400–600 mg (!) pro kg KG beobachtet werden. Überraschend ist der vermutete Zusammenhang eines Kryptorchismus mit der Paracetamoleinnahme auch vor dem Hintergrund, dass dieser in verschiedenen anderen Studien mit zum Teil sehr hohen Fallzahlen, nicht bestätigt wurde. Auch spricht die Tatsache, dass Paracetamol gerade wegen geringerer Nebenwirkungen als andere Analgetika als Mittel der ersten Wahl in der Schwangerschaft gilt und sich auch bei seiner langjährigen Verwendung als solches bewährt hat gegen die Überbewertung des vermuteten Risikos.
Die größte Bedeutung von den genannten Nebenwirkungen des Paracetamols kommt zwei-

fellos seiner Lebertoxizität zu. Als akut lebertoxisch gelten 10 g des Wirkstoffs. Allerdings wurden nach hohen therapeutischen Dosen von viermal täglich 1000 mg über 14 Tage bei 40 % der Patienten erhöhte Transaminasewerte beobachtet, die sich in der Regel wieder normalisieren. Selbstverständlich ist bei der Abgabe von Paracetamol an entsprechend prädisponierte Patienten (Lebererkrankungen, Alkoholiker) Vorsicht geboten.

Eine geringfügige Blutdrucksteigerung kann nach hohen Dosen von Paracetamol zwar beobachtet werden, sie ist aber nicht stärker als bei anderen NSAR, so dass der therapeutische Nutzen der Schmerzstillung das reale Risiko sicherlich übertrifft.

Die ulzerogene Wirkung der NSAR wird primär auf die Hemmung der COX1 zurückgeführt. Im Gegensatz zu anderen nicht verschreibungspflichtigen NSAR ist jedoch Paracetamol kein präferentieller COX1, sondern eher ein COX-2-Hemmer. Somit ist die bessere Magenverträglichkeit von Paracetamol im Vergleich zu den typischen COX1-Hemmern nicht überraschend.

Seinen Verdacht, dass Kinder, welche während der Schwangerschaft oder als Kleinkinder Paracetamol ausgesetzt waren, häufiger an Asthma erkranken stützt Brune auf einige neuere epidemiologische Studien, die jedoch nicht unwidersprochen blieben. Bemängelt wird an diesen Studien, welche auf einer Erhebung zum Teil Jahre zurückliegender Daten beruhen, dass eine Auslösung der Asthmas durch die bestehende Infektionserkrankung der mit Paracetamol behandelten Patienten selbst oder durch gleichzeitig verabreichte Antibiotika nicht ausgeschlossen werden kann. Auch liegen andere Studien vor, in denen ein Zusammenhang zwischen Paracetamoleinnahme und Asthma bei Kindern nicht beobachtet werden konnte. Ein kausaler Zusammenhang zwischen

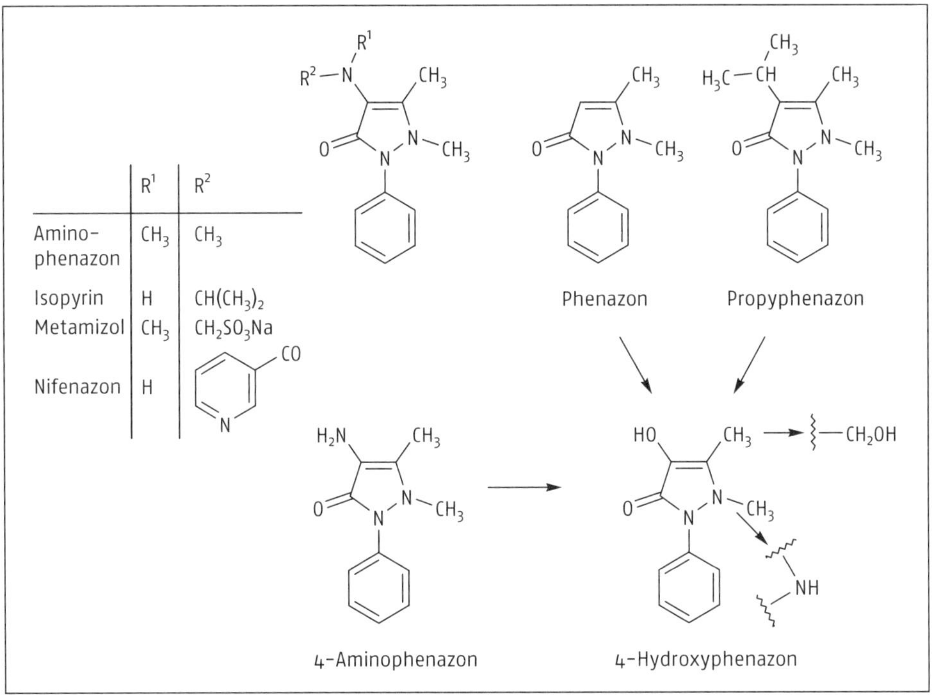

Abb. 1.1-5: Pyrazolinderivate und deren Metaboliten

aracetamoleinnahme während der Schwangerschaft und einer späteren Asthmaerkrankung der Kinder kann aufgrund der vorliegenden Daten keineswegs als gesichert gelten.

Nach derzeitigem Kenntnisstand kann Paracetamol nach wie vor als bevorzugtes Mittel zur Schmerzbehandlung in der Schwangerschaft und auch bei Asthmatikern gelten. Hierfür spricht auch die Tatsache, dass die Deutsche Migräne- und Kopfschmerzgesellschaft (DMKG) in ihren Leitlinien Paracetamol als Mittel der ersten Wahl in der Schwangerschaft und Stillzeit empfiehlt. Dies steht auch im Einklang mit der Pharmakovigilance Working Party der Europäischen Zulassungsbehörde (EMA), welche bis 2011 keinen kausalen Zusammenhang zwischen einer Paracetamoleinnahme in der Schwangerschaft oder in der frühen Kindheit und dem Auftreten von Asthma bei Kindern zu erkennen vermochte und somit entsprechende regulatorische Maßnahmen für entbehrlich hielt.

Abschließend darf somit festgehalten werden, dass Paracetamol mit den ausgeführten Einschränkungen nach wie vor als ein sicheres Analgetikum für die Selbstmedikation gelten kann.

1.1.4.4 Pyrazolinderivate

Wie die Anilin- und Salicylsäurederivate gehören die von Pyrazol und Pryazolin abgeleiteten Analgetika zu den ersten synthetischen Verbindungen unseres Arzneischatzes. Eine Übersicht über die Struktur der analgetisch wirksamen Pyrazolinderivate und deren Metabolite findet sich in Abbildung 1.1-5. Lange Zeit dominierte unter den Verbindungen dieser Klasse Aminophenazon. Wegen der Gefahr einer Bildung des stark kanzerogenen Dimethylnitrosamins in Gegenwart der Magensäure und von Nitrit (aus der Nahrung bzw. als Nebenprodukt in der Zubereitung selbst) wurde seine Verwendung jedoch später behördlicherseits verboten.

Metamizol

Das allerdings der Verschreibungspflicht unterliegende Pyrazolinderivat Metamizol (Novalgin®) hat sich auf Grund seiner analgetischen, spasmolytischen und antipyretischen Wirkung seit vielen Jahren zur Behandlung starker einschließlich krampfartiger Schmerzen bewährt. In Deutschland ist es bei Kindern ab 10 Jahren, Jugendlichen und Erwachsenen zur Behandlung von akuten starken Schmerzen nach Verletzungen und Operationen, von Koliken, Tumorschmerzen und sonstigen akuten oder chronischen starken Schmerzen, soweit andere therapeutische Maßnahmen nicht indiziert sind, sowie von hohem Fieber, das auf andere therapeutische Maßnahmen nicht anspricht, zugelassen.

Hauptproblem bei der Anwendung von Metamizol ist das erhöhte Risiko der zwar nur selten auftretenden, aber lebensbedrohlichen Nebenwirkungen einer Agranulozytose oder eines anaphylaktischen Schocks. Diese Gefahr hat Anfang der achtziger Jahre des vorigen Jahrhunderts zu heftigen Diskussionen über eine Rücknahme der Zulassung für Metamozol geführt, die aber glücklicherweise nicht zum Erfolg geführt hat. Inzwischen ist ein come back dieses erfolgreichen Arzneimittels eingetreten. Im Zeitraum zwischen 1990 und 2014 ist die Zahl der gemeldeten Agranulozytosen deutlich geringer gestiegen als die Zahl der Verordnungen und die Zahl der tödlichen Agranulozytosen trotz Verdreifachung der Verordnungen zwischen 2005 und 2014 mehr oder weniger gleich geblieben. Daher und auch wegen geringerer anderer Nebenwirkungen im Vergleich zu stärkeren COX-Inhibitoren wird inzwischen diskutiert, ob Metamizol nicht als Schmerzmittel der ersten Wahl zugelassen werden oder sogar aus der Verschreibungspflicht entlassen werden sollte.

(Fortsetzung nächste Seite)

Phenazon, Propyphenazon

Wirkungsspektrum und Anwendung

Von praktischer Bedeutung für die Selbstmedikation sind, nachdem Aminophenazon enthaltende Arzneimittel nicht mehr verfügbar sind und Metamizol wegen zwar extrem seltener, aber gefährlicher Nebenwirkungen der Verschreibungspflicht unterliegt, nur noch die Pyrazolinderivate Phenazon und Propyphenazon.

Pyrazolinderivate hemmen die Cyclooxgenasen nur schwach. Die analgetische und antipyretische Wirkung sind stark, die antiphlogistische Wirkung hingegen nur schwach ausgeprägt. Auch zeigen sie nicht die typischen Nebenwirkungen der klassischen NSAR wie gastrointestinale Toxizität oder Hemmung der Thrombozytenaggregation. Die analgetische und antipyretische Wirkung von Propyphenazon entspricht hinsichtlich Wirkungsstärke und Wirkungsdauer dem Metamizol. Ferner kommt dem Propyphenazon eine spasmolytische Wirkung zu.

Aufgrund ihrer stark ausgeprägten analgetischen und antipyretischen Wirkung eignen sich Pyrazolinderivate primär zur Behandlung schmerzhafter und fieberhafter Erkrankungen, werden aber hauptsächlich in Form von Kombinationspräparaten mit anderen Prostaglandinsythetase-Hemmern eingesetzt.

Pharmakokinetik

Phenazon und Propyphenazon unterscheiden sich in ihren physikalisch-chemischen und in ihren pharmakokinetischen Eigenschaften. Der pKa-Wert von Phenazon ist 1,5, derjenige von Propyphenazon 2,4. Propyphenazon ist, bedingt durch den Isopropylrest, wesentlich lipophiler als Phenazon, sein Verteilungskoeffizient damit wesentlich höher. Während Phenazon gut wasserlöslich ist, löst sich Propyphenazon in Wasser schwer (1:400).

Aufgrund der schlechteren Löslichkeit in physiologischen Medien ist die Gefahr einer unzureichenden Wirkstofffreisetzung aus schlecht formulierten Produkten mit der Folge einer unbefriedigenden Bioverfügbarkeit bei Propyphenazon größer als bei Phenazon. Aus galenisch einwandfreien Präparaten werden jedoch beide Wirkstoffe nach peroraler Verabreichung rasch und praktisch vollständig aus dem Gastrointestinaltrakt resorbiert. Für Propyphenazon wurde nach rektaler Applikation gegenüber der peroralen Anwendung eine deutliche Verschlechterung und Verzögerung der Resorption nachgewiesen. Maximale Blutspiegel wurden für Propyphenazon nach rektaler Verabreichung nach 100 Minuten, nach peroraler Gabe bereits nach 30 Minuten beobachtet. Nach peroraler Applikation von Phenazon werden maximale Blutspiegel nach 60 Minuten bis 120 Minuten erreicht. Die Plasmahalbwertszeit ist bei Phenazon mit 11 bis 12 Stunden erheblich länger als bei Propyphenazon mit 1,5 Stunden. Die Wirkdauer von Propyphenazon ist daher bei üblicher Dosierung mit 1 bis 3 Stunden relativ kurz, ein Nachteil, der jedoch bei den Kombinationspräparaten nicht zum Tragen kommt. Die Plasmaproteinbindung ist bei beiden Wirkstoffen nur gering (bei Propyphenazon ca. 10%).

Beide Wirkstoffe werden in der Leber in inaktive Metaboliten umgewandelt (Abb. 1.1-5). Phenazon wird vorwiegend in 4-Stellung zum 4-Hydroxyphenazon hydroxyliert. Daneben entsteht durch Hydroxylierung der 3-Methylgruppe die entsprechende 3-Hydroxymethylverbindung sowie durch N-Demethylierung Nor-Phenazon. Die Metaboliten werden überwiegend als Konjugate der Glucuronsäure renal ausgeschieden. 75 bis 85% einer Einzeldosis lassen sich über die drei genannten Hauptmetaboliten innerhalb von 72 Stunden im Urin nachweisen, 92 bis 99% innerhalb von 5 Tagen. Unverändertes Phenazon findet sich nur zu 3% im Urin. Bei älteren Menschen sowie bei Patienten mit akuten Lebererkrankungen ist die Plasmahalbwertszeit auf 17 bis 20 Stunden verlängert, bei Patienten mit chronischen Lebererkrankungen auf etwa 30 Stunden. Phenazon

passiert die Plazenta und findet sich entsprechend der Plasmakonzentration in der Muttermilch wieder.
Propyphenazon wird wegen der Substitution in 4-Stellung des Pyrazolinringes im Gegensatz zu Phenazon vorwiegend demethyliert. Hauptmetabolit ist *N*-Desmethylpropyphenazon, welches als Enolglucuronid zu 80 % im Urin auftaucht. Die Metaboliten werden überwiegend mit Glucuronsäure konjugiert renal eliminiert. Unverändertes Propyphenazon findet sich im Harn nur zu 1 %.

Dosierung
Die Einzeldosis für Erwachsene und Jugendliche ab 15 Jahren beträgt für Phenazon bei oraler Gabe 500 bis 1000 mg, für Propyphenazon bei oraler oder rektaler Gabe 300 bis 1000 mg (Tab. 1.1-3). Die maximale Tagesdosis bei beiden Substanzen darf 4000 mg nicht überschreiten. Bei Kindern vom 7. bis 15. Lebensjahr beträgt die Einzeldosis bei oraler, im Falle von Propyphenazon auch rektaler Gabe 300 mg, die maximale Tagesdosis 1200 mg. Dosen im oberen Bereich sollten jedoch nach Möglichkeit unter ärztlicher Kontrolle verabreicht werden.

Nebenwirkungen
Die schwerwiegendsten Nebenwirkungen der Pyrazolinderivate, die zur Einschränkung der Anwendung von Metamizol geführt haben, sind **Agranulozytosen** und **Schockzustände**. Sie treten unter Berücksichtigung der starken Verbreitung dieser Analgetika zwar selten – am häufigsten bei Metamizol – auf, haben aber wiederholt zu tödlichen Zwischenfällen geführt. Die Schockreaktion wurde vor allem bei **zu rascher intravenöser Injektion** beobachtet. Die Agranulozytose, eine Zerstörung der für die Immunabwehr wichtigen Granulozyten, ist als eine Manifestation relativ häufig beobachteter allergischer Reaktionen auf Pyrazolinderivate aufzufassen. Sie ist damit **nicht dosisabhängig** und vor allem bei **häufig wiederholter Gabe** zu befürchten. Die längerfristige Anwendung dieser Analgetika erfordert daher unbedingt regelmäßige Blutbildkontrollen. **Erste Anzeichen** einer Agranulozytose sind infolge der verminderten Immunabwehr auftretende Angina, Schleimhautulzerationen und -nekrosen, gefolgt von einer schwer therapierbaren Sepsis. Entsprechende Anzeichen erfordern unbedingt die Abklärung der Ursache und gegebenenfalls sofortige Gegenmaßnahmen. Im Gegensatz zu Metamizol scheinen gesicherte Fälle von Agranulozytosen oder Schockreaktionen, die eindeutig auf Phenazon oder Propyphenazon zurückzuführen sind, nicht zu existieren. Dennoch ist Vorsicht geboten.
Gelegentlich kommen nach Anwendung von Phenazon oder Propyphenazon Hautveränderungen mit Rötungen und Juckreiz, fixe Exantheme oder Urtikaria vor. Eine besonders starke, allerdings extrem seltene Hautreaktion ist das Lyell-Syndrom, bei welchem sich die Epidermis wie nach einer Verbrühung blasig ablöst.
Das **akute Vergiftungsbild** ist vorwiegend durch zentrale Symptome wie Psychosen, Krämpfe und Atemlähmung gekennzeichnet.

Interaktionen
Die Wirkung von Phenazon wird durch enzyminduzierende Substanzen, wie Barbiturate, die Antiepileptika Phenytoin und Carbamazepin sowie durch Spironolactone, durch Verkürzung der Eliminationshalbwertszeit vermindert. Andererseits wird die Halbwertszeit des Phenazons durch Cimetidin, Disulfiram, β-Rezeptorenblocker und orale Kontrazeptiva verlängert und damit die analgetische Wirkung intensiviert. Für Propyphenazon liegen hinsichtlich diesbezüglicher Interaktionen offenbar keine Erkenntnisse vor. Auszuschließen sind entsprechende Wechselwirkungen jedoch nicht.

Kontraindikationen
Phenazon und Propyphenazon dürfen bei bekannter Pyrazolon- oder Phenylbutazonüberempfindlichkeit, ferner bei bekanntem genetisch bedingtem Glucose-6-phosphat-

Dehydrogenasemangel und bei akuter intermittierender Porphyrie nicht gegeben werden.

1.1.4.5 Fixkombinationen

Der Trend zu einer streng rational ausgerichteten Pharmakotherapie und die hieraus resultierende kritische Bewertung des traditionellen Arzneimittelmarktes im Rahmen der Nachzulassung hat auch bei der Schmerzbehandlung zu einer Favorisierung der Monotherapie geführt. Dass hierbei verschiedene früher sehr beliebte polypragmatisch konzipierte, pharmakologisch aber wenig überzeugende Fixkombinationen einzelner Analgetika mit anderen Wirkstoffen aus der Reihe der Sedativa, Psychopharmaka, Spasmolytika und Vitamine auf der Strecke geblieben sind, muss nicht bedauert werden. Erfreulicherweise hat sich dagegen trotz heftiger kontroverser und oft emotional geführter Diskussionen mittlerweile, durch gezielte Studien gestützt, die Erkenntnis durchgesetzt, dass eine puristische Bewertung therapeutisch langjährig bewährter Fixkombinationen verschiedener Analgetika untereinander und mit Coffein nicht hilfreich ist.

Grundsätzlich gilt als Voraussetzung für eine positive Nutzen-Risiko-Abwägung aller Fixkombinationen, dass die pharmakodynamischen Wirkungen der Kombinationspartner sich sinnvoll ergänzen und ihre pharmakokinetischen Eigenschaften aufeinander abgestimmt sind. Dies scheint für einen Teil der im Handel befindlichen Kombinationspräparate zuzutreffen.

Kombinationen mehrerer Analgetika

Während die Vorteile der Kombinationen von bestimmten Prostaglandinsynthese-Hemmern mit dem schwach wirksamen Narkoanalgetikum Codein, welche jedoch der Verschreibungspflicht unterliegen, stets allgemein anerkannt sind, war dies für alle Kombinationen der Prostaglandinsynthetase-Hemmer untereinander lange umstritten. Im Hinblick auf die Nachzulassung der zahlreichen letztgenannten Fixkombinationen wurden jedoch mehrere Studien durchgeführt, welche die Sinnhaftigkeit zumindest bestimmter derartiger Kombinationen belegen. So gilt auch für den Menschen als erwiesen, dass sich die analgetischen und antipyretischen Wirkungen der Prostaglandinsynthetase-Hemmer zumindest additiv verhalten. Hieraus lässt sich der Vorteil ableiten, dass eine Reduktion der bei den einzelnen analgetischen Wirkstoffen dieser Reihe unterschiedlich ausgeprägten Nebenwirkungen möglich ist.

Für die Fixkombination Acetylsalicylsäure plus Paracetamol liegt eine positive Bewertung durch die Aufbereitungskommission vor (veröffentlicht im BAnz. Nr. 88 vom 10. 5. 1994). Nach der betreffenden Monographie zeigen Acetylsalicylsäure und Paracetamol vergleichbare Resorptionsgeschwindigkeiten und Zeitpunkte maximaler Plasmakonzentrationen, etwa gleiche Wirkdauer, verschiedene, sich ergänzende Wirkmechanismen, sich nicht behindernde Biotransformationsschritte und keine gegenseitige Behinderung der renalen Elimination. Gezeigt werden konnte allerdings, dass durch die Kombination von Acetylsalicylsäure mit Paracetamol die Konzentrations-Zeit-Kurve für Acetylsalicylsäure gegenüber Salicylat erhöht und verlängert wird. Da Acetylsalicylsäure stärker analgetisch wirkt als ihr Hauptmetabolit Salicylsäure, könnte durch diesen Befund eine überadditive Wirksamkeit erklärt werden, welche inzwischen für die Indikation Kopfschmerz klinisch belegt ist.

Hinweise auf ein erhöhtes nephrotoxisches Risiko durch die Fixkombination Acetylsalicylsäure plus Paracetamol bei der Beurteilung der Toxikologie liegen nicht vor. Aus tierexperimentellen Studien zur akuten und chronischen Toxizität und klinischen Beobachtungen ist nicht nachweisbar, dass die Kombination Schädigungen verursacht, die über das von den Einzelsubstanzen bekannte Profil und Ausmaß hinausgehen.

Kombinationen von Analgetika mit Coffein

Kombinationen von Prostaglandinsynthese-Hemmern und auch Opioiden mit dem Psychostimulans Coffein wurden in den letzten Jahren gut untersucht. Für die Kombinationen Coffein mit ASS und/oder Paracetamol bzw. mit Ibuprofen konnte gezeigt werden, dass die Kombination mit Coffein den Bedarf des jeweiligen analgetischen Wirkstoff um 40% im Vergleich zu den entsprechenden coffein-freien Medikamenten zu senken vermag und die Wirkung rascher einsetzt. Außerdem konnte bei 5 bis 10% von Schmerzpatienten, welche auf die alleinige Gabe des NSAR nicht ansprachen, durch dessen Kombination mit Coffein eine Schmerzlinderung erreicht werden. Ein Vergleich der Wirksamkeit von verschiedenen NASR, deren Kombinationen mit Coffein und von Plazebo ergab folgende Rangfolge: ASS + Paracetamol + Coffein > ASS + Paracetamol > ASS oder Paracetamol > Plazebo.

Die Verstärkung der analgetischen Wirkung durch das die Blut-Hirn-Schranke ungehindert passierende Coffein wird durch dessen Hemmwirkung auf Adenosin-Rezeptoren, insbesondere A_1-Rezeptoren im limbischen System und im Cortex sowie auf A_{2A}-Rezeptoren in den Dopamin-reichen Kerngebieten erklärt. A_{2A}-Rezeptoren sind als Mediatoren an der nozizeptiven Schmerzerzeugung beteiligt. Ihre Stimulation erhöht, ihre Hemmung erniedrigt die Reaktion auf Schmerzreize. Im dopaminergen Belohnungssystem führt die Stimulation von A_1- und A_{2A}-Rezeptoren zu einer verminderten psychomotorischen Aktivität. Die Hemmung der genannten Adenosin-Rezeptoren durch Coffein führt zu einer Stimmungsverbesserung und fördert das Selbstbewusstsein sowie das Konzentrationsvermögen von Probanden.

Aufgrund der bisherigen Datenlage können Kombinationen von Prostaglandinsynthes-Hemmern mit Coffein bei bestimmungsmäßiger Anwendung als sicher gelten. Keine überzeugenden Hinweise gibt es für Coffein in diesen Kombinationen für dessen

- Erzeugung von Abhängigkeit
- Suchtpotential
- Zunahme der Kopfschmerzhäufigkeit
- Medikamenten-induzierter Kopfschmerz
- Fetotoxizität und
- Nierentoxizität

Für die **Fixkombination Paracetamol** und **Coffein** liegt eine positive Aufbereitungsmonographie vor. Laut Letzterer wird die Wirkung des Paracetamols durch die Kombination mit Coffein um den Faktor 1,3 bis 1,7 verstärkt, der Wirkungseintritt des Coffeins um 19 bis 45% verkürzt. Die Plasmahalbwertszeit des Paracetamols mit 1,5 bis 2,5 Stunden ist zwar kürzer als diejenige des Coffeins mit 4,1 bis 5,7 Stunden, doch ist der Vorteil der Kombination durch klinische Studien belegt. Die etwas länger anhaltende psychostimulierende Wirkung des Coffeins ist in Anbetracht der niedrigen Dosen, welche die Wirkung einer Tasse Kaffee nicht übersteigt, klinisch irrelevant. Für die spekulative Behauptung, dass Fixkombinationen aus Prostaglandinsynthetase-Hemmern und Coffein durch die psychostimulierende Wirkung ein Suchtpotential zukomme, gibt es offenbar keinerlei Beweise. Dennoch haben die Fixkombinationen der einzelnen Prostaglandinsynthese-Hemmer mit Coffein aufgrund der unterschiedlichen Beweislage eine unterschiedliche Bewertung erfahren. So wurde die Fixkombination **Acetylsalicylsäure plus Coffein** positiv beurteilt (veröffentlicht im BAnz. Nr. 31 vom 15. 2. 1994). Nach der betreffenden Aufbereitungsmonographie ist eine relevante gegenseitige Beeinflussung der pharmakokinetischen Kenndaten beider Kombinationspartner nach bisherigen Beobachtungen nicht gegeben. Die Bioverfügbarkeit der Kombination bei rektaler Applikation ist nicht untersucht. Die relative analgetische Wirkungsstärke der fixen Kombination von Acetylsalicylsäure und Coffein wird in verschiedenen Studien zwischen 1,3 und 1,7 gegenüber der gleichen Menge Acetylsalicylsäure (=1) angegeben und führt zu entsprechender Einsparung analgetischer Substanz. Die Zeit bis zum Erreichen der maximalen analgetischen Wirkung der Acetylsalicylsäure wird durch Coffein auf die Hälfte verkürzt. Als Einzeldosis werden 350 bis 400 mg Acetylsalicylsäure und 50 mg Coffein empfohlen.

In einer neueren Multicenterstudie an 1743 in Allgemeinpraxen behandelten Patienten mit Migräne und Kopfschmerzen vom Spannungstyp wurde die Dreierkombination Acetylsalicylsäure, Paracetamol und Coffein (Thomapyrin®) gegen die Monosubstanzen bzw. die Zweierkombinationen Acetylsalicylsäure und Paracetamol sowie gegen Plazebo verglichen. Die Studie ergab, dass die Dreierkombination eine gut wirksame, sichere und gut verträgliche Therapie der Migräne mit und ohne Aura und des Kopfschmerzes vom Spannungstyp darstellt. Im primären Studienendpunkt – der Zeit bis zu einer 50-prozentigen Schmerzreduktion – erwies sich die fixe Dreierkombination allen anderen therapeutischen Optionen als überlegen.

Auch für die Kombination von Ibuprofen ist die Wirkungsverbesserung durch Coffein belegt. So wird die analgetische Wirkung von 400 mg Ibuprofen durch den Zusatz von 100 mg Coffein verbessert und der Wirkungseintritt signifikant beschleunigt.

Im Gegensatz zur Kombination von Acetylsalicylsäure mit Coffein wurden Fixkombinationen von Pyrazolinderivaten (**Phenazon und Propyphenazon) mit Coffein** im Rahmen der Aufbereitung mangels klinischer Untersuchung zur Wirksamkeit und wegen fehlender Daten für die toxikologische Bewertung negativ beurteilt (veröffentlicht im BAnz. Nr. 31 vom 15. 2. 1994).

1.1.4.6 Nierenschäden durch Prostaglandinsynthese-Hemmer

Nachdem das Analgetikum Phenacetin wegen seiner nierenschädigenden Wirkung aus dem Verkehr gezogen wurde, wird die Frage dieser unerwünschten Nebenwirkung auch durch andere Analgetika aus der Reihe der

(Fortsetzung nächstes Blatt)

Prostaglandinsynthese-Hemmer bis heute kontrovers diskutiert. Erst kürzlich wurden die Ergebnisse zweier epidemiologischer Untersuchungen über Nierenschädigungen nach Analgetika-Dauergebrauch publiziert. Die Ergebnisse dieser, allerdings auf Grund ihrer unterschiedlichen Anlage nicht vergleichbarer Studien sind widersprüchlich. Während in einer großen Kohortenstudie innerhalb der Physicians' Health Study in der Bewertung Creatinin-Clearance von über 11 000 Patienten dosisunabhängig kein Zusammenhang zwischen der Einnahme von Acetylsalicylsäure oder Paracetamol und einer erhöhten Creatinin-Plasmakonzentration nachgewiesen werden konnte, kam eine schwedische Studie an 918 Patienten mit Acetylsalicylsäure und/oder Paracetamol-Dauerbehandlung zum gegenteiligen Ergebnis. Für beide Analgetika wurde eine dosisabhängige Serum-Creatinin-Erhöhung beobachtet, welche durch zusätzliche Gabe des jeweils zweiten Wirkstoffs gegenüber der Behandlung mit einer der beiden genannten Substanzen zunahm.

Wenn somit auch die Frage einer Nierenschädigung durch Prostaglandinsynthese-Hemmer zurzeit noch nicht eindeutig zu beurteilen ist, so erscheint doch bei Dauermedikation dieser Analgetika Vorsicht und eine ärztliche Überwachung geboten.

1.1.4.7 Kardiovaskuläres Risiko der Cyclooxygenasehemmer

Die klassischen, unspezifischen Cyclooxygenasehemmer, zu welchen auch die nicht verschreibungspflichtigen Analgetika gehören, hemmen sowohl die Cyclooxygenase 1 (COX-1) als auch die Cyclooxygenase 2 (COX-2). Mit der Entwicklung der Wirkstoffklasse der Coxibe (Celecoxib, Etoricoxib, Luminarcoxib, Parecoxib und Valdecoxib), welche eine selektive Wirkung auf die COX-2 ausüben, gelang es, die ulzerogene Nebenwirkung der Cyclooxygenasehemmer von der analgetisch-antiphlogistischen Wirkung zu dissoziieren und damit die Magenverträglichkeit zu verbessern. Nachdem jedoch 2004 neue Ergebnisse zum Risiko von Herz-Kreislauf-Komplikationen bei der Anwendung von Celecoxib publiziert worden waren, wurden vom wissenschaftlichen Ausschuss (CHMP) der Europäischen Arzneimittelagentur (EMA) zunächst Anwendungsbeschränkungen für COX-2-Hemmer beschlossen und zugleich eine neue Gesamtrisikobewertung aller Cyclooxygenasehemmer eingeleitet.

Das erhöhte Infarktrisiko unter der Behandlung mit COX-2-Hemmern wurde zunächst mit einer Balancestörung zwischen der Bildung proaggregatorischer und antiaggregatorischer Prostaglandine, d.h. einem Mangel der vaso- und kardioprotektiven Prostaglandine Prostacyclin und Prostaglandin E2, für deren Biosynthese die COX-2 verantwortlich ist, erklärt.

Diese Theorie ist jedoch inzwischen nicht unumstritten, nachdem eine plazebokontrollierte Vergleichsstudie mit dem COX-2-Hemmer Celecoxib (400 mg) und dem unspezifischen Cyclooxygenasehemmer Naproxen (400 mg) an Patienten mit Alzheimerrisiko nach zwei Jahren abgebrochen werden musste, weil in der Naproxengruppe eine höhere Infarktrate als in der Celecoxib- und Plazebogruppe beobachtet worden war. Die abschließende Bewertung des CHMP im Juli 2005 führte zur Erkenntnis, dass auch die Anwendung nicht selektiver Cyclooxygenasehemmer mit einem erhöhten Risiko für eine Blutdruckerhöhung und möglicherweise auch für andere Herz-Kreislauf-Komplikationen wie Herzinfarkt oder Schlaganfall verbunden ist. Der abschließenden Nutzen-Risiko-Bewertung durch die europäische Zulassungsbehörde liegen zwei Metaanalysen zugrunde. Eine dieser Studien wurde an der Universität Oxford, die andere in Australien durchgeführt. Beide Studien kamen zum Ergebnis, dass Diclofenac und hochdosiertes Ibuprofen ein ähnlich hohes kardiotoxisches Potential aufweisen wie der vom Markt genommene Cyclooxygenase-2-Hemmer Rofecoxib. Insgesamt hat sich für die traditionellen nicht steroidalen Antiphlogistika jedoch eine positive Nutzen-Risiko-Bewertung ergeben. Allerdings empfiehlt die europäische Zulassungsbehörde, Schmerzmittel so niedrig dosiert und so kurz wie möglich anzuwenden. Weniger hilfreich hingegen erscheint eine 2006 erschienene, wissenschaftlich wenig überzeugende Publikation von Sawicki et al., Institut für Qualität und Wirtschaftlichkeit im Gesundheitswesen (IQWiG), nach welcher in Deutschland schätzungsweise zwischen 2000 und 16000 Menschen durch die Einnahme von Rofecoxib (Vioxx®) erkrankt oder verstorben sein sollen. Derart populistisch anmutende Informationen sind wenig geeignet, die für den Therapieerfolg so wichtige patient compliance zu verbessern.

1.1.4.8 Schwangerschaftsrisiko der Cyclooxygenasehemmer

Zum Einfluss der Analgetikaeinnahme auf das Risiko eines Spontanaborts liegen nur wenige Untersuchungen mit widersprüchlichen Ergebnissen vor. In einer neuen 2014 publizierten großangelegten israelischen Studie wurden die Krankenakten von 65000 Frauen untersucht, die in einer israelischen Klinik entbunden hatten oder dort wegen eines Spontanaborts behandelt worden waren. Von ihnen hatten 4495 Frauen NASR eingenommen und zwar die nicht-selektiven COX-Inhibitoren Ibuprofen, Diclofenac, Naproxen, Nabumeton, Etodolac oder Lornoxicam sowie die selektiven COX-2-Hemmer Etoricoxib, Celecoxib oder Rofecoxib. Bei Einnahme der nichtselektiven COX-Hemmern konnte keine Assoziierung mit einer erhöhten Rate von Fehlgeburten, bei den selektiven COX-2-Inhibitoren eine allenfalls geringfügig erhöhte Fehlgeburtenrate festgestellt werden, wobei jedoch keine Dosis-Wirkungsbeziehungen feststellbar waren.

Ein signifikanter Zusammenhang zwischen Spontanabortraten wurde allerdings für Indometacin, welches bemerkenswerterweise häufig als Tokolytikum zur Abwendung eines drohenden Aborts Anwendung findet, beobachtet.

1.1.5 Patientengespräch

Der differenzierte Einsatz von Analgetika fordert das gezielte Gespräch mit dem Patienten. **Ziele** des Patientengesprächs sind:

- Entscheidung, ob ärztlicher Rat erforderlich.
- Falls nicht, Auswahl des am besten geeigneten Schmerzmittels und dessen optimaler Einsatz.

Diesen Zielen dient die **Klärung**

- der Schmerzursache, soweit möglich,
- der dominierenden Symptome und eventueller Begleitsymptome,
- individueller psychischer und somatischer Gegebenheiten des Patienten, insbesondere Prädisposition zu besonderen Arzneimittelrisiken.

1.1.5.1 Schmerzursache

Zunächst sollte geklärt werden, ob der schmerzhafte Zustand auf ein akutes Ereignis (Trauma, übermäßiger Alkoholgenuss u.a.) oder ein chronisches Grundleiden zurückzuführen ist. Ist dem Patienten weder ein auslösendes akutes Ereignis noch ein entsprechendes Grundleiden bekannt, so kann durch gezielte Fragen versucht werden, die Ursache zu ermitteln. Hier muss sich der Apotheker seiner sowohl hinsichtlich Kenntnissen als auch technischer Voraussetzungen begrenzten Möglichkeiten bewusst sein und vor Fehlinterpretationen hüten. Die Befragung des Patienten übernimmt jedoch bei der Entscheidung, ob und wie dringend die Konsultation des Arztes erforderlich ist, eine wichtige Funktion. Anhaltspunkte bei der gezielten Patientenbefragung können u.a. die Ermittlung

- der Lokalisation,
- der Art des Schmerzes und
- weiterer Symptome

sein. So deutet bei viszeralen Schmerzen, die mit nicht verschreibungspflichtigen Analgetika nur schwer beherrschbar sind, die Wahrnehmung des Schmerzes in Hautarealen der gleichen Körperregion auf die Erkrankung bestimmter Organe wie Magen, Niere und Uterus hin.

Hinsichtlich der **Art des Schmerzes** können spontan und heftig auftretende, **kolikartige** (z.B. Gallenkolik bei Verlegung der ableitenden Gänge durch Gallensteine), sich **allmählich steigernde** (bei akuten Zahnerkrankungen) oder **intermittierende** Schmerzen mit oder ohne konkreten Anlass (z.B. Schmerzreaktion durch Wärme- oder Kälteeinwirkung oder durch Süßigkeiten) bei Zahndefekten unterschieden werden.

Neben dem Schmerz bestehende Symptome geben nicht nur wichtige Hinweise für die Schmerzursache, sie liefern oft auch Anhaltspunkte für weitere therapeutische Maßnahmen.

Zu bedenken ist aber bei der Behandlung nicht erklärbarer Schmerzen, dass der Schmerz ein Warnsignal für schwerste innere Erkrankungen sein kann und ungeachtet einer überbrückenden Analgetikabehandlung im Zweifelsfall eines ärztlichen Rats bedarf. So deuten für den häufig in der Selbstmedikation behandelten Kopfschmerz folgende **Warnsignale auf der Erfordernis einer ärztlichen Diagnose** hin

- Erstmaliges Auftreten stärkerer Kopfschmerzen nach dem 50. Lebensjahr
- Schlagartiger Beginn von Kopfschmerzen mit hoher Intensität
- Kontinuierliche Zunahme der Kopfschmerzen bzw. Übergang in einen starken Dauerkopfschmerz
- Begleitendes Auftreten von fokalneurologischen Symptomen (Krämpfe, motorische Störungen, Meningismus (Nackensteifigkeit), Gleichgewichtsstörungen)
- Begleitendes Auftreten von Fieber, hohem Blutdruck, thorakalen Engegefühl, sich verschlechterndem Allgemeinzustand.

So hält die Deutsche Migräne- und Kopfschmerzgesellschaft (DMKG, www.dmkg.de/thera/selbstap.htm) bei Kopfschmerzen, einem der häufigsten Gründe zum Griff nach einem Analgetikum, eine ärztliche Diagnose grundsätzlich für geboten, wenn

- Kopfschmerzen täglich oder fast täglich auftreten.
- Kopfschmerzen mit weiteren Symptomen wie Lähmungen, Gefühls-, Seh-, Gleichgewichtsstörungen, Augentränen oder starkem Schwindel einhergehen. Auch solche Kopfschmerzen sind im Allgemeinen durchaus harmlos, doch sollte hier eine genaue ärztliche Abklärung erfolgen.
- Kopfschmerzen mit psychischen Veränderungen wie Störungen des Kurzzeitgedächtnisses oder Störungen der Orientierung zu Zeit, Ort und Person einhergehen.
- Kopfschmerzen erstmals im Alter von über 40 Jahren auftreten.
- Kopfschmerzen in ihrer Intensität, Dauer und/oder Lokalisation unüblich sind.
- Kopfschmerzen erstmals während oder nach körperlicher Anstrengung auftreten, sehr stark sind und in den Nacken ausstrahlen.
- Kopfschmerzen von hohem Fieber begleitet sind.
- Kopfschmerzen nach einer Kopfverletzung, z.B. einem Sturz, auftreten.
- Kopfschmerzen trotz Behandlung an Häufigkeit, Stärke und Dauer zunehmen.
- Kopfschmerzen zusammen mit einem epileptischen Anfall und Bewusstlosigkeit auftreten.
- Kopfschmerzen nicht mehr auf die bisher wirksamen Medikamente ansprechen.

Im Zweifelsfall ist immer zu einem Arztbesuch zu raten, wobei üblicherweise der Hausarzt, der den Patienten kennt, der erste Ansprechpartner sein sollte.

1.1.5.2 Auswahl des Schmerzmittels

Bei der Wahl des optimalen Analgetikums sind einerseits die Art des Schmerzes und die ihm zugrundeliegende Erkrankung, andererseits subjektive konstitutionelle Besonderheiten des Patienten zu berücksichtigen. So erscheint bei **stark fieberhaften Schmerzzuständen** Paracetamol empfehlenswert. Bei Alkoholikern hingegen sollte wegen der Gefahr einer Erhöhung der hepatotoxischen Wirkung auf Paracetamol zugunsten anderer Prostaglandinsynthese-Hemmer verzichtet werden. Bei Schmerzen mit **ausgeprägten entzündlichen Erscheinungen** wird man Analgetika mit stärkerer antiphlogistischer Wirkkomponente den Vorzug geben.

Bei zu **Überempfindlichkeit** neigenden Patienten und **Asthmatikern** sollten Salicylsäurederivate möglichst vermieden werden. Das Gleiche gilt für **magenempfindliche Personen**.

Ein Gesichtspunkt, der bei der Patientenberatung nicht außer Acht gelassen werden darf, sind die gleichzeitige Anwendung weiterer Arzneimittel und die hieraus resultierenden potentiellen Risiken durch Interaktionen. So kann das häufig eingesetzte NSAR Ibuprofen die Thrombozytenaggregationshemmung der niedrig dosierten (100 mg) Acetylsalicylsäure unterbinden, da Ibuprofen stärker, allerdings reversibel an die Cyclooxygenase gebunden wird. In diesem Falle empfiehlt es sich, ASS 30 Minuten vor dem Ibuprofen einzunehmen. Hinweise zur Auswahl des optimalen Wirkstoffs sowie zur Dosierung ergeben sich aus Tabelle 1.1-4.

Die Tabellen 1.1-5 und 1.1-6 enthalten einige Beispiele für in der Bundesrepublik Deutschland im Handel befindliche Fertigarzneimittel.

Besondere Aufmerksamkeit verdienen Patienten, die zum häufigen Gebrauch von Schmerzmitteln neigen bzw. bei denen die **Daueranwendung** von Analgetika wegen eines nicht behebbaren Grundleidens unentbehrlich ist. Hier muss der Patient über die möglichen Folgen des Dauergebrauchs und die typischen Anzeichen zu erwartender Schäden unbedingt aufgeklärt werden. Bemerkenswert ist in diesem Zusammenhang eine kürzlich durchgeführte Studie, welche die bestehende Vermutung bestätigen konnte, dass unter einem primären Kopfschmerzsyndrom wie Migräne oder Spannungskopfschmerz leidende Patienten in stärkerem Maße zur Entwicklung chronischer medikamenteninduzierter Dauerkopfschmerzen neigen als andere Schmerzpatienten. Zur Reduzierung der Gefahr chronischer Schäden bei Dauergebrauch von Schmerzmitteln wird von Anästhesiologen empfohlen, nach 6 bis 8 Wochen das verwendete Analgetikum gegen ein solches einer anderen Verbindungsklasse zu wechseln. Grundsätzlich muss die Patientenberatung auf eine Verminderung des Schmerzmittelgebrauchs ausgerichtet sein. Dies erfordert vom Apotheker Geschick und Einfühlungsvermögen und stellt an ihn hinsichtlich eines möglicherweise geforderten Verzichts auf materiellen Gewinn auch einen gewissen ethischen Anspruch.

1.1.5.3 Migränebehandlung

Vor der medikamentösen Behandlung von akuten Migräneattacken sollte, soweit möglich, eine Reizabschirmung des Patienten, z.B. durch Aufenthalt in einem abgedunkelten geräuscharmen Raum versucht werden. Auch wirkt eine lokale Eisbehandlung (Eisbeutel) analgetisch.

Zur Migräneprophylaxe siehe Beratungstipps.

Bei der medikamentösen Therapie von Migräneattacken wird, um die Nebenwirkungen möglichst gering zu halten, ein stufenweises Vorgehen empfohlen. Mittel der ersten Wahl sind Prostaglandinsynthetase-Hemmer wie die nicht verschreibungspflichtigen Wirkstoffe Acetylsalicylsäure, das besser verträgliche Ibuprofen, Naproxen und Diclofenac in nicht verschreibungspflichtiger Dosis oder Paracetamol. Um die gastrointestinalen Beschwerden zu vermindern, kann die Kombination mit den allerdings verschreibungspflichtigen antidopaminergen Antiemetika Metoclopramid und Domperidon erforderlich sein. Sie werden zweckmäßigerweise vor dem Analgetikum verabreicht. Dies führt zugleich durch Erhöhung der zum Erliegen gekommenen Darmperistaltik zu einer verbesserten Resorption der Analgetika. Bei stärkeren Migräneattacken kommen heute vorwiegend die 5-HT$_{1D}$-Rezeptoragonisten wie Sumatriptan

Beratungstipp

Prophylaxe von Migräne-Attacken
- Es sollte ein Kopfschmerz-Tagebuch geführt werden, um persönliche Migräneauslöser zu finden (z.B. Lärm, Licht, Wetterwechsel, Genussmittel usw.).
- Auf jedes Zuviel an Fett, Süßigkeiten, Citrusfrüchten, Alkohol, Kaffee und Nicotin sollte verzichtet werden.
- Ebenso sollte übermäßiger Lärm vermieden werden, wie auch starke Licht- oder Sonneneinwirkung.
- Regelmäßige Ruhe- und Schlafphasen sollten in den Alltag eingeplant werden, so sollte auch am Wochenende und im Urlaub zur gleichen Zeit aufgestanden werden.
- Hilfreich kann auch eine regelmäßige Entspannung, z.B. mit der Muskelentspannung nach Jacobson, sein.
- Unnötige Aufregung, wie z.B. Streit, aufwühlende Filme oder Lektüre, sollte verhindert werden.
- „Selbstgemachter" Termindruck und stressauslösende Faktoren sollten vermieden werden, soweit dies möglich ist.
- Regelmäßiger Sport (Schwimmen, Rad fahren, Wandern, Walken) ist eine sinnvolle Unterstützung zur Migräneprophylaxe.
- Die regelmäßige (> 10-mal/Monat) Einnahme von Schmerzmitteln sollte vermieden werden, dies kann sonst zu einem Dauerkopfschmerz führen.

oder die offenbar mit weniger Nebenwirkungen behafteten Triptane der zweiten Generation zur Anwendung. Ergotalkaloide, früher Mittel der ersten Wahl, werden wegen ihrer ausgeprägten Nebenwirkungen heute seltener eingesetzt. Als Alternativen zu den Oralpräparaten können wegen der oft im Migräneanfall daniederliegenden Darmperistaltik rektale Darreichungsformen eingesetzt werden. Bei sehr schweren Attacken ist die parenterale Verabreichung von Analgetika Methode der Wahl.

Die empfohlenen Einzeldosen der nicht verschreibungspflichtigen Prostaglandinsynthetase-Hemmer bei Migräneattacken sind mit 1000 mg für Acetylsalicylsäure bzw. Paracetamol sowie mit 400 bis 800 mg für Ibuprofen relativ hoch. Um einen raschen Wirkungseintritt zu erzielen, sind schnell freisetzende Präparate wie die Lysinsalze der Acetylsalicylsäure und des Ibuprofens oder Brausetabletten zu bevorzugen.

Mit Spalt Migräne® Weichkapsel steht eine Flüssigkapsel zur Migränebehandlung zur Verfügung, welche 400 mg Ibuprofen in gelöster Form in einer Weichgelatinekapsel enthält. Mit dieser Darreichungsform werden maximale Ibuprofen-Plasmaspiegel bereits nach etwa 30 min (in Drageeform erst nach etwa 100 min) erreicht. In einer randomisierten, plazebokontrollierten Doppelblindstudie an 729 Migränepatienten mit leichten bis mittelstarken Schmerzen, die üblicherweise auf die Therapie mit nicht steroidalen Antirheumatika ansprechen, wurden gute Ergebnisse erzielt, wobei allerdings von einer Plazebotherapie ebenfalls ein bemerkenswert hoher Anteil von 50% der Probanden profitierte. Bemerkenswert an dieser Studie war, dass sich die Wirkung durch Erhöhung der Ibuprofendosis von 200 mg auf 400 mg, nicht hingegen von 400 mg auf 600 mg steigern ließ.

In einer internationalen europäischen Studie wurde an Migränepatienten die Wirksamkeit von Einzeldosen der Wirkstoffe Acetylsalicylsäure (1000 mg), Ibuprofen (400 mg) und Sumatriptan (50 mg) mit einer Plazebogruppe verglichen. Hierbei wurden 222 Migräneattacken mit Acetylsalicylsäure, 212 mit Ibuprofen, 226 mit Sumatriptan und 222 mit Plazebo behandelt. Über einen Rückgang der Kopfschmerzen von stark oder mittelstark auf leichte oder keine Kopfschmerzen wurde von 52,5% der mit Acetylsalicylsäure, 60,2% der mit Ibuprofen und 55,8% der mit Sumatriptan gegenüber nur 24,7 % der mit Plazebo behandelten Patienten berichtet. 1000 mg Acetylsalicylsäure, 400 mg Ibuprofen und 50 mg Sumatriptan scheinen somit bei migränebedingtem starkem oder mäßig starkem Kopfschmerz therapeutisch annähernd äquivalent zu sein.

In der Migränetherapie besonders bewährt hat sich die Dreierkombination von Acetylsalicylsäure, Paracetamol und Coffein. In der so genannten Thomapyrin®-Studie wurde von Diener et al. gezeigt, dass die Kombination von 250 mg Acetylsalicylsäure, 200 mg Paracetamol und 50 mg Coffein (Thomapyrin®) gegenüber einer Monotherapie mit 1000 mg Acetylsalicylsäure, 1000 mg Paracetamol oder 100 mg Coffein über eine überlegene Wirksamkeit bei Migräne und Spannungskopfschmerz verfügt. In einer amerikanischen Studie an mehr als 1700 Patienten erwies sich diese Dreierkombination auch einer Monotherapie mit 400 mg Ibuprofen als überlegen. In einer weiteren plazebokontrollierten Studie an 171 Migränepatienten wurde eine Kombination von 500 mg Acetylsalicylsäure, 500 mg Paracetamol und 130 mg Coffein mit 50 mg Sumatriptan verglichen. Hierbei zeigte die Dreierkombination eine signifikant bessere Wirksamkeit als Sumatriptan oder Plazebo. Als Vorteil der Dreierkombination wird hierbei herausgestellt, dass für sie die für Sumatriptan typischen Kontraindikationen nicht zutreffen.

Beratungstipp

Von der Deutschen Migräne- und Kopfschmerzgesellschaft werden bei der Selbstmedikation akuter Migräneattacken mit und ohne Aura folgende Prioritäten empfohlen:

Mittel der 1. Wahl (Einzeldosen):
- Acetylsalicylsäure 1000 mg,
- Ibuprofen 400 mg,
- Paracetamol 1000 mg,
- Fixkombination aus Acetylsalicylsäure 500 mg, Paracetamol 500 mg, Coffein 130 mg.

Für alle anderen Wirkstoffe und Wirkstoffkombinationen scheint die Beweislage für deren Wirksamkeit noch unzureichend zu sein, sie sollten aber Patienten, welche ihre Migräneschmerzen damit erfolgreich behandeln, nicht vorenthalten werden. Vermutlich wurde bei den genannten Empfehlungen der DMKG der inzwischen erfolgten Entlassung des 5-HT_{1D}-Agonisten Naratriptan und Almotriptan noch nicht Rechnung getragen.

Ärztlicher Rat sollte eingeholt werden im Falle von

- mehr als vier Migräneattacken pro Monat,
- Dauer einer Attacke von mehr als 24 h,
- Kopfschmerzen an mehr als 15 Tagen pro Monat, ferner
- wenn der Patient sich zwischen den Migräneattacken nicht erholt,
- bei Beschränkung des Kopfschmerzes auf die Rückseite des Kopfes,
- bei jeglicher kürzlich aufgetretenen Verschlimmerung oder deutlichen Veränderung der Migränesymptome wie Dauer, Stärke und Anzahl der Attacken,
- bei spontan in Verbindung mit heftigem Kopfschmerz auftretenden Hautausschlägen sowie
- bei neurologischen Begleitsymptomen wie einseitiger Bewegungseinschränkung, doppeltem Sehen, Einschränkung der Bewegungskoordination, Tinnitus, Bewusstseinsstörungen oder anfallartigen Bewegungen.

Bei Patienten mit häufigen Migräneattacken (mindestens 3 pro Monat), welche auf eine Akutmedikation nicht ausreichend ansprechen, bei als unerträglich empfundenen Attacken oder nicht tolerablen Nebenwirkungen einer Akuttherapie wird eine medikamentöse Migräneprophylaxe empfohlen. Prophylaktisch werden vorwiegend bestimmte verschreibungspflichtige Wirkstoffe wie Betablocker und Calciumantagonisten, Prostaglandinsynthetasehemmer, Thymoleptika, Dihydroergotamin und Valproinsäure eingesetzt. Bei leichteren Formen ist auch Acetylsalicylsäure wirksam.

Häufige Fehler bei der medikamentösen Migränebehandlung sind

- eine zu späte Einnahme,
- eine zu geringe Dosierung (besonders bei schwergewichtigen Patienten),
- eine zu häufige Gabe von Analgetika,
- Verzicht auf das oft zusätzlich benötige Antiemetikum (Erbrechen, schlechte Resorption).

Ein besonderes Augenmerk sollte generell auf einen zu häufigen Gebrauch von Analgetika gerichtet werden, da ein circulus vitiosus im Sinne eines schmerzmittelinduzierten Kopfschmerzes leider häufig vorkommt.

Triptane

Seit Beginn der achtziger Jahre des zwanzigsten Jahrhunderts stehen mit der Wirkstoffgruppe der Triptane, welche inzwischen die Ergotalkaloide weitgehend verdrängt haben, spezifische Mittel zur symptomatischen Behandlung des Migräneanfalls zur Verfügung. Triptane sind keine Analgetika im engeren Sinne, vielmehr beruht ihre Wirkung auf einer selektiven Bindung an 5-HT_{1D}-Rezeptoren. Ihre 5-HT_{1D}-agonistische Aktivität führt zu einer Konstriktion zerebraler Gefäße, welche während des Migräneanfalls erweitert sind.

Triptane sollten wie alle Migränemittel im Migräneanfall so früh wie möglich eingenommen werden, allerdings im Falle einer Migräne mit Aura erst nach der Auraphase. In der Auraphase sind im Gegensatz zum schmerzhaften Migräneanfall selbst die Hirngefäße bereits verengt, so dass eine weiterer Vasokonstriktion durch den HT-$_{1D}$-Agonisten keinen Sinn macht. Die einzelnen Triptane unterscheiden sich in ihrer Wirkstärke und Pharmakokinetik. Die Eigenschaften der verfügbaren nicht verschreibungspflichtigen Triptane sind in Tab. 1.1-5a zusammengefasst. Erst wenn die Wirkung des verabreichten Triptans nachlässt, sollte, falls erforderlich und unter Beachtung der Tageshöchstdosis, eine erneute Einzeldosis erfolgen. Dies ist allerdings nur sinnvoll, wenn die erste Dosis eine spürbare Erleichterung gebracht hat. Erfreulich ist, dass der Verdacht einer fruchtschädigenden Wirkung der Triptane inzwischen widerlegt ist. In Tierversuchen konnte keine Teratogenität der Triptane nachgewiesen werden. Auch in umfangreichen epidemiologischen Untersuchungen ergaben sich keine Hinweise auf ein erhöhtes Schwangerschaftsrisiko durch die Einnahme von Triptanen. Dies war der Anlass für Professor Diener für die Empfehlung, von der bisher geltenden Kontraindikation einer Schwangerschaft für die Triptanbehandlung abzusehen.

Naratriptan

Tab. 1.1-5a: Triptane für die Selbstmedikation

Wirkstoff	Handelsname	Darreichungsform	Einzeldosis	Tageshöchstdosis	Zugelassenes Alter	Halbwertszeit	Wirkungseintritt nach	Mindestabstand Zweitdosis
Naratriptan	Formigran® Naratriptan ratiopharm	Filmtabletten	2,5 mg	5 mg	18–65 Jahre	6 h	1–4 h	4 h
Almotriptan	Almotriptan Heumann® bei Migräne Dolortriptan® bei Migräne	Filmtabletten	12,5 mg	25 mg	18–65 Jahre	3–4 h	½–2 h	2 h

Naratriptan

Naratriptan war der erste Vertreter der 5-HT_{1D}-Agonisten, der in Deutschland 2006 wegen seiner im Vergleich zu anderen Triptanen in therapeutischen Dosen besonders guten Verträglichkeit aus der Verschreibungspflicht entlassen wurde. Diese Entscheidung war in der Ärzteschaft, wo der Anspruch auf das therapeutische Monopol gelegentlich etwas überstrapaziert wird, nicht unumstritten. Erfreulicherweise hat sich inzwischen die Auffassung durchgesetzt, dass auch dem Apotheker eine kompetente Beratung und damit auch eine Entscheidungskompetenz über den Einsatz stark wirksamer Arzneimittel zugemutet und zugetraut werden darf.

Die Freistellung von der Verschreibungspflicht gilt für Naratriptan zur Behandlung des Migränekopfschmerzes bei Erwachsenen zwischen 18 und 65 Jahren, nach der Erstdiagnose einer Migräne durch einen Arzt, in festen Zubereitungen zur oralen Anwendung in Konzentrationen bis 2,5 mg je abgeteilter Form und in einer Gesamtmenge von 5 mg je Packung.

Die Bioverfügbarkeit von Naratriptan nach peroraler Applikation wird mit 65–75 % angegeben. Die Resorption wird durch Nahrungsaufnahme nicht beeinflusst. Maximale Plasmakonzentrationen werden nach 2–3 h, während eines Migräneanfalls jedoch erst nach 3,5 h erreicht. Naratriptan wird teilweise metabolisiert. Alle Metaboliten sind nur schwach oder unwirksam. Unverändert werden 50 % renal und 30 % mit den Fäzes eliminiert.

Wie bei allen Triptanen stehen auch bei Naratriptan kardiovaskuläre Nebenwirkungen im Vordergrund. Es ist daher außer bei Überempfindlichkeit gegen den Wirkstoff kontraindiziert bei Myokardinfarkt, koronaren Herzerkrankungen, Koronarspasmen oder arterieller Verschlusskrankheiten in der Vorgeschichte, bei mittelschweren oder schweren Formen der Hypertonie sowie unzureichend eingestellter leichter Hypertonie, Herzrhythmusstörungen, Schlaganfall oder transitorischen ischämischen Atacken in der Vorgeschichte, bei schweren Nieren- oder Leberfunktionsstörungen und bei der gleichzeitigen Einnahme von Mutterkornalkaloiden oder anderen Triptanen.

Pharmakokinetische Interaktionen sind mit oralen Kontrazeptiva und mit anderen renal eliminierten Wirkstoffen zu erwarten.

Beratungstipp

Triptane in der Selbstmedikation nicht abgeben bei:
- Personen unter 18 bzw. über 65 Jahren.
- Schwangeren oder Stillenden.
- Herz-Kreislauf-Patienten.
- Patienten, deren Bluthochdruck behandelt wird.
- Gleichzeitiger Einnahme von Triptanen, Ergotaminen oder Ergotaminderivaten.
- Nieren- oder Lebererkrankungen.
- Bekannter Überempfindlichkeit auf den Wirkstoff.
- Patienten mit seltenen Migräneformen (hemiplegische, basilare oder ophthalmoplegische Migräne).

Die Anwendung von Naratriptan in der Selbstmedikation setzt eine gründliche Beratung durch den Apotheker voraus. Für diesen Zweck wurde von dem Hersteller Glaxo SmithKline ein Beratungsleitfaden für den Apotheker in Form eines Formblattes entwickelt, welches im Internet unter www.formigran.de zugänglich ist.

Beratungstipp

Einnahme von Triptanen

Voraussetzung für die Anwendung von Triptanen gesicherte Diagnose einer Migräne, da es bei Kopfschmerzen anderer Genese nicht wirkt. Sie sind im Gegensatz zu Prostaglandinsynthetase-Hemmern nicht zur Migräneprophylaxe geeignet und sollten bei den ersten Anzeichen eines bevorstehenden Migräneanfalls und, in Anbetracht des zu erwartenden Wirkungseintritts erst nach 4 h (Almotriptan 2 h) auch nur dann eingenommen werden, wenn die Kopfschmerzen erfahrungsgemäß länger als 4 h) (Almotripan 2 h) anhalten. Eine erneute Einnahme sollte frühestens nach 4 h erfolgen. Pro Migräneanfall und innerhalb von 24 Stunden dürfen maximal 2 Dosen eingenommen werden.

Der Ausschuss für Verschreibungspflicht hat sich bereits im Frühjahr 2009 für die Freistellung weiterer Vertreter der Triptane, Almotriptan und Sumatriptan, von der Verschreibungspflicht mit Einschränkungen ausgesprochen. Während jedoch Almotriptan seit 1. August 2009 mit Einschränkungen aus der Verschreibungspflicht entlassen ist, wurde die Freistellung von Sumatriptan bis zur Drucklegung des Buches nicht vollzogen.

Sumatriptan

Sumatriptan

Sumatriptan war der erste zugelassene Vertreter der 5-HT_{1D}-selektiven Serotoninagonisten. Es wird in peroralen Zubereitungen zur Behandlung von Migräneanfällen ohne und mit Aura, im letzteren Falle allerdings nicht in der Auraphase, sondern erst bei Einsetzen der typischen Migränekopfschmerzen angewandt. Für den Einsatz von Sumatriptan hat eine Expertenkommission der Deutschen Migräne- und Kopfschmerzgesellschaft folgende Einschränkung empfohlen:

„In oraler Darreichungsform ist Sumatriptan (erst) angezeigt, wenn eine Behandlung der Migräneattacke entsprechend den Richtlinien der Deutschen Migräne- und Kopfschmerzgesellschaft nicht wirksam war."

Obwohl Sumatriptan nach oraler Verabreichung rasch und vollständig resorbiert wird, liegt die Bioverfügbarkeit, vor allem bedingt durch den hohen First-pass-Effekt, bei nur etwa 14 % (10–26 %). Maximale Plasmaspiegel von 54 µg/l (27–137 µg/l) werden nach (Nüchtern-)Einnahme von 100 mg im Mittel nach 1,5 h (0,5–4,5 h), etwa 80 % der maximalen Konzentration innerhalb von 45 min erreicht. Die gleichzeitige Einnahme mit dem Essen hat keinen Einfluss auf das Ausmaß der Bioverfügbarkeit, verzögert jedoch möglicherweise die Resorption. Sumatriptan wird rasch in nahezu alle Gewebe verteilt. Es wird zu 14–21 % an Plasmaeiweiß gebunden. Das Verteilungsvolumen wird mit 170 l angegeben. Etwa 80 % werden in der Leber metabolisiert. Die Metaboliten weisen keine Affinität zu Serotonin-Rezeptoren auf. Ihre Konzentration erreicht nach peroraler Applikation 6- bis 7-fach höhere Werte als die des intakten Wirkstoffs. Die Eliminationshalbwertszeit beträgt 2 h (1–4 h), die Plasmaclearance 72 l/h. Sumatriptan wird nach peroraler Applikation zu 57 % renal und zu 38 % fäkal, überwiegend in Form von Metaboliten, eliminiert.

Sumatriptan wird zur Behandlung von Migräneattacken möglichst früh in Einzeldosen von 50–100 mg eingenommen. Eine Wirkungsverbesserung durch höhere Dosen ist nicht zu erwarten. Eine erneute Dosierung sollte frühestens nach 4 h erfolgen, wobei eine Tagesdosis von 300 mg nicht überschritten werden darf. Sumatriptan-Filmtabletten sollten wegen früher häufiger beobachteter Geschmacksveränderungen unzerkaut mit Wasser eingenommen werden.

Auch bei Sumatriptan stehen die kardiovaskulären Nebenwirkungen im Vordergrund. Daneben werden nach peroraler Applikation häufiger Übelkeit und Erbrechen sowie seltener auch Überempfindlichkeitsreaktionen beobachtet.

Sumatriptan geht in die Muttermilch über und vermag auch die Plazentaschranke zu überwinden. Aus mehreren Beobachtungsstudien ergibt sich jedoch, dass mit der Einnahme von Triptanen in der Frühschwangerschaft kein erhöhtes teratogenes Risiko für das Kind verbunden ist. So betrug die Rate schwerer Fehlbildungen in einer Post-Marketing-Studie an 680 Schwangeren, die wäh-

Schmerz, Entzündung, Fieber

rend der Schwangerschaft Sumatriptan, Naratriptan, Sumatriptan und Naratriptan oder eine Kombination aus Sumatriptan und Naproxen eingenommen und insgesamt 689 Kinder geboren hatten, 4,2 %. Dies entspricht dem Wert, welcher bei Neugeborenen von Müttern vergleichbarer Altersgruppen beobachtet wird, die keine Medikamente einnehmen.

Kontraindikationen für Sumatriptan sind neben einer Überempfindlichkeit gegen den Wirkstoff die symptomatische ischämische Herzkrankheit, Herzinfarkt in der Vorgeschichte, Prinzmetal-Angina, koronare Vasospasmen, arterielle Hypertonie und Morbus Raynaud.

Interaktionen von Sumatriptan sind mit Arzneimitteln, welche den Serotoninstoffwechsel beeinflussen, zu erwarten. Hierzu gehören Serotonin-Wiederaufnahmehemmer wie Fluoxetin, Fluvoxamin und Clomipramin.

Almotriptan

Almotriptan ist zur akuten Behandlung der Kopfschmerzen bei Migräneanfällen mit und ohne Aura bei Erwachsenen zwischen 18 und 65 Jahren, nach der Erstdiagnose einer Migräne durch einen Arzt, in festen Zubereitungen zur oralen Anwendung in Konzentrationen von 12,5 mg je abgeteilter Form und in einer Gesamtmenge 25 mg je Packung von der Verschreibungspflicht freigestellt (z.B. Dolortriptan® bei Migräne (Filmtabletten)).

Almotriptan

Die empfohlene Einzeldosis beträgt 12,5 mg. Eine zweite Dosis, falls erforderlich, sollte frühestens nach 2 h erfolgen, wobei eine Höchsttagesdosis von 25 mg nicht überschritten werden darf. Eine ausreichende Wirkung ist nach etwa 2 h zu erwarten.

Maximale Blutspiegel werden nach 2,5 h erreicht. Die Bioverfügbarkeit liegt bei 70 %, die terminale Halbwertszeit bei jüngeren Patienten bei 3,6 h, bei älteren ist sie etwas höher. Nach peroraler Applikation von 5 mg und 10 mg werden 27 % Almotripan innerhalb von 12 h unverändert renal eliminiert, bei höherer Dosis im Bereich von 25–200 mg stieg dieser Anteil auf 40 %.

Das Spektrum der Nebenwirkungen, Kontraindikationen und Wechselwirkungen von Almotriptan gleicht aufgrund des identischen Wirkungsmechanismus im Prinzip dem des Sumatriptan. Allerdings ist das Nebenwirkungspotential niedriger.

Pestwurz Spezialextrakt

Ein weiteres Migräneprophylaktikum, welches nicht der Verschreibungspflicht unterliegt und inzwischen auch von DMKG empfohlen wird, sind Petadolex® Kapseln, welche einen mit überkritischem Kohlendioxid hergestellten Spezialextrakt aus der Pestwurz (Petasitidis Rhizoma), Stammpflanze *Petasites hybridus* (L.) GAERTIN., MEY. et SCHERB., aus der Familie der Asteraceae enthält.

Als wichtigste Inhaltsstoffgruppe des Wurzelstocks der Pestwurz gelten die Petasine, bei welchen es sich um Ester der Sesquiterpenalkohole Petasol, Neopetasol und Isopetasol mit Angelikasäure und anderen Carbonsäuren handelt.

In zwei randomisierten plazebokontrollierten Studien an Erwachsenen konnte durch eine zweimal tägliche Einnahme von 50 oder 75 mg des Spezialextrakts über 3 bzw. 4 Monate die Anzahl der Migräneattacken im Vergleich zur Plazebogruppe signifikant gesenkt werden. In einer weiteren offenen Studie an Kindern und Jugendlichen im Alter von 6 bis 17 Jahren mit schwerer Migräne, in der je nach Alter 2-mal täglich 1 Kapsel (25 mg Spezialextrakt pro Kapsel) bis maximal 3-mal täglich 2 Kapseln eingenommen wurden, sank die Anzahl der Attacken ebenfalls deutlich. Die antiphlogistische Wirkung des Spezialextrakts scheint auf einer Hemmung der Lipoxygenase und der Cyclooxygenase zu beruhen.

Die in Pestwurz ebenfalls vorkommenden lebertoxischen und kanzerogenen Pyrrolizidinalkaloide konnten durch das spezielle Extraktionsverfahren praktisch vollständig entfernt werden. Ein Risiko durch Pyrrolizidinalkaloide ist damit auszuschließen. Die Verträglichkeit erwies sich in allen Studien als gut. Die Inzidenzraten schwerwiegender Hepatitiden sollen geringer sein als bei der Einnahme von Ibuprofen und Diclofenac. Dennoch empfiehlt der Hersteller bei längerer Anwendung als vier Wochen eine Kontrolle der Transaminasen.

Petasol: R = H
Petasin: R = Angelicoyl

Neopetasol: R = H
R = Angelicoyl
R = 3-Methyl-crotonoyl
R = Methacryloyl
R = Isobutyroyl

Isopetasol: R = H
R = Angelicoyl (= Isopetasin)
R = 3-Methyl-crotonoyl
R = Methacryloyl
R = Isobutyroyl

Leider ergibt sich aus der Deklaration der Petadolex®-Kapseln kein Standardisierungshinweis auf definierte Inhaltsstoffe oder zumindest Inhaltsstoffgruppen. Dies ist um so bedauerlicher, als Wirkung der Pestwurz hauptsächlich der Gruppe der Petasine zugeschrieben wird.

1.1.5.4 Behandlung des Spannungskopfschmerzes

Die klinische Wirksamkeit der bei der Behandlung des Kopfschmerzes vom Spannungstyp eingesetzten Wirkstoffe ist unterschiedlich belegt. Aufgrund der Qualität der aus klinischen Studien resultierenden wissenschaftlichen Evidenz wurden von der Deutschen Migräne- und Kopfschmerzgesellschaft (DMKG) folgende Prioritäten für die Selbstmedikation empfohlen (s. Kasten).

Beratungstipp

Empfehlungen der DMKG für die Selbstmedikation des Spannungskopfschmerzes

Mittel der 1 Wahl (Einzeldosen):
- Acetylsalicylsäure 1 000 mg,
- Ibuprofen 400 mg,
- Fixkombination aus Acetylsalicylsäure 500 mg, Paracetamol 500 mg, Coffein 130 mg.

Mittel der 2. Wahl (Einzeldosen):
- Paracetamol 1 000 mg.

Für alle anderen Wirkstoffe und Wirkstoffkombinationen gibt es keine überzeugenden Wirksamkeitsnachweise. Sie sollten aber nach Auffassung der DMKG Patienten, welche mit ihnen Spannungskopfschmerz erfolgreich behandelt haben, auch weiterhin zur Verfügung stehen. Hierzu gehören die Pyrazolinderivate Phenazon und Propyphenazon, Naproxen, die Fixkombination aus Acetylsalicylsäure und Paracetamol bzw. aus Acetylsalicylsäure und Ascorbinsäure sowie aus Pyrazolinderivaten mit anderen Wirkstoffen und die externe Anwendung von Pfefferminzöl.

Nach der S1-Leitlinie zur Behandlung von Kopfschmerzen der DGN gibt es Hinweise auf die Wirksamkeit von lokal großflächig im Schläfen- und Nackenbereich appliziertem Pfefferminzöl beim Kopfschmerz vom Spannungstyp.

Beratungstipps

Hilfe für Kopfschmerz-Patienten

- Versuchen die Auslöser für die Kopfschmerzen zu finden (z.B. Alkohol, Coffeinentzug) und diese meiden.
- Ausreichende Ruhe- und Schlafenszeiten einplanen.
- Aufwühlende Filme, Streitgespräche wenn möglich meiden.
- Auf die Schläfen Minzöl auftragen.
- Regelmäßig Ausdauersport treiben, Entspannungsübungen erlernen.
- Auf regelmäßige Essenszeiten achten.
- Das Schmerzmittel rechtzeitig einnehmen, um die Dosis gering zu halten.
- Bei häufigen Kopfschmerzen ist das Führen eines Kopfschmerz-Tagebuches sinnvoll.

1.1.5.5 Behandlung der Dysmenorrhö

Im Zusammenhang mit Regelanomalien sind folgende Begriffe zu unterscheiden:

- Dysmenorrhö: schmerzhafte Monatsblutung
  - Primär: keine erkennbare krankhafte Ursache
  - Sekundär: bedingt durch krankhaft organische Veränderung
- Amenorrhö: Ausbleiben der Regelblutung (z.B. bei Magersucht oder Hochleistungssport)
- Hypomenorrhö: sehr schwache Monatsblutung
- Hypermenorrhö: übermäßig starke Monatsblutung
- Menorrhagie: verlängerte Menstruationsdauer (>7 Tage)
- Prämenstruelles Syndrom: physisches und psychisches Unwohlsein vor der Menstruation
- Oligomenorrhö: zu seltene Monatsblutung (Zyklusintervall >35 Tage)
- Polymenorrhö: zu häufige Monatsblutung (Zyklusintervall <25 Tage).

Bei der primären Dysmenorrhö sind die Menstruationsblutungen von der Menarche an schmerzhaft, verlaufen ohne einen pathologischen Befund nach gleichem Muster und sind daher medizinisch harmlos. Die Beschwerden bessern sich mit zunehmendem Alter oder spätestens nach der ersten Schwangerschaft. Im Gegensatz zur sekundären Dysmenorrhö, die durch schwerwiegende organische Veränderungen wie Endometriose, Myome, Zervikalstenosen, Endometriumpolypen, intrauterine Missbildungen hervorgerufen werden oder die Folge mechanischer Verhütungsmittel (Spirale) sein können, ist die primäre Dysmenorrhö auch einer medikamentösen Selbstbehandlung zugänglich.

Im Falle einer sekundären Dysmenorrhö ist stets eine Konsultation des Gynäkologen ratsam. Ärztlicher Rat sollte in folgenden Fällen eingeholt werden:

- extrem starke Regelblutung
- Neu aufgetretene Beschwerden bei zuvor normalem Regelverlauf, deutlich erhöhte oder stetig zunehmende Intensität der Monatsbeschwerden
- Verändertes Beschwerdebild
- Beschwerden außerhalb der Regeltage
- Steigerung der Beschwerden über mehrere Zyklen
- Unregelmäßige Zyklen
- Schmerzen beim Geschlechtsverkehr
- Keine Besserung durch medikamentöse Behandlung
- Regelbeschwerden im Alter unter 15 Jahren
- Letzte gynäkologische Untersuchung vor mehr als einem Jahr.

Der primären Dysmenorrhö liegt eine Überproduktion an Prostaglandinen, vorwiegend Prostaglandin F_{2a}, im Endometrium zugrunde. Prostaglandine führen infolge einer erhöhten Kontraktilität des Myometriums zur physiologischen Abstoßung der Schleimhaut, können aber in der Peri-pherie auch Ischämien und im Zentralnervensystem Kopfschmerzen auslösen. Da Prostaglandine zugleich durch Sensibilitätserhöhung der Nozizeptoren die Schmerzempfindung verstärken, ist die erfolgreiche Behandlung von Menstruationsbeschwerden mit Prostaglandinsynthesehemmern nicht überraschend. Hierzu eignen sich in der Selbstmedikation die Prostaglandinsynthesehemmer Ibuprofen, Naproxen und Acetylsalicylsäure, aber auch das bei Dysmenorrhö allerdings weniger wirksame Paracetamol, dessen Hemmung der Cyclooxygenase nur schwach ausgeprägt ist.

Patientinnen, welche zur Thromboseprophylaxe niedrig dosierte Acetylsalicylsäure erhalten, können trotz grundsätzlich geltender Kontraindikation von NSAR mit Antikoagulanzien mit den genannten nicht selektiven Cyclooxygenasehemmern behandelt werden. Allerdings sollten diese das zur prophylaktischen Hemmung der Thrombozytenaggregation eingesetzte ASS 30 Minuten vor einer Ibuprofengabe einnehmen. Ibuprofen bindet stärker, aber im Gegensatz zu Acetylsalicylsäure reversibel an die Cyclooxygenase, könnte somit bei gleichzeitiger oder vorhergehender Gabe ASS vom Enzym verdrängen und die gewünschte Thrombozytenaggregationshemmung aufheben.

Zur Behandlung krampfartig ausgeprägter Menstruationsbeschwerden können auch oder zusätzlich Spasmolytika erfolgreich eingesetzt werden. Für die Selbstmedikation steht für diesen Zweck Butylscopolaminiumbromid als Buscopan® Dragees (10 mg) oder eine Fixkombination als Buscopan® plus Filmtabletten (Paracetamol 500 mg, Butylscopolaminiumbromid 10 mg) zur Verfügung.

1.1.5.6 Behandlung des Kopfschmerzes bei Medikamentenübergebrauch

Die Erfolgsprognose des Kopfschmerzes bei Medikamentenübergebrauch (MOH) wird bei konsequenter Behandlung mit 70 % angegeben. Sie kann ambulant, muss aber notfalls auch stationär erfolgen und setzt eine kontinuierliche Kontrolle voraus. Hierbei ist die Führung eines Kopfschmerz- und Medikamententagebuchs sehr nützlich. Auch kann eine psychologische Betreuung hilfreich sein. Ein wesentlicher Gesichtspunkt bei der erfolgreichen Therapie des MOH ist, dass der Patient die Zusammenhänge zwischen dem Medikamentenübergebrauch und dem Entstehen des Kopfschmerzes versteht. Hierbei kann der Apotheker durch ein überzeugendes Beratungsgespräch einen wesentlichen Therapiebeitrag leisten. Wesentlich hierbei ist, um dem Patienten die Angst vor einer Stigmatisierung zu nehmen, die Aufklärung, dass es sich bei seiner Erkrankung nicht um eine Sucht handelt.

In Folge der Entzugsbehandlung ist zunächst eine Intensitätssteigerung und erst im Laufe der weiteren Behandlung nach etwa 5 bis 10 Tagen ein Nachlassen des Kopfschmerzes zu erwarten, wobei der Patient dann in der Regel nicht völlig schmerzfrei wird, sondern das hinsichtlich Häufigkeit der Schmerzattacken und Schmerzqualität ursprüngliche Krankheitsbild zurückkehrt. Am Ende der Behandlung sollte der Patient willens und in der Lage sein den Gebrauch des benötigten Schmerzmittels zur Akutbehandlung von Schmerzattacken auf maximal 10 Tage im Monat und höchstens an drei Folgetagen zu beschränken. Weitere Informationen finden sich auf der Homepage der Deutschen Migräne- und Kopfschmerzgesellschaft www.dmkg.de.

1.1.5.7 Topische Schmerzbehandlung

Zur topischen Behandlung, z.B. von muskuloskeletalen Schmerzen (etwa nach Sportverletzungen und bei neuropathischen/rheumatischen Erkrankungen) mit schmerzstillenden Salben und anderen dermatologischen Zubereitungen liegen bisher nur wenige relevante Studien vor. Metaanalysen von neueren plazebokontrollierten Studien zur Behandlung dieser Erkrankungen mit topischem Capsaicin und mit Salicylat enthaltenden Zubereitungen ergaben jedoch eine statistisch signifikante Überlegenheit der betreffenden Verumpräparate über die Plazebos. Näheres zur topischen Schmerzbehandlung siehe unter 8.3.2.

Durch mehrere kontrollierte Studien gut belegt ist inzwischen die Wirksamkeit hochkonzentrierter (8%) topischer Capsaicinzubereitungen bei neuropathischen Schmerzen unterschiedlicher Genese. So ist Qutenza® 179 mg kutanes Pflaster mit 640 μg Capsaicin pro cm² Pflaster zur Behandlung von peripheren neuropathischen Schmerzen zugelassen. Die einmalige Applikation führt meist zu einer Schmerzreduktion von mehreren Wochen. Im Gegensatz zu den zur systemischen Therapie neuropathischer Schmerzen eingesetzten Wirkstoffen sind Nebenwirkungen auf die Region der Applikation des Pflasters begrenzt. Die lokal induzierten Schmerzen sind allerdings meist so stark, dass die gleichzeitige regionale Behandlung mit einem Lokalanästhetikum oder der Einsatz eines systemischen Analgetikums erforderlich ist. Da die Anwendung des Pflasters eine vorherige möglichst exakte Lokalisierung und Eingrenzung des Schmerzgebiets durch den Arzt erfordert, unterliegt diese Zubereitung der Verschreibungspflicht.

Tab. 1.1-6: Analgetische Monopräparate (Auswahl)

Wirkstoff	Handelspräparat	Darreichungsform	Wirkstoffgehalt pro Dosierungseinheit
Acetylsalicylsäure	Acesal 250 mg	Tabletten	250 mg
	Acesal	Tabletten	500 mg
	Alka-Seltzer classic Brausetabletten	Brausetabletten	324 mg
	Aspirin	Tabletten	500 mg
	Aspirin/N 100 mg	Tabletten	100 mg
	Aspirin/N 300 mg	Tabletten	300 mg
	Aspirin Direkt	Kautabletten	500 mg
	Aspirin Migräne	Brausetabletten	500 mg
	ASS 100 HEXAL	Tabletten	100 mg
	ASS/STADA	Tabletten	100/500 mg
	ASS-ratiopharm 100 TAH	Tabletten	100 mg
	ASS-ratiopharm 300	Tabletten	300 mg
	ASS-ratiopharm 500	Tabletten	500 mg

(Fortsetzung nächste Seite)

Tab. 1.1-6: Analgetische Monopräparate (Auswahl) (Fortsetzung)

Wirkstoff	Handelspräparat	Darreichungsform	Wirkstoffgehalt pro Dosierungseinheit
Ibuprofen	Aktren	Dragees	200 mg
	Dolgit 200	Dragees	200 mg
	Dolormin für Kinder Ibuprofensaft 2 %/4 %	Suspension	100 mg/200 mg
	Nurofen Junior Fiebersaft 2 %	Suspension	100 mg/bzw. 200 mg
	ibuHexal akut 200	Filmtabletten	200 mg
	Ibuprofen Heumann	Filmtabletten	200 mg
	Optalidon Ibu 200 mg	Filmtabletten	200 mg
	Urem forte	Dragees	400 mg
Ibuprofen-D, L-Lysinsalz	Dolormin-Schmerztabletten	Tabletten	342 mg (200 mg Ibuprofen)
	Dolormin instant schnell lösliches Granulat	Brausegranulat	342 mg (200 mg Ibuprofen)
Naproxen	Dolormin für Frauen mit Naproxen	Tabletten	250 mg
	Dolormin GS mit Naproxen	Tabletten	250 mg
Naproxen-Natrium	Aleve	Filmtabletten	220 mg
Paracetamol	ben-u-ron direkt	Granulat	200 mg/5 ml
	ben-u-ron 75 mg, 125 mg, 250 mg, 500 mg, 1 000 mg	Zäpfchen	75 mg, 125 mg, 250 mg, 500 mg, 1 000 mg
	Contac Erkältungs-Trunk	Pulver	600 mg
	Enelfa Dr. Henk	Saft	2 g/100 ml
	Paracetamol AL	Saft	200 mg/5 ml
	Paracetamol CT 125/250/500/1 000	Zäpfchen	125 mg, 250 mg, 500 mg, 1 000 mg
	Paracetamol AL	Saft	200 mg/5 ml
	Paracetamol-ratiopharm 125, 250, 500, 1 000	Zäpfchen	125 mg, 250 mg, 500 mg, 1 000 mg
	ben-u-ron	Tabletten	500 mg
	Enelfa Dr. Henk	Tabletten	500 mg
	Paracetamol 125/250/500 Stada	Tabletten	250 mg, 500 mg
	Paracetamol BC 500 mg	Tabletten	500 mg
Phenazon	Migränin Phenazon 500 mg	Tabletten	500 mg
	Migräne-Kranit 500 mg	Tabletten	500 mg
Propyphenazon	Demex-Zahnschmerztabletten	Tabletten	500 mg

Tab. 1.1-7: Analgetische Kombinationspräparate (Auswahl)

Kombinationspartner	Handelspräparat	Darreichungsform	Wirkstoffgehalt pro Dosierungseinheit
Acetylsalicylsäure und Paracetamol	Fibrex 300 mg/200 mg	Tabletten	ASS 300 mg, Paracetamol 200 mg
Acetylsalicylsäure und Coffein	Aspirin Coffein	Tabletten	ASS 500 mg, Coffein 50 mg

Schlaflosigkeit, Angst

Tab. 1.1-7: Analgetische Kombinationspräparate (Auswahl) (Fortsetzung)

Kombinations-partner	Handelspräparat	Darreichungsform	Wirkstoffgehalt pro Dosierungseinheit
Paracetamol und Coffein	Azur	Tabletten	Paracetamol 450 mg, Coffein 50 mg
	Neopyrin forte	Kapseln	Paracetamol 400 mg, Coffein 50 mg
	Octadon P	Tabletten	Paracetamol 350 mg, Coffein 50 mg
	Optalidon Schmerztabletten mit Paracetamol und Coffein	Tabletten	Paracetamol 400 mg, Coffein 50 mg
Acetylsalicylsäure, Paracetamol und Coffein	CC CLASSIC Schmerztabletten	Tabletten	ASS 250 mg, Paracetamol 200 mg, Coffein 50 mg
	dolomo®TN Rp!	Tabletten	Acetylsalicylsäure 250 mg, Paracetamol 250 mg, Coffein 50 mg
	Neuralgin Schmerztabletten	Tabletten	ASS 250 mg, Paracetamol 200 mg, Coffein 50 mg
	Thomapyrin Schmerztabletten	Tabletten	ASS 250 mg, Paracetamol 200 mg, Coffein 50 mg

Tab. 1.1-8: Triptane zur Migränebehandlung

Wirkstoff	Handelspräparat	Darreichungsform	Wirkstoffgehalt pro Dosierungseinheit
Almotriptan	Dolotriptan® bei Migräne	Filmtabletten	12,5 mg in Form von Almotriptan(R,S)-hydroxysuccinat
Naratriptan	Naratriptan Henning® bei Migräne	Filmtabletten	2,5 mg in Form von Naratriptanhydrochlorid
Naratriptan	Naratriptan Heumann® bei Migräne	Filmtabletten	2,5 mg in Form von Naratriptanhydrochlorid
Naratriptan	Naratriptan-CT® 2,5 mg	Filmtabletten	2,5 mg in Form von Naratriptanhydrochlorid
Naratriptan	Naratriptan-Hormosan® bei Migräne 2,5 mg	Filmtabletten	2,5 mg in Form von Naratriptanhydrochlorid
Naratriptan	Naratriptan-ratiopharm® bei Migräne 2,5 mg	Filmtabletten	2,5 mg in Form von Naratriptanhydrochlorid

1.2 Schlaflosigkeit, Angst

Unruhe, Angst und Schlafstörungen sind typische Symptome des stressgeplagten Menschen unserer Zeit. Sie sind das Ergebnis übermäßiger seelischer Belastung, oft aber auch Ausdruck mangelnder Fähigkeit, außergewöhnliche Situationen zu ertragen.

1.2.1 Anatomische und pathophysiologische Grundlagen

Die **Bewusstseinshelligkeit** (Grad der Aufmerksamkeit, Vigilanz) ist in der Regel einem **zirkadianen Rhythmus** unterworfen, d.h. sie ist dem normalen 24-stündigen Tagesablauf synchronisiert.
Von den Sinnesorganen aufgenommene optische, akustische, mechanische, thermische, chemische und andere Reize werden über afferente Bahnen über ein spezifisches System gezielt einzelnen Arealen der Großhirnrinde, den Projektionsfeldern für bestimmte Funktionen zugeleitet. Daneben werden über ein unspezifisches sensorisches System das **aufsteigende retikuläre Aktivierungssystem (ARAS)**, dessen wichtige Schaltstelle in der Formatio reticularis liegt, die verschiedenen Regionen der Hirnrinde mehr oder weniger diffus gereizt und somit aktiviert (Abb. 1.2-1). Andererseits bewirken von der Großhirnrinde kommende Reize eine zusätzliche Stimulierung der Formatio reticularis und damit eine Erhöhung der Vigilanz. Der Formatio reticularis kommt somit für den Schlaf-Wach-Rhythmus wie auch bei der Selektion von Reizen eine besondere Bedeutung zu. An der physiologischen Regulation scheinen ferner zwei Kerngebiete der Brücke (pons)

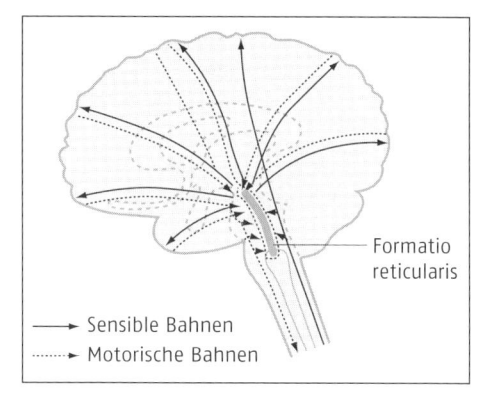

Abb. 1.2-1: Aufsteigendes retikuläres Aktivierungssystem (ARAS), schematisch

beteiligt zu sein. Stimulation der **Raphe-Kerne** führt im Tierversuch zu **orthodoxem**, Reizung der **Loci coerulei** zu **paradoxem Schlaf**. Aufgrund experimenteller Befunde wird angenommen, dass der hemmende Einfluss auf das ARAS und damit der Schlaf durch zwei verschiedene Neurotransmitter ausgelöst wird. Serotonin scheint Übertragersubstanz der Synapsen der Raphe-Kerne, Noradrenalin die der Loci coerulei zu sein.

1.2.1.1 Schlaf

Gegen Abend wird die Reizschwelle des aufsteigenden retikulären Aktivierungssystem erhöht. Hieraus resultiert Müdigkeit und schließlich Schlaf. Im Schlaf laufen in den einzelnen Organen wichtige Regenerationsprozesse ab. Entgegen einer verbreiteten Annahme handelt es sich somit nicht um einen Zustand allgemeiner Dämpfung des Zentralnervensystems wie bei der Narkose, sondern vielmehr um einen aktiven Prozess. Dies er-

Schlaflosigkeit, Angst

Tab. 1.2-1: Wachzustand, Schlaf, Narkose, psychosomatischer Vergleich

	Wach-zustand	Schlaf orthodox	Schlaf paradox	Narkose (Toleranz-stadium)
Bewusstsein	+	–	–	–
Weckbarkeit	+	+	+	–
Schutzreflexe	+	+	+	–
Träume		(–)	+	–
Augenbewegungen	+	–	+	–
Tonus der Skelettmuskulatur	↑	↓	↓↓	*
Blutdruck	↑	↓	↑	*
Herzfrequenz	↑	↓	↑	*
Hirndurchblutung	↑	↓	↑	*

+ = Vorhanden, bzw. gegeben
– = Nicht vorhanden bzw. nicht gegeben
(–) = Selten
↑ = Erhöht
↓ = Vermindert
↓↓ = Stark vermindert
* = Abhängig von Narkotikum und Ebene des Toleranzstadiums

gibt sich deutlich aus einem psychosomatischen Vergleich des Wachzustandes, des Schlafes und des Toleranzstadiums einer Narkose (Tab. 1.2-1).

Schlafdauer

Der Mensch verschläft rund ein Drittel seiner gesamten Lebenszeit. Die physiologische Schlafdauer ist jedoch stark altersabhängig. Eine Übersicht über die durchschnittlich benötigten Schlafzeiten Gesunder innerhalb eines 24-Stundentags in Abhängigkeit vom Lebensalter gibt Tab. 1.2-2 wieder. Die zirkadianen Rhythmen des menschlichen Organismus entwickeln sich erst in den ersten Lebenswochen. So ist der Schlaf-Wach-Rhythmus des Säuglings kürzer und die Schlafdauer länger als die des Erwachsenen. In den ersten Lebenstagen beträgt die Schlafdauer etwa 16 Stunden, nimmt dann ab und geht in einen vierstündigen Rhythmus über. Ab dem 4. Lebensjahr konzentriert sich der Schlaf auf die Nacht. Ab dem 6.–8. Lebensjahr entfällt auch der Mittagsschlaf. Der Erwachsene schläft in der Regel nur nachts und benötigt 6 bis 9 Stunden Schlaf. In höherem Alter nimmt die Gesamtschlafzeit weiter ab und wird bevorzugt auf den Nacht- und Mittagsschlaf verteilt.

Tab. 1.2-2: Durchschnittliche physiologische Schlafdauer in Abhängigkeit vom Lebensalter

Alter	Durchschnittliche tägliche Schlafdauer
Neugeborene	16 h
2–3 Jahre	12 h
10–14 Jahre	10 h
14–18 Jahre	8 ½ h
Erwachsene bis 70 Jahre	6–9 h
über 70 Jahre	5 ½–6 h

Physiologischer Schlafablauf

Schlaf kann als ein auf dem endogenen Tag-Nachtrhythmus des Zentralnervensystems beruhender aktiver Erholungsvorgang von Stoffwechselprozessen im Gehirn verstanden werden. Er wird durch das Schlafzentrum kontrolliert und ist durch eine Bewusstseinsminderung bei stetiger Weckbarkeit und eine vegetative Umstellung im Sinne einer vagotonen Reaktionslage charakterisiert.

Obwohl der Mensch etwa ein Drittel seines gesamten Lebens im Schlafzustand verbringt, wurde der Schlafablauf aus pathophysiologischer Sicht erst in den letzten Jahrzehnten systematisch unter Berücksichtigung auch elektrophysiologischer Messmethoden wie Elektroenzephalogramm (EEG), Elektrookulographie (EOG) und Elektromyographie (EMG) in hierzu speziell eingerichteten Schlaflaboratorien untersucht.

Die Schlaftiefe ändert sich periodisch. Hierbei lassen sich aufgrund der Elektroenzephalogramme fünf Stadien, davon 4 Non-REM-Stadien (orthodoxer Schlaf), der Leichtschlaf (Stadium 1 und 2), der Tiefschlaf (Stadium 3 und 4) sowie der dem Wachzustand ähnelnde REM-Schlaf (paradoxer Schlaf) unterscheiden. Man nimmt an, dass die physische Erholung des Körpers primär im Tiefschlaf erfolgt. Der Tiefschlafanteil nimmt mit zunehmendem Alter ab. Der psychischen Erholung dient vorwiegend der aufgrund seiner im Elektrookulogramm beobachteten schnellen Augenbewegungen als REM (**R**apid **E**ye **M**ovement)-Schlaf bezeichnete Schlafzustand. Der REM-Schlaf ist durch Träume, fehlenden Muskeltonus und Aussetzen der Temperaturregulation (kein Schwitzen oder Kältezittern) gekennzeichnet.

Der normale Nachtschlaf des Erwachsenen lässt sich aufgrund des elektrophysiologischen Musters in fünf bis sechs Schlafphasen von je 70 bis 90 Minuten Dauer unterteilen (Abb. 1.2-2). Jede dieser Phasen beginnt mit dem Leichtschlaf, geht dann in Tiefschlaf und schließlich in den REM-Schlaf über. Die Dauer des Tiefschlafs in den einzelnen Phasen nimmt innerhalb eines Nachtschlafs ab, die des REM-Schlafs zu.

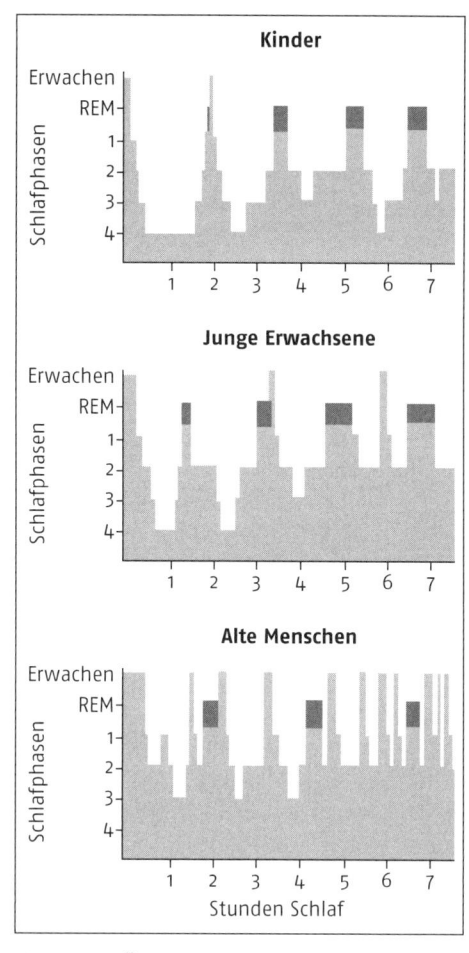

Abb. 1.2-2: Änderung des Schlafverhaltens mit dem Alter (nach Anschütz). REM-Phasen hellgrau. Aus Mutschler et al. 2008

Schlafstörungen

Schlafstörungen sind in hochzivilisierten Ländern sehr verbreitet. Mindestens 10 % unserer Bevölkerung klagt über gelegentliche oder stetige Schlaf-Wach-Störungen. Heute sind bereits 88 Schlafstörungen bekannt und in der ICSD (International Classification of Sleep Disorders) klar definiert. Hinsichtlich ihrer Symptomatik lassen sich bei Schlafstörungen

Schlaflosigkeit, Angst

- Dyssomnien (Hyposomnien und Hypersomnien) und
- Parasomnien

untergliedern.

Unter ätiologischen Aspekten können

- funktionell,
- organisch,
- psychosomatisch und
- durch Arzneimittel oder Genussmittelmissbrauch bedingte Schlafstörungen

unterscheiden.

Die große Mehrzahl der in Zivilisationsländern beobachteten Schlafstörungen gehören der Kategorie der Dyssomnien an. Deren Leitsymptome sind die Insomnie (Schlaflosigkeit) und die Hypersomnie (übermäßige Schlafneigung), die jedoch kausal miteinander in Verbindung stehen können und deshalb auch zur Gruppe der Schlaf-Wach-Störungen zusammengefasst werden.

Insomnien (korrekter wäre die Bezeichnung Hyposomnien, da eine vollständige Schlaflosigkeit sehr selten vorliegt), welche durch einen Mangel an Schlafqualität oder -quantität gekennzeichnet sind, können organisch, funktionell (durch exogene Faktoren wie Lärm oder durch psychoreaktive Faktoren wie Stress oder Reizüberflutung), psychiatrisch oder durch Medikamente bzw. Missbrauch von Genussmitteln (Alkohol, Coffein) bedingt sein.

Info

Arzneimittelbedingte Schlafstörungen

Sie können z.B. ausgelöst werden durch:
- Appetitzügler,
- Betablocker,
- Glucocorticoide,
- Antidepressiva,
- Asthmamittel,
- Coffein u. a.

Lassen sich Ursachen nicht ausmachen, so spricht man von einer primären Insomnie. Zu den organisch bedingten Insomnien gehört das Syndrom der periodischen Beinbewegungen oder PLMS (periodic limb movement syndrome). Es ist gekennzeichnet durch wiederholte stereotyp (nicht nur gelegentlich) auftretende Zuckungen der Extremitäten von jeweils 0,5 bis 5 Sekunden in einem Abstand von im Mittel 20 bis 40 Sekunden. Sie können zu zentralnervösen Weckreaktionen (arousals) mit der Folge einer Schlaffragmentierung und einer Schläfrigkeit am Tage führen. Das PLMS wird insbesondere bei älteren Menschen beobachtet.

Im Hinblick auf die Auswahl unter pharmakokinetischen Aspekten geeigneter Hypnotika ist eine symptomatische Unterscheidung der Insomnien nach dem zeitlichen Muster der beobachteten Schlafstörungen und ihrer Auswirkungen auf die Leistungsfähigkeit der betroffenen Person am Tage von Bedeutung. So können

- Einschlafstörungen,
- Durchschlafstörungen,
- zu frühes Erwachen oder
- eine mangelnde Erholfunktion des Schlafes

im Vordergrund stehen.

Die durch eine exzessive Schlafneigung am Tage gekennzeichneten **Hypersomnien,** die nicht nur die Leistungsfähigkeit beeinträchtigen, sondern, etwa bedingt durch ein ungewolltes Einschlafen am Arbeitsplatz oder am Steuer, auch ein erhebliches Gefährdungspotential in sich bergen können, sind organisch oder psychisch bedingt, sehr selten primär. Gleichzeitig können sie aufgrund eines bestehenden Schlafdefizits oder eines mangelnden Erholungswertes des Schlafes Folge einer Insomnie sein. Eine schwere Form der Hypersomnie ist die Narkolepsie, die durch Einschlafattacken am Tage gekennzeichnet ist und die oft mit einem vollständigen Tonusverlust der Muskulatur (Kataplexie) einhergeht. Die Schlafattacken dauern in der Regel nicht länger als 10 bis 20 Minuten und führen zu erfrischtem Erwachen.

Besonders deutlich wird der funktionale Zusammenhang zwischen Insomnien und Hypersomnien bei durch Umwelteinflüsse bedingten mehr oder weniger schwerwiegenden passageren oder permanenten Störungen des Schlafrhythmus. So ist das nach Fernreisen beobachtete, durch vorübergehende Dissoziation zwischen äußeren Zeitgebern (soziales Umfeld, Licht) und den endogenen Rhythmen entstehende Jet-lag-Syndrom eine harmlose Erscheinung, die sich in der Regel innerhalb weniger Tage wieder normalisiert. Ernsthafter können durch Schichtarbeit bedingte Schlafstörungen sein, da hier keine dauerhafte Umstellung des endogenen Schlaf-Wach-Rhythmus möglich ist. Deren Folgen können psychische, neurovegetative und gastrointestinale Störungen sein.

Parasomnien sind mit dem Schlaf einhergehende störende Begleiterscheinungen. Zu ihnen gehören Aufwachstörungen, Störungen des Schlaf-Wach-Übergangs, Alpträume, Schlafwandeln und Bruxismus (Zähneknirschen).

Dass bestimmte organische Erkrankungen wie Asthma oder insbesondere solche, welche mit Schmerzzuständen einhergehen, Schlafstörungen zur Folge haben können, ist leicht einzusehen. Zu den organisch bedingten Schlafstörungen gehören auch das obstruktive Schnarchen und die obstruktive Schlafapnoe (Sistieren des Luftflusses durch Nase und Mund für mehr als 10 Sekunden), deren Häufigkeit mit dem Alter deutlich zunimmt. Beide Erscheinungen sind auf eine partielle Verlegung der oberen Luftwege zurückzuführen, wobei das obstruktive Schnarchen als eine Vorform der Apnoe angesehen werden kann. Sowohl das obstruktive Schnarchen als auch die obstruktive Apnoe, welche bei Männern siebenmal häufiger auftritt als bei Frauen und von der 4 % der Männer zwischen 30 und 60 Jahren betroffen sind, können eine zentralnervöse Weckreaktion und somit eine Schlaffragmentierung zur Folge haben. Das Ausmaß einer Schlafapnoe, die außer einer Obstruktion der oberen Atemwege auch zentrale Ursachen haben kann (zentrale Schlafapnoe), wird durch den Apnoeindex definiert, der die Anzahl der Apnoeereignisse pro Stunde Schlafzeit angibt. Bei einem Apnoeindex über 10 spricht man von einer Schlafapnoe. Schlafapnoen mit einem Apnoeindex von über 40 gelten als therapiebedürftig. Außer chirurgischen Maßnahmen stehen zur Behandlung von obstruktiven Schlafapnoen Beatmungshilfen zur Verfügung. Zur Vermeidung des obstruktiven Schnarchens kann Seitenlage während des Schlafes hilfreich sein. Eine gesicherte Pharmakotherapie des obstruktiven Schnarchens oder der obstruktiven Apnoe steht nicht zur Verfügung. Hilfreich hingegen können sogenannte Nasenstrips, ein außerhalb der Nase aufgebrachtes und die Nasenflügel spreizendes Pflaster sein, welches aufgrund klinischer Studien den nasalen Widerstand um 14–25 % senkt und somit die Nasenatmung erleichtert. Aus weiteren klinischen Studien ergeben sich eine Verringerung der nächtlichen Weckreaktionen, eine Verbesserung der Sauerstoffsättigung im Schlaf, eine Erhöhung der Schlafqualität und eine Verminderung des Schnarchens.

Eine Verbesserung der Mundatmung kann mit Hilfe einer Kinnbinde, welche das Herunterklappen des Unterkiefers verhindern und damit eine Verengung des Zungengrundes unterbinden soll, versucht werden. Wissenschaftliche Studien zu deren Anwendung scheinen allerdings zu fehlen.

Zu Schlafstörungen unterschiedlicher Genese, deren klinische Relevanz nicht geklärt ist, gehören diejenigen während der Schwangerschaft sowie die besonderen Schlafeigenschaften der Langschläfer und Kurzschläfer.

1.2.1.2 Angst

Von natürlichen Ängsten vor realen bedrohenden Situationen wie Angst vor Prüfungen, Vorstellungsgesprächen, öffentlichen Auftritten, Zahnarzt, kritischen diagnostischen Untersuchungen oder Verlust von nahe stehenden Personen sind übersteigerte oder irreale Angstzustände zu unterscheiden, denen ein pathologischer Stellenwert zukommt. Unterscheidungskriterien für letztere sind

- plötzliches Auftreten eines Angstanfalles mit hoher unkontrollierbarer Intensität mit oder ohne typischem Vermeidungsverhalten,
- persistierendes erhöhtes Angstniveau,
- objektgerichtete oder objektlose Ängste, die situationsbedingt ausgelöst oder diffus empfunden werden.

Letztere lassen sich in Panikstörungen, Phobien und eine generalisierte Angst unterteilen.

Panikstörungen äußern sich durch wiederholt unerwartet auftretende oft crescendohaft ansteigende Angstanfälle ohne erkennbare Gefahr. Sie können mit einer Vielzahl somatischer Symptome einschließlich Kontrollverlust bis hin zur Todesangst verbunden sein.

Phobien sind gekennzeichnet durch eine irrationale Furcht vor Objekten oder Situationen mit dem Bedürfnis, die auslösenden Faktoren zu vermeiden. Phobien können sich in unbegründeten Ängsten vor Tieren (Hunden, Schlangen, Spinnen etc.), großen Höhen und Fliegen, in übersteigertem Bedürfnis nach Schutz vor Umweltbelastungen äußern, aber auch Krankheiten (Herzneurose, Karzinophobie) betreffen. Die übersteigerte Angst vor Krankheiten (Hypochondrie) kann zu exzessiver Selbstbeobachtung mit Überbewertung deren Ergebnissen führen. Sie ist häufig auch Ursache für das übersteigerte Bedürfnis nach öffentlich zugänglicher medizinischer Information (Internet, Pschyrembel) und deren Fehlinterpretation.

Antizipatorische Angst kann sich als Angst vor erneuter Angst als Folge von bereits erlebten Angstanfällen einstellen und führt häufig zu einem entsprechenden Vermeidungsverhalten (Phobophobie).

Agoraphobie (ursprünglich Platzangst von agora = Platz) äußert sich in der Angst vor bestimmten sozialen Situationen, denen der Betroffene hilflos gegenübersteht, mit der Folge grundlegender Veränderungen von Lebensgewohnheiten zum Zweck einer Vermeidung. Häufige Ursache einer Agoraphobie sind Panikattacken.

Soziale Phobie ist gekennzeichnet durch eine ständige Furcht vor bestimmten, gesellschaftlichen Situationen etwa öffentlichem Sprechen oder durch Ängste vor Leistungsversagen, vor fehlender Anerkennung in der Gruppe, Beschämung oder Demütigung. Wichtige Ursache kann beispielsweise das zunehmend ausgeprägte Mobbing am Arbeitsplatz oder in der Schule sein.

Generalisierte Angststörungen äußern sich in einem anhaltenden erhöhten Angstniveau ohne dominante Paniksymptome mit unrealistischer Besorgnis bis hin zur Katastrophenerwartung. Sie können von chronischen vegetativen Symptomen wie Muskelverspannung, Hypervigilanz und Hyperaktivität begleitet sein.

Unter Angststörungen leiden doppelt so viele Frauen wie Männer, wobei das Ersterkrankungsalter unterschiedlich ist (Phobien in der Pubertät, generalisierte Angststörungen später etwa im 40. Lebensjahr). Neben neurobiologischen Ursachen können auch soziale Risikofaktoren wie soziale Isolierung, Partnerverlust oder familiäre Probleme wesentlich zur Entstehung von Angststörungen beitragen.

1.2.2 Medikamentöse Maßnahmen

Zur medikamentösen Behandlung von Nervosität, Angst und Schlafstörungen steht eine reiche Palette verschiedenartig wirkender Pharmaka zur Verfügung, von denen die **echten Psychopharmaka** (Neuroleptika, Tranquillizer, Antidepressiva) mit Ausnahme des Johanniskrauts aus gutem Grunde der Verschreibungspflicht unterliegen.

Die häufig verwendeten Begriffe Sedativa und Hypnotika sind unscharf. Die zur Behandlung von Nervosität, Angst und Schlafstörungen verwendeten Arzneistoffe haben qualitativ ein ähnliches Wirkspektrum, wobei deren Wirkung als angstlösendes Beruhigungsmittel (Anxiolytikum), Schlafmittel oder gar Narkotikum weitgehend von deren Dosis und Darreichungsform abhängt und die Teilwirkungen des gesamten Wirkspektrums mit der Dosis in der Reihenfolge Anxiolyse < Sedierung < Muskelrelaxierung < Schlafinduktion

< Lösung eines epileptischen Anfalls < Narkose (bei i.v.-Applikation) zunehmen.
Der Übergang von **Hypnotika** (Schlafmittel) zu den **Sedativa** (Beruhigungsmittel) ist fließend. So können praktisch alle Hypnotika in geringen Dosen als Sedativa eingesetzt werden. Der umgekehrte Schluss ist nur begrenzt möglich. **Leichtere Sedativa** wie die Inhaltsstoffe des Baldrians sind durch ihre psychisch dämpfende Wirkung zwar schlaffördernd und somit zur Behandlung leichter Schlafstörungen geeignet, eine unmittelbare hypnotische (schlaferzeugende) Wirkung wie beispielsweise den Barbituraten kommt ihnen jedoch zumindest in therapeutischen Dosen nicht zu.
Im Vordergrund der medikamentösen Behandlung von Angst- und Schlafstörungen stehen heute GABA-A-Agonisten, d.h. Substanzen, welche den γ-Aminobuttersäure (GABA)-Rezeptor Subtyp A als Zielstruktur für γ-Aminobuttersäure, den wichtigsten hemmenden Transmitter im Nervensystem, stimulieren. Zu den GABA-A-Agonisten gehören die Benzodiazepine, die Z-Substanzen und die Barbiturate, von denen allerdings heute letztere wegen stärkerer Nebenwirkungen, u.a. der Unterdrückung des erholsamen REM-Schlafes nur noch selten als Schlafmittel verwendet werden. Benzodiazepine, die Z-Substanzen und Barbiturate unterliegen wie auch die Piperidindione, das Chinazolinonderivat Methaqualon und die seltener verwendeten Alkohole und Aldehyde der Verschreibungspflicht.
Die pharmakotherapeutischen Möglichkeiten zur Behandlung von Nervosität, Angst und Schlafstörungen im Selbstmedikationsbereich sind außerordentlich begrenzt. Dass stärker wirksame Stoffe bei längerfristiger oder häufig wiederholter Anwendung der ärztlichen Kontrolle bedürfen, ist unumstritten. Für die Praxis in der Apotheke wäre es jedoch wünschenswert, dass dem Apotheker in besonderen Fällen (z.B. im Nachtdienst), unter Berücksichtigung der individuellen Situation des Patienten, ein etwas größerer Ermessensspielraum bei der Auswahl eines geeigneten Arzneimittels für die Kurzzeitbehandlung eingeräumt würde. Durch Festsetzung einer Höchstabgabemenge könnte hierbei die Gefahr eines Missbrauchs zusätzlich verringert werden. Eine solche Regelung erschiene im Sinne einer Nutzen-Risikoabwägung für den Patienten vertretbar, sie entspricht jedoch leider nicht der derzeitigen rechtlichen Realität.
Die einzigen **nicht verschreibungspflichtigen** zentral dämpfenden Pharmaka mit mittlerer Wirkungsintensität sind einzelne Vertreter aus der Reihe der Antihistaminika. Als schlaffördernde Arzneimittel stehen ferner noch verschiedene pflanzliche Zubereitungen, insbesondere aus Baldrian, Hopfen, Passionsblume, Johanniskraut, Melisse und Lavendelöl zur Verfügung.

1.2.2.1 Chemisch definierte Wirkstoffe

Antihistaminika
Histaminantagonisten mit H_1-Rezeptoren blockierender Wirkung werden vorwiegend zur Behandlung allergischer Erkrankungen eingesetzt. Alle **H_1-Rezeptorenblocker** zeigen neben ihrem histaminantagonistischen Effekt verschiedene, insbesondere zentrale Nebenwirkungen, wobei das Wirkungsspektrum sich durch geringe chemische Veränderung beträchtlich ändern kann. So wurden durch Molekülvariation ursprünglich als Antihistaminika konzipierter Verbindungen Wirkstoffe entwickelt, die je nach Wirkungsspektrum als **Antiemetika, Antiparkinsonmittel, Neuroleptika, Antidepressiva** oder **Sedativa** bzw. **Hypnotika** eingesetzt werden.
Alle H_1-Antagonisten werden von H_1-Rezeptoren des Zentralnervensystems gebunden. Dass einige neuere H_1-Antihistaminika wie Terfenadin und Astemizol dennoch in therapeutischen Dosen keine sedierende Wirkung ausüben, ist dadurch zu erklären, dass sie aufgrund ihrer physikochemischen Eigenschaften die Blut-Hirnschranke nicht zu passieren vermögen. Die prinzipiell offenbar allen H_1-Rezeptorantagonisten immanente zentraldämpfende Wirkung ist daher

Schlaflosigkeit, Angst

Diphenhydramin

Doxylamin

bei den einzelnen Wirkstoffen dieser Gruppe in Abhängigkeit von deren Verteilungsverhalten unterschiedlich ausgeprägt. Besonders intensiv ist sie bei den beiden Ethanolaminderivaten **Diphenhydramin** und **Doxylamin**, die in verschiedenen nicht verschreibungspflichtigen Schlafmitteln enthalten sind.

In einer in den USA an Kleinkindern im Alter von 6–15 Monaten mit Schlafstörungen durchgeführten Studie hat sich Diphenhydramin in der geringen Einzeldosis von 1 mg pro kg Körpergewicht vor dem Zubettgehen als unwirksam erwiesen.

Der **Wirkungsmechanismus** der zentraldämpfenden Wirkung der Antihistaminika ist nicht geklärt, doch wird der anticholinerge Effekt an Synapsen des Zentralnervensystems als mögliche Ursache diskutiert. Die **Ansprechbarkeit** auf die sedative Wirkung der Antihistaminika ist individuell unterschiedlich. Auch muss wie bei stärker wirksamen Hypnotika bei wiederholter Anwendung mit einer **Toleranzbildung** und daraus resultierend mit einer erforderlichen Dosissteigerung gerechnet werden. Manche Patienten zeigen nach der Anwendung von Antihistaminika **paradoxe Reaktionen:** Statt der gewünschten Sedierung wird ein durch zentrale Erregung verursachter Zustand innerer Unruhe beobachtet.

Einige **handelsübliche Schlaf- und Beruhigungsmittel** auf Antihistaminikabasis enthält Tabelle 1.2-3.

Pharmakokinetik

H_1-Rezeptor-Antagonisten werden rasch und gut aus dem Gastrointestinaltrakt resorbiert. Maximale Plasmaspiegel werden nach peroraler Applikation in der Regel nach 2 bis 3 Stunden erreicht. Die Wirkung hält aber bei den einzelnen Verbindungen unterschiedlich lange an. So wird für Diphenhydramin eine Wirkungsdauer von 4 bis 6 Stunden angegeben. Seine Plasmahalbwertszeit liegt bei 4 Stunden, die des Doxylamins hingegen bei 9 Stunden. Somit eignet sich Letzteres vorwiegend zur Behandlung von Durchschlafstörungen, während Diphenhydramin hinsichtlich eventueller Nachwirkungen am nächsten Morgen (hang over) günstiger zu beurteilen ist.

Bei der Empfehlung von H_1-Antihistaminika für ältere Menschen sollte berücksichtigt werden, dass sich die Halbwertszeit dieser Wirkstoffe im Alter verlängern kann, bei Diphenhydramin beispielsweise auf bis zu 19 Stunden.

Antihistaminika werden weitgehend in der Leber metabolisiert und überwiegend in metabolisierter Form ausgeschieden. So sind die wichtigsten Biotransformationsreaktionen des Doxylamins die Mono- und Didesmethylierung am Stickstoff und eine Hydroxylierung des Phenylringes als Phase-I-Reaktionen sowie die Acetylierung des desmethylierten Stickstoffs als Phase-II-Reaktion. Daneben wurden aber im Tierversuch auch eine Hydroxylierung der der Ethergruppe benachbarten C-Methylgruppe und eine Etherspaltung beobachtet. Diphenhydramin wird ebenfalls zu Mono- und Didesmethyldiphenhydramin desalkyliert und dann möglicherweise an Glycin oder Glutamin gekoppelt und eliminiert. Nur etwa 1 % wird in unveränderter Form ausgeschieden.

Tab. 1.2-3: Antihistaminikahaltige Schlaf- und Beruhigungsmittel

Handelsname	Darreichungsform	Wirkstoffgehalt
Diphenhydraminhydrochlorid		
Betadorm® D	Tabletten	50 mg
Dolestan®	Tabletten	25 mg
Dolestan® forte	Tabletten	50 mg
Sediat®	Tabletten	50 mg
Sedopretten®	Tabletten	50 mg
Vivinox® Sleep Schlafdragees	Dragees	25 mg
Vivinox® Sleep Schlaftabletten stark	Tabletten	50 mg
Doxylaminsuccinat		
Gittalun® Trinktabletten	Brausetabletten	25 mg
Hoggar® Night	Tabletten	25 mg
Sedaplus®	Sirup	250 mg in 100 ml

Nebenwirkungen

Wie bei allen sedierenden Pharmaka kann das **Reaktionsvermögen** negativ beeinträchtigt sein. Besondere Vorsicht ist daher bei Autofahrern oder Patienten geboten, die an gefährlichen Maschinen manipulieren. Gelegentlich kommen bei der Anwendung von Antihistaminika **Gastrointestinalbeschwerden** wie Obstipation oder auch Diarrhoe, Inappetenz, epigastrische (Oberbauch-)Beschwerden bis hin zum Erbrechen vor. Aufgrund der **anticholinergen Wirkung** können Mundtrockenheit, Herzklopfen, Muskelschwäche und Miktionsbeschwerden auftreten. In höherer Dosierung beobachtete **zentrale Nebenwirkungen** sind Schwindelgefühl, Benommenheit, Tinnitus (Ohrenklingen) und Sehstörungen. Bei längerer Einnahme von H_1-Rezeptor-Antagonisten kann es zu einer Appetitsteigerung und folglich Gewichtszunahme kommen. Trotz der relativ großen therapeutischen Breite der Antihistaminika können **Vergiftungen,** beispielsweise infolge eines Suizidversuchs, vorkommen. Nach toxischen Dosen dominiert die zentralerregende Wirkung mit Halluzinationen und Krämpfen und schließlich kardiorespiratorischem Kollaps.

Interaktionen

Bei gleichzeitiger Verabreichung anderer zentraldämpfender Pharmaka muss mit additiver Wirkungsverstärkung gerechnet werden. Auch **Alkohol** erhöht die sedative Wirkung und ist daher bei der Anwendung von Antihistaminika kontraindiziert. Der Abbau von **Östrogenen** wird, bedingt durch die Induktion mikrosomaler Leberenzyme, beschleunigt, die Sicherheit **oraler Kontrazeptiva** somit vermindert.

L-Tryptophan

In den sechziger Jahren des letzten Jahrhunderts wurde die Bedeutung des aus der essentiellen Aminosäure L-Tryptophan entstehenden Neurotransmitters Serotonin für die Schlafregulation erkannt. Ausgehend von dieser Erkenntnis wurde versucht, durch Behandlung mit L-Tryptophan eine Verbesserung des Schlafes zu erzielen. L-Tryptophan ist damit ein Beispiel für einen Wirkstoff, der aufgrund pathophysiologischer Erkenntnisse und hieraus resultierender Überlegungen gezielt therapeutisch eingesetzt worden ist.

Der physiologische Schlafablauf setzt eine bestimmte Serotoninkonzentration in den Raphe-Kernen des Gehirns voraus. l-Tryptophan wird nach Permeation der Blut-Hirn-Schranke mit Hilfe des Enzyms Tryptophan-Hydroxylase zunächst in 5-Hydroxytryptophan und anschließend durch Decarboxylierung in 5-Hydroxytryptamin (Serotonin) überführt (Abb. 1.2-3). Im Tierexperiment konnte gezeigt werden, dass nach L-Tryptophan-Gabe die Sero-

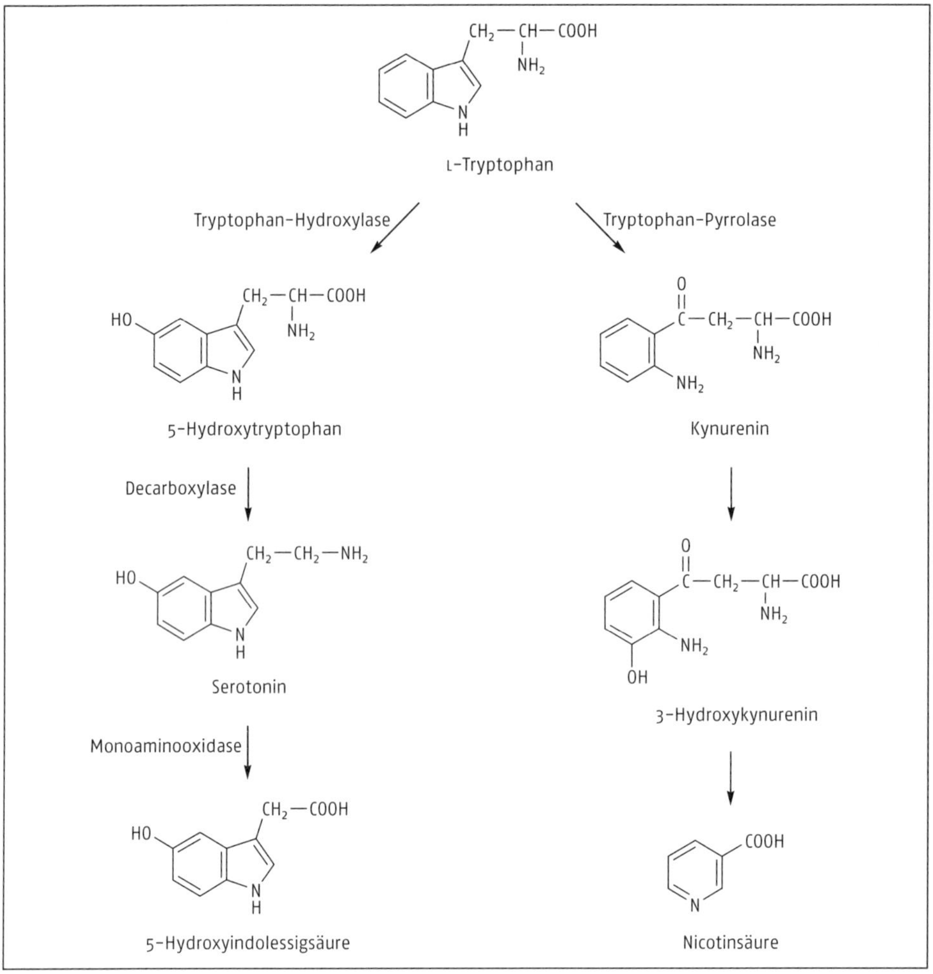

Schlaflosigkeit, Angst

Abb. 1.2-3: Biotransformation von L-Tryptophan

toninkonzentration in den Raphe-Kernen anstieg.

Die **Permeierbarkeit der Blut-Hirn-Schranke** für den ausschließlich nicht an Albumin gebundenen Anteil des L-Tryptophans hängt auch von der Gesamt-Aminosäurekonzentration im Blut ab, da andere Aminosäuren mit L-Tryptophan um das aktive Transportsystem im Gehirn konkurrieren. Eine eiweißarme und kohlenhydratreiche Kost, welche über eine vermehrte Insulinausschüttung die Aminosäureblutspiegel zu senken vermag, begünstigt somit die Resorption therapeutisch applizierten L-Tryptophans. Da L-Tryptophan teilweise über Kynurenin und 3-Hydroxykynurenin zu Nicotinsäure abgebaut wird (Abb. 1.2-3), sind die erforderlichen Dosen relativ hoch.

Serotonin, der wirksame Metabolit des L-Tryptophans, wird mit Hilfe der Monoaminooxidase zu 5-Hydroxyindolessigsäure abgebaut (Abb. 1.2-3).

Der Wirkstoff wurde vorwiegend zur Behandlung primärer, also solcher Schlafstörungen empfohlen, die selbständig vorhanden und nicht die Folge einer zugrundeliegenden körperlichen oder psychischen Erkrankung sind.

Mehrere klinische Studien belegen, dass L-Tryptophan die Schlafbereitschaft bei leichten Schlafstörungen fördern kann, ohne – in Tagesdosen unter 4 g – das physiologische Schlafmuster zu beeinflussen. Während L-Tryptophan zur Behandlung leichter bis mittelschwerer Depressionen in Tagesdosen von 3 bis 12 g verabreicht wird, werden zur Förderung der Schlafbereitschaft Tagesdosen von 500 mg bis 2 g empfohlen (Ardeydorm®, L-Tryptophan-ratiopharm® 500), wobei bei einer Dosierung von mehr als 1 g pro Tag eine Verbesserung der Wirkung zweifelhaft ist.

Die Verträglichkeit des L-Tryptophans ist bis zu 3 g pro Tag gut, die Nebenwirkungen sind nicht höher als Plazebo. Nach höherer Dosierung werden als Nebenwirkungen insbesondere Übelkeit und Schwindel beobachtet.

Interaktionen können bei Kombination mit Antidepressiva des Monoaminooxidase-Hemmer-Typs sowie mit spezifischen Serotonin-Wiederaufnahme-Hemmern wie Fluoxetin mit der Folge eines Serotonin-Syndroms auftreten, Vorsicht ist auch bei Diabetikern geboten, da ein Metabolit des L-Tryptophans, die Xanthurensäure, diabetogen wirkt.

1989 wurden in den USA nach Einnahme hoher Konzentrationen L-Tryptophan enthaltender diätetischer Lebensmittel zahlreiche Fälle (zum Teil mit Todesfolge) eines Eosinophilie-Myalgie-Syndroms (EMS) beobachtet. Das EMS ist gekennzeichnet durch Muskel- und Gelenkschmerzen, Anschwellen der Gliedmaßen, Hautausschlag und Fieber. Nachdem gegen Ende des gleichen Jahres auch in der Bundesrepublik mehrere Fälle des Eosinophilie-Myalgie-Syndroms nach der Einnahme L-Tryptophan enthaltender Arzneimittel beobachtet worden sind, hat das damalige Bundesgesundheitsamt das Ruhen der Zulassungen L-Tryptophan-haltiger Schlafmittel bis zur Klärung der Ursache angeordnet.

Inzwischen gibt es Hinweise dafür, dass für das EMS nicht L-Tryptophan selbst, sondern eine bestimmte Verunreinigung, das Ethylenbistryptophan, verantwortlich ist.

Ethylenbistryptophan vermag im Tierversuch EMS-ähnliche Symptome auszulösen. Es wurde neben anderen spezifischen Verunreinigungen in L-Tryptophan gefunden, welches von einem japanischen Produzenten aus einem bestimmten Herstellungsverfahren stammt. Diese Erkenntnis veranlasste die deutsche Zulassungsbehörde 1995, das Ruhen der Zulassung für L-Tryptophan enthaltende Arzneimittel aufzuheben und den Nachweis der Abwesenheit von Ethylenbistryptophan und einer weiteren potentiellen Verunreinigung, 3-Phenylamino-Alanin, zu fordern. Bei der Reinheitsprüfung des Wirkstoffs nach dem Europäischen Arzneibuch werden beide genannten Verbindungen neben vielen anderen potentiellen Verunreinigungen erfasst.

Erfreulicherweise konnte somit diese physiologische und in therapeutischen Dosen offenbar nebenwirkungsfreie Aminosäure als schlafförderndes Arzneimittel rehabilitiert werden.

1.2.2.2 Pflanzliche Beruhigungs- und Schlafmittel

Obgleich ein beachtliches Spektrum pflanzlicher Fertigarzneimittel zur Behandlung von Nervosität und Schlafstörungen im Handel ist und der Trend zu deren Anwendung deutlich zunimmt, liegen bei Anlegung eines strengen Maßstabs nur für wenige gesicherte Erkenntnisse zur Wirksamkeit vor. Angesichts der unbestritten großen Suggestivkraft, die von pflanzlichen Arzneimitteln, und dies gilt für die sedierende Wirkung in besonderem Maße, ausgeht, haben viele der traditionell verwendeten pflanzlichen Sedativa und Hypnotika auch dann ihren berechtigten Platz in unserem Arzneischatz, wenn ihre Wirksamkeit nicht mit modernen experimentellen Methoden oder dem Stand der Wissenschaft entsprechenden klinischen Studien belegt ist.

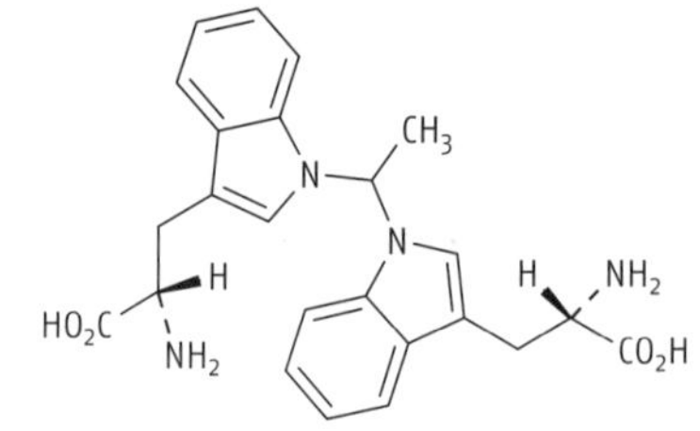

Schlaflosigkeit, Angst

Ethylenbistryptophan 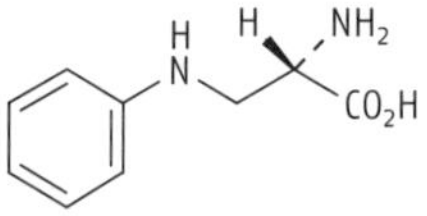　　　　3-Phenylamino-Alanin

Baldrian

Die offizinelle **Baldrianwurzel** (Valerianae radix) des Europäischen Arzneibuchs stammt von der in Europa und Nordamerika verbreiteten Stammpflanze *Valeriana officinalis*.

Inhaltsstoffe und Wirkung

Der europäische Baldrian enthält etwa 0,4 % ätherisches Öl mit den Essigsäure- und Isovaleriansäureestern des Borneols und Isoborneols und andere Monoterpene. Dem **Bornylisovalerat** wird eine sedative Wirkung zugeschrieben. Die hierzu für den Menschen erforderliche Dosis von mehreren Gramm wird jedoch mit den üblichen Zubereitungen nicht erreicht.

Für die im ätherischen Öl vorkommende **Valerensäure** (s. Abb. 1.2-4) wurde eine sedative Wirkung nachgewiesen. Das Sesquiterpen **Valeranon**, das auch aus der „indischen Narde", *Nardostachys jatamansi*, isoliert wurde und daher auch als **Jatamanson** bezeichnet wird, wirkt sedativ, antikonvulsiv und antiulzerogen. Es ist jedoch in der europäischen Baldrianwurzel nur zu 0,001 bis 0,02 % enthalten und dürfte somit zur Wirkung nur wenig beitragen. Die Wurzel der indischen Narde weist einen Valeranongehalt von 1,2 bis 2,3 % auf.

Die offizinelle Baldrianwurzel enthält ferner **Pyrrol- und Pyridinalkaloide** mit zum Teil auch sedativer Wirkung. Für die therapeutische Wirksamkeit scheinen jedoch die basischen Baldrianinhaltsstoffe keine besondere Rolle zu spielen.

Umso größeres Interesse haben die **Valepotriate** gefunden. Es sind den Iridoiden nahe stehende Cyclopentanmonoterpene. Der Name Valepotriate deutet auf die Struktur dieser Verbindungsklasse als „**Valeriana-epoxi-triester**" hin (Abb. 1.2-5). Charakteristisch für Valepotriate sind eine zyklische Acetalstruktur, die in genuiner Form veresterten alkoholischen Hydroxylgruppen sowie ein Oxiranring.

Bei den genuinen Valepotriaten kommen

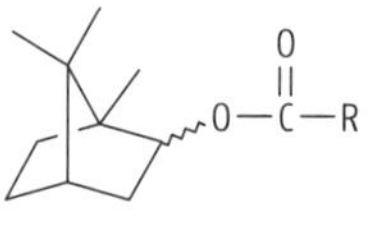

Bornyl- bzw. Isobornylester
Essigsäureester: $R = CH_3$
Isovaleriansäureester: $R = CH_2-CH\begin{smallmatrix}CH_3\\CH_3\end{smallmatrix}$

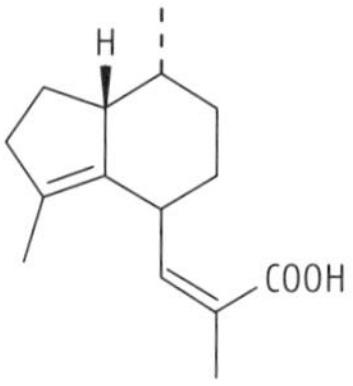

Valerensäure

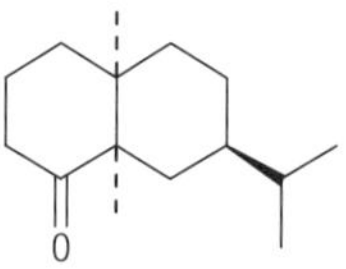

Valeranon (Jatamanson)

Abb. 1.2-4: Inhaltsstoffe des Baldrians

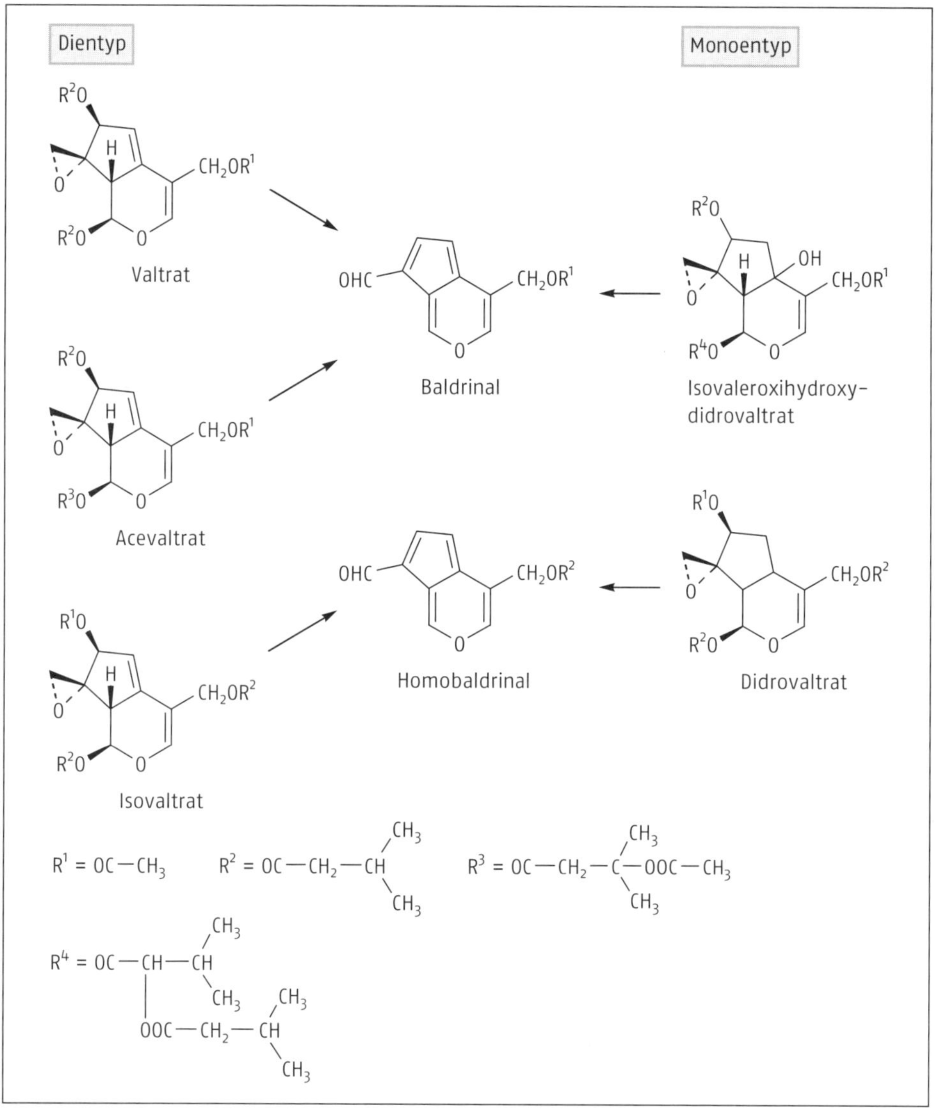

Abb. 1.2-5: Struktur einiger Valepotriate und ihrer Abbauprodukte

Verbindungen mit **einer (Monoen-Typ)** und solche mit **zwei** olefinischen Doppelbindungen **(Dien-Typ)** vor. Die Wirkungsspektren der Vertreter des Mono- und Dien-Typs zeigen therapeutisch relevante Unterschiede. Die verschiedenen Baldrianarten unterscheiden sich sowohl hinsichtlich ihres Gesamtvalepotriatgehalts als auch der relativen Anteile der einzelnen Valepotriate. In der bei uns offizinellen Droge dominieren Valepotriate des Dien-Typs (Valtrat, Isovaltrat, Acevaltrat).

Bedingt durch die zyklische Acetalstruktur, die Estergruppen und nicht zuletzt den Oxiranring sind die genuinen Valepotriate **außerordentlich labil**. Höhere Trocknungstemperaturen, aber auch polare Lösungsmedien, insbesondere in Anwesenheit von Säuren oder Basen, führen zu einem raschen

Abbau. So ist länger gelagerte bzw. unsachgemäß getrocknete bei uns offizinelle Baldrianwurzel praktisch frei von Valepotriaten. Das Gleiche gilt auch für alle flüssigen Baldrianzubereitungen, zumindest nach längerer Lagerung. Hauptabbauprodukte der genuinen Valepotriate sind Baldrinal und dessen Homologe (Abb. 1.2-5).

Tierexperimentell konnte gezeigt werden, dass die Valepotriate des **Monoen-Typs** wie Didrovaltrat **tranquillisierend**, die des **Dien-Typs** eher **thymoleptisch** wirken. Ferner sollen klinisch eine verbesserte Koordination der Muskeltätigkeit sowie eine Konzentrationsverbesserung zu beobachten sein.

Für die Dien-Valepotriate Valtrat/Isovaltrat wurden an der Katze dem Imipramin und anderen Thymoleptika ähnliche neuropharmakologische Wirkungen nachgewiesen. Das aufsteigende retikuläre Aktivierungssystem wird gehemmt.

In anderen Untersuchungen an der Ratte konnten die zentralen Wirkungen der Valepotriate selbst in hohen Dosen von 50 mg pro kg Körpergewicht nicht bestätigt werden. In Anbetracht des durch den alkylierenden Oxiranring der Valepotriate bedingten und bis heute nicht durch geeignete Langzeitstudien widerlegten Mutagenitätsrisikos kommt daher Hänsel (1991) zur Auffassung, dass die Einnahme von valepotriathaltigen Baldrianpräparaten überdacht werden sollte.

Somit ist es auch nicht überraschend, dass die früher bei der Produktwerbung und -standardisierung bestimmter Präparate favorisierten Valepotriate heute keine Rolle mehr spielen.

Welche Inhaltsstoffe für die Wirksamkeit des Baldrians verantwortlich sind, ist bis heute nicht geklärt. In vitro konnte an isolierten Benzodiazipinrezeptoren des Meerschweinchens gezeigt werden, dass lipophile Baldrianextrakte Fluorodiazepam von den Rezeptoren zu verdrängen vermögen. Daher wurde vermutet, dass die therapeutisch wirksamen Inhaltsstoffe des Baldrians als Antagonisten des GABA-Rezeptors fungieren.

Für die sedative Wirkung des Baldrians wird neuerdings eine Adenosin-A_1-agonistische Wirkung verantwortlich gemacht. Adenosin, dessen Blutspiegel abends relativ hoch und morgens relativ niedrig ist, wird als Schlaffaktor betrachtet. Während das psychostimulierende Coffein die A_1-Rezeptoren hemmt, soll es sich bei in methanolisch-wässrigen Baldrianextrakten vorkommenden hydrophilen Lignanen wie 1-Hydroxypiniresinol um A_1-Rezeptoragonisten handeln. Während in der offizinellen Baldrianwurzel bis vor kurzer Zeit der ätherische Ölgehalt quantitativ bestimmt wurde, verlangt das Europäische Arzneibuch inzwischen zusätzlich und für die flüssigen Zubereitungen Baldriantinktur und den wässrig-alkoholischen Trockenextrakt nur einen Mindestgehalt an Valerensäuren (Valerensäure und Acetoxyvalerensäure), berechnet als Valerensäure.

Valerensäure dient auch meist als Leitsubstanz bei der quantitativen Gehaltsbestimmung von Baldrianwurzelextrakten in Fertigarzneimitteln nach dem Leitsubstanzenprinzip, wobei ein entscheidender Beitrag zur therapeutischen Wirksamkeit in Anbetracht der geringen Konzentration dieses Inhaltsstoffes in der Droge allerdings zweifelhaft ist.

Anwendung

Obgleich bis heute nicht sicher ist, welchen Inhaltsstoffen dieser Zubereitungen die sedative Wirkung zukommt, hat die offizinelle Baldrianwurzel in Form ihrer wässrigen und ethanolischen Gesamtauszüge (Infuse, Tinktur, Fluid- und Trockenextrakt) sowie als Presssaft eine positive Bewertung im Rahmen der Aufbereitung bei den Indikationen Unruhezustände und nervös bedingte Einschlafstörungen erfahren. Eine direkte hypnotische Wirkung fehlt den Baldrianzubereitungen, zumindest in therapeutischen Dosen, doch wirken sie schlaffördernd.

Dosierung

Die von der Aufbereitungsmonographie empfohlene Dosierung beträgt bei Teeaufgüssen (Infusen) 2 bis 3 g Droge pro Tasse ein- bis mehrmals täglich, bei der Tinktur ($^1/_2$ bis 3 ml) ein- bis mehrmals täglich und bei Extrakten eine 2 bis 3 g Droge entsprechende Menge ein- bis mehrmals täglich.

Nebenwirkungen, Gegenanzeigen und Wechselwirkungen

In der Aufbereitungsmonographie der Baldrianwurzel werden weder Nebenwirkungen noch Gegenanzeigen oder Interaktionen genannt.

Hopfen

Ein seit langem in der Volksmedizin eingesetztes Beruhigungsmittel ist der Hopfen. Verwendung finden die Fruchtstände, **Hopfenzapfen (Lupuli strobulus)** sowie die hieraus durch Abklopfen gewonnenen **Drüsenschuppen (Lupuli glandula)** der Stammpflanze *Humulus lupulus*.

Inhaltsstoffe und Wirkung

Die Droge enthält ätherisches Öl und ein Harz mit den bitter schmeckenden, chemisch labilen Phloroglucin-Derivaten Humulon und Lupulon (Abb. 1.2-6). Das **wirksame Prinzip** des Hopfens ist nach wie vor unbekannt. Untersuchungen aus dem Arbeitskreis Hänsel ergaben, dass die Droge den dreiwertigen Alkohol **2-Methyl-3-buten-2-ol** enthält, der in gleichen Dosen sedativ-hypnotisch wirksam ist wie das chemisch verwandte Hypnotikum **Methylpentinol** (in D nicht mehr auf dem Markt).

Der Gehalt des Hopfens an 2-Methyl-3-buten-2-ol kann in gelagerter Droge – bedingt durch autoxidative Umwandlung von Humulon und Lupulon in diesen wirksamen Alkohol – höher sein als in frischer Ware. Selbst in gelagerter Droge ist er jedoch so niedrig, dass nach Auffassung von Hänsel*

---

* R. Hänsel, Phytopharmaka, 2. Aufl. Springer-Verlag Berlin 1991, S. 258.

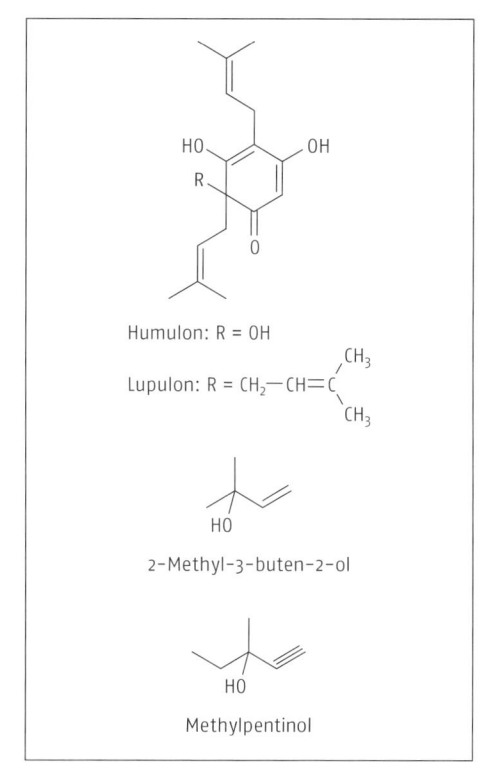

Abb. 1.2-6: Inhaltsstoffe von Hopfen

dieser Inhaltsstoff allein die therapeutische Wirksamkeit des Hopfens nicht befriedigend zu erklären vermag. Die für den Menschen wirksame Einzeldosis ist in etwa 150 g gelagerten Hopfens enthalten. Auch ist bisher weder in Tierversuchen noch in klinischen Versuchen eine sedierende oder hypnotische Wirkung des Hopfens in therapeutisch verwendeten Dosen nachzuweisen. Es erscheint daher nicht ausgeschlossen, dass die Wirkung des Hopfens und hieraus hergestellter Monopräparate über einen Suggestiveffekt nicht hinausgeht.

Nebenwirkungen

Nebenwirkungen durch Hopfenpräparate sind nicht bekannt. Hopfen enthaltende Handelspräparate sind Tabelle 1.2-5 zu entnehmen.

Schlaflosigkeit, Angst

Melisse

Die Melisse, *Melissa officinalis* L., ist im Mittelmeerraum und im Orient beheimatet, wird aber auch kultiviert. Als Droge werden die Blätter, Melissae folium, verwendet.

Inhaltsstoffe und Wirkung

Der medizinisch wichtigste Bestandteil ist das **ätherische Öl,** das in der Droge je nach Provenienz zu 0,05 bis 0,3 % enthalten ist. Hauptbestandteile des Öls sind die azyklischen Monoterpene Citronellal, Citral, Citronellol, Linalool und Geraniol sowie das zyklische Sesquiterpen Caryophyllen. Dem Melissenöl wird eine **sedative, spasmolytische** und **antibakterielle Wirkung** zugesprochen, die jedoch unter Berücksichtigung der therapeutisch verabreichten Dosen nicht überzeugend belegt ist.

Neben dem ätherischen Öl enthalten Melissenblätter 4 % **Gerbstoffe,** die sich von der Kaffeesäure ableiten. Sie sind für die **choleretische Wirkung** verantwortlich. Ferner gibt es Hinweise für eine **antivirale Wirkung** gegen Herpes-simplex-Viren des Menschen.

Anwendung

Im Rahmen der Aufbereitung haben Melissenblätter eine positive Bewertung erfahren. In der Aufbereitungsmonographie werden als Anwendungsgebiete nervös bedingte Einschlafstörungen und funktionelle Magen-Darm-Beschwerden genannt. Empfohlene Tagesdosis ist bei der Anwendung als Teeaufguss 1,5 bis 4,5 g Droge mehrmals täglich. Melissenblätter bzw. deren Extrakte oder Destillate sind Bestandteil verschiedener Kombinationspräparate, deren bekanntestes der „Melissengeist" ist. **Nebenwirkungen** der Melissenzubereitungen sind nicht bekannt.

Passionsblume

Die Passionsblume, *Passiflora incarnata*, ist in Mittelamerika beheimatet und fand dort volksmedizinische Verwendung als **Spasmolytikum** und **Sedativum.**

Inhaltsstoffe und Wirkung

Der Gehalt des Passionsblumenkrauts (Passiflorae herba) an **Harminalkaloiden** ist, falls überhaupt vorhanden, gering. Dass Letztere, wie früher angenommen, das wirksame Prinzip der Droge darstellen, wird deshalb und auch wegen der eher psychisch und motorisch erregenden Wirkung von Harminalkaloiden angezweifelt. Stattdessen werden die in der Droge enthaltenen Flavonoide vom 6-C-Glycosylflavon-Typ, mit den Hauptkomponenten Isovitexin-2"-glucosid, Isoorientin-2"-glucosid und Schaftosid (Abb. 1.2-7),

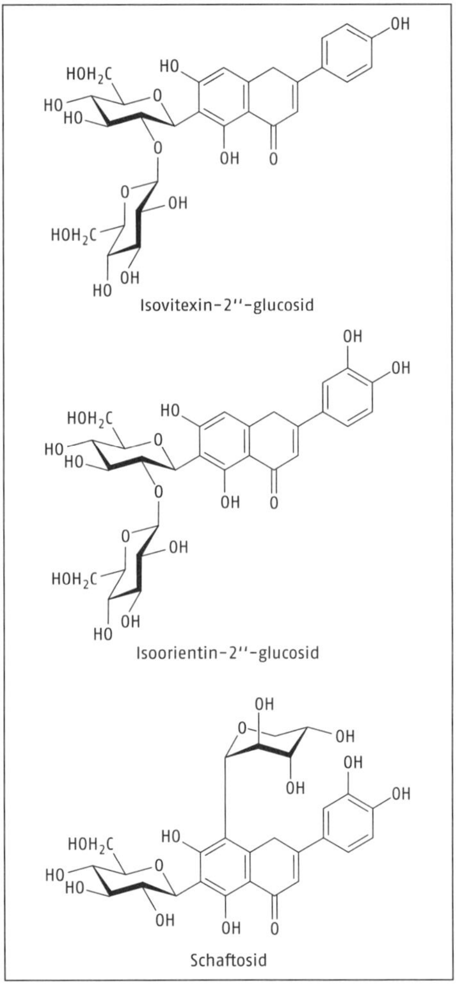

Abb. 1–2.7: Flavonoide in Passionsblumenkraut

welche nach der Ph. Eur. allerdings nur unspezifisch spektrophotometrisch bestimmt werden, zur Standardisierung der Droge und deren Zubereitungen herangezogen. Ph. Eur. fordert für Passionsblumenkraut einen Mindestflavonoidgehalt von 1,5 %, für den Trockenextrakt von 2,0 %, jeweils berechnet als Vitexin.

Nach neueren experimentell-pharmakologischen Untersuchungen wird für die sedierende Wirkung der Passiflora heute wie für Benzodiazepine eine Wirkung über Gamma-Aminobuttersäure-Rezeptoren angenommen. So konnte für Passionsblumenkrautextrakte sowohl eine agonistische Wirkung am GABA-A- als auch eine antagonistische Wirkung am GABA-B-Rezeptor nachgewiesen werden. Der Agonismus am GABA-A-Rezeptor hat eine verminderte Erregbarkeit der Neuronen zur Folge. Der Antagonismus am GABA-B-Rezeptor hemmt die Wiederaufnahme von GABA aus dem synaptischen Spalt und verstärkt somit die Dämpfung der Reizleitung. In humanpharmakologischen Studien konnte nach Gabe eines Passiflora-Extrakts an gesunden Probanden elektroencephalographisch eine Steigerung der Hirnleistungsfähigkeit bestätigt werden. In zwei kleineren placebokontrollierten Studien konnte nach Vorbehandlung der Patienten mit Passiflora-Extrakt vor einem operativen Eingriff eine Verminderung deren Ängstlichkeitsgrades ohne negativen Einfluss auf die psychomotorische Funktion gezeigt werden. In einem weiteren placebokontrollierten klinischen Versuch erhielten Probanden 3 Tage vor einem Bewerbungsgespräch 3-mal täglich 325 mg eines Passionsblumentrockenextrakts. Im Vergleich zur Kontrollgruppe profitierte die Verumgruppe von einer guten Schlafqualität ohne sedierende Begleiterscheinungen.

Tab. 1.2-4: Monopräparate aus Baldrian und Passionsblume (Auswahl)

Handelsname	Darreichungsform	Wirksame Bestandteile
Baldrianwurzel		
		Trockenextrakt in einer Dosierungseinheit (DEV)
Baldrian-Dispert 45 mg	überzogene Tabletten	45 mg (3–6:1); Auszugsmittel: Ethanol 70 % (V/V)
Baldrian-Dispert/Tag zur Beruhigung	überzogene Tabletten	125 mg (3–6:1); Auszugsmittel: Ethanol 70 % (V/V)
BALDRIAN-ratiopharm	Dragees	450 mg (3–6:1), Auszugsmittel: Ethanol 70 % (V/V)
Baldurat	überzogene Tabletten	650 mg (3–6:1), Auszugsmittel Ethanol 70 % (V/V)
Euvegal Balance 500	Filmtabletten	500 mg (3–6:1); Auszugsmittel: Ethanol 70 % (V/V)
Kneipp Baldrian Extrakt Extra stark	überzogene Tabletten	322 mg (5,5–7,4:1), Auszugsmittel: Ethanol 85 % (m/m)
Luvased mono	überzogene Tabletten	450 mg (3–6:1), Auszugsmittel: Ethanol 70 % (V/V)
Sedonium	überzogene Tabletten	300 mg (3–6:1), Auszugsmittel: Ethanol 70 % (V/V)
		Fluidextrakte
Baldriantinktur „Hetterich"	Tropfen	Baldriantinktur DAB
Baldriantinktur Melival	Tropfen	Baldriantinktur DAB
Passionsblume		
Passiflora Curarina	Tropfen	Fluidextrakt aus Passionsblumenkraut (1:1), Auszugsmittel: Ethanol 70 % (V/V)

In der EMA-Monographie wird Passionsblume als traditionelles pflanzliches Arzneimittel zur Besserung milder Symptome bei nervlicher Anspannung und als Einschlafhilfe in einer Dosis von 3–4-mal täglich 0,5–2 g Droge pro Tag eingestuft.

Fenchel

Zur Beruhigung von Säuglingen und Kleinkindern wird oft mit Erfolg Fencheltee oder Fenchelhonig eingesetzt. Da die „beruhigende" Wirkung jedoch auf die **Beseitigung von Verdauungsstörungen** zurückzuführen sein dürfte, wird diese Droge im Abschnitt 2.2.3.8 besprochen.

Kavakavawurzelstock

Der Wurzelstock des aus Polynesien und Melanesien stammenden Rauschpfeffers *Piper methysticum* G. FORST (Kavakavawurzelstock) wird im Südseeraum in Form eines wässrigen Auszugs zur Beruhigung, Schlafförderung und als Psychostimulans verwendet. Aufgrund seines Wirkungsspektrums kann er als pflanzlicher Tranquilizer bezeichnet werden und hatte auf Grund intensiver pharmakologischer Untersuchungen seiner Extrakte und der wichtigsten Inhaltsstoffe sowie klinischer Befunde in Form ethanolische und acetonische Extrakte enthaltender fester Darreichungsformen auch Eingang in unseren Arzneischatz gefunden.

Wegen des Verdachtes hepatotoxischer Effekte wurde die Zulassung Kava-Kava- und Kavain-haltiger Arzneimittel einschließlich homöopathischer Zubereitungen bis einschließlich D4 endgültig im Dezember 2007 widerrufen.

Diesem Widerruf wurde jedoch 2015 durch einen Gerichtsbeschluss widersprochen, so dass Kava-haltige Arzneimittel seitdem grundsätzlich mit allerdings gravierenden vom BfArM erteilten Auflagen wieder zulassungsfähig sind.

Fach- und Gebrauchsinformationen sind folgendermaßen zu überarbeiten bzw. zu ergänzen:

Die Fachinformationen sind insbesondere folgendermaßen zu überarbeiten bzw. zu ergänzen (Entsprechendes gilt für die Gebrauchsinformationen):

- maximale Tagesdosis/übliche Behandlungsdauer bei Erwachsenen: 200 mg Kava-Pyrone/ein Monat, maximal zwei Monate;
- keine Anwendung bei Kindern und Jugendlichen unter 18 Jahren;
- Warnhinweis auf Leberschäden bis hin zu Leberversagen mit lebensbedrohlichem Ausgang (inkl. Todesfälle) im Zusammenhang mit der Einnahme;
- bei Zeichen einer Leberschädigung Einnahme beenden und Arzt aufsuchen; Leberwerte müssen vor Behandlungsbeginn und während der Behandlung einmal wöchentlich bestimmt werden;
- Wechselwirkungen mit zahlreichen Arzneistoffen sind möglich (Substrate und Inhibitoren für das Cytochrom P450 2D6 und potenziell hepatotoxische Medikamente wie Betablocker, bestimmte Antidepressiva und Migränetherapeutika).

Ferner wird ein engmaschiges Monitoring der Leberwerte gefordert. Außerdem wird der Zulassungsinhaber verpflichtet, dem Patienten spezielles von ihr genehmigtes Schulungsmaterial zur Verfügung zu stellen.

1.2.2.3 Kombinationspräparate

Der Grundsatz, fixe Wirkstoffkombinationen nur dort einzusetzen, wo durch die Kombination bedingte therapeutische Vorteile zu erwarten sind, gilt auch für Schlaf- und Beruhigungsmittel. Dennoch ist angesichts der Suggestivkraft, die nicht zuletzt von milden pflanzlichen Präparaten ausgeht, ein puristischer Standpunkt eher schädlich als nützlich. Die Kombination von synthetischen sedativ oder hypnotisch wirksamen Verbindungen erscheint weder notwendig noch in Anbetracht fehlender Vorteile, aber stets möglicher Nebenwirkungen, vertretbar. Gegen die **Kombination schwach wirksamer pflanzlicher**

Stoffe ist hingegen solange nichts einzuwenden, als folgende Voraussetzungen erfüllt sind:

- Die einzelnen Drogen sollten sedativ wirkende Bestandteile enthalten oder zumindest als Beruhigungsmittel in der Volksmedizin gebräuchlich sein (ausgenommen Füll- oder Schönungsdrogen in Teegemischen).
- Bedenkliche Drogen oder deren Bestandteile dürfen nicht enthalten sein.

Tab. 1.2-5: Pflanzliche Kombinationspräparate (Auswahl)

Handelsname	Darreichungsform	Wirksame Bestandteile	
		Baldrian und Hopfen	
		Trockenextrakt pro Dosierungseinheit	
		Baldrianwurzel	**Hopfenzapfen**
Allunapret® Nacht zum Einschlafen	Filmtabletten	187 mg (5–8:1) – Auszugsmittel: Methanol 45 % (m/m)	41,88 mg (5–8:1) – Auszugsmittel: Methanol 45 % (m/m)
Avedorm® duo	Dragees	200 mg (4–7:1) – Auszugsmittel: Methanol 45 % (V/V)	48 mg (4–8:1) – Auszugsmittel: Methanol 40 % (V/V)
Baldrian Dispert® Nacht zum Einschlafen	überzogene Tabletten	200 mg (4–7:1) – Auszugsmittel: Ethanol 70 % (V/V)	68 mg (4–8:1) – Auszugsmittel: Ethanol 40 % (V/V)
Baldrian-Hopfen	Kapseln	100 mg (3–6:1) – Auszugsmittel: Ethanol 70 % (V/V)	30 mg (4–8:1) – Auszugsmittel: Ethanol 40 % (V/V)

(Fortsetzung nächstes Blatt)

Schlaflosigkeit, Angst

Tab. 1.2-5: Pflanzliche Kombinationspräparate (Auswahl) (Fortsetzung)

Handelsname	Darreichungsform	Wirksame Bestandteile	
		Baldrian und Melisse	
		Trockenextrakt pro Dosierungseinheit	
		Baldrian	Melisse
Plantival® novo Lösung	Saft	5 ml: 236 mg (4–5:1) – Auszugsmittel: Ethanol 62 % (m/m)	5 ml: 177 mg (4–6:1) – Auszugsmittel: Ethanol 30 % (m/m)
SE Baldrian/Melisse forte	Dragees	320 mg (3–6:1) – Auszugsmittel: Ethanol 62 % (m/m)	160 mg (4–6:1) – Auszugsmittel: Ethanol 30 % (m/m)

- Die Anzahl der kombinierten Bestandteile muss in sinnvollen Grenzen gehalten werden.

So ist der Einsatz von kreislaufaktiven Drogen oder Drogenextrakten in zur Beruhigung vorgesehenen Phytopharmaka wenig überzeugend.

Schwieriger ist die Frage zu beantworten, mit wie vielen Einzelkomponenten ein kombiniertes Beruhigungsmittel auf pflanzlicher Basis noch sinnvoll ist. Starre Regeln zu geben, wäre hier sicherlich wenig nützlich. Kontrollierte Studien zur Wirksamkeit von Baldrian und Hopfen scheinen nicht vorzuliegen. Allerdings wurde in einer offenen Therapiebeobachtung bei niedergelassenen Ärzten die Wirksamkeit und Verträglichkeit eines Kombinationspräparates aus Baldrianwurzel und Hopfenzapfen an 144 Patienten mit anamnestisch festgestellten Schlafstörungen untersucht. Das Prüfpräparat Alluna® Dragees enthielt pro Dosierungseinheit 250 mg eines methanolischen (45 %) Trockenextrakts aus Baldrianwurzel (DEV 4–6:1), standardisiert auf mindestens 0,15 % Valerensäuren und 60 mg eines methanolischen (45 %) Hopfenzapfentrockenextrakts (DEV 5–7:1), standardisiert auf mindestens 0,4 % Flavonoide, berechnet als Rutin. Die Patienten nahmen vier Wochen lang etwa 1 h vor dem Zubettgehen 1–2 Dragees des Prüfpräparates. Nach ärztlicher Beurteilung konnten bei 71 % der Durchschlafstörungen mit Kurzerwachen, bei 67 % der Einschlafstörungen und bei 67 % der psychologisch bedingten Schlafstörungen eine Verbesserung erzielt werden.

1.2.3 Patientengespräch

Die Beratung des Patienten bei der Behandlung von Nervosität, Schlafstörungen und depressiven Verstimmungen erfordert nicht nur physiologische und pharmakologische Sachkenntnis, ebenso wichtig sind Menschenkenntnis, Einfühlungsvermögen und ein gewisses Maß an Zuwendung. Natürlich kann und soll der Apotheker nicht die psychiatrische Behandlung oder eine psychosoziale Beratung ersetzen. Die praktische Erfahrung lehrt jedoch, dass das Gefühl, angehört, verstanden und ernst genommen zu werden, manchem Patienten mit psychisch bedingten Schlafstörungen mehr hilft als der fachlich qualifizierte und gut gemeinte pharmakotherapeutische Rat und der Griff zum starken Schlafmittel.

1.2.3.1 Ursachen von Schlafstörungen

Vor der Empfehlung eines Arzneimittels sollte stets versucht werden, die Ursachen von Schlafstörungen, Angst oder Nervosität herauszufinden. Dabei stellt sich nicht selten heraus, dass die Bewertung von **subjektiv** empfundenen Schlafstörungen oder eines Schlafdefizits einer Korrektur bedarf. So werden das Schlafbedürfnis bzw. geringe Unre-

gelmäßigkeit des Schlafs bei Kindern von den Eltern häufig überschätzt. Auch ältere Menschen klagen häufig über Schlafstörungen, die objektiv nicht vorhanden sind. Hier hilft **Aufklärung über die physiologische Schlafdauer** und die bestehenden Unterschiede bei alten und jungen Menschen (vgl. Tab. 1.2-2).
Objektivierbare Schlafstörungen können u. a. folgende Ursachen haben:

- Änderung des tagesrhythmischen Ablaufs,
- exogene, physische Reizüberflutung (Lärm, Licht, Wärme, Kälte),
- körperliches Missbefinden (z. B. Schmerzen, Krämpfe, Juckreiz, Atem- oder kardiovaskuläre Beschwerden),
- psychische Belastung,
- psychische Erkrankungen,
- übermäßiger Coffein-, Nikotin- oder Alkoholgenuss,
- Arzneimittel mit psychostimulierender Wirkung (z. B. Appetithemmer und andere zentral wirksame Sympathomimetika),
- toxische Noxen wie Lösungsmitteldämpfe.

Oft lassen sich die Ursachen einer Schlafstörung, sind sie erst einmal erkannt, auf einfache Weise beheben. Dies ist die zweifellos schonendste und erfolgreichste Art der Insomniebehandlung. So kann eine häufig beobachtete ungünstige Schlafumgebung durch einfache Maßnahmen zumindest verbessert werden. Der durch den Berufsverkehr frühmorgens einsetzende Straßenlärm lässt sich zwar nicht verhindern, eine Schalldämpfung durch verbesserte Isolierung ist aber vielfach möglich. Bei lautstarken Nachbarn kann ein freundliches Gespräch, manchmal auch eine positivere Einstellung des Betroffenen gegenüber dem Verursacher, Wunder wirken. Nicht vermeidbarem Schnarchen kann durch in das Ohr eingebrachte Geräuschschützer aus Watte oder Polymerweichschaum (Lärmstopp®, Ohropax®) erfolgreich begegnet werden.
Die **Behandlung des Grundleidens** ist die zweifellos wichtigste Maßnahme bei somatisch bedingten Schlafstörungen. Auch die symptomatische Behandlung von Schmerz, Juckreiz oder Krämpfen kann sinnvoller sein als der Einsatz eines Hypnotikums. Kleinere Mengen Alkohol, insbesondere Bier, begünstigen eher den Schlaf. Alkohol im Übermaß genossen erzwingt zwar das Einschlafen, doch fehlt durch Verminderung der Tiefschlafphasen der regenerierende Effekt des Schlafs.

Psychische Belastungen durch Beruf, Schule sowie ungünstige familiäre und soziale Verhältnisse sind im Patientengespräch gewiss nicht zu beseitigen. Dem Apotheker obliegt jedoch hier eine Informationspflicht, wenn, wie häufig beobachtet, versucht wird, die Folgen derartiger Stresssituationen durch sinnlose Medikamente zu kompensieren. Eine bei Kindern häufig unterschätzte Ursache für Nervosität und Schlafstörungen ist der wahllose und übermäßige Fernsehkonsum. Nicht jedes als solches diagnostizierte ADHS-Syndrom bedarf einer medikamentösen Behandlung. Erwachsene sollten gegebenenfalls auf die schlafhemmende Wirkung von coffeinhaltigen Getränken (Kaffee, Tee, Cola) in größeren Mengen oder zu ungünstiger Zeit hingewiesen werden. Schließlich ist die stimulierende Nebenwirkung von zur Appetithemmung, Kreislaufaktivierung oder Broncholyse eingesetzten Sympathomimetika zu berücksichtigen.

1.2.3.2 Nicht medikamentöse Schlafhilfen

Nicht selten gelingt es, durch Umstellung der Lebensgewohnheiten Schlafstörungen zu beseitigen und so auf Schlafmittel zu verzichten. Dabei ist davon auszugehen, dass der Erfolg, vor allem bei bereits länger andauernden Schlafstörungen, sich meist erst längerfristig einstellt. Dem Patienten muss daher klargemacht werden, dass ein solcher Prozess Geduld von ihm erfordert. Ferner sollte versucht werden, ihn zu einer höheren Akzeptanz eines subjektiv empfundenen Schlafdefizits zu bewegen.

Zur nicht medikamentösen Schlafförderung gehört auch die Schaffung optimaler Bedingungen für einen guten Schlaf (s. Kasten).

Beratungstipp

Optimale Schlafvorbereitung und Schlafbedingungen

- Optimale Schlaftemperatur (18–20 °C).
- Beseitigung von Störfaktoren, wie z.B. Licht, Lärm.
- Verzicht auf schwerverdauliche Speisen und größere Mengen alkoholhaltiger Genussmittel am späten Abend.
- Entspannen von hochkonzentrierter geistiger Tätigkeit durch geeigneten, z.B. musischen Ausgleich oder leichte Unterhaltung.
- Intensive körperliche Betätigung je nach Alter (Sport, Gartenarbeit, Spaziergänge).
- Regelmäßige Schlafzeiten, Verzicht auf Mittagsschlaf.
- Keine coffeinhaltigen Getränke nach 16 Uhr.
- Entspannungsbad nehmen.
- Medikation überprüfen und falls Medikamente die Auslöser für die Schlafprobleme sind, den Arzt aufsuchen (Medikationswechsel o. Änderung des Dosierschemas).

1.2.3.3 Prioritäten bei der Behandlung von Schlafstörungen

Optimale Beratung wird dem Patienten zuteil, wenn vor der Anwendung von Arzneimitteln, soweit möglich, alle schlafhemmenden Faktoren ausgeschaltet und alle nicht medikamentösen Schlafhilfen voll ausgeschöpft werden.

Die **medikamentöse Behandlung** sollte stets mit milden, d.h. mit **pflanzlichen Mono-** oder auch **geeigneten Kombinationspräparaten** beginnen. Neben den **Oralpräparaten** ist auch die **Balneotherapie** in Betracht zu ziehen. Dabei ist standardisierten Präparaten stets der Vorzug zu geben. Soweit die Wirkungen pflanzlicher Präparate experimentell oder klinisch noch nicht exakt belegt sind, empfiehlt es sich dennoch, die Suggestivwirkung, die von solchen Arzneimitteln ausgeht, voll auszuschöpfen. Grundsätzlich falsch ist es – und hier liegt die Gefahr für den Laien geschriebener, kritisch bewertender Literatur – den Patienten von der „Unwirksamkeit" eines Präparats zu überzeugen, es sei denn, es sind toxikologische Risiken im Spiel.

Erst wenn milde schlaffördernde pflanzliche Arzneimittel nicht zum Erfolg führen, sind **Antihistaminika** angezeigt. Dabei sollte die Dosis stets sinnvoll begrenzt werden. Allerdings ist darauf hinzuweisen, dass die beiden als Hypnotika verwendeten, nicht verschreibungspflichtigen Antihistaminika Diphenhydramin und Doxylamin, in der von der Universität Witten/Herdecke herausgegebenen Priscus-Liste, wegen ihrer anticholinergen Nebenwirkungen für ältere Menschen als potentiell inadäquate Medikation (PIM) eingestuft sind. Als Alternativen werden hier vorzugsweise Baldrian oder verschreibungspflichtige Wirkstoffe wie Benzodiazepine, Z-Substanzen, sedierende Antidepressiva oder Neuroleptika aufgeführt. Bei schweren Schlafstörungen sind stärker wirksame, verschreibungspflichtige Hypnotika und unter Umständen Psychopharmaka vorteilhafter.

1.2.3.4 Schlafmittelsucht

Als obligate Anlaufstelle ist der Apotheker über den Medikamentenkonsum oft besser informiert als der verschreibende Arzt. Dabei ist zu berücksichtigen, dass der Süchtige seine Medikamente meist aus verschiedenen Apotheken bezieht und nicht selten mehrere Ärzte konsultiert. Gegenseitige Information unter Fachkollegen verstößt hier nicht gegen die Schweigepflicht, sondern bewahrt den Betroffenen vor Schlimmerem, sofern Konsequenzen für die Arzneimittelverschreibung bzw. -abgabe gezogen werden. Der wohl gemeinte Rat allein ist im fortgeschrittenen Stadium der Abhängigkeit hingegen fast immer zwecklos.

Dass bei dem abrupten Absetzen euphorisierender Pharmaka bei physisch Abhängigen

Abstinenzerscheinungen mit schweren somatischen Symptomen auftreten können, ist hinreichend bekannt. Bei dem gewohnheitsmäßigen Gebrauch starker Schlafmittel kommt unabhängig von Sucherscheinungen ein weiterer Effekt, das so genannte **Rebound-Phänomen**, hinzu, über das der Patient aufgeklärt werden muss. Stark hypnotische Pharmaka unterdrücken die REM-Phase des Schlafs. Bei abruptem Verzicht auf das Schlafmittel versucht der Organismus das bestehende Defizit durch Intensivierung der paradoxen Schlafphase auszugleichen. Dies kann sich in einem sehr unruhigen Schlaf mit schweren Angstträumen äußern. Vermeiden lässt sich das Rebound-Phänomen durch ein allmähliches Absetzen des Schlafmittels.

Der spontane Griff in die Schublade (bzw. zum Rezeptblock des Arztes) mag der bequemste Weg zur Behandlung von Schlafstörungen sein, der beste für den Patienten ist er sicher nicht. Eine verantwortungsvolle Beratung des Apothekers sollte sein selbstverständlicher Beitrag zur Lösung des Suchtproblems sein.

Dass die früher gepflegte Indikationslyrik komplex zusammengesetzter Handelspräparate, die einer rationalen Begründung entbehren, inzwischen weitgehend verschwunden ist, dürfte weniger der Einsicht der Hersteller als vielmehr einer strengeren Bewertung im Rahmen der Nachzulassung zu verdanken sein, welche entsprechende Präparate als traditionelle Arzneimittel einstufte, für die bei sehr eingeschränkter weicher Indikation ein Wirksamkeitsnachweis nicht erforderlich war.

1.2.3.5 Angststörungen

Pathologische Ängste sind oft schwererer Natur, gehören dann selbstverständlich in die Hand des fachkompetenten Therapeuten und erfordern meist den Einsatz verschreibungspflichtiger Medikamente.

Zu den schweren Formen gehört die **generalisierte Angststörung**, GAD (Generalized Anxiety Disorder). Sie ist gemäß DSM-IV (Diagnostic and Statistical Manual of Mental Disorders) durch Art, Anzahl und Dauer verschiedener psychischer und somatischer Symptome streng definiert. Die Diagnose der GAD setzt seit mindestens sechs Monaten andauernde schwer kontrollierbare übermäßige Ängste und Sorgen und zusätzlich mindestens drei der sechs Symptome Ruhelosigkeit, leichte Ermüdbarkeit, Konzentrationsschwierigkeiten, Reizbarkeit, Muskelspannung und Schlafstörungen voraus.

Neben der Definition der GAD lässt das internationale Klassifizierungssystem für Erkrankungen für die Zuordnung zu dem inzwischen etablierten Krankheitsbegriff **subsyndromales Angstsyndrom**, NOS (Anxiety Disorder Not Otherwise Specified) weitere Diagnosekriterien zu. Danach handelt es sich um subsyndromale Angst, wenn über Sorgen und/oder Angstgefühle seit mindestens einem Monat berichtet wird und außerdem mindestens zwei der folgenden Symptome vorliegen:

- Schlaflosigkeit (Einschlaf- oder Durchschlafschwierigkeiten oder unruhiger, nicht erholsamer Schlaf),
- Ruhelosigkeit,
- Reizbarkeit,
- leichte Ermüdbarkeit,
- Muskelspannung.

Das subsyndromale Angstsyndrom ist ein typisches Einsatzgebiet für die schwächer wirkenden Phytopharmaka wie Baldrian, Melisse, Hopfen, Passionsblume, Johanniskraut, früher auch Kavakavawurzel (inzwischen nicht mehr zugelassen) und neuerdings auch Lavendelöl. Seit Frühjahr 2010 steht mit Lasea® magensaftresistenten Weichgelatinekapseln (wirksamer Bestandteil 80 mg Lavendelöl pro Kapsel) ein nicht verschreibungspflichtiges Anxiolytikum zur Verfügung, welches in Deutschland zur Behandlung von Unruhezuständen und ängstlicher Verstimmung zugelassen ist. Hauptinhaltsstoffe von Lavendelöl sind Linalool und Linylacetat. Als Wirkungsmechanismus von

Linalool und Linalylacetat wird deren Bindung an präsynaptische spannungsabhängige Calciumkanäle mit folglich gehemmtem Calciumeinstrom in die Nervenzelle und hieraus resultierender, verminderter Freisetzung von Neurotransmittern angenommen. Möglicherweise trägt auch die für Linalool im Tierversuch nachgewiesene Hemmung der Glutamatbindung in der Hirnrinde zur anxiolytischen Wirkung des Lavendelöls bei.

Pharmakokinetische Studien ergaben für Linalool eine rasche Resorption und eine Eliminationshalbwertszeit von etwa vier Stunden nach Einzeldosis und von etwa neun Stunden nach zweiwöchiger täglicher Einzeldosis von 80 mg Lavendelöl. Unter multipler Dosierung wird der steady state nach etwa fünf Tagen erreicht. Die Bioverfügbarkeit wird durch gleichzeitige Nahrungsaufnahme nur unwesentlich beeinträchtigt.

Die Wirksamkeit von Lasea® wurde bei einer täglichen Einzeldosis von 80 mg Lavendelöl in drei randomisierten Doppelblindstudien untersucht. Studie 1 wurde an 216 unter NOS leidenden Patienten (107 Verum-, 109 Plazebobehandelten) Patienten über zehn Wochen durchgeführt. In Studie 2 wurden 77 Patienten mit diagnostizierter GAD, von denen 40 täglich eine Lasea® Kapsel (entsprechend 80 mg Lavendelöl) und 37 täglich 0,5 mg des Benzodiazepinderivates Lorazepam über sechs Wochen erhielten, vergleichend behandelt. In Studie 3 wurden 170 Patienten mit dem Krankheitsbild Ruhelosigkeit und Erregungszustände (gesteigerte körperliche Erregbarkeit), davon 86 verum-, 84 plazebobehandelt, über zehn Wochen verglichen.

Bei den leichteren Ängstlichkeitsstörungen (NOS) der Studie 1 erwies sich das Lavendelölpräparat der Plazebobehandlung als deutlich, bei der Behandlung von Ruhelosigkeit und Erregungszustände (Studie 3) allerdings als nur sehr schwach überlegen. Bei Patienten mit dem Vollbild einer GAD erwies sich die Behandlung mit Lasea® derjenigen einer niedrig dosierten Behandlung (Einstiegsdosierung) mit Lorazepam als gleichwertig. Einzige unter Behandlung mit Lasea® häufiger auftretende Nebenwirkung im Vergleich zu den Plazebogruppen, vor allem nach höheren Dosen, waren leichte gastrointestinale Beschwerden wie Aufstoßen.

Lasea® ist zugelassen für Erwachsene (ab 18 Jahren) und wird empfohlen für Patienten

- mit unterschwelliger Angststörung, die bisher nicht behandelt wurde,
- mit nicht zufriedenstellender Angst lösender Wirkung durch andere pflanzliche Präparate wie Baldrian oder Johanniskraut oder
- solchen, die lieber ein pflanzliches Arzneimittel nehmen möchten.

(Fortsetzung nächstes Blatt)

1.3 Müdigkeit, Antriebsschwäche

Psychostimulantien (Psychotonika) erhöhen bei Müdigkeit die **Vigilanz** (Wachheitsgrad) und besitzen somit eine den Hypnotika entgegengesetzte Wirkung. Sie erhöhen die körperliche und geistige Leistungsfähigkeit einschließlich, wie sich experimentell nachweisen lässt, der Konzentrationsfähigkeit. Psychostimulantien sind **sympathomimetisch** wirkende Pharmaka. Chemisch gehören sie im Wesentlichen zwei Verbindungsklassen, der **Phenylpropan-** oder der **Purinreihe** an. Je nach Variation der Grundstruktur und den daraus resultierenden pharmakokinetischen Eigenschaften der einzelnen Vertreter ist die periphere oder zentrale Wirkung stärker ausgeprägt. Verbindungen der Phenylpropanreihe mit betont lipophilen Eigenschaften zeigen ein gutes Penetrationsvermögen für die Blut-Hirn-Schranke und wirken vorwiegend zentral. Die meisten dieser Verbindungen, einschließlich der Mehrzahl der Appetithemmer, wurden, nachdem **häufiger Missbrauch** beobachtet wurde, inzwischen verschreibungspflichtig, einige von ihnen, wie die Weckamine, Amphetamin und Methamphetamin, unterliegen wegen des **hohen Suchtpotentials** dem Betäubungsmittelgesetz. Mit Hilfe dieser stark zentral wirksamen indirekten Sympathomimetika gelingt es in extremen Belastungssituationen, die letzten Leistungsreserven zu mobilisieren. Dies ist jedoch nicht ungefährlich, da die Leistungsgrenze nicht mehr erkannt wird und Todesfälle vorgekommen sind. Die strenge Dopingkontrolle bei Spitzensportlern ist somit sicherlich berechtigt. Ein bewährtes, nicht verschreibungspflichtiges Psychostimulans mit erheblich geringerem Risiko ist **Coffein** aus der Purinreihe. Gegen seine mäßige Anwendung zur Leistungssteigerung bei Müdigkeitserscheinungen, besonders dann, wenn ein hohes Konzentrationsvermögen gefordert ist (z.B. bei langen Autofahrten oder bei Nachtarbeit) ist nichts einzuwenden. Psychostimulantien können jedoch, zumindest langfristig, ausreichenden Schlaf nicht ersetzen.

1.3.1 Medikamentöse Maßnahmen

Coffein

Coffein (1,3,7-Trimethylxanthin, Abb. 1.3-1) ist das wohl verbreitetste und zugleich ein weitgehend unschädliches Genussmittel. Es ist zu 0,3 bis 2,5% in der Kaffeebohne, Coffeae semen tostae (Stammpflanze *Coffea arabica*), zu 2,5 bis 4,5% in schwarzen Teeblättern, Theae folium (Stammpflanze *Camellia sinensis*), zu 0,5 bis 3,0% in Mateblättern, Mate folium (Stammpflanze *Ilex paraguariensis*) und zu 0,6 bis 1,5% in der Colanuss, Colae semen (Stammpflanze *Cola nitida* und *Cola acuminata*) enthalten. Mit den aus den genannten Drogen bereiteten, als Genussmittel verwendeten Getränken werden die in Tabelle 1.3-1 gezeigten Coffeinmengen aufgenommen.

Wirkungsmechanismus

Auf molekularer Ebene sind für Coffein und die beiden anderen Methylxanthine Theophyllin und Theobromin verschiedene experimentell begründbare Wirkungsmechanismen diskutiert worden, deren Beitrag zu den pharmakodynamischen Einzelwirkun-

Müdigkeit, Antriebsschwäche

gen der Methylxanthine aber bis heute nicht gesichert und möglicherweise organspezifisch unterschiedlich ist.

Tab. 1.3-1: Coffeingehalt in Getränken

Getränk	Coffeingehalt* (mg)
Kaffee (125 ml)	
• Gemahlen	50 bis 150
• Löslich	40 bis 100
Espresso (50 ml)	50
Tee (125 ml)	30 bis 60
Kakao	5
Cola-Getränke (200 ml)	25
Energiedrink (250 ml) (z.B. Red Bull)	80

* Die Coffeinangaben sind nur Richtwerte und von Zubereitung, Marke und verwendeten Sorten (Tee, Kaffee) abhängig.

Folgende molekularbiologischen Effekte wurden für Coffein nachgewiesen:

- kompetitiver Antagonismus an Adenosinrezeptoren,
- Inhibition der 3',5'-cAMP-Phosphodiesterase,
- Öffnung der Kaliumkanäle und Erhöhung der Permeabilität der Zelle für Calciumionen,
- Antagonismus an Benzodiazepinrezeptoren.

Da die antagonistische Wirkung des Coffeins an Adenosinrezeptoren im Gegensatz zur Phosphodiesterase-Hemmung und Beeinflussung der Calciumhomöostase bereits in 5 bis 50 µmolaren und damit auch mit normalen therapeutischen Dosen im Plasma erreichten Coffeinkonzentrationen beobachtet wird, gelten Adenosinrezeptoren heute als wahrscheinlichster, für die pharmakologischen Coffeinwirkungen verantwortlicher Angriffspunkt.

An der Außenseite der Zellmembran kommen zwei Subtypen des Adenosinrezeptors, die A_1- und A_2-Rezeptoren vor, die sich hinsichtlich ihrer Affinität zum Adenosin deutlich unterscheiden und über eine Vermittlung über G-Proteine die Aktivität der Adenylatcyclase in der Zelle verändern. Während Adenosin über die hochaffinen A_1-Rezeptoren die Adenylatcyclase inhibiert, erfolgt über die niedrigaffinen A_2-Rezeptoren eine Stimulation dieses Enzyms. Der kompetitive Adenosinantagonismus des Coffeins wird bei beiden Rezeptorsubtypen gleichermaßen beobachtet.

Wirkungsspektrum

Da Adenosin sowohl im peripheren als auch zentralen Nervensystem primär durch Angriff an präsynaptischen A_1-Rezeptoren eine Hemmung der synaptischen Reizübertragung bewirkt, ist die exzitatorische Wirkung des Coffeins auf das Zentralnervensystem infolge einer Blockade der A_1-Rezeptoren verständlich. Diese erfasst mit steigender Dosierung zunächst die Großhirnrinde, dann den Hirnstamm und schließlich das Rückenmark. Folge der ZNS-Stimulation ist im Dosierungsbereich von 80 bis 250 mg die Beseitigung von Müdigkeit, die Förderung der psychischen Leistungsfähigkeit sowie die Verringerung der Reaktionszeit. Die psychostimulierende und damit leistungssteigernde Wirkung kommt jedoch nur bei Müdigkeit, nicht bei wachen Personen zum Ausdruck. Hingegen kann durch Coffein die motorische Koordinationsfähigkeit und die Fähigkeit zur Lösung arithmetischer Aufgaben verringert werden, der physiologische Tremor wird verstärkt. Höhere Coffeindosen bewirken Schlaflosigkeit, Unruhe, erhöhte Reizbarkeit, Nervosität, Tremor, Gedankenjagen, Herzarrhythmien, Hyperästhesien und schließlich fokale und generalisierte Krämpfe.

Aus einer Stimulation des Atemzentrums durch Erhöhung der Kohlendioxidempfindlichkeit resultiert ein erhöhtes Atemvolumen. Die Coffeinwirkung auf das kardiovaskuläre System ist dosisabhängig und kann bei regelmäßigem Coffeinkonsum abgeschwächt sein. Niedrige Coffeindosen wirken infolge einer Stimulation vagaler Kerngebiete in der Medulla oblongata negativ chronotrop, eine Hypertension wird erst bei höherer Dosierung (ab 200 mg) beobachtet.

Die **kardiovaskuläre Wirkung** ist bei Coffein weniger ausgeprägt als bei den anderen Purinderivaten, insbesondere dem Theophyllin. Aufgrund der komplexen Mechanismen und Angriffspunkte ist der resultierende Gesamteffekt auf das kardiovaskuläre System abhängig von der Ausgangslage des Patienten und der Dosis. Neben der direkten β-sympathomimetischen Herzwirkung (positiv intrope Wirkung) mit erhöhter Herzaus-

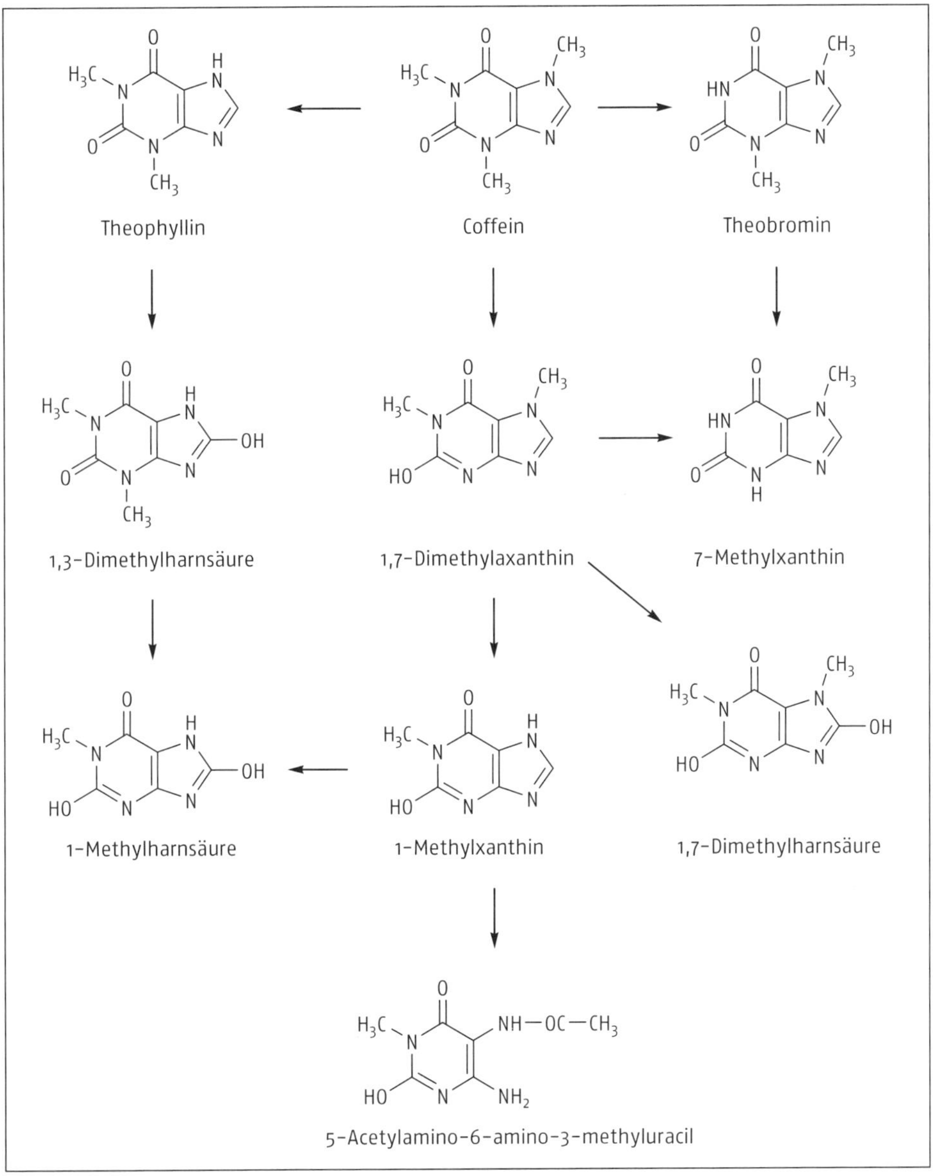

Abb. 1.3-1: Biotransformation von Coffein beim Menschen

wurfleistung vermindert Coffein den peripheren Gefäßwiderstand teils auf direktem Wege, teils durch Stimulation der medullären Vaguskerne, so dass der Blutdruck in therapeutischen Dosen in der Regel unverändert bleibt. Am Herzen resultiert nach therapeutischen Dosen eine schwach bradykarde (frequenzerniedrigende), in höheren Dosen eine tachykarde (frequenzerhöhende) sowie arrhythmische Wirkung.

Von therapeutischem Interesse ist auch die **konstriktorische Wirkung** des Coffeins auf **Hirngefäße**. Auf sie wird die günstige Wirkung bei Kopfschmerzen zurückgeführt (vgl. Kap. 1.1.4.5). Unter diesem Aspekt hat auch der Einsatz von Coffein in fixen Analgetikakombinationen seine Berechtigung. Zu berücksichtigen ist jedoch, dass solche Kombinationen auch bei anderen Schmerzzuständen Verwendung finden, bei denen der Einsatz des Coffeins nicht sinnvoll ist.

Weitere bemerkenswerte Wirkungen des Coffeins sind ferner die vermehrte Nierendurchblutung, die Erhöhung der glomerulären Filtrationsrate und resultierende Diurese sowie die vermehrte Magensaftsekretion (Salzsäure und Pepsin).

Pharmakokinetik

Coffein zeigt eine Absorptionshalbwertszeit von 2 bis 13 Minuten und wird nach oraler Gabe rasch und nahezu vollständig resorbiert. Nach Einnahme einer Dosis von 5 mg/kg wurde nach einer lagtime von 5 bis 9 Minuten die C_{max} innerhalb von 30 bis 40 Minuten erreicht, sie lag bei 9 bis 10 µg/ml. Oral verabreichtes Coffein ist praktisch vollständig bioverfügbar.

Die Plasmaproteinbindung schwankt zwischen 30 und 40 % und das Verteilungsvolumen beträgt 0,52 bis 1,06 l/kg. Coffein verteilt sich in alle Kompartimente, passiert rasch die Blut-Hirn- und die Plazentaschranke und tritt auch in die Muttermilch über.

Coffein wird an den Stickstoffatomen 1, 3 und 7 entmethyliert (Abb. 1.3-1). Es entsteht zu mehr als 70 % durch *N*-3-Demethylierung 1,7-Dimethylxanthin (Paraxanthin), während Theobromin zu 6 bis 10 % und Theophyllin zu 3 bis 4 % gebildet werden. Durch Öffnung des Imidazolringes resultieren Uracilderivate wie das 5-Acetylamino-6-amino-3-methyluracil. Durch Oxidation am C-8 entstehen ferner *N*-Methylharnsäurederivate. Die Plasmahalbwertszeit für Coffein liegt zwischen 4,1 und 5,7 Stunden, sie zeigt jedoch starke inter- und intraindividuelle Schwankungen. Es wurden auch Werte von 9 bis 10 Stunden gemessen. Coffein und seine Metaboliten werden überwiegend renal eliminiert. Im 48-h-Sammelharn fanden sich bis zu 86 % der applizierten Dosis, von denen nur maximal 1,8 % unverändertes Coffein waren. 1-Methylharnsäure (12 bis 38 %), 1-Methylxanthin (8 bis 19 %) und 5-Acetylamino-6-amino-3-methyluracil (15 %) sind die Hauptmetaboliten. Die Faezes enthielten nur 2 bis 5 % der Dosis. Als Hauptmetabolit trat die 1,7-Dimethylharnsäure auf, die 44 % der Gesamtmenge ausmachte. Eine vermehrte Harnsäureausscheidung tritt nicht auf, so dass **Gicht keine Kontraindikation für Coffein** darstellt.

Bei **gewohnheitsmäßigem Coffeingenuss** wird eine leichte Toleranzbildung beobachtet, die auf eine beschleunigte Biotransformation zurückgeführt wird.

Bei Neugeborenen betrug die Plasmahalbwertszeit in den beiden ersten Lebensmonaten 65 bis 100 Stunden. Erst nach 4 bis 8 Monaten nähert sich die Plasmahalbwertszeit der von Erwachsenen.

Therapeutische Verwendung

Die Aufbereitungsmonographie für Coffein sieht als Anwendungsgebiete die kurzfristige Beseitigung von Ermüdungserscheinungen vor, wobei selbstverständlich nicht alle Ermüdungserscheinungen einer pharmakotherapeutischen Behandlung bedürfen.

Das Auftreten von Nebenwirkungen hängt von der individuellen Empfindlichkeit gegenüber Coffein und von dem täglichen

Konsum coffeinhaltiger Getränke ab. Bereits niedrige Dosen können zu Schlaflosigkeit, innerer Unruhe, Tachykardie und Magen-Darm-Beschwerden führen. Auch bei weniger Empfindlichen können bei Dosen von über 200 mg Reizbarkeit, Kopfschmerzen und Verstärkung des physiologischen Tremors auftreten.

Längerer Gebrauch von Coffein, insbesondere mittlerer bis höherer Dosen, führt zur Toleranzentwicklung gegenüber den meisten Wirkungen, aber auch Nebenwirkungen. Bei abruptem Absetzen nach längerem Gebrauch höherer Dosen können Kopfschmerzen sowie Müdigkeit, Muskelschmerzen, Nervosität und vegetative Symptome auftreten. In Einzelfällen sind allergische Reaktionen beschrieben worden. Die Letaldosis bei oraler Verabreichung liegt für den Erwachsenen bei 10 bis 50 g. Besondere Vorsicht ist bei Patienten mit Herzarrhythmien, wie Sinustachykardien/Extrasystolen (Gefahr der Verstärkung), Patienten mit Leberzirrhose (Gefahr von Coffein-Akkumulation), Patienten mit Schilddrüsenüberfunktion (Gefahr der Verstärkung der Coffein-Nebenwirkungen) und Patienten mit Angstsyndromen (Gefahr der Verstärkung) geboten. Sie sollten Coffein nur in niedriger Dosierung (ca. 100 mg) bzw. unter ärztlicher Überwachung erhalten. Durch die Verwendung von Coffein bei stillenden Müttern kann das Befinden und Verhalten des Säuglings beeinträchtigt werden.

Coffein wirkt antagonistisch gegenüber den sedativen Wirkungen zahlreicher Substanzen, wie z.B. Barbiturate, Antihistaminika etc. Es wirkt synergistisch gegenüber den tachykarden Wirkungen von z.B. Sympathomimetika, Thyroxin etc. Bei Substanzen mit breitem Wirkungsspektrum können die Wechselwirkungen im Einzelnen unterschiedlich und nicht voraussehbar sein (z.B. Benzodiazepine).

Bei der gleichzeitigen Gabe von 50 mg Coffein zu Paracetamol oder Acetylsalicylsäure ist eine relative analgetische Wirkungsstärke zwischen 1,3 und 1,7 in verschiedenen Studien gefunden worden. Dies kann zu einer entsprechenden Einsparung der analgetischen Substanz führen. Orale Kontrazeptiva, Cimetidin und Disulfiram vermindern den Coffein-Abbau in der Leber, Barbiturate und Rauchen beschleunigen ihn. Die Ausscheidung von Theophyllin wird durch Coffein herabgesetzt. Die gleichzeitige Verabreichung von Gyrasehemmern des Chinoloncarbonsäure-Typs kann die Elimination von Coffein und seinem Abbauprodukt Paraxanthin verzögern. Coffein erhöht das Abhängigkeitspotential von Substanzen vom Typ des Ephedrin.

Es gibt keine Hinweise, dass ein mögliches Abhängigkeitspotential von Analgetika, wie Acetylsalicylsäure oder Paracetamol, durch Coffein erhöht wird. Auch wenn es auf Grund theoretischer Überlegungen angenommen werden kann, wird anhand des derzeitigen Erkenntnismaterials ein eigenständiges Missbrauchspotential von Coffein in Kombinationen mit Analgetika nicht belegt.

Coffein wird in oralen Darreichungsformen in Einzeldosen zu 100 bis 200 mg verabreicht. Diese Dosis kann im Bedarfsfall bis zu zweimal in 24 Stunden wiederholt werden.

Coffein ist abgesehen von den zahlreichen Analgetikakombinationen in Form von Monopräparaten sowie kombiniert mit pflanzlichen coffeinhaltigen Extrakten im Handel. Ferner ist es Bestandteil verschiedener fragwürdiger Kombinationen, z.B. in „Stärkungsmitteln". Einige zur Psychostimulation geeignete Präparate enthält Tabelle 1.3-2.

Kolasamen

Neben reinem Coffein finden die im Rahmen der Aufbereitung positiv bewerteten Kolasamen und deren Zubereitungen therapeutische Verwendung. Die medizinisch verwendeten Kolasamen bestehen aus den von den Samenschalen befreiten Samenkernen von verschiedenen Spezies der Gattung

Müdigkeit, Antriebsschwäche

Tab. 1.3-2: Psychostimulierende Handelspräparate

Handelsname	Darreichungsform	Wirksame Bestandteile
Monopräparate mit Coffein		
Coffeinum N 0,2	Tabletten	Coffein, wasserfrei 200 mg
Percoffedrinol N	Tabletten	Coffein 50 mg

Cola SCHOTT et ENDERLICHER, besonders von *Cola nitida* (VENTENAT) SCHOTT et ENDERLICHER und *Cola acuminata* SCHOTT et ENDERLICHER und enthalten als wirksame Inhaltsstoffe mindestens 1,5% Methylxanthine, davon vorwiegend Coffein (1,5 bis 2%) neben wenig Theobromin (bis 0,1%).

Die pharmakologischen Wirkungen kolasamenenthaltender Arzneimittel können je nach Zustand der Droge bzw. Herstellung der aus ihr gewonnenen Zubereitungen stark variieren. Während bei normal getrockneten und gelagerten Kolasamen und aus solchen hergestellten Extrakten durch Oxidation des Kolacatechins zu Gerbstoffen die adstringierende Wirkung sowie die Wirkung des reinen Coffeins – Letztere jedoch vermutlich wegen Bildung schwer löslicher Coffein-Gerbstoff-Komplexe in eingeschränktem Maße – im Vordergrund stehen, dominiert bei frischen oder stabilisierten Kolasamen und deren schonend hergestellten Zubereitungen die Wirkung des Coffein-Kolacatechin-Komplexes. Letzterer ist zwar primär von der Coffeinwirkung bestimmt, unterscheidet sich von Letzterer durch eine rascher einsetzende, intensivere allgemein toxische und eine schwächer ausgeprägte diuretische Wirkung bei, bezogen auf äquimolare Coffeindosen, gleichstarker atmungsstimulierender und positiv inotroper Wirkung. Die Wirkung des Coffein-Kolacatechin-Komplexes auf den Blutdruck war gegenüber derjenigen des reinen Coffein insofern modifiziert, als sich die nur in der Initialphase beobachtete Blutdrucksenkung, bedingt durch den hypertonischen Effekt des Komplexbildners Kolacatechin, schwächer ausgeprägt erwies. Die myotonische Wirkung auf die quer gestreifte Muskulatur erfolgte bei dem an Kolacatechin gebundenen Coffein rascher und intensiver als bei dem freien Xanthin.

Letzteres kann mit einer dem Kolacatechin, nicht jedoch dem Coffein zukommenden Wirkung auf den Kontraktionsablauf (Vergrößerung der Amplitude und Verzögerung der Muskelerschlaffung) erklärt werden.

Die Wirkungsunterschiede zwischen reinem Coffein und frischen oder stabilisierten Kolasamen bzw. aus diesen schonend hergestellten Zubereitungen werden zumindest teilweise auf die besseren Lösungseigenschaften des Coffein-Kolacatechin-Komplexes im Vergleich zum freien Xanthin und die hieraus resultierende bessere Bioverfügbarkeit des komplex gebundenen Coffeins zurückgeführt. Für diese Annahme gibt es allerdings nur qualitative oder allenfalls halbquantitative Hinweise. Exakte vergleichende pharmakokinetische Vergleichsuntersuchungen hingegen fehlen.

Die Aufbereitungsmonographie sieht als Anwendungsgebiete für Kolasamen und deren Zubereitungen geistige und körperliche Ermüdung vor. Die dort genannten Gegenanzeigen, Magen- und Zwölffingerdarmgeschwüre, wie auch mögliche Nebenwirkungen, Einschlafstörungen, Übererregbarkeit, nervöse Unruhezustände und Magenbeschwerden, ergeben sich aus den pharmakodynamischen Wirkungen des Coffeins. Eine Wirkungsverstärkung ist bei gleichzeitiger Einnahme anderer psychoanaleptischer Arzneimittel und coffeinhaltiger Genussmittel zu erwarten.

Die Aufbereitung empfiehlt für Kolasamen und deren Auszüge folgende Tagesdosen:

- Kolasamen (Erg. B.6): 2,0 bis 6,0 g,
- Kola-Extrakt (Erg. B.6): 0,25 bis 0,75 g,
- Kola-Fluidextrakt (Erg. B.6): 2,5 bis 7,5 g,
- Kola-Tinktur (Erg. B.6): 10,0 bis 30,0 g,
- Kolawein (Erg. B.6): 60,0 bis 180 g.

Kolasamen enthaltende Fertigarzneimittel sind zurzeit in Deutschland nicht im Handel.

1.4 Depressionen

Depressionen sind in hochzivilisierten Ländern bekanntlich sehr verbreitet. In einer internationalen Studie der WHO ergab sich eine mittlere Depressionsprävalenz von 10,4 %.

1.4.1 Krankheitsbild

Für die Diagnose einer Depressiven Episode müssen nach ICD 10 mindestens 2 Wochen lang wenigstens zwei der drei Hauptsymptome wie gedrückte Stimmung, Interessen- und Freudlosigkeit bzw. Antriebsstörung und zwei bis vier zusätzliche Symptome wie Stimmungsschwankungen, Hoffnungslosigkeit, Konzentrationsstörung, gestörtes Selbstwertgefühl, Schuldgefühle, Hemmung bzw. Unruhe, Selbstschädigung (Todes-/Suizidgedanken), Schlafstörung oder Appetitminderung vorhanden sein. Depressionen sind oft mit Angstsymptomen vergesellschaftet, welche sich zu gefährlichen Panikattacken bis zur Todesangst steigern können. Depressionen können unterschiedlich verlaufen, häufig treten sie phasenweise mit einer Phasendauer von drei bis sechs Monaten auf. Hierbei unterscheidet man unipolare Verläufe, bei welchen nur depressive Zustände vorliegen von bipolaren Verläufen, bei welchen sich depressive und manische Zustände abwechseln. Bipolare Depressionen mit einem raschen Phasenwechsel von mehr als vier pro Jahr gelten als besonders problematisch. Die Suizidrate aller depressiven Patienten ist hoch und wird ohne deren Behandlung mit 12 % angegeben. Die Behandlung von Depressionen erfolgt individuell und richtet sich nach der Art der Depression und der Intensität der Beschwerden, gegebenenfalls unter Berücksichtigung von Begleiterkrankungen. Zur Wahl stehen eine Psychotherapie, synthetische (verschreibungspflichtige) und pflanzliche Antidepressiva, im Falle einer durch Lichtmangel, saisonal besonders im Winter auftretenden Depression auch eine Lichttherapie oder eine Kombination dieser Therapieverfahren.

1.4.2 Medikamentöse Maßnahmen

Johanniskraut

Sofern eine Selbstmedikation überhaupt in Erwägung gezogen wird, muss sie auf Phytopharmaka (Johanniskrautpräparate), welche hier nur zur Behandlung leichter Depressionen geeignet sind, beschränkt bleiben.
Im Falle einer Empfehlung von Johanniskrautpräparaten sollte der Patient unbedingt auf die möglichen Kontraindikationen, Nebenwirkungen und Interaktionen und ferner darauf hingewiesen werden, dass ein Therapieerfolg erst nach mehrwöchiger Behandlung zu erwarten ist. Als wirksame Tagesdosis gelten 2–4 g Droge oder dieser Drogenmenge entsprechende Extraktäquivalente. Bei den in Handelsprodukten enthaltenen Trockenextrakten entspricht dies, je nach Drogen-Extraktverhältnis, 500–800 mg Extrakt. Eine Dosierung standardisierter Extrakte nach deren Gehalt an definierten Inhaltsstoffen erscheint zurzeit wenig sinnvoll, da der Beitrag der als therapierelevant angenommenen Inhaltsstoffe noch nicht bekannt ist.
Johanniskraut, Stammpflanze *Hypericum perforatum* L., aus der Familie der Hypericaceae (Guttiferae) wird in Form öliger durch

Lichteinwirkung chemisch modifizierter öliger Auszüge extern zur Behandlung stumpfer Traumen, Myalgien und Verbrennungen ersten Grades, intern bei dyspeptischen Beschwerden sowie in Form wässriger oder wässrig-ethanolischer Auszüge zur Behandlung psychovegetativer und depressiver Erkrankungen eingesetzt. Insbesondere die zunächst traditionell begründeten günstigen Einflüsse von Johanniskraut auf psychovegetative und depressive Erkrankungen haben in den letzten Jahren das Interesse der experimentellen Pharmakologen und Kliniker an dieser Arzneipflanze geweckt.

Info

Ab dem 1. April 2009 wurden Johanniskraut-haltige Präparate, die zur Behandlung von mittelschweren Depressionen zugelassen sind, der Verschreibungspflicht unterstellt.
Damit soll erreicht werden, dass Patienten mit einer mittelschweren Depression sich in die fachärztliche Beratung begeben. Die Johanniskrautpräparate mit der Zulassung für vorübergehende depressive Zustände und depressive Verstimmungszustände bleiben weiterhin apothekenpflichtig. Zum Teil unterscheiden sich diese beiden Präparatgruppen bis auf die Zulassung nicht voneinander.

Inhaltsstoffe und Wirkung

Johanniskraut enthält mit ätherischem Öl (0,1–1%), Flavon- und Flavonolglykosiden, Naphthodianthronen 0,1–0,15% mit Protohypericin, Hypericin, Protopseudohypericin und Pseudohypericin, Phloroglucinderivaten mit hauptsächlich Hyperforin 2–4% neben Adhyperforin, Xanthonderivaten sowie Procyanidin und Gerbstoffen ein äußerst komplexes Spektrum an Inhaltsstoffen (s. Abb. 1.4-1). Trotz intensiver pharmakologischer Forschung der letzten Jahre und der verschiedenen beobachteten mit der therapeutischen Wirkung in Zusammenhang stehenden Einzelwirkungen, kann der Mechanismus des heute primär als Antidepressivum verwendeten Johanniskrauts noch keineswegs als geklärt gelten. Wurde früher dem Hypericin und seinen verwandten Verbindungen ein entscheidender Beitrag zur antidepressiven Wirkung zugeschrieben, so konzentriert sich das Interesse der Pharmakologen heute mehr auf das in der Droge mengenmäßig dominierende Hyperforin, zu welchem wohl die umfangreichsten experimentellen Untersuchungsergebnisse vorliegen. Der Hyperforingehalt ist am höchsten in den reifen Früchten und fehlt meist in der getrockneten Droge, da die oxidationsempfindliche Verbindung bei dem üblichen Trocknungsvorgang zerstört wird. Trotz umfangreicher pharmakologischer Untersuchungen besteht zur Frage, welcher Inhaltsstoff bzw. welche Inhaltsstoffgruppe zur Standardisierung favorisiert werden sollte, keineswegs Konsens. Aufgrund des derzeitigen Erkenntnisstandes sind folglich Johanniskrautextrakte im Sinne der bewertenden Differenzierung des Europäischen Arzeibuches in standardisierte, quantifizierte und andere Extrakte nicht den standardisierten, sondern vielmehr den quantifizierten Extrakten zuzuordnen. Das zurzeit gültige Europäische Arzneibuch fordert für die Johanniskrautdroge lediglich einen Mindestgehalt von Hypericinen (berechnet als Hypericin), der jedoch nach wie vor spektrophotometrisch und damit nur gruppenspezifisch ermittelt wird. Die Monographie entspricht damit, da sie die pharmakologischen Untersuchungsergebnisse der letzten Jahre nicht berücksichtigt, nicht mehr dem wissenschaftlichen Erkenntnisstand. Dies ist vermutlich darauf zurückzuführen, dass über den Beitrag der verschiedenen Inhaltsstoffgruppen zur mit bestimmten Extrakten erwiesenen therapeutischen Wirkung nach wie vor gestritten wird. Ungeachtet der, gemessen am wissenschaftlichen Erkenntnisstand, unzureichenden Arzneibuchmonographie für die Droge sollte von adäquaten Johanniskrautderivaten neben einer Angabe der Extraktmenge, des Drogen-Extraktverhältnisses und des Extraktionsmittels eine Standardisie-

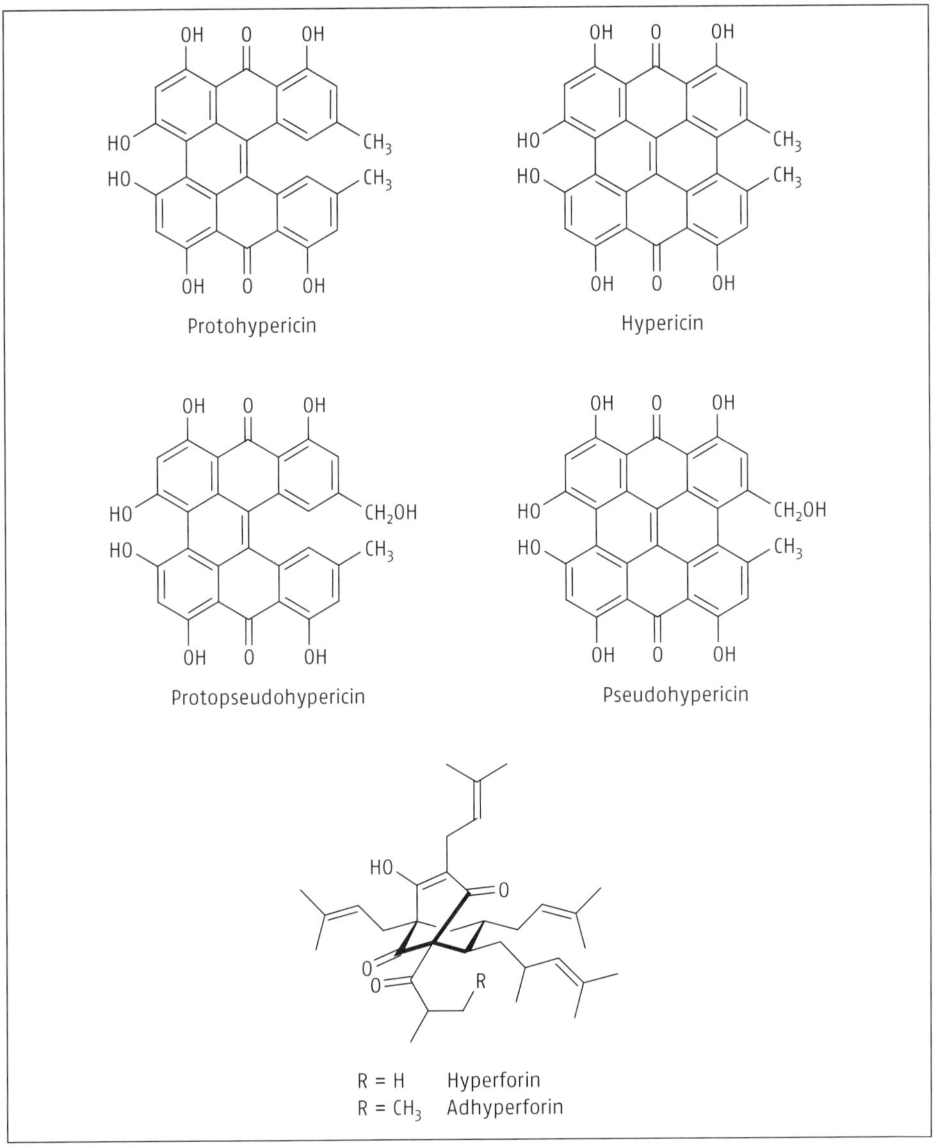

Abb. 1.4-1: Inhaltsstoffe des Johanniskrauts

rung auf eine Mindestmenge Inhaltsstoffe im eingesetzten Extrakt erwartet werden dürfen. Eine solche wird zwar zum Teil vorgenommen, ist jedoch zurzeit noch nicht Gegenstand der Deklaration. Zu beachten ist allerdings, dass sich die zahlreichen Johanniskrautpräparate des Handels erheblich hinsichtlich Menge und Zusammensetzung der in ihnen enthaltenen Johanniskrautextrakte unterscheiden. Bemerkenswert ist, dass, wie eine kürzlich publizierte vergleichende Untersuchung von 15 Handelsprodukten ergab, die empfohlenen Tagesdosen nicht apothekenpflichtiger Johanniskrautpräparate zur Behandlung einer Depression meistens zu niedrig sind.

Zur pharmakologischen Wirkung von Johanniskraut bzw. dessen Zubereitungen und Inhaltsstoffen liegen folgende Erkenntnisse vor, wobei die Untersuchungen zum Teil mit isolierten Inhaltsstoffen, überwiegend jedoch mit einem Extrakt mit hohem Hpyerforingehalt durchgeführt wurden.

Für Hypericin konnte eine Hemmung der Monoaminooxidase (MAO) sowohl des Typs A als auch B nachgewiesen werden. Mit der Hemmung der MAO, welche den Abbau für den psychischen Antrieb verantwortlicher Neurotransmitter bewirkt, wird auch die Wirkung synthetischer trizyklischer Antidepressiva erklärt. Nachdem MAO-hemmende Wirkungen auch mit anderen Inhaltsstoffen von *Hypericum perforatum* – insbesondere aus der Gruppe der Flavonoide und Xanthone – beobachtet wurden, muss angenommen werden, dass die Hypericinverbindungen keinesfalls alleine für die antidepressive Wirkung des Johanniskrauts verantwortlich sind. Die Erklärung der antidepressiven Wirkung mit der MAO-Hemmung einzelner Inhaltsstoffe ist auch dadurch erschwert, dass die hierfür erforderlichen Konzentrationen mit den verabreichten therapeutischen Dosen nicht erreicht werden. Das Gleiche trifft auch für die für Hypericumextrakte nachgewiesene Hemmung der Catechol-O-methyltransferase (COMT), eines anderen für den Abbau von Neurotransmittern wichtigen Enzymes, zu. Weitere in jüngeren In-vitro-Untersuchungen beobachtete Wirkungen, welche mit der antidepressiven Wirkung von Hypericumextrakten in Zusammenhang stehen könnten, sind die Hemmung der synaptosomalen Aufnahme von Serotonin, Noradrenalin, Depamin und γ-Aminobuttersäure (GABA), sowie die Verminderung der Dichte postsynaptischer Rezeptoren (β-Rezeptoren und $5HT_{1a}$-Rezeptoren) sowie die Erhöhung der $5-HT_2$-Rezeptoren des Mäusehirns. Nach neueren Untersuchungen sind für die Hemmung der Wiederaufnahme der Neurotransmitter hauptsächlich die Phloroglucinderivate Hyperforin und Adhyperforin sowie die Fraktion der oligomeren Procyanidine verantwortlich.

Die spekulative Situation hinsichtlich des Wirkungsmechanismus sowie die Vielfalt pharmakodynamisch aktiver Inhaltsstoffe machen eine rationale analytische Standardisierung von Hypericumpräparaten außerordentlich schwierig und zwingen zu Polypragmatismus. Dies erfordert einerseits eine präzise Definition des Herstellungsverfahrens für die verwendeten Extrakte und lässt eine differenzierte Erfassung mehrerer Leitsubstanzen sinnvoll erscheinen.

Im Tierexperiment zeigten Hypericumextrakte in verschiedenen Versuchsmodellen der Maus das für trizyklische Antidepressiva charakteristische Bild. So wurde das Neugierverhalten dosisabhängig stimuliert, die Ethanolschlafzeit verlängert, die hypotherme Reserpinwirkung antagonisiert, die lokomotorische Aktivität am Wasserrad erhöht und die isolationsbedingte Aggressivität männlicher Mäuse vermindert.

Am Menschen konnte nach Applikation eines Hypericumpräparates eine signifikante Steigerung der nächtlichen Melatoninsekretion nachgewiesen werden.

Zur Pharmakokinetik der Hypericuminhaltsstoffe liegen erst begrenzte Untersuchungen vor. Diese deuten darauf hin, dass beim Menschen nach oraler Applikation eines Extraktes die Hypericinplasmaspiegel nach 2 bis 4 Stunden ein Maximum erreichen und nach etwa 4 Stunden ein Steady State erreicht wird. Aus radiochemischen Versuchen mit oral verabreichtem Hyperforin an der Maus geht hervor, dass die Substanz bereits nach kurzer Zeit metabolisiert und als intakte Verbindung oder in Form ihrer Metaboliten über das Blut verteilt wird und auch das Gehirn erreicht.

Anwendung

Die antidepressive Wirkung des Johanniskrauts ist durch mehrere mit verschiedenen Hypericumpräparaten durchgeführte kontrollierte klinische Studien belegt und durch zahlreiche Anwendungsbeobachtungen bestätigt. Aus den in Form psychometrischer Tests durchgeführten klinischen Studien geht hervor, dass bei definierten leichten bis mittelschweren, nicht hingegen schweren Depressionen und bei eng angelegten Erfolgskriterien bei etwa der Hälfte der Patienten eine Besserung der depressiven Befindlichkeitsstörungen eintritt. Der Wirkungseintritt erfolgt in der Regel wie auch bei den synthetischen Antidepressiva nach etwa 2 Wochen, wobei eine Besserung insbesondere bei den Symptomen Angst, Konzentrationsschwäche und Interessensverlust beobachtet wurde.

Als Anwendungsgebiete für einwandfrei standardisierte Johanniskrautpräparate können psychovegetative Störungen, depressive Verstimmungszustände, Angst und nervöse Unruhe sowie leichte bis mittelschwere Depressionen gelten. Die Dosierung richtet sich nach den Angaben der Hersteller. Als Nebenwirkung ist, insbesondere bei hellhäutigen Personen, eine durch die Naphthodianthronverbindungen bedingte Photosensibilisierung möglich.

Mit der häufigeren internen Anwendung der Johanniskrautpräparate in den letzten Jahren sind auch vermehrt unerwünschte Wirkungen und Wechselwirkungen mit anderen Pharmaka beobachtet worden. Die beobachteten Interaktionen werden auf eine Induktion des P-450-Systems zurückgeführt, welchem die größte Bedeutung für oxidative Biotransformationsprozesse von Arzneistoffen zukommt.

Aufgrund dieser Erkenntnis wurde von der deutschen Zulassungsbehörde für Zubereitungen, welche die maximal vorgesehene Tagesdosis 0,2 g Droge bzw. im Falle von Johanniskrautextrakten 0,2 g Drogenäquivalente überschreitet, in der Fachinformation im Abschnitt „Pharmakokinetik" folgender Hinweis angeordnet:

„Arzneimittel, die Wirkstoffe aus Johanniskraut enthalten, können mit anderen Arzneistoffen vor allem auf zwei Arten in Wechselwirkung treten: Zum einen können Wirkstoffe aus Hypericum, welche selbst mit Hilfe des CYP3A4-Isoenzyms in der Leber metabolisiert werden, die Aktivität dieses Enzyms induzieren, so dass es die Elimination anderer Arzneistoffe, die über den gleichen Weg abgebaut werden, beschleunigt und dadurch die Plasmakonzentration und die Wirksamkeit dieser anderen Stoffe herabsetzt. Zum zweiten können die Wirkstoffe aus Hypericum ebenso wie andere antidepressiv wirkende Arzneistoffe vom Typ der SRIs bzw. SSRIs die Serotoninkonzentration in bestimmten Strukturen des Zentralnervensystems heraufsetzen, so dass dieser Neurotransmitter unter Umständen toxische Konzentrationen erreicht, insbesondere bei Kombination von Hypericum-haltigem mit anderen Antidepressiva."

Folgende Gegenanzeigen sind gemäß Anordnung des BfArM anzugeben: die gleichzeitige Einnahme von Antikoagulantien vom Cumarintyp, Imunsuppressiva, Anti-HIV-Arzneimittel. Ferner darf Johanniskraut nicht bei bekannter Allergie gegen einer seiner Bestandteile und bei bekannter Lichtüberempfindlichkeit der Haut angewandt werden.

Beratungstipp

Hinweise bei der Abgabe von Johanniskraut-Präparaten

- Patient muss aufgrund der vielfältigen Wechselwirkungen nach bestehender Medikation gefragt werden.
- Besondere Relevanz hat dies u.a. bei der gleichzeitigen Einnahme von Antikoagulantien (z.B. Phenprocoumon), Cyclosporin A, Digoxin, Theophyllin, oralen Kontrazeptiva und Ritonavir.
- Der Patient ist auf den verzögerten Wirkungseintritt (4–6 Wochen) hinzuweisen.
- Intensive UV-Bestrahlung (z.B. lange Sonnenbäder, Solarium) soll unterbleiben.
- Es liegen keine ausreichenden Erfahrungen in Schwangerschaft und Stillzeit vor.

Neben der Photosensibilisierung mit hieraus resultierenden sonnenbrandähnlichen Reak-

Depressionen

tionen der Haut bei starker Sonneneinstrahlung kommen als allerdings seltene Nebenwirkungen gastrointestinale Beschwerden, allergische Reaktionen, Müdigkeit oder Unruhe vor.

Neben den unter Gegenanzeigen bereits aufgeführten Arzneimitteln können Johanniskrautpräparate auch mit zahlreichen anderen Arzneistoffen in dem Sinne interagieren, dass sie die Plasmakonzentration dieser Stoffe senken und dadurch deren Wirkung abschwächen. Zu diesen Stoffen gehören Theophyllin, Digoxin, Verapamid, Simvastatin, Midazolam, hormonelle Kontrazeptiva und trizyklische Antidepressiva.

Beispiele einiger Fertigarzneimittel, die Johanniskraut-Extrakt enthalten, können Tabelle 1.4-1 entnommen werden.

Tab. 1.4-1: Johanniskrautpräparate

Handelsname	Darreichungsform	Wirksamer Bestandteil Trockenextrakt aus Johanniskraut
Jarsin® 300 mg Ap! Jarsin® Rx 300 mg Rp!	Überzogene Tabletten	300 mg (3–6:1), Auszugsmittel: Methanol 80 % (V/V)
Jarsin® 450 mg Ap!	Überzogene Tabletten	450 mg (3–6:1), Auszugsmittel: Methanol 80 % (V/V)
Jarsin® 750 mg Ap!	Überzogene Tabletten	750 mg (3–6:1), Auszugsmittel: Methanol 80 % (V/V)
Laif® 600 Ap!	Tabletten	612 mg (5–8:1), Auszugsmittel: Ethanol 50 % (V/V)
Laif® 900 Rp! Laif® 900 Balance Ap!	Tabletten	900 mg (3–6:1), Auszugsmittel: Ethanol 80 % (V/V)
Neuroplant® 300 mg N Rp!	Filmtabletten	300 mg (4–7:1), Auszugsmittels: Methanol 80 % (V/V)
Neuroplant® Rp! Neuroplant AKTIV Ap!	Filmtabletten	600 mg (2,5–5:1), Auszugsmittels: Ethanol 60 % (m/m)

1.5 Übelkeit, Erbrechen

1.5.1 Physiologische und pathophysiologische Grundlagen

Übelkeit (Nausea) und Erbrechen (Vomitus, Emesis) können psychisch sowie durch zentrale oder periphere anatomisch-funktionelle Veränderungen bedingt sein. An der Auslösung des Vomitus, welchem meist ein Zustand der Nausea vorausgeht, sind das in der Formatio reticularis des verlängerten Rückenmarks (Medulla oblongata) bilateral angelegte Brechzentrum und die in der Area postrema des Großhirns befindliche Chemorezeptor-Trigger-Zone (CTZ) beteiligt.

Der Brechreiz kann durch eine direkte Aktivierung des Brechzentrums oder durch dessen Stimulation über eine Erregung der Chemorezeptoren zu Stande kommen. Diese mechanistische Differenzierung bei der Auslösung des Brechvorganges ist insofern von Bedeutung, als die pharmakologischen Angriffspunkte der verfügbaren Antiemetika unterschiedlich sind und die Wirksamkeit der einzelnen Wirkstoffe vom Auslösemechanismus des Vomitus abhängt.

1.5.1.1 Kinetose

Der Zustand der Kinetose (Bewegungs- oder Reisekrankheit) geht nach raschen wiederholten passiven Gleichgewichtsveränderungen des Körpers insbesondere vom Vestibularapparat (Gleichgewichtsorgan) des Labyrinths im Innenohr aus. Die Kinetose kann als eine physiologische Reaktion auf unphysiologische Reize aufgefasst werden, welche zu einem „Datenkonflikt" des visuell-vestibulären Systems oder des Otolithensystems führt. Die hierdurch vom Labyrinth des Innenohrs ausgelösten Impulse werden zum Brechzentrum geleitet, dessen Stimulation die mit der Kinetose verbundenen Leitsymptome Nausea und Vomitus zur Folge haben. Die Kinetose kann als ein Warnsignal aufgefasst werden, welches dem Körper eine bedrohliche Situation signalisiert.

Erstsymptome einer Kinetose sind Blässe, Schwindel, Übelkeit und Erbrechen. Ferner kommt es zu Tachykardie, Schweißausbrüchen, Hypersalivation (übermäßige Speichelbildung), Teilnahmslosigkeit bis zur Apathie, gelegentlich auch zu gesteigerter Erregung.

Die Empfindlichkeit, eine Kinetose zu erleiden, ist individuell sehr unterschiedlich und zudem altersabhängig. Säuglinge sind kinetosefrei, ein Altersgipfel der Kinetoseanfälligkeit wird zwischen dem 2. und 12. Lebensjahr beobachtet. Nach dem 50. Lebensjahr sind Kinetosen seltener, da die Otolithen im Alter degenerieren. Frauen sind stärker betroffen als Männer, besonders zu Beginn der Menstruation und in der Schwangerschaft. Neurotische, introvertierte und ängstliche Personen sind relativ stark betroffen.

Bei einem hinsichtlich Dauer, Intensität und Frequenz gleichmäßigen Dauerreiz des Vestibularapparates, z.B. bei Seereisen, vermag sich der Organismus anzupassen. Diese Adaptation setzt meist zwei bis vier Tage nach der Reizexposition ein. Die Adaptation hält bei Reisekarenz jedoch nur begrenzt (etwa drei Monate) und ist bewegungsspezifisch. So kann trotz Adaptation an die Bewegungen eines großen Schiffes die Seefahrt auf kleinen Booten sowie eine Flug- oder Autoreise durchaus Probleme bereiten.

Übelkeit, Erbrechen

Zur Vorbeugung einer Reisekrankheit können folgende Verhaltensregeln hilfreich sein:
- Einnahme einer kleinen leichten Mahlzeit vor Reiseantritt.
- Kein Lesen während der Fahrt,
- stattdessen aufmerksames Verfolgen des Reisegeschehens und Suche eines festen Punktes am Horizont.
- Wahl eines günstigen Platzes (Beifahrersitz im Auto, hinter der Vorderachse im Bus, Mitte des Rumpfes im Schiff, Lage der Tragflächen im Flugzeug).

1.5.1.2 Vomitus

Erbrechen ist ein häufiges, aber unspezifisches Symptom verschiedener Erkrankungen. So kann das Brechzentrum auf direktem Wege psychisch oder bei Erkrankungen des Verdauungstraktes (Magen, Gallenblase, Bauchspeicheldrüse, Leber) oder der Blutgefäße durch Impulse peripherer Dehnungs- oder Chemorezeptoren gereizt werden. Eine Stimulation des Brechzentrums durch höhere Zentren erfolgt beispielsweise bei infektiös oder durch einen Hirntumor bedingtem erhöhtem Hirndruck. Bei der gerade für die Selbstmedikation bedeutsamen Kinetose erfolgt die Erregung des Brechzentrums, ausgelöst durch eine Reizung des Vestibularapparates über den Nervus statoacusticus (Vestibularnerv) (s. 1.5.1.1).

Emetisch wirkende Substanzen können in der Peripherie oder im Zentralnervensystem angreifen. So führen die reflektorischen Emetika (Brechmittel) wie Kupfer(II)-sulfat, Zinksulfat, Senföl und Zubereitungen aus Ipecacuanhawurzel bzw. des in dieser vorkommenden Emetins über eine Reizung der Magenschleimhaut zum Erbrechen. Apomorphin hingegen ist ein zentral wirkendes Emetikum, welches die Chemorezeptoren in der Area postrema stimuliert.

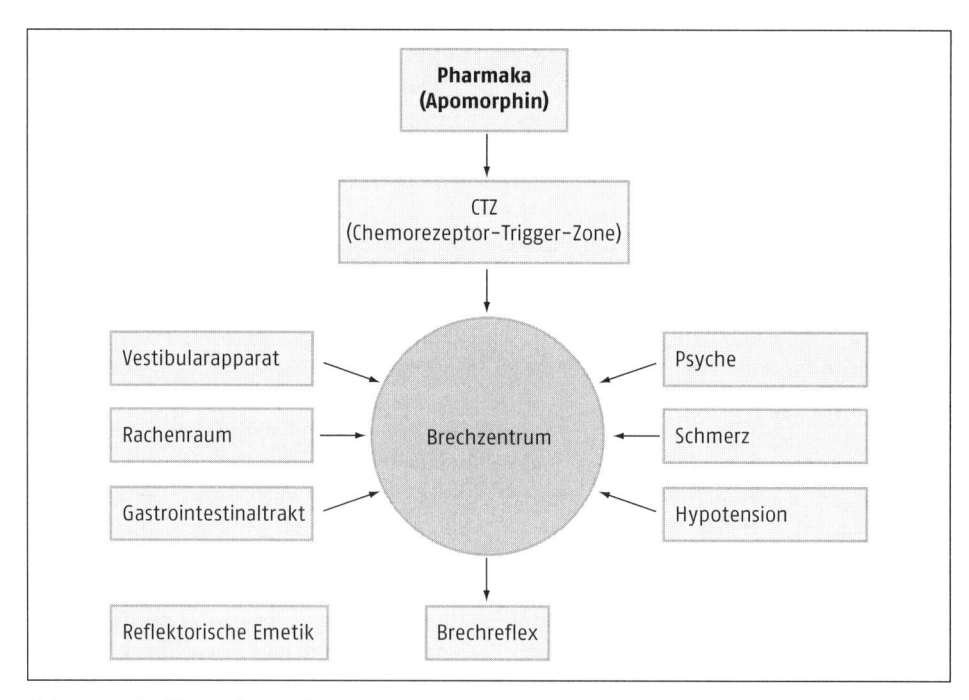

Abb. 1.5-1: Auslösung des Brechvorgangs

Übelkeit in der Schwangerschaft

Etwa die Hälfte bis drei Viertel der Schwangeren leidet an Übelkeit in der Schwangerschaft. Sie tritt vorwiegend morgens auf (Vomitus matutinus), kann aber auch den ganzen Tag über anhalten. bei der Hälfte der Betroffenen kommt es zu Erbrechen. Die Schwere der Symptomatik ist sehr variabel. Bei schwerem Erbrechen (Hyperemesis gravidarum) kann es zu Gewichtsverlust, Dehydratation und Störungen des Elektrolythaushalts kommen. In diesem Fall ist ärztliche Hilfe unerlässlich oder gar eine stationäre Behandlung erforderlich. Standard für Übelkeit in der Schwangerschaft ist die Behandlung mit H_1-Antihistaminika, wobei wegen deren kontraktionsfördernden Wirkung auf den Uterus im 3. Trimenon auf die Behandlung mit H_1-Antihistaminika verzichtet werden sollte.

Die verschiedenen Mechanismen zur Auslösung des Brechvorgangs sind in Abbildung 1.5-1 zusammengefasst.

1.5.1.3 Brechvorgang

Der Ablauf des Brechvorgangs wird nach einem Stadium der Übelkeit bei gleichzeitig vermehrter Speichel- und Schweißsekretion mit einer tiefen Inspiration eingeleitet. Gleichzeitig wird der Kehlkopfeingang verschlossen. Durch Kontraktion des Zwerchfells und der Bauchmuskulatur und den hierdurch bedingten erhöhten Druck im Bauch- und Brustraum wird bei erschlaffter Muskulatur des Magens und der Speiseröhre der Mageninhalt ruckartig durch den Mund entleert. Normalerweise bleibt der Kehlkopfeingang während der Magenentleerung verschlossen. Dennoch besteht, besonders bei Patienten mit gedämpftem Zentralnervensystem oder bei Säuglingen mit Pylorospasmus, die Gefahr einer Aspiration des erbrochenen Mageninhaltes. Tod durch Erstickung kann die Folge sein. Abbildung 1.5-2 gibt einen Überblick über die am Brechvorgang beteiligten wesentlichen und in zeitlich abgestimmter Folge in Funktion tretenden Strukturen.

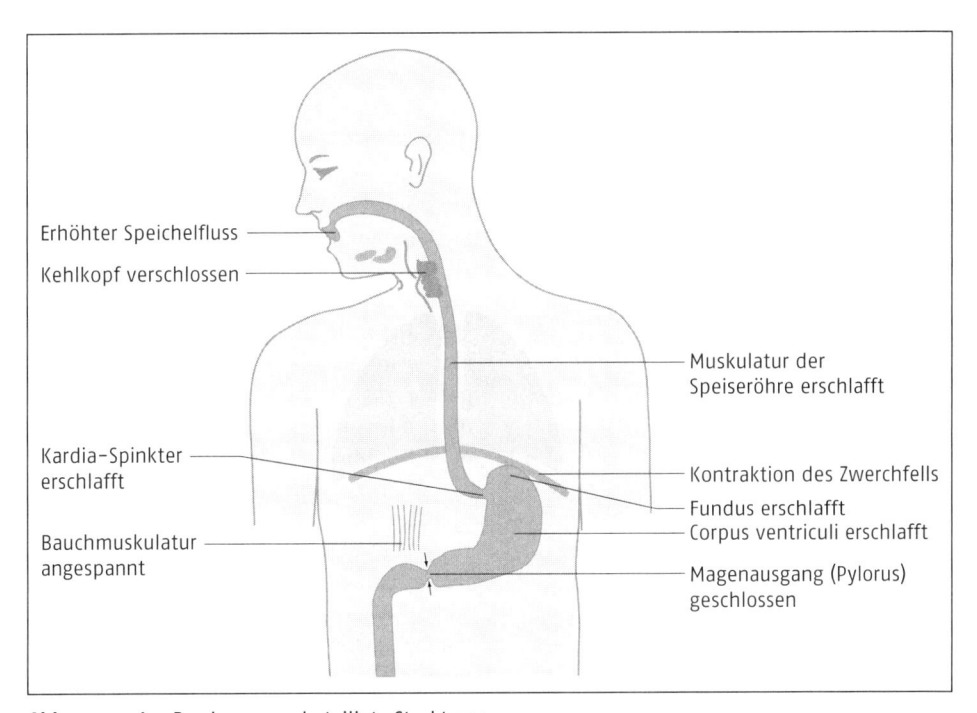

Abb. 1.5-2: Am Brechvorgang beteiligte Strukturen

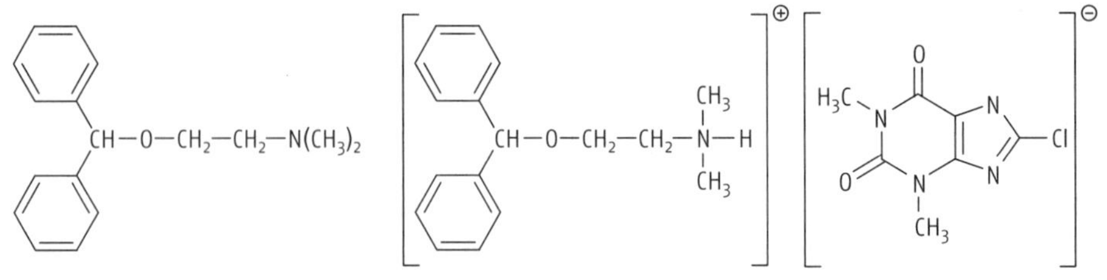

Übelkeit, Erbrechen

Abb. 1.5-3: Wirkstoffe nicht verschreibungspflichtiger Antiemetika

Eine symptomatische Behandlung von Nausea und Vomitus ist je nach Ursache durch Diät oder mit Hilfe von Antiemetika möglich.

1.5.2 Medikamentöse Maßnahmen

Die als Antiemetika verwendeten Arzneistoffe gehören unterschiedlichen chemischen und pharmakologischen Verbindungsklassen an. Antiemetisch in engerem Sinne wirkende Pharmaka sind Verbindungen aus den Reihen der **Antihistaminika**, der **Phenothiazine** und der **parasympatholytischen Tropanalkaloide** mit primär zentralem Angriff, welche aufgrund ihrer psychisch dämpfenden Eigenschaften als Sedativa bzw. Neuroleptika eingesetzt werden. Ferner werden **Metoclopramid**, dessen Angriffspunkt wie bei den Phenothiazinen die Area postrema ist, 5-Hydroxytryptamin (HT_3) – Antagonisten (Setrone) und **Pyridoxin** in hohen Dosen als Antiemetika verwendet.

Die Phenothiazine, zentral wirksame Parasympatholytika (Hyoscyamin und Scopolamin), die HT_3-Antagonisten und Meclozin aus der Antihistaminreihe unterliegen der Verschreibungspflicht. Letzteres, obwohl der aus Tierversuchen abgeleitete Verdacht auf Embryotoxizität und Teratogenität für den Menschen inzwischen durch epidemiologische Studien widerlegt zu sein scheint. Für die **Selbstmedikation** stehen somit nur wenige antiemetisch wirksame Verbindungen, insbesondere **Antihistaminika** der Benzhydryletherreihe (**Diphenhydramin**) bzw. deren Salze mit 8-Chlortheophyllin wie **Dimenhydrinat** sowie **Pyridoxin** zur Verfügung, die allein oder kombiniert untereinander bzw. mit anderen Verbindungen die wirksamen Bestandteile zahlreicher Handelspräparate sind (Abb. 1.5-3).

1.5.2.1 Monopräparate

Antihistaminika, 8-Chlortheophyllin

Wirkungsmechanismus

Obgleich der **Wirkungsmechanismus** nicht bekannt ist und experimentelle Beweise fehlen, wird angenommen, dass Antihistaminika wie die Phenothiazine und Metoclopramid ihre antiemetische Wirkung durch Herabsetzung der Reizschwelle an den Chemorezeptoren in der Triggerzone der Area postrema entfalten. Prinzipiell sind alle H_1-Rezeptorantagonisten mit ausgeprägt zentral dämpfender Wirkkomponente zur Verwendung als Antiemetika geeignet.

Die Mehrzahl der für die Selbstmedikation verfügbaren deutschen **Handelspräparate** auf Antihistaminikabasis, mit Kinetose oder anderen Formen von Nausea oder Vomitus als Hauptindikation, enthalten Diphenhydramin oder Dimenhydrinat (Tab. 1.5-1).

Nach peroraler Applikation liegt die Bioverfügbarkeit von Diphenhydramin bei 40 bis 60 %. Die Wirkung setzt nach 15 bis 30 Minuten ein und erreicht nach etwa einer Stunde ihr Maximum. Sie hält bei nicht retardierten Präparaten in der Regel vier bis sechs

Tab. 1.5-1: Handelspräparate gegen Übelkeit und Erbrechen (Auswahl)

Handelsname	Darreichungsform	Wirkstoffgehalt pro Dosierungseinheit
Emesan® E für Erwachsene	Suppositorien	Diphenhydraminhydrochlorid 50 mg
Emesan® K für Kinder	Suppositorien	Diphenhydraminhydrochlorid 20 mg
Reisetabletten-ratiopharm®	Tabletten	Dimenhydrinat 50 mg
Superpep® Reise	Kaudragees	Dimenhydrinat 20 mg
Vertigo-Vomex S	Suppositorien	Dimenhydrinat 80 mg
Vomacur® 40/-70/150 Suppositorien	Suppositorien	Dimenhydrinat 40 mg/70/70 mg
Vomacur® Tabletten	Tabletten	Dimenhydrinat 50 mg
Vomex A® Dragees N	Dragees	Dimenhydrinat 50 mg
Vomex A® N	Kapseln	Dimenhydrinat 150 mg

Stunden an. Die Plasmaeiweißbindung von Diphenhydramin beträgt 70 bis 85%. (Angaben von 98 bis 99% liegen ebenfalls vor.) Seine Plasmahalbwertszeit liegt bei 5 bis 8 Stunden, das Verteilungsvolumen bei 3 bis 4 l/kg. Die Biotransformation von Diphenhydramin erfolgt zunächst durch Desalkylierung zu Mono- und Didesmethyldiphenhydramin. Anschließend wird zu Diphenylmethoxyessigsäure oxidiert. 60 bis 70% des oral applizierten Diphenhydramins werden innerhalb von 96 Stunden renal in Form von Metaboliten und nur 1% unverändert eliminiert. Inwieweit die **Kombination** der Antihistaminika mit 8-Chlortheophyllin in Form physikalischer Gemische oder auch molekularer Aggregate Vorteile gegenüber den reinen H_1-Rezeptorantagonisten aufweist, ist aus der Literatur schwer ersichtlich. Tatsache ist jedenfalls, dass die Kombination ebenfalls wirksam ist. Da das Anwendungsrisiko nicht erhöht zu sein scheint, ist gegen entsprechende antiemetische Handelspräparate nichts einzuwenden.

Kontraindikationen

H_1-Antihistaminika der ersten Generation, zu denen auch die für Selbstmedikation verfügbaren Wirkstoffe gehören, sind kontraindiziert bei
- Akutem Asthma bronchiale
- Engwinkelglaukom
- Phäochromocytom
- Prostatahyperplasie mit Restharnbildung
- Epilepsie
- Hypokaliämie, Hypomagnesiämie
- Bradykardie
- Angeborenem langem QT-Syndrom oder anderen Herzerkrankungen, Erregungsleitungsstörungen oder Arrhythmien
- Gleichzeitiger Anwendung von Arzneimitteln, die ebenfalls zu das QT-Intervall verlängern
- Oder Hypokaliämie induzierenden Arzneimitteln.

Nebenwirkungen

Wie bei praktisch allen Antihistaminika kann die sedierende Wirkung zu Müdigkeitserscheinungen und Nachlassen des Reaktionsvermögens führen. Das Unfallrisiko bei Autofahrern und bei der Bedienung gefährlicher Maschinen kann somit nach der Einnahme von Antihistaminika erhöht sein. Auf Alkohol sollte wegen seiner möglichen Potenzierung der Nebenwirkungen von H_1-Antihistaminika verzichtet werden.

Info

Die Antihistaminika dürfen aufgrund ihres sedierenden Effektes nicht beim Autofahren bzw. beim Führen von Maschinen angewendet werden.

Pyridoxin

Pyridoxin (Vitamin B_6) wird in höheren Dosen zur Prophylaxe und symptomatischen Behandlung von Nausea und Vomitus empfohlen und ist der wirksame Bestandteil von Vitamin B_6-Hevert® u.a., die allerdings vom Hersteller nicht zur antiemetischen Behandlung vorgesehen sind. Es ist ferner in verschiedenen Kombinationspräparaten enthalten. Die antiemetische **Wirksamkeit** des Pyridoxins scheint jedoch nicht gesichert zu sein. Die Aufbereitungsmonographie zu Vitamin B_6 sieht eine antiemetische Indikation nicht vor. **Nebenwirkungen** sind nicht bekannt.

Ingwerwurzelstock

Die antiemetische Wirkung des Ingwerwurzelstocks (Zingiberis rhizoma, Stammpflanze Zingiber officinalis) wird auf den Antagonismus verschiedener seiner Inhaltsstoffe (u.a. Gingerole) an 5-H_3-Rezeptoren zurückgeführt. Ferner steigert Ingwer die Peristaltik und die Sekretion von Speichel und Magensaft. Ingwerwurzelstock kann in der empfohlenen Dosis von 2 g frisch gepulverter Droge als Einzel- bzw. 4 g als Tagesdosis auch in allen Stadien der Schwangerschaft angewandt werden. Für die Behandlung von Kindern ab sechs Jahren stehen Zintona® Kapseln mit 250 mg gepulvertem Ingwerwurzelstock zur Verfügung.

1.5.2.2 Kombinationspräparate

Der Vorteil der zahlreichen im Handel befindlichen **Kombinationspräparate mit Pyridoxin** bleibt so lange zweifelhaft, bis die antiemetische Wirksamkeit des Letzteren eindeutig gesichert ist. Zudem erscheint die Vitamin-B_6-Dosis mit zum Teil nur 5 oder 10 mg für eine pharmakodynamische Wirkung sehr niedrig gewählt.

Bei oberflächlicher Betrachtung ist die häufig vorkommende Fixkombination von **Antihistaminika mit Coffein** pharmakologisch sinnvoll, da das psychostimulierende Coffein die sedierende Wirkkomponente des H_1-Rezeptorblockers zu kompensieren vermag. Dies gilt jedoch nur solange, als die pharmakokinetischen Eigenschaften beider Komponenten durch geeignete galenische Maßnahmen aufeinander abgestimmt sind. Hierfür ergeben sich jedoch aus den dem Autor verfügbaren Firmenunterlagen keine Hinweise.

1.5.3 Patientengespräch

Übelkeit und Erbrechen können akute Folge eines relativ harmlosen Ereignisses (z.B. einmaliger übermäßiger Alkoholmissbrauch), aber auch das Symptom eines schweren, dem Patienten möglicherweise unbekannten, somatischen oder psychischen Leidens sein, das einer Basisbehandlung bedarf. Vor der Abgabe eines Antiemetikums sollte daher, sofern nicht ausschließlich eine Kinetoseprophylaxe vorgesehen ist, im gezielten Gespräch abgeklärt werden, ob andere bzw. zusätzliche therapeutische Maßnahmen oder auch die Konsultation des Arztes sinnvoll sind.

In Tabelle 1.5-2 sind Erkrankungen, bei welchen Erbrechen als Symptom auftreten kann und andere Ursachen des Erbrechens, zusammengefasst. Für eine Anamnese zwecks Ursachenermittlung des Erbrechens kann Tabelle 1.5-3 hilfreich sein.

Folgende Aspekte sollten in der Patientenberatung bei der Selbstmedikation mit Antiemetika berücksichtigt werden:

- Zweck der Anwendung (Vorbeugen einer Reisekrankheit oder bereits bestehende Symptome von Übelkeit oder Erbrechen),
- Alter des Patienten,
- Vorliegen eines akuten Ereignisses als Ursache (Schädeltraumen, verdorbene Nahrungsmittel, Alkoholabusus),
- Vorliegen chronischer Erkrankungen des Gastrointestinaltrakts oder seiner Anhangsgebilde,
- Anwendung von Pharmaka mit Nausea und Vomitus als potentielle Nebenwirkungen,

(Fortsetzung nächstes Blatt)

Übelkeit, Erbrechen

- Häufigkeit bzw. Dauer der Symptome,
- Zeitpunkt der Symptome (morgens vor dem Frühstück bei Schwangerschaft und Alkoholismus; mit oder nach Nahrungsaufnahme bei Gastritis, Hepatitis und psychoneurotischem Erbrechen),
- Art des Brechvorgangs und Beschaffenheit von Erbrochenem.

Zur **Verhinderung von Kinetosen** ist in der Regel die Applikation der betreffenden Arzneimittel eine halbe bis eine Stunde vor Antritt der Reise zu empfehlen. Bei der wiederholten Gabe während längerer Reisen sind die galenischen Merkmale der betreffenden Arzneiform zu berücksichtigen. Gut formulierte Retardpräparate können hier vorteilhaft sein. Bei bereits bestehender Kinetose mit gravierenden Symptomen kann die perorale Applikation problematisch sein. Hier ist den rektalen Formen der Vorzug zu geben. Grundsätzlich sollte die Kinetoseprophylaxe auf Mitreisende beschränkt bleiben. Der Fahrer selbst sollte wegen der möglichen Beeinträchtigung des Reaktionsvermögens auf die Anwendung von Antiemetika verzichten.

Bei **Säuglingen** kann Erbrechen durch ungesunde Ernährungsweise wie Überfütterung, zu rasche Nahrungsaufnahme oder dem Lebensalter nicht entsprechende Nahrung hervorgerufen werden. Nicht selten aber ist das Erbrechen Zeichen eines **schweren organischen Leidens**. So kann das schwallartige Erbrechen unmittelbar oder kurz nach der Nahrungsaufnahme auf eine meist im zweiten Lebensmonat auftretende **Hypertrophie des Pylorus** (Magenpförtner) mit Stenose (Verengung) und resultierendem **Pylorospasmus** (Pförtnerkrampf) hindeuten, die unter Umständen chirurgisch beseitigt werden muss. Sofern nicht offensichtliche Ernährungsfehler vorliegen, ist bei Erbrechen von Säuglingen eine sorgfältige ärztliche Diagnose erforderlich. Auch sollte aus diesem Grunde die Anwendung von Antiemetika im Säuglingsalter grundsätzlich dem Arzt vorbehalten sein.

Bei **Frauen im gebärfähigen Alter** ist stets auch an das Vorliegen einer *Schwangerschaft* als Ursache für Nausea und Vomitus zu denken. Das Ausbleiben der Menstruation, die Tageszeit, zu der die Symptome vorwiegend beobachtet werden, und unter Umständen eine Gewichtszunahme können hier nützliche Hinweise sein, die gegebenenfalls eine exakte Schwangerschaftsdiagnose ratsam erscheinen lassen. Die Anwendung von Antiemetika in der Frühschwangerschaft bedarf wegen des grundsätzlich nicht auszuschließenden teratogenen Risikos einer strengen Indikationsstellung durch den Arzt. Nur schwere Symptome, wie sie beispielsweise bei der **Hyperemesis gravidarum** (übermäßigem Schwangerschaftserbrechen) beobachtet werden, rechtfertigen eine antiemetische Behandlung.

Häufig ist ein dem Patienten bekanntes **akutes Ereignis** Ursache für das Erbrechen. Der Apotheker sollte im Einzelfall entscheiden, ob eine Selbstmedikation sinnvoll oder der ärztliche Rat erforderlich ist. So sollte bei **Unfällen mit potentiellen Schädeltraumen** grundsätzlich der Arzt konsultiert werden. Bei **toxisch** oder **infektiös** bedingtem, durch Reizung der Magenschleimhaut ausgelöstem Erbrechen kann der Arztbesuch bzw. die Empfehlung eines Antiemetikums, falls dieses überhaupt sinnvoll ist, vom Schweregrad der Symptome, der Beschaffenheit des Erbrochenen und der Art eventueller Begleitsymptome abhängig gemacht werden. Blut im Erbrochenen erfordert stets eine sorgfältige diagnostische Abklärung.

Die Befragung des Patienten nach ihm **bekannten chronischen Erkrankungen** gibt ebenfalls häufig wertvolle Hinweise. So kann wiederholtes und in der Häufigkeit zunehmendes Erbrechen Ausdruck eines sich ausbildenden **narbigen Verschlusses nach ulzeröser oder maligner Veränderung der Schleimhaut** der Speiseröhre, des Magens oder des Darms, eventuell auch eines sich entwickelnden *Hirntumors* sein. Zentral ausgelöstes Erbrechen, wie beispielsweise

Übelkeit, Erbrechen

bei Hirntumoren, Schädel-Hirn-Traumen (SHT), Meningitis, Migräne, erfolgt meist spontan im Schwall ohne vorheriges Nauseastadium.

Nicht selten werden Übelkeit und Erbrechen auch nach der Anwendung bestimmter **Arzneimittel** beobachtet. Beispiele für Pharmaka mit entsprechenden **potentiellen Nebenwirkungen** sind **Östrogene, Antibiotika** wie Tetracycline oder Griseofulvin, Sulfonamide, **Morphin** und nicht zuletzt **Zytostatika**.

Eine Auswahl einiger für die **Selbstmedikation geeigneter Handelspräparate** gibt Tabelle 1.5-1. Aufgrund ihrer erwiesenen Wirksamkeit wird empfohlen, den Antiemetika auf Antihistaminikabasis die erste Priorität einzuräumen.

Tab. 1.5-2: Krankheiten und andere Ursachen für Erbrechen. Modifiziert nach Astheimer, Riemann 1989

Abdominale Erkrankungen	
Reizzustände der Schleimhaut:	Ösophagitis, akute Gastroenteritis, Nahrungsmittelvergiftung, alkoholische Gastritis
Obstruktion des Lumens:	
Ösophagus:	Achalasie, Karzinom, Striktur, Divertikel
Magen:	Karzinom, Ulcus ad pylorum, Ulcus duodeni, Syndrom der zuführenden Schlinge (bei Zustand nach Magenresektion)
Dünn- und Dickdarm:	Darmverschluss
Reflektorisch bei:	akutem Abdomen, Peritonitis, Appendizitis, Cholezystitis, Choledocholithiasis, Pylorospasmus
Postoperativ:	nach Magenresektion, Vagotomie
Kardiovaskulär:	Kompressionssyndrom der Arteria mesenterica superior, ausgeprägte Herzinsuffizienz, Myokardinfarkt
Tracheoösophageale Fistel	(entzündlich oder maligner Dignität)
Zentrale Ursachen	
Erhöhter Hirndruck (Hirntraumen, Hirntumoren) Enzephalomalazie Spätstadium der Syphilis (Tabes dorsalis) Migräne Akuter Drehschwindel (z.B. Morbus Menière) Kinetose Meningitis Enzephalitis Während und nach Allgemeinanästhesie	
Psychische Ursachen	
Anorexia nervosa Bulimie Psychogenes Erbrechen	
Metabolische Ursachen	
Frühschwangerschaft Hyperemesis gravidarum Diabetisches Koma Hepatisches Koma Morbus Addison (Unterfunktion der Nebennierenrinde)	

Tab. 1.5-2: Krankheiten und andere Ursachen für Erbrechen. Modifiziert nach Astheimer, Riemann 1989 (Fortsetzung)

Metabolische Ursachen (Fortsetzung)
Hyperparathyreoidismus (Überfunktion der Nebenschilddrüse) Hyperthyreose (Überfunktion der Schilddrüse) Hypertensive Krise (z.B. beim Phäochromozytom)
Medikamente und Drogen (Nebenwirkung)
Z.B. Östrogene, Levodopa, Eisensulfat, Kaliumchlorid, Aminophyllin, Sulfonamide, Zytostatika, Sulfonylharnstoff, Antirheumatika, Opiate, Nicotin, Alkohol
Vergiftungen (z.B. Blei, Lösungsmittel)
Bestrahlung
Erbrechen bei Neugeborenen und Kindern
Intestinale Atresie (blind verschlossener Verdauungstrakt) Tracheoösophageale Fistel (Verbindung zwischen Luft- und Speiseröhre, angeboren oder erworben) Ileus (Darmverschluss) Hypertrophische Pylorusstenose (Hypertrophie des Schließmuskels am Magenausgang) Fieberhafte Infekte und Sepsis Frühkindlicher Hirnschaden (z.B. Sauerstoffmangel unter der Geburt) Stoffwechselstörungen (z.B. adrenogenitales Syndrom) Drogenabhängigkeit (bei drogenabhängiger Mutter) Reye-Syndrom (z.B. durch Rötelerkrankung der Mutter während der Frühschwangerschaft) Pneumonie Hepatitis

Tab. 1.5-3: Anamnese bei Erbrechen. Nach Astheimer, Riemann 1989

Häufigkeit und Dauer	
Periodisches Erbrechen bei: Zyklisch (12-48-Stunden-Rhythmus) bei:	Migräne, Morbus Menière (Drehschwindel, Ohrensausen) Magenausgangsstenose, hypertrophische Pylorusstenose, Syndrom der zuführenden Schlinge nach Magensektion (Billroth II)
Zusammenhang mit Schmerzen	
Oberbauchschmerzen: Kopfschmerzen:	Magen, Galle, Leber, Bauchspeicheldrüse, Peritoneum Hypertonus, Migräne, erhöhter Hirndruck, Meningitis/Enzephalitis
Zeitpunkt	
Morgens: Nachts: Sofort nach Nahrungsaufnahme: Verzögert nach Nahrungsaufnahme:	Schwangerschaft, Alkoholismus Ulcus duodeni akute Gastroenteritis, Hepatitis, psychogen Magenausgangsstenose, hypertrophische Pylorusstenose, Zustand nach Vagotomie

Übelkeit, Erbrechen

Tab. 1.5-3: Anamnese bei Erbrechen. Nach Astheimer, Riemann 1989 (Fortsetzung)

Epidemisch auftretendes Erbrechen
Nahrungsmittelvergiftung, Virusinfekt
Gewichtsverlust
Länger andauernde organische Erkrankung, Anorexia nervosa
Krankengeschichte des Patienten
Vorerkrankungen (z.B. Ulkuskrankheit, Diabetes mellitus, generalisierte Arteriosklerose), Medikamente, Voroperationen (z.B. Magenoperationen), Toxine, berufliche Exposition

2 Verdauungstrakt

2 Verdauungstrakt

Von H. Hamacher, M. Wahl

Der Verdauungsapparat besteht aus der Gesamtheit des Verdauungskanals, d.h. der Mundhöhle, dem mittleren und unteren Rachenraum, der Speiseröhre, dem Magen, dem Dünn-, Dick- und Enddarm mit Analkanal, ferner aus verschiedenen Anhangsorganen wie Speicheldrüsen, Leber, Gallenblase und Bauchspeicheldrüse (s. Abb. 2.1-1). Die wichtigsten Funktionen der Verdauungsorgane sind:

- sensorische Prüfung der Nahrung (Geruch, Geschmack, Konsistenz) und reflektorische Auslösung hieraus resultierender Reaktionen,
- mechanische Zerkleinerung der Nahrung,
- Transport des Speisebreis,
- biochemischer Abbau der Nahrung zu resorbierbaren Bestandteilen,
- Resorption der Abbauprodukte,
- Ausscheidung unverdaulicher bzw. nicht resorbierbarer Nahrungsanteile.

2.1 Erkrankungen der Lippen und der Mundhöhle

Von H. Hamacher

2.1.1 Anatomie und Physiologie des Mund- und Rachenbereichs

2.1.1.1 Mundhöhle

Die Mundhöhle wird vorn durch die Lippen, seitlich durch die Wangen, unten durch den Mundboden und oben durch den weichen und harten Gaumen begrenzt. Hinten geht sie in den mittleren Rachenraum über. Das Innere der Mundhöhle ist von einer Schleimhaut ausgekleidet. In der Mundhöhle wird die aufgenommene Nahrung zunächst sensorisch geprüft, die geschmackliche Prüfung erfolgt mit Hilfe der vorwiegend auf dem Zungenrücken befindlichen Ge-

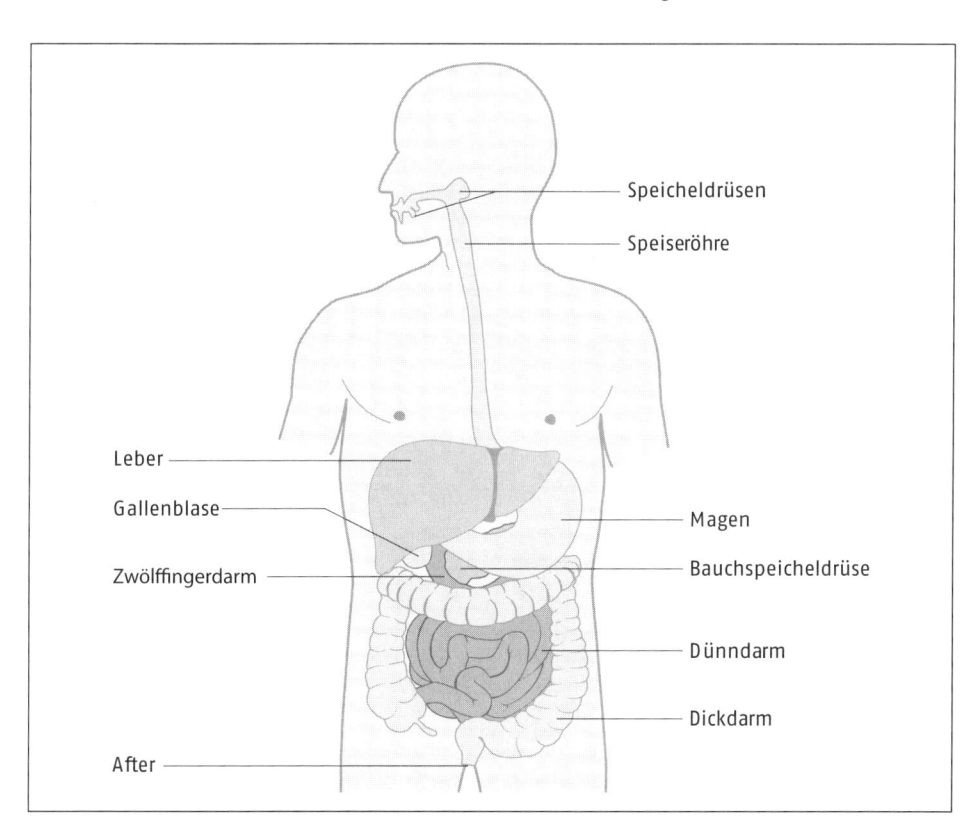

Abb. 2.1-1: An der Verdauung beteiligte Organe. Aus Speeg 2004

schmacksknospen. Die Berührung der Sinneszellen bedingt ebenso wie die Reizung der geruchsempfindlichen Sinneszellen in der Nase auf reflektorischem Wege eine vermehrte Speichel- und Magensaftsekretion (kephalische Sekretionsphase). Ebenfalls auf dem Zungenrücken befinden sich die für die Tastempfindung verantwortlichen Fadenpapillen, welche die mechanische Beschaffenheit der zugeführten Nahrung erkunden und zweckmäßige Bewegungen der am Kau- und Transportvorgang beteiligten Muskeln bewirken. Der biochemische Abbau der Nahrung beginnt bereits in der Mundhöhle.

2.1.1.2 Speicheldrüsen

Die Gesamtmenge von 1 bis 1,5 Liter Mundspeichel pro Tag wird von den kleinen, im Wesentlichen aber den dreipaarig angelegten Speicheldrüsen, der **Ohrspeicheldrüse** (Glandula parotis), der **Unterkieferspeicheldrüse** (Glandula submandibularis) und der **Unterzungenspeicheldrüse** (Glandula sublingualis) gebildet. Deren Ausführungsgänge enden in Öffnungen der Mundschleimhaut. Der Mundspeichel, dessen Viskosität von der Konsistenz der Nahrung abhängig ist, enthält neben Wasser im Wesentlichen einen aus Glykoproteiden bestehenden Schleim, das Mucin, und ein Kohlenhydrate spaltendes Enzym, das Ptyalin. Ptyalin ist eine 1,4-α-Amylase, welche aus Amylose, dem ausschließlich aus 1,4-verknüpften Glucoseeinheiten bestehenden und damit linear aufgebauten Amyloseanteil der Stärke, zunächst Oligosaccharide aus 6–7 Glucoseeinheiten herausspaltet (Endoamylase). Bei längerer Enzymeinwirkung werden Letztere bis zum Disaccharid Maltose abgebaut. Darüber hinaus vermag die α-Amylase als Endoenzym auch verzweigtkettige Kohlenhydrate, nämlich den Amylopektinanteil der Stärke und das ähnlich aufgebaute tierische Glykogen unter Aussparung der durch zusätzliche 1,6-Verknüpfung zustandegekommenen Verzweigungsstellen im Polysaccharid zu zerlegen.

2.1.1.3 Rachen

Der **Rachen** oder **Schlund** (Pharynx) ist in 3 Etagen angeordnet, deren obere der hinter der Nasenhöhle befindliche **Nasopharynx** oder **Epipharynx** den Atemwegen zugerechnet wird. Im mittleren Rachenraum, dem **Oropharynx** oder **Mesopharynx** kreuzen sich Atem- und Speiseweg. Beim Schluckvorgang wird durch Anheben des Gaumensegels die Verbindung zum Epipharynx, ferner durch Verschieben des **Kehlkopfes** (Larynx) und des Kehldeckels der Kehlkopfeingang geschlossen und so ein Eindringen von Nahrung in die Atemwege verhindert. Über den hinter dem Kehlkopf befindlichen **Hypopharynx** oder **Laryngopharynx** gelangt der Nahrungsbrei während des Schluckvorgangs in die Speiseröhre.

2.1.2 Krankheitsbilder

2.1.2.1 Herpes labialis

Zu den verbreitetsten Viruserkrankungen gehören die meist durch das Virus Herpes Simplex Typ 1, seltener Typ 2 ausgelösten Infektionen des Haut- und Schleimhautbereichs (s.a. Kap. 9.2.4). Herpes-simplex-Typ-1 (HSV-1)-Infektionen sind weltweit außerordentlich verbreitet, in der Bundesrepublik Deutschland wird der Durchseuchungsgrad der erwachsenen Bevölkerung mit 80–90 % angegeben, wobei klinische Symptome allerdings nicht bei allen Infizierten in Erscheinung treten. Bevorzugter Ort für die klinische Manifestation der Infektion sind die Lippen (Herpes labialis, Lippenbläschen). Da die Rezidive häufig in Verbindung mit anderen fieberhaften Erkrankungen einhergehen, hat der Volksmund auch den Begriff der „Fieberbläschen" geprägt.

Herpes simplex Virus Typ 1 (HSV 1) gehört innerhalb der DNA-Viren zur Subfamilie der Alphaherpesviridae, welche neben HSV 1 und HSV 2 auch Varicell-Zoster-Virus, den Erreger der Windpocken und der Gürtelrose, beinhaltet.

Herpes-simplex-Typ 1-Virus wird in Form einer Schmier- und Tröpfcheninfektion übertragen, wobei der Erstkontakt meist bereits im Säuglings- oder frühen Kindesalter erfolgt. Die Erstmanifestation kann inapparent verlaufen, sie kann aber auch mit schwerer Allgemeinsymptomatik wie Fieber, Virämie, regionaler Lymphknotenschwellung verbunden mit einem starken Krankheitsgefühl einhergehen. Ein typisches Bild der Erstmanifestation ist die Gingivostomatitis herpetica (Gingivostomatitis aphthosa) mit multiplen schmerzhaften Aphthen an der Wangen- und Rachenschleimhaut, die nach einer Inkubationszeit von zwei bis zwölf Tagen auftreten. Seltener tritt die Erstinfektion erst im Erwachsenenalter auf.

Die Viren gelangen über Läsionen der Lippen oder über die Schleimhäute der Mundhöhle, z.B. nach einem Kuss, in den Organismus und wandern über die Axone der Nervenzellen zum Ganglion gasseri des Nervus trigeminus, wo sie wie auch in den betroffenen Hautarealen persistieren. Bei einer Überlastung des Immunsystems können die persistierenden Viren reaktiviert werden, wobei sie aus ihrem Verweilort in umgekehrter Richtung in die assoziierten Hautareale wandern und dort die typischen gruppiert angeordneten, zunächst klaren, später gelblichen Bläschen verursachen. Die Bläschen heilen unter Krustenbildung innerhalb von drei bis zehn Tagen wieder ab. In der akuten Phase der Vesikelbildung ist die Infektionsgefahr am größten, da sich die Viren in den Vesikeln explosionsartig vermehren. Rezidive werden meist durch eine Schwächung des Immunsystems ausgelöst. Auslösende Faktoren können sein:

- intensive Sonneneinstrahlung (Höhenluft, Schnee, Strand),
- körperliche Überanstrengung,
- Fieber,
- Ekel,
- hormonelle Einflüsse (Menstruation, Schwangerschaft).

Anzeichen eines sich ankündigenden Rezidivs sind Juckreiz, Schmerz, Rötung und Schwellung der betroffenen Areale. Je früher in diesem Prodromalstadium mit einer antiviralen Therapie begonnen wird, um so größer ist die Erfolgsaussicht.

Beratungstipp

Vorsichtsmaßnahmen bei Herpes labialis

- Herpes ist ansteckend, deshalb auf Hygienemaßnahmen (Händewaschen usw.) achten.
- Besondere Vorsicht ist beim Kontakt mit Säuglingen geboten, denn eine Herpes-Infektion kann bei ihnen eine lebensbedrohliche Enzephalitis verusachen.
- Auch sollten Schmierinfektionen verhindert werden, vor allem eine Einbringung der Viren ins Auge ist zu verhindern (z.B. Kontaktlinsenträger!).

2.1.2.2 Schrunden oder Rhagaden

Schrunden oder Rhagaden sind kleine, aber oft schmerzhafte Risse in der Haut, insbesondere in der Umgebung von Körperöffnungen wie beispielsweise an den Lippen. Eingerissene Mundwinkel mit zum Teil schuppenden Erythemen oder mit Kruste können u.a. ein Symptom für einen Mangel an essentiellen Nährstoffen sein.

2.1.2.3 Entzündliche Veränderungen der Schleimhäute im Bereich der Mundhöhle

Entzündungen im Bereich der Mundhöhle können lokal begrenzt oder großflächig auftreten. Je nach Lokalisation lassen sich eine Mundschleimhautentzündung (**Stomatitis**), eine Zahnfleischentzündung (**Gingivitis**), eine **Gingivostomatitis,** bei der beide Schleimhäute betroffen sind, und eine Zungenschleimhautentzündung (**Glossitis**) unterscheiden. Die Ätiologie der genannten Erkrankungen kann sehr unterschiedlich sein. So kommen mangelhafte Mundhygiene, Nicotin- bzw. Alkoholmissbrauch, mechanische

Reize (etwa durch schlecht sitzende Prothesen), chemische und allergische Reaktionen, mangelhafte Ernährung (Hypovitaminosen) oder Infektionen als Ursache in Betracht. Die stets anzustrebenden kausalen Therapieansätze sind somit sehr verschieden, während eine Beseitigung bzw. Linderung der Symptome stets durch eine Lokalbehandlung mit Antiphlogistika, Adstringentien oder Lokalanästhetika erreicht wird.

2.1.2.4 Aphthen

Aphthen sind runde oder ovale bis linsengroße isoliert (nicht rezidivierend) oder vermehrt (mit Rezidivbildung) auftretende, nicht ansteckende Erosionen der Schleimhaut mit gelblichem Belag und rotem Randsaum. Aphthen können traumatisch, infektiös oder durch gastrointestinale Störungen bedingt sein.

2.1.2.5 Mundsoor

Soor ist eine durch zur Gruppe der Hefepilze gehörende Candidaart hervorgerufene Pilzinfektion, welche die Haut und Schleimhäute befällt. Der **Mundsoor** (Schwämmchen, Soor-Stomatitis) tritt vor allem im Säuglingsalter, bei Diabetikern sowie bei kachektischen (ausgezehrten) oder immunsuppressiv behandelten Patienten auf und bildet weißliche, stippchen- bis flächenförmige Beläge auf der geröteten Schleimhaut von Zunge, Gaumen und Zahnfleisch.

2.1.2.6 Mundgeruch

Unter Mundgeruch versteht man einen auf unterschiedlichen Ursachen beruhenden, oft vom Betroffenen selbst nicht wahrgenommenen, gelegentlich aber auch nur subjektiv vom Patienten selbst empfundenen aus dem Bereich der Mundhöhle stammenden unangenehmen und störenden Geruch der ausgeatmeten Luft. Als Foetor ex ore wird ein intensiver, meist durch pathologische Erscheinungen hervorgerufener Mundgeruch bezeichnet. Von einer Halitosis spricht man bei auf verschiedenen systemischen metabolischen oder gastrointestinalen Erkrankungen oder patho-physiologischen Dysfunktionen beruhendem üblen Atemgeruch bei Nasenatmung. Entstehungsort des Mundgeruchs können Mund-Rachen-Bereich, Respirationstrakt und Verdauungstrakt sein. Häufige Ursache ist eine mangelnde Mundhygiene. Mundgeruch kann auch durch den Genuss stark gewürzter Speisen wie Zwiebel, Knoblauch und Meerrettich oder Nicotin bedingt sein. Er kann auch nach längerer Nahrungskarenz, insbesondere bei Fastenkuren mit fehlender Kohlenhydratzufuhr zustande kommen, wobei der Körper auf die Verdauung von Eiweiß umschaltet. Eine Übersicht über Entstehungsort und einige Ursachen von Mundgeruch gibt Tabelle 2.1-1. Pathologisch bedingter Mundgeruch ist zu etwa 90 % auf Erkrankungen der Zähne, Zunge, Tonsillen, Nasennebenhöhlen und des Rachens zurückzuführen. Hierbei bestehen sehr gute Erfolgschancen für eine Kausaltherapie.

Eine weitere Quelle für Mundgeruch kann der Speichel sein. Folgen von Sekretionsstörungen des Speichels können die Bildung übel riechender schwefelhaltiger Eiweißabbauprodukte oder eine pathologische Besiedlung mit Bakterien oder Pilzen (z.B. Soor) sein. Auch kann starkes Rauchen, besonders von Zigarren und Pfeife, zu einem unangenehmen Geruch des Speichels führen. Weitere Ursachen für Mundgeruch können in Divertikeln der Speiseröhre oder des Rachens zurückbleibende Speisereste oder Eiter bzw. Gewebsmassen aus Lungenabszessen sein, deren Proteinabbauprodukte übel riechende schwefelhaltige Verbindungen an die Atemluft abgeben können. Mundgeruch kann auch bei Luftschluckern und bei gewohnheitsmäßigem Aufstoßen beobachtet werden. Eine schwere Leberinsuffizienz kann einen süßlich-fäkalen Geruch zur Folge haben. Fäkalgestank ist ein Alarmzeichen schwerer gastrointestinaler Erkrankungen wie Darmverschluss oder akute schwere Gastroenteritis.

Tab. 2.1-1: Ursachen von Mundgeruch

Entstehungsort	Erkrankung
Mundhöhle	Somatitis, Gingivits, Zahnkaries, Parodontose, ungepflegte Zähne oder Zahnprothese, Zungen-Mundboden-Abszess, exulzerierter Tumor
Oropharynx	Längere Nahrungskarenz, akute oder chronische Tonsillitis, Tonsillenpröpfe, Pharyngitis, Mundtrockenheit, Fremdkörper, Abszessbildung
Obere Luftwege	Angeborener Verschluss der hinteren Nasenöffnung (Choanalatresie), Stinknase, Rhinitis atrophicans (Ozäna), (chronische) Sinusitis, dentogene Sinusitis
Untere Luftwege	Eitrige Bronchitis, irreversible Erweiterungen der Bronchien (Bronchiektasen), Nasen-, Tracheal- und Bronchialfremdkörper, Lungenentzündung (Pneumonie), Lungenabszess, Lungengangrän, exulzerierte oder zerfallende Tumoren des gesamten Respirationssystems
Speisewege	Hypopharynx- oder Ösophagusdivertikel, Hiatushernie, Ösophagitis, Magen- und Zwölffingerdarmerkrankungen, exulzerierte oder zerfallende Tumoren in Pharynx, Ösophagus oder Magen
Sonstige Ursachen	Diabetes mellitus, komatöse und präkomatöse Zustände (Leber – süßlich-aromatisch; Niere – urinös), Urämie (urinös), Arsen, Phosphor, Natriumtellurat, Dimethylsulfoxid, Nitrobenzol, Gelbfieber

2.1.2.7 Entzündungen in Hals oder Rachen

Lokalbehandlung – pro und contra

Entzündungen im Hals und Rachen können als isolierte virale oder bakterielle Infektionen auftreten oder eines der Symptome im Rahmen einer banalen Erkältung sein. Der Patient klagt vor allem über **Schluckbeschwerden, Halsschmerzen, Kratzen im Hals** oder **Heiserkeit**. Die Beratung ist in diesem Fall nicht unproblematisch, da es sich um ein unkompliziertes virales Geschehen genauso handeln kann wie um eine beginnende oder manifeste bakterielle Infektion oder Superinfektion.

Je nachdem, welcher Bereich des Halses von der Entzündung betroffen wird, unterscheidet man in:

- Rachenschleimhautentzündung (Pharyngitis),
- Stimmband- oder Kehlkopfentzündung (Laryngitis),
- Mandelentzündung (Angina tonsillaris bzw. Tonsillitis),
- Seitenstrangangina, die Lymphbahnen der seitlichen Rachenwand sind entzündet,
- Luftröhrenentzündung (Tracheitis),
- Kehldeckelentzündung (Epiglottitis).

Für die Selbstmedikation stehen jedoch überwiegend **Lokaltherapeutika** zum Lutschen, Gurgeln, Spülen oder Sprühen zur Verfügung. Bei einer Angina lacunaris (fiebrige Angina mit Eiterpfropfen und/oder eitrigen Belägen) wäre aber eine Therapie mit oralen Antibiotika angezeigt.

Info

Wann sollte ein Arzt aufgesucht werden?
- Wenn die Halsschmerzen sich nach drei Tagen nicht bessern.
- Bei Atemnot und Atembeschwerden.
- Bei hohem Fieber bzw. wenn die Körpertemperatur anhaltend erhöht ist.
- Bei Halsschmerzen in Verbindung mit Hautausschlag oder himbeerrot verfärbter Zunge.
- Bei sehr starken Schluckbeschwerden.
- Wenn ein Verdacht auf eine Mandelentzündung besteht.
- Bei stark geschwollenen Lymphknoten.
- Bei plötzlicher oder sehr starker Heiserkeit.

Daher kann eine lokale Behandlung nur bei beginnenden Beschwerden oder begleitender typischer Erkältungssymptomatik in Frage kommen. Bei sehr starken Schluckbeschwerden und Fieber sollte der Patient darauf hingewiesen werden, dass es sich um eine eitrige Angina handeln könnte, die eine Arztkonsultation erforderlich macht. Die lokale Behandlung wird bei Anwendung geeigneter Medikamente dann erfolgreich sein, wenn sie im Anfangsstadium einer viralen oder oberflächlichen bakteriellen Entzündung einsetzt. Denn die symptomatische Therapie ist oft in der Lage, das Krankheitsgeschehen zu limitieren und subjektive Linderung zu verschaffen.

Gegner der Lokaltherapie führen an, dass sämtlichen Lokalantiseptika und -antibiotika nur eine bescheidene Wirkung zukommt. Sie weisen auch darauf hin, dass bei einer Tonsillitis auf das Gurgeln verzichtet werden sollte, da eher eine Ruhigstellung erwünscht ist. Dieser Auffassung steht jedoch die Tatsache gegenüber, dass bei sinnvoller Anwendung antimikrobieller Gurgelmittel und Lutschtabletten (sinnvoll hinsichtlich der Dauer und Häufigkeit) pathogene Erreger unschädlich gemacht werden können, bevor sie in tiefere Gewebsschichten eindringen und sich damit einem Angriff durch Oberflächenantiseptika entziehen. Im zuletzt genannten Stadium kann die antimikrobielle Oberflächenbehandlung günstigstenfalls als unterstützende Maßnahme betrachtet werden.

2.1.3 Medikamentöse Maßnahmen

Im Bereich des Mundes einschließlich der Lippen sind folgende Erkrankungen einer Selbstmedikation zugänglich, wobei allerdings je nach Schweregrad auch eine ärztliche oder gar stationäre Behandlung geboten sein kann:

- Rhagaden,
- Verletzungen,
- Verbrennungen,
- Folgen lokal reizender oder ätzender Chemikalien,
- mechanisch, chemisch, allergisch oder infektiös bedingte Entzündungen der Schleimhäute.

Abgesehen von den antiinfektiösen Maßnahmen beschränkt sich die Pharmakotherapie mit Stomatologika (zur Lokaltherapie im Mundbereich verwendete Pharmaka) im Wesentlichen auf die Behandlung der typischen Entzündungssymptome Schmerz, Rötung, Entzündung und deren Folgeerscheinungen (z.B. Mundgeruch/Foetor ex ore). Selbst bei den infektiös-entzündlichen Erkrankungen des Mundes ist eine polypragmatische Chemotherapie üblich und sinnvoll, weil eine Differentialdiagnose hinsichtlich der verursachenden Erreger nicht immer einfach und unter Berücksichtigung einer Aufwand-Nutzenabwägung oft unnötig ist.

Die **Lokaltherapie von Erkrankungen** der Lippen und der Mundhöhle beschränkt sich somit auf Substanzen weniger pharmakologischer Wirkstoffklassen. Die wichtigsten sind:

- Antiphlogistika,
- Adstringentien,
- Antiseptika,
- Antibiotika,
- Lokalanästhetika,
- proteolytische Enzyme.

Die folgende Besprechung der genannten stomatologisch verwendeten Wirkstofftypen beschränkt sich auf die nicht der Verschreibungspflicht unterliegenden und somit einer Selbstmedikation zugänglichen Substanzen.

2.1.3.1 Antiphlogistika

Kamillenblüten

Selbst bereitete oder handelsübliche Auszüge aus **Kamillenblüten** (Matricariae flos), Stammpflanze *Chamomilla recutita*, gehören zu den am häufigsten zur Behandlung entzündlicher Erkrankungen des Mundes wie auch anderer Organe und zur Wundpflege verwendeten antiphlogistischen Arzneimitteln.

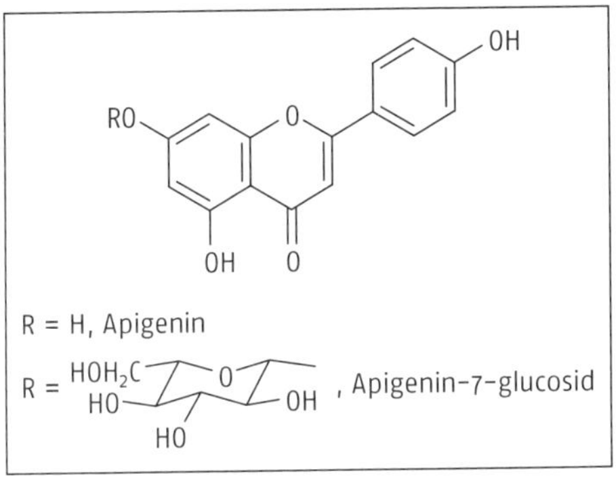

R = H, Apigenin

R = (Glucosyl), Apigenin-7-glucosid

Diese tierexperimentell nachweisbare **antiphlogistische Wirkung** der Kamille ist im Wesentlichen auf verschiedene in der ätherischen Ölfraktion vorkommende genuine oder erst bei der Wasserdampfdestillation gebildete Inhaltsstoffe sowie auf Flavonoide, insbesondere Apigenin und dessen 7-Glucosid Quercimeritrin, zurückzuführen. Die wichtigsten Inhaltsstoffe des ätherischen Öls sind das farblose Proazulen Matrizin, das aus diesem bei der Ölgewinnung über Chamazulencarbonsäure gebildete Chamazulen, das Levomenol ((–)-α-Bisabolol) sowie ein in der cis- und trans-Form vorkommendes Polyin („En-In-Dicycloether") (s. Abb. 2.1-2).

Den Polyinen und dem Levomenol kommt auch eine **antimikrobielle Wirkung** zu, die allerdings bei der topischen stomatologischen Anwendung wegen der mit allen Zubereitungen erreichten zu geringen Konzentration kaum zum Tragen kommt. Die aus dem (–)-α-Bisabolol entstehenden Bisaboloxide sind weniger wirksam. Die **antiulzerogene Wirkung** von Kamillenblüten, die zur Behandlung ulzeröser Erkrankungen der Mundschleimhaut, des Magen- und Darmtraktes oder der Haut erfolgreich ausgenutzt wird, ist außer auf die genannten Inhaltsstoffe der Ölfraktion auch auf die Flavonoide Apigenin und Ouercimeritrin (Apigenin-7-glucosid) zurückzuführen. Apigenin ist zwar etwa viermal so stark antiphlogistisch wirksam, der Apigeningehalt der Kamillenblüten liegt jedoch mit 0,01 bis 0,04 % um den Faktor Zwanzig niedriger als derjenige des entsprechenden 7-Glucosids. Der **spasmolytische Effekt** der Droge wird ausschließlich den hydrophilen Flavonoidinhaltsstoffen zugeschrieben.

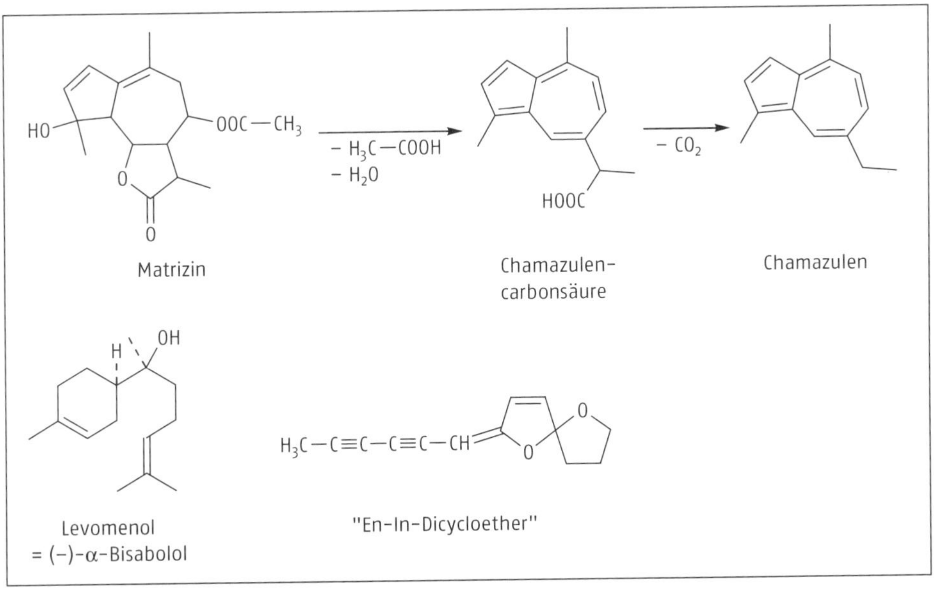

Matrizin → Chamazulencarbonsäure → Chamazulen

Levomenol = (–)-α-Bisabolol

"En-In-Dicycloether"

Abb. 2.1-2: Inhaltsstoffe des Kamillenöls

Kamillenblüten kommen sowohl in Form selbst bereiteter wässriger Auszüge als auch von Handelspräparaten zum Einsatz. Zur **Eigenherstellung** eines Teegetränkes bzw. einer Spüllösung zur Behandlung entzündlicher Erkrankungen wird empfohlen, 1 bis 2 g der Droge mit ca. 150 ml siedendem Wasser zu übergießen und 10 Minuten lang bedeckt stehen zu lassen. Der abgeseihte Auszug wird zur Vermeidung von unnötigen Verdampfungsverlusten am besten noch warm zum Betupfen der erkrankten Stellen des Mundes (beim Kleinkind) bzw. zum Spülen verwendet.

Handelspräparate enthalten meist wässrig-ethanolische Auszüge der Kamille oder das ätherische Öl selbst. Von den verfügbaren Zubereitungen sind die wässrig-ethanolischen – deren einwandfreie Standardisierung selbstverständlich vorausgesetzt – am günstigsten zu beurteilen, da sie sowohl die lipophilen Bestandteile des ätherischen Öls bzw. deren Vorstufen, zugleich aber auch die antiphlogistisch wirkenden polaren Flavonoide enthalten. Nachteil der rein wässrigen Auszüge ist, dass aufgrund ihrer hohen Lipophilie etwa 70 % der wirksamen Bestandteile des ätherischen Öls verlorengehen. Beispiele für Kamillen-Präparate finden sich in Tab. 2.1-2.

2.1.3.2 Adstringentien

Als Adstringentien werden Substanzen bezeichnet, die aufgrund ihrer proteinkoagulierenden Eigenschaften eine „zusammenziehende" Wirkung an epithelialen Gewebeoberflächen, insbesondere von Schleimhäuten, entfalten. Die oberflächliche Proteinkoagulation verursacht eine Permeabilitätsverminderung der Gewebeoberfläche und hemmt damit die Exsudation bei entzündlichen Prozessen. Zugleich wird durch den abdichtenden Effekt eine Gewebsinvasion pathogener Erreger verhindert. Adstringentien werden zur Behandlung von **Wunden** und **oberflächlichen Entzündungs**erscheinungen u.a. des Gastrointestinaltrakts und der Mundschleimhaut eingesetzt. Bei den therapeutisch verwendeten Adstringentien handelt es sich vorwiegend um **Aluminiumverbindungen** sowie um meist kompliziert zusammengesetzte, **Gerbstoffe** enthaltende Drogenextrakte. **Bleiverbindungen** sind wegen zu hoher Toxizität obsolet.

Aluminiumverbindungen

Die als Adstringentien in Stomatologika verwendeten Aluminiumverbindungen weisen eine gute Verträglichkeit auf, sofern sie nicht, wie etwa das Aluminiumchlorat, reaktive Anionen enthalten. Nebenwirkungen infolge Resorption sind bei lokaler Anwendung kaum zu befürchten. **Aluminiumchlorat** (Mallebrin® Konzentrat zum Gurgeln) weist aufgrund seines starken Oxidationsvermögens auch eine **antimikrobielle Wirkung** auf.

Pflanzliche Adstringentien

Ratanhiawurzel

Die von der in Südamerika beheimateten *Krameria triandra* RUIZ et PAVON stammende **Ratanhiawurzel** (Ratanhiae radix) enthält je nach Lagerungszeit zwischen 3 und 18 % – Ph. Eur. 5 %, berechnet als Pyrogallol – Catechingerbstoffe.

Rezepturmäßig hergestellte Gemische gleicher Gewichtsteile **Ratanhia- und Myrrhentinktur** erfreuen sich nach wie vor großer Beliebtheit als Spül- und Gurgellösungen. Auch selbst bereitete wässrige Ratanhiawurzelauszüge (1 bis 1,5 g Droge mit 150 ml Wasser 15 Minuten sieden lassen) werden zur Behandlung von **Gingivitiden** und **Stomatitiden** empfohlen. Zubereitungen aus Ratanhiawurzel werden von der Aufbereitungskommission E zur Behandlung leichter Entzündungen der Mund- und Rachenschleimhaut empfohlen, wobei etwa 1 g zerkleinerte Droge auf 1 Tasse Wasser als Abkochung oder 5 bis 10 Tropfen Ratanhiatinktur auf 1 Glas Wasser 2- bis 3-mal täglich als Pinselung bzw. Zubereitungen entsprechend zur Anwendung kommen. Dabei sollte die Behandlung ohne ärztlichen Rat auf zwei Wochen beschränkt sein.

Tormentillwurzelstock

Der aus der bei uns beheimateten *Potentilla erecta (Potentilla tormentilla)* stammende **Tormentillwurzelstock** (Tormentillae rhizoma) enthält etwa 20 % Gerbstoffe des Catechin- und Gallotannintyps (Ph. Eur. Gerbstoffgehalt: mindestens 7 %, berechnet als Pyrogallol).

Die **Tormentilltinktur** wird ähnlich wie Ratanhiatinktur zum Gurgeln sowie zu Spülungen und Pinselungen im **Mund-Rachen-Raum** verwendet, wobei aufgrund des höheren Gerbstoffgehalts eine eher noch höhere Wirkungsintensität zu erwarten ist. Ferner wird sie mit Erfolg zur Behandlung akuter und subakuter entzündlicher **Erkrankungen des Gastrointestinaltrakts** eingesetzt.

Zur **Herstellung** selbstbereiteter Tormentillwurzelauszüge werden 1 bis 1,5 g Droge mit etwa 150 ml kaltem Wasser übergossen und 20 Minuten lang zum Sieden erhitzt.

Hinsichtlich der stomatologischen Behandlung empfiehlt die Aufbereitungsmonographie 10 bis 20 Tropfen Tormentilltinktur mehrmals täglich zum Spülen der Mund- und Rachenschleimhaut.

2.1.3.3 Antiseptika

Neben dem bereits besprochenen Aluminiumchlorat, welchem neben seiner adstringierenden auch eine antimikrobielle Wirkung zukommt, werden in Mund- und Rachenantiseptika Iod, Chlorhexidin und Hexetidin, quartäre Ammoniumverbindungen, das heterozyklische Ethacridin, das 2013 zur Anwendung im Mund- und Rachenraum aus der Verschreibungspflicht entlassene Benzydamin, Enzyme, Lokalantibiotika sowie antimikrobiell wirkende Stoffe enthaltende pflanzliche Drogen angewandt.

PVP-Iod

Povidon-Iod (PVP-Iod) ist eine 10 % Iod enthaltende Komplexverbindung aus Polyvinylpyrrolidon und Iod mit breitem antimikrobiellem Wirkungsspektrum. Es wirkt rasch bakterizid, sporozid, fungizid, viruzid und tötet auch Protozoen ab. Aufgrund seines breiten Wirkungsspektrums und seiner im Vergleich zu freiem Iod geringeren lokalen Reizwirkung findet PVP-Iod als Wund-, Haut- und Schleimhautdesinfektionsmittel sowie zur chirurgischen und hygienischen Händedesinfektion vielseitige Verwendung. Seine antimikrobielle Wirkung beruht auf der proteindenaturierenden Wirkung des freigesetzten Iods, welches hierbei zu Iodid reduziert wird. Zu beachten sind die für Iodverbindungen bekannten Kontraindikationen wie manifeste Schilddrüsenerkrankungen und eine Iodüberempfindlichkeit.

Chlorhexidin

Chlorhexidin ist eine Biguanidverbindung, die, insbesondere in Form ihres Diacetats oder Digluconats, außer als Konservierungsmittel auch zur topischen aseptischen Behandlung, unter anderem auch des Mund-Rachenbereichs, in vielen Handelsprodukten Verwendung findet. Für die antimikrobielle Wirkung des Chlorhexidins sind dessen durch die polaren Biguanidgruppen und die unpolaren Gruppen Chlorphenylreste und Hexamethylenbrücke bedingten amphiphilen Eigenschaften verantwortlich. Die Verbindung wird in Abhängigkeit von deren Kon-

$$Cl-\phi-NH-\underset{\underset{NH}{\|}}{C}-NH-\underset{\underset{NH}{\|}}{C}-NH-(CH_2)_6-NH-\underset{\underset{NH}{\|}}{C}-NH-\underset{\underset{NH}{\|}}{C}-NH-\phi-Cl$$

Chlorhexidin

Erkrankungen der Lippen und der Mundhöhle

zentration, der Mikroorganismenart, der Keimdichte und dem pH-Wert an die Zelloberfläche adsorbiert und schädigt die Zytoplasmamembran. In niedrigen Chlorhexidinkonzentrationen werden aus Letzterer Bestandteile herausgelöst, in höheren Konzentrationen werden Bestandteile der Zytoplasmamembran und Proteine einschließlich Enzyme koaguliert.

Chlorhexidin, dessen Wirkungsoptimum aufgrund der basischen Biguanidreste im schwach basischen Bereich (pH 8) liegt, wirkt in niedrigen Dosen bakteriostatisch, in höheren bakterizid. Das Wirkungsspektrum ist breit, wobei die Wirkungsintensität in der Reihenfolge grampositive Bakterien, gramnegative Bakterien, Hefen, Schimmelpilze abnimmt.

Hexetidin

Über ein ähnliches Wirkungsspektrum wie Chlorhexidin verfügt auch das Hexahydropyrimidin-Derivat Hexetidin.

Sein Wirkungsmechanismus ist im Einzelnen nicht bekannt. Angenommen wird, dass es aufgrund seiner Strukturähnlichkeit zum Thiamin als dessen Hemmstoff die Synthese von Coenzym A blockiert und damit die Oxidation von Brenztraubensäure. Bedingt durch seine gute Haftung an der Schleimhaut hält die antimikrobielle Wirkung von Hexetidin sehr lange an. Noch nach 10 bis 14 Stunden liegen wirksame Konzentrationen vor.

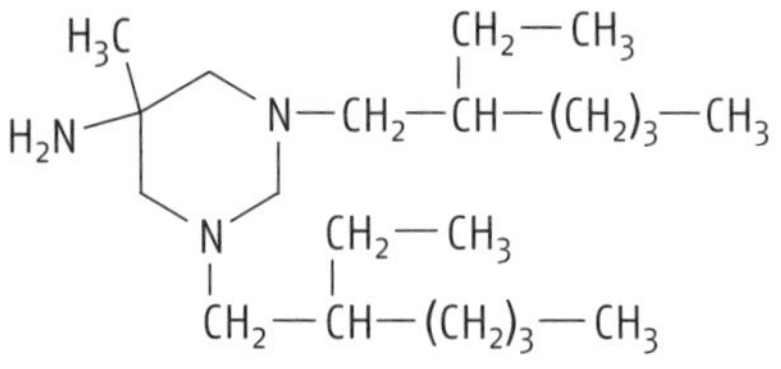

Quartäre Ammoniumverbindungen

Cetylpyridiniumchlorid, Benzalkoniumchlorid, Cetrimoniumbromid und Dequaliniumchlorid (s. Abb. 2.1-3) gehören zu den quartären Ammoniumbasen, die lokal als Mund- und Rachentherapeutika eingesetzt werden. Diese oberflächenaktiven kationischen Substanzen wirken zwar auf eine Vielzahl von grampositiven und gramnegativen Keimen, besitzen aber nur eine geringe Viruswirksamkeit. Durch Eiweiß, Serum oder

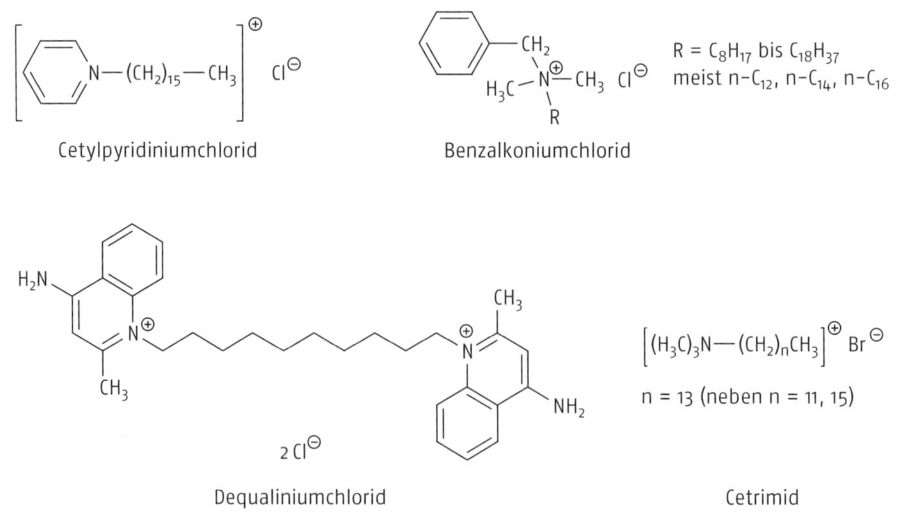

Abb. 2.1-3: Quartäre Ammoniumverbindungen in Mund- und Rachenantiseptika

Eiter können die quartären Ammoniumbasen inaktiviert werden.

Cetylpyridiniumchlorid verfügt über ein antimykotisches und breites antibakterielles Wirkungsspektrum. Der bakterizide Effekt kommt über eine Hemmung enzymatischer Reaktionen in der Bakterienzelle sowie über Permeabilitätsänderungen in der Zellmembran zustande. Durch die geringe Oberflächenspannung gelingt die Benetzung auch tief und versteckt gelegener Schleimhautareale (z.B. Krypten der Tonsillen). Der bakterienbeladene Schleim wird abgelöst und beseitigt, auch in schlecht zugänglichen Bereichen. Der antibakterielle und fungizide Effekt ist innerhalb eines breiten pH-Bereichs – selbst in hoher Verdünnung – gewährleistet.

Benzalkoniumchlorid wirkt gegenüber grampositiven Keimen bakterizid, in höheren Konzentrationen werden auch gramnegative Erreger erfasst. Somit gleicht das pharmakologische Profil von Benzalkoniumchlorid weitgehend demjenigen von Cetylpyridiniumchlorid.

Dequaliniumchlorid entfaltet gegenüber zahlreichen grampositiven und gramnegativen Mikroorganismen eine antibakterielle Wirkung und weist darüber hinaus antimykotische Eigenschaften auf. Auch bei Dequaliniumchlorid fällt das hohe Benetzungsvermögen auf.

Cetrimid (Cetrimoniumbromid) verfügt über ein ähnliches Wirkungsspektrum wie die bereits erwähnten quartären Ammoniumverbindungen. Seine bakterizide Wirkung beruht auf der Einlagerung des Wirkstoffes in die Zellmembran und der dadurch bewirkten Erhöhung der Membranpermeabilität (membranexpandierender Effekt).

Aufgrund der relativ guten Gewebeverträglichkeit der quartären Ammoniumbasen in wirksamen Konzentrationen und wegen der geringen systemischen Toxizität sind **Nebenwirkungen** bei bestimmungsgemäßem Gebrauch kaum zu befürchten; **Allergien** sind allerdings möglich.

Pflanzliche Antiseptika

Thymiankraut

Als Stammpflanzen der in Ph. Eur. enthaltenen Droge **Thymian** (Thymi herba) sind sowohl Echter Thymian, *Thymus vulgaris*, als auch Spanischer Thymian, *Thymus zygis*, zugelassen. Die offizinelle Droge enthält 1–2,5% ätherisches Öl mit den Hauptkomponenten Thymol (30–70%) und dem diesem isomeren Carvacrol (3–15%).

Ferner enthält Thymiankraut noch Gerbstoffe, deren **adstringierende Wirkung** die **antiseptische Wirkung** des ätherischen Öls unterstützt sowie Flavonoide und Triterpene.

Thymol   Carvacrol

Der Hauptinhaltsstoff des ätherischen Öls, **Thymol**, zeichnet sich durch eine **hohe antibakterielle** und **antimykotische Wirkung** aus. Der Phenolkoeffizient beträgt 25, d.h. es ist 25-mal stärker antimikrobiell wirksam als das üblicherweise zum Vergleich herangezogene unsubstituierte Phenol. Seine Gewebeverträglichkeit ist hingegen um ein Vielfaches besser als diejenige des Phenols.

Es ist somit nicht überraschend, dass sowohl Thymianauszüge als auch das rein synthetisch gewonnene Thymol Bestandteil antiseptischer, vor allem aber zahlreicher zur Hustenbehandlung verwendeter Handelspräparate sind, obgleich in der Aufbereitungsmonographie für Thymiankraut die stomatologische Anwendung nicht ausdrücklich genannt ist. Beliebt zur Behandlung entzündlicher Erkrankungen der Mundhöhle und des Rachens ist das Kombinationspräparat Salviathymol® N.

Salbeiblätter

Die von der im Mittelmeerraum beheimateten *Salvia sclarea* L. stammenden **Salbeiblätter** (Salviae folium) Ph. Eur. enthalten 1–2,5% ätherisches Öl mit 35–60% (−)-Thujon und (+)-Isothujon sowie 20% weitere Monoterpene (u.a. 1,8-Cineol, (+)-Campher, Borneol, Bornylacetat), ferner 3–7% Gerbstoffe und 1–3% Flavonoide und einen Bitterstoff.

(−)-Thujon: $R^1 = H; R^2 = CH_3$
(+)-Isothujon: $R^1 = CH_3; R^2 = H$

Für die **antiseptische** und **entzündungshemmende Wirkung** der Droge dürfte, obgleich experimentelle Prüfungen der einzelnen Bestandteile fehlen, das ätherische Öl verantwortlich sein, wobei die adstringierenden Gerbstoffe diese Wirkung unterstützen. Der Hauptbestandteil des ätherischen Öls kann bei Aufnahme zu hoher Dosen zu schweren **Nebenwirkungen** führen, die zwar bei **interner Verabreichung** bei entzündlichen Magen-Darm-Erkrankungen oder als Antihydrotikum, kaum hingegen bei sachgemäßer stomatologischer Anwendung zu erwarten sind.

Die Aufbereitungsmonographie für Salbeiblätter empfiehlt bei Entzündungen der Mund- und Rachenschleimhaut zum Gurgeln und Spülen 2,5 g Droge bzw. 2 bis 3 Tropfen des ätherischen Öls auf 100 ml Wasser als Aufguss bzw. 5 g eines ethanolischen Auszugs auf 1 Glas Wasser. Für Pinselungen wird der unverdünnte ethanolische Auszug verwendet.

Ein **Handelspräparat,** welches ausschließlich einen wässrig-ethanolischen Salbeiblätterextrakt enthält, sind Salus® Salbei-Tropfen. Ferner ist das Öl der Droge in Salviathymol®/N Lösung enthalten.

Myrrhe

Stammpflanze der offizinellen Droge **Myrrhe** (Myrrha) des Ph. Eur. sind die in ostafrikanischen Ländern beheimatete *Commiphora molmol* ENGLER u.a. Commiphora-Arten. Die Droge stellt das aus der Rinde ausgetretene luftgetrocknete Gummiharz dar. Sie enthält 40–60% eines ethanollöslichen, komplex zusammengesetzten Harzes und ein sesquiterpenhaltiges ätherisches Öl. Der wasserlösliche Gummianteil besteht zu 65% aus Kohlenhydraten und zu 20% aus Proteinen.

Die **Myrrhentinktur** ist wegen ihrer **antiseptischen, antiphlogistischen, desodorierenden** und **granulationsfördernden Wirkung** allein oder im Gemisch mit anderen Drogenauszügen, insbesondere Ratanhiatinktur, eines der am häufigsten verwendeten Mittel zur Behandlung entzündlicher Erkrankungen der Mundhöhle. Sie ist ferner Bestandteil verschiedener handelsüblicher medizinischer Mundwässer.

Nach der Aufbereitungsmonographie wird zur lokalen Behandlung leichter Entzündungen der Mund- und Rachenschleimhaut 2- bis 3-mal täglich mit der unverdünnten Myrrhentinktur betupft bzw. mit einer Verdünnung von 5 bis 10 Tropfen der Tinktur in einem Glas Wasser gespült oder gegurgelt.

2.1.3.4 Lokalantibiotika

Bei manifesten bakteriellen Infektionen im Mund- und Rachenraum ist die alleinige Behandlung mit Lokalantibiotika nicht sinnvoll, da die lokale Wirkung hier völlig unzureichend ist. Auch das in Mund- und Rachentherapeutika zum Lutschen am häufigsten verwendete Lokalantibiotikum Tyrothricin stellt keine vollwertige Therapie der Streptokokken-Angina dar und ist auch nicht in der Lage, Spätkomplikationen zu verhüten (Simon und Stille, 1989).

Die Anwendung von Lokalantibiotika wird aber auch deshalb häufig abgelehnt, weil bei den erkältungsbedingten Halsschmerzen Virusinfekte im Vordergrund stehen. Dem darf man jedoch entgegenhalten, dass oft erst die virusgeschädigte Schleimhaut bakteriell besiedelt wird. Und in diesem Stadium kann die lokal wirkende antibakterielle Chemotherapie durchaus nützlich sein. Außerdem werden in Mund- und Rachentherapeutika die Lokalantibiotika zum Teil in Kombination mit verschiedenen anderen desinfizierend/antiseptisch wirkenden Substanzen eingesetzt.

Tyrothricin

Das aus dem sporenbildenden Erdkeim *Bacillus brevis* gewonnene Tyrothricin besteht aus zyklischen (Tyrocidine 70–80 %) und linearen (Gramicidine 20–25 %) Polypeptiden. Jede der beiden Substanzgruppen enthält mehrere Peptide, welche sich durch jeweils eine Aminosäure voneinander unterscheiden. Der Tyrocidinanteil besteht aus den drei basischen zyklischen Dekapeptiden Tyrocidin A, B und C, Gramicidin aus den drei neutralen Pentadecapeptiden Gramicidin A, B und C. Tyrocidine und Gramicidine unterscheiden sich auch hinsichtlich ihres Wirkungsmechanismus.

Die basischen Tyrocidine zerstören, ähnlich den kationischen Detergentien, die osmotische Barriere der Zellmembran, wodurch Aminosäuren, Purine, Pyrimidine und Phosphate aus den Bakterien freigesetzt werden und die Zelle ihre Lebensfähigkeit verliert (bakterizide Wirkung).

Gramicidine hingegen bilden in der bakteriellen Zellmembran kationenleitende Kanäle. Es kommt zu intrazellulären Veränderungen der Kationenkonzentration, insbesondere zu Kaliumverlusten und letztlich ebenfalls zum Zelltod. Ferner entkoppeln Gramicidine die oxidative Phosphorylierung. Das Wirkungsspektrum des Tyrothricins gleicht demjenigen des Penicillins. Bevorzugt werden grampositive, aber auch einige gramnegative Erreger beeinflusst. Hierbei erwies sich die Gramicidin-Komponente um den Faktor 10 bis 50 wirksamer als Tyrocidin. Neben seiner antibakteriellen Wirkung kommt dem Tyrothricin auch eine antimykotische Wirkung gegen einige Hefen und Schimmelpilze, eine Wirkung gegen Trichomonaden sowie gegen einige Viren, u.a. gegen das den Herpes labialis auslösenden Herpes-simplex-Virus zu. Als Angriffspunkt für die antivirale Wirkung des Tyrothricins werden Lipide in der Virushülle vermutet. Eine Kombination des Tyrothricins mit quartären Ammoniumbasen erscheint sinnvoll, da Letztere das Wirkungsspektrum des Antibiotikums erweitern und, möglicherweise bedingt durch eine Lösungsverbesserung, seine Wirkung verstärken.

Da Tyrothricin D-Aminosäuren enthält und somit gegenüber den körpereigenen Peptidasen stabil ist, wird es weder aus dem Gastrointestinaltrakt noch bei Anwendung auf der Haut oder an Schleimhäuten nennenswert resorbiert und ist daher trotz beachtlicher Toxizität bei parenteraler Verabreichung, bei dermatologischer oder stomatologischer Anwendung auffallend gut verträglich.

Ein weiteres Lokalantibiotikum ist das aus dem Pilz *Fusarium lateritium* gewonnene Fusafungin. Sein antibiotisches Wirkspektrum ist vor allem gegen Streptokokken, Pneumokokken und Staphylokokken gerichtet. Fusafungin zeigt aber auch antibiotische Aktivität gegenüber Erregern wie *Mycoplasma pneumoniae* und Hefepilze der Candida-Arten. Auf gramnegative Keime zeigt die Substanz keinen Einfluss. Fusafungin besitzt zusätzlich eine antiinflammatorische Wirkung da es die Produktion des Radikals Superoxid durch Makrophagen reduziert. Die Sauerstoffradikale sind an akuten und chronischen Entzündungen beteiligt. Verwendung findet Fusafungin bei akut entzündlichen Erkrankungen der oberen Luftwege in Form eines Dosiersprays (Locabiosol® S). Es sollte nicht bei Kindern < 12 Jahre, in Schwangerschaft und Stillzeit verwendet werden. Locabiosol® S selbst darf aufgrund seines Gehaltes an Menthol nicht von Patienten mit Asthma bronchiale angewendet werden.

Nystatin A1

2.1.3.5 Antimykotika

Nystatin

Mittel der Wahl bei durch Candida, insbesondere *Candida albicans* verursachten Infektionen der Mundhöhle (Mundsoor) ist das von der Verschreibungspflicht ausgenommene, in die Gruppe der Makrolid-Polyen-Antibiotika gehörende Nystatin.
Nystatin wird aus *Streptomyces noursei* isoliert. Die pharmazeutisch verwendete Substanz ist ein Gemisch verschiedener hinsichtlich chemischer Struktur und Wirkung sehr ähnlicher Verbindungen, die als Nystatin A_1, A_2 und A_3 bezeichnet werden. Hauptkomponente ist Nystatin A_1.
Wie alle Makrolid-Polyen-Antibiotika wird Nystatin aufgrund seiner amphiphilen Struktur irreversibel an Sterole der Zytoplasmamembran der Pilze komplex gebunden. Mehrere dieser Sterol-Nystatin-Komplexe assoziieren und bilden Poren, durch welche essentielle Zellbestandteile, insbesondere Kaliumionen, austreten können. Die fungistatische, in höheren Konzentrationen auch fungizide Wirkung des Nystatins beruht somit auf der erhöhten Permeabilität der Zellmembran. Da die Substanz eine größere Bindungsaffinität zu Ergosterol, dem Membranbestandteil der Pilzzelle, als zum Cholesterol, der Zellmembran des tierischen und menschlichen Organismus, aufweist, ist die Selektivität der Wirkung des Nystatins wie auch der übrigen Makrolid-Polyen-Antibiotika sehr hoch. Nebenwirkungen kommen bei topischer Anwendung, abgesehen von dem bitteren Geschmack und gelegentlicher Übelkeit nicht vor. Von Haut und Schleimhaut wird Nystatin nicht, aus dem Gastrointestinaltrakt, abgesehen von niereninsuffizienten Patienten, kaum resorbiert.
Nystatin wird in Form von Suspensionen mit 100 000 I.E. pro ml angewandt. Zur Behandlung des Mundsoors wird die Suspension 4- bis 6-mal täglich (bei Säuglingen 0,5 bis 1 ml, bei Kindern und Erwachsenen 1 ml) in den Mund geträufelt oder gesprüht. Ältere Kinder und Erwachsene sollten darauf hingewiesen werden, dass die applizierte Flüssigkeit im Mund zu bewegen und dann zu schlucken ist, um eine gleichmäßige Verteilung in der Mundhöhle und eine Wirkung im tieferen Rachenbereich zu erzielen.

Miconazol

Seit 2005 steht als nicht verschreibungspflichtiges Azol-Antimykotikum Miconazol zur Behandlung von Pilzinfektionen der Mundhöhle für die Selbstmedikation zur Verfügung. Das Wirkungsspektrum von Miconazol ist wie bei allen Azol-Antimykotika sehr breit und umfasst alle menschen- und tierpathogenen Pilze wie Dermatophyten, Hefen oder Sprosspilze, Schimmelpilze und biphasische (dimorphe) Pilze. Ferner werden auch Strahlenpilze, die allerdings heute den Bakterien zugeordnet werden, erfasst. Daneben wirkt Miconazol gegen grampositive Bakterien und gegen Trichomonaden. Der antimykotische Wirkungstyp ist primär fungistatisch, in hohen Konzentrationen auch fungizid. Die Wirkung ist auf proliferierende Pilze beschränkt. Die antimykotische Wirkung von Miconazol wird auf eine Hemmung der Biosynthese von Ergosterol, eines essentiellen Bestandteils der Zellmembran von Pilzen, zurückgeführt. Es kumulieren die Vorstufen 14α-Methylsterole (hauptsächlich 24-Methylendihydrolanosterol). Die hieraus resultierende Veränderung der Membranzusammensetzung und -eigenschaften führt zu einer Störung der Membranpermeabilität mit der Folge einer Zell-Lyse. Erst in sehr hohen Konzentrationen wird die Synthese von Cholesterol, eines essentiellen Bestandteils der Zellmembran, von Säugern gehemmt. Hierauf wird die Toxizität der Azol-Antimykotika zurückgeführt, welche bei Miconazol allerdings als relativ niedrig eingestuft wird.

Aus dem Gastroinestinaltrakt wird Miconazol zu 25–30 % unverändert resorbiert. Bei der bestimmungsgemäßen Anwendung ist die systemische Wirkung jedoch vernachlässigbar. Miconazol steht zur Behandlung von Hefepilzinfektionen der Mundschleimhaut in Form 2-prozentiger Mundgele (Mykoderm® Mundgel, Micotar® Mundgel, Mykotin® Mundgel) zur Verfügung. Es ist kontraindiziert (auch zur bukkalen Anwendung) in der Schwangerschaft, die vaginale Anwendung im 1. Trimenon der Schwangerschaft setzt eine strenge ärztliche Indikationsstellung voraus. Auch ist die Anwendung an der laktierenden Mamma während der Stillzeit kontraindiziert. Systemische Nebenwirkungen sind bei topischer Anwendung nicht zu erwarten. Bei bukkalen Anwendungen kommen gelegentlich Übelkeit und nach längerer Anwendung Diarrhoe, bei dermalen Anwendungen Hautirritationen vor.

2.1.3.6 Virustatika

Aciclovir

Aciclovir gehört als ein ringoffenes Derivat des Nucleinsäurebestandteils Guanosin in die Reihe der Antimetaboliten mit allerdings nur sehr geringer Toxizität. Wegen der bei bestimmungsgemäßer lokaler Anwendung vernachlässigbaren Nebenwirkungen wurde Aciclovir als Creme zur Behandlung des Herpes in Packungsgrößen bis zu 2 g und in einer Konzentration bis zu 50 mg/g von der Verschreibungspflicht freigestellt.

Die vorwiegend antivirale Wirkung von Aciclovir beruht auf dessen hoher Affinität zur viralen Thymidinkinase. Aciclovir ist ein Pro-Drug, welches durch die Thymidinkinase zunächst in Aciclovir-Monophosphat überführt wird, wobei die Hydroxylgruppe der 2-Hydroxyethoxygruppe phosphoryliert wird. Das primär entstehende Aciclovir-Monophosphat wird anschließend durch Nucleotidyl-Phosphotransferasen in den wirksamen Metaboliten, das Aciclovir 5'-Triphosphat, umgewandelt. Diese aktive Form des Aciclovir hemmt selektiv die Virus-DNS-Polymerase und wird zudem unter Abspaltung von Diphosphat selbst in die Virus-DNS eingebaut. Hieraus resultiert ein DNS-Kettenabbruch und eine Hemmung der Virus-Replikation.

Aciclovir

Die geringe Toxizität des Aciclovir im Vergleich zu anderen Antimetaboliten beruht auf dessen hoher Spezifität für die Virus-Thymidinkinase, insbesondere diejenige von Herpes-simplex-Viren, welche den Wirkstoff 30- bis 120-mal stärker bindet als das entsprechende Enzym der Wirtszelle. Im Plaque-Reduktionstest wurde eine Wachstumshemmung Herpes-simplex-infizierter Zellkulturen bereits bei einer Aciclovir-Konzentration von 0,1 µmol/l, eine Hemmung nicht infizierter Kulturen hingegen erst bei einer Konzentration von 300 µmol/l beobachtet, woraus sich ein therapeutischer Index von 3000 ergibt.

Die topische Wirksamkeit des Originatorpräparates Zovirax® Creme wurde in zwei plazebokontrollierten Studien mit insgesamt 1385 Patienten mit Lippenherpes bei fünfmal täglicher Anwendung über vier Tage nachgewiesen. In beiden Studien zeigte sich die Zovirax® Creme sowohl hinsichtlich Episoden- als auch Schmerzdauer der wirkstofffreien Creme als signifikant überlegen. Im Übrigen ergab eine Meta-Analyse der Patienten-Subgruppen im Gegensatz zu einer früheren Meinung, dass die Unterschiede zwischen Verum- und Plazebogruppe sowohl bei frühem Therapiebeginn im Prodromal- oder Erythemstadium als auch bei späterem Therapiebeginn im Papel- oder Bläschenstadium statistisch gesichert sind.

Zur Prophylaxe bzw. Therapie von Herpeslabialis-Rezidiven sollte Aciclovir wie alle Virustatika bereits im Prodromalstadium so früh wie möglich bei den ersten Anzeichen von Juckreiz und Missempfindungen an den Lippen angewendet werden. Der Verlauf der Rezidivsymptome (unbehandelt 8 bis 12 Tage) lässt sich durch lokale Behandlung mit Aciclovir in Form von Creme verkürzen, die Intensität der Beschwerden verringern, in günstigen Fällen lässt sich das Rezidiv bei rechtzeitigem Therapiebeginn ganz unterdrücken.

Nebenwirkungen sind sehr selten, und das prinzipiell allen Antimetaboliten eigene mutagene Potential dürfte bei der geringen topisch verabreichten Dosis vernachlässigbar sein.

Biopharmazeutische Aspekte

Bekanntlich kann bei topischen Darreichungsformen deren Wirksamkeit neben den Wirkstoffen auch von der Zusammensetzung der Grundlage abhängen, da letztere das Penetrationsverhalten der Wirkstoffe in die Haut, insbesondere die Überwindung der Hornschichtbarriere, wesentlich beeinflussen können. Dies konnte am Beispiel von topischen Aciclovir-Zubereitungen eindrucksvoll gezeigt werden.

So enthält Zovirax® Creme Propylenglykol in einer hohen Konzentration von 40 %, während zahlreiche andere Präparate nur 15 % enthalten oder frei von diesem Penetrationsförderer sind. In einer in-vitro-Studie wurde unter Verwendung einer Diffusionszelle das Penetrationsvermögen von Aciclovir nach Aufbringen von zehn verschiedenen europäischen Generika und von Zovirax® vergleichend untersucht. Hierbei zeigte das Originatorpräparat ein deutlich höheres Penetrationsvermögen als alle Generika, wobei das Präparat ohne Propylenglykol am schlechtesten abschnitt. In einem weiteren Versuch konnte gezeigt werden, dass die Reduktion des Propylenglykolgehalts des Originatorprodukts von 40 % auf 15 % das Hautpenetrationsverhalten um einen Faktor von 10 verminderte.

Penciclovir

Ein zweites Virustatikum der Antimetabolitenreihe steht mit Penciclovir (z.B. Fenistil® Pencivir) für die Selbstmedikation des Lippenherpes seit 2005 zur Verfügung. Der Wirkungsmechanismus von Penciclovir ist mit dem des Aciclovir identisch. Von Letzterem unterscheidet sich Penciclovir durch seine deutlich längere Halbwertszeit von 10–20 h gegenüber 0,7–1 h von Aciclovir. Vermutet wurde, dass sich aus der höheren Penciclovir-Konzentration und der höheren intrazellulären Stabilität der aktiven Form, des Penciclovirtriphosphats, pharmakologische Vorteile ergeben.

Penciclovir

In einer Doppelblindstudie an 4500 Patienten mit rezidivierendem Herpes labialis, welchen zu Beginn des Prodromalstadiums regelmäßig 1%ige Penciclovir Creme appliziert wurde, verschwanden die Herpes-Läsionen um 31% rascher als bei Patienten mit Plazebobehandlung. Schmerzfreiheit wurde um 28% schneller erzielt.

In einer Vergleichsstudie nach Applikation von Penciclovir bei Beginn des Krankheitsschubes wurde das Krustenstadium bereits nach 4 Tagen, mit Aciclovir erst nach 6 Tagen erreicht. Auch waren die Patienten einen Tag früher schmerzfrei. Gegen eine Überlegenheit der Penciclovir-Creme sprechen allerdings vergleichende Untersuchungen an Mäusen mit Herpes-labialis-ähnlichen Infektionen, in welchen sich Aciclovir-Creme als überlegen erwies. Als Nebenwirkung kann unter Penciclovir-Behandlung eine lokale Irritation vorkommen. Ein Sensibilisierungspotential scheint ebenso wenig zu bestehen wie die Gefahr systemischer Nebenwirkungen. Die Plasma- und Urinspiegel von Penciclovir liegen nach lokaler Anwendung unterhalb der Nachweisgrenze.

n-Docosanol

Der aus der im Raps vorkommenden Erukasäure synthetisch hergestellte aliphatische Alkohol n-Docosanol (Docosan-1-ol, $H_3C\text{-}(CH_2)_{20}\text{-}CH_2OH$) wird in Form einer 10%igen Creme Muxan® Creme zur Behandlung von Lippenherpes angewandt. Der Wirkstoff selbst wie auch sein Hauptmetabolit Docosansäure sind endogene Bestandteile menschlicher Zellmembranen.

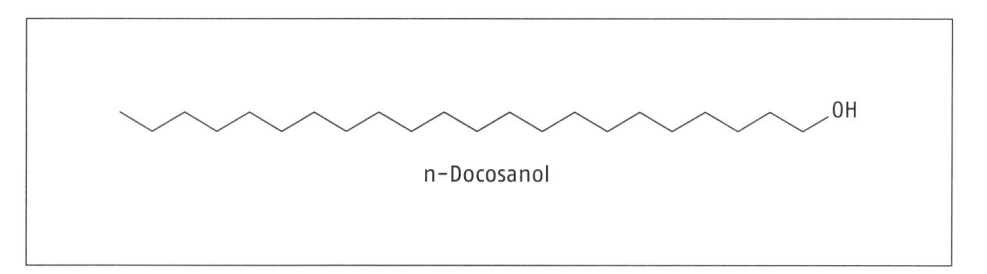

n-Docosanol

Seine lokaltherapeutische Wirkung bei Herpes labialis-Infektionen wird damit erklärt, dass sich n-Docosanol in die Zellmembranen der Haut einlagert und damit das Eindringen der Herpes-simplex-Viren Typ 1 in die Zellen verhindert. Im Gegensatz zu den Nucleosidanaloga beruht die Wirkung von n-Docosanol nicht auf einer Replikation der Viren, sondern vielmehr auf deren Behinderung ihrer Zellmembranpenetration. Dieser Wirkungsmechanismus erklärt auch, dass der n-Docosanol nur in der Anfangsphase einer Lippenherpes-Episode seine Effektivität entfalten kann.

Die Wirksamkeit der Muxan® Creme ist durch mehrere placebokontrollierte klinische Studien belegt. In der Anfangsphase einer Episode angewandt, konnte eine signifikante Beschleunigung der Abheilung der Lippenbläschen bei guter Verträglichkeit nachgewiesen werden.

Muxan® Creme ist zur Behandlung von wiederkehrendem Lippenherpes im Frühstadium bei Jugendlichen über 12 Jahren und Erwachsenen zugelassen. Als Nebenwirkungen werden sehr häufig Kopfschmerzen und lokale Beschwerden am Verabreichungsort, häufig trockene Haut und Hautausschläge berichtet. Aufgrund der geringen systemischen Verfügbarkeit des Wirkstoffs wird das Risiko einer Anwendung während der Schwangerschaft und Stillzeit als vernachlässigbar betrachtet.

Wie bei allen antiviralen Lokaltherapeutika von Lippenherpes ist der Hinweis auf eine möglichst frühe Anwendung im Prodromalstadium einer Episode wichtig. Ferner sollte den Patienten wegen der hohen Ansteckungsgefahr das Auftragen der Creme mit einem Wattestäbchen sowie von Körperkontakt, intensiver Sonneneinstrahlung (notfalls Verwendung von Sunblockern!) und dem Aufkratzen der Bläschen dringend abgeraten werden.

2.1.3.7 Lokalanästhetika

Erkrankungen der Mundschleimhaut und der Lippen können sehr schmerzhaft sein. Da die Schmerzreize von Nozizeptoren begrenzter, vorwiegend oberflächlicher Areale ausgehen, ist eine systemische Schmerzbehandlung mit Analgetika meist überflüssig und der Einsatz von Lokalanästhetika ausreichend.

Lokalanästhetika wirken im Gegensatz zu den Analgetika örtlich begrenzt durch Blockade der Reizleitung sensibler Nervenbahnen der Peripherie.

(Fortsetzung nächste Seite)

Chemie

Die chemische Struktur der Lokalanästhetika unterscheidet sich deutlich sowohl von den Prostaglandinsynthetase-Hemmern (vgl. Kap. 1.1.4) als auch den stark wirksamen Analgetika der Opiatreihe. Beiden liegen andere Wirkungsmechanismen zugrunde. Die **klassischen Lokalanästhetika** leiten sich von dem ursprünglich zur örtlichen Betäubung eingesetzten Naturstoff Cocain ab, der erstmals 1884 bei Augenoperationen verwendet wurde, dem aber vor allem wegen der Suchtgefahr heute nur noch eine untergeordnete Rolle zukommt. Cocain hat den Arzneimittelchemikern als Modellverbindung bei der Entwicklung neuer Lokalanästhetika gedient. Ziel dieser Entwicklung war, Wirkstoffe mit gleichem anästhesierendem Potential, jedoch

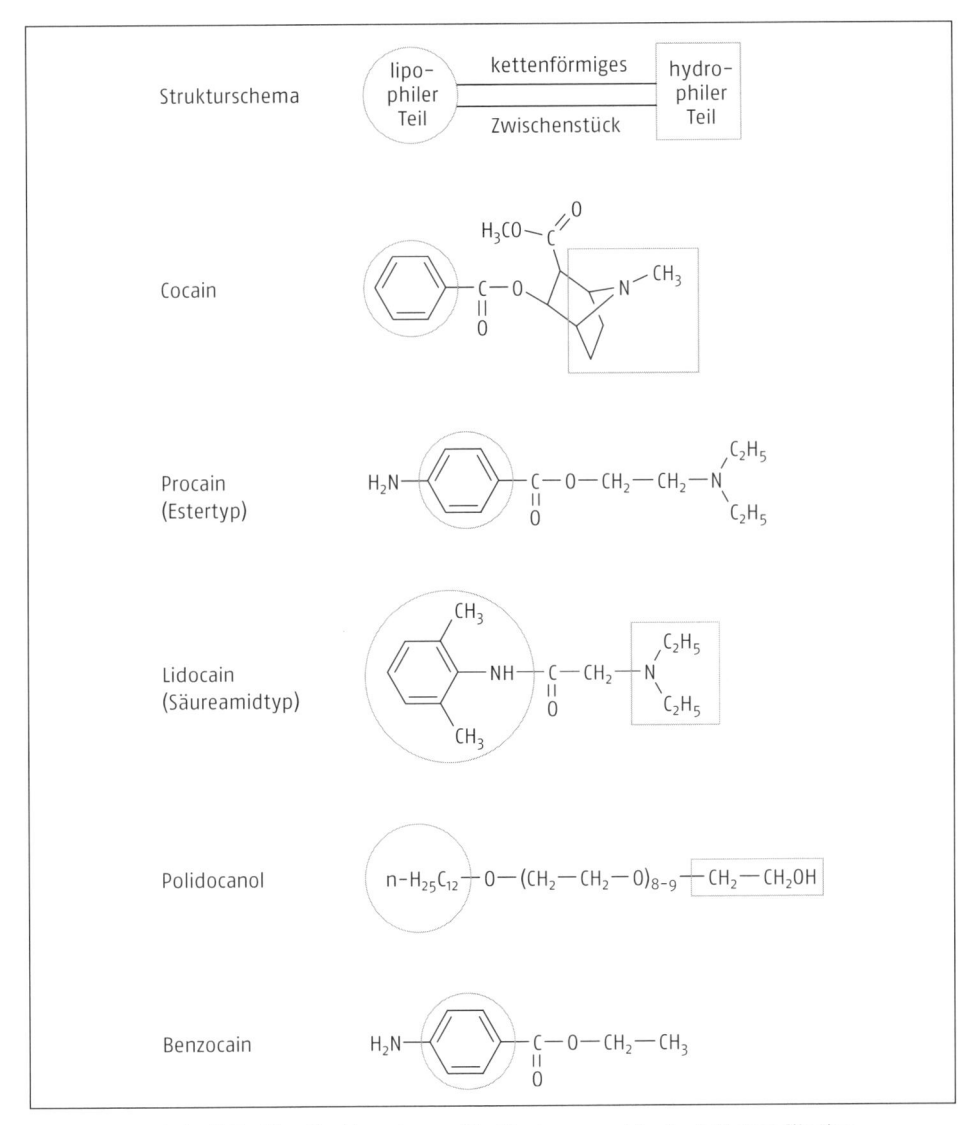

Abb. 2.1-4: Lokalanästhetika, Strukturschema, Strukturtypen und in der Selbstmedikation gebräuchliche Verbindungen

ohne euphorische Nebenwirkung aufzufinden. Die Struktur-Wirkungsbeziehungen sind bei den Lokalanästhetika außerordentlich gut untersucht, so dass neue und bessere Wirkstoffe dieser Arzneimittelgruppe kaum noch zu erwarten sind.

Je nach Penetrationsvermögen und Wirkungsintensität werden die heute gebräuchlichen Verbindungen **primär oberflächlich** oder parenteral zur **Tiefenanästhesie** eingesetzt. Allen gemeinsam ist eine Grundstruktur, bei der ein hydrophober von einem meist basisch substituierten hydrophilen Molekülteil durch ein kettenförmiges Zwischenstück getrennt ist (Abb. 2.1-4). In dieses sehr grobe Strukturschema lassen sich mit Ausnahme des Benzocains, welchem das hydrophile Endstück fehlt, praktisch alle, auch stickstofffreie Lokalanästhetika wie Polidocanol zwanglos einordnen. Mit dieser allgemeinen Strukturbetrachtung wird auch die bei lokaler Anwendung meist erwünschte anästhesierende Wirkung der Antihistaminika verständlich.

Die meisten therapeutisch verwendeten Lokalanästhetika lassen sich auf zwei Grundtypen (Abb. 2.1-4) zurückführen: den **Estertyp** mit dem klassischen Vertreter des Procains einerseits und den **Säureamidtyp** (z.B. Lidocain) andererseits, bei denen das kettenförmige Zwischenstück durch eine Ester- bzw. Säureamidgruppierung vom lipophilen, meist aromatischen Molekül getrennt ist. Daneben kommt in der Übergangsregion vom lipophilen Rest zum Zwischenstück auch die Ethergruppe vor (z.B. Polidocanol). Der hydrophile Molekülteil ist bei der Mehrzahl der Wirkstoffe basischer Natur. Als tertiäre oder seltener sekundäre aliphatische Amine sind diese Verbindungen mittelstarke Basen mit pk_a-Werten zwischen 8 und 9, die je nach pH-Wert am Applikationsort mehr oder weniger dissoziiert sein können. Das **Dissoziationsvermögen** ist im Hinblick auf das pharmakokinetische Verhalten dieser Stoffe von erheblicher Bedeutung.

Wirkungsweise

Der **Wirkungsmechanismus** der Lokalanästhetika ist heute weitgehend bekannt. Lokalanästhetika vermögen aufgrund ihrer chemischen Struktur die Depolarisation der Nervenzelle zu blockieren. Man nimmt an, dass der lipophile Wirkstoffteil in die Zellmembran eintaucht, sie auf diese Weise für Ionen undurchlässig macht und somit das Ruhepotential stabilisiert. Für das Eindringen des Wirkstoffmoleküls in die Zellmembran wie auch für die Wirkstoffpenetration in tiefere Gewebsregionen sind lipophile Eigenschaften eine unbedingte Voraussetzung. Für die basisch substituierten Lokalanästhetika des Ester- und auch des Säureamidtyps wird ferner angenommen, dass durch Protonisierung des Stickstoffatoms des aus der Zellmembran herausragenden Molekülteils und durch die hiermit verbundene Vermehrung positiver Ladungen an der Außenfläche der Zellmembran ein zusätzlicher membranstabilisierender Effekt hinzukommt.

Pharmakokinetik

Lokalanästhetika **permeieren** das Gewebe in ihrer undissoziierten Form. Bei den basisch substituierten Wirkstoffen vom Typ des Procains oder Lidocains ist somit eine starke pH-Abhängigkeit ihres Penetrationsverhaltens zu erwarten. Bei niedrigen pH-Werten, wie sie durch vermehrte anaerobe Glykolyse in entzündeten Geweben beobachtet werden, ist das Permeationsvermögen dieser Stoffe aufgrund der Protonisierung am Stickstoffatom eingeschränkt. Dies erklärt die oft unbefriedigende Wirkung einer Infiltrationsanästhesie bei kleineren Eingriffen akut entzündlicher Gewebe.

Lokalanästhetika des Ester- und Säureamidtyps werden nach Resorption vom Applikationsort unterschiedlich **metabolisiert**. Während die **esterartigen** Verbindungen bereits im Blut durch Cholinesterase rasch gespalten werden, erfolgt die Spaltung der **Säureamidgruppierung** von Stoffen des Lidocaintyps erst durch das im endoplasmatischen Retikulum der Leberzelle befindliche Enzym Carboxylesterase. Gleichzeitig werden in der Leber die Alkylsubstituenten der basischen Substituenten durch das Monooxygenasesystem oxidativ entfernt. Zusätzlich folgt dort eine Hydroxylierung der lipophilen Aromaten. Die Tatsache, dass die Lokalanästhetika vom Säureamidtyp erst durch Leberenzyme metabolisiert werden, erklärt die stärkere Ausprägung ihrer membranstabilisierenden Wirkung auf Nervenzellen außerhalb des gewünschten Wirkungsbereichs im Vergleich zu Verbindungen des Estertyps. So ist die Gefahr **zentraler** oder **kardialer** (z.B. antiarrhythmischer) **Nebenwirkungen** hier besonders groß.

In der Stomatologie gebräuchliche, nicht verschreibungspflichtige Lokalanästhetika

Von den hinsichtlich Applikationsart unterschiedlichen Typen der Lokalanästhetika kommen für die Selbstmedikation naturgemäß ausschließlich **Oberflächenanästhetika** in Betracht. Abgesehen von den oben beschriebenen systemischen Nebenwirkungen, denen bei korrekter Dosierung eine nur begrenzte Bedeutung zukommt, besteht die Gefahr ihres Einsatzes eher einerseits in einer **Sensibilisierung der Schleimhäute**, andererseits darin, dass durch die Beschwerdefreiheit eine erforderliche Grundbehandlung der betreffenden Erkrankung unterlassen wird. Für die Selbstmedikation stehen nur wenige Oberflächenanästhetika zur Verfügung.

Polidocanol

Anstelle des basischen Endstücks der klassischen Lokalanästhetika wird der hydrophile Molekülteil des Polidocanols von einer Polyoxyethylengruppe gebildet, die etherartig mit dem lipophilen Rest, einer unverzweigten Alkylgruppe, verknüpft ist. Unverzweigte primäre aliphatische Alkohole zeigen bei lokaler Anwendung eine schwache anästhesierende Wirkung, deren Optimum, vermutlich begrenzt durch die Löslichkeit, bei dem n-Dodecanol liegt. Durch Veretherung des n-Dodecanols mit Polyethylenglykol erhält man hydrophilere und damit besser lösliche Verbindungen, von denen diejenigen mit 8 bis 9 Ethylenoxideinheiten die stärkste Wirksamkeit aufweisen.

Polidocanol wird in **Kombinationspräparaten** ausschließlich zur **Oberflächenanästhesie** eingesetzt. Es ist u.a. in den **Handelspräparaten** Recessan® und Dentinox®-Gel N Zahnungshilfe enthalten.

Benzocain

Das der Esterreihe zugehörige Benzocain, dem der basische hydrophile Substituent fehlt, ist nur wenig wasserlöslich. Es wird außer in Pudern, Salben oder Suppositorien zur **Wund- und Hämorrhoidalbehandlung** auch zur **Schmerzbeseitigung** an Schleimhäuten eingesetzt. Aufgrund seiner geringen Löslichkeit hält die Wirkung recht lange an. Als **Nebenwirkung** werden gelegentlich **allergische Reaktionen** sowie nach Behandlung größerer Wundflächen, bedingt durch die aromatische Aminogruppe, **Methämoglobinbildung** beobachtet. Möglicherweise ist die im Vergleich zu anderen Lokalanästhetika häufiger beobachtete Überempfindlichkeit auf den breiten Einsatz dieser Substanz zurückzuführen. Benzocain ist **Bestandteil** von Lutschtabletten wie Dobendan Strepsils® Dolo, Dorithricin®.

Lidocain

Lidocain ist der Prototyp der Lokalanästhetika aus der Säureamidreihe. Seine Hauptanwendungsart ist die **parenterale Tiefenanästhesie,** jedoch wird es in Form von Lösungen oder gelartigen Darreichungsformen auch zur **Anästhesie von Haut und Schleimhäuten,** in flüssigen und halbfesten Dentalarzneimitteln sowie zur **Wundbehandlung** eingesetzt. Lidocain ist in vielen handelsüblichen flüssigen und gelartigen Stomatologika enthalten, z.B. in Kamistad®-Gel, Dentinox®-Gel N Zahnungshilfe sowie in Dynexan® Mundgel.

2.1.3.8 Weitere Substanzen

Flurbiprofen

Flurbiprofen (Strukturformel)

Das nicht steroidale Antirheumatikum Flurbiprofen ist seit Jahren zur Behandlung rheumatischer Erkrankungen im Handel. Bei Halsschmerzen wird der Wirkstoff in Form von Lutschtabletten und Spray angewendet (Dobendan®). Flurbiprofen wirkt entzündungshemmend und schmerzstillend. So kann es zur symptomatischen Linderung bei Halsentzündungen, Halsschmerzen sowie gerötetem und geschwollenem Hals angewendet werden. Seine Wirkung setzt nach etwa 15 Minuten ein und hält ca. 3 Stunden an. Wechselwirkungen bestehen u.a. mit Antikoagulantien, Glucocorticoiden und Diuretika. Auch sollte es erst von Kindern > 12 Jahre eingenommen werden. In Schwangerschaft und Stillzeit sollte Flurbiprofen nicht angewendet werden.

Benzydamin

Das Indazolderivat Benzydamin wurde 2013 zur lokalen Behandlung von Schmerzen und Reizungen im Mund und Rachenraum als Lutschtabletten mit maximal 3 mg Benzydaminhydrochlorid pro abgeteilter Form sowie als Lösung in einer Benzydaminhydrochloridkonzentration von maximal 0,15 % aus der Verschreibungspflicht entlassen. Die antiphlogistische und analgetische Wirkung von Benzydamin scheint auf lokalen Mechanismen im Bereich des Entzündungsherdes zu beruhen. An der antiphlogistischen Wirkung könnten folgende in vitro beobachtete Effekte beteiligt sein: Hemmung der Freisetzung lysosomaler Enzyme aus neutrophilen Granulozyten, Antagonismus gefäßaktiver Amine wie Histamin, Serotonin oder Acetylcholin, Hemmung der Thrombozytenaggregation, Stabilisierung der Zellmembranen von Lysosomen, Erythrozyten und Entzündungszellen und Hemmung der Superoxidanion-Bildung.

Benzydamin (Strukturformel)

Aufgrund seiner antiphlogistischen und analgetischen Wirkung werden Benzydaminhydrochlorid enthaltende Lokalpräparate (Tantum verde® Lutschtabletten und Lösung) zur Behandlung posttraumatischer, postoperativer und entzündlicher Weichteilschwellungen im Mund-, Rachen- und Kieferbereich, aber auch in den Bereichen des weiblichen Genitaltrakts und des Bewegungsapparates eingesetzt.

Die systemische Verfügbarkeit nach lokaler Applikation von Benzydamin ist gering und beträgt nur ein Drittel bis ein Viertel verglichen mit oraler Zufuhr. Nach Anwendung als Gurgellösung oder Mundspray wurden maximale > Plasmaspiegel von 0,06 bis 0,08 mg/l erreicht.

Die für die perorale Anwendung beschriebenen Nebenwirkungen – für die systemische Behandlung werden Tagesdosen von 100 bis 200 mg empfohlen – dürften bei der Lokalbehandlung in Anbetracht der niedrigen sDosis (beispielsweise 3 mg Benzydaminhydrochlorid pro Lutschtablette) und der geringen systemischen Verfügbarkeit kaum zum Tragen kommen.

Ambroxol

Ambroxol (structural formula)

In Form von Lutschtabletten wird der Wirkstoff Ambroxolhydrochlorid (Mucoangin®) zur Schmerzlinderung akuter Halsschmerzen angewendet. Seine lokalanästhetischen Wirkungen rühren wahrscheinlich von einer Blockade der Natriumkanäle her. Kinder unter 12 Jahren, Schwangere und Stillende sollten Mucoangin® nicht anwenden. Als Nebenwirkung können u.a. allergische Reaktionen mit Atemnot oder Hautausschlag auftreten.

2.1.4 Patientengespräch

Aus pharmakologischer Sicht unterscheiden sich die therapeutischen Maßnahmen bei den einzelnen Erkrankungen des Mund- und Rachenraumes, von einer erregerspezifischen antibiotischen Behandlung einmal abgesehen, nur wenig. Dennoch empfiehlt sich ein gezieltes Gespräch schon hinsichtlich der Frage, ob eine Selbstmedikation angebracht ist und falls ja, welcher Präparatetyp jeweils am besten geeignet ist. Folgende Aspekte sollten hierbei berücksichtigt werden:

- Lokalisation und Erscheinungsbild der Erkrankung,
- gleichzeitige Haut- oder Schleimhautveränderungen anderer Körperregionen,
- Intensität der lokalen Veränderungen,
- Begleitsymptome und deren subjektive Empfindung,
- Dauer der Erkrankung,
- Mundpflege und individuelle Besonderheiten.

Die Lokalisation des Herdes lässt oft diagnostische Rückschlüsse zu. So heilen isoliert in der Mundhöhle auftretende (solitäre) **Aphthen** in der Regel innerhalb weniger Tage rezidivfrei aus. Eine Häufung dieser rundlichen oder ovalen, mit einem festhaftenden gelblichen Belag bedeckten und meist von einem schmalen roten Saum umgebenen Erosionen auf Zunge und Mundschleimhaut deutet auf eine chronisch rezidivierende Erkrankung (habituelle Aphthen) hin.

Die durch das **Herpes-simplex-Virus** verursachte Bläschenkrankheit ist an den nach einer Erythemphase gruppenweise auftretenden Bläschen der Lippen und der Mundschleimhaut zu erkennen.

Vorboten eines Rezidivs (Prodromalphase) sind Kribbeln, Brennen und Spannungsgefühl der Lippen und ein Juckreiz der betroffenen Hautareale. Nach einer entzündlichen Rötung der Haut (Erythembildung) bilden sich Knötchen (Papeln), gefolgt von stecknadelkopfgroßen Bläschen und anschließender Verschorfung mit Krustenbildung. Virusträger sind bis zum Abfall des Schorfs infektiös. Zur Symptomlinderung und zur rascheren Abheilung der Bläschen kann die Anwendung von Aciclovir oder das offenbar überlegene Penciclovir enthaltende Cremes empfohlen werden. Die Behandlung sollte so früh wie möglich, d.h. bei dem ersten Anzeichen des Prodromalstadiums, begonnen werden. Prophylaktische Maßnahmen, wie die Vermeidung starker Sonneneinstrahlung oder von Stresssituationen, soweit möglich, können eine Reaktivierung des Lippenherpes verhindern (siehe auch 2.1.2.1). Die betroffenen Patienten sollten auch auf die hohe Infektiösität der Bläschen und Krusten hingewiesen werden, um das Risiko einer Ansteckung von Kontaktpersonen zu vermindern. Insbesondere sollte auf die besondere Gefährdung von Säuglingen und immungeschwächten Personen hingewiesen werden. Obwohl Komplikationen bei Ausbrüchen von Lippenherpes eher selten sind, sollten Patienten in folgenden Fällen ärztlichen Rat in Anspruch nehmen:

- Vorliegen einer Immunschwäche
- Säuglinge, Kleinkinder
- Schwangere, Stillende
- Multimorbide ältere Menschen
- Neurodermitis, ausgeprägte Ekzeme (Gefahr eines Ekzema herpeticum)
- Zusätzlich Herpes genitalis, Herpes zoster, Herpes simplex Keratitis
- Starke Schwellung und Rötung, eitrige Hautreaktionen
- Fieber als Begleiterscheinung
- Augenbeteiligung
- Mehr als 6 Rezidive pro Jahr, länger als 10 Tage andauernde Rezidive.

Der durch den Hefepilz *Candida albicans* verursachte häufig bei Säuglingen und Patienten mit geschwächtem Immunsystem vorkommende Mundsoor bildet flächenförmig weiße Beläge vorwiegend auf der Wangenschleimhaut und Zunge. Gingiva und Gaumen sind selten betroffen.

Hinweise auf die Art der Erkrankung gibt auch die Frage nach weiteren Herden an anderen Körperstellen. So können bei Candida-Mykosen und Herpes-Infektionen auch die Schleimhäute des Genitalbereichs, bei Herpes-Infektionen kann außerdem die Bindehaut des Auges mitbetroffen sein. Patienten mit disseminierten Infektionsherden sollten stets einer ärztlichen Behandlung zugeführt werden. Dies gilt auch für alle bereits länger andauernden Erkrankungen unklarer Genese sowie für solche, die sich unter der Selbstmedikation nicht bessern. Ferner bedürfen alle Erkrankungen des Mund- und Rachenraums mit systemischen Begleitsymptomen wie Fieber, die auf schwerere Erkrankungszustände hindeuten, der ärztlichen oder zahnärztlichen Kontrolle.

Ein besonderer Stellenwert für die Entstehung und den Verlauf stomatologischer Erkrankungen kommt der sorgfältigen **Mundpflege** zu. Ihre Bedeutung den Patienten nahezubringen, erscheint stets dann ratsam, wenn Verdacht auf mangelnde Hygienemaßnahmen besteht. Beachtenswert hierbei ist, dass der Einsatz antiseptischer Mundwässer die regelmäßige mechanische Reinigung weder ersetzen noch ihre Häufigkeit vermindern darf.

Dies gilt selbstverständlich auch für die Bekämpfung von Mundgeruch (Halitosis). Zwar gelingt es diesen, ungeachtet dessen Ursache, durch parfümierte Mundwässer zu überdecken, jedoch nur für kurze Zeit, bis die leicht flüchtigen Parfümierungsstoffe verschwunden sind. Ein Schutz gegen Mundgeruch bis zu 12 Stunden soll mit dem Kombinationspräparat CB 12®, einer 0,025 % Chlorhexidindiacetat und 0,2 % Zinkacetat enthaltenden Mundspül- oder Gurgellösung erzielt werden. Dem rationalen Konzept dieser Wirkstoffkombination, dessen Erfolg durch klinische Studien belegt ist, liegt folgende Überlegung zu Grunde. In der überwiegenden Zahl der Fälle wird der Mundgeruch durch Bakterien verursacht, welche sich in Zahnfleischtaschen und im hinteren Drittel der Zunge ansiedeln und Proteine dort verbliebener Speisereste zu übelriechenden flüchtigen Schwefelverbindungen abbauen. Die niedrige Konzentration des Antiseptikums Chlorhexidin soll die bakterielle Zersetzung hemmen, ohne die natürliche Bakterienflora zu zerstören. Hauptkomponenten der aus den Proteinbestandteilen Cystein und Methionin entstehenden flüchtigen Schwefelverbindungen sind Schwefelwasserstoff, Methylmercaptan und Dimethylsulfid. Diese übel riechenden Komponenten in der Atemluft sollen mittels des in der Lösung enthaltenen Zinkacetats in nicht flüchtige Zinksulfide überführt werden. Eine dauerhafte Befreiung von Mundgeruch erfordert die Beseitigung der Ursache und damit, sofern eine verbesserte Mundhygiene nicht zum Erfolg führt, eine zahnärztliche oder ärztliche Diagnose und Behandlung. Bei Patienten, die sich einer Fastenkur unterziehen, ist daran zu denken, dass eine unzureichende Kohlenhydratzufuhr, bedingt durch einen vermehrten Eiweißabbau, zur Ausatmung von flüchtigen Schwefelverbindungen mit der

Folge von Mundgeruch führen kann. Die gewünschte Gewichtsreduktion kann in diesem Fall ohne die Begleiterscheinung von Mundgeruch dennoch erreicht werden, wenn der erforderliche Kohlenhydratbedarf durch ballaststoffreiche Nahrungsmittel wie Obst, Salat und Gemüse gedeckt wird.

Beratungstipp

Nützliche Ratschläge für eine verbesserte Mundhygiene sind:
- monatliche Erneuerung der Zahnbürste,
- die Verwendung einer die Reinigung unterstützenden Zahnpasta,
- das regelmäßige Zähneputzen möglichst auch nach den Mahlzeiten, mindestens aber morgens und abends,
- die Reinigung der Zahnzwischenräume mit Zahnseide oder Interdentalbürsten geeigneter Größe,
- die Reinigung der Zunge,
- gegebenenfalls die Reinigung nicht fest sitzenden Zahnersatzes mit einer Zahnbürste.

Zu den individuellen Besonderheiten des Patienten im Hinblick auf stomatologische Erkrankungen gehören **Zahnprothesen**. So können schlechtsitzende Prothesen durch mechanische Reizung zu lokalen Entzündungen der Mundschleimhaut führen. Eine Beratung über den zweckmäßigen Einsatz von Reinigungs- und Haftmitteln kann hier sinnvoll sein.

Bei den Entzündungen im Hals- und Rachenraum wird sich die Empfehlung daran orientieren, ob man eine **Pharyngitis, Laryngitis** oder **Tonsillitis** aufgrund der vom Patienten geschilderten Symptome vermutet (s.a. Kap. 2.1.2.7).

Auch die vom Kunden bevorzugte Arzneiform sollte bei der Empfehlung eine Rolle spielen.

Flüssige Zubereitungen zum Spülen oder Gurgeln und deren Zusammensetzung sind in den Tabellen 2.1-2 u. 2.1-3 zusammengestellt. Einige Präparate werden zusätzlich als Spray angeboten, diese Darreichungsform eignet sich besonders gut für Kinder, die noch Schwierigkeiten mit dem Gurgeln/Spülen haben.

Bei **Laryngitis** sind flüssige Lokaltherapeutika ungeeignet, weil der Kehlkopfbereich durch Spülen nicht erreicht werden kann. Hier sollten Lutschtabletten oder aber Tropfen zum Einnehmen wie Laryngsan® bevorzugt werden.

Die Laryngitis ist durch Heiserkeit und unangenehmen Reizhusten charakterisiert. Bei **Heiserkeit** sollte man auch an die Möglichkeiten der **Inhalationsbehandlung** sowie an **Emser Pastillen®** oder **Isla-Moos® Pastillen** denken.

Wenn die Patienten lediglich über ein **Wundgefühl im Rachen** klagen, kann man Präparate empfehlen, die einerseits mild im Geschmack sind und andererseits über heilende, entzündungswidrige Eigenschaften verfügen. Solche Präparate enthalten z.B. den Wirkstoff Dexpanthenol, der als Lösung (Bepanthen®) oder in Form von Lutschtabletten (Panthenol 100 mg Jenapharm®) angeboten wird.

Welche Empfehlung ist bei den Lutschpräparaten richtig, welche Zusammensetzung ist günstig? Die **galenische Zubereitung** spielt ebenso eine Rolle für den therapeutischen Effekt wie das ausgewogene **Verhältnis zwischen Kurz- und Langzeitwirkung**. In Studien zeigten insbesondere Präparate auf der Basis von Tyrothricin, quartären Ammoniumbasen unter Zusatz von Lokalanästhetika eine nachweisbare Sofort- und Langzeitwirkung. Eine Zusammenstellung von Mund- und Rachentherapeutika zeigt die Tabelle 2.1-4.

Allerdings sollte man **Lokalanästhetikahaltige** Präparate wegen der Gefahr einer **Symptommaskierung** nicht längerfristig anwenden.

Für Diabetiker und Patienten, die ihre Zähne schonen wollen, gibt es inzwischen eine ganze Reihe von Lutschpräparaten, die mit Zuckeraustauschstoffen hergestellt werden. Als Beispiel soll neben Neoangin® N zuckerfrei

Dobendan® Strepsils® zuckerfrei erwähnt werden, das mit Xylit gesüßt ist: Xylit wirkt angenehm erfrischend und verursacht keine Karies.

2.1.4.1 Auswahl des Arzneimittels

Für die Behandlung stomatologischer Erkrankungen bzw. für Erkrankungen des Mund- und Rachenraums steht eine breite Präparatepalette mit Inhaltsstoffen eines einzelnen oder zumindest dominierenden oder gleichzeitig mehrerer pharmakologischer Wirkungstypen zur Verfügung (Tab. 2.1-2 und 2.1-3).

Für die Wirkung aller Präparate ist entscheidend, dass ein ausreichend langer Kontakt der Wirkstoffe mit den erkrankten Stellen der Schleimhaut gewährleistet ist. Die Kontaktzeit ist bei den einzelnen Darreichungsformen unterschiedlich. So ist bei Spül- und Gurgellösungen darauf zu achten, dass die Flüssigkeiten möglichst lange im Mund belassen werden. Bei schlecht schmeckenden Flüssigkeiten besteht die Neigung, die Lösungen durch Nachspülen mit Wasser zu entfernen. Dies sollte jedoch, um die Kontaktzeit zu verlängern, möglichst vermieden werden. Der geschmacklichen Akzeptanz kommt bei Spül- und Gurgellösungen eine besondere Bedeutung zu. Bei **Säuglingen und Kleinkindern** ist die Anwendung von Spül- und Gurgellösungen naturgemäß nicht möglich. Stattdessen werden flüssige Zubereitungen, z.B. mit Hilfe eines Wattebausches, unmittelbar auf die betroffenen Stellen gebracht.

Tab. 2.1-2: Stomatologische Präparate mit Dominanz eines bestimmten Wirkungstyps

Handelsname	Darreichungsform	Wirksame Bestandteile in
Entzündungswidrige Arzneimittel		
Bepanthen® Roche	Lösung	1 ml: Dexpanthenol 50 mg
Dentinox® N Zahnungshilfe	Gel	10 g: Tinktur aus Kamillenblüten (1:5) 1,5 g – Auszugsmittel: Ethanol 70 % (V/V), Lidocain-HCl 1 H_2O 34 mg
Kamillosan® Konzentrat	Lösung	100 g: Auszug (1:4,0–4,5) aus Kamillenblüten und Kamillenzungenblüten (4,7:1) 98,91 – Auszugsmittel: Ethanol 38,5 % (m/m), (enth. 1,35 % Natriumacetat, 0,45 % Natriumascorbat, 0,4 % Natriumhydroxid), Kamillenöl 0,19 g
Kamillosan Mund- und Rachenspray	Lösung	1 ml: ethanolischer Auszug aus Kamillenblüten (1:4–4,5) 370,5 mg, Pfefferminzöl 18,5 mg, Anisöl 7 mg
Kamillin® Konzentrat Robugen	Lösung	100 ml: Auszug aus Kamillenblüten (1:1,7–2,6) 95,8 g – Auszugsmittel: Ethanol 48 % (V/V)
Adstringierende Arzneimittel		
Mallebrin Konzentrat zum Gurgeln	Lösung	10 ml: Aluminiumchlorat 6 H_2O 2,2183 g
Gargarisma® zum Gurgeln	Lösung	100 ml: Aluminiumchlorid 6 H_2O 9,604 g
Ratanhiatinktur Ph. Eur.	Lösung	Auszug aus Ratanhiawurzel (1:4–5) – Auszugsmittel: Ethanol 78 % (V/V); stand. auf mindestens 1,2 % Gerbstoffe (ber. als Pyrogallol)
Tormentilltinktur Ph. Eur.	Lösung	Auszug aus Tormentillwurzel (1:5) – Auszugsmittel: Ethanol 70 % (V/V); stand. auf mindestens 1,5 % Gerbstoffe (ber. als Pyrogallol)

Tab. 2.1-2: Stomatologische Präparate mit Dominanz eines bestimmten Wirkungstyps (Fortsetzung)

Handelsname	Darreichungsform	Wirksame Bestandteile in
\multicolumn{3}{c}{**Adstringierende Arzneimittel** (Fortsetzung)}		
Tormentill-Myrrhe-Adstringens NRF	Lösung	1 g: 500 mg Tormentilltinktur (mit mindestens 7,5 mg Gerbstoffen), 500 mg Myrrhentinktur
Ratanhia-Myrrhe-Adstringens NRF	Lösung	1 g: 500 mg Ratanhiatinktur (mit mindestens 6 mg Gerbstoffen), 500 mg Myrrhentinktur
\multicolumn{3}{c}{**Antimikrobielle Arzneimittel**}		
Betaisodona® Mund-Antiseptikum	Lösung	100 ml: Polyvidon-Iod 7,5 g (enth. verfügbares Iod 0,75 g)
Chinosol® 0,5 g/1 g	Tabletten	1 Tabl: 8-Chinolinolsulfat 333 mg/666 mg, Kaliumsulfat 143 mg/286 mg
Chlorhexamed®-Fluid 0,1 %	Lösung	100 g: Chlorhexidindigluconat 0,1 g
Chlorhexamed® FORTE 0,2 %	Lösung	100 g: Chlorhexidindigluconat 0,2 g
Chlorhexamed® 1 %	Gel	100 g: Chlorhexidindigluconat 1 g
Chlorhexidin-Gurgellösung NRF	Lösung	100 g: Chlorhexidindiacetat 0,068 g, Pfefferminzöl 0,032 g, Krauseminzöl 0,016 g
Dolo-Dobendan® 1,4 mg/10 mg Zuckerfrei 2,5 mg	Lutschtabletten	1 Tabl.: Cetylpyridiniumchlorid 1,4 mg/10 mg
Hexoral®	Gurgellösung	100 ml: Hexetidin 100 mg
Jasiment CN®	Pastillen	1 Past.: Dequaliniumchlorid 0,45 mg
\multicolumn{3}{c}{**Virustatika**}		
Acerpes® bei Lippenherpes 5 % aV	Creme	1 g: Aciclovir 50 mg
Acic® bei Lippenherpes	Creme	1 g: Aciclovir 50 mg
Zovirax®	Creme	1 g: Aciclovir 50 mg
Fenistil® Pencivir	Creme	1 g: Penciclovir 10 mg
\multicolumn{3}{c}{**Antimykotika**}		
Candio-Hermal®	Creme	1 g: Nystatin 100 000 I.E.
Candio-Hermal® Fertigsuspension	Suspension	1 ml: Nystatin 100 000 I.E.
Moronal®	Suspension	1 ml: Nystatin 100 000 I.E.
Mykundex®	Suspension	1 ml: Nystatin 100 000 I.E.
Nystatin „Lederle"®	Tropfen	1 ml: Nystatin 100 000 I.E.

Erkrankungen der Lippen und der Mundhöhle

Tab. 2.1-3: Stomatologische Präparate mit Betonung mehrerer Wirkungstypen

Handelsname	Darreichungsform	Wirksame Bestandteile
Antimikrobielle und lokalanästhetische Arzneimittel		
Dynexan® Mundgel	Gel	1 g: Lidocainhydrochlorid 1 H_2O 20 mg
Lokalanästhetische und/oder entzündungshemmende und antimikrobielle Arzneimittel		
Kamistad®-Gel	Gel	1 g: Lidocainhydrochlorid 1 H_2O 20 mg ethanolischer Kamillenblütenauszug (1 : 4–5) 185 mg – Auszugsmittel: Ethanol 50 % (V/V) mit Trometamol 1,37 % (m/m)
Entzündungswidrige, antimikrobielle, adstringierende und lokalanästhetische Arzneimittel		
Salviathymol® N	Lösung	100 g: Salbeiöl 0,2 g, Eucalyptusöl 0,2 g, Pfefferminzöl 2,3 g, Zimtöl 0,2 g, Nelkenöl 0,5 g, Fenchelöl 1 g, Anisöl 0,5 g, Levomenthol 2 g, Thymol 0,1 g

Tab. 2.1-4: Mund- und Rachentherapeutika zum Lutschen (Auswahl)

Handelsname	Inhaltsstoff(e)
Anaesthesin® Pastillen	Benzocain
Dobendan Strepsils® Mint 1,4 mg/10 mg	Cetylpyridiniumchlorid
Dobendan Strepsils® Direkt Flurbiprofen	Flurbiprofen
Dobendan® Strepsils Zuckerfrei	Cetylpyridiniumchlorid
Dobendan® Strepsils Synergie	2,4-Dichlorbenzylalkohol, Amylmetacresol
Dobendan Strepsils® Dolo	Cetylpyridiniumchlorid, Benzocain
Dorithricin® Halstabletten	Tyrothricin Benzalkoniumchlorid, Benzocain
Emser® Pastillen	Emser Salz
Mucoangin® gegen Halsschmerzen	Ambroxolhydrochlorid
Panthenol 100 mg Jenapharm®	Dexpanthenol
Tantum verde Lutschtabletten	Benzydamin
Trachisan® Halsschmerztabletten	Lidocain

Beachtet werden sollte, dass manche flüssigen Therapeutika in Form von Konzentraten vorliegen, die vor der Anwendung zu verdünnen sind.

Bei **Gelen,** vor allem solchen mit hohem Haftvermögen, ist die Kontaktzeit länger als bei Flüssigkeiten, sie besitzen daher im Vergleich zu Letzteren einen protrahierten Effekt.

Lutschtabletten sollten sich möglichst langsam im Munde auflösen und dürfen daher keinesfalls gekaut oder geschluckt werden. Ein entsprechender Patientenhinweis kann nützlich sein. Sollen der Kehlkopf oder tiefere Rachenregionen erreicht werden, sollte auf die Anwendung eines Sprays zurückgegriffen werden.

Bei **nicht infektiösen Erkrankungen,** wie sie etwa durch mechanische lokale Reizung bei schlechtsitzenden Prothesen vorkommen können, kann ein primär antiphlogistisches Präparat empfohlen werden. Reine **Kamillenzubereitungen** sind hier Mittel der Wahl. Bei schmerzhaft entzündlichen Veränderungen der Mundschleimhaut, des Zahnfleisches oder der Zunge bieten sich Kombinationspräparate aus **antiphlogistischen** und **lokalanästhetischen** Wirkstoffen an. Hierher gehören u.a. die häufig beobachteten Zahnungsbeschwerden (dentitio difficilis) bei Kindern oder beim Durchbruch von Weisheitszähnen.

Außer den antiphlogistischen Mitteln haben sich bei nicht infektiös entzündlichen Erkrankungen, etwa der Gingiva, auch **Adstringentien** bewährt.

Präparate mit **antimikrobiellen** Inhaltsstoffen bilden hinsichtlich Anzahl und Kombination von Wirkstoffen die größte Gruppe unter den Mund- und Rachentherapeutika. Dabei werden nicht nur verschiedene antimikrobielle Wirkstoffe untereinander, sondern diese auch mit Pharmaka anderer Wirkstofftypen kombiniert. Bei der Auswahl antimikrobieller Stomatologika bzw. Mund- und Rachentherapeutika sollte nach Möglichkeit darauf geachtet werden, dass das Wirkungsspektrum der Inhaltsstoffe den die Erkrankung verursachenden Erreger erfasst. So hat sich **Benzalkonium** außer zur Behandlung bakterieller Erkrankungen auch bei viralen, **Dequaliniumchlorid** bei bakteriellen Infektionen und Mykosen bewährt. **Nystatin** hingegen ist ausschließlich zur Behandlung von Pilzinfektionen wie beispielsweise des Mundsoors geeignet. Oft ist auch in der ärztlichen Praxis eine gezielte antimikrobielle Behandlung aus zeitlichen und Kostengründen nicht möglich. Insofern erscheint eine **polypragmatische Lösung** in Form von Kombinationspräparaten mit möglichst breitem antimikrobiellem Spektrum im Prinzip durchaus vertretbar und ratsam. Zu fordern ist allerdings, dass sich die Kombinationspartner sinnvoll ergänzen.

In der Praxis ist der rationale Einsatz von antimikrobiellen Pharmaka dadurch erschwert, dass nicht immer erkennbar ist, ob eine Erkrankung der Mundhöhle bzw. des Rachenraums infektiöse oder andere Ursachen hat. Eine antimikrobielle Behandlung ist bei Entzündungen der Mundhöhle schon deswegen vertretbar, weil die entzündliche veränderte Mund- bzw. Rachenschleimhaut für fakultativ pathogene in der normalen Mundflora vorkommende Keime leichter permeierbar ist. Die Infektionsgefahr wird hier durch eine antimikrobielle Prophylaxe verringert.

Der **Polypragmatismus** ist jedoch bei der Behandlung nicht nur hinsichtlich antimikrobieller Substanzen, sondern auch im Hinblick auf die Kombination mit den übrigen hier verwendeten antiphlogistischen, adstringierenden und lokalanästhetischen Wirkstoffen grundsätzlich berechtigt. Dies schließt nicht aus, dass auch von Kombinationspräparaten für den Mund- und Rachenraum eine rational pharmakologisch begründbare Zusammensetzung und deren möglichst gezielter Einsatz zu fordern sind.

(Fortsetzung nächstes Blatt)

2.2 Erkrankungen der Speiseröhre und des Magens

Von H. Hamacher

2.2.1 Anatomie und Physiologie

2.2.1.1 Speiseröhre

Die **Speiseröhre** (Ösophagus) ist ein etwa 25 cm langer, zwischen Luftröhre und Wirbelsäule gelegener muskulomembranöser Schlauch mit 3 Verengungen in Höhe des Ringknorpels im Kehlkopfbereich, des Aortenbogens bzw. der Luftröhrengabelung sowie in Höhe des Zwerchfelldurchtritts.

Der Transport der geschluckten Nahrung von der Speiseröhre bis zum Enddarm erfolgt durch **vorwärtstreibende (propulsive) peristaltische** Bewegungen. Dieser Bewegungsablauf des Verdauungskanals kommt durch eine rhythmische in Transportrichtung fortschreitende Kontraktion der vorher erschlafften Ringmuskulatur des jeweiligen Hohlorgans zustande.

2.2.1.2 Magen

Die Speiseröhre mündet am **Magenmund** (Kardia) in den Magen (s. Abb. 2.2-1). Der **Magen** (Ventriculus, Gaster) befindet sich oberhalb der Bauchspeicheldrüse zwischen Leber und Milz und liegt oben der linken Zwerchfellkuppel an. Außen ist der Magen vom **Bauchfell** (Peritoneum) überzogen. Der obere, sich an die Kardia (Pars cardiaca) anschließende Teil wird als **Magengrund** (Fundus), der mittlere Teil als **Magenkörper** (Korpus), der untere sich verjüngende Teil vor dem **Magenausgang** als **Antrum** und der Schließmuskel am Übergang zum Zwölffingerdarm als **Pförtner** (Pylorus) bezeichnet. Die Magenwand wird außen durch drei jeweils quer, längs und schräg verlaufende und sich in Richtung Pförtner verstärkende glatte Muskelschichten gebildet. Sie verleihen dem Magen seine hohe Elastizität und großes Dehnungsvermögen. Die Motilität des Magens kommt durch peristaltische Kontraktionen dieser Muskelschichten zustande. Hierdurch wird die schluckweise aufgenommene Nahrung mit dem Magensaft durchmischt, homogenisiert und in den **Speisebrei** (Chymus) umgewandelt. Die den Magen auskleidende **Schleimhaut** (Mukosa) bildet ein Drüsenepithel. Der Magensaft wird in durch Epitheleinbuchtungen zustandekommenden Drüsen des Fundus und Corpusbereichs der Magenschleimhaut gebildet. Seine

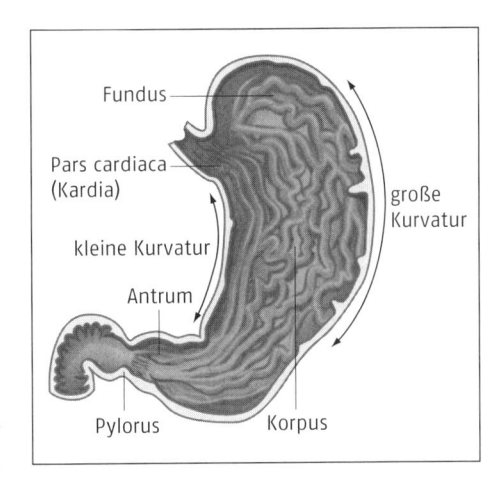

Abb. 2.2-1: Magen im Längsschnitt. Aus Thews, Mutschler, Vaupel 2007

Erkrankungen der Speiseröhre und des Magens

wesentlichen Bestandteile sind ein zäher Schleim, das **Mucin** aus den Nebenzellen, **Salzsäure** aus den Belegzellen, **Pepsinogen** – die Vorstufe proteolytischer Enzyme – aus den Hauptzellen sowie der **Intrinsic Factor** und verschiedene Formen des Peptidhormons **Gastrin**.

Aufgrund seines hohen Chlorwasserstoffgehalts weist der Magensaft einen stark sauren pH-Wert von 0,8 bis 1,5 auf und ist infolgedessen antimikrobiell wirksam. Die **Salzsäuresekretion** wird wie folgt erklärt:

In einem aktiven Transportprozess wird der Wasserstoff in gebundener Form aus der neutralen Belegzelle über intrazelluläre Kanälchen in das Magenlumen geschleust und an der lumenständigen Zellmembran in ein Hydroxoniumion überführt. Das für jedes H^+-Ion in der Zelle verbleibende Hydroxidion wird durch Kohlensäure, welche mit Hilfe der Carboanhydratase aus Kohlendioxid und Wasser gebildet wird, kompensiert. Außer Chlorwasserstoff produzieren die Belegzellen ein für die Resorption des Vitamin B_{12} unentbehrliches Glykoprotein, den **Intrinsic Factor**. Sein Fehlen führt zu einem schweren Erkrankungsbild des blutbildenden Systems, der **perniziösen Anämie**.

Die **proteolytischen Enzyme** des Magensafts werden in Form einer inaktiven Vorstufe des Pepsinogens in den Hauptzellen gebildet, dort in den Zymogengranula gespeichert und bei Bedarf an das Lumen abgegeben. Das inaktive Pepsinogen, ein Gemisch verschiede-

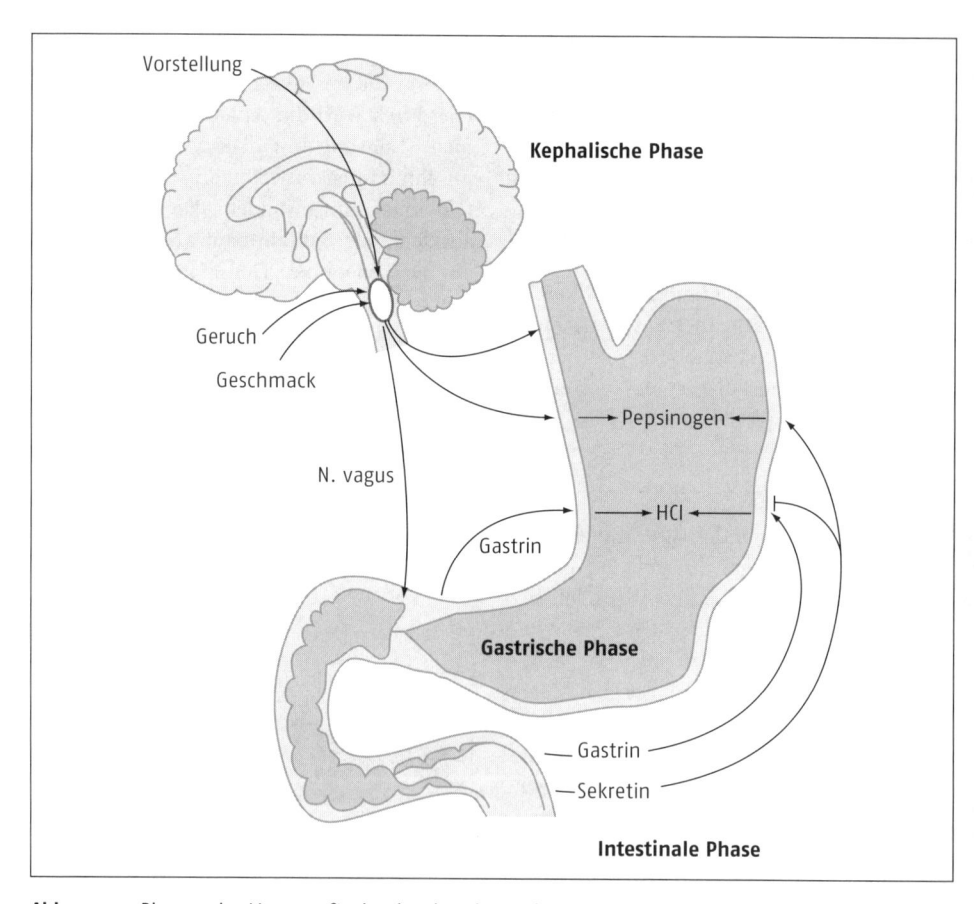

Abb. 2.2-2: Phasen der Magensaftsekretion in schematischer Darstellung

ner Proteasen, wird unter dem Einfluss der Wasserstoffionen in aktives Pepsin übergeführt. Nach Einleitung durch H⁺-Ionen setzt sich dieser Aktivierungsprozess autokatalytisch fort. Pepsin ist ein Endopeptidase-Gemisch mit einem pH-Optimum von 1,5–2,5. Durch Spaltung der Peptidbindung zwischen einem Glutaminsäure- und Tyrosin- bzw. Phenylalaninrest bzw. einem Cystein- und Tyrosinrest innerhalb der Peptidkette vermag es hochmolekulare Proteine in Polypeptide zu zerlegen. Die Eiweißstoffe der Nahrung werden auf diese Weise im Magen partiell verdaut.

In Anwesenheit von Nahrung wird in der **gastrischen Sekretionsphase** die Magensaftsekretion durch den auf die Magenwand ausgeübten Dehnungsreiz über lokale Reflexe, ferner auf humoralem Wege über die Freisetzung der in den G-Zellen der Antrumschleimhaut gebildeten Gastrine hervorgerufen. Ein weiterer Stimulus erfolgt in der **intestinalen Sekretionsphase** über eine Gastrinausschüttung aus den G-Zellen des Dünndarms, wenn nicht saurer Chymus den Magen verlässt. Abb. 2.2-2 zeigt schematisch die funktionelle Anatomie des Magens sowie einige physiologische und pharmakologische Angriffspunkte.

Motilität, Entleerung und Sekretion des Magens werden durch parasympathische Impulse über den Nervus vagus, ferner hormonell gesteuert. Parasympatholytika haben somit eine Hemmung der Motilität und Drüsenfunktion zur Folge. Die Entleerung des Magens erfolgt periodisch. Die Verweildauer des Mageninhalts schwankt außerordentlich und ist, abgesehen von vegetativen und hormonellen Faktoren, vom pH-Wert des Speisebreis sowie seiner Viskosität und chemischen Zusammensetzung abhängig. Die unterschiedliche Verweildauer kann zu erheblichen Schwankungen im pharmakokinetischen Verhalten von Arzneimitteln, vor allem von magensaftresistenten Darreichungsformen und Retardpräparaten führen.

Erkrankungen der Speiseröhre und des Gastrointestinaltrakts sind aufgrund ihrer teils ähnlichen Symptomatik für den Laien oft nur schwer zu unterscheiden, und nicht immer kann aus der Intensität der Beschwerden auf den Schweregrad des Krankheitsbildes geschlossen werden. Es empfiehlt sich daher, bei Beschwerden, die nicht auf ein offensichtlich akutes Ereignis zurückgeführt werden können (z. B. übermäßiger Alkoholgenuss, endemische Magen-Darm-Infektionen, Reisediarrhoe), vor allem, wenn es sich um rezidivierende oder chronische Vorgänge handelt, eine ärztliche Konsultation.

2.2.2 Krankheitsbilder

2.2.2.1 Refluxerkrankungen der Speiseröhre

Sodbrennen kann eine unangenehme, jedoch harmlose Erscheinung nach ungesunder Nahrungsaufnahme, übermäßigem Alkohol- bzw. Nicotingenuss, aber auch Ausdruck einer sich entwickelnden oder bereits manifesten schweren Refluxerkrankung sein. Die gesamte Refluxsymptomatik, zu der auch das Sodbrennen gehört, wird durch eine mehr oder minder starke Schädigung der Ösophagusschleimhaut verursacht.

Von Refluxerkrankungen spricht man, wenn der Rückfluss von Magen- oder Darminhalt in die Speiseröhre das normale physiologische Maß überschreitet und damit Beschwerden verursacht.

Refluxerscheinungen treten vorwiegend innerhalb der ersten drei Stunden nach einer Mahlzeit auf. Als pathologisch werden Refluxerscheinungen dann angenommen, wenn der pH-Wert des **Regurgitats** (zurückfließender Magen- oder Darminhalt) unter 4 sinkt, die Gesamtrefluxdauer 100 Minuten innerhalb 24 Stunden überschreitet und der Reflux auch tagsüber in der Nüchternphase sowie in der zweiten Nachthälfte nachweisbar ist.

Häufig werden Refluxbeschwerden bei Hiatushernien (Zwerchfellbrüchen) und in der Gravidität beobachtet. Weitere wichtige Ursachen bzw. pathogenetische Faktoren sind eine Schwäche des Ösophagussphinkters (Schließmuskel der Speiseröhre am Mageneingang), Störungen der Magenentleerung, eine verminderte Selbstreinigung der Speiseröhre sowie eine unzureichende Schutzfunktion der Ösophagusschleimhaut. Von einer alkalischen Refluxösophagitis spricht man, wenn die Beschwerden nicht durch sauren Magensaft, sondern durch den bereits neutralisierten galle- und lysolecithinhaltigen Dünndarminhalt verursacht werden. Letzteres wird häufig nach Magenresektionen beobachtet.

Für die Beratung des Patienten ist wichtig zu wissen, dass Nicotin- und Alkoholabusus, fettreiche Kost, Übergewicht und psychische Belastung Refluxerkrankungen fördern.

Die Symptomatik der Refluxerkrankungen reicht von leichten Beschwerden wie Sodbrennen („saures" Aufstoßen) über eine Reizung oder ausgeprägte Entzündung der Speiseröhre (Ösophagitis) bis zu ulzerösen (geschwürartigen) Veränderungen und möglicherweise malignen Entartungen.

Auch etwa 72 % aller werdenden Mütter leiden im Laufe der **Schwangerschaft** unter Sodbrennen. Durch die Vergrößerung der Gebärmutter wird der Druck auf den Magen erhöht. Der saure Mageninhalt wird bis in die Speiseröhre zurückgedrückt. Zusätzlich erschlafft unter dem vermehrten Einfluss von Progesteron der Schließmuskel, der den Magen zur Speiseröhre hin abdichten soll.

Zu den vom oberen Gastrointestinaltrakt ausgehenden Erkrankungen gehören Refluxkrankheiten der Speiseröhre mit ihren Folgen, motilitätsbedingte Verdauungsstörungen, die unter dem Begriff „funktionelle Dyspepsie" zusammengefassten unspezifischen Oberbauchbeschwerden, bei denen organische Veränderungen meist nicht nachweisbar sind, der nervös bedingte Reizmagen, die Magenschleimhautentzündung, Ulkuserkrankungen des Magens und des Zwölffingerdarms und das Magenkarzinom mit zum Teil fließenden Übergängen. Ihre sichere Unterscheidung erfordert eine gründliche (röntgenologische, endoskopische oder histologische) Untersuchung. Die Selbstmedikation sollte sich auf leichtere Refluxbeschwerden und Magenbeschwerden, insbesondere Reizungen und eindeutig auf einmalig einwirkende Noxen wie spontanen Alkoholmissbrauch zurückführbare akute Gastritiden beschränken. Die Selbstbehandlung von chronischen Gastritiden und der Ulkusbehandlung ist nur dann vertretbar, wenn eine sichere ärztliche Diagnose gestellt wurde. Eine wesentliche Aufgabe der pharmazeutischen Beratung ist der Ausschluss schwerer, eine ärztliche Konsultation erfordernder Erkrankungen aufgrund anamnestischer Erhebungen, Art der Beschwerden sowie Lokalisation, Intensität und zeitlicher Verlauf von Schmerzzuständen. Bei der medikamentösen symptomatischen Behandlung schwerer Erkrankungen besteht die Gefahr, dass sich durch die Unterdrückung der Beschwerden und den Verzicht auf den Arztbesuch das Krankheitsbild verschlimmert und dringend notwendige therapeutische Maßnahmen zu spät einsetzen.

Schluckauf

Als Schluckauf (Singultus) wird eine unwillkürliche, meist in unregelmäßigen Serien auftretende Kontraktion des Zwerchfells und der Atemhilfsmuskulatur mit Verschluss der Stimmritze (Glottis) bezeichnet, wodurch das typische „hicksende" Geräusch entsteht. Er beruht auf einem gastrointestinalen Reflex, dessen Reflexbogen und Funktion noch nicht geklärt sind. Zu unterscheiden ist ein akuter banaler Singultus des gesunden Menschen von einer chronischen pathologischen Form.

Ausgelöst werden kann ein akuter Schluckauf durch eine plötzliche Magenüberdehnung, etwa durch zu rasches oder reichliches Essen oder Trinken von viel kohlensäurehaltigen Getränken, durch massiven Alkoholgenuss, die Aufnahme zu scharfer, heißer oder kalter Speisen, aber auch durch Endoskopie des oberen Gastrointestinaltrakts sowie Fremdkörper im äußeren Gehörgang. Der Reflex wird durch psychische Einflüsse wie Lachen, Angst, Schrecken oder Aufregung begünstigt. Der akute Schluckauf ist harmlos und bedarf keiner Therapie.

Von einem chronischen Singultus spricht man, wenn er länger als 48 Stunden dauert oder rezidivierend auftritt. Er kann vielfältige Ursachen haben. Mögliche Ursachen sind psychiatrische Erkrankungen, durch andere Erkrankungen ausgelöste Stoffwechselstörungen, Erkrankungen des Abdominal- oder Thoraxbereichs oder des Zentralnervensystems, aber auch bestimmte Medikamente wie α-Methyldopa, Glucocorticoide, Sulfonamide, Benzodiazepine, Barbiturate oder Insulin bei Überdosierung, ferner die im Übermaß zugeführten Genussmittel Nicotin und Alkohol sowie ein Heroinmissbrauch. Chronischer Schluckauf tritt häufig in Verbindung mit Erkrankungen der Speiseröhre, besonders mit der gastroösophagalen Refluxkrankheit auf. Eine dauerhafte Therapie des chronischen Singultus zielt auf eine Beseitigung der Ursache ab und ist dem Arzt vorbehalten. Eine medikamentöse Therapie ist zwar möglich, erfordert aber meist auch den Einsatz verschreibungspflichtiger Arzneimittel.

Zur Beseitigung akuter Singultussymptome haben die in Tab. 2.2-1 aufgeführten nicht medikamentösen Maßnahmen bewährt.

Tab. 2.2-1: Nichtmedikamentöse Maßnahmen zur Beseitigung des Singultus

Atemmanöver
- Atem anhalten, Husten, forciertes Ausatmen gegen die verschlossene Mund- und Nasenöffnung (Valsalva-Manöver)
- Rückatmung in einen Beutel (respiratorische Azidose)
- Thoraxkompression durch Knie zur Brust ziehen oder sich nach vorne beugen

Nasale und pharyngeale Stimulation
- Druck auf die Nasenwurzel oder Oberlippe
- Inhalation von reizenden Stoffen (Ether, Ammoniak)
- Gurgeln mit Wasser
- Rasches Trinken von Eiswasser, Tee oder verdünntem Essig
- Einnahme von mit Essig oder Zitronensaft getränktem Zucker
- Reizen des weichen Gaumens, der Uvula, Herausziehen der Zunge

Stimulation des Nervus vagus
- Druck auf den Augenbulbs
- Karotismassage

Magenentleerung
- Induziertes Erbrechen, fasten, Magensonde

Beruhigung des Nervus phrenicus
- Kühlung oder Massage des Oberbauches

Andere Maßnahmen
- Veränderung der Ess- und Ernährungsgewohnheiten
- Atemtherapie
- Psychiatrische Behandlung
- Elektrotherapie (elektrische Phrenikusstimulation)
- Akupunktur

2.2.2.2 Motilitätsstörungen

Motalitätsbedingte Verdauungsstörungen (Dyspepsien), welche häufiger Frauen als Männer betreffen, sind insbesondere gekennzeichnet durch ein ausgeprägtes Völlegefühl nach dem Essen. Die Beschwerden lassen sich oft bereits durch diätetische Maßnahmen, d. h. durch den Verzicht auf die Motilität des Gastrointestinaltrakts hemmende Nahrungsmittel, beheben. Zu Letzteren gehören fette und faserreiche Kost, Käse und Früchte, besonders Bananen.

2.2.2.3 Reizmagen

Eine funktionelle nervös bedingte Erkrankung des Magens ohne nachweisbare organische Veränderungen wird als **Reizmagen** (Gastropathia nervosa, funktionelle Dyspepsie, nicht ulzeröse Dyspepsie) bezeichnet. Die Erkrankung äußert sich in einem Druckgefühl oder Schmerz in der Magengegend, Völlegefühl, Übelkeit, Appetitlosigkeit und Meteorismus. Das Reizmagensyndrom kann außer durch Erkrankungen anderer visceraler Organe durch schlechte Essgewohnheiten wie zu hastiges Essen, ungenügendes Kauen der Nahrung, durch zu reichliche oder fette Nahrung, durch Missbrauch von Nicotin, Alkohol oder Kaffee oder psychisch bedingt sein. Der Beseitigung der Ursachen kommt bei der Therapie des Reizmagens somit eine besondere Bedeutung zu.

2.2.2.4 Magenschleimhautentzündung

Entzündungen der Magenschleimhaut (Gastritiden) können akut und chronisch verlaufen. Die **akute Gastritis** tritt beispielsweise nach übermäßigem Alkoholgenuss oder der Einwirkung anderer exogener Noxen wie Säuren, Alkalien (Ätzgastritis) oder nach die Schleimhaut irritierenden Pharmaka wie Acetylsalicylsäure auf. Bei der hämorrhagisch-erosiven Form treten punktförmige Blutungen auf. Ferner kommt es zu Erweiterungen der die Magenschleimhaut versorgenden Blutgefäße. Die beobachteten Gewebsschädigungen werden möglicherweise durch eine Schädigung der Schleimhautbarriere für Hydroxoniumionen verursacht. Normalerweise heilt die akute Gastritis nach Entfernung der irritierenden Noxe innerhalb kurzer Zeit rezidivfrei aus.

Bei der **chronischen Gastritis** wird eine **Immungastritis** mit einer Antikörperbildung gegen bestimmte Zellen der Mukosa des Magens von einer **Refluxgastritis** unterschieden, welche auf eine Funktionsschwäche des Pylorus und einen hierdurch bedingten Rückstrom des gallensäurehaltigen Chymus in den Magen zurückgeführt wird.

Nicht bei allen vom Magen ausgehenden und als Gastritis diagnostizierten Erkrankungen sind entzündliche Schleimhautschäden gastroskopisch erkennbar. Umgekehrt verursachen nicht alle objektivierbaren Entzündungen der Mukosa Beschwerden. Die Diagnose wird in der Regel aufgrund subjektiver Beschwerden gestellt.

Obgleich ulzeröse und entzündliche Erkrankungen des Gastrointestinaltrakts, insbesondere des Magens und des Zwölffingerdarms – entsprechende diagnostische Möglichkeiten vorausgesetzt – aufgrund ihres Erscheinungsbildes deutlich voneinander unterscheidbar sind, sind sie doch pathogenetisch verwandt und verursachen teils ähnliche Beschwerden. Dem Apotheker kommt bei der **Beratung** die Aufgabe zu, Patienten mit **Ulkusverdacht** einer ärztlichen Behandlung zuzuführen, obgleich die pharmakotherapeutischen Maßnahmen sehr ähnlich sind. **Gastritische Beschwerden** hingegen, vor allem durch Einwirkung exogener Noxen wie Alkohol, Nicotin, Pharmaka oder übermäßige Nahrungszufuhr ausgelöste, sind einer Selbstmedikation in der Regel gut zugänglich.

2.2.2.5 Ulkuskrankheit

Im Gegensatz zur Gastritis liegt bei dem Magengeschwür (**Ulcus ventriculi**) oder Zwölffingerdarmgeschwür (**Ulcus duodeni**) ein lokal begrenzter, in tiefere Gewebsschichten vordringender Defekt der betreffenden Schleimhaut vor, bei welchem die glatte Muskelschicht unterhalb der Schleimhaut (Muscularis mucosa) durchbrochen wird.

Das Ulkus duodeni tritt häufiger auf als das Ulkus ventriculi. Beide werden öfter bei Männern als bei Frauen beobachtet. Magengeschwüre werden im Wesentlichen auf eine Schwächung der protektiven Mechanismen der Schleimhaut zurückgeführt. Meist geht ihnen eine chronische Gastritis mit verminderter Schleimproduktion und hieraus resultierender verminderter Widerstandskraft gegen die aggressiven Agenzien des Magensafts Pepsin und Salzsäure voraus. Die Säuresekretion selbst ist beim Ulkus ventriculi in der Regel vermindert. Dem Rückfluss gallensäurehaltigen Duodenalinhalts wird bei der Entstehung des Magengeschwürs ebenfalls eine zentrale Rolle zugeschrieben.

Ferner kommt einer Reihe von Pharmaka wie den antiphlogistisch wirkenden Prostaglandinhemmern und den Glucocorticoiden eine ulzerogene Wirkung zu.

Im Gegensatz zum Magengeschwür ist beim Zwölffingerdarmgeschwür die Säuresekretion des Magens bei meist verminderter Hydrogencarbonat-Produktion der Bauchspeicheldrüse erhöht. Die Salzsäureüberproduktion wird als ein entscheidender Faktor bei der Entstehung des Ulkus duodeni angesehen. Ferner können ein erhöhter Tonus des Parasympathikus sowie emotionale Belastungen an der Ulzerogenese beteiligt sein.

Relativ spät wurde die Bedeutung von *Helicobacter pylori* erkannt, dessen Beteiligung an der Entstehung eines Magen- oder Zwölffingerdarmgeschwüres heute als gesichert gilt, als Typ B über 85 % der chronischen Gastritiden verursacht, und dessen Eradikation bei der Behandlung von Ulkuserkrankungen eine zentrale Rolle spielt. Im Gegensatz zum Ulkus duodeni, besteht bei dem Ulkus ventriculi die Gefahr einer Karzinomentwicklung.

2.2.3 Medikamentöse Behandlung

Die Möglichkeiten der Selbstmedikation von Erkrankungen der Speiseröhre und des Magens sind begrenzt, da die in Betracht kommenden Wirkstoffe teilweise der Verschreibungspflicht unterliegen. Dies trifft beispielsweise für das den Tonus des Ösophagussphinkter steigernde Metoclopramid zu, welches früher Mittel der ersten Wahl bei Refluxerkrankungen war, heute jedoch durch die Protonenpumpenhemmer, gefolgt von H_2-Rezeptoragonisten – beide hemmen die Magensäurebildung – abgelöst ist.

Die zweite Möglichkeit, den schädlichen Einfluss des Mageninhalts auf die Schleimhaut der Speiseröhre und des Magens zu verhindern, besteht in der Neutralisation überschüssiger Magensäure durch geeignete **Antazida**, welche, bedingt durch neuere vergleichende Untersuchungen moderner Säureblocker mit H_2-Rezeptorenblockern bei der Ulkusbehandlung, eine Renaissance erlebt haben.

Als besonders günstig werden zur Behandlung der Refluxösophagitis **alginathaltige Antazida** beurteilt, da die Alginsäure aufgrund ihrer niedrigen Dichte auf dem Mageninhalt schwimmt und bei dessen Rückfluss in die Speiseröhre die Schleimhaut Letzterer mit einem Schutzfilm überzieht.

2.2.3.1 Protonenpumpeninhibitoren

Seit Mitte 2009 stehen in Deutschland mit Omeprazol, inzwischen auch Pantoprazol und Esomeprazol Vertreter aus der Gruppe der Protonenpumpeninhibitoren unter eingeschränkten Bedingungen für die Selbstmedikation zur Verfügung.

Mit der Einführung von Omeprazol, des ersten Vertreters der Protonenpumpenhemmer (PPI, H^+/K^+-ATPase-Inhibitoren), wurde Anfang der achtziger Jahre des letzten Jahrhunderts eine neue Möglichkeit zur Behandlung gastrointestinaler Ulkus- und ösophagealer Refluxerkrankungen eröffnet, die inzwi-

Erkrankungen der Speiseröhre und des Magens

Omeprazol

Pantoprazol

schen zur Methode der ersten Wahl geworden ist. Als Protonenpumpe wird das Enzym H$^+$/K$^+$-ATPase bezeichnet, welches sich in der Membran der Belegzellen (Parietalzellen) der Magenschleimhaut befindet und für den Transport von Hydroxoniumionen aus dem Zellinneren in das Magenlumen und somit für die Produktion der Magensäure verantwortlich ist. Bei den therapeutisch verwendeten PPI handelt es sich um Prodrugs aus der Gruppe der Benzimidazolsulfinyl-Verbindungen. Sie binden nach Aktivierung zu den entsprechenden zyklischen Sulfenamid-Verbindungen kovalent (irreversibel) an die H$^+$/K$^+$-ATPase. Sie hemmen damit im Gegensatz zu den H$_2$-Blockern unabhängig von der Art des primären Stimulus (Acetylcholin, Gastrin, Histamin) den terminalen Schritt der Säuresekretion und bewirken damit eine lang anhaltende Verminderung der Säureproduktion des Magens, welche bis zu 24 h anhält. Die selektive Wirkung der PPI beruht nicht zuletzt auf der Tatsache, dass deren Aktivierung bevorzugt im sauren Milieu der Parietalzellen erfolgt, wo sie aufgrund ihres basischen Charakters angereichert werden.

Protonenpumpeninhibitoren sind für die Indikationen akutes Ulkus duodeni, akutes Ulkus ventriculi, Refluxkrankheit der Speiseröhre und zur Behandlung des Zollinger-Elliger-Syndroms zugelassen. Von der Rezeptpflicht freigestellt sind PPI lediglich zur Behandlung von Sodbrennen und saurem Aufstoßen als Leitsymptome der Refluxkrankheit.

Mit der Einführung der Protonenpumpeninhibitoren stand für die Therapie durch überschüssige Magensäure induzierter Erkrankungen eine neue Wirkstoffgruppe von hoher Wirksamkeit und grundsätzlich guter Verträglichkeit zur Verfügung. Dies führte, wie der rapide Anstieg deren Verordnungen (in Deutschland im Zeitraum von 2006 bis 2015 um mehr als das Dreifache) zeigt, zu einer offenbar auch unkritischen Anwendung. Hierzu hat vermutlich auch der kritiklose gleichzeitige prophylaktische Einsatz bei der Anwendung ulzerogener Medikamente wie NSAR beigetragen. Erst in den letzten Jahren wurde auch den vorwiegend bei Daueranwendung teils schwerwiegenden Nebenwirkungen stärkere Beachtung geschenkt und vor einer kritiklosen Verordnung gewarnt.

In der Akuttherapie häufig (1–10%) beobachtete Nebenwirkungen der PPI sind Kopfschmerzen, Bauchschmerzen, Obstipation, Diarrhö, Blähungen und Übelkeit/Erbrechen. Vermehrte Aufmerksamkeit sollte allerdings den Risiken bei Daueranwendung geschenkt werden.

So kann die mit den PPI erzielte gewünschte verminderte intragastrische Azidität zu einer vermehrten Ansiedlung pathogene Bakterien (z.B. Salmonellen, Campylobacter und Clostridium difficile) im Magen und durch Regurgation über die Speiseröhre und nach Aspiration auch in der Lunge mit entsprechenden Infektionen führen. Bei Patienten mit PPI-Dauertherapie ist die Bildung von allerdings gutartigen und anscheinend reversiblen Magendrüsenzysten beobachtet worden. Bei langfristig (< 3 Monate) mit PPI behandelten Patienten wurde in Einzelfällen über schwere Hypomagnesiämien berichtet. Ein schwerwiegender Magnesiummangel kann zu Erschöpfungszuständen, Krämpfen und ventrikulären Arrhythmien führen. Es wird vermutet, dass PPI die aktive und passive Resorption von Magnesium beeinträchtigen. Ferner wird angenommen, dass die durch PPI-Behandlung reduzierte Magensäure die Calcium- und/oder VitaminD-Resorption beeinträchtigt und möglicherweise durch direkte Interaktion mit Osteoklasten die Knochenmodellierung negativ beeinflusst. Dies könnte das bei hochdosierter PPI-Langzeittherapie beobachtete mäßig erhöhte Risiko für Hüft-, Handgelenks- und Wirbelsäulenfrakturen erklären. Es sollte insbesondere bei Patienten mit erhöhtem Osteoporoserisiko berücksichtigt werden. Ein weiteres durch Blockierung der Magensäure bedingtes zunächst hypothetisches, inzwischen aber auch durch eine Fall-Kontroll-Studie bestätigtes Risiko betrifft einen potentiellen Vitamin-B_{12}-Mangel. Grund könnte sein, dass Vitamin B_{12}- vor dessen Resorption zunächst im Magen in einem ersten Schritt mit Hilfe von Pepsin und Salzsäure aus Nahrungsproteinen freigesetzt werden muss.

In einer großen prospektiven Kohortenstudie wurde inzwischen auch der bereits bestehende Verdacht eines erhöhten Demenz-Risikos nach längerfristiger PPI-Anwendung bestätigt.

In seltenen Fällen führte die Dauerbehandlung mit PPI zu einer interstitiellen Nephritis. Die dosisabhängige Erhöhung einer chronischen Nierenerkrankung durch PPI wurde in einer neueren Kohortenstudie bestätigt.

Neuere amerikanische bzw. dänische Studien deuten auch auf eine erhöhtes Risiko für einen Herzinfarkt bzw. einen ischämischen Schlaganfall nach PPI-Behandlung im Gegensatz zu einer Behandlung H_2-Blockern hin.

Generell können Protonenpumpenhemmer nach wie vor als wichtige und sichere Arzneimittel gelten. Dies setzt allerdings ihren streng indikationsgerechten Einsatz voraus. Für die Selbstmedikation sollte insbesondere der Grundsatz einer Beschränkung auf die symptomatische Behandlung akuter Symptome und eine maximale Behandlungsdauer von 14 Tagen beachtet werden.

Omeprazol

Für die Selbstmedikation bei Sodbrennen und saurem Aufstoßen steht Omeprazol in Form magensaftresistenter Tabletten (z.B. Antra®, Gastrium®, Omebeta 20 acid) in einer Einzeldosis und zugleich Tageshöchstdosis von 20 mg für eine maximale Anwendungsdauer von 14 Tagen und in einer maximalen Packungsgröße von 280 mg Wirkstoff zur Verfügung. Eine zuverlässige Magensaftresistenz der Darreichungsform ist wie auch die der übrigen PPI wegen der Säurelabilität der Protonenpumpenhemmer zwingend erforderlich.

Die Bioverfügbarkeit von Omeprazol liegt, bedingt durch den hohen First-Pass-Effekt, bei nur etwa 35 % (30–50 %) und wird durch Nahrungsaufnahme oder auch Antazida nicht beeinflusst. Bei wiederholter Dosierung steigt sie auf etwa 60 %, bei eingeschränkter Leberfunktion auf über 90 %. Maximale Plasmaspiegel werden nach 1–3 h erreicht. Die Omeprazol-Plasmaspiegel korrelieren nicht mit der antisekretorischen Aktivität. Vielmehr hält die Hemmung der Säuresekretion noch an, wenn die Plasmakonzentrationen bereits unter die Nachweisgrenze gesunken sind. Die Plasmahalbwertszeit der Elimination beträgt etwa 1 h (0,5–1,5 h), das Verteilungsvolumen 0,31–0,33 l/kg, die totale Plasmaclearance 530–670 ml/min, die Plasmaeiweißbindung 95 %.

Omeprazol wird fast vollständig in der Leber metabolisiert. Identifiziert wurden als Antimetaboliten ein Sulfonderivat, ein Sulfidderivat (Thioether), ein Hydroxy-Omeprazol und dessen Carbonsäure. Die identifizierten Metabolite sind unwirksam. 80 % der verabreichten Dosis werden renal, der Rest fäkal ausgeschieden.

Protonenpumpenhemmer gelten als gut verträglich. Beobachtete Nebenwirkungen sind zentralnervöse Störungen wie Schwindel,

Kopfschmerzen, in Einzelfällen depressive und agressive Reaktionen, gastrointestinale Störungen wie Blähungen, Obstipation, Diarrhö, in Einzelfällen Pankreatitis, Veränderungen des Blutbildes (Leukopenie) und Hautveränderungen.

Nach zur Zeit noch gültigem regulatorischem Stand sollte auf eine Anwendung von Omeprazol während der Schwangerschaft und in der Stillperiode nach Möglichkeit verzichtet werden. Ein allerdings nur geringfügiger Übergang in die Muttermilch wurde nachgewiesen.

Mit Ausnahme der strengen Indikationsstellung während der Schwangerschaft bestehen für Omeprazol keine Kontraindikationen.

Interaktionen sind durch Konkurrenz um metabolisierende Enzyme des Cytochrom-P450-Systems mit Wirkstoffen zu erwarten, welche einer extensiven oxidativen Biotransformation unterliegen. So kann die Ausscheidung von Diazepam und Phenytoin, Antikoagulantien vom Warfarin-Typ und Clopidogrel verlängert werden und eine Dosisanpassung erforderlich sein.

Esomeprazol

Seit Anfang 2015 steht mit Esameprazol ein weiterer Protonenpumpenhemmer für die Selbstmedikation zur Behandlung von Sodbrennen und saurem Aufstoßen zur Verfügung. Die Rezeptfreiheit ist auf eine maximale Einzel- bzw. Tagesdosis von 20 mg, eine maximale Anwendungsdauer von 14 Tagen in einer maximalen Packungsgröße 280 mg beschränkt.

Esomeprazol ist das S-Isomer des Razemats Omeprazol. Es ist wie Omeprazol ein pro drug und wird wie letzteres im sauren Milieu der Parietalzellen in die gemeinsame nicht mehr optisch aktive Wirkform, das tetrazyklische Sulfenamid umgewandelt. Wirkungsmechanismus und pharmakodynamische Wirkung von Omeprazol und Esomeprazol sind somit identisch, ebenso Indikationsgebiete und Nebenwirkungen. Die Bioverfügbarkeit wird für Esomeprazol mit 50–75 % angegeben. Sie steigt wie bei Omeprazol nach mehrtätiger Gabe an, bei Esomeprazol bis auf 80 %.

Pantoprazol

Von der Rezeptpflicht befreit wurde auch der Protonenpumpenhemmer Pantoprazol in Packungsgrößen von nicht mehr als 14 abgeteilten Einheiten in einer Einzeldosis von 20 mg und in einer Tageshöchstdosis von 20 mg für eine kurzzeitige, ohne ärztliche Beratung auf maximal 4 Wochen und bei täglicher Einnahme auf maximal 2 Wochen begrenzte Behandlung von Refluxsymptomen (z.B. Sodbrennen und saures Aufstoßen) bei Erwachsenen. Ein bereits europaweit zugelassenes Handelsprodukt ist Pantoprazol Control®.

Die bei der Einnahme von Pantoprazol beobachteten Nebenwirkungen entsprechen bei ebenfalls generell guter Verträglichkeit denen des Omeprazol.

Als Kontraindikationen gelten eine Überempfindlichkeit gegen diesen Wirkstoff und schwere Leberfunktionsstörungen. Eine strenge Indikationsstellung besteht bei Anwendung während der Schwangerschaft und in der Stillzeit.

Die für Omeprazol beschriebenen Interaktionen treffen prinzipiell auch für Pantoprazol zu, sind jedoch, offenbar durch das in vitro nachgewiesene geringere Interaktionspotential mit Cytochrom-P450-abhängigen Enzymen weniger ausgeprägt, was durch Ergebnisse entsprechender klinischer Studien bestätigt wird.

2.2.3.2 H2-Blocker

Zur Behandlung durch überschüssige Magensäure bedingter Erkrankungen des Gastrointestinaltrakts bzw. zu deren Prophylaxe stehen neben den im Kapitel 2.2.3.3 besprochenen Antazida als Säureblocker inzwischen mit Ranitidin und Famotidin auch zwei Vertreter der Histaminantagonisten des H_2-Typs für die Selbstmedikation zur Verfügung.

Cimetidin
(erstes H_2-Antihistaminikum, verschreibungspflichtig)

Famotidin

Ranitidin

Die Wirkungen des Histamins werden über zwei verschiedene Rezeptoren, die H_1- und H_2-Rezeptoren vermittelt. Histamin-H_2-Rezeptoren kommen in verschiedenen Organen wie Gehirn, Lunge, Herz, Gefäßsystem, Uterus und im Gastrointestinaltrakt vor. Die Stimulation der H_2-Rezeptoren der Belegzellen des Magens führt zu einer vermehrten Sekretion von Salzsäure. Durch H_2-Rezeptorantagonisten wird sowohl die basale als auch die durch Histamin über die H_2-Rezeptoren und die durch Gastrin oder durch Vagusreizung stimulierte vermehrte Magensäure-Sekretion der Belegzellen gehemmt. Wie bei den Antazida führt auch die Hemmung der Salzsäureproduktion durch die Belegzellen mittels H_2-Antagonisten zu einer Ausschaltung eines für die Entstehung von Ulkuserkrankungen des Magens und Zwölffingerdarms wie anderer Magen-Darm-Erkrankungen bedeutsamen aggressiven Faktors. Hieraus resultiert eine Schmerzlinderung und eine beschleunigte Abheilung des Schleimhautdefektes.

Qualitativ wirken die H_2-Rezeptorantagonisten gleich, sie unterscheiden sich jedoch hinsichtlich ihrer Wirkungsintensität und ihrer Pharmakokinetik. So ist Ranitidin auf molarer Basis mindestens 4-mal, Famotidin um mindestens eine Zehnerpotenz wirksamer als die Stammverbindung Cimetidin.

Aufgrund ihrer hemmenden Wirkung auf die Magensäuresekretion werden die genannten H_2-Rezeptorantagonisten insbesondere zur Behandlung des Ulkus duodeni (Zwölffingerdarmgeschwür) und des Ulkus ventriculi (Magengeschwür) sowie deren Rezidivprophylaxe, des Zollinger-Ellison-Syndroms (verursacht durch benigne oder maligne gastrinproduzierende Tumoren) und bei Reflux-Oesophagitis angewandt. Ihre Anwendung bei diesen Indikationen setzt zuvor eine sorgfältige diagnostische Abklärung durch den Arzt voraus, da durch die mittels der H_2-Blocker erzielte Schmerzfreiheit die Gefahr besteht, dass ein behandlungsbedürftiger Tumor übersehen wird. Die Freistellung zweier H_2-Rezeptorantagonisten, Ranitidin und Famotidin, von der Verschreibungspflicht beschränkt sich daher auf orale Zubereitungen mit Begrenzung von Dosierung pro Darreichungsform und Gesamtinhalt zur Kurzzeitanwendung bis zu einer Therapiedauer von 14 Tagen bei den Anwendungsgebieten Magenübersäuerung und Sodbrennen ab dem 16. Lebensjahr. Für die Selbstmedikation darf die Dosis pro abgeteilter Form bei Ranitidin 75 mg und bei Famotidin 10 mg, der Gesamtwirkstoffgehalt der Packung bei Ranitidin 1050 mg, bei Famotidin 140 mg nicht überschreiten. H_2-Blocker enthaltende Handelspräparate zeigt Tab. 2.2-2.

Erkrankungen der Speiseröhre und des Magens

Tab. 2.2-2: H_2-Blocker

Handelspräparat	Darreichungsform	Wirkstoff pro Dosierungseinheit
Ranitidin		
Ranitidin 75 – 1 A Pharma	Filmtabletten	75 mg
Ranitidin CT 75 mg	Filmtabletten	75 mg
Ranitidin-ratiopharm 75 mg	Filmtabletten	75 mg
Ranitidin STADA 75 mg	Filmtabletten	75 mg
Zantic® 75 mg Magentabletten	Filmtabletten	75 mg

Die H_2-Rezeptorantagonisten werden rasch aus dem Gastrointestinaltrakt resorbiert, unterliegen aber einem First-Pass-Metabolismus in der Leber, so dass ihre Bioverfügbarkeit nur zwischen 40 und 70 % liegt (Tab. 2.2-3). Die Plasmahalbwertszeit liegt zwischen 1,5 und 4 Stunden, kann aber bei Nierenfunktionsstörungen deutlich erhöht sein, so dass eine Dosisreduktion erforderlich sein kann.

Ihre Biotransformation erfolgt im Wesentlichen in Phase-1-Reaktionen durch S- und N-Oxidation, Desmethylierung und Umwandlung von Methyl- in Hydroxymethylgruppen. Unerwünschte Wirkungen sind selten. Beobachtet wurden Kopf-, Gelenk-, Muskel- und Bauchschmerzen, Durchfall, Verstopfung, Müdigkeit, Schwindel, Abnahme von Potenz und Libido, Gynäkomastie bei Männern, Galaktorrhoe, Menstruationsstörungen und Brustspannung bei Frauen. Diese Nebenwirkungen werden aber nach höherer Dosierung, die für die Selbstmedikation nicht in Betracht kommt, beobachtet, sind meist vorübergehend und machen einen Therapieabbruch in der Regel nicht erforderlich.

Obwohl teratogene und embryotoxische Wirkungen nicht bekannt zu sein scheinen, setzt die Anwendung auch der nicht verschreibungspflichtigen H_2-Blocker in der Schwangerschaft und Stillperiode eine strenge ärztliche Indikationsstellung und Nutzen-Risikoabwägung voraus. Vorsicht ist auch bei Nieren- und Leberfunktionsstörungen geboten.

Beratungstipp

Interaktionen Ranitidin bzw. Famotidin

Ranitidin und Famotidin zeigen wie die Antazida eine pharmakokinetische Interaktion, in Form einer Verminderung der Resorption, mit Eisensalzen, Ketoconazol, Indinavir und (bei langfristiger Therapie) Vitamin B_{12}. Deshalb sollte ein Einnahmeabstand von 2 Stunden eingehalten werden.

Da die mikrosomale Metabolisierung zahlreicher Wirkstoffe (Phase-1-Reaktion) in der Leber durch Cimetidin gehemmt wird, kann es mit vielen Arzneimitteln wie oralen Antikoagulanzien, Benzodiazepinen, β-Rezeptorenblockern u.a. zu Interaktionen kommen. Cimetidin enthaltende Präparate unterliegen daher nach wie vor der Verschreibungspflicht.

2.2.3.3 Antazida

Die zweifellos wichtigste Arzneimittelgruppe zur Selbstbehandlung akuter und chronischer Gastritiden und hierdurch verursachter Verdauungsbeschwerden sind die **Antazida**. Im Vergleich zu ihnen haben andere nicht verschreibungspflichtige Pharmaka eine untergeordnete Bedeutung.

Ein wesentlicher ätiologischer Faktor für die Entstehung entzündlicher und ulzeröser Erkrankungen des oberen Gastrointestinaltrakts ist der proteolytische (peptische) Einfluss von **Salzsäure** und **Pepsin** sowie von Gallensäuren und Lysolecithin auf epithelia-

Tab. 2.2-3: Dosierung und Pharmakokinetik verschreibungsfreier H_2-Rezeptorantagonisten im Vergleich zu Cimetidin

Pharmakokinetik	Wirkstoff		
	Cimetidin[1]	Raniditin	Famotidin
Bioverfügbarkeit	60 bis 70 %	ca. 50 %	40 bis 45 %
Zeitpunkt der maximalen Plasmaspiegel nach Einnahme	1 bis 1,5 h	2 bis 3 h	1 bis 3 h
therapeutische Plasmaspiegel	0,5 bis 2,0 mg/l	ca. 0,1 mg/l	ca. 0,05 mg/l
Plasmahalbwertszeit	1,5 bis 2 h	2 bis 3 h	2,8 bis 3,8 h
Plasmaeiweißbindung	etwa 20 %	10 bis 20 %	15 bis 20 %
Verteilungsvolumen	1,2 bis 1,6 l/kg	1,2 bis 1,8 l/kg	0,8 bis 1,5 l/kg
Elimination * renal * biliär	bis zu 90 % ca. 10 %	ca. 80 % ca. 20 %	65 bis 70 % unverändert
Metaboliten	Cimetidin-S-oxid 5-Hydroxymethylcimetidin	Ranitidin-N-oxid Ranitidin-S-oxid Desmethyl-Ranitidin	Famotidin-S-oxid

[1] verschreibungspflichtig

le, bei ulzerösen Vorgängen auch submuköse Zellen. Die Reizwirkung ist entweder durch eine Überproduktion von Magensaft bzw. den Reflux von Darmsaft oder durch eine verminderte Schutzfunktion bedingt. Stets ist der Einsatz von neutralisierenden Pharmaka (Säureblocker, Antazida) angezeigt. Der inhibierende Effekt der Antazida auf schädliche Veränderungen der Schleimhaut kommt auf zweierlei Weise zustande. Einerseits wird die direkte Reizwirkung der Hydroxoniumionen durch Erniedrigung ihrer Konzentration vermindert, andererseits wird durch die pH-Verschiebung nach höheren Werten der peptische Einfluss des proteolytischen Enzyms Pepsin der Magenschleimhaut (pH-Optimum 1,5 bis 2,5) gehemmt.

Entscheidend für den Erfolg einer Neutralisationstherapie ist primär die **Neutralisationskapazität** des verwendeten Arzneimittels.

Dabei scheint es unerheblich zu sein, ob die Neutralisationskapazität mit Hilfe eines statischen oder dynamischen Verfahrens ermittelt wird, vorausgesetzt die Reaktionszeit ist bei dem statischen Verfahren sinnvoll gewählt. Bei statischen Verfahren wird jeweils, bezogen auf eine bekannte Menge des Antazidums, nach Vorlage eines definierten Überschusses an Salzsäure entweder der zum Erreichen eines vorgegebenen pH-Wertes erforderliche Hydroxidionenverbrauch oder aber der durch Zugabe einer bestimmten Basenmenge erreichte pH-Wert gemessen. Bei dynamischen Verfahren (z.B. pH-Stat-Methode) wird auch der zeitliche Verlauf der Neutralisationsreaktion kontrolliert. Da jedoch beide Verfahren zu vergleichbaren Werten der Neutralisationskapazität führen und die Dauer der Neutralisation bei allen verwendeten Antazida akzeptabel ist, ist man bei der Qualitätskontrolle von Säureblockern in der Methodenwahl frei.

Vorteilhaft hingegen sind solche Säureblocker, die, wie die **Präparate auf Aluminiumbasis**, einen nur begrenzten pH-Anstieg des Magensaftes (möglichst 4) zur Folge haben. **Alkalisch reagierende** Antazida wie Natriumhydrogencarbonat oder reine Magnesiumpräparate können bei ausreichender Dosis den pH-Wert auf 7 und höher anheben. Bei den gelbildenden Antazida, zu denen insbesondere Aluminiumhydroxid und Silikate enthaltende Antazida gehören, be-

Erkrankungen der Speiseröhre und des Magens

wirkt der durch das Gel entstehende Film auf der Magenschleimhaut eine zusätzliche mechanische Schutzwirkung.

Die durch zu starke pH-Erhöhung oder durch eine direkte Ionenwirkung bedingte, insbesondere den calciumhaltigen Antazida nachgesagte vermehrte Magensaftsekretion (**Säure-Rebound**) wurde jedoch verschiedenen neueren Untersuchungen zufolge weit überschätzt. Ihre klinische Bedeutung ist fraglich.

Die einzelnen als Säureblocker verwendeten Wirkstoffe unterscheiden sich einerseits hinsichtlich ihres Neutralisationsverhaltens, andererseits hinsichtlich Art und Intensität ihrer Nebenwirkungen und sollten daher nach Möglichkeit gezielt eingesetzt werden. Da die **Selbstmedikation** mit Antazida **nur zeitlich begrenzt** erfolgen sollte und die Nebenwirkungen der Antazidatherapie vorwiegend bei hoher Dosierung und bei längerfristiger Anwendung (etwa bei der Ulkusbehandlung) zum Tragen kommen, sind mit den jeweils genannten Einschränkungen prinzipiell alle folgenden Säureblocker einsetzbar.

Die optimale **Dosierung** von Antazida hängt außer von der Neutralisationskapazität des jeweiligen Präparates auch vom individuellen Sekretionsverhalten des Patienten ab, welches beträchtliche zeitliche und individuelle Schwankungen aufweisen kann. Als **Faustregel** kann eine der Neutralisationskapazität von 50 mval entsprechende Einzeldosis empfohlen werden. Dies entspricht etwa der Sekretionsrate eines normaziden Patienten pro Stunde. Zur Ulkusbehandlung, vor allem bei Zwölffingerdarmgeschwüren und bei Hyperazidität, können die Dosen erheblich höher liegen.

Die **Häufigkeit** der Dosierung sollte auch dem Rhythmus der Mahlzeiten angepasst werden. Da der Speisebrei bis 1 Stunde nach der Nahrungsaufnahme eine ausreichende Neutralisationskapazität aufweist, ist eine Dosierung 1 und 3 Stunden nach den Mahlzeiten sowie vor dem Schlafengehen zu empfehlen.

Tab. 2.2-4: Vergleichende Übersicht antazider Wirkstoffe

	Neutralisationskapazität [in mval pro Gramm Wirkstoff][1]	Reaktionsgeschwindigkeit	Maximal erreichter pH-Wert	Wirkungsdauer	Nebenwirkungen
Natriumhydrogencarbonat	12	Rasch	6	Kurz	Hypernatriämien, Aufstoßen durch Gasbildung, Alkalose
Calciumcarbonat	13	Rasch	8–9	Mittellang	Hypercalcämien
Magnesiumhydroxid	50	Rasch	8–9	Lang	Laxierend, Hypermagnesiämie
Magnesiumtrisilikat	7	Sehr langsam	6–7	Kurz	Laxierend
Aluminiumhydroxid	1,2–2,5	Langsam	4	Mittellang	Obstipierend
Hydrotalcit	28	Rasch	4	Lang	
Magaldrat	27	Rasch	4	Lang	

[1] Die Werte können mit den Messbedingungen und in Abhängigkeit von Herstellung bzw. Alter der Produkte variieren.

Natriumhydrogencarbonat

Die säureblockierende Wirkung des Natriumhydrogencarbonats, $NaHCO_3$, beruht auf einer Neutralisationsreaktion der durch Hydrolyse des Salzes entstehenden Hydroxidionen mit den Hydroxoniumionen des Magensaftes. Da es sich um eine direkte Reaktion diskret vorliegender gelöster Teilchen handelt, erfolgt die Neutralisation spontan (Tab. 2.2-4). Die hieraus resultierende sehr rasch einsetzende Wirkung ist ein Vorteil bei der Anwendung von Natriumhydrogencarbonat bei akuten, mit Magenschmerzen verbundenen Ereignissen. Diesem Vorteil stehen verschiedene **Nachteile** gegenüber. Bei genügend hoher Dosis wird der pH-Wert über den Optimalwert von 4 hinaus angehoben. Der hieraus postulierte **Rebound-Effekt,** d.h. eine reaktive vermehrte Säuresekretion, scheint jedoch nicht zuzutreffen. Die alkalische Reaktion des Natriumhydrogencarbonats kann ferner zu einer **metabolischen Alkalose,** besonders bei eingeschränkter Nierenfunktion führen. Ferner ist die Substanz bei zur **Natriumretention** mit **Ödembildung** neigenden Patienten (Herzmuskelinsuffizienz, Bluthochdruck) kontraindiziert. Nachteilig ist auch die Bildung von **Kohlendioxid** bei der Neutralisationsreaktion, die Blähungen verursachen kann und in Einzelfällen zur Perforation von Magengeschwüren geführt hat. Die **Neutrali-**

(Fortsetzung nächstes Blatt)

sationskapazität von Natriumhydrogencarbonat, bezogen auf die Masseneinheit, ist nur gering.
Aus den genannten Gründen sollte Natriumhydrogencarbonat durch besser geeignete Säureblocker ersetzt werden. Seine **Anwendung** ist allenfalls zur **kurzfristigen Behandlung** akuter Gastritiden sowie von Refluxerscheinungen und auch dort mit Einschränkung vertretbar. In der Aufbereitungsmonographie für Natriumhydrogencarbonat ist die antazide Wirkung im Sinne einer Neutralisationstherapie überschüssiger Magensäure nicht aufgeführt.

Calciumcarbonat

Das Säurebindungsvermögen des Calciumcarbonats, $CaCO_3$, beruht auf einer spontanen Bildung von Calciumchlorid und Kohlendioxid mit der Salzsäure des Magens. Es gehört daher wie Natriumhydrogencarbonat zu den Säureblockern mit rasch einsetzender Wirkung.
Das im Magen gebildete Calciumchlorid wird aus dem Darm partiell resorbiert, zum Teil bilden sich im Darmsaft unlösliche und damit schwer resorbierbare Calciumsalze der Phosphor- und der Kohlensäure sowie von Fettsäuren, welche fäkal eliminiert werden. Die Ausfällung kann in Anwesenheit von Nahrung bereits im Magen erfolgen. Das Ausmaß der Calciumresorption aus dem Gastrointestinaltrakt hängt von verschiedenen Faktoren wie der Azidität des Magensaftes, von der Höhe des Calciumblutspiegels sowie von der Höhe des Parathormon- und des Calcitoninspiegels ab. Der resorbierte Anteil liegt bei 10 bis 35 % der applizierten Dosis. Neben der Neutralisation der Magensäure bewirkt Calciumcarbonat eine dosis- und pH-abhängige Bindung von Gallensäuren und von Lysolecithin, wodurch seine Schutzwirkung auf die Magenschleimhaut zusätzlich gefördert wird.
Die Aufbereitungsmonographie für Calciumcarbonat befürwortet dessen Anwendung bei Magen- und Zwölffingerdarmgeschwüren, ferner die symptomatische Therapie bei Sodbrennen und bei säurebedingten Magenbeschwerden, wobei im Hinblick auf die möglichen Nebenwirkungen allerdings eine Kombination mit anderen Antazida empfohlen wird.
Kontraindiziert ist Calciumcarbonat bei Hypercalcämie sowie bei Hypophosphatämie. Bei Neigung zu calciumhaltigen Nierensteinen und bei Nephrocalcinose wird die sorgfältige Kontrolle des Urincalciums empfohlen. Bei Niereninsuffizienz sowie bei langfristiger Einnahme hoher Dosen ist der Serumcalciumspiegel regelmäßig zu kontrollieren.
Bei Niereninsuffizienz und langfristiger Anwendung hoher Dosen können Hypercalcämien, metabolische Alkalosen und eine Phosphatverarmung vorkommen. Die Überdosierung kann auch zu Stuhlverstopfung bis hin zum Ileus führen.
Die gleichzeitige Einnahme von Calciumcarbonat mit anderen Medikamenten kann deren Resorption beeinflussen. Klinisch relevante Resorptionsverminderungen wurden bei Tetracyclinen und neueren Chinolonderivaten wie Ciprofloxacin und Ofloxacin beobachtet.
Im Hinblick auf eine mögliche Resorptionsbeeinträchtigung empfiehlt sich generell die Einhaltung eines Abstandes von 1–2 h zwischen der Einnahme von Antazida und anderen Medikamenten.
Während bei Ulkus ventriculi und Ulkus duodeni mehrmals täglich eine Einzeldosis von 25 bis 50 mval zwischen den Mahlzeiten und vor dem Schlafengehen (100 bis 200 mval pro Tag) empfohlen wird, reicht zur symptomatischen Behandlung von Sodbrennen und säurebedingten Beschwerden im Allgemeinen eine mehrmalige Einzeldosis von 20 bis 25 mval bei Bedarf aus.

Magnesiumhydroxid

Die Neutralisationskapazität von Magnesiumhydroxid, $Mg(OH)_2$, ist in vitro außerordentlich hoch, so dass es als eines der wirksamsten Antazida angesehen werden kann (Tab. 2.2-3). Die Neutralisationsreaktion unter Bildung von Magnesiumchlorid verläuft jedoch erheblich langsamer als bei Calciumcarbonat oder Natriumhydrogencarbonat, so dass aufgrund zu rascher Passagezeit im Magen möglicherweise ein Teil der in vitro messbaren Neutralisationskapazität verlorengeht.

Zur Resorption gelangen nur etwa 15 bis 20% des oral verabfolgten Magnesiumhydroxids, der Rest wird mit den Fäzes eliminiert. Zu lebensbedrohlichen **Hypermagnesiämien** kann es trotz geringer Resorptionsrate bei eingeschränkter Nierenfuktion kommen. Im Gegensatz zur obstipierenden Wirkung von Calciumcarbonat führen Magnesiumverbindungen zu einer **Diarrhoe**, welche auf Anregung der Darmmotilität durch vermehrte Freisetzung von Cholecystokinin-Pankreozymin zurückgeführt wird. Eine etwas vermehrte **Säuresekretion** (acid rebound) ist auch für Magnesiumhydroxid nachgewiesen. Klinisch kommt ihr offenbar keine Bedeutung zu.

Magnesiumtrisilikat

Magnesiumtrisilikat, welches in seiner stöchiometrischen Zusammensetzung der Summenformel $MgO \cdot 3SiO_2 \cdot nH_2O$ entspricht, reagiert mit Magensäure ebenfalls zu Magnesiumchlorid. Seine **Neutralisationskapazität** ist sehr gering, so dass zur Erzielung eines äquipotenten Effekts im Vergleich zu Magnesiumhydroxid dreifach höhere Dosen erforderlich sind. Zudem setzt die **Wirkung** nur sehr **langsam** ein.

Da ein Teil des verabreichten Silikats aus dem Gastrointestinaltrakt resorbiert wird und die Ausscheidung der Kieselsäure renal erfolgt, kann bei längerer Einnahme die Bildung von **Silikatnierensteinen** nicht ausgeschlossen werden. Wie bei anderen Magnesiumverbindungen wird außerdem eine **laxierende Nebenwirkung** beobachtet. Ferner besteht bei höheren Dosen die Gefahr erhöhter Magnesiumblutspiegel.

Aluminiumverbindungen

Während Aluminiumoxid, Al_2O_3, extrem langsam mit Säure reagiert und daher als Antazidum praktisch wertlos ist, kommt seiner wasserhaltigen Form, dem **Aluminiumhydroxid**, $Al(OH)_3$ und dessen in suspensionsförmigen Zubereitungen vorliegenden hydratisierten Formen erheblich größere Bedeutung zu.

Aluminiumhydroxid-Präparate reagieren bei einer **mittleren Neutralisationskapazität** relativ langsam. Sie reagieren mit Salzsäure allmählich zu löslichen Aluminiumhydroxokomplexen, welche im neutralen bis schwach alkalischen Milieu des Darmtrakts mit den mit der Nahrung zugeführten Phosphaten in unlösliches Phosphat, zum Teil auch in Carbonat und Salze von Fettsäuren überführt werden. Diese unlöslichen Aluminiumsalze werden mit dem Stuhl ausgeschieden.

Der Ausfällungsprozess kann in Anwesenheit von Nahrung bereits im Magen erfolgen. Ein Teil des Aluminiums wird resorbiert und führt zu einer passageren Erhöhung der Serumkonzentration von Aluminium und zu einer vorübergehenden Steigerung der renalen Aluminiumausscheidung. Die Serumaluminiumspiegel normalisieren sich in drei bis vier Tagen nach Absetzen der Therapie. Die Ausscheidung von Aluminiumionen erfolgt renal. Bei Niereninsuffizienz und bei langfristiger hochdosierter Aluminiumeinnahme kann dieses allmählich vor allem in Nerven- und Knochengewebe eingelagert werden. In das Nervengewebe aufgenommenes Aluminium kann eine neurotische Wirkung ausüben.

Die Aufbereitungsmonographie sieht als Anwendungsgebiet für Aluminiumhydroxid das Magen- und Zwölffingerdarmgeschwür, die Stressulkusprophylaxe sowie die symptomatische Therapie bei Sodbrennen, Non-Ulcer-Dyspepsia und Reizungen sowie – sicher aber kein Bereich der Selbstmedikation – zur Verminderung der Phosphatresorption bei Patienten mit Niereninsuffizienz und erhöhten Serumphosphatspiegeln vor.

Bei eingeschränkter Nierenfunktion sowie bei verminderten Phosphatserumspiegeln, bei Obstipation und bekannten Dickdarmstenosen sollte Aluminiumhydroxid nicht empfohlen werden.

Nebenwirkung des Aluminiumhydroxid kann bei hoher Dosierung eine Obstipation sein, die in Einzelfällen zu Darmverschlüssen geführt hat. Auf die mögliche Einlagerung von Aluminium in Nerven- und Knochengewebe wurde bereits hingewiesen. Bei langfristiger Anwendung, vor allem hoher Dosen, empfiehlt sich die regelmäßige Kontrolle der Aluminiumserumspiegel. Schädliche Wirkungen in der Schwangerschaft und während der Stillzeit nach Anwendung von Aluminiumhydroxid sind nicht bekannt.

Mischsalze und Kombinationspräparate

Zur **Dauerbehandlung** empfiehlt sich die Verwendung geeigneter Antazidakombinationen, wobei stets auf eine ausreichende Neutralisationskapazität zu achten ist. Mit Hilfe solcher Kombinationen, die in Form von Mischsilikaten, Fixkombinationen oder getrennter Verabreichung von Einzelsubstanzen zur Anwendung kommen können, lassen sich die **Nebenwirkungen** der bisher besprochenen Antazida **vermindern**. So sind magnesiumhaltige Antazida mit dem Nachteil einer laxierenden, aluminiumhaltige Antazida hingegen einer obstipierenden Nebenwirkung behaftet. Diese Nebenwirkungen lassen sich kompensieren, indem man beispielsweise Magnesiumhydroxid und Aluminiumhydroxid in geeignetem Mischungsverhältnis kombiniert, wie dies in verschiedenen Handelspräparaten erfolgt ist. Nachteil derartiger physikalischer Gemische ist, dass sie einem durch Polymerisation der Hydroxide bedingten **Alterungsprozess** unterliegen, der eine Erniedrigung der Neutralisationsgeschwindigkeit und damit eine verminderte Wirksamkeit zur Folge hat. Dies trifft insbesondere für das Aluminiumhydroxid zu.

Physikalische Gemische aus Magnesium- und Aluminiumhydroxid zeigen zwar geringere Nebenwirkungen auf die Darmmotilität, doch kann das raschere Herauslösen des Magnesiumhydroxids zu einem pH-Anstieg des Magensafts über den gewünschten Bereich von 4–5 hinaus führen.

Ein gewisser Durchbruch scheint bei zwei Mischsalzen, welche in den Handelspräparaten Talcid® und Riopan® enthalten sind, erzielt worden zu sein, bei denen die bei entsprechenden physikalischen Gemischen beobachteten Nachteile nicht mehr gegeben sind.

Hydrotalcit

Hydrotalcit ist ein in der Natur vorkommendes kristallines Magnesium-Aluminiumhydroxid-carbonat-hydrat der Summelformel $Mg_6Al_2(OH)_{16}CO_3 \cdot 4H_2O$. Durch Erhitzen einer Suspension von Magnesiumhydroxid und Aluiminiumhydroxid in einer wässrigen Natriumcarbonatlösung lässt sich synthetischer Hydrotalcit hoher Reinheit gewinnen, der hinsichtlich seiner stöchiometrischen Zusammensetzung sowie röntgen- und IR-spektrographisch mit dem natürlichen Material identisch ist. Dieses synthetische Produkt, für welches die in Abb. 2.2-3 gezeigte Strukturformel angegeben wird, ist im Handelsprodukt Talcid® enthalten.

Magaldrat

Während im Schichtgitter des Hydrotalcits jedes vierte Magnesiumatom des Magne-

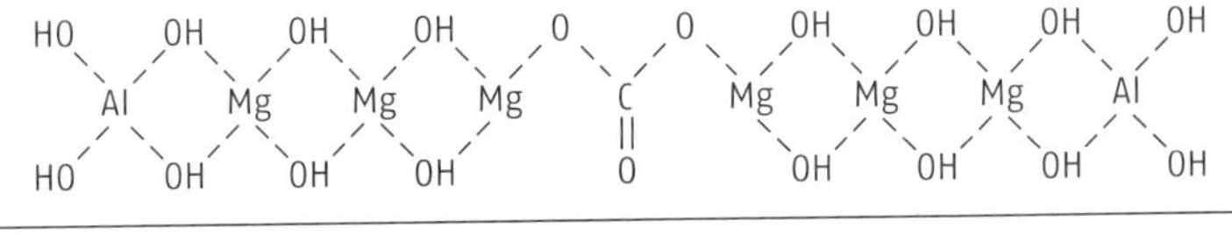

Abb. 2.2-3: Strukturformel von Hydrotalcit

siumhydroxids durch ein Aluminiumatom ersetzt ist, zeigt das vom natürlichen Hydrotalcit abgeleitete Magaldrat bei röntgenspektographisch nachweisbarem vergleichbarem schichtförmigen Aufbau eine veränderte stöchiometrische Zusammensetzung.

Die Anzahl der Aluminiumatome der Gitterebene ist höher. Die Summenformel wird mit $[Al_5Mg_{10}(OH)_{31}(SO_4)_2] \cdot nH_2O$ angegeben. Auch ist das Carbonatanion des Hydrotalcits im Magaldrat durch Sulfationen ersetzt. Der kristalline Aufbau des Magaldrat ist in Abb. 2.2-4 schematisch dargestellt. Die gezeigte räumliche Darstellung, die von den stöchiometrischen Unterschieden abgesehen auch für Hydrotalcit zutrifft, erklärt das gute Reaktionsvermögen beider Verbindungen. Während die positiven Ladungen der Magnesiumionen durch in der Schichtebene befindliche Hydroxidionen kompensiert sind, tragen die Aluminiumatome eine überschüssige positive Ladung, welche durch zwischen den Gitterebenen befindliche Hydroxid- und Carbonat- bzw. im Falle des Magaldrats durch Sulfationen neutralisiert werden. Die durch die Aluminiumionen bedingte hohe Ladungsdichte in den Gitterebenen bewirkt einen verglichen mit Magnesiumhydroxid größeren Gitterabstand von 7,6 bis 7,9 Å und damit ein gutes Quellvermögen beider Substanzen. Hieraus resultiert zugleich ein gutes Penetrationsvermögen für Hydroxoniumionen und andere Anionen in den zwischen den Gitterebenen befindlichen Raum und damit eine rasche Neutralisation der Magensäure sowie ein gutes Bindungsvermögen für Pepsin, Gallensäuren und Lysolecithin. Die durch ihre besondere Struktur bedingten günstigen therapeutischen Eigenschaften von Hydrotalcit und Magaldrat lassen sich wie folgt zusammenfassen:

- hohe Neutralisationskapazität,
- Pufferung des Mageninhalts auf den gewünschten pH-Wert von etwa 3–5,
- rascher Wirkungseintritt,
- lange Wirkungsdauer,
- gutes Bindungsvermögen für Gallensäuren und Lysolecithin,
- geringe Beeinflussung der Darmmotilität,
- geringe Gefahr resorptiver Nebenwirkungen.

Eine vergleichende Übersicht über die Eigenschaften verschiedener antazider Wirkstoffe

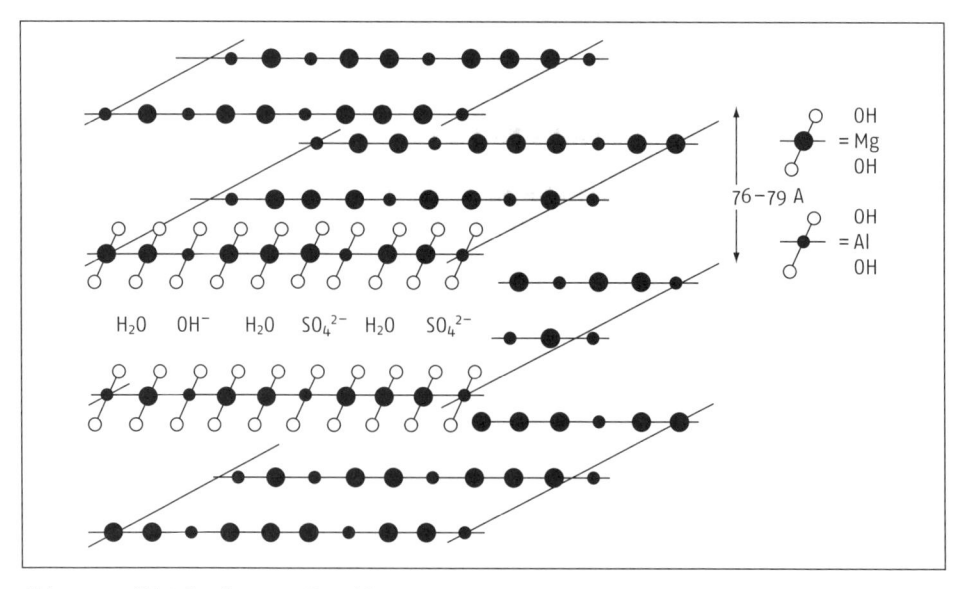

Abb. 2.2-4: Kristallaufbau von Magaldrat

Tab. 2.2-5: Antazide Präparate

Handelsname	Darreichungsform	Wirkstoffe in
Aludrox®	Tabletten	1 Tabl.: Algeldrat 319,77 mg (entspr. 209 mg Al_2O_3)
Magaldrat-ratiopharm® 800	Tabletten	1 Tabl.: Magaldrat – wasserfrei 800 mg
Magaldrat-ratiopharm® Gel	Beutel	1 Beutel (10 g): Magaldrat – wasserfrei 800 mg
Marax® 800	Tabletten	1 Tabl.: Magaldrat – wasserfrei 800 mg
Phosphalugel®	Suspension	1 Beutel: Aluminiumphosphat · H_2O 10,4 g
Riopan® 800 mg	Kautabletten	1 Tabl.: Magaldrat – wasserfrei 800 mg (entsprechend einer Neutralisationskapazität von 22,6 mval HCl)
Riopan® Magen Gel	Gel	10 ml: Magaldrat – wasserfrei 1600 mg (entspr. einer Neutralisationskapazität von mind. 45,2 mval HCl)
Simagel®	Tabletten	1 Tabl.: Almasilat 430 mg
Talcid®/-forte	Kautabletten	1 Tabl.: Hydrotalcit 500 mg/1000 mg (entspr. einer Neutralisationskapazität von 13/26 mval HCl)
Talcid® Liquid	Suspension	1 Beutel (10 ml): Hydrotalcit 1 g (entspr. einer Neutralisationskapazität von mind. 26 mval HCl)
Talidat®-mint	Kaupastille	1 Pastille: Hydrotalcit 500 mg (entspr. einer Neutralisationskapazität von mind. 13 mval HCl)

zeigt Tab. 2.2-4. Eine Übersicht über einige Handelspräparate befindet sich in Tab. 2.2-5. Da das Schichtgitter des Hydrotalcit und des Magaldrat in Gegenwart freier Magensäure allmählich aufgelöst wird, gilt für resorptiv bedingte Nebenwirkungen im Prinzip das gleiche wie für Magnesiumhydroxid und Aluminiumhydroxid. Sie sind jedoch offenbar weniger ausgeprägt. So konnte für Magaldrat gezeigt werden, dass die Aluminiumresorption bei Verabreichung äquipotenter Dosen bei Magaldrat deutlich geringer ist als bei Aluminiumhydroxid. Bei Niereninsuffizienz können auch bei Magaldrat, vor allem bei hochdosierter Dauertherapie, Aluminium- und Magnesiumintoxikationen vorkommen.

In der Aufbereitungsmonographie für Magaldrat werden als Anwendungsgebiete das Magen- und Zwölffingerdarmgeschwür sowie die symptomatische Behandlung bei säurebedingten Magenbeschwerden genannt. Da im Tierexperiment ein von der Neutralisationskapazität unabhängiger Schutzeffekt des Magaldrat nachgewiesen werden konnte, erscheint eine über die antazide Wirkung hinausgehende günstige Beeinflussung von Ulkuserkrankungen wahrscheinlich. Wegen der Gefahr resorptiver Nebenwirkungen darf Magaldrat bei Patienten mit eingeschränkter Nierenfunktion (Kreatinin-Clearance < 30 ml/min) nur bei regelmäßiger Kontrolle der Magnesium- und Aluminiumserumspiegel gegeben werden. Weiche Stühle werden als Nebenwirkung häufig, Durchfälle allerdings nur in Einzelfällen beobachtet. Berichte über schädliche Wirkungen von Magaldrat in der Schwangerschaft und Stillperiode sind nicht bekannt geworden. Klinisch relevante Resorptionsverminderungen sind für Tetracycline und für die Chinolinderivate Ciprofloxacin und Ofloxacin beobachtet worden.

Als Dosierung sieht die Aufbereitungsmonographie für Magaldrat bei Magen- und Zwölffingerdarmgeschwüren mehrmals täglich zwischen den Mahlzeiten und vor dem Schlafengehen eine Menge vor, welche jeweils 20 bis 25 mval entspricht. Als optimale

Erkrankungen der Speiseröhre und des Magens

Tab. 2.2-6: Erforderliche Dosen verschiedener Antazida (Auswahl) in Gramm zur Neutralisation von 564 mmol Salzsäure in wässriger Lösung (pH 3,5). Nach Daunderer 1994

Antazidum	Erforderliche Dosis Antazidum (g)
Aludrox®	361,0
Gelusil-Liquid®	440,0
Maalox® 70	90,2
Maaloxan®	203,0
Phosphalugel®	4342,8
Riopan®	259,4
Talcid®	203,0

Tagesdosis werden 200 mval angegeben. Bei Sodbrennen und säurebedingten Magenbeschwerden werden bei Bedarf mehrmals täglich 20 bis 25 mval entsprechende Einzeldosen Magaldrat gegeben.

Galenische Besonderheiten der Antazida
Bei der **Empfehlung** von antaziden Präparaten sollten außer durch die chemische Struktur der einzelnen Wirkstoffe auch durch die jeweilige **Darreichungsform** bedingte Eigenschaften berücksichtigt werden.
Entscheidend für den Erfolg jeder Antazidatherapie ist stets die in der applizierten Dosis jeweils enthaltene **Neutralisationskapazität**. Zweckmäßigerweise wird hierunter diejenige Menge des betreffenden Antazidums verstanden, die, bezogen auf ein definiertes Säureäquivalent, zur Erzielung des physiologisch optimalen pH-Wertes von 3,5 erforderlich ist (Tab. 2.2-6). Wie bereits erwähnt, scheint es dabei – eine sinnvolle Gesamtreaktionszeit vorausgesetzt – unerheblich zu sein, ob die Bestimmung mit Hilfe eines statischen oder dynamischen Verfahrens erfolgt. Eine andere Frage ist, inwieweit die in vitro ermittelten Werte der Neutralisationskapazität in vivo durch die Anwesenheit anderer Bestandteile des Mageninhalts, z.B. Proteine, ungünstig beeinflusst werden. Als zweckmäßig hat sich, um den hemmenden Einfluss von Proteinen zu ermitteln, die vergleichende Bestimmung der Neutralisationskapazität in Abwesenheit und in Anwesenheit eines definierten Proteingehalts im Reaktionsgemisch erwiesen. Nach derartigen Untersuchungen scheinen die Wirkstoffe Hydrotalcit und Magaldrat ein günstigeres Verhalten als konventionelle Verbindungen zu zeigen.

Die Neutralisationskapazität bestimmende Größen können außer der rein stöchiometrischen Zusammensetzung auch die **Teilchengröße** und der **Hydratisierungsgrad** antazider Wirkstoffe sein. Dies gilt in besonderem Maße für magnesium- und aluminiumhaltige schwerlösliche Verbindungen außer Hydrotalcit und Magaldrat.
Da bei schwerlöslichen Verbindungen auch die **Oberfläche** des Wirkstoffs einen beträchtlichen Einfluss auf die Neutralisationskapazität haben kann, werden entsprechende Antazida in Form von **Kautabletten** angeboten. Bei sachgerechter Anwendung, d.h. gründlichem Zermahlen zwischen den Zähnen, gewährleistet diese Darreichungsform, dass die Wirkstoffe in fein zerteilter Form ihren Zielort erreichen. Ferner ist darauf hinzuweisen, dass **unsachgemäße Einnahme** von Kautabletten unter Umständen zum **Darmverschluss** führen kann. Von besonderer Bedeutung für die Haltbarkeit fester antazider Darreichungsformen ist, dass bestimmte Antazida, wie Magnesiumoxid und Aluminiumhydroxid, **Alterungserscheinungen** zeigen, d.h. durch dehydratisierende Polyme-

risationsvorgänge während der Lagerung an Neutralisationskapazität verlieren können. Es genügt daher nicht, die Neutralisationskapazität unmittelbar nach der Herstellung zu bestimmen. Vielmehr muss durch gezielte Haltbarkeitsversuche belegt werden, dass diese auch bis zum Ablauf der Haltbarkeitsfrist erhalten bleibt.

Beratungstipp

Die Antazida sollten 1–2 h nach dem Essen und vor dem Schlafengehen eingenommen werden. Aluminiumhaltige Antazida sollten nicht mit säurehaltigen Getränken (z. B. Obstsäfte, Wein, Brausegetränke) bzw. mit mindestens 2-stündigem Einnahmeabstand verwendet werden. So wird eine verstärkte Aluminium-Resorption verhindert.

Bei der Abgabe von Antazida sollte auf **Interaktionen** mit anderen Pharmaka hingewiesen werden. Diese beruhen häufig auf dem Adsorptions- oder Komplexierungsvermögen antazider Wirkstoffe. Sie lassen sich zum Teil durch **zeitlich verschobene Applikation** der inkompatiblen Medikamente kompensieren. So muss bei gleichzeitiger Verabreichung von adsorptiv wirkenden Antazida mit H_2-Rezeptorenblockern mit einer um 20 % verminderten Bioverfügbarkeit Letzterer gerechnet werden, die nicht beobachtet wird, wenn das Antazidum eine Stunde nach der Einnahme des H_2-Antagonisten gegeben wird. Weitere Wechselwirkungen sind bekannt mit Tetracyclinen, oralen Cephalosporinen, Theophyllin, L-Thyroxin, Chinoxolonderivaten, Eisenpräparaten und Chenodesoxycholsäure u. a. Ihre Bioverfügbarkeit kann bei gleichzeitiger Einnahme von Antazida ebenfalls erniedrigt sein. Deshalb sollte grundsätzlich ein Einnahmeabstand von Antazida und anderen Arzneimitteln von mindestens 2 Stunden eingehalten werden.

Hinsichtlich Neutralisationskapazitätsverlusten während der Lagerung haben sich **flüssige Zubereitungen,** welche die antaziden Wirkstoffe in suspendierter hydratisierter Form enthalten, besser bewährt. Im Zweifelsfall ist diesen gegenüber festen Darreichungsformen der Vorzug zu geben. Ein weiterer galenischer Aspekt, dessen Bedeutung hinsichtlich der Akzeptanz durch den Patienten nicht unterschätzt werden und dem der Apotheker bei der Empfehlung Aufmerksamkeit schenken sollte, ist eine angemessene **Geschmackskorrektur** des jeweiligen Präparates. Der Geschmack von flüssigen Präparaten lässt sich dadurch verbessern, dass sie vor der Einnahme gekühlt werden.

2.2.3.4 Alginsäurehaltige Präparate

Zur Behandlung von Refluxbeschwerden haben sich Antazidakombinationen bewährt, die einen größeren Anteil an Natriumalginat enthalten. Die Alginsäure wird in Gegenwart der Magensäure freigesetzt und bildet einen auf dem Mageninhalt schwimmenden Film, welcher den Rückfluss in die Speiseröhre auf mechanischem Wege verhindern soll. Entsprechende bereits im Handel befindliche Präparate sind Gaviscon® Advance bzw. Gaviscon® Lemon, die neben Natriumalginat noch die Säureblocker Natriumhydrogencarbonat und Calciumcarbonat enthalten. In der Roten Liste sind sie die einzigen rezeptfreien Antazida mit der Indikation Sodbrennen in der Schwangerschaft.

Wechselwirkungen mit anderen Arzneimitteln sind nicht bekannt.

Die Natriumalginat enthaltenden Zubereitungen können aufgrund ihres Flotationsprinzips den gastroretentiven Darreichungsformen (GRDF) zugeordnet werden, deren Zweck auf eine längere Verweilzeit im Magen und eine hierdurch bedingte Retardwirkung ausgerichtet ist. Gastroretentive Retardformen sind zurzeit Gegenstand globaler galenischer Forschung. So wurden inzwischen auf verschiedenen Flotationsprinzipien beruhende unter anderen auch Antazida enthaltende floating drug delivery systems (FDDS) mit dem Ziel einer verlängerten Wirkstofffreisetzung, einer wirkortspezifischen Wirkstofffreisetzung oder einer Resorptionsverbesserung entwickelt, deren Vorteile bei den auf dem Markt befindlichen Arzneiformen gegenüber entsprechenden Handelsprodukten allerdings noch nicht zu überzeugen vermögen.

2.2.3.5 Spasmolytika

Auf spontane Ereignisse zurückgehende akute Gastritiden können sehr drastische Formen annehmen und mit heftigen krampfartigen Schmerzen verbunden sein. In solchen Fällen kann es zweckmäßig sein, ein krampflösendes Mittel einzusetzen. Als **einziger nicht verschreibungspflichtiger** spasmolytischer Wirkstoff steht das von dem Tollkirschenalkaloid Scopolamin abgeleitete N-Butylscopolaminiumbromid (Buscopan®) zur Verfügung. Der bereits aufgrund von Tier- bzw. in vitro Versuchen angenommene Wirkungsmechanismus von Butylscopolaminiumbromid konnte in neu durchgeführten Untersuchungen an Nerven, Muskulatur und Epithel des menschlichen Dickdarms bestätigt werden. Danach kommt die spasmolytische und antisekretorische Wirkung über eine kompetitive Blockierung von Muscarinrezeptoren (muscarinerge Acetylcholinrezeptoren, M-Rezeptoren) zustande. Dabei wird die Muskel- und Nervenaktivität über die im menschlichen Magen-Darm-Trakt lokalisierten M_2- und M_3-Rezeptoren, die Sekretion hingegen nur über M_3-Rezeptoren vermittelt. Für die in höheren Konzentrationen beobachtete nichtkompetitive Hemmung von nicotinergen Acetylcholinrezeptoren wird ein modulierender Einfluss auf die Wirkung angenommen.

Die durch Butylierung von Scopolamin quaternisierte Verbindung zeigt aufgrund ihres polaren Charakters im Gegensatz zu den natürlichen parasympatholytisch wirkenden Alkaloiden wie Atropin und Scopolamin praktisch keine zentralen Wirkungen, da die Blut-Hirn-Schranke nicht überschritten wird. Vielmehr sind die Wirkungen weitgehend auf die Peripherie beschränkt und die Nebenwirkungen, einschließlich der Hemmeigenschaften auf die Speichelsekretion und der mydriatischen Wirkung am Auge, geringer als bei den natürlichen lipoidlöslichen Alkaloiden. Aus dem Gastrointestinaltrakt wird N-Butylscopolaminiumbromid nach peroraler Gabe nur zu etwa 5 %, nach rektaler Verabreichung zu nur 2 % resorbiert. Die Verteilung nach intravenöser Applikation erfolgt rasch. Die terminale Halbwertszeit beträgt 5 h. Nach parenteraler Gabe werden etwa 50 % der applizierten Dosis unverändert mit dem Urin ausgeschieden. Ein geringer Teil wird ebenfalls größtenteils unverändert biliär sezerniert.

Die Aufbereitungsmonographie empfiehlt u. a. die Anwendung von N-Butylscopolaminiumbromid bei Spasmen im Bereich des Magens.

Bei mechanischen Stenosen des Magen-Darm-Traktes, ferner bei Harnverhalten infolge eines Prostataadenoms, bei Engwinkelglaukom, bei Herzrhythmusstörungen und bei Myastenia gravis ist die Anwendung dieses wie auch anderer Spasmolytika kontraindiziert. Aufgrund der anticholinergen Eigenschaften der Substanz können als Nebenwirkungen eine Hemmung der Schweiß- und Speichelsekretion, Miktionsstörungen und eine Steigerung der Herzfrequenz vorkommen. Obwohl Untersuchungen an Ratten und Kaninchen keinen Hinweis auf eine fruchtschädigende Wirkung ergeben haben und eine diaplazentare Passage nicht bekannt ist, empfiehlt die Aufbereitungsmonographie, N-Butylscopolaminiumbromid in der Schwangerschaft nur unter strenger Indikationsstellung einzusetzen.

Die empfohlene orale Dosierung bei Spasmen des Gastrointestinaltraktes liegt für Erwachsene und Schulkinder bei 3- bis 5-mal

N-Butylscopolaminiumbromid

täglich 10–20 mg, die maximale Tagesdosis bei 50 mg.
Für die Selbstmedikation steht die Substanz zum Beispiel in Form des Monopräparates Buscopan® Dragees zur Verfügung. Buscopan® Dragees sind zur Behandlung von leichten bis mäßig starken Schmerzen des Magen-Darm-Trakts sowie zur Behandlung spastischer Abdominalbeschwerden beim Reizdarmsyndrom zugelassen.

2.2.3.6 Antiphlogistika

Zur externen und internen Behandlung entzündlicher Erkrankungen kommt unter den pflanzlichen Arzneimitteln den Kamillenblüten und den aus ihnen gewonnenen Zubereitungen eine führende Rolle zu. Wässrigethanolische Auszüge, das ätherische Öl der Kamille oder dessen Inhaltsstoffe Chamazulen und Levomenol sind die wirksamen Bestandteile zahlreicher antiphlogistischer Präparate, welche sich auch bei gastritischen Beschwerden großer Beliebtheit erfreuen. Die in Tabelle 2.1-2 (Kamillosan®, Kamillin®) enthaltenen Handelspräparate mit antiphlogistischer Wirkung sind auch zur Behandlung gastritischer Beschwerden geeignet.

2.2.3.7 Adstringentien

Ähnlich wie Kamillenzubereitungen lassen sich Adstringentien in Form von Rollkuren anwenden.

2.2.3.8 Carminativa

Sofern die gastritischen Beschwerden mit durch unzureichende Verdauung bedingten Blähungen verbunden sind, kann eine Behandlung mit carminativen (blähungstreibenden) Präparaten hilfreich sein. Als solche haben sich aus bestimmten ätherische Öle enthaltenden Drogen hergestellte, meist flüssige Zubereitungen bewährt. Es handelt sich in der Regel um Kombinationspräparate oft komplizierter Zusammensetzung. Folgende Drogen bzw. deren Bestandteile kommen besonders häufig in Carminativa vor:

- Anis,
- Basilikumkraut,
- Fenchel,
- Kamillenblüten,
- Koriander,
- Kümmel,
- Melissenblätter,
- Pfefferminzblätter,
- Pomeranzenschalen,
- Wermutkraut.

Obgleich im Wesentlichen auf empirischer Erfahrung beruhend, ist doch die Wirksamkeit der pflanzlichen Carminativa nicht zu bestreiten. Inwieweit neben den ätherischen Ölkomponenten auch andere Inhaltsstoffe wie spasmolytische Flavonoide an der therapeutischen Wirkung beteiligt sind, ist zurzeit schwer zu beantworten.
Neben den pflanzlichen Carminativa werden zur Behandlung von Blähungen auch Dimeticon meist in Kombination mit hochdispersem Siliciumdioxid enthaltende Präparate angewandt. Der Einsatz des Dimeticon beruht auf der Vorstellung, dass dieses „entschäumend" wirkende Dimethylpolysiloxan aufgrund seiner oberflächenaktiven Wirkung die im Darm befindlichen Gasblasen zerstört bzw. zur Koaleszenz bringt und somit ihre Entfernung erleichtert.

2.2.4 Patientengespräch

Zwischen Erkrankungen der Speiseröhre und des Magens bestehen sowohl hinsichtlich deren Ätiologie als auch Symptomatik Ähnlichkeiten und zum Teil fließende Übergänge. Vor der Empfehlung einer Selbstmedikation gilt es zunächst, durch gezielte Befragung des Patienten eine schwere Erkrankung, die einer gründlichen ärztlichen Diagnose bedarf, nach Möglichkeit auszuschließen. Alarmsymptome, welche einer ärztlichen Untersuchung und eventuell auch endoskopischen Abklärung bedürfen, sind:

- sehr schwere Symptome,
- Schmerzen beim Schlucken,
- Anhaltendes Erbrechen,
- Fieber,
- Blutungen (z.B. Blut im Stuhl oder Erbrochenem),
- tastbare Vergrößerungen,
- hoher Gewichtsverlust,
- Patienten über 45 Jahre mit erstmaligem nicht durch ein akutes Ereignis erklärbaren Beschwerden.

Indizien für die **Notwendigkeit einer ärztlichen Diagnose** bzw. für Ursachen von Beschwerden der Speiseröhre und des Oberbauchs können sich ergeben aus:

- Dauer der Erkrankung,
- erstmaliges oder wiederholtes Auftreten der Erkrankung,
- Häufigkeit und Zeitpunkt der Symptome innerhalb des Tagesablaufs,
- akuten Ereignissen (z.B. übermäßige Nahrungsaufnahme, eiskalte Getränke, durchzechte Nacht),
- Ernährungsgewohnheiten,
- übermäßigem Alkohol-, Nicotin- und Coffeingenuss, scharfe Gewürze,
- Lokalisation und Intensität der Beschwerden,
- Begleitsymptomen (Erbrechen, Durchfall),
- beengender Kleidung,
- seelischen Belastungen,
- Magenoperationen,
- Verstoß gegen Diätvorschriften,
- Einnahmen ulzerogener Medikamente (Antiphlogistika).

Refluxkrankheit

Typische Symptome einer Refluxkrankheit der Speiseröhre sind:

- Sodbrennen (etwa 70%),
- saures Aufstoßen (etwa 60%),
- Regurgitation (Zurückströmen von Speisebrei in die Mundhöhle, etwa 60%),
- Retrosternales (hinter dem Brustbein) Brennen oder Schmerzen (etwa 60%),
- Unwohlsein,
- Übelkeit,
- epigastrische (im Oberbauch) Schmerzen.

Refluxbedingte Beschwerden können harmlos verlaufen, sie können aber auch zu endoskopisch erkennbaren schweren Veränderungen der Speiseröhre, unter Umständen auch zu Schädigungen der Atemwege und des Kehlkopfes führen. Bei den oben bereits erwähnten Alarmsymptomen ist eine endoskopische Abklärung dringend geboten.

Relativ harmlos ist in der Regel durch akute Ereignisse wie übermäßigen Alkohol- oder Nicotingenuss oder auch zu reichliche, insbesondere stark fetthaltige Nahrungsaufnahme spontan verursachtes Sodbrennen. Es kann jedoch sehr intensiv und unangenehm sein. Die Behandlung mit geeigneten Antazida kann empfohlen werden.

Treten die Symptome auch nachts, vor allem in der zweiten Nachthälfte oder nach mehrstündiger Nahrungskarenz auf, so deutet dies auf schwere Veränderungen in der Speiseröhre hin, deren diagnostische Abklärung dringend anzuraten ist.

Zusätzlich zur medikamentösen Behandlung von Refluxerkrankungen, seien sie leichterer oder schwerer Natur, sollten dem Patienten, soweit nicht ärztlicherseits bereits geschehen, einige Verhaltensmaßregeln nahegelegt werden. Zu ihnen gehört die Empfehlung mäßiger Nahrungsaufnahme, besonders bei Übergewichtigen, und die Bevorzugung fett- und kohlenhydratarmer, stattdessen eiweißreicher Kost. Der Alkohol- und Nicotingenuss sollte je nach Intensität der Symptome zumindest eingeschränkt werden. Dies gilt besonders für hoch konzentrierte Alkoholika. Verstopfungen, die den Reflux des Speisebreis naturgemäß begünstigen, sollten in geeigneter Weise beseitigt werden.

Nach Magenoperationen kommt es häufiger zum Reflux gallehaltigen Speisebreis, dessen Reizwirkung auf die Ösophagusschleimhaut durch Antazida in unterschiedlichem Maße gehemmt wird. Magenresezierten Patienten ist zu empfehlen, die Nahrungsaufnahme auf

6 bis 8 kleinere Mahlzeiten zu verteilen, möglichst wenig Flüssigkeit zum Essen zu trinken und unter Umständen die Nahrung im Liegen aufzunehmen.

Zu enge Kleidung in der Magengegend (z.B. enger Gürtel) sollte vermeiden werden. Sie kann Refluxerscheinungen und deren Folgen begünstigen.

Eine nützliche physikalische Maßnahme zur Verminderung von Refluxbeschwerden ist das Schlafen mit erhöhtem Oberkörper.

Auch sollte nicht vergessen werden, dass, wie andere Syndrome des Verdauungstrakts, auch Refluxsymptome durch seelischen Stress erheblich verstärkt oder gar ausgelöst werden können. Die Vermeidung außergewöhnlicher seelischer Belastungen ist daher anzuraten, wenn auch nur begrenzt möglich. Schließlich können den Tonus des Ösophagussphinkters senkende Pharmaka wie Calciumantagonisten oder als Spasmolytika verwendete Parasympatholytika Refluxerscheinungen wie Sodbrennen verursachen oder verstärken. Dies ist schon deshalb von Bedeutung, weil Spasmolytika oft gleichzeitig zur Behandlung schmerzhafter krampfartiger Magen-Darm-Erkrankungen eingesetzt werden.

Zur Vermeidung unerwünschter lokaler Nebenwirkungen in der Speiseröhre empfiehlt es sich, Arzneimittel stets zusammen mit ausreichend Flüssigkeit (z.B. ⅛ l Wasser) einzunehmen.

Sodbrennen in der Schwangerschaft

Mehr als zwei Drittel der Schwangeren sind von Sodbrennen betroffen. Ursachen sind die aus der hormonellen Umstellung des Organismus resultierende Schwächung des Ösophagussphinkters, aber auch der mit dem Wachsen des Fötus steigende Druck auf den Magen der Mutter. Vor dem Griff zum Arzneimittel sollte versucht werden, die Beschwerden durch Beachtung der bereits erwähnten Ratschläge betreffenden physikalische Maßnahmen und Essverhalten der Schwangeren in den Griff zu bekommen.

Magenerkrankungen

Typische Symptome von Magenerkrankungen sind:

- Völlegefühl nach dem Essen,
- Sodbrennen,
- nichtsaures Aufstoßen,
- Meteorismus,
- Übelkeit,
- Erbrechen,
- Appetitlosigkeit.

Ähnlich wie bei der Speiseröhre kann es sich auch bei Oberbauchbeschwerden um harmlose Erscheinungen funktioneller Störungen, aber auch um ernste organische Veränderungen handeln. Zwar heilen auch ulzeröse Erkrankungen des Magens und des Zwölffingerdarms in der Regel komplikationslos aus, doch darf nicht übersehen werden, dass ein Teil der ulzerösen Erkrankungen maligner Natur ist. So wird geschätzt, dass sich hinter 5 bis 10% der Magengeschwüre Karzinome verbergen. Da jedoch ulzeröse Erkrankungen ohne exakte gastroskopische Untersuchung nur schwer von einfachen Gastritiden sicher unterschieden werden können, ist bei chronischen Beschwerden Vorsicht geboten. Die Selbstmedikation sollte sich auf akute Gastritiden erkennbarer Ursachen und auf das Reizmagensyndrom (nicht ulzeröse Dyspepsie) beschränken. Das **Reizmagensyndrom** kann durch eine Motilitätsstörung des Gastrointestinaltrakts oder säurebedingt sein. Störungen der Magenentleerung äußern sich in Symptomen wie Völlegefühl, Appetitlosigkeit, Übelkeit, Erbrechen und Gewichtsabnahme. Die **motilitätsbedingte funktionelle Dyspepsie** wird meist mit Prokinetika, welche allerdings der Verschreibungspflicht unterliegen, behandelt. Im Rahmen der Selbstmedikation kann auch eine symptomatische Therapie mit Adstringentien und pflanzlichen Carminativa versucht werden. Im akuten Falle kann Nahrungskarenz bei ausreichender Flüssigkeitszufuhr empfohlen werden. Bei chronischen Störungen sollte der Patient selbst versuchen, welche Speisen ihm am besten bekommen. Vermieden werden sollten Nahrungsmittel, welche die Motilität des Gastrointestinaltrakts hemmen. Hierzu gehören fettreiche Mahlzeiten, Käse, Früchte, insbesondere Bananen und faserreiche Kost.

Im Gegensatz zum motiliätsbedingten Reizmagensyndrom wird die **säurebedingte Dyspepsie** (vom Typ des gastrooesophagalen Refluxes und des Ulkustyps) mit Säurehemmstoffen behandelt. Zu ihnen gehören neben den Antazida die H_2-Antihistaminika und insbesondere die Protonenpumpenhemmer, welche inzwischen Mittel der ersten Wahl sind.

Im Gegensatz zu ulzerösen Dyspepsien sind die **Beschwerden des Reizmagensyndroms** nicht scharf lokalisierbar, sondern eher diffus und nicht kontinuierlich, intermittierend und werden durch psychischen Stress verstärkt (viszeraler Schmerz). Der typische Patient mit Reizmagensyndrom ist unter 50 Jahre alt, nervös, psychisch leicht erregbar, auf übertrieben gepflegtes Äußeres bedacht. Er ist nachts und während der Ferien meist beschwerdefrei. Treten epigastrische Beschwerden während oder kurz nach der Nahrungsaufnahme auf, so ist auch an eine Nahrungsmittelunverträglichkeit zu denken. So wird bei etwa 5% aller Individuen eine Nahrungsmittelallergie, am häufigsten gegen Milch und Milchprodukte, Eier, Schalentiere, Hefe, bestimmte Gemüsesorten oder Früchte beobachtet. Auch Lebensmitteln zugesetzte Konservierungsmittel können Allergien auslösen. Eine **allergische Nahrungsmittelintoleranz** ist wahrscheinlich, wenn gleichzeitig mit Abdominalbeschwerden weitere Allergiesymptome wie Pruritus, Urtikaria, Ekzem, Quinke Ödem, Schnupfen, Konjunktivitis, Asthma, Migräne oder Gelenkschmerzen auftreten. Von der relativ häufig vorkommenden Milchallergie ist die durch einen Laktasemangel bedingte Milchintoleranz zu unterscheiden, welche im Gegensatz zur Milchallergie dosisabhängig auftritt. Für die **ulzerös bedingte Dyspepsie** hingegen ist der somatische Schmerz charakteristisch, der in der Regel lokalisierbar ist, kontinuierlich auftritt und durch Bewegung, Erschütterung und Lagenwechsel intensiviert wird. Der Patient sucht eine Schonhaltung einzunehmen und Bewegung zu vermeiden. Für Magengeschwüre sind 30–60 Minuten nach der Nahrungsaufnahme auftretende und 60–90 Minuten anhaltende Schmerzen charakteristisch, während die Beschwerden bei Duodenalgeschwüren in der Regel später, nach etwa 2–3 Stunden auftreten und oft bis zur nächsten Mahlzeit anhalten.

Relativ einfach und unproblematisch ist die Selbstbehandlung einer spontan auftretenden **akuten Gastritis**, welche auf ein akutes Ereignis wie etwa den einmaligen übermäßigen Genuss von Alkohol oder Nicotin oder auf eine reichliche oder ungeeignete Mahlzeit zurückgeführt werden kann. Schwieriger wird die Entscheidung, wenn ein chronischer Missbrauch von alkoholischen oder koffeinhaltigen Getränken bzw. von Nicotin vorliegt. Ein Absetzen oder zumindest eine Einschränkung der betreffenden Noxe ist hier dringend anzuraten. Bleiben die Beschwerden dennoch bestehen, so sollte ein Arztbesuch empfohlen werden. Nützliche Hinweise auf die Krankheitsursache können sich aus der Frage nach der Einnahme von ulzerogenen Medikamenten wie Glucocorticoiden und Prostaglandinhemmern, nicht zuletzt der häufig zur Selbstmedikation gebrauchten Acetylsalicylsäure ergeben. Falls die Magenbeschwerden mit Erbrechen einhergehen, sollte auf Blutbeimengungen im Erbrochenen geachtet werden. Sie erfordern, wie auch Blutbeimengungen im Stuhl, stets eine Abklärung durch den Arzt.

Verhaltensregeln

Ungeachtet einer Selbstmedikation können Patienten mit Beschwerden der Speiseröhre und des Magens folgende generelle Verhaltensregeln empfohlen werden:

- Abwechslungsreiche, aber magenschonende, leichte Vollkost

Verdauungstrakt

- Verzicht auf Hülsenfrüchte, Gurkensalat, Paprika, Kohl, Eier, Zwiebeln, fettreiche Nahrung (z. B. Mayonnaise), Meeresfrüchte, frisches Brot
- Häufige kleinere Mahlzeiten über den Tag verteilt
- Fettarme Zubereitung der Speisen und Meidung scharfer Gewürze
- Gutes Kauen und Zeit lassen beim Essen
- Kein spätes umfangreiches Abendessen
- Verzicht auf koffeinhaltige und kohlensäurehaltige Getränke
- Verzicht auf Rauchen
- Einengende Kleidung vermeiden

(Fortsetzung nächstes Blatt)

Erkrankungen der Speiseröhre und des Magens

- Bücken und heben schwerer Lasten möglichst vermeiden
- Stress vermeiden, Entspannungstechniken üben
- Übergewicht abbauen.

2.2.5 Auswahl des Arzneimittels

Darf aufgrund des Patientengesprächs angenommen werden, dass eine für eine Selbstbehandlung geeignete akute Gastritis vorliegt, so ist der Einsatz eines geeigneten Antazidums als Basistherapeutikum stets angezeigt. Bei der Auswahl bestimmter antazider Verbindungen sollten die Begleitsymptome des Patienten, Akzeptanzfragen hinsichtlich der Darreichungsform, nicht zuletzt aber auch die Standardisierung der betreffenden Präparate berücksichtigt werden.

Letzteres ist mit Ausnahme des wenig vorteilhaften Natriumhydrogencarbonats und des Calciumcarbonats insofern von besonderer Bedeutung, als sich aus der rein stöchiometrisch deklarierten Zusammensetzung nicht eo ipso auch die Wirksamkeit ergeben muss. Entscheidend ist die **Neutralisationskapazität unter physiologischen Bedingungen.** Es darf zwar angenommen werden, dass die im Handel befindlichen Präparate im Rahmen der Nachzulassung konsequent auf ihre Neutralisationskapazität geprüft wurden und dass diese für den behördlich akzeptierten Haltbarkeitszeitraum mit den üblichen Toleranzen erhalten bleibt. Wünschenswert wäre jedoch eine Deklaration der Neutralisationskapazität nach einer vom gültigen Arzneibuch definierten, allgemein für Antazida geltenden und damit verbindlichen, zurzeit jedoch nicht existierenden Methode. Dies würde Arzt und Apotheker die Auswahl eines qualitativ hochwertigen Antazidum erleichtern und zugleich die Bewertung verschiedener Präparate ermöglichen.

In **galenischer Hinsicht** gilt, dass bei Suspensionen die Gefahr einer strukturbedingten Wertminderung während der Lagerung in der Regel geringer ist als bei den hinsichtlich der wirksamen Bestandteile identischen festen Zubereitungen. Diese unerwünschten Alterungserscheinungen sind durch optimale mechanische Zerkleinerung bei der Einnahme (gründliches Kauen) nur zum Teil kompensierbar. Veränderungen der kristallinen Struktur sind auch unter optimalen Applikationsbedingungen nicht reversibel. Solange somit nicht der Erhalt der Neutralisationskapazität durch geeignete Haltbarkeitsversuche belegt ist, sind bei gleicher Neutralisationskapazität unmittelbar nach der Herstellung Suspensionen sicherer.

Während das subjektiv empfundene Zielsymptom der akuten Gastritis, der Schmerz, mit allen Antazida ausreichender Neutralisationskapazität gebessert werden kann, können **Begleitsymptome** wie **Diarrhoe** oder **Obstipation** je nach Wirkstoff kompensiert oder verstärkt werden. So kann bei gleichzeitiger Stuhlträgheit aufgrund seiner laxativen Nebenwirkung die Anwendung eines magnesiumhaltigen, bei zu dünnem Stuhl eher ein aluminiumhaltiges Antazidum vorteilhaft sein. Ist die Darmperistaltik normal, so empfiehlt es sich, geeigneten magnesium- und aluminiumhaltigen Antazidakombinationen oder den offenbar mit geringeren Nebenwirkungen behafteten Antazida der Hydrotalcit-Reihe (Hydrotalcit und Magaldrat) den Vorzug zu geben. Da die neutralisierende Wirkung der Antazida, insbesondere der hochmolekularen Aluminium- und Magnesiumverbindungen Hydrotalcit, Magaldrat und Magnesiumtrisilikat eine große Kontaktfläche für die zu neutralisierende Magensäure voraussetzt, sollten Tabletten nicht geschluckt, sondern gut gekaut oder gelutscht werden. Auch sollte die Einnahme 1 bis 2 Stunden nach dem Essen empfohlen werden, damit die Verdauung des Speisebreis im Magen nicht gestört und eine ausreichende Verweildauer des Antazidums im Magen gewährleistet ist. Auf mögliche Resorptionsminderungen von anderen Wirkstoffen durch Antazida sollte hingewiesen werden.

Dies gilt insbesondere für Tetracycline und Chinolone, aber auch für andere systemische Wirkstoffe wie Digoxin, Captopril, Theophyllin, Betablocker, Chlorpromazin, Eisenverbindungen und Fluoride. Aluminiumhaltige Antazida sollten nicht zusammen mit säurehaltigen Getränken eingenommen werden, um eine Erhöhung der Aluminium-Resorptionsrate zu vermeiden.

Im Gegensatz zu den Antazida sollten Protonenpumpenhemmer unzerkaut und unzerbrochen 1 Stunde vor der Mahlzeit eingenommen werden. Ihre Anwendung in der Selbstmedikation ist jedoch wie auch die der H_2-Blocker auf leichtere Beschwerden der Speiseröhre und des Magens wie Sodbrennen begrenzt. Schwere Refluxerkrankungen oder Ulzera des Gastrointestinaltrakts gehören in ärztliche Hand.

Bei stärkeren, **krampfartigen Gastritiden** kann die zusätzliche Verabfolgung eines Spasmolytikum wie N-Butylscopolaminiumbromid nützlich sein. Da durch adsorptive Bindung des niedrig dosierten Spasmolytikum an gleichzeitg gegebene antazide Wirkstoffe bedingte Wirkungseinbußen des Ersteren nicht ausgeschlossen werden können, empfiehlt es sich, das spasmolytische Präparat etwa eine Stunde vor dem Antazidum (z.B. mit der Nahrung) zu verabreichen.

Zur Kurzzeitanwendung von bis zu 14 Tagen sind die H_2-Rezeptorantagonisten Ranitidin und Famotidin aus der Verschreibungspflicht entlassen. Sie finden Anwendung bei Magenübersäuerung und Sodbrennen.

Bei mit **starkem Brechreiz** verlaufenden akuten Gastritiden kann die gleichzeitige Verabreichung eines Antiemetikum vorteilhaft sein.

Die **entzündlichen Veränderungen** der Magenschleimhaut werden bereits durch das als Basistherapeutikum empfohlene Antazidum insofern kausal beeinflusst, als die aggressive Wirkung des Magensaftes ausgeschaltet wird. Dennoch ist, sofern man hinsichtlich der Kombinationstherapie nicht einen extrem puristischen Standpunkt vertritt, die zusätzliche Verabfolgung einer antiphlogistischen Komponente eher zu begrüßen. Letztere kann etwa in Form eines Kamillenpräparates auch alternativ verabreicht werden.

Sofern die Magenbeschwerden mit **Blähungen** verbunden sind, empfiehlt sich die gleichzeitige oder zusätzliche Applikation eines Carminativum wie Dimeticon oder eines geeigneten Phytotherapeutikum mit carminativen Bestandteilen. Ein medikamentöser Polypragmatismus ist, sofern er pharmakologisch sinnvoll begründbar ist, bei der Behandlung gastritischer Beschwerden nützlich.

(Fortsetzung nächste Seite)

2.3 Erkrankungen des Darms und der Bauchspeicheldrüse

Von H. Hamacher

Eine Übersicht über die Lage des Magens, Darms und seiner Anhangdrüsen Leber mit Gallenblase und Bauchspeicheldrüse zeigt Abbildung 2.3-1.

2.3.1 Anatomie und Physiologie

2.3.1.1 Dünndarm

Der sich an den Magen anschließende **Dünndarm** (Intestinum tenue) erreicht eine Gesamtlänge von 3 bis 4 m. Der erste Teil, der etwa 30 cm lange **Zwölffingerdarm** (Duodenum) ist mit der Rückwand der Bauchhöhle verwachsen und umschließt in Form eines nach links geöffneten U den Kopf der Bauchspeicheldrüse. Der Ausführungsgang Letzterer und der Gallengang münden in einem mit gemeinsamem **Schließmuskel** (Sphinkter oddi) versehenen Ausgang im Duodenum.

An den Zwölffingerdarm schließt sich der etwa 1,2 m lange **Leerdarm** (Jejunum) und der **Krummdarm** (Ileum) mit einer Länge von etwa 1,8 m an. Die Dünndarmschlingen sind an einer **Bauchfellduplikatur** (Mesenterium) fixiert, welche die zu- und abführenden Blutgefäße und Nerven sowie die von der Darmwand kommenden Lymphgefäße enthält. Im Dünndarm wird der im Magen gebildete Speisebrei mit Hilfe der aus der Bauspeicheldrüse, der Leber und der Darmwand selbst stammenden enzymhaltigen Verdauungssäfte in resorbierbare Bestandteile zerlegt. Nicht nur wegen seiner Länge, sondern auch aufgrund seiner durch mehrfache Faltung bedingten großen Oberfläche

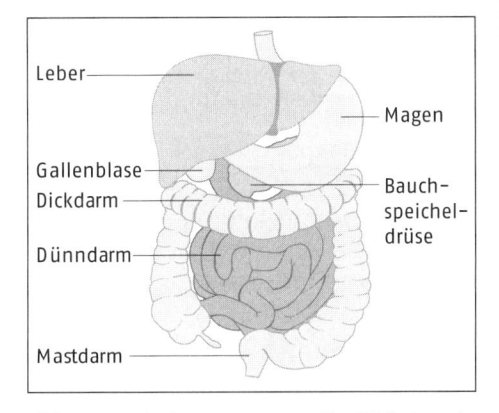

Abb. 2.3-1: Verdauungsorgane. Modifiziert nach Werning 2008

von insgesamt 200 m² ist der Dünndarm die dominierende Resorptionsfläche für Nahrungsbestandteile und auch peroral verabreichter Arzneimittel. Die großen zirkulären Schleimhautfalten der Dünndarmschleimhaut werden als **Kerckring-Falten** bezeichnet. Die zweite Stufe der Oberflächenvergrößerung wird durch die **Zotten** (Villi) gebildet, welche die Primärfaltung überlagern. Das gesamte Zottenepithel wird von Saumzellen mit feiner Ausstülpung an der lumenständigen Membran, den so genannten **Mikrovilli** und aus schleimproduzierenden Becherzellen gebildet.

In den Lieberkühn-Krypten (Lieberkühn-Drüsen) des Dünndarms wird der dünnflüssige, teils hochviskose Darmsaft produziert, insgesamt täglich etwa 1,5 Liter. Er enthält u.a. Verdauungsenzyme, welche den Abbau von Kohlenhydraten (1,6-alpha-Glucosidase) und von Disacchariden wie Maltose, Lactose und

Saccharose (Disacharidasen) sowie von Peptiden (Peptidasen) und Fetten (Lipasen) dienen. Außerdem werden von bestimmten Dünndarmzellen verschiedene Peptidhormone gebildet, von denen das vornehmlich im Duodenum sezernierte **Cholezystokinin-Pankreozymin** und das im oberen Dünndarm gebildete **Sekretin** die bekanntesten sind. Ersteres bewirkt eine vermehrte Enzymsekretion in der Bauchspeicheldrüse sowie eine Entleerung der Gallenblase, Letzteres stimuliert die Wasser- und Hydrogencarbonatsekretion des exokrinen Pankreas und hemmt die gastrininduzierte Säuresekretion des Magens.

2.3.1.2 Dickdarm

Der von verdaulichen Nahrungskomponenten weitgehend befreite Speisebrei wird vom Dünndarm über die seitlich im aufsteigenden Teil des Kolon (Grimmdarm) befindliche **Ileozökalklappe** (Valva ileocaecalis) diskontinuierlich in den Dickdarm überführt. Der insgesamt 1,5 m lange Dickdarm besteht aus drei Abschnitten, dem **Blinddarm** (Caecum) mit dem **Wurmfortsatz (Appendix),** dem **Grimmdarm** (Kolon) und dem **Mastdarm** oder **Enddarm** (Rektum) mit **After** (Anus).

Der Name Blinddarm rührt daher, dass der Speisebrei aus dem Dünndarm etwas oberhalb des proximalen Endes in den Dickdarm eintritt. Dem Wurmfortsatz des Blinddarms, der nach akuten Entzündungen häufig operativ entfernt wird, kommt eine immunologische Funktion zu. Der **Grimmdarm** (Kolon) mit der Form eines umgekehrten U gliedert sich in einen aufsteigenden (Colon ascendens), einen querverlaufenden (Colon transversum), einen absteigenden (Colon descendens) und einen S-förmigen (Colon sigmoideum) Teil. Die Dickdarmschleimhaut ist im Gegensatz zu der des Dünndarms zottenlos und weist damit eine wesentlich kleinere Oberfläche auf. Beim Transport durch den Dickdarm wird der Speisebrei unter Rückresorption von Wasser zum **Kot** (Fäzes) eingedickt, der sich im Rektum ansammelt.

Unter dem Einfluss von Dehnungsreizen bei ausreichender Füllung des Enddarms werden afferente Nervenimpulse dem im Sakralmark gelegenen Centrum anospinale zugeleitet. Über parasympathische efferente Bahnen kommt es daraufhin zu einer Erschlaffung des inneren Muskelrings des Anus (Musculus sphincter ani internus). Die Defäkation erfolgt erst, wenn gleichzeitig der dem Willen unterworfene quergestreifte äußere Muskelring (Musculus sphincter ani externus) erschlafft, die Bauchmuskulatur kontrahiert und das Zwerchfell gesenkt wird (**Bauchpresse**).

2.3.1.3 Bauchspeicheldrüse

Die **Bauchspeicheldrüse (Pankreas)** erstreckt sich hinter dem Magen liegend, mit dem Pankreasschwanz beginnend, vom Hilus der Milz über die Wirbelsäule bis zur Schleife des Zwölffingerdarms, von der der Pankreaskopf umschlossen wird. Hier mündet auch der den Pankreas in Längsrichtung durchquerende Ausführungsgang nach Vereinigung mit dem Gallengang ins Duodenum. Der gemeinsame Ausführungsgang wird durch einen aus glatter Muskulatur bestehenden **Schließmuskel** (Sphincter oddi) zum Zwölffingerdarm hin verschlossen.

Der Pankreas hat sowohl **endokrine** (Produktion der Peptidhormone Glukagon und Insulin in den A- bzw. B-Zellen der Langerhans-Inseln) als auch **exokrine** Funktionen. Der exokrine Teil des Pankreas ist maßgeblich an der Verdauungsleistung des Gastrointestinaltrakts beteiligt. Teils unter parasympathischem Einfluss, teils hormonell gesteuert werden in den Acinuszellen des Pankreas täglich etwa 2 l eines schwach alkalisch reagierenden Verdauungssekrets, der Bauchspeichel, produziert. Der pH-Wert von 8,0–8,4 beruht auf dem hohen Hydrogencarbonat-Gehalt des Pankreassekrets. Zusammen mit der ebenfalls schwach basisch reagierenden Gallenflüssigkeit neutralisiert der Bauchspeichel den vom Magen kommenden sauren Speisebrei und schafft somit einen für den

Tab. 2.3-1: Verdauungsenzyme des Pankreas

Aktives Enzym	Sezernierte inaktive Vorstufe	Aktivierung durch	Substrat	Katalysierte Reaktion	Endprodukt
α-Amylase			Kohlenhydrate (Amylose, Amylopektin, Glykogen)	Hydrolyse 1,4-glykosidischer Bindungen	Hexa-, Tri-, Disaccharide
Trypsin	Trypsinogen	Enteropeptidase der Darmschleimhaut, dann Autokatalyse	Eiweiß (vorwiegend denaturiertes), Polypeptide	Hydrolyse innerer Peptidbindungen an Lysyl und Arginylresten (Endopeptidase)	Poly- und Oligopeptide
Chymotrypsin	Chymotrypsinogen	Trypsin	wie Trypsin	Hydrolyse innerer Peptidbindungen bevorzugt aromatischer Aminosäuren (Endopeptidase)	Wie Trypsin
Carboxypeptidase			Peptide	Abspaltung einer C-terminalen Aminosäure (Exopeptidase)	Aminosäuren
Lipase		Wirkung in Gegenwart von Gallensäuren	Lipide	Hydrolyse von Glycerolestern	Glycerol, Fettsäuren, Di- und Monoglyceride
Phospholipase			Phosphatide wie Lecithin	Hydrolyse von Glycerolesterbindungen der Phosphatide	Glycerol, Fettsäuren, Phosphorylcholin
Ribonuklease			Ribonukleinsäuren	Hydrolyse von 5'-Phosphoesterbindungen	Uridin-3'-phosphat, Cytidin-3'-phosphat, Oligonucleotide
Desoxiribonuklease			Desoxiribonukleinsäuren	3'-Phosphoesterbindungen	Oligonucleotide

weiteren enzymatischen Abbau optimalen pH-Wert von 7 bis 8.

Die **Enzyme des Pankreas** werden in den Acinuszellen gebildet, in deren Zymogengranula gespeichert und auf humoralem Wege durch das im Duodenum gebildete Hormon Cholecystokinin-Pankreozymin freigesetzt. Das im oberen Dünndarm-Abschnitt produzierte Sekretin hingegen ist für die Sekretion von Hydrogencarbonat und Wasser verantwortlich.

Die im Pankreassaft enthaltenen Verdauungsenzyme werden teils in aktiver Form, teils als inaktive Vorstufen sezerniert. Letzteres gilt beispielsweise für die proteolytischen Enzyme, so dass das Drüsengewebe vor Selbstverdauungsprozessen geschützt ist.

Eine **Übersicht** über die im Bauchspeichel enthaltenen Verdauungsenzyme und deren Funktionen zeigt Tabelle 2.3-1.

Mit Hilfe der im Pankreas sowie von der Dünndarmschleimhaut produzierter Enzyme wird der durch Speichel und Magensaft vorverdaute Speisebrei in resorbierbare niedermolekulare Abbauprodukte zerlegt.

2.3.1.4 Abbau und Resorption der Nahrungsbestandteile

Kohlenhydrate

Die α-Amylasen des Speichels und Bauchspeichels spalten ausschließlich 1,4-α-glykosidische Bindungen der Kohlenhydrate. Die linear aufgebauten Amylosemoleküle der Stärke werden hierbei zu Hexa-, Tri- und Disacchariden abgebaut. Die 1,6-α-glykosidischen Verzweigungsstellen des Amylopektins und des tierischen Glykogens werden durch α-Amylasen nicht angegriffen. Sie werden durch **1,6-α-Glucosidasen,** welche vom Bürstensaum der Enterozyten in der Darmschleimhaut gebildet werden, gespalten. Ebenso werden Lactose, Maltose und Saccharose durch von der Darmschleimhaut sezernierte Disaccharidasen in die entsprechenden resorbierbaren Monosaccharide zerlegt. Die Monosaccharide gelangen nach Resorption durch die Darmschleimhaut über die Pfortader zur Leber. Für die Resorption der **Glucose** existiert ein aktiver Transportmechanismus, durch den wahrscheinlich auch Galactose resorbiert wird, während die Aufnahme anderer Hexosen und Pentosen durch passive Diffusion durch die Darmwand ins Blut gelangen.

Eiweiße

Eiweiße werden zunächst durch **Endopeptidasen** des Magensaftes (Pepsin) und der Bauchspeicheldrüse (Trypsin, Chymotrypsin) zu kleineren Peptidbruchstücken und Letztere durch die **Exopeptidasen** des Pankreas und der Darmschleimhaut in die resorbierbaren Aminosäuren zerlegt. Für die Resorption der Aminosäuren sind vier verschiedene stereospezifische Transportmechanismen bekannt.

Fette

Im Gegensatz zu den Kohlenhydraten und Eiweißen beginnt der Abbau der Fette erst unter Einwirkung der Galle und des Bauchspeichels im Duodenum. Die in der Nahrung vorliegenden Triglyceride werden zunächst mit Hilfe der oberflächenaktiven Gallensäuren emulgiert und in dieser fein dispergierten Form durch die Pankreaslipase im Wesentlichen in freie Fettsäuren und Glycerol gespalten. Die gebildeten Fettsäuren aggregieren mit den nicht vollständig hydrolysierten Glyceriden und Gallensäuren zu kugelförmigen Gebilden mit einem Durchmesser von etwa 5 μm, den **Mizellen,** welche in die Enterozyten der Darmschleimhaut aufgenommen werden. Dort werden die langkettigen Fettsäuren mit mehr als 12 C-Atomen zu Triglyceriden verestert. Letztere umgeben sich mit einer Proteinhülle und bilden die **Chylomikronen.** In Form dieser Chylomikronen werden sie auf dem Lymphwege weitertransportiert. Die kurzkettigen Fettsäuren gelangen in freier Form über die Pfortader auf dem Blutwege zur Leber.

Nukleinsäuren

Ribonukleinsäuren und Desoxyribonukleinsäuren werden durch Ribonuklease bzw. Desoxyribonuklease des Pankreas zu Oligonucleotiden zerlegt. Während die Desoxyribonuklease die 3'-Phosphoesterbindung der Desoxyribonukleinsäuren hydrolysiert, spaltet die Ribonuklease ausschließlich 5'-Phosphodiestergruppen, die von Pyrimidin-3'-nucleotiden ausgehen. Die durch Ribonuklease und Desoxyribonukleasen entstehenden Oligonukleotide werden durch Phosphomonoesterasen, z.B. die alkalische Phosphatase des Dünndarms, weiter zerlegt.

2.3.2 Durchfallerkrankungen

2.3.2.1 Krankheitsbilder und pathophysiologische Grundlagen

Die Zahl der an Durchfall leidenden Menschen wird auf 200 bis 250 Millionen geschätzt. Wenn auch die Mehrzahl dieser Patienten die Bevölkerung unterentwickelter Länder mit niedrigem hygienischen Standard betrifft, so sind doch Durchfallerkrankungen, vor allem infektionsbedingt, nicht zuletzt durch den internationalen Reiseverkehr auch bei Mitteleuropäern sehr verbreitet. Spezifische therapeutische Maßnahmen, aber auch prophylaktische Verhaltensregeln sollten somit selbstverständlicher Bestandteil des Beratungsrepertoires des Apothekers sein.

Tab. 2.3-2: Normalwerte für Stuhl und Stuhlausscheidungen des Mitteleuropäers

• Stuhlmasse:	100 bis 180 g pro Tag
• Wassergehalt:	70 bis 80 %
• Entleerungsfrequenzen:	3-mal täglich bis 3-mal wöchentlich
• Trockensubstanz:	25 %
• Bakterienmasse:	30 %

Physiologie der Stuhlbildung

Die physiologischen Schwankungen der Stuhlausscheidung sind in Abhängigkeit von der Ernährung, insbesondere hinsichtlich der Stuhlfrequenz beträchtlich. 100 bis 180 g pro Tag bzw. dreimal tägliche bis zu dreimal wöchentliche Darmentleerungen gelten als normal (Tab. 2.3-2).

Bei Durchfällen (Diarrhöen) ist die täglich ausgeschiedene Wasser- und Elektrolytmenge und damit auch die Stuhlmenge deutlich erhöht. Flüssigkeitsverluste von 3 l sind keine Seltenheit, bei schweren Diarrhöen können diese bis zu 10 l erreichen. Insgesamt gelangen normalerweise täglich etwa 9 l Flüssigkeit in den Gastrointestinaltrakt. Davon werden 2 l in Form von Speisen und Getränken zugeführt, der Rest stammt aus der Sekretion von Verdauungssäften und besteht aus 1 l Speichel, 2 l Magensaft, 2 l Pankreassaft, 1 l Leberflüssigkeit und 1 l Darmsaft. Von den 9 l der in den Darmtrakt gelangenden Flüssigkeit werden beim gesunden Erwachsenen nur etwa 100 ml (1 %) mit dem Stuhl ausgeschieden, der Rest wird im Dünndarm (8 l) und im Dickdarm (1 l) resorbiert. Da die Resorptionskapazität des Dickdarms deutlich höher ist, können Funktionsstörungen des Dünndarms, die zu einer vermehrten Flüssigkeitsabgabe an den Dickdarm führen, in begrenztem Umfang kompensiert werden. Ein entsprechender Kompensationsmechanismus für den Dickdarm fehlt, so dass Funktionsstörungen des Kolons rascher zu Durchfällen führen als entsprechende Störungen des Dünndarms.

Der Transport des Wassers vom Darmlumen in die Darmwand erfolgt nicht aktiv, sondern durch passive Diffusion, bedingt durch einen osmotischen oder hydrostatischen Gradienten. Treibende Kraft ist der Natriumgradient. Natriumionen werden mit Hilfe der in der basolateralen Membran lokalisierten Na^+/K^+-ATPase vom Zellinneren in den Extrazellulärraum transportiert, wobei für 3 ausgeschleuste Natriumionen 2 Kaliumionen in die Zelle gepumpt werden. Die hieraus resultierende Nettoladung des Zytoplasmas gegenüber dem Extrazellulärraum führt zu einem Natriumeinstrom über die apikale Membran in die Zelle. Der lipophile Charakter der apikalen Zellmembran erfordert für den Übertritt der polaren Natriumionen in das Zellinnere spezifische Carrier. Zwei solche Carrier, ein elektrogener und ein neutraler sind bekannt. Bei dem elektrogenen Transport der Natriumionen wird die luminale Seite der Epithelzellmembran negativ und bindet das Natrium. Gleichzeitig mit dem elektrogenen Natriumeinstrom in die Zelle erfolgt ein Kotransport bestimmter organischer Verbindungen, beispielsweise Glucose. Der zweite elektrisch neutrale Mechanismus transportiert Natriumionen gekoppelt mit Chloridionen durch die apikale Membran in das Darmzellinnere. Wasser folgt den durch die Zellmembran transportierten Ionen passiv infolge des osmotischen Gradienten.

Grundsätzlich verläuft der Ionen- und Wassertransport in beiden Richtungen, d. h. vom Darmlumen (mukosale Membran) zur serosalen Darmseite und umgekehrt. Überwiegt der Flux aus dem Lumen in die subepithelialen Blutkapillaren und Lymphgefäße, so resultiert eine (Netto-)Resorption. Im umgekehrten Fall handelt es sich um eine (Netto-)Sekretion. Man nimmt heute an, dass Resorption und Sekretion topographisch getrennt ablaufen und die Resorption vorwiegend im Bereich der ausgereiften Epithelzellen der Darmzotten, die Sekretion hingegen im Bereich der weniger differenzierten Enterozyten der Darmkrypten stattfindet.

Folge einer Störung des physiologischen Fluxgleichgewichts ist eine Stuhlverstopfung (Obstipation) oder Durchfall (Diarrhoe). Mechanistisch betrachtet kann eine „Diarrhoe" durch eine verminderte intestinale Flüssigkeitsresorption oder durch eine endogen oder exogen bedingte erhöhte Versorgung des Darmlumens mit Flüssigkeit zustandekommen.

Diarrhoeformen und ihre Ursachen

Eine Klassifizierung der Durchfallerkrankungen kann nach ihrem Entstehungsort (Magen, Dünndarm, Dickdarm, extraintestinales Organ), nach ätiologischen Gesichtspunkten (infektiöse, malassimilationsbedingte, arzneimittelinduzierte Diarrhoe) oder nach deren Akuität (akute, chronische Diarrhoe) erfolgen. Der letztgenannten Einteilung wird hier der Vorzug gegeben, da sie den Möglichkeiten in der Selbstmedikation am ehesten gerecht wird.

Akute Diarrhöen

Akute Diarrhöen sind durch das spontane Auftreten häufiger flüssiger Stühle gekennzeichnet. Häufige Begleitsymptome sind Bauchkrämpfe, Muskelschmerzen, Erbrechen, Schwäche und Fieber. Sie sind überwiegend infektiös bedingt, können aber auch durch Vergiftungen einschließlich Lebensmittelvergiftungen ausgelöst werden oder die Folge von Arzneimittelnebenwirkungen oder anderer schwerer akuter oder chronischer Grunderkrankungen sein. Die Selbstmedikation akuter Durchfallerkrankungen erscheint somit zwar sinnvoll, sollte aber stets zeitlich begrenzt sein. Wird innerhalb von 3 Tagen keine deutliche Besserung erzielt, so ist die Ursache durch eine sorgfältige ärztliche Diagnose zu klären.

Die Mehrzahl der akuten Diarrhöen ist infektiös bedingt. Erreger können Bakterien, Protozoen (Amöben) oder Viren sein. Bakterien und Amöben siedeln sich eher im Dickdarm an und induzieren dort einen entzündlichen Infekt, gekennzeichnet durch Leukozyten im Blut. Sie führen zu Schmerzen und Krämpfen im Unterbauch und zum Teil zu Fieber. Die Stühle sind eher kleinvolumig und manchmal (erregerabhängig) schleimig und/oder blutig.

Im Sommer auftretende akute Diarrhöen sind meist bakteriell bedingt. Sie werden häufig über nicht ausreichend erhitzte Rohei enthaltende Speisen, durch rohes Fleisch oder durch kontaminiertes Auftauwasser von tiefgefrorenem Geflügel übertragen. Häufige bakterielle Erreger sind Salmonellen und enterotoxische Escherichia coli (ETEC)-Bakterien.

Im Winter in unseren Breiten auftretende Durchfälle werden meist durch Viren, insbesondere hoch infektiöse Noroviren und Rotaviren verursacht. Sie werden über Stuhl und Erbrochenes von erkrankten Personen ausgeschieden und durch Tröpfcheninfektion rasch verbreitet. Hygienische Maßnahmen wie Händewaschen nach jedem Toilettengang tragen daher zur Vermeidung einer Verbreitung von Durchfallerkrankungen wesentlich bei.

Viral bedingte akute Diarrhöen sind vorrangig im Dünndarm lokalisiert und verursachen dort einen nicht-entzündlichen Effekt mit großvolumigen, wässrigen Stühlen, Schmerzen im Oberbauch, aber selten mit Fieber. Trotz des in den mitteleuropäischen Ländern erreichten hohen hygienischen Standards sind infektiöse Darmerkrankungen sehr verbreitet. Der intensive, internationale Reiseverkehr bedingt nicht nur unangenehme infektiöse Durchfallerkrankungen von Touristen im Ausland, sondern auch die Gefahr eines Importes sonst kaum hierzulande anzutreffender Erreger, die durch den internationalen Güterverkehr (Lebensmitteltransport) noch erhöht wird. Hinzu kommt, dass die Abwehrlage des Organismus, nicht selten auch durch den unsachgemäßen Einsatz von Antibiotika und die hieraus resultierende Schädigung der natürlichen Mikroorganismenflora des Darmtrakts geschwächt ist, so dass auch weniger virulente Erreger selbst bei nur geringer Keimbelastung zu akuten Darminfektionen führen können. Nicht jeder in den Gastrointestinaltrakt gelangende, prinzipiell zur Auslösung einer akuten Diarrhoe befähigte Erreger führt zu einer manifesten Infektion. Letztere hängt vielmehr von der Abwehrkraft des Organismus, vom Funktionszustand der Verdau-

(Fortsetzung nächstes Blatt)

ungsorgane, Beschaffenheit der physiologischen Darmflora, Intaktheit des Immunsystems, aber natürlich auch der Virulenz der Erreger selbst ab. Letztere ist außerordentlich unterschiedlich und speziesabhängig. So werden die absoluten zur Erkrankung führenden Keimzahlen beim Gesunden für den Erreger der Shigellose (Ruhr) mit nur 10^2, für Salmonellen hingegen mit 10^5 bis 10^8 angegeben.

Einer ausgewogenen physiologischen Bakterienflora kommt eine erhebliche Bedeutung bei der natürlichen Abwehr von Magen-Darm-Infektionen zu. Bedingt durch den sauren Magensaft, das Pankreassekret und die Galle sowie die Motilität und Peristaltik des Darmes ist die intestinale Mikroflora zeitlich beim gleichen Individuum, aber auch interindividuell bemerkenswert konstant. Hingegen gibt es innerhalb des Darmtrakts erhebliche qualitative und quantitative topographische Unterschiede in der Keimbesiedlung (Tab. 2.3-3).

Im Hinblick auf eine rationale antibiotische Kausalbehandlung ist eine mikrobiologische Klassifizierung infektiöser akuter Diarrhöen nach der Art der Erreger zweckmäßig, in der Praxis, insbesondere der Notfallbehandlung aber nicht immer möglich und meist auch nicht erforderlich. In der Praxis hat sich die klassische Einteilung der akuten Durchfallerkrankungen nach dem klinischen Erscheinungsbild in die beiden folgenden Typen durchaus bewährt.

Diarrhoische Form

Diarrhoische Form mit reichlichen wässrigen Durchfällen und entsprechenden Auswirkungen auf den Gesamtorganismus (typische Erreger: Cholera und cholera-like *Escherichia-coli*-Stämme[1]).

---

[1] *Escherichia coli* ist Bestandteil der physiologischen Darmflora. Die natürlicherweise im Darm vorkommenden Keime sind nur außerhalb des Gastrointestinaltraktes fakultativ pathogen. Darminfektionen werden durch bestimmte, nicht physiologische *Escherichia-coli*-Stämme verursacht.

Dysenterische Form

Dysenterische Form mit schleimig-blutig-eitrigen dünnen Stühlen mit krampfartigen Abdominalschmerzen.

Diarrhoische Formen der infektiösen Durchfallerkrankungen werden durch nicht invasive, hitzelabile oder auch hitzestabile Enterotoxine bildende, nur im oberen Dünndarm wirksame Erreger verursacht (Tab. 2.3-4). Typische Vertreter nichtinvasiver Erreger sind *Vibrio cholerae* und häufige Reisediarrhöen verursachende nicht invasive Stämme von *Escherichia coli*. Das von den Erregern im Darm gebildete Toxin wird an Rezeptoren des Bürstensaumes der Darmepithelzellen gebunden und führt dort zu einer verstärkten Elektrolyt- und Wassersekretion. Die Epithelzelle wird durch die nicht invasiven Erreger nicht zerstört. Dysenterische Diarrhöen werden hingegen durch invasive Erreger wie Salmonellen, Yersinien, Campylobacter, Shigellen, invasive Stämme von *Escherichia coli* und Amöben ausgelöst. Diese Erreger dringen in die Darmwand ein und führen zu einer Hypermotilität des Darmes. Die Abgabe von Endotoxinen aus den Bakterien in der Darmwand führt zu ausgeprägten lokalen, teils auch systemischen Reaktionen des betroffenen Organismus. Innerhalb der invasiven Erreger lassen sich hinsichtlich ihrer Aggressivität solche mit

- ausschließlich entzündlicher Reizwirkung auf die Lamina propria (unter dem Epithel der Mucosa befindliche Bindegewebsschicht), Prototyp: Salmonellen und solche mit
- entzündlicher Reizwirkung, aber zusätzlicher Epithelzerstörung, Prototyp: Shigellen (Erreger der Ruhr)

unterscheiden.

Um die Abgrenzung der für eine Selbstmedikation geeigneten akuten Durchfallerkrankungen von solchen, die einer antibiotischen Therapie bedürfen, zu erleichtern, werden die Merkmale der wichtigsten infektiösen Diarrhöen hier zusammengefasst.

Erkrankungen des Darms und der Bauchspeicheldrüse

Tab. 2.3-3: Die aerobe und anaerobe Mikroflora einzelner Abschnitte des Gastrointestinaltrakts. Aus Schulze et al. 2008

Mikroorganismen	Magen	Jejunum	Ileum	Kolon
Aerob und fakultativ anaerob lebende Keimgruppen				
Enterobakterien	$0–10^2$	$0–10^3$	$10^2–10^6$	$10^4–10^{10}$
Enterokokken	$0–10^3$	$0–10^4$	$10^2–10^6$	$10^5–10^{10}$
Staphylokokken	$0–10^2$	$0–10^3$	$10^2–10^5$	$10^4–10^7$
Laktobazillen	$0–10^3$	$0–10^4$	$10^2–10^5$	$10^6–10^{10}$
Pilze	$0–10^2$	$0–10^2$	$10^2–10^3$	$10^2–10^6$
Anaerob lebende Keimgruppen				
Bacteroides spp.	selten	$10–10^2$	$10^3–10^7$	$10^{10}–10^{12}$
Bifidobakterien	selten	$10–10^3$	$10^3–10^5$	$10^8–10^{12}$
anaerobe Streptokokken	selten	$10–10^3$	$10^2–10^4$	$10^8–10^{11}$
Clostridien	selten	selten	$10^2–10^4$	$10^6–10^{11}$
Eubakterien	selten	selten	selten	$10^9–10^{12}$
Angaben in KBE (Koloniebildende Einheiten) pro ml bzw. pro g Darminhalt				

Reisediarrhoe

Die Ätiologie der bei Auslandsreisen, insbesondere in subtropische und tropische Länder sehr häufig beobachteten Diarrhöen, ist keineswegs einheitlich. Sie können bereits durch die Umstellung der Lebensgewohnheiten und der Nahrung oder durch die Stresssituation ausgelöst werden. Die Mehrzahl dieser akuten Diarrhöen aber ist infektiös bedingt, wobei neben den oft mangelnden hygienischen Verhältnissen auch der Wechsel der mikrobiologischen Flora auslösendes Agens sein kann. Dabei kommen einige allgemein seltene Erreger in bestimmten Regionen gehäuft vor.

Erreger akuter Diarhöen

Escherichia coli

Enteropathogene Stämme von *Escherichia coli* (EPEC) scheinen zu den häufigsten Erregern akuter Darminfektionen einschließlich der Reisediarrhöen zu gehören. Von diesen kommen nicht invasive Stämme wesentlich häufiger vor als invasive Stämme. Die invasiven, zu dysenterischen Diarrhöen führenden Stämme (EHEC = enterohämorrhagische) führen zu shigellose-ähnlichen, aber oft leichteren Verlaufsformen. Die diese Erkrankungen auslösenden Stämme werden somit daher als Shigella-like *E. coli* bezeichnet.

Das Enterotoxin der nicht invasiven enterotoxischen *Escherichia-coli*-Stämme (ETEC) wird über eine Aktivierung der Adenylatcyclase an die Enterozytenmembran, hauptsächlich neu heranwachsender Darmepithelzellen der Kryptenregion gebunden und löst dort die Sekretion von Elektrolyten und Wasser aus. Die Wasserausscheidung kann 5 bis 10 oder sogar 30 l pro Tag erreichen, wobei 10 und mehr Stühle pro Tag keine Seltenheit sind. Bei den nicht invasiven Formen dominieren die diarrhoischen Formen des Durchfalls. Nach einer Inkubationszeit von meist 1 bis 2 Tagen treten schlagartig gelbliche, dann farblose wässrige Stühle und Bauchkrämpfe, Übelkeit und Erbrechen auf. Dehydratation mit Muskelkrämpfen und Hämokonzentration können folgen. Der Krankheitsverlauf ist selbstlimitierend und dauert bis zu 5 Tage.

Tab. 2.3-4: Verhalten von Erregern infektiöser Diarrhöen im und ihre Wirkung auf den Darm

Erreger	Reaktion des Darmes
Nicht invasiv: • *Vibrio cholerae* • nicht invasive Stämme von *Escherichia coli*	• Starke Flüssigkeitszunahme im Darmlumen durch Sekretion von Chlorid, Hydrogencarbonat, Wasser und Hemmung der Natriumresorption • Hypermotilität • Hyperämie
Invasiv: • Salmonellen • Yersinien • *Campylobacter* • Shigellen • Invasive Stämme von *Escherichia coli* • Amöben	• Hypermotilität durch Enterotoxinbildung • lokale und systemische Wirkung durch Freisetzung von Enterotoxin in der Darmwand

Salmonellosen

Die Salmonellose (*Gastroenteritis salmonellosa*) wird durch Salmonellaarten ausgelöst, von denen mehr als 2000 Serotypen unterschieden werden können. Die pathologisch bedeutendsten sind *Salmonella typhimurium*, welches für etwa 40 % der in Mitteleuropa ausgelösten Salmonellosen verantwortlich ist, weniger häufig sind *S. panama*, *S. enteritidis* und *S. infantis*. Andere Regionen zeigen eine sich von Zentraleuropa unterscheidende Häufigkeitsverteilung der Salmonellaarten. Aufgrund der Ausgangslage des betroffenen Organismus, der Anzahl der Erreger und deren Virulenz können Salmonelleninfektionen trotz erwiesener Keimausscheidung symptomlos verlaufen oder zu leichten bis schweren Gastroenteritiden führen.

Ursache von durch Salmonellen bedingten Gastroenteritiden sind meist kontaminierte Speisen. Die Übertragung von Mensch zu Mensch ist aufgrund der relativ niedrigen Virulenz (bei gesunden Erwachsenen führen je nach Salmonellenart erst Keimzahlen in der Größenordnung von 10^5 bis 10^8 zur Erkrankung) eher selten. 12 bis 48 Stunden (meist 18 bis 24 Stunden) nach Aufnahme kontaminierter Nahrung treten schlagartig heftige lokale und systemische Reaktionen mit Erbrechen, Durchfall, abdominalen Krämpfen, oft begleitet von Fieber und Schüttelfrost auf.

Obgleich sich die Erreger invasiv verhalten, sind dysenterische Formen mit blutigen Stühlen als Folge einer zellzerstörenden Wirkung eher selten. Es kommt lediglich zu einer entzündlichen Reaktion der Lamina propria mucosae mit erhöhter Motilität und Tonus der Darmwand, erhöhter Sekretionsrate und vermehrter Schleimhautneubildung (erhöhter Zell-turn-over). Der Schweregrad von Salmonellosen wird allgemein eher überschätzt. Eine symptomatische Therapie der Salmonellosen ohne Antibiotika bzw. Chemotherapie ist, abgesehen von Risikopatienten wie Säuglingen, immungeschwächten Patienten, Diabetikern und sehr alten Menschen, meist ausreichend.

Yersinia-Diarrhöen

Durch *Yersinia enterocolitica* ausgelöste Durchfälle mit meist gutartigem Verlauf haben zugenommen. Das Ausmaß der Diarrhöen, die von Fieber begleitet sein können, ist unterschiedlich. Sie sind meist selbstbegrenzend, klingen innerhalb weniger Wochen ab, so dass bis auf schwerere Fälle mit systemischer Sepsis auch hier eine antibiotische bzw. chemotherapeutische Behandlung entfallen kann. Bei septikämischem Verlauf können allerdings systemische Erkrankungen wie Erythema nodosum oder Arthritiden die Folge sein.

Campylobacter-Enteritiden

Campylobacter-Infektionen, die ursprünglich den Zoonosen zugeordnet wurden, haben in jüngerer Zeit auch erhebliche Bedeutung für den Menschen gewonnen. Insbesondere *Campylobacter fetus* subspecies jejuni ist neuerdings häufig Ursache akuter Durchfallerkrankungen mit vorwiegendem Befall des Dünndarms, die außer durch Wasser und Speisen auch durch Vögel übertragen werden. Nach einer zunächst uncharakteristischen Prodromalphase kommt es 2 bis 5 Tage nach der Infektion zu Diarrhöen. Die Erkrankung wird besonders bei Kindern beobachtet. Sofern im Stuhl Leukozyten und Erythrozyten nachgewiesen werden, ist eine invasive Form der Diarrhoe anzunehmen. Daneben kommen aber auch nicht invasive diarrhoische Formen vor.

Eine antibiotische oder Chemotherapie ist nur bei Komplikationen mit allgemeiner Sepsis erforderlich.

Shigellosen

Shigelleninfektionen (Bakterienruhr) kommen bei uns seltener vor, sind dafür aber schwerwiegender als die bisher genannten infektiösen Diarrhöen. Wegen der hohen Virulenz der Erreger – 10^2 aufgenommene Keime können bereits eine Infektion auslösen – sind Kontaktinfektionen bei Shigellosen häufiger als bei den übrigen infektiösen Darmerkrankungen. Die wichtigsten Erreger der Bakterienruhr sind *Shigella sonnei*, *Shigella flexneri*, wobei heute Letzterer dominiert. Die Inkubationszeit liegt zwischen 1 und 7 Tagen. Die Erkrankung beginnt mit Prodromalerscheinungen wie Müdigkeit, Kopf- und Gliederschmerzen sowie niedrigem Fieber, so dass zunächst ein grippaler Infekt vermutet werden kann. 12 bis 30 Stunden später setzen Abdominalkrämpfe gefolgt von durch enterotoxinvermittelte Sekretion im Dünndarm bedingten Durchfällen ein. Infolge Invasivität und zytotoxischer Wirkung der Shigellen, hauptsächlich auf die Epithelzellen des Kolons, werden blutigschleimige Stühle beobachtet, die oft unter heftigen Tenesmen (ständiger, schmerzhafter Stuhldrang) abgesetzt werden. Sie sollten stets Anlass zur Konsultation eines Arztes sein. Shigellosen bedürfen einer antibiotischen Therapie.

Amöbiasis

Neben der durch Shigellen verursachten bakteriellen Ruhr kommt, wenn auch sehr selten, eine durch Protozoen ausgelöste hinsichtlich ihrer Symptomatik ähnliche Darminfektion, die Amöbenruhr vor. Erreger der Amöbiasis ist *Entamoeba histolytica*. Die Inkubationszeit bei dieser Durchfallerkrankung ist sehr variabel und kann sich im Bereich von wenigen Tagen bis zu Jahren bewegen. Meist liegt sie zwischen 2 und 4 Wochen. Die Infektion erfolgt durch orale Aufnahme von Amöbenzysten, welche sich im Dickdarm zu Trophozoiten (Minutaformen) entwickeln. Bei latentem Verlauf können sich unter für die Erreger günstigen Konditionen aus den Minutaformen die invasiven Magnaformen (haematophager Trophozoit) entwickeln, welche dann zu Nekrosen und Ulzerationen der Dickdarmschleimhaut führen. Die Erkrankung beginnt meist ohne Fieber, oft mit einer Obstipation, gefolgt von zunächst leichten, dann glasig-schleimigen und blutigen Durchfällen. Schon wegen der gefürchteten systemischen Komplikationen ist eine chemotherapeutische Behandlung erforderlich. Mittel der Wahl ist Metronidazol.

Cholera

Die durch den Erreger *Vibrio cholerae*, ein kommaförmig gekrümmtes gramnegatives Stäbchenbakterium, ausgelöste Cholera ist der Prototyp einer diarrhoischen Diarrhoe, die vorwiegend den Dünndarm befällt und insbesondere in Südostasien, Südamerika und in afrikanischen Ländern verbreitet ist.

Die Inkubationszeit liegt zwischen 2 und 5 Tagen. Die Cholera ist gekennzeichnet durch starke wässrige Durchfälle und Erbrechen mit extremen Flüssigkeitsverlusten bis zu 20 l täglich mit der Folge einer starken Exsikkose und meist stark ausgeprägter Azidose. Bedingt durch die Exsikkose ergeben sich als Begleitsymptome Blutdruckabfall, Tachykardie, Anurie und eine Untertemperatur. Eine antibiotische Behandlung ist daher unabdinglich.

Die Symptome werden durch ein gut untersuchtes Exotoxin der mittleren relativen Molekülmasse 86 000 Dalton ausgelöst. Dieses Enterotoxin enthält eine aus 5 Polypeptidketten (M_r jeweils 11 600), für die Bindung an den Rezeptor der Darmepithelzelle verantwortliche und die wirksame Untereinheit (M_r 28 000). Die Hypersekretion von Chloridionen und Resorptionshemmung der Natriumionen, welche eine hohe Wasserausscheidung zur Folge haben, kommt über eine Aktivierung der Adenylatcyclase zustande.

Virale Diarrhöen

Ein beachtlicher Teil der infektiös bedingten akuten Durchfallerkrankungen kann trotz noch lückenhafter Kenntnisse auf Viren zurückgeführt werden. Gastroenteritiden verursachende Viren kommen vor allem in den Gruppen der Parvoviren, der REO-Viren und der Rotaviren vor. Immer wieder treten epidemieartige Durchfallerkrankungen bedingt durch den Norovirus auf.

Die vor allem bei Kindern verbreiteten viralen Durchfallerkrankungen beginnen in der Regel abrupt, halten 1 bis 21 Tage an und sind meist von leichtem Fieber und Beschwerden des oberen Respirationstrakts begleitet. Eine über die symptomatische hinausgehende Behandlung ist weder nötig noch möglich.

Arzneimittelinduzierte Diarrhöen

Häufig entwickeln sich infektiöse Durchfälle infolge einer Behandlung mit Antibiotika, da letztere den Schutz durch die natürliche Darmflora schwächen, und der Besiedlung des Darms mit pathogenen Erregern Vorschub leisten. Nach Absetzen des Antibiotikums verschwindet die Diarrhö meist von selbst. Der Heilungsprozess kann aber durch die Einnahme von Probiotika beschleunigt werden. Allerdings kann sich durch die Antibiotikatherapie auch eine durch Fieber und abdominelle Beschwerden gekennzeichnete und eventuell von blutigen Durchfällen begleitete lebensbedrohliche pseudomembranöse Kolitis entwickeln. Sie wird durch von Clostridium difficile gebildete Toxine ausgelöst und tritt in der Regel 4 bis 10 Tage nach Beginn der Antibiotikabehandlung auf. Häufige Auslöser einer antibiotikainduzierten pseudomembranösen Kolitis sind Lincomycin, Ampicillin und Cephalosporine. Außer den antibiotikainduzierten infektiösen Durchfällen können akute Diarrhöen als Nebenwirkungen verschiedener weiterer Arzneimittel verursacht werden. Zu ihnen gehören neben den Laxantien Magnesium enthaltende Antazida sowie neurotrope Pharmaka wie Antiadrenergika, Antihypertensiva wie Guanethidin, Methyldopa und Reserpin sowie parasympathomimetische Substanzen.

Nicht unerwähnt bleiben soll schließlich, dass Diarrhöen auch Folge einer Nahrungsmittelallergie oder einer unzuträglichen Ernährung, etwa mit sehr fettreichen Nahrungsmitteln sein können.

Nahrungsmittelbedingte Diarrhöen

Durch Nahrungsmittel ausgelöste Durchfälle können auf einer unzureichenden Verdauung deren bestimmter Nahrungsbestandteile oder auf einer allergischen Reaktion mit letzteren beruhen. So liegt bei einer Lactoseintoleranz ein Mangel an dem Lactose spaltendem Enzym Lactase vor (vgl. Seite 2–84). Sie darf nicht mit einer Kuhmilchallergie verwechselt werden, welcher eine Immunreaktion mit bestimmten Eiweißbestandteilen zugrundeliegt. Weiteres Beispiel für eine immunologisch bedingte Enteropathie mit dem Symptom Diarrhö ist die Zöliakie (Sprue), welche auf einer

Überempfindlichkeit gegen Gluten beruht. Der Genuss glutenhaltiger Speisen führt hier zu Veränderungen der Dünndarmschleimhaut mit einer Atrophie der Zotten. Die hierdurch bedingte verminderte Nahrungsresorption führt zu Diarrhö, voluminösen Fettstühlen, Appetitlosigkeit, Gewichtsverlust und Eisenmangel. Wegen des erhöhten Risikos für Autoimmun- und maligne Erkrankungen, insbesondere maligne Lymphome, wird auch bei milden Verlaufsformen eine lebenslange glutenfreie Diät empfohlen.

Chronische Diarrhöen

Chronische, d.h. länger als 2 Wochen anhaltende Diarrhöen sind meist Symptome verschiedener Grunderkrankungen des Gastrointestinaltrakts. Sie bedürfen daher stets einer ärztlichen Diagnose und können allenfalls nach einer solchen symptomatisch, beispielsweise durch Quellstoffe wie Flohsamen oder Weizenkleie unterstützend behandelt werden.

So sind für psychogen bedingte Diarrhöen häufige schmerzhafte Stuhlentleerungen mit kleinen Stuhlmengen charakteristisch. Häufig wird nach einer normalen Stuhlentleerung oder kurz nach den Mahlzeiten wässriger Stuhl abgesetzt. Ursache der psychogen bedingten chronischen Diarrhöen ist eine periodisch auftretende Dominanz des parasympathischen Nervensystems. Sie treten oft alternierend mit Obstipationen auf. Chronische Diarrhöen kommen auch bei 2,5 % aller Diabetiker und bei 22 % neuropathischer Diabetiker vor. Ferner können schwere entzündliche Darmerkrankungen wie Morbus Crohn oder das Colon irritabile, Karzinome des Gastrointestinaltrakts, eine Schilddrüsenüberfunktion oder endokrine Tumoren Ursache einer chronischen Diarrhoe sein. Dies unterstreicht die Unverzichtbarkeit einer gründlichen ärztlichen Diagnose.

Chronische Durchfälle können auch ein Hinweis auf Nahrungsunverträglichkeiten sein. So werden sie bei Lactoseintoleranz, bedingt durch einen Lactasemangel (vgl. S. 2-82), bei nicht allergisch bedingter Überempfindlichkeit gegen Histamin, welches in überlagerten oder gereiften Lebensmitteln in höherer Konzentration vorkommen kann, oder bei einer Fructosemalabsorption beobachtet. Bei letzterer ist die Aufnahmekapazität für Fructose eingeschränkt. Als deren Folge gelangt Fructose vermehrt in den Dickdarm und wird hier zu kurzkettigen Fettsäuren und Gasen wie Wasserstoff und Kohlendioxid abgebaut, welche Übelkeit, Bauchschmerzen und Diarrhö auslösen können. Eine weitere Nahrungsmittelunverträglichkeit ist die Zöliakie, bei welcher eine Überempfindlichkeit gegenüber dem in vielen Getreidesorten vorkommenden Klebereiweiß Gluten vorliegt und die zu chronischen Durchfällen führen kann. Ferner kann ein Überangebot an alkoholischen Zuckeraustauschstoffen wie Sorbitol oder Xylitol Diarrhöen auslösen, welche typischerweise bei Nahrungskarenz zum Stillstand kommen.

2.3.2.2 Diätetische Maßnahmen

Die früher bei Durchfallerkrankungen empfohlene längere Nahrungskarenz gilt heute als überholt, vielmehr ist eine frühe Realimentation nach Substitution der Flüssigkeits- und Elektrolytverluste angezeigt. Hierbei ist mit gewissen Einschränkungen eine spezielle Diät nicht erforderlich. Vorteilhaft ist allerdings bei Säuglingen wegen der möglichen Disaccharidintoleranz bei Enteritiden eine vorübergehende verminderte Lactosezufuhr. Günstiger sind wegen der geringeren osmotischen Aktivität polymere Kohlenhydrate wie Dextrinmaltose, Stärke oder Reisschleim.

Empfehlenswert bei Durchfallerkrankungen sind auch Bestandteile der physiologischen Darmflora enthaltende, als Probiotika bezeichnete Milchprodukte, die an späterer Stelle besprochen werden.

Die Einschränkung einer normalen Fettzufuhr ist ebenso wenig geboten wie diejenige einer normalen Eiweißnahrung, ausgenommen bei bestehenden Eiweißallergien. Auch sollte das Stillen von Säuglingen unbedingt fortgesetzt werden. Die vor der Erkrankung gegebene altersgemäße Säuglingsnahrung sollte, eventuell zunächst in verdünnter Form, beibehalten werden.

2.3.2.3 Medikamentöse Maßnahmen

Trotz der Vielfalt an Erregern und anderer Ursachen ist die therapeutische Behandlung von Durchfallerkrankungen, zumindest im Selbstmedikationsbereich, auf symptomatische Maßnahmen beschränkt. Diese werden daher unabhängig von ätiologischen Aspekten in diesem Kapitel gemeinsam besprochen. Eine Auswahl von Arzneimitteln zur Behandlung von Durchfallerkrankungen findet sich in den Tabellen 2.3-5 und 2.3-6.

Orale Rehydratationslösungen

Wegen der zum Teil sehr erheblichen Flüssigkeitsverluste ist der Ersatz von Elektrolyten und Wasser als wichtigste therapeutische Maßnahme bei akuten Durchfallerkrankungen heute unumstritten. Dies gilt insbesondere für Säuglinge und Kleinkinder, bei denen die Gewichtsabnahme durch Flüssig-

(Fortsetzung nächstes Blatt)

Tab. 2.3-5: Zusammensetzung oraler Rehydratationslösungen gemäß Empfehlung der WHO (seit 2002) und der ESPGAN

	WHO (mmol/l)	ESPGAN (mmol/l)
Natrium	75	60
Chlorid	65	20
Glucose (wasserfrei)	75	74–111
Kalium	20	20
Citrat	10	10
Gesamtmolarität	245	240

keitsverlust bei Durchfällen bis zu 10% und mehr erreichen kann, aber auch für ältere Patienten über 60 Jahren, bei denen die physiologischen Kompensationsmechanismen deutlich eingeschränkt sind. Bei Diarrhöen im Kleinkindesalter hat der Elektrolyt- und Flüssigkeitsersatz absoluten Vorrang vor allen anderen therapeutischen Maßnahmen. Während bei leichteren Diarrhöen ein Flüssigkeitsersatz durch Tee oder Fruchtsaftgetränke meist ausreicht, ist bei stärkeren Durchfällen ein gezielter Wasser- und Elektrolytersatz mit bilanzierten und möglichst auch Glucose enthaltenden Lösungen zweckmäßig. Der Glucosezusatz bietet neben der vor allem in der Pädiatrie gewünschten Geschmacksverbesserung auch den Vorteil, dass sich die Natriumionen- und Glucoseabsorption bei gleichzeitiger isoosmolarer Aufnahme von Anionen und Wasser gegenseitig stimulieren. Meinungsverschiedenheiten gibt es auch heute noch hinsichtlich der optimalen Zusammensetzung der oralen Rehydratationslösungen (ORL), insbesondere hinsichtlich deren optimalen Natriumionenkonzentration.

Ziel jeder Rehydratation ist eine möglichst rasche Substitution der Elektrolyt- und Wasserverluste und zugleich auch eine Kompensation der häufig gleichzeitig beobachteten Azidose. Einigkeit besteht darüber, dass die Substitution nicht mit stark hypertonen Lösungen vorgenommen werden sollte, da Letztere aufgrund ihres osmotischen Drucks die Resorption von Wasser und Elektrolyten hemmen und zu einer vermehrten Sekretion von Flüssigkeit in das Darmlumen führen. Als optimal gelten heute schwach hypoosmolare orale Rehydratationslösungen mit einer Gesamtosmolarität um 240 (200 bis 250) mmol/l (Blutisotonie bei 285 mmol/l).

Die ursprünglich von der Weltgesundheitsorganisation empfohlene Rehydratationslösung enthält mit 90 mmol/l viel Natriumionen. Diese hohe Natriumionenkonzentration entspricht den bei Kindern mit Cholera beobachteten Natriumausscheidungen im Stuhl. Die Natriumverluste bei anderen bakteriellen Enteritiden und auch bei den bei Kindern häufig vorkommenden durch Rotaviren verursachten Diarrhöen sind mit 35 bis 60 mmol/l deutlich geringer. Aus diesem Grunde senkte die WHO 2002 die empfohlene Natriumkonzentration auf maximal 75 mmol/l und die Gesamtmolarität auf 245 mmol/l. Die Europäische Gesellschaft für Pädiatrische Gastroenterologie und Ernährung (ESPGAN) empfiehlt zumindest für europäische Kinder eine orale Rehydratationslösung mit einer Natriumionenkonzentration von nur 60 mmol/l (Tab. 2.3-5). Der Kaliumgehalt von 20 mmol/l dieser empfohlenen oralen Rehydratationslösung (ORL) beugt der Entwicklung einer Hypokaliämie mit ihren Folgen vor. Der Glucosegehalt der ORL sollte gemäß Empfehlungen der ESPGAN im Konzentrationsbereich von 74 bis 111 mmol/l liegen. Bei Verwendung monomerer Glucose ist zwecks Vermeidung hyperosmolarer Lösung der untere Konzentra-

Erkrankungen des Darms und der Bauchspeicheldrüse

tionsbereich zu bevorzugen. Wegen ihres niedrigeren osmotischen Drucks sind daher Glucose enthaltende polymere Kohlenhydrate wie Dextrinmaltose, Stärke oder Reisschleim vorteilhaft. Sie können, bezogen auf die Glucoseeinheit, auch in höherer Konzentration verabreicht werden.

Bei schweren Durchfällen ist wegen der Gefahr einer Azidose der Zusatz basischer Substanzen zu den oralen Rehydratationslösungen vorteilhaft. Hierbei ist Natriumcitrat dem früher meist verwendeten Natriumhydrogencarbonat vorzuziehen, da Letzteres die Flüssigkeitsresorption hemmt, zu Instabilitäten der Glucose führen, Blähungen verursachen kann und zudem den Geschmack ungünstig beeinflusst und damit die Akzeptanz der Lösung beeinträchtigen kann.

Wegen des großen zu applizierenden Flüssigkeitsvolumens kommen orale Rehydratationslösungen nicht als solche in den Handel, sondern werden vielmehr aus meist einzeldosierten, festen Darreichungsformen vom Patienten selbst durch Auflösen in (abgekochtem!) Wasser hergestellt. Die Zusammensetzung entsprechender handelsüblicher Produkte findet sich in Tabelle 2.3-6.

Für die Apothekenrezeptur kann zur oralen Rehydratation folgende Lösung empfohlen werden, die der von der ESPGAN empfohlenen Zusammensetzung etwa entspricht:

Natriumchlorid	1,75 g	(0,35 g)
Natriumcitrat-Dihydrat	3 g	(0,6 g)
Kaliumchlorid	1,5 g	(0,3 g)
Glucose, wasserfrei	20 g	(4 g)
Wasser	zu	
	1000 g	(200 g)

Das Substanzgemisch kann (z.B. mit den eingeklammerten Mengen der Rezepturformel) in Form einzeln dosierter Pulver hergestellt und daraus vom Patienten mit der angegebenen Menge abgekochten Wassers die fertige orale Rehydratationslösung bereitet werden. Das Feststoffgemisch eignet sich wegen seines geringeren Volumens auch für Reiseapotheken.

Antidiarrhoika

Unter Antidiarrhoika werden hier in engerem Sinne Wirkstoffe verstanden, welche auf neurotropem Wege die Motilität und die Sekretion des Darmes hemmen und so zu einer raschen Beseitigung der lästigen und schmerzhaften Diarrhösymptome führen. Sofern man sich der Gefahren einer symptomatischen Behandlung stets bewusst bleibt und notwendige andere therapeutische Maßnahmen wie den Wasser- und Elektrolytersatz bzw. im Falle schwerer dysenterischer Erkrankungen eine antibiotische Therapie nicht außer Acht lässt, sind Opioide

Tab. 2.3-6: Handelsübliche Präparate zur Herstellung oraler Rehydratationslösungen

Handelsname	Darreichungsform	Zusammensetzung	Herstellung der ORL
Elotrans®	Pulver	1 Beutel (6,03 g): Glucose-wasserfrei 4 g, Natriumchlorid 0,7 g, Natriumcitrat-Dihydrat 0,59 g, Kaliumchlorid 0,3 g	Beutelinhalt in 200 ml Flüssigkeit
Oralpädon® 240 Neutral/ – 240 Erdbeere/ – 240 Apfel-Banane	Pulver	1 Beutel: 4,86 g/ 5,2/ 5,2 g enth.: Natriumchlorid 0,47 g, Kaliumchlorid 0,3 g, D-Glucose 1H$_2$O 3,56 g, Dinatriumhydrogencitrat 1,5H$_2$O 0,53 g	1 Beutel in 200 ml Flüssigkeit

zweifellos hervorragende und unentbehrliche Pharmaka. Sie verbessern, korrekt dosiert und angewandt, durch Beseitigung der Symptome bei durchaus vertretbaren Nebenwirkungen den subjektiv empfundenen Gesundheitszustand der betroffenen Patienten beträchtlich.

Loperamid

Die als Antidiarrhoika verwendeten Opioide unterscheiden sich zum Teil erheblich hinsichtlich ihrer zentralen Nebenwirkungen einschließlich ihres Suchtpotentials. Als ein diesbezüglich besonders günstiges synthetisches Antidiarrhoikum hat sich Loperamid erwiesen (Tab. 2.3-7).

Nachdem die rezeptfreie Anwendung von Loperamid bereits in vielen Staaten, darunter USA, Kanada, Schweiz, Schweden und in den meisten EG-Staaten, mit Erfolg praktiziert worden war, hat endlich auch die zuständige deutsche Behörde dem Patienten und vor allem dem Apotheker den verantwortungsvollen Umgang mit diesem Medikament zugetraut und hat 1993 Loperamid und seine Salze unter bestimmten Voraussetzungen aus der Verschreibungspflicht entlassen. Die Freistellung ist beschränkt auf feste Zubereitungen zur oralen Anwendung bei akuter Diarrhoe in Tagesdosen bis zu 12 mg und in Packungsgrößen bis zu 24 mg, wobei Kinder unter 6 Jahren durch entsprechende Hinweise auf dem Behältnis und dessen äußerer Umhüllung von der Selbstmedikation ausgeschlossen werden.

Loperamid

Pharmakodynamik

Loperamid bindet als Opioid an zentrale und periphere μ-Opiatrezeptoren, besitzt jedoch im Gegensatz zur Mehrzahl der übrigen Vertreter dieser Wirkstoffgruppe keine analgetische Wirkung und führt erfahrungsgemäß nicht zur Abhängigkeit. Sein Suchtpotential ist praktisch vernachlässigbar.

Loperamid vermindert über das autonome Nervensystem und die peripheren Opiatrezeptoren die propulsive Motilität des Darmes. Die Aktivität der Longitudinalmuskulatur wird reduziert, der Tonus und die segmentale Aktivität des Darmes hingegen werden erhöht und damit die Passagezeit des Darminhaltes verlängert. Aus der erhöhten Verweilzeit des Darminhaltes resultiert eine vermehrte Wasser- und Elektrolytresorption über die Dünndarmschleimhaut.

Experimentell ließ sich ferner eine Bindung des Loperamids an Calmodulin und damit eine Aktivitätshemmung calciumabhängiger Enzyme sowie eine Hemmung der durch Prostaglandin bzw. durch das Choleratoxin stimulierten Flüssigkeitssekretion nachweisen, deren Bedeutung für die therapeutische Wirkung jedoch unklar ist. Neben der motilitätshemmenden und antisekretorischen Wirkung wird für Loperamid eine Funktionsverbesserung des Kontinenzorgans über Neurotransmitter oder den Calmodulinmechanismus angenommen. Als motilitätshemmendes Antidiarrhoikum ist Loperamid heute Mittel der Wahl und kann sowohl zur Behandlung akuter als auch chronischer Diarrhöen (bei Letzteren allerdings nur durch den Arzt!) mit Erfolg eingesetzt werden.

Die Frage, inwieweit es durch die Anwendung von Motilitätshemmern zu einer verzögerten Ausscheidung pathogener Erreger und damit zu einem verzögerten Krankheitsverlauf kommen kann, wird nach wie vor kontrovers diskutiert. Aufgrund neuerer Untersuchungen trifft dieses für Loperamid allerdings nicht zu.

Die Anfangsdosis bei akuten Durchfällen beträgt für den Erwachsenen 4 mg, gefolgt von

Erkrankungen des Darms und der Bauchspeicheldrüse

Tab. 2.3-7: Arzneimittel zur Behandlung von Durchfallerkrankungen außer oralen Rehydrationslösungen

Handelsname	Darreichungsform	Zusammensetzung in
Antidarrhoika		
Imodium® akut	Kapseln	1 Kapsel: Loperamidhydrochlorid 2 mg
Loperamid-ratiopharm® akut	Filmtabletten	1 Tablette: Loperamidhydrochlorid 2 mg
Vaprino® 100 mg	Kapseln	1 Kapsel: 100 mg Racecadotril
Adsorbentien		
Eichenrinde (DAC)	Droge	Rinde jüngerer Stämme und Zweige von Quercus robur L. und Quercus petraea
Kohle-Compretten®	Tabletten	Medizinische Kohle 250 mg pro Tablette
Kohle-Hevert®	Tabletten	Medizinische Kohle 250 mg pro Tablette
Kohle-Pulvis	Pulver	Medizinische Kohle
Tannalbin® av	Kapseln	1 Kapsel: Tanninalbuminat 250 mg
Tannalbin®	Tabletten	1 Tablette: Tanninalbuminat 500 mg
Quellmittel		
Flohsamen	Droge	Reife Samen von *Plantago psyllium* L. und *Plantago indica* L.
Indische Flohsamen	Droge	Reife Samen von *Plantago ovata* FORSSKAL
Indische Flohsamenschalen	Droge	Schalen der reifen Samen von *Plantago ovata* FORSSKAL
Agiocur®	Granulat	5 g (1 Teelöffel): *Plantago-ovata*-Samen 3,25 g, *Plantago-ovata*-Samenschalen 0,11 g
Metamucil kalorienarm – Orange Sachets	Pulver	5,8 g (1 Beutel) Flohsamen, indische 3,26 g
Mucofalk® Apfel-/Orange/-Pur	Granulat	5 g (1 Beutel): *Plantago-ovata*-Samenschalen 3,25 g
Pascomucil	Pulver	5 g: *Plantago-ovata*-Samenschalen 2,5 g
Mittel zur Normalisierung der Darmflora		
Lactulose enthaltende Präparate		
Bifiteral®	Sirup	100 ml: Lactulose 66,7 g
Lactulose Heumann®	Sirup	100 ml: Lactulose 60,6 g
Lactuflor®	Sirup	100 ml: Lactulose 65 g
Ladulose Hexal	Sirup	100 ml: Lactulose 66,7 g
Lebensfähige Mikroorganismen enthaltende Präparate (Auswahl)		
Mutaflor® mite/Mutaflor	magensaftresistente Kapseln	1 Kapsel: Biotrockenmasse mit 0,5–5 × 10^9/2,5–25 × 10^9 lebensfähigen Bakterien *Escherichia coli* Stamm Nissle 1917
Omniflora®	Kapseln	1 Kapsel: Trockenhefe aus *Saccharomyces cerevisiae* HANSEN CBS 5926 250 mg mit mind 5 × 10^9 lebensfähigen Zellen
Perenterol® 50 mg/ Perenterol® forte 250 mg	Kapseln	1 Kapsel enth.: Trockenhefe aus *Saccharomyces boulardii* 50 mg bzw. 250 mg
Perocur® forte	Kapseln	1 Kapsel enth.: *Saccharomyces cerevisiae* HANSEN CBS 5926 250 mg
Uzarawurzel		
Uzara®	Dragees	1 Dragee: Trockenextrakt (4–6:1) 40 mg – Auszugsmittel: Methanol 60 % (V/V)
Uzara® N Lösung	Saft	10 ml (1 Messlöffel): Trockenextrakt (4–6:1) 75,6 mg – Auszugsmittel: Methanol 60 % (V/V)

jeweils 2 mg nach jedem Stuhlgang bei einer maximalen Tagesdosis von 12 mg in der Selbstmedikation. Im Regelfall (50 bis 75 % der Fälle) reichen 8 mg Loperamid zur erfolgreichen Behandlung während der ersten 24 Stunden, am zweiten Tag meist 4 mg aus. Bei länger als 2 Tage andauernder Diarrhoe empfiehlt sich eine diagnostische Abklärung durch den Arzt.

Pharmakokinetik

Nach peroraler Applikaton von 4 mg Loperamid werden beim Erwachsenen maximale Plasmakonzentrationen von 1 bis 3 ng pro ml nach 3 bis 5 Stunden erreicht. Die absolute Bioverfügbarkeit dürfte, obgleich Vergleichsuntersuchungen nach intravenöser Verabreichung fehlen, aufgrund der hohen Metabolisierungsrate in Darm und Leber und des hieraus resultierenden First-Pass-Effektes nur sehr gering sein. Loperamid wird zu 96 % an Plasmaproteine gebunden. Die Elimination des unveränderten Wirkstoffs erfolgt nach peroraler Applikation nur zu 2 % mit dem Harn, mit dem Stuhl werden 30 % des intakten Wirkstoffs, der Rest in Form von Metaboliten eliminiert. Loperamid gelangt aufgrund seines relativ polaren Charakters, ausgenommen Kleinkinder mit noch nicht vollständig ausgebildeter Blut-Hirn-Schranke, nicht ins Zentralnervensystem. Hiermit findet das im Gegensatz zu anderen Opioiden fehlende Suchtpotential seine rationale Erklärung.

Unerwünschte Wirkungen

Die unerwünschten Nebenwirkungen von Loperamid sind bei korrekter therapeutischer Dosierung vernachlässigbar. Gelegentlich beobachtete Kopfschmerzen, Müdigkeit, Schwindelgefühle, Bauchkrämpfe, Übelkeit, Mundtrockenheit, Exantheme oder ein Megakolon (Erweiterung und Überfüllung der unteren Mastdarmabschnitte) könnten Zeichen einer Überdosierung sein. Im Übrigen sind diese unerwünschten Wirkungen von den Symptomen der Erkrankung selbst nur schwer zu trennen.

Gegenanzeigen

Gegenanzeigen sind eine bekannte Überempfindlichkeit gegen Loperamid oder ein Darmverschluss. Der Wirkstoff sollte ferner nicht angewandt werden bei Kindern unter 2 Jahren (in der Selbstmedikation unter 12 Jahren!), bei fieberhaften Durchfallerkrankungen mit blutigen Stühlen, bei akuten Schüben einer Colitis ulcerosa.

Schwangerschaft und Stillzeit

Da aussagekräftige Untersuchungen fehlen, sollte von einer Anwendung des Loperamids in der Schwangerschaft abgesehen werden.
Bei der Anwendung in der Stillzeit wird, obgleich die in der Muttermilch zu erwartenden Loperamid-Konzentrationen gering sind, ein Abstillen vor Therapiebeginn empfohlen, da aufgrund der noch unzureichend entwickelten Blut-Hirn-Schranke neurotoxische Wirkungen beim Säugling sonst nicht sicher ausgeschlossen werden können.

Beratungstipp

Hinweise zu Loperamid in der Selbstmedikation
- Erwachsene initial 4 mg Loperamid, dann 2 mg nach jedem ungeformten Stuhl.
- In der Selbstmedikation nur für Kinder > 12 Jahre, diese nehmen initial 2 mg Loperamid.
- Ohne ärztlichen Rat nicht länger als 2 Tage einnehmen.
- Absetzen bei Obstipation oder geblähtem Leib.
- Nicht anwenden bei Durchfall mit Fieber o. blutigem Stuhl.

Racecadotril

Nachteil des Antidiarrhoikums Loperamid ist, dass der Wirkstoff bei Kindern nur begrenzt eingesetzt werden kann. Bei Kindern unter 2 Jahren ist er wegen der Gefahr ileusartiger Zustände kontraindiziert, da bei ihnen die Blut-Hirn-Schranke noch nicht vollständig ausgeprägt ist und somit ein verstärkter Übergang des Wirkstoffs in das Zentralnervensystem erfolgen kann.

Umso erfreulicher ist, dass mit dem Enkephalinasehemmstoff Racecadotril ein Antidiarrhoikum zur Verfügung steht, welches allerdings nur unter ärztlicher Kontrolle, auch bei Kleinkindern angewandt werden kann. 2013 wurde Racecadotril zur Behandlung von akutem Durchfall bei Erwachsenen in festen Zubereitungen in peroralen Einzeldosen von 100 mg je abgeteilter Form und in einer Gesamtmenge von 1000 mg mit einer Anwendungsdauer von bis zu 3 Tagen aus der Verschreibungspflicht entlassen.

Racecadotril

Pharmakodynamik

Im Gegensatz zu Loperamid ist Racecadotril kein auf neurotropem Wege wirkender Motilitätshemmer, sondern ein Sekretionshemmer, dessen Wirkung auf einer Inhibition der Enkephalinase beruht. Bei akuten Durchfallerkrankungen wird durch Stimulation der intramukosalen Adenylatcyclase die intrazelluläre cAMP-Konzentration erhöht. Diese führt zu einer vermehrten Sekretion von Elektrolyten und Wasser in das Darmlumen und somit zu Durchfall. Die Adenylatcyclase wird durch Enkephalin über eine Stimulation von δ-Opioid-Rezeptoren gehemmt und damit die intrazelluläre cAMP-Konzentration gesenkt. Enkephalin wird durch das Enzym Enkephalinase hydrolytisch abgebaut. Wird nun die Enkephalinase durch Racecadotril gehemmt, so kommt es zu einer Erhöhung der Enkaphelinkonzentration im Gewebe und damit über die Stimulation der δ-Opioid-Rezeptoren und eine Senkung der cAMP-Konzentration zur Sekretionshemmung im Darm und damit zur Normalisierung des Stuhlgangs.

Racecadotril (Vaprino®, Tiorfan®) steht zur Behandlung akuter Durchfallerkrankungen für Erwachsene in Form von Kapseln zu 100 mg, aber auch in Granulatform für Kinder zur Verfügung. Es ist aufgrund klinischer Studienergebnisse an 600 Kindern auf ärztliche Verschreibung auch zur Behandlung von Kleinkindern ab dem 4. Lebensmonat gemeinsam mit oraler Rehydratation und üblichen unterstützenden Maßnahmen, falls diese allein nicht ausreichen, zugelassen. In placebokontrollierten, klinischen Studien an Erwachsenen und Kindern konnten eine Verkürzung der Diarröhdauer sowie eine Reduktion der Frequenz der Stuhlentleerung und des Stuhlgewichts nachgewiesen werden. Unerwünschte Nebenwirkungen traten nach Racecadotrilbehandlung im Vergleich zu Loperamid deutlich seltener auf. Dies betraf insbesondere die nach antidiarrhoischer Therapie mit Loperamid gelegentlich beobachtete Verstopfung.

Erwachsene erhalten als Initialdosis 100 mg Racecadotril in oraler Form, danach 3-mal täglich 100 mg vor den Hauptmahlzeiten. Die Behandlung sollte bis zum Auftreten von 2 geformten Stühlen fortgesetzt werden, aber nicht länger als 3 Tage.

Pharmakokinetik

Das pro drug Racecadotril wird nach peroraler Applikation rasch resorbiert und in peripheren Geweben durch hydrolytische Abspaltung des Acetyl- und Benzylrestes schnell in Thiorphan, die eigentliche Wirkform, überführt. Maximale Plasmakonzentrationen werden nach 60 Minuten, die maximale Hemmung der Plasmaenkephalinase wird nach 2 Stunden erreicht. Die Halbwertszeit, ermittelt über die Plasmaenkepalinasehemmung beträgt 3 Stunden, die Gesamtdauer der Enzymhemmung 8 Stunden. Die Wirkform Thiorphan wird zu 90 % an Plasmaproteine gebunden. Racecadotril wird vorwiegend über die Niere in Form inaktiver Metaboliten, zu einem geringeren Teil mit dem Stuhl eliminiert.

Unerwünschte Wirkungen

Als Nebenwirkungen werden für Racecadotril häufig Kopfschmerzen und gelegentlich Hautauschlag, Übelkeit, Obstipation, Schwindel und Benommenheit, Blähungen, abdominelle Schmerzen, Anorexie, Durst und Fieber angegeben. Ein kausaler Zusammenhang der beobachteten Nebenwirkungen mit der Racecadotrileinnahme kann jedoch nicht als gesichert gelten, da diese auch Folge der Durchfallerkrankung sein können.

Gegenanzeigen

Nicht angewandt werden darf Racecadotril bei Durchfällen mit Fieber, blutigem oder schleimigem (eitrigem) Stuhl, da hier die Gefahr einer Infektion mit invasiven Erregern besteht. Eine weitere Kontraindikation sind nach einer Antibiotikatherapie auftretende Durchfälle. Chronische Durchfallerkrankungen oder ein akuter Schub einer Colitis ulzerosa gehören in ärztliche Behandlung.

Schwangerschaft und Stillzeit

Da spezifische Studien zur Anwendung in der Schwangerschaft und zum Übergang in die Muttermilch nicht vorliegen, sollte auf Racecadotril während der Schwangerschaft und Stillzeit verzichtet werden.

Bei einem zusammenfassenden Vergleich der beiden Antidiarroika Loperamid und Racecadotril, ergeben sich aufgrund bisheriger Erfahrungen, dass der Sekretionshemmer Racecadotril dem Motilitätshemmer Loperamid hinsichtlich der Wirksamkeit bei eher geringeren Nebenwirkungen gleichwertig ist. Zu beachten ist allerdings, dass er für die Selbstmedikation nur für Erwachsene ab 18 Jahren empfohlen werden darf.

Adsorbentien

Traditionelle Verwendung finden verschiedene Adsorbentien enthaltende Arzneimittel, deren antidiarrhoische Wirkung auf ihrer Fähigkeit, Bakterien, deren Stoffwechselprodukte (Enterotoxine) oder andere Giftstoffe und Viren durch Adsorption an ihrer Oberfläche zu binden, beruht (Tab. 2.3-7). Zu den Wirkstoffen dieser Gruppe gehören anorganische Stoffe, deren adsorptives Bindungsvermögen auf ihre große spezifische Oberfläche (medizinische Kohle) oder zusätzlich auf ihre poröse Struktur (hochdisperses Siliciumdioxid und Kaolin, ein wasserhaltiges Aluminiumsilikat) zurückzuführen ist. Im Falle der Kieselsäureverbindungen sollen die Giftstoffe in die unterschiedlich großen Hohlräume dieser nicht resorbierbaren Verbindungen eindringen und mit diesen über die Faezes unschädlich gemacht und eliminiert werden. Aufgrund ihres Adsorptionsvermögens werden auch Pektine aus Äpfeln und Zitrusfrüchten als Antidiarrhoika eingesetzt. Die Wirksamkeit aller auf ihrem Adsorptionsvermögen beruhenden Antidiarrhoika ist nicht erwiesen und ihr therapeutischer Wert daher mit Ausnahme der Eichenrinde und anderer gerbstoffhaltiger Drogen und Zubereitungen umstritten. Für Eichenrinde, deren antidiarrhoische Wirkung aber außer auf ihrem Adsorptionsvermögen auf ihrer adstringierenden und virustatischen Wirkung beruhen dürfte, liegt eine Aufbereitungsmonographie vor, in welcher die Anwendung bei unspezifischen akuten Durchfallerkrankungen in Tagesdosen von 3 g empfohlen wird. Die Anwendung der Zubereitungen aus Eichenrinde oder anderen gerbstoffhaltigen Drogen ist gleichwertig, sofern deren Gerbstoffgehalt standardisiert ist und die Dosierungszielvorgaben der betreffenden Aufbereitungsmonographien erreicht werden (mittlere Tagesdosis für Tormentillwurzelstock beispielsweise 4 bis 6 g Droge).

Zu beachten ist, dass durch die genannten Adsorbentien wie auch durch die im folgenden Kapitel zu besprechenden Quellmittel die Resorption und damit die Bioverfügbarkeit anderer Wirkstoffe beträchtlich vermindert werden kann.

Quellmittel

Überraschend erscheint auf den ersten Blick, dass Drogen mit quellfähigen Schleimstoffen, deren Haupteinsatzgebiet habituelle Obstipationen sind, auch zur Behandlung von Durchfallerkrankungen Verwendung finden (Tab. 2.3-7). Dies gilt vorzugsweise für die in der Ph.Eur. beschriebenen schleimhaltigen Samendrogen Flohsamen (Psylli semen) der Stammpflanzen *Plantago psyllium* L. und *Plantago indica* L., die Indischen Flohsamen (Plantaginis ovatae semen) aus *Plantago ovata* FORSSKAL (s.a. Kap. 16.2.3) sowie die aus der gleichen Stammpflanze gewonnenen Indischen Flohsamenschalen (Plantaginis ovatae testae). Für Indische Flohsamen und die Indischen Flohsamenschalen sehen die betreffenden Aufbereitungsmonographien unter anderem die unterstützende Behandlung bei Durchfallerkrankungen sowie das Colon irritabile vor. Obwohl in der Aufbereitungsmonographie für Flohsamenschalen zwar das Colon irritabile, Durchfälle aber nicht ausdrücklich erwähnt sind, gilt aufgrund der in ihr enthaltenen vergleichbaren Quellstoffe die gleiche Indikation auch für diese Droge. Die antidiarrhoische Wirkung der genannten Schleimdrogen beruht auf dem Quellvermögen der Inhaltsstoffe und der hieraus resultierenden Verfestigung und Verlängerung der Passagezeit des Stuhls. Die mit der Stuhlverfestigung verbundene Umhüllung von Krankheitserregern und von Enterotoxinen ist für den Krankheitsverlauf von Vorteil.

Bei Empfehlung von Quellstoffen muss der Patient stets auf die erforderliche ausreichende gleichzeitige Flüssigkeitszufuhr hingewiesen werden, da andernfalls die Gefahr einer Pfropfbildung oder gar eines Darmverschlusses zu groß ist. Ansonsten sind Nebenwirkungen bei diesen Drogen auf sehr seltene Überempfindlichkeiten beschränkt. Die Dosierung der genannten Drogen ist, bedingt durch die unterschiedliche Zusammensetzung der Schleimstoffe bzw. den Schleimgehalt, nicht identisch. So werden für Flohsamen Tagesdosen von 10 bis 30 g, für Indische Flohsamen 10 bis 40 g und für Indische Flohsamenschalen 4 bis 20 g Droge empfohlen.

Mittel zur Normalisierung der Darmflora

Folge und zum Teil auch Ursache (beispielsweise nach Antibiotikabehandlung) einer Durchfallerkrankung ist eine Schädigung der natürlichen Darmflora, welche für die normale Darmfunktion und Infektabwehr verantwortlich ist. Insofern ist die Wiederherstellung der physiologischen Darmbesiedlung durch geeignete Maßnahmen ein rationaler Ansatz zur Kausalbehandlung von Diarrhöen.

Lactulose

Lactulose (4-*O*-β-D-Galactopyranosyl-D-fructose) ist ein synthetisches Disaccharid, welches aufgrund seiner geringen Resorbierbarkeit aus dem Gastrointestinaltrakt vorwiegend als osmotisch wirkendes Laxans sowie in höheren Dosen zur Behandlung von Lebererkrankungen Verwendung findet (Tab. 2.3-7).

Das Disaccharid Lactulose wird durch die Enzyme des Dünndarms nicht gespalten und folglich kaum (0,4 bis 2%) resorbiert. Die Spaltung in die Monosaccharide und der Abbau Letzterer zu kurzkettigen Fettsäuren, insbesondere Milchsäure und Essigsäure, erfolgt erst im Dickdarm. Die hieraus resultierende Erniedrigung des pH-Wertes bewirkt eine Protonierung von freiem Ammoniak im Darmlumen und verhindert dessen Resorption. Die erstrebte Leberschutzwirkung beruht auf einer Entlastung der Leber durch Senkung des Ammoniakspiegels im Blut. Gleichzeitig soll die Zahl der Ammoniak produzierenden Bakterien im Darm vermindert werden. Vermutlich ist die hieraus resultierende Normalisierung der Bakterienflora des Darmes auch die Erklärung für die erfolgreiche Behandlung von Salmonellen-Enteritiden mit Lactuloselösungen (Tab. 2.3-7). Lactulose wird hierbei in einer Dosierung von dreimal täglich 10 g in Form 60- bis 67-prozentiger Lösungen verabreicht. Als Nebenwirkungen können in Abhängigkeit von der Dosis abdominelle Schmerzen, Krämpfe, Meteorismus, Nausea, Erbrechen und Diarrhöen hervorgerufen werden. Auch Enzephalopathien sind beschrieben worden.

Lactulose

Probiotika

Als Probiotika werden Arzneimittel oder auch Nahrungsergänzungsmittel bezeichnet, welche lebensfähige apathogene Mikroorganismen enthalten und die eine gesundheitsfördernde Wirkung für den Menschen haben. Als gesichert gelten für Probiotika folgende Effekte, die bei der Bekämpfung des akuten infektiösen Durchfalls eine Rolle spielen:

- Modulation des intestinalen Immunsystems
- Stärkung der natürlichen Barrierefunktion des Darms
- Produktion von Stoffen, die pathogene Substanzen bekämpfen
- Modifikation pathogener Toxine
- Konkurrenz um Bindungsstellen
- Lokale Veränderung des pH-Wertes in einen für das Wachstum pathogener Keime ungünstigen Bereich.

Als Fertigarzneimittel stehen verschiedene lebensfähige Mikroorganismen enthaltende Präparate mit definierter Keimart und Keimkonzentration (Tab. 2.3-7), zum Teil auch Präparate mit Stoffwechselprodukten verschiedener Mikroorganismen zur Verfügung. So werden Kulturen der Milchsäure produzierenden Keime *Lactobacillus gasseri* (Omniflora® N) sowie *Saccharomyces boulardii* HANSEN CBS 5926 (Perenterol®), *Escherichia coli* Nissle 1917 (Mutaflor®) und *Bacterium bifidum* (Eugalan Töpfer forte) eingesetzt. Für die Trockenhefe aus *Saccharomyces cerevisiae* HANSEN CBS 5926 (Synonym: *Saccharomyces boulardii*) liegt eine positive Aufbereitungsmonographie vor. 1 g dieser in lyophilisierter Form vorliegenden Hefe enthält 885 mg entsprechend $1,8 \times 10^{10}$ lebensfähiger Zellen.

Die akute und chronische Toxizität der oral applizierten Trockenhefe erwies sich im Tierversuch als äußerst gering. Die Mutagenitätsversuche verliefen negativ.

Als Anwendungsgebiete für Trockenhefe aus *Saccharomyces cerevisiae* HANSEN CBS 5926 empfiehlt die Aufbereitungsmonographie die symptomatische Behandlung akuter Durchfallerkrankungen, die Prophylaxe und symptomatische Behandlung von Reisediarrhöen sowie Diarrhöen unter Sonderernährung, ferner die unterstützende Behandlung von Akne. Die empfohlene Tagesdosis für Kinder ab 2 Jahren und für Erwachsene beträgt zur Prophylaxe von Reisediarrhöen und Therapie von Diarrhöen 250 bis 500 mg, bei sondennahrungsbedingter Diarrhoe 500 mg und zur Aknebehandlung 750 mg.

Hinzuweisen ist darauf, dass Hefepräparate unterschiedlichen Trocknungsprozessen unterworfen werden. Die Wirksamkeit der applizierten Keime hängt entscheidend von deren Vermehrungsfähigkeit im Organismus ab. Eine hohe Vermehrungsfähigkeit zeigen sachgemäß lyophilisierte Hefen. Um ein solches handelt es sich bei Perenterol® forte. Es wurde jedoch über offenbar hitzebehandelte Handelspräparate berichtet, deren Hefen eine deutlich verminderte Wachstumsfähigkeit zeigten.

Beratungstipp

Zubereitungen mit *Saccharomyces cerevisiae*

Die Pulver bzw. der Kapselinhalt sollen nicht mit eisgekühlten Getränken oder Speisen oder mit welchen über 50 °C vermischt eingenommen werden. Auch sollen sie nicht zusammen mit Alkohol angewendet werden.

Als Probiotika werden Produkte bezeichnet, welche Mikroorganismen meist aus dem Ökosystem der menschlichen Gastrointestinalflora enthalten. Bei den probiotischen Keimen handelt es sich um ausgewählte Stämme der Gattungen *Bifidobacterium longum, B. bifidum, B. brevis, B. infantis, Lactobacillus acidophilus*, sämtlich typische Bestandteile der physiologischen Darmflora. Sie werden durch Selektion gewonnen und sind in fermentierten Milchprodukten enthalten.

Folgende gesundheitsrelevante Eigenschaften der probiotischen Bakterienflora und der sie enthaltenden Milchprodukte gelten als gesichert:

- Förderung der intestinalen Lactoseverdauung bei Personen mit Milchzuckerunverträglichkeit,
- raschere Genesung bei verschiedenen Durchfallerkrankungen (z.B. Rotavirusbedingter und Antibiotika-assoziierter Diarrhöen),
- Verringerung der Konzentration schädlicher Enzyme oder Stoffwechselprodukte mikrobiellen Ursprungs im Darm oder bei Leber- und Nierenerkrankungen,
- Beeinflussung des Immunsystems.

Weitere zur Behandlung der Begleitsymptome von Durchfallerkrankungen prinzipiell geeignete Pharmaka sind Spasmolytika und Antiemetika. Sie spielen in der Praxis jedoch eine untergeordnete Rolle. Die in Frage kommenden spasmolytischen Wirkstoffe sind fast ausschließlich verschreibungspflichtig. Im Übrigen steht mit Loperamid ein geeignetes Mittel zur Bekämpfung kolikartiger Abdominalkrämpfe zur Verfügung. Sofern die Gabe eines Antiemetikums für unerlässlich gehalten wird, sei auf die Ausführungen in Kapitel 1.5 verwiesen.

Uzarawurzel

Stammpflanzen der Uzarawurzel sind in Südafrika heimische Pachycarpus (Synonym: Gomphocarpus) und Xysmahebium-Arten aus der Familie der Asclepiadaceae. Haupt- und zugleich für die therapeutische Wirksamkeit entscheidende Inhaltsstoffe sind Steroidglykoside mit einem γ-Lactonring in 17-Stellung des Sterangerüstes. Sie gehören somit zu den Cardenoliden, unterscheiden sich jedoch von den therapeutisch verwendeten herzwirksamen Cardenoliden durch ihre trans-Verknüpfung der Ringe A und B des Sterangerüstes. Während die therapeutisch verwendeten Herglykoside durch ihre cis/trans/cis-Verknüpfung der Ringe A, B und C charakterisiert sind, gehören die Cardenolide aus der Uzarawurzel, soweit sie nicht eine 5,6-Doppelbindung enthalten, zur trans/trans/cis-Steroidreihe. Dies ist wohl auch der Grund, dass die Herzwirksamkeit der Uzaraglykoside, verglichen mit Strophantin, um 2 Zehnerpotenzen niedriger ist. Wichtigste Inhaltsstoffe sind das vom Aglykon Uzarigenin abgeleitete Uzarin und das von Xysmalogenin abgeleitete Xysmalorin.

Von den experimentell nachgewiesenen pharmakologischen Wirkungen von Uzarawurzelextrakten ist für deren therapeutische Verwendung der reversible motilitätshemmende und spasmolytische Effekt auf den Darm entscheidend. Er ist durch Pilocarpin und Bariumchlorid antagonisierbar. Die Hemmwirkung auf die Ring- und Längsmuskulatur des Darmes, welche sich prinzipiell auch auf andere glattmuskelige Organe wie Blase und insbesondere Uterus auswirkt, wird auf eine Reizung des Sympathikus zurückgeführt.

Ein auf Gesamtglykoside eingestellter Trockenextrakt aus Uzarawurzeln (5,3:1) (Uzaron®) ist in Uzara® N Dragees und Lösung enthalten. Leider ist den verfügbaren Firmenunterlagen nicht zu entnehmen, was unter „Gesamtglykosiden" zu verstehen ist. Vermutlich liegt der Normierung des Extraktes eine gruppenspezifische spektrophotometrische Bestimmung in Form einer auf den Lactonring abzielenden Farbreaktion zugrunde (Kedde-Reaktion). Wünschenswert wäre die zusätzliche Angabe, auf welches der zahlreichen sich hinsichtlich ihrer relativen

	R
Uzarigenin	H
Uzarin	Glucose-Rhamnose (CH₂OH, HO, HO, O, O, OH, HOH₂C, HO, OH)

	R
Xysmalogenin	H
Xysmalorin	Glucose-Rhamnose (HO, HO, CH₂OH, CH₂OH, HO, HO, O, O, OH)

Molekülmassen zum Teil deutlich unterschiedlichen Glykoside der Glykosidgehalt berechnet wird.

Uzara®-Zubereitungen werden bei unspezifischen Durchfallerkrankungen angewandt. Ihre Wirkung ist durch experimentell-pharmakologische Untersuchungen mit Uzarawurzelextrakten sowie durch eine Anwendungsbeobachtung an 552 Patienten mit unspezifischen Diarrhöen belegt.

Kontraindiziert sind die Zubereitungen wegen der, wenn auch schwachen, positiv inotropen Wirkung bei einer Therapie mit Herzglykosiden, ferner mangels entsprechender gezielter Prüfungen in der Schwangerschaft und Stillzeit.

Nebenwirkungen wurden anscheinend bisher nicht beobachtet.

Für Uzara® Dragees und Saft werden vom Hersteller für Erwachsene Anfangsdosen der Gesamtglykoside von 75 mg, zur weiteren Behandlung bis zum Abklingen der Beschwerden 3–6-mal täglich 15 mg empfohlen. Die Dosen für Klein- und Schulkinder werden dem Alter entsprechend reduziert. Im Falle eines Fortbestehens der Durchfälle über 3–4 Tage ist eine erneute Ursachenklärung durch den Arzt erforderlich.

Impfungen

Der Vollständigkeit halber seien auch die prophylaktischen Maßnahmen in Form von Schutzimpfungen erwähnt. Hinsichtlich Durchfallerkrankungen verursachender Erreger stehen heute Impfstoffe gegen Cholera und Typhus zur Verfügung, deren Schutzwirkung allerdings nicht überschätzt werden sollte – die Schutzrate des Cholera-Impfstoffs wird mit 50 % angegeben – und der Einsatz nur bei Reisen in entsprechend gefährdete Gebiete empfohlen wird.

2.3.2.4 Patientengespräch

Zunächst gilt es im Beratungsgespräch, herauszufinden, ob die Durchfallerkrankung des Patienten einer Selbstmedikation zugänglich ist. Einer ärztliche Kontrolle bedürfen stets Durchfälle, wenn:

- sie chronisch sind (länger als 2 Wochen anhalten oder über einen längeren Zeitraum rezidivieren,
- sie behandelt oder unbehandelt länger als 2 bis 3 Tage andauern,
- Säuglinge oder Kinder unter 2 Jahren oder ältere Patienten über 65 Jahre, schwangere oder stillende Frauen betroffen sind,
- schwere Grunderkrankungen vorliegen,
- der Flüssigkeitsverlust mehr als 5 % des Körpergewichts beträgt,
- hohes Fieber (über 39 °C) vorliegt,
- der Stuhl Schleim oder Blut enthält,
- der Verdacht auf die Nebenwirkung eines Arzneimittels vorliegt,
- sie nach Aufenthalt des Patienten in Risikoländern aufgetreten sind,
- kollektive Durchfälle in Kindergärten oder Schulen oder nach gemeinsamem Verzehr von Nahrungsmitteln aufgetreten sind.

Vor der Empfehlung therapeutischer Maßnahmen sollte versucht werden, sich aufgrund der Symptome des Patienten und der Vorgeschichte ein möglichst präzises Bild über die Art und Intensität der Durchfallerkrankung und, soweit möglich, ihrer Ursache zu verschaffen. Hierzu können folgende Informationen hilfreich sein:

- Alter des Patienten,
- Häufigkeit der Stühle,
- Stuhlmenge,
- Farbe des Urins,
- Stuhlbeschaffenheit (breiig, wässrig, schleimig, blutig),
- Krankheitsverlauf (spontanes oder allmähliches Einsetzen der Durchfälle),
- Dauer der Erkrankung,
- andere Symptome wie Krämpfe, schmerzhafter Stuhldrang,
- Zusammenhang zur Aufnahme bestimmter Speisen,
- gleichzeitige Erkrankung anderer Personen in unmittelbarer Umgebung,
- Unverträglichkeit bestimmter Nahrungsmittel,
- Auslandsreisen,
- Zusammenhang zur Verabreichung von Arzneimitteln,
- andere Grunderkrankungen wie Diabetes mellitus,
- bestehende Schwangerschaft oder Stillperiode.

Das Alter des Patienten sollte insofern bekannt sein, als bei Kindern, insbesondere Kleinkindern und Säuglingen, aber auch bei alten Menschen, deren physiologische Regulationsmechanismen nur eingeschränkt funktionsfähig sind, größere Flüssigkeitsverluste äußerst kritisch sein können und einer sofortigen Kompensation bedürfen. Die Behandlung von Diarrhöen bei Kleinkindern unter 2 Jahren soll möglichst dem Arzt überlassen werden.

Über die Intensität der Durchfallerkrankungen geben die Anzahl der Stühle, die Stuhlmenge und die Stuhlbeschaffenheit Auskunft. Eine Erkrankung liegt erst dann vor, wenn mehr als 3 Stühle oder mehr als 180 g Stuhlmasse pro Tag abgesetzt werden (Tab. 2.3-2). Durchfälle mit großen wässrigen Stuhlmengen, wie sie für die nicht invasiven diarrhoischen Formen typisch sind, bedürfen einer ausreichenden Substitution durch Wasser und Elektrolyte, am besten mit Hilfe oraler Rehydratationslösungen. Schleimige und blutige Stühle bei akuten Durchfällen deuten auf invasive infektiöse Darmerkrankungen hin, die einer antibiotischen Behandlung und somit der ärztlichen Konsultation bedürfen. In diesem Zusammenhang sei erwähnt, dass der therapeutische Wert der früher viel verwendeten nicht verschreibungspflichtigen Chemotherapeutika sehr umstritten ist. Ihre Anwendung (auch die prophylaktische) kann daher nicht mehr empfohlen werden. Auch chronische Durchfälle mit blutigen Stühlen bedürfen unbedingt der ärztlichen Diagnose, da sich hinter ihnen schwere Darmerkrankungen wie Colitis ulcerosa oder Karzinome verbergen können. Als allgemeine Regel zur Lokalisation des Krankheitsherdes kann gelten, dass Erkrankungen des Dünndarms und der oberen Dickdarmabschnitte zu großen Stuhlmengen mit viel Wasser, solche des distalen Kolons hingegen eher zu häufigen Entleerungen kleiner Stuhlmengen führen. Ein Indiz für die Flüssigkeitsbilanz bei Durchfällen ist auch die Menge und Farbe des Urins. So deuten die Ausscheidung einer normalen Harnmenge und eine helle Urinfarbe auf eine Kompensation der Flüssigkeitsverluste hin. Dunkel gefärbter Harn ist Zeichen für einen Flüssigkeits- und damit auch Elektrolytmangel. Einen Hinweis auf die Ursache einer Durchfallerkrankung gibt der zeitliche Krankheitsverlauf. Infektiös oder toxisch bedingte Diarrhöen setzen spontan, meist kurz nach der Exposition ein. Ein Selbstmedikationsversuch kann mit Ausnahme bei Kleinkindern unter 2 Jahren und der bereits erwähnten Durchfälle mit blutigen und schleimigen Stühlen oder mit hohem Fieber unternommen werden.

Zur Ermittlung einer Infektion als Ursache einer akuten Durchfallerkrankung sollte geklärt werden, ob sich bei anderen Personen aus der unmittelbaren Umgebung des Betroffenen ähnliche Beschwerden zeigen, ein zeitlicher Zusammenhang zu bestimmten (eventuell verdorbenen) Speisen besteht oder Auslandsreisen unternommen worden sind. Reisediarrhöen setzen meist innerhalb weniger Stunden bis 2 Tagen nach der Infektion ein, Spätmanifestationen infektiöser Darmerkrankungen nach Wochen oder gar Monaten sind selten, kommen aber vor. Bei akuten Diarrhöen von Kleinkindern sollte auch an die akzidentielle Aufnahme von Haushaltsgiften gedacht werden. Wertvolle Hinweise können sich auch aus der Frage nach der Einnahme weiterer Arzneimittel ergeben (s.a. Kap. arzneimittelinduzierte Diarrhöen unter 2.3.3.2.1), wobei Diarrhöen als Nebenwirkungen von peroral verabreichten Breitspektrumantibiotika am häufigsten vorkommen.

Bei den Therapieempfehlungen sollte das Hauptaugenmerk stets auf die Substitution größerer Flüssigkeitsverluste durch Verabreichung schwach hypoosmolarer oraler Rehydratationslösungen gelegt werden. Bei starken Diarrhöen, insbesondere, wenn Bettruhe schwer realisierbar ist, kann eine kurzfristige symptomatische anti-diarrhoische Therapie mit Loperamid durchaus empfohlen werden. Gegebenenfalls kann auch die Empfehlung eines Antiemetikums erwogen werden (s. Kap. 1.5). Unter den Adsorbentien zur Behandlung von Durchfallerkrankungen ist den gerbstoffhaltigen Präparaten der Vorzug zu geben. Wenn auch ein definitiver Wirksamkeitsnachweis der zahlreichen Präparate zur Normalisierung der Darmflora noch nicht erbracht ist, so deuten doch mehrere Arbeiten auf einen Nutzen dieser Arzneimittel hin. Ein Therapieversuch, insbesondere im Anschluss an therapeutische Akutmaßnahmen, erscheint somit durchaus empfehlenswert.

Sofern die Selbstmedikation nicht innerhalb 2 Tagen eine deutliche Besserung der Symptome zur Folge hat, ist eine ärztliche Diagnose angebracht. Einer solchen bedürfen stets auch chronische Durchfallerkrankungen, da sie Folge schwerwiegender Grunderkrankungen sein können. Erst nach sorgfältiger Diagnose kann unter Umständen unterstützende Behandlung chronischer Diarrhöen beispielsweise mit Quellmitteln (Kap. 2.3.3.2) erwogen werden.

Prophylaktische Maßnahmen bei Auslandsreisen

Während eine medikamentöse Prophylaxe zum Schutz vor infektiösen Darmerkrankungen, mit Ausnahme der Schutzimpfungen gegen Cholera und Typhus bei Einreisen in besonders gefährdete Gebiete, heute generell abgelehnt wird, sind prophylaktische Verhaltensregeln dem Reisenden umso dringlicher zu empfehlen.

Der bewährte Grundsatz „**boil it, cook it, peel it or forget it**" hat bei allen Reisen in

Erkrankungen des Darms und der Bauchspeicheldrüse

Länder mit schlechten hygienischen Verhältnissen natürlich auch heute noch seine uneingeschränkte Gültigkeit.
Gemieden werden sollten:

- zu kalte Getränke,
- ungewohnte alkoholische Getränke,
- ungekochtes Wasser,
- Salate und rohes Gemüse,
- ungeschältes Obst,
- rohes Fleisch,
- Muscheln und andere rohe Meerestiere.

Sofern praktikabel sollte ferner die Mundhygiene möglichst mit abgekochtem Wasser oder originalabgefülltem Mineralwasser vorgenommen, Essgeschirr und -besteck wegen des mehrtägigen Überlebens von kritischen Keimen (einschließlich dem Choleraerreger) an Letzterem nur heiß gespült werden.
Empfehlenswert ist ferner

- Meiden körperlicher Überanstrengung (eventuell Ausspannen am ersten Tag),
- Abschalten der Klimaanlage in der Nacht,
- Schutz des Oberbauchs vor Auskühlung,
- häufiges gründliches Händewaschen.

Der Grundsatz **Vorbeugen ist besser als Heilen** gilt hinsichtlich prophylaktischer Maßnahmen bei Durchfallerkrankungen in besonderem Maße. Zwar bieten sie keine Gewähr für das Ausbleiben von Darminfektionen, doch wird das Infektionsrisiko ohne Zweifel erheblich gemindert.

2.3.2.5 Reiseapotheke

Wenn auch eine medikamentöse Prophylaxe im Sinne einer Arzneimittelgabe zur Verhinderung von Durchfallerkrankungen – die Impfprophylaxe ausgenommen – heute meist abgelehnt wird, so ist doch die Bevorratung mit geeigneten Pharmaka zur Behandlung akuter Diarrhöen bei Reisen in gefährdete Gebiete dringend anzuraten. Dies gilt vor allem für Reisen in Gebiete außerhalb touristischer Zentren, in denen keine Arzneimittelunterversorgung zu erwarten ist. Im Hinblick auf die Selbstmedikation von Durchfallerkrankungen sollten folgende Medikamente in einer Reiseapotheke nicht fehlen:

- geeignete feste Darreichungsform zur Herstellung einer peroralen Rehydratationslösung (Tab. 2.3-5 oder Rezeptur in Kap. 2.3.2.3)
- Loperamid-Zubereitung.

Zusätzlich könnten ein geeignetes Antiemetikum und ein (möglichst gerbstoffhaltiges) Adsorbens empfohlen werden. Wenngleich der therapeutische Nutzen von Produkten zur Normalisierung der Darmflora noch nicht definitiv gesichert ist, erscheint aufgrund der positiven empirischen Erfahrung eine Empfehlung auch dieser Mittel durchaus vertretbar, wobei allerdings zwecks Vermeidung unnötigen Transportballastes Feststoffpräparaten der Vorzug zu geben ist.

Durchfallerkrankungen bei Kindern

Besonders Kleinkinder erleiden häufig eine akute infektiöse Enteritis, Kinder unter 3 Jahren zweimal im Jahr, mit einem Häufigkeitsgipfel zwischen dem 6. und 18. Lebensmonat. Meist handelt es sich um virale, weniger häufig um bakterielle, selten um parasitäre Infektionen. Bei etwa Dreiviertel der betroffenen Kinder unter 5 Jahren wird die Erkrankung durch Viren, fast die Hälfte durch Rotaviren, gefolgt von Noroviren und Adenoviren ausgelöst. Nur etwa 20 Prozent sind durch Bakterien und 5 Prozent durch Parasiten bedingt. Meist klingt die akute infektiöse Enteritis innerhalb 7 Tagen ab. Dauert sie länger als 14 Tage, so spricht man von einer protrahierten Diarrhö.

Bei Säuglingen und Kleinkindern ist die Gefahr einer Exsikkose besonders hoch. Der Flüssigkeitsersatz steht daher bei deren akuten Durchfallerkrankungen an erster Stelle der therapeutischen Maßnahmen. Für das besondere Risiko einer Dehydratation bei Kleinkindern gibt es mehrere Gründe. Der im Extrazellularraum befindliche Anteil der Körperflüssigkeit im Vergleich zum Plasmavolumen ist bei Kleinkindern deutlich höher als bei Erwachsenen. Das höhere Atemminutenvolumen bedingt eine vermehrte Verdunstung von Flüssigkeit. Die höhere relative Körperoberfläche im Vergleich zum Körpervolumen führt zu vermehrtem Flüssigkeitsverlust durch Verdunstung über die Haut sowie durch Schwitzen und bei Fieber. Die relative tägliche Flüssigkeitszufuhr ist höher. Sie liegt bei einem reifen Säugling bei 10 bis 15 Prozent, bei Erwachsenen nur bei 3 bis 5 Prozent, bezogen auf das Körpergewicht.

Der Flüssigkeitsverlust durch Durchfall und Erbrechen kann beim Kleinkind das Dreifache des Blutvolumens betragen und durch Umverteilung der Körperflüssigkeit aus dem Intra- und Interzellularraum in die Blutbahn rasch zu einer Exsikkose führen. Dieser muss unbedingt durch Flüssigkeitsersatz vorgebeugt werden. In allermeisten Fällen lassen sich durch die rechtzeitige orale Verabreichung einer Rehydratationslösung Komplikationen und eine stationäre Behandlung vermeiden. Während bei einer leichten akuten Enteritis die bisher übliche Flüssigkeitszufuhr ausreicht, ist bei mittelschwerer Form (Abnahme des Körpergewichts um mehr als 3 Prozent) die Gabe einer oralen Rehydratationslösung (ORL) gefolgt von altersgerechter Nahrung angezeigt.

Unter der Annahme, dass der Flüssigkeitsverlust dem der verlorenen Körpermasse entspricht, kann die erforderliche Menge an zu substituierender ORL aus der Abnahme des Körpergewichts, wie folgendes Beispiel zeigt, ermittelt werden.

So bedeutet eine Abnahme des Körpergewichts um 3–4 % des bei einem 10 kg schweren Kleinkind einen Flüssigkeitsverlust von 300–400 ml, der durch das entsprechende Volumen der ORL ausgeglichen werden sollte. Mit zunehmendem Alter reichen kleinere Volumina pro kg Körpergewicht. Die berechnete Menge an ORL kann über 3–4 Stunden in mehreren kleineren Einzeldosen verabreicht werden. Eine gewünschte Verdünnung sollte mit Wasser statt, wie häufig praktiziert, mit Milch, Fruchtsäften, Limonade oder Cola erfolgen. Die Akzeptanz lässt sich durch Kühlung der verabreichten Lösung erhöhen. Die Applikation sollte in kleinen Volumina mit Hilfe eines Teelöffels oder einer 5 ml-Spritze erfolgen. Ist eine perorale Hydratation nicht möglich, so kann die ORL über eine nasogastrale Sonde substituiert werden. Eine intravenöse Applikation ist nur selten erforderlich und, wie durch Metaanalysen belegt ist, hinsichtlich einer Verkürzung der Dauer des Durchfalls oder eines Krankenhausaufenthaltes der oralen Rehydratation eher unterlegen.

Von der früher oft praktizierten Verabreichung von süßen Getränken wie Fruchtsäften oder Cola bei Durchfällen ist wegen deren zu geringen Natrium- und Kaliumgehalts abzuraten.

Eine stationäre Überwachung ist nur bei schwerer Symptomatik erforderlich. Zu entsprechenden Risikopatienten gehören Kinder mit häufigerem als achtmaligem Stuhlgang oder viermaligem Erbrechen in den letzten 24 Stunden oder einem Alter von unter 6 Monaten. Das Stillen von Säuglingen zwischen den einzelnen Gaben der ORL sollte nicht unterbrochen werden, zumal Muttermilch die Immunabwehr des Kindes erhöht. Auch sollte die Zufuhr altersgerechter fester Nahrung so bald wie möglich fortgesetzt werden, um auch die notwendige Nahrungsversorgung der Enterozyten sicherzustellen.

Antidiarroika sind zur Behandlung von akuten Enteritiden nur selten erforderlich. Sollten sie dennoch zum Einsatz kommen, so sind deren Kontraindikationen und selbstverständlich auch die für die Selbstmedikation geltenden Sonderregelungen streng zu beachten. So ist die Selbstbehandlung mit dem Motilitätshemmer Loperamid für Kinder unter 6 Jahren ausgeschlossen und mit dem neueren und eher risikoärmerem Sekretinshemmer Racecadotril zur Zeit der Drucklegung noch auf Erwachsene beschränkt.

Für die die Stämme Saccharomyces boulardii und Lactobacillus rhamnosus enthaltende

Probiotika stellen die Leitlinien der Europäischen Gesellschaften für Pädiatrische Gastroenterologie und Ernährung fest, dass sie die Dauer Diarrhö (nicht hingegen einer Hospitalisierung) verkürzen und die Symptome abschwächen.

Während die Wirkung von Medizinischer Kohle wegen ihres zu geringen Adsorptionsvermögens für Toxine bezweifelt wird, können gerbstoffhaltige Adsorbenzien wie Tanninalbuminat (Tannalbin®) die spasmolytisch und sekretolytisch wirkenden Auszüge aus Uzarawurzel (Uzara®) oder das alte Hausmittel Äpfelschalen die Rekonvaleszenz der akuten infektiösen Enteritis unterstützen. Der als Antiemetikum angewandte H_1-Rezeptorantagonist Dimenhydrinat vermindert das Erbrechen, vermag jedoch die Durchfalldauer nicht zu verkürzen.

2.3.3 Obstipation

2.3.3.1 Krankheitsbild

Zu den typischen Krankheitsbeschwerden der Bewohner hochzivilisierter Länder gehört auch die Stuhlverstopfung (Obstipation), welche mit einem geschätzten Anteil von 25–30 % der Gesamtbevölkerung auch bei uns bemerkenswert häufig vorkommt und bevorzugt Frauen und ältere Menschen betrifft. Die Beratung über den sinnvollen Gebrauch von Laxantien gehört zu den täglichen Aufgaben des Offizinapothekers.

Grundsätzlich ist bei therapeutischen Empfehlungen zu berücksichtigen, dass nicht jede subjektiv empfundene oder objektiv diagnostizierbare „Verstopfung" auch behandlungsbedürftig ist. Einer Therapie bedürfen nur solche objektivierbaren Obstipationen, welche zu Befindlichkeitsstörungen wie Leibschmerzen und Blähungen führen. Abgesehen von solchen echten Beschwerden sind

- zu seltene Stuhlentleerung,
- unregelmäßige Stuhlentleerung,
- zu geringe Stuhlmengen oder

(Fortsetzung nächste Seite)

- zu harter Stuhl,
- Entleerungsstörungen (starkes Pressen bei der Defäkation)

für den Patienten subjektiv empfundener Anlass, den Rat des Arztes oder Apothekers in Anspruch zu nehmen. Oft ist dem Ratsuchenden nicht bewusst, dass die Frequenz der Stuhlausscheidung, Stuhlmenge und Stuhlkonsistenz in Abhängigkeit von seinen Verhaltensweisen erheblichen physiologischen Schwankungen unterworfen ist. Selbst bei einer Unterschreitung der für den Mitteleuropäer bei der heute üblichen Ernährung als normal geltenden Grenzwerte von 100 bis 180 g Stuhl pro Tag und einer Stuhlfrequenz von 3-mal täglich bis 3-mal wöchentlich (Tab. 2.3-2) ist nicht in jedem Fall eine Behandlung, zumindest nicht immer eine medikamentöse, erforderlich. Der Versuch einer Beratung zu vernünftigen, einschließlich ernährungsphysiologischen, Verhaltensweisen ist stets sinnvoll, erfordert aber oft Einfühlungsvermögen und wird vom Patienten nicht immer gewünscht.

Ursachen der Obstipation

Eine Stuhlverstopfung kann die Folge einer verlängerten Passagezeit des Darminhalts mit zu starkem Flüssigkeitsentzug oder eines gestörten Defäkationsmechanismus sein. Für die Unterscheidung einer auf einer Kolontransitstörung beruhenden Obstipation (slow transit obstipation) von einer Entleerungsstörung (outlet obstruction) ist eine Anamnese hinsichtlich Symptomatik der Beschwerden, aber auch einer gleichzeitigen medikamentösen Behandlung des Patienten erforderlich. Hierbei kann das Führen eines Stuhltagebuchs, in welchem Stuhlfrequenz, -konsistenz sowie Beschwerden und Vollständigkeit bei der Stuhlentleerung aufgezeichnet werden, hilfreich sein. Zeichen einer primären Transitstörung sind verminderte Stuhlfrequenz und fehlender Stuhldrang. Erforderliches Pressen beim Stuhlgang, das Gefühl einer unvollständigen Entleerung und harter Stuhl deuten eher auf eine Defäkationsstörung hin. Die Ursachen einer Obstipation sind organischer, meist jedoch funktioneller Natur. **Organische Ursachen** einer Stuhlverstopfung können sein:

- Erkrankungen des Dickdarms einschließlich Kolontumoren (gutartig oder bösartig),
- schmerzhafte Erkrankungen des Analbereichs mit gestörter Defäkation,
- Stenosen,
- Hernien,
- Verwachsungen nach Bauchoperationen,
- Stoffwechselstörungen,
- hormonelle Störungen,
- Erkrankungen des Nervensystems.

Die organischen Ursachen sind mit nur 10 bis 20 % der Gesamtzahl der Obstipationen eher selten.

Zu den vielfältigen **funktionellen Ursachen** gehören:

- ungesunde Ernährung mit unzureichender Flüssigkeitszufuhr und ballaststoffarmer Kost,
- Bewegungsarmut,
- übermäßige Schweißproduktion bei Schwerstarbeit oder Sauna,
- psychische Erkrankungen, insbesondere Depressionen,
- Arzneimittelnebenwirkungen:
  - Laxantien (Hypokaliämie durch Missbrauch),
  - Antazida mit Calcium- oder Aluminiumverbindungen,
  - Eisenpräparate,
  - H_2-Rezeptorenblocker,
  - Diuretika,
  - Morphin und Opioide (spastische Obstipation),
  - Pharmaka mit anticholinerger Wirkung wie Spasmolytika, Ganglienblocker, Neuroleptika, Antidepressiva, Antiepileptika, Antiparkinsonmittel, Sedativa (atonische Obstipation),
  - Antihypertensiva

- Sympathomimetika,
- Diuretika,
- Colestyramin.

Die genannten pathologischen Faktoren können während der Anamnese für die Wahl der optimalen therapeutischen Maßnahme, insbesondere aber für die Entscheidung zwischen gastroenterologischer Untersuchung oder Selbstmedikation aufschlussreich sein. Bei der Auslösung der am häufigsten beobachteten Form, der chronischen (habituellen) Obstipation kommt den zivilisationsbedingten ungesunden Lebensgewohnheiten eine besondere Bedeutung zu. Zu ihnen gehören neben dem psychosozialen Umfeld die durch den hohen technischen Komfort bedingte Bewegungsarmut, ein hektischer Tagesablauf und nicht zuletzt die einseitige ballaststoffarme Ernährung. Der Beseitigung dieser Faktoren im Sinne einer Kausaltherapie ist stets Priorität vor jeglicher Pharmakotherapie einzuräumen.

Chronische Obstipation

Zur chronischen Obstipation (habituellen Obstipation) haben die Deutsche Gesellschaft für Neurogastroenterologie und Motilität und die Deutsche Gesellschaft für Verdauungs- und Stoffwechselkrankheiten 2013 mit der S2K-Leitlinie Chronische Obstipation: „Definition, Pathophysiologie, Diagnostik und Therapie", gemeinsame Empfehlungen herausgegeben. Nach der Definition dieser Leitlinie liegt eine chronische Obstipation dann vor, wenn unbefriedigende Stuhlentleerungen berichtet werden, die seit mindestens 3 Monaten bestehen und mindestens 2 der folgenden Leitsymptome aufweisen:

- Starkes Pressen,
- klumpiger oder harter Stuhl,
- subjektiv unvollständige Entleerung,
- subjektive Obstruktion oder
- manuelle Manöver zur Erleichterung der Defäkation, jeweils bei ≥ 25 % der Stuhlentleerungen oder
- < 3 Stühle pro Woche.

Die mittlere Prävalenz der chronischen Obstipation wird in Europa auf 15 % geschätzt. Sie nimmt mit dem Alter zu und betrifft Frauen deutlich häufiger als Männer. Für die Entwicklung einer chronischen Obstipation wird, wenn auch nicht direkt bewiesen, ein Zusammenhang mit faserarmer Kost; verringerter Flüssigkeitsaufnahme, mangelnder Bewegung, Unterdrückung des Defäkationsreizes und abrupter Änderung der Lebensumstände angenommen.

2.3.3.2 Medikamentöse Maßnahmen

Ballaststoffe

Ballaststoffe (Quellstoffe) sind begrenzt quellbare (in Wasser unlösliche bzw. partiell lösliche) oder unbegrenzt quellbare (wasserlösliche) pflanzliche oder (seltener) partialsynthetische Polymere. Ein Teil der als Laxantien verwendeten Ballaststoffe wie Cellulose, Hemicellulosen, Lignin, Pektine, Pflanzenschleime sind Bestandteile der natürlichen Nahrung. Sie passieren aber im Gegensatz zu anderen pflanzlichen oder tierischen Polymeren wie Stärke oder Glykogen unverändert den Dünndarm und werden erst (meist nur partiell) im Dickdarm durch Enzyme der natürlichen Darmflora abgebaut und somit nicht als Nährstoffe verwertet, woraus die Bezeichnung „Ballaststoff" resultiert.

Die Häufigkeit chronischer Obstipationen in hochzivilisierten Ländern wird zumindest teilweise auf die ballaststoffarme Ernährung zurückgeführt, so dass dem Versuch einer Behebung der Stuhlverstopfung mit faserreicher Nahrung oder auch mit entsprechenden quellstoffhaltigen Arzneimitteln in Anbetracht nahezu fehlender ernster Nebenwirkungen bei bestimmungsgemäßem Gebrauch eine hohe Priorität zukommt.

Quellstoffe sind mild wirkende Laxantien. Ihre Wirkung ist physikalisch bedingt und beruht auf ihrem hohen Wasserbindungsvermögen bei gleichzeitig weitgehend fehlender Resorption aus dem Gastrointestinaltrakt. Die Erhöhung des Wassergehalts bedingt eine Volumenzunahme des Darminhalts und damit eine Dehnung der Darmwand, woraus eine reflektorische Intensivierung der Peristaltik und eine Beschleunigung der Magen-Darm-Passagezeit sowie eine Auslösung des Defäkationsreflexes resultieren. Eine zusätzliche günstige Wirkung der biodegradablen oder partiell biodegradablen Ballaststoffe resultiert außer aus deren beschriebenem physikalischen Effekt aus einem Abbau der Quellstoffe zu niedermolekularen Fettsäuren wie Buttersäure, Propionsäure, Milchsäure und Essigsäure. Besonders Ersterer soll eine Schutzfunktion für die Kolonschleimhaut zukommen.

Quellstoffe bewirken eine Stuhlerweichung, aber keine Stuhlverflüssigung, weshalb sie zum Teil auch zur Behandlung von Durchfällen Verwendung finden (vgl. 2.3.2.3). Gleichzeitig wird die ausgeschiedene Stuhlmasse erhöht und die Defäkation erleichtert.

Nach den Ausführungen zur Wirkungsweise der Ballaststoffe sollte zu erwarten sein, dass ihre Wirkungsintensität mit ihrem Quellvermögen korreliert. Dies trifft, wie aus Tabelle 2.3-8 hervorgeht, bis zu einem gewissen Grade zu. In dieser Tabelle ist die vom gültigen Arzneibuch jeweils geforderte Quellungszahl, das wertbestimmende Qualitätsmerkmal für einige Quellstoffe enthaltende Drogen, der bei Verwendung als Laxans empfohlenen Dosierung gegenübergestellt. So werden von den Aufbereitungsmonographien als Tagesdosen für Leinsamen mit einer Quellungszahl von mindestens 4 Tagesdosen von 2 bis 3 Esslöffeln entsprechend 20 bis 30 g, für Indische Flohsamen mit einer Quellungszahl von mindestens 9 Tagesdosen von 10 bis 40 g und für Indische Flohsamenschalen mit einer Quellungszahl von mindestens 40 Tagesdosen von nur 4 bis 20 g empfohlen.

Alle Quellstoffe enthaltenden Abführmittel, besonders solche mit einem hohen Quellvermögen wie Flohsamen, Indische Flohsamen und Indische Flohsamenschalen, müssen mit **viel Flüssigkeit** verabreicht werden, da eine unzureichende Quellung infolge Wassermangels eine Bulkbildung und im Extremfall eine Obstruktion der Speiseröhre oder des Darms bewirken kann. Bei bestimmungsgemäßer Anwendung sind alle Quellmittel hervorragend verträglich. Unerwünschte Nebenwirkungen sind gelegentlich Blähungen, die meist bei weiterer Einnahme wieder verschwinden, seltener abdominelle Krämpfe sowie extrem seltene Allergien, die z.B. für Psylliumdrogen gelegentlich bei Krankenhauspersonal oder bei Personal in Psyllium verarbeitenden Betrieben beobachtet worden sind.

Bei Patienten, die eine kalorienarme Diät zu sich nehmen, sollten die in den Gebrauchsinformationen der quellstoffhaltigen Fertigpräparate meist angegebenen Broteinheiten beachtet werden.

Tab. 2.3-8: Quellungszahl und Dosierung einiger quellstoffhaltiger Drogen

	Mindestquellungszahl	Empfohlene Tagesdosis
Leinsamen	4	2 bis 3 Esslöffel entsprechend 20 bis 30 g
Flohsamen	10	10 bis 30 g
Indische Flohsamen	9	10 bis 40 g
Indische Flohsamenschalen	40	4 bis 20 g

Weizenkleie

Die beim Mahlprozess anfallende Weizenkleie besteht aus den vom Mehlkörper weitgehend befreiten äußeren Schichten (Frucht- und Samenschale sowie der eiweißreichen Aleuronschicht) des Weizenkorns der Stammpflanze *Triticum aestivum* L. (Synonym: *Triticum vulgare* VILL.). Sie enthält 63% Kohlenhydrate, davon 27% Pentosane und Hemicellulosen, 22% Cellulose, 9% Stärke und 5% Mono- und Oligosaccharide. Die optimale Dosierung der Weizenkleie wird am besten vom Patienten selbst individuell ermittelt. Sie bewegt sich in der Regel bei Tagesdosen von 13 bis 40 g entsprechend 3 bis 9 leicht gehäuften Esslöffeln.

Leinsamen

Leinsamen sind die getrockneten, reifen Samen von *Linum usitatissimum,* L., für welche das gültige Arzneibuch eine Mindestquellungszahl von 4 (Ganzdroge) bzw. 4,5 (Pulverdroge) fordert. Sie enthalten 3 bis 20 % Schleimstoffe, die in Wasser kolloid löslich, d.h. unbegrenzt quellbar sind und denen die schwach laxierende Wirkung der Droge zukommt. Die Schleimstoffe bestehen aus mindestens einer neutralen und zwei sauren Fraktionen und liefern bei saurer Hydrolyse Mannuronsäure, D-Galactose, L-Arabinose, L-Rhamnose und D-Xylose.

Die Aufbereitungsmonographie sieht als innerliche Anwendungsgebiete habituelle Obstipation, das durch Laxantienabusus geschädigte Kolon, Colon irritabile, Divertikulitis sowie für die Schleimzubereitung die Anwendung bei Gastritis und Enteritis vor. Die empfohlene Dosierung liegt bei 2- bis 3-mal täglich 1 Esslöffel, was einer Tagesdosis von 20 bis 30 g entspricht. Die Droge wird unzerkleinert oder speziell mechanisch „aufgeschlossen" (nicht geschrotet) mit jeweils 150 ml Flüssigkeit eingenommen.

Plantagodrogen

Die Samen der Gattung Plantago aus der Familie der Plantaginaceae mit insgesamt 250 bis 300 verschiedenen Arten sind wegen ihres hohen Quellvermögens als laxierende Ballaststoffe in zahlreichen Fertigarzneimitteln enthalten (s.a. Kap. 16.2.2 u. 17.2.10.2). Drei Plantagodrogen sind im gültigen Arzneibuch beschrieben. Das Europäische Arzneibuch enthält Plantagosamendrogen von unterschiedlichen Stammpflanzen, wobei jeweils die ganzen reifen Sa-

Tab. 2.3-9: Plantagosamendrogen des gültigen Arzneibuchs

Drogenbezeichnung		Monographie	Stamm-	Quellungszahl
deutsch	lateinisch	in	pflanzen	Mindestwert
Flohsamen	Psyllii semen	Ph. Eur.	*Plantago afra* L. (synonym: *P. psyllium* L.) *Plantago indica* L. (synonym: *P. arenaria* WALDSTEIN et KITAIBEL	10
Indische Flohsamen	Plantaginis ovatae semen	Ph. Eur.	*Plantago ovata* FORSSKAL (synonym: *P. ispaghula* ROXBURGH)	9
Indische Flohsamenschalen	Plantaginis ovatae seminis tegumentum	Ph. Eur.	*Plantago ovata* FORSSKAL	40

men oder die Samenschalen die Droge bilden (Tab. 2.3-9).

Wertbestimmende Bestandteile der Plantagodrogensamen sind Quellstoffe, deren Quellvermögen für die Wirkung verantwortlich ist. Da das Quellvermögen der Schleimstoffe für die einzelnen Plantagoarten unterschiedlich ist, korreliert dieses nicht mit dem Schleimgehalt der Drogen. Obwohl die von *Plantago psyllium* L. und *Plantago indica* L. stammenden Samen 10 bis 12% Schleimstoffe enthalten, fordert das Arzneibuch für Flohsamen eine Quellungszahl von mindestens 10, für die von *Plantago ovata* FORSSKAL stammenden Indischen Flohsamen mit 20 bis 30% Schleimstoffen hingegen nur eine solche von 9. Die Schleimstoffe sind ausschließlich in der Epidermis der Samenschale lokalisiert. Die Samenschalen weisen daher ein besonders hohes Quellvermögen auf. Für die Indischen Flohsamenschalen gilt daher mit einer Mindestquellungszahl von 40 ein vierfach höherer Wert als für die entsprechenden ganzen Samen.

Die zur Naturstoffklasse der Hemicellulosen gehörenden Schleimstoffe der Plantagosamen sind komplexe Gemische aus neutralen und sauren Polysacchariden. Während die neutralen Schleimstoffe kolloide Lösungen (Sole) bilden, neigen die saure Uronsäuren enthaltenden quellfähigen, aber nicht löslichen Polymere zur Gelbildung. Den Quellstoffen der Plantagosamendrogen liegt ein substituiertes, hochverzweigtes Arabinoxylan zugrunde, in dessen Xylanskelett die Xyloseeinheiten 1 → 4 und 1 → 3 verknüpft sind. Die Aufbereitungsmonographien sehen als Indikationen für alle drei Flohsamendrogen habituelle Obstipation und das Colon irritabile vor, für Indische Flohsamen und Indische Flohsamenschalen ferner Erkrankungen, bei denen eine leichtere Darmentleerung mit weichem Stuhl erwünscht ist, z.B. Analfissuren, Hämorrhoiden, die Laxierung nach rektal-analen operativen Eingriffen und in der Schwangerschaft, ferner, wie bereits in Kapitel 2.3.2.3 ausgeführt, die unterstützende Therapie bei Durchfällen unterschiedlicher Genese. Die Differenzierung der Anwendungsgebiete dürfte in Anbetracht der qualitativ praktisch identischen pharmakodynamischen Wirkungen kaum rational begründbar sein, so dass, unter Berücksichtigung der jeweils korrekten Dosis, eine Austauschbarkeit der drei Plantagosamendrogen gerechtfertigt erscheint.

Andere Ballaststoffe

Neben den zuvor ausführlicher besprochenen Ballaststoffen finden – meist allerdings nur als Bestandteile von Kombinationspräparaten mit anderen Laxantien – auch andere pflanzliche Quellstoffe wie arabisches Gummi (in Obstinol®) Verwendung.

Osmolaxantien

Verbindungen, welche die Darmwand nicht zu durchdringen vermögen und somit nach peroraler Verabreichung nicht resorbiert werden, binden aufgrund osmotischer Kräfte Wasser im Darmlumen. Folge ist eine Verflüssigung und Volumenvergrößerung des Darminhalts. Der hieraus resultierende Dehnungsreiz auf die Darmwand erhöht auf reflektorischem Wege die Peristaltik und führt zu einer Beschleunigung der Darmpassage.

Zu den osmotisch wirkenden Laxantien gehören einerseits Magnesium-, Natrium- oder Kaliumsalze nicht resorbierbarer Anionen wie Sulfat, Phosphat oder Citrat, andererseits nicht resorbierbare Zucker oder Polyhydroxyverbindungen wie Lactulose, Lactose, Sorbitol, Mannitol oder Glycerol. Die wichtigsten Osmolaxantien werden im Folgenden besprochen.

Salinische Osmolaxantien

Salinische Osmolaxantien werden zweckmäßigerweise als gewebsisotonische Lösungen verabreicht. Die Wirkung setzt dann rasch innerhalb weniger (2 bis 4) Stunden ein, unerwünschte Nebenwirkungen – sie sind, da das osmotisch wirkende Anion praktisch nicht resorbiert wird, vorwiegend durch das

Kation bedingt – sind so am geringsten. Bei Verabreichung hypertonischer Lösungen der salinischen Abführmittel tritt die Wirkung erst verzögert (nach 8 bis 10 Stunden) ein, da aufgrund des hohen osmotischen Drucks der verabreichten Flüssigkeit dem Gewebe und dem Blut zunächst Wasser entzogen wird und ins Darmlumen gelangt. Durch den Wasserentzug aus dem Gefäßsystem kann eine erhöhte Thrombosegefahr gegeben sein.

Natriumsulfat

Natriumsulfat-Decadydrat, $Na_2SO_4 \cdot 10\ H_2O$ (Glaubersalz) wird als etwa 4,2-prozentige (isotonische) Lösung in einer Einzeldosis von 10 bis 20 g oral verabreicht. Nach Daueranwendung besteht wegen der vermehrten Natriumresorption die Gefahr einer Wasserretention im Gewebe und damit eines Bluthochdrucks und einer Ödembildung. Wie alle salinischen Abführmittel eignet sich Natriumsulfat weniger zur Dauerbehandlung habitueller Obstipation als vielmehr zur Darmentleerung vor Untersuchungen des Gastrointestinaltrakts oder vor operativen Eingriffen sowie zur Prävention einer Resorption nach oraler Giftaufnahme sowie bei schmerzhafter Stuhlentleerung.

Magnesiumsulfat

Magenesiumsulfat-Heptahydrat, $MgSO_4 \cdot 7\ H_2O$ (Bittersalz) wird zur Darmentleerung in einer Dosis von 10 bis 26 g als 3,3-prozentige (isotonische Lösung) oral verabreicht. Bei Überdosierung oder bei Niereninsuffizienz kann es infolge vermehrter Resorption bzw. gestörter renaler Ausscheidung von Magnesiumionen zu einer Hypermagnesiämie mit Muskelschwäche, Reflexausfällen und Blutdruckabfall kommen.

Phosphate, Citrat

Primäres und sekundäres Natriumphosphat und Natriumcitrat kommen als salinische Osmolaxantien in verschiedenen Kombinationspräparaten vorwiegend in Form von Klistieren vor (Tab. 2.3-11). Die Dosierung richtet sich nach Art und Menge der Kombinationspartner.

Polyhydroxyverbindungen

Lactulose

Das Disaccharid Lactulose wird auch zur Prophylaxe und Therapie der portokavalen Therapie sowie zu Sanierungsversuchen von Salmonellendauerausscheidern angewandt (vgl. Kap. 2.3.2.3).

Hauptsächlich wird aber die laxierende Wirkung zur Behandlung der Obstipation, die durch ballaststoffreiche Kost und andere allgemeine Maßnahmen nicht beeinflusst werden kann, sowie von Erkrankungen, die eine erleichterte Defäkation erfordern, therapeutisch genutzt.

Die therapeutischen Wirkungen der Lactulose (4-O-β-D-Galactopyranosyl-D-Fructose) werden auf verschiedene Mechanismen zurückgeführt. Entscheidend ist, dass dieses β-Disaccharid durch die Disaccharidasen der Dünndarmschleimhaut nicht gespalten wird und erst im Kolon durch bakterielle Enzyme zu kurzkettigen Fettsäuren, insbesondere Milchsäure und Essigsäure, sowie zu Methan und Wasserstoff abgebaut wird. Die laxierende Wirkung der Lactulose wird auf zwei Effekte zurückgeführt. Der Zucker und die aus diesem entstehenden niedermolekularen Säuren bewirken aufgrund ihres osmotischen Effekts eine Wasserretention im Darmlumen, eine Volumenzunahme des Darminhalts und durch den hieraus resultierenden Druck auf die Darmwand eine indirekte Erhöhung der Peristaltik. Gleichzeitig soll die Peristaltik durch die Säuren auch direkt stimuliert werden.

Die in Form von Sirup und Granulat verfügbaren Lactulose-Zubereitungen werden peroral verabreicht. Die Dosierung erfolgt individuell nach dem Bedarf der Patienten. Als orientierende Dosierungsempfehlung gelten für Erwachsene 1- bis 2-mal täglich 5 bis 10 g Lactulose, für Kinder 1- bis 2-mal täglich 3 bis 6 g.
Der Stuhlgang kann 2 bis 10 Stunden nach der Einnahme, bei unzureichender Dosierung auch erst nach 24 bis 48 Stunden erfolgen.
Schädliche Wirkungen von Lactulose bei Verwendung in der Schwangerschaft und Stillzeit sind nicht bekannt. Kontraindiziert ist Lactulose bei Darmverschluss. Auch sollte sie bei Galactoseintoleranz nicht angewandt werden, da nicht kristalline Lactulose synthesebedingt mit Galactose verunreinigt sein kann.
Als Nebenwirkungen werden bei mittlerer Dosierung häufiger leichte abdominelle Schmerzen, Meteorismen und Flatulenz, bei hoher Dosierung gelegentlich auch Nausea, Erbrechen und Diarrhoe mit Elektrolytstörungen beobachtet.

Lactitol

Wie Lactulose ist auch Lactitol (4-O-β-D-Galactopyranosyl-D-glucitol) ein Disaccharid, welches durch die Disaccharidasen der Darmschleimhaut nicht gespalten und folglich praktisch nicht resorbiert wird. Bis zu 2 % werden unverändert im Urin gefunden. Wie Lactulose wird Lactitol durch die Bakterien des Dickdarms zu kurzkettigen Fettsäuren (Essigsäure, Propionsäure und Buttersäure) abgebaut, welche indirekt durch osmotische Wirkung und durch direkte Stimulation der Peristaltik den laxativen Effekt auslösen. Wie Lactulose bewirkt auch Lactitol eine Normalisierung der Darmflora. Die Zahl pathogener und potentiell pathogener Mikroorganismen wie Bacteroides, Clostridiumarten, Eubacterium und coliforme Keime wird zugunsten der physiologischen Flora (Bifidobacterium, Lactobacillus und Streptococcus) vermindert. Generell ist die Wirkung von Lactitol etwas schwächer als die vom Lactulose.

Zugelassene Indikationen für Lactitol sind die symptomatische Behandlung der Obstipation, die durch andere Maßnahmen nicht beeinflusst werden kann, und die symptomatische Behandlung einer hepatischen Enzephalopathie.
Die Gegenanzeigen entsprechen denen der Lactulose. Über die Verwendung von Lactitol in der Schwangerschaft und Stillperiode liegen bisher nur wenige, aber keine negativen Erfahrungen vor. Die Nebenwirkungen entsprechen denen der Lactulose. Auch Lactitol sollte individuell dosiert werden. Als Anfangsdosis werden als einmalige Tagesdosis morgens oder abends für Erwachsene 20 g Lactitol-Monohydrat, für Kinder je nach Körpergewicht bei 10 bis 20 kg: 2,5 bis 5 g, bei 20 bis 40 kg: 5 bis 10 g und bei 40 bis 60 kg: 10 bis 20 g empfohlen. Die gleichzeitige Einnahme von viel Flüssigkeit (1 bis 2 Gläser zu je 200 ml) ist ratsam. Die laxierende Wirkung tritt in der Regel nach einigen Stunden ein, kann aber bei Therapiebeginn um 2 bis 3 Tage verzögert sein.

Lactose

Lactose (Milchzucker), ein Disaccharid aus β-D-Galactose und D-Glucose (α-Lactose: 4-O-β-D-Galactopyranosyl-α-D-glucopyranose), wird als mildes Laxans insbesondere bei Kindern verwendet. Die laxierende Wirkung tritt erst dann ein, wenn durch Verabreichung größerer Mengen die Kapazität der im Darm verfügbaren β-Galactosidase (Lactase) erschöpft ist und die Galactose nicht mehr vollständig gespalten wird, so dass sie osmotisch wirksam werden kann.

Lactose

Während der durch Lactase in D-Galactose und D-Glucose gespaltene Anteil nach Resorption und Phosphorylierung in den Glucosestoffwechsel eingeschleust wird, gelangt die nicht hydrolysierte Lactose in den Dickdarm und wird dort durch die Bakterienflora zu Milchsäure, Essigsäure, Ameisensäure und Kohlendioxid lysiert. Diese wirken wie in höheren Darmabschnitten die intakte Lactose selbst aufgrund ihrer hohen osmotischen Aktivität laxierend und stimulieren außerdem durch eine direkte Reizwirkung auf die Darmschleimhaut die Peristaltik. Ferner gibt es Hinweise, dass Milchzucker die Resorption von Mineralstoffen und Spurenelementen fördert. Das Wachstum pathogener Keime wird bei dem durch die produzierten Säuren bewirkten niedrigen pH-Wert gehemmt und durch Bindung des aus übermäßigem Eiweißabbau stammenden Ammoniaks die Leber entlastet.

Zur Behandlung der Obstipation wird empfohlen, morgens vor dem Frühstück 15 bis 40 g Lactose verrührt in 200 bis 250 g Wasser einzunehmen. Bei Diätpatienten sollte berücksichtigt werden, dass 12 g Milchzucker einer Broteinheit entsprechen. Zu beachten ist bei der Empfehlung von Milchzucker dessen Kontraindikation bei der selten vorkommenden angeborenen, durch Lactasemangel bedingten Lactoseintoleranz. Sie lässt sich, sofern sie dem Patienten nicht ohnehin bekannt ist, anamnestisch durch Befragen nach der Verträglichkeit von Milch und Milchprodukten (Durchfall nach Milchgenuss) diagnostizieren.

Abgesehen von der Lactoseintoleranz und einer selten vorkommenden Galactosämie, welche als Kontraindikationen gelten, ist Milchzucker frei von Nebenwirkungen und eignet sich daher auch als begleitendes Adjuvans für chronisch Obstipierte, welche durch Umstellung ihrer Lebensweise (vermehrte körperliche Bewegung, Bauchdeckenmassage, Versuch regelmäßiger Stuhlentleerung) den Gebrauch von Laxantien einschränken oder beenden wollen.

Zuckeralkohole, Glycerol

Therapeutisch gebräuchliche Osomolaxantien aus der Reihe der Polyhydroxyverbindungen sind die Zuckeralkohole Sorbitol (D-Glucitol) und Mannitol sowie Glycerol. Sie werden aus dem Gastrointestinaltrakt kaum resorbiert, so dass sie auf Grund ihrer osmotischen Wirkung und der hiermit verbundenen Wasserretention im Darmlumen den Stuhl verflüssigen, sein Volumen vergrößern, über den hieraus resultierenden Dehnungsreiz die Peristaltik erhöhen und die Defäkation auslösen. Die genannten Polyhydroxyverbindungen werden vorwiegend in Form rektaler Klistiere zur Darmreinigung vor diagnostischen und operativen Eingriffen im Darmbereich oder als Defäkationshilfe bei akuter Verstopfung eingesetzt.

Macrogol 3350

Macrogole (Polyethylenglykole) der allgemeinen Formel $H(OCH_2\text{-}CH_2)_nOH$ werden mit unterschiedlichen Kettenlängen als vielseitige und pharmakologisch weitgehend indifferente pharmazeutische Hilfsstoffe eingesetzt. Da Macrogole mittlerer relativer Molekülmassen allenfalls in vernachlässigbaren Mengen aus dem Gastrointestinaltrakt resorbiert werden, andererseits bei nicht zu großer Kettenlänge einen beachtlichen osmotischen Druck aufweisen, liegt ihre Verwendung als osmotische Laxantien analog zu den Polyhydroxyverbindungen nahe. So stand mit Klean-Prep® bereits seit 1993 ein Macrogol enthaltendes Präparat zur forcierten Darmreinigung vor endoskopischen Eingriffen zur Verfügung. Inzwischen wurde in Deutschland mit Movicol® des gleichen Herstellers, der Norgine GmbH, ein weiteres Präparat zugelassen, welches mit Macrogol 3350 ein solches der mittleren relativen Molekülmasse 3350 und zugleich die Elektrolyten Natriumchlorid, Natriumhydrogencarbonat und Kaliumchlorid enthält. Es wird, in Wasser gelöst, als isoosmolare Lösung getrunken und soll dank seines ausgewogenen, der physiologischen Gleichgewichtskonzentration im Kolon angepassten Elektrolytanteils keine Elektrolyt- oder Wasserverluste des Körpers bewirken. Allerdings wies die Arzneimittelkommission der Deutschen Ärzteschaft in einer 2006 herausgegebenen Warnung auf zwei Fälle hin, in denen es nach Einnahme von zwei bis drei Litern der isotonen Macrogol 3350 Lösung zur Koloskopievorbereitung, offenbar mitbedingt durch vorausgegangenes mehrmaliges Erbrechen, zu schweren Hyponatriämien gekommen ist. Massive Hyponatriämien sind, bedingt durch zerebrale Ausfälle, unbehandelt lebensbedrohlich.

Der Wirkungsmechanismus von Macrogol 3350 entspricht dem der bereits besprochenen Polyhydroxyverbindungen. Im Dosisbereich von 53 bis 252 g pro Tag, bezogen auf die applizierte isoosmolare Lösung, konnte eine nahezu lineare Dosis-Wirkungsbeziehung in Form eines Anstiegs der Stuhlmasse und deren Wassergehalts nachgewiesen werden. Selbst bei Tagesdosen bis zu 1 200 g wurden offenbar bis auf die genannten kritischen Fälle keine nennenswerten Verluste der Elektrolyte Natrium, Kalium und Chlorid beobachtet.

Macrogol 3350 wird im Darm nicht metabolisiert und aufgrund seiner hohen relativen Molekülmasse aus dem Gastrointestinaltrakt praktisch nicht (unter 2%) resorbiert. Bei entzündlichen Darmerkrankungen wie Colitis ulcerosa und Morbus Crohn ist die Resorptionsrate leicht erhöht. Die Toxizität der Macrogole ist allerdings sehr gering. Wie die übrigen besprochenen Osmolaxantien wird auch Macrogol 3350 vorwiegend bei chronischer Obstipation, ferner aber auch mit Erfolg bei Koprostase (Faecal Impaction), einer hartnäckigen Obstipation mit Kotstau im Rektum und/oder Kolon, welche durch abdominelle und rektale ärztliche Untersuchung gesichert wurde, eingesetzt.

Bei einer multizentrischen vergleichenden klinischen Studie von Movicol® gegen Lactulose bei chronischer Obstipation hat das macrogolhaltige Präparat günstiger abgeschnitten. So wurde eine höhere Stuhlfrequenz bei leichterer Stuhlentleerung und geringeren Nebenwirkungen (Blähungen) und Compliance beobachtet. Im Gegensatz zum Vergleichspräparat mit Lactulose war eine Dosissteigerung zur Erzielung des gewünschten therapeutischen Effekts nicht erforderlich.

Kontraindiziert ist Macrogol 3350 bei intestinalen Obstruktionen oder Perforationen aufgrund struktureller oder funktioneller Störungen der Darmwand, Ileus, bei schweren entzündlichen Darmerkrankungen wie Morbus Crohn und Colitis ulcerosa, Megacolon sowie bei bekannter Überempfindlichkeit gegen Macrogole.

Als mögliche Nebenwirkungen werden abdominelle Schmerzen, Trommelbauch, Darmkollern und Übelkeit als Folge der Ausdehnung des Darminhalts sowie in Einzelfällen allergische Reaktionen angegeben.

Aufgrund der guten Lösungseigenschaften der Macrogole und deren Nichtresorbierbarkeit aus dem Darm wird als mögliche Interaktion eine verringerte Resorption alkohollöslicher, aber wasserunlöslicher Wirkstoffe angegeben.

Als Dosierung werden bei chronischer Obstipation als Anfangstagesdosis für Erwachsene 2 bis 3 Beutel entsprechend 13,1 g Macrogol 3350 verteilt auf 2 bis 3 Einzeldosen und jeweils gelöst in 125 ml Wasser, bei älteren Patienten 1 Beutel empfohlen. Die Koprostasebehandlung erfordert eine höhere Dosierung von 8 Beuteln, die in 1 Liter Wasser gelöst, innerhalb 6 Stunden getrunken werden. Der Zeitraum für die Behandlung der chronischen Obstipation sollte normalerweise 2 Wochen, zur Beseitigung des Kotstaus 3 Tage nicht überschreiten.

Sekretagoga und Antiresorptiva

Die heute nicht mehr gebräuchliche Bezeichnung „Kontaktlaxantien" für Anthraglykoside oder Rizinusöl enthaltende pflanzliche und die synthetischen phenolischen Abführmittel deutet auf die ursprüngliche, inzwischen aber als irrtümlich erkannte Annahme hin, dass die Wirkung dieser Laxantien auf der direkten lokalen Reizung der Dickdarmschleimhaut beruhe. Synthetische phenolische, anthraglykosidhaltige Laxantien und Rizinusöl werden heute einheitlich der Gruppe der Sekretagoga (Hydragoga) und Antiresorptiva zugeordnet. Ihnen gemeinsam ist eine Erhöhung der Nettosekretion von Wasser und Elektrolyten in das Darmlumen. Diese beruht teils auf einer vermehrten Abgabe von Wasser und Elektrolyten an das Darmlumen, teils auf deren verminderter Resorption, wobei offenbar beide Teilwirkungen nebeneinander vorkommen. Die einzelnen Vertreter der Sekretagoga bzw. Antiresorptiva unterscheiden sich weniger hinsichtlich ihrer qualitativen Wirkungen als vielmehr hinsichtlich ihres Wirkungseintritts. So wird für Natriumpicosulfat eine Latenzzeit (Zeitraum von Einnahme bis Wirkungseintritt) von 2 bis 4 Stunden, für Bisacodyl von 5 bis 12 Stunden und für Anthraglykosidlaxantien von 8 bis 12 Stunden angegeben.

Es gibt experimentelle Hinweise dafür, dass an der Gesamtwirkung der Sekretagoga und Antiresorptiva folgende Mechanismen beteiligt sind:

- Hemmung der Natrium/Kalium-ATPase in der Zellmembran mit resultierender Hemmung der Natriumpumpe der Kolonepithelzelle (antiresorptive Wirkung),
- Stimulierung der Prostaglandinsynthese, insbesondere von PGE_2 in der Kolonmukosa (hydragoge/sekretagoge Wirkung),
- Stimulierung der cyclo-AMP-Synthese,
- vermehrter Calciumeinstrom in die Kolonepithelzelle bzw. Calciumfreisetzung in der Zelle,
- Permeabilitätserhöhung der Kittleisten (tight junctions) der Darmwand.

Insgesamt bewirkt die aus den einzelnen Teilwirkungen resultierende erhöhte Nettosekretion von Wasser und Elektrolyten in das Darmlumen eine Erhöhung des Flüssigkeitsanteils im Stuhl, dessen Volumenzunahme und durch den Dehnungsreiz Letzterer bedingt, eine reflektorische Erhöhung der Peristaltik und Auslösung des Defäkationsreflexes.

Anthraglykosidhaltige und synthetische sekretagog und antiresorptiv wirkende Laxantien wurden in der Vergangenheit bei habitueller oder vermeintlicher Obstipation außerordentlich häufig und leider oft auch missbräuchlich eingesetzt, woran die leichtfertige Empfehlung auch durch Fachkreise gewiss nicht unschuldig ist. Nach kritischen Auseinandersetzungen im für die Verschreibungspflicht zuständigen Sachverständigenausschuss hat der hieraus sich ergebende behördliche Handlungsbedarf glücklicherweise nicht zur zunächst erwogenen Verschreibungspflicht, sondern lediglich zu einer Apothekenpflicht dieser bis 1990 freiverkäuflichen Laxantiengruppe geführt. Dieses Ergebnis ist eines der erfreulichen Beispiele, mit denen die staatliche Obrigkeit dem Apotheker eine Beratungsaufgabe nicht nur grundsätzlich zuerkennt, sondern sie auch im konkreten Fall realisiert. Es setzt sich somit offenbar die Erkenntnis durch, dass Probleme eines Arzneimittelmissbrauchs weniger mit restriktiven regulatorischen

Maßnahmen einer Verschreibungspflicht gelöst werden können, sondern dass eine Beschränkung der Versorgung über die Apotheke und damit die fachliche Beratung über die sinnvolle Anwendung des betreffenden Arzneimittels oft der bessere Weg zur Problemlösung ist.

Pflanzliche Sekretagoga und Antiresorptiva

Anthraglykoside enthaltende Drogen und ihre Zubereitungen gehören zu denjenigen pflanzlichen Arzneimitteln, welche – eine einwandfreie Standardisierung selbstverständlich vorausgesetzt – gleich wirkenden synthetischen Verbindungen hinsichtlich ihrer Wirksamkeit in nichts nachstehen. Ihren synthetischen Konkurrenten gegenüber weisen sie sogar insofern einen therapeutischen Vorteil auf, als ihr Wirkungseintritt erst nach 8 bis 12 Stunden, das heißt bei Einnahme am Abend gerade zum gewünschten Zeitpunkt, nämlich beim Aufstehen eintritt. Dies kommt dem Ziel einer „Darmerziehung" zu einem regelmäßigen rhythmischen Stuhlgang entgegen. Gewisse Einschränkungen in der therapeutischen Gesamtbewertung der anthranoidhaltigen Laxantien gelten allerdings hinsichtlich der Unbedenklichkeit (s. Toxikologie der Anthraglykoside). So wurde durch eine Maßnahme des Bundesgesundheitsamtes zur Abwehr von Arzneimittelrisiken, Stufe II, eine Anpassung der für die anthranoidhaltigen Drogen ursprünglich gültigen Aufbereitungsmonographien an den wissenschaftlichen Erkenntnisstand erforderlich. Folge dieser Maßnahmen ist eine Einschränkung der Anwendung von anthraglykosidhaltigen Laxantien.

Drogen mit Anthraglykosiden

Den pflanzlichen Sekretagoga und Antiresorptiva liegen als offizinelle Drogen Curaçao-Aloe, Kap-Aloe, Cascararinde (Amerikanische Faulbaumrinde), Faulbaumrinde, Rhabarber, Sennesblätter, Alexandriner-Sennesfrüchte und Tinnevelly-Sennesfrüchte zugrunde. Tabelle 2.3-10 zeigt eine Übersicht über deren Stammpflanzen, wichtigste Inhaltsstoffe und Hydroxyanthracengehalt.

Chemie der Anthraglykoside

Gemeinsames chemisches Strukturmerkmal der als Laxantien verwendeten Anthraglykoside ist ein 1,8-Dihydroxyanthracengerüst. In den Drogen kommen sie überwiegend als 1,8-Anthrachinon-(Emodine) oder Bianthronglykoside vor, welche als Artefakte bei der Trocknung und Lagerung aus den entsprechenden Anthronglykosiden gebildet werden (Abb. 2.3-2). In den lebenden Pflanzen wird diese Artefaktbildung dadurch verhindert, dass sich die für sie verantwortlichen Enzyme und die nativen Anthraglykoside in getrennten Kompartimenten befinden und erst postmortal freigesetzt werden. Die 1,8-Dihydroxyanthrachinone werden als Emodine, die entsprechenden Tetrahydroverbindungen mit nur einer Ketofunktion am C-9 als Emodin-Anthrone bezeichnet.

Bei den Bianthronverbindungen werden symmetrisch substituierte Homobianthrone wie die Sennoside A und B oder deren Aglykone und unsymmetrisch substituierte Heterobianthrone wie die Sennoside C und D und deren Aglykone unterschieden.

Die einzelnen Anthraglykoside der sekretagog und hydragog wirkenden Laxantiendrogen unterscheiden sich hinsichtlich ihrer Substitution am 1,8-Dihydroxyanthracengrundgerüst und hinsichtlich ihrer Zuckerreste. Die wichtigsten Grundkörper sind in Abbildung 2.3-3 dargestellt.

Pharmakokinetik der Anthraglykoside

Nach heute einheitlicher Auffassung ist der Wirkort der sekretagog und antiresorptiv wirkenden Anthraglykoside der Dickdarm. Die frühere Theorie von STRAUB, dass sie als solche überwiegend aus dem Dünndarm resorbiert werden, gilt als überholt. Auch die Auffassung, dass sie im sauren Milieu des Magensaftes eine Veränderung erfahren, hat sich durch neuere Untersuchungen nicht bestätigen lassen.

Erkrankungen des Darms und der Bauchspeicheldrüse

Tab. 2.3-10: Ph.Eur. – Drogen mit Anthraglykosiden

Drogenbezeichnung deutsch	Drogenbezeichnung lateinisch	Stammpflanzen	Inhaltsstoffe	Mindestgehalt an Hydroxyanthracenglykosiden in %
Curacao-Aloe	Aloe barbadensis	*Aloe barbadensis* MILLER	10-Glucosylanthrone (Aloine) und O-Glykoside (Aloinoside)	28 % berechnet als wasserfreies Aloin (Barbaloin)
Kap-Aloe	Aloe capensis	*Aloe ferox* MILLER und Hybriden	wie Curaçao-Aloe	18 % berechnet als wasserfreies Aloin
Cascararinde	Rhamni purshiani cortex	*Rhamnus purshianus* (D.C.) A. GRAY ex J. C. COOPER	10-Glucosylanthrone und O-Glykoside	8,0 %, davon mindestens 60 % Cascarosid, beide berechnet als Cascarosid A
Faulbaumrinde	Frangulae cortex	*Rhamnus frangula* L. (Syn. *Frangula alnus* MILLER)	Anthrachinonglykoside, Anthronglykoside	6,0 % Glucofranguline, berechnet als Glucofrangulin A
Rhabarberwurzel	Rhei radix	*Rheum palmatum* L., *Rheum officinale* BAILLON oder Hybriden	Antrachinonglykoside, Anthronglykoside, Bianthronglykoside	2,2 % berechnet als Rhein
Sennesblätter	Sennae folium	*Cassia Senna* L., *Cassia angustifolia* VAHL	Bianthronglykoside	2,5 % berechnet als Sennosid B
Alexandriner-Sennesfrüchte	Sennae fructus acutifoliae	*Cassia Senna* L.	Bianthronglykoside	3,4 % berechnet als Sennosid B
Tinnevelly-Sennesfrüchte	Sennae fructus angustifoliae	*Cassia angustifolia* VAHL	Bianthronglykoside	2,2 % berechnet als Sennosid B

Die freien Aglykone können zwar teilweise aus dem Dünndarm resorbiert werden, liegen jedoch in gut formulierten Zubereitungen nicht vor. Da die Anthraglykoside aufgrund ihres polaren Charakters nicht aus dem Dünndarm zur Resorption gelangen, erreichen sie unverändert den Dickdarm. Hier werden sie mit Hilfe von β-Glykosidasen der natürlichen Bakterienflora metabolisiert. Ein von LEMLI vorgeschlagenes Biotransformationsschema für Sennoside im Dickdarm zeigt Abb. 2.3-4. Das mit Hilfe bakterieller Enzyme gebildete Rheinanthron wird unverändert über das Dickdarmepithel resorbiert und unterliegt einem enterohepatischen Kreislauf. Nach Kopplung mit Glucuronsäure bzw. Schwefelsäure wird es teils renal, teils biliär eliminiert. In Urin und Faeces gefundene Metaboliten der Sennoside sind Rhein, Sennidin, Rheinmonosulfat und Rheinglucuronid.

Aufgrund der vorliegenden pharmakokinetischen Untersuchungen können die in Phytopharmaka enthaltenen Anthraglykoside als ‚Pro-Drugs' bezeichnet werden, welche nach peroraler Gabe weitgehend unverändert in den Dickdarm gelangen und erst dort mit Hilfe bakterieller Enzyme in die laxierend wirkenden zuckerfreien Anthronverbindungen überführt werden. Da jedoch glykosidartige Anthraverbindungen aufgrund der polaren Natur ihrer Zuckerreste die Lipidbarrieren der Darmepithelzellen in unveränderter Form nicht zu permeieren vermögen, ist eine Resorption nach Verabreichung entsprechender Laxantien erst im Dickdarm zu erwarten. Die im Kolon entstehenden phenolischen Metaboliten führen zu einer raschen

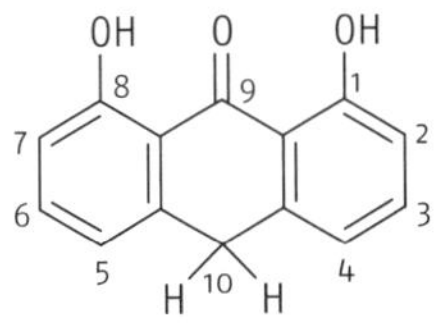

1,8-Dihydroxyanthron
= Dantron

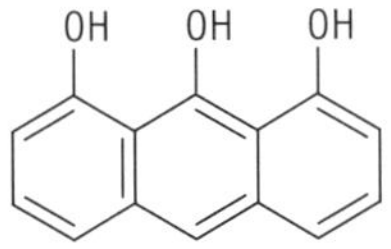

1,8-Dihydroxyanthranol
= Dithranol
= 1.8.9-Trihydroxyanthracen

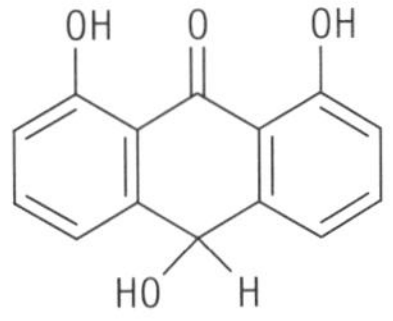

1,8-Dihydroxyoxanthron

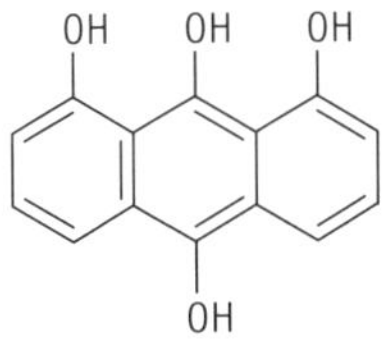

1,8-Dihydroxy-
anthrahydrochinon

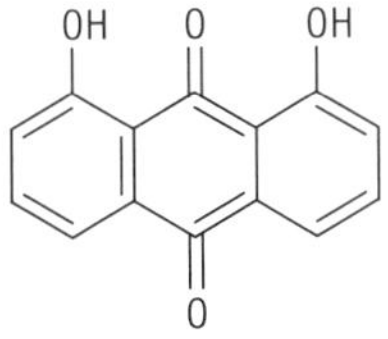

1,8-Dihydroxy-
anthrachinon

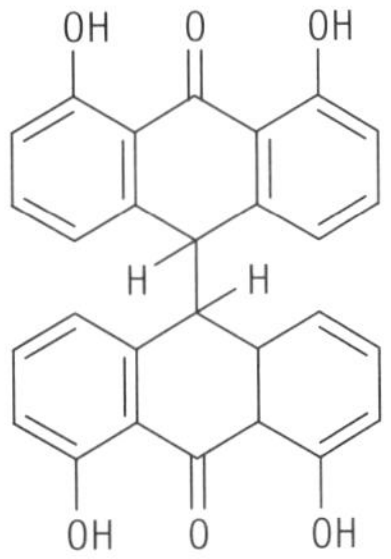

1,8,1',8'-Tetra-
hydroxydianthron

Abb. 2.3-2: Grundkörper der Anthraglykoside

Darmentleerung. Aus diesem Grunde und wegen der im Vergleich zur Dünndarmschleimhaut erheblich geringeren Dickdarmoberfläche ist jedoch der resorbierbare Anteil der peroral applizierten Anthraglykose nur gering. Dies erklärt die gute Verträglichkeit und das weitgehende Fehlen systemischer Nebenwirkungen galenisch einwandfreier Zubereitungen.

Toxikologie der Anthraglykoside

Bei der toxikologischen Bewertung der Anthracenverbindungen muss zwischen den in den Laxantien verwendeten Anthraglykosiden und den wesentlich toxischeren zuckerfreien Aglykonen unterschieden werden. Insofern spielt die Qualität der betreffenden Arzneimittel eine wesentliche Rolle. Von qualitativ hochwertigen sekretagog und antiresorptiv wirkenden pflanzlichen Laxantienzubereitungen ist deshalb zu wünschen, dass sie auch nach Lagerung innerhalb der Haltbarkeitsfrist allenfalls niedrige Konzentrationen an freien Emodinen und Emodin-Anthronen aufweisen. Inwieweit dies zutrifft, ist der Deklaration der betreffenden Fertigarzneimittel nicht zu entnehmen, sollte aber aus Sicherheitsgründen Gegenstand der Beurteilung bei der Zulassung sein.

Von den sekretagog und antiresorptiv wirkenden Drogen und ihren Inhaltsstoffen scheinen die Sennesblätter und Sennesfrüchte am besten toxikologisch untersucht zu sein. Die akute Toxizität der Sennoside ist bemerkenswert gering. Für ein Sennosidgemisch mit 85 bis 87 % Sennoside A und B wurde nach peroraler Applikation an Ratten für männliche Tiere die mittlere Letaldosis zu 5 200 mg pro kg, für weibliche zu 3 500 mg pro kg ermittelt.

Für Mäuse beiderlei Geschlechts lag die LD 50 oberhalb 5 000 mg pro kg. Im Hinblick auf die von der Aufbereitungsmonographie für

Erkrankungen des Darms und der Bauchspeicheldrüse

R^1	R^2	
CH_3	OH	Frangula-Emodin = Emodin = Rheum-Emodin
CH_2OH	H	Aloe-Emodin
COOH	H	Rhein
CH_3	H	Chrysophanol

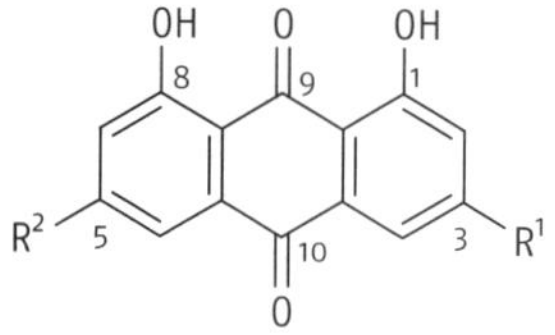

Emodine

R	
CH_2OH	Aloe-Emodin-Anthron
COOH	Rhein-Anthron

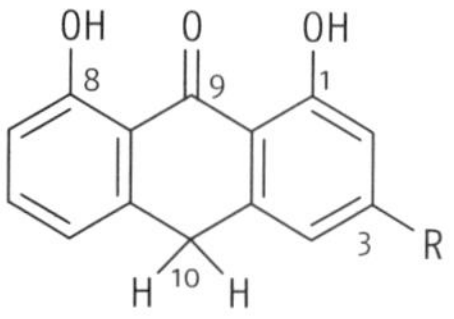

Emodin-Anthrone

R^1	R^2	
COOH	COOH	Sennidin (= Aglykon der Sennoside A und B)
COOH	CH_2OH	Aglykon der Sennoside C und D

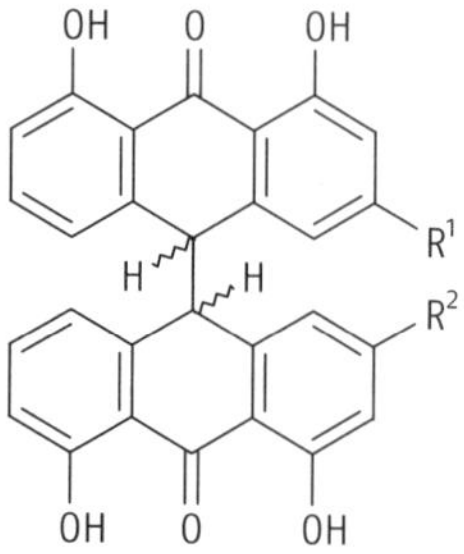

Dianthrone

Abb. 2.3-3: Grundkörper von Inhaltsstoffen therapeutisch verwendeter Anthraglykosiddrogen

Sennesdrogen empfohlene mittlere Tagesdosis von 20 bis 60 mg bei Erwachsenen ist somit ein Risiko hinsichtlich der akuten Toxizität bei bestimmungsgemäßem Gebrauch praktisch auszuschließen.

Größer ist das Risiko bei chronischer Verabreichung Anthraglykoside enthaltender Laxantien. Vor allem bei – in der Vergangenheit leider nicht seltener – missbräuchlicher Verwendung muss mit Nebenwirkungen gerechnet werden. Diese betreffen vor allem Elektrolytverluste, insbesondere Kaliumverlust mit allen Folgeerscheinungen. Unter anderem resultiert aus dem Kaliummangel eine Schwäche der Darmmuskulatur, welche durch das Bedürfnis einer Dosissteigerung einen Circulus vitiosus auslöst und den Missbrauch provoziert. Bei auf einige Tage begrenzter Anwendung sind jedoch Gewöhnungseffekte mit erforderlicher Dosissteigerung entgegen gegenteiligen Behauptungen in der Literatur nicht belegt. Weitere Nebenwirkungen bei missbräuchlicher Verwendung sekretagog und antiresorptiv wirkender pflanzlicher Laxantien sind Albuminurien, Hämaturien, Schädigungen des Plexus myentericus sowie Pigmenteinlagerungen in die Darmmukosa (Melanosis coli), die jedoch reversibel sind. Bedingt durch eine Hypokaliämie kann die Wirkung von Herzglykosiden verstärkt sein. Zu den Risiken bei Verwendung von Anthraglykosiden in der Schwangerschaft liegen widersprüchliche Aussagen vor.

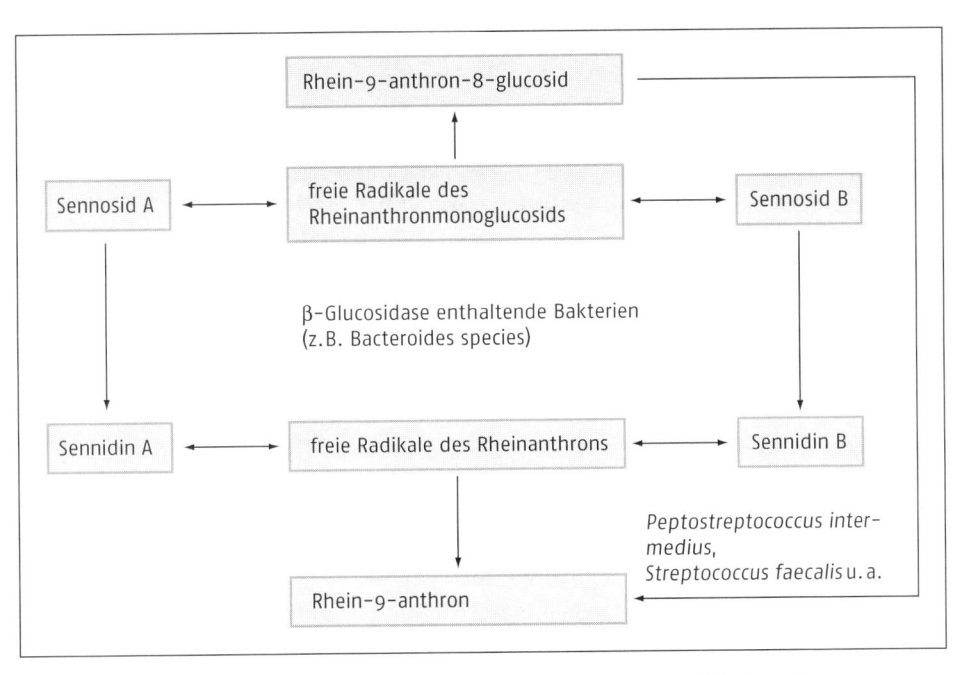

Abb. 2.3-4: Biotransformation der Anthraglykoside am Beispiel der Sennainhaltsstoffe. Nach Lemli 1988

In den letzten Jahren ist die Frage einer Mutagenität und Kanzerogenität wiederholt kritisch gestellt worden.

Zusammenfassend resultiert aus den bisher vorliegenden Untersuchungsergebnissen zur Mutagenität und Kanzerogenität von als Laxantien verwendeten Anthracenderivaten, dass sich bei insgesamt widersprüchlichen Ergebnissen in einzelnen In-vitro-Untersuchungen Hinweise auf mutagene Wirkungen ergeben haben. In vivo konnten die mutagenen Effekte allerdings nicht verifiziert werden. Außer für das synthetisch gewonnene Danthron, welches aber nicht mehr therapeutisch verwendet wird, scheint es keine Hinweise auf die Kanzerogenität von Anthranoiden zu geben. Die simplifizierende Schlussfolgerung einzelner Autoren, Mutagenität im In-vitro-Modell gleich Kanzerogenität am Menschen aufgrund vergleichbarer molekularbiologischer pathogenetischer Effekte von Mutagenen und Kanzerogenen an der DNA erscheint höchst problematisch.

Auch der aufgrund einer epidemiologischen Studie abgeleitete Verdacht eines Zusammenhangs zwischen Anthranoidlaxantiengebrauch und malignen Erkrankungen des Dickdarms hat sich in einer neueren retrospektiven und einer prospektiven Studie nicht bestätigen lassen, so dass die Annahme eines kanzerogenen Risikos durch anthranoidhaltige Laxantien – deren einwandfreie Formulierung vorausgesetzt – keineswegs gerechtfertigt erscheint. In Anbetracht des gegenwärtigen Erkenntnisstandes erscheint die von der deutschen Zulassungsbehörde vorgenommene Beschränkung der Indikation Anthraglykoside enthaltender Laxantien auf Obstipation sowie Ausschluss der Behandlung von Kindern unter 12 Jahren, von Schwangeren und stillenden Müttern angemessen.

Erkrankungen des Darms und der Bauchspeicheldrüse

Beratungstipp

Anthraglykosid-haltige Drogen

- Anthraglykosid-haltige Drogen können durch Verluste an Kalium zu einer erhöhten Toxizität von Herzglykosiden führen.
- Bei Daueranwendung kann sich die Darmträgheit verstärken.
- Aufgrund von Reizung der Darmschleimhaut sollen diese Abführmittel nicht länger als 1–2 Wochen angewendet werden.
- Sie dürfen nicht von Schwangeren, Stillenden und Kindern < 12 Jahren angewendet werden.

Therapeutische Verwendung

Die besprochenen Anthraglykoside enthaltenden Drogen und ihre Zubereitungen werden in Folge des genannten Stufenplanverfahrens des Bundesgesundheitsamtes nur noch zur Behandlung von Verstopfungen empfohlen. Die in den ursprünglichen Aufbereitungsmonographien ebenfalls als Indikationen genannten Erkrankungen, bei denen eine leichte Defäkation mit weichen Stühlen erwünscht ist, wie Analfissuren, Hämorrhoiden, die postoperative Phase nach rektal-analen Eingriffen, die Reinigung des Darmes vor Röntgenuntersuchungen sowie die Behandlung vor und nach operativen Eingriffen im Bauchraum werden inzwischen abgelehnt, da alternative weniger risikobehaftete Laxantien zur Verfügung stehen.

Auch wird aufgrund des bestehenden nicht sicher abschätzbaren Restrisikos die Anwendung in der Schwangerschaft und in der Stillzeit sowie bei Kindern unter 12 Jahren grundsätzlich abgelehnt. Als Gegenanzeigen gelten ferner Darmverschluss, akut-entzündliche Erkrankungen des Darmes wie Morbus-Crohn, Colitis ulcerosa, Appendizitis sowie abdominale Schmerzen unbekannter Ursache. Die Anwendungsdauer der pflanzlichen wie auch der synthetischen Sekretagoga und Hydragoga in der Selbstmedikation wird auf ein bis zwei Wochen beschränkt.

Die mittleren Tagesdosen für die genannten Drogen bzw. deren Zubereitungen liegen nach den 1993 revidierten Aufbereitungsmonographien einheitlich bei 20 bis 30 mg Hydroxyanthracenderivaten, jeweils berechnet auf das betreffende Hauptglykosid (Aloin für Aloe, Cascarosid A für Amerikanische Faulbaumrinde, Glucofrangulin A für Faulbaumrinde, Rhein für Rhabarberwurzel und Sennosid B für die Sennesdrogen).

Zusammenfassend lässt sich feststellen, dass die Anthraglykoside enthaltenden Laxantien, deren einwandfreie Standardisierung und bestimmungsgemäßen Gebrauch vorausgesetzt, unter Berücksichtigung der inzwischen behördlicherseits vorgenommenen Einschränkungen hinsichtlich ihrer therapeutischen Verwendung durchaus empfohlen werden können.

Rizinusöl

Rizinusöl ist das in den Samen von *Ricinus communis* L. (Euphorbiaceae) zu 45 bis 50 % enthaltene fette Öl. Es enthält Glyceride, deren Fettsäurereste zu 85 bis 90 % aus Ricinolsäure, der 12-Hydroxy-9,10-cis-Octadecensäure, bestehen.

$$H_3C-(CH_2)_5-\underset{H}{\overset{OH}{C}}-CH_2-\underset{H}{\overset{H}{C}}=\overset{H}{C}-(CH_2)_7-C\overset{O}{\underset{OH}{}}$$

Ricinolsäure

Die sekretagoge und antiresorptive Wirkung des Rizinusöls wird durch die Ricinolsäure ausgeübt, welche nach Spaltung durch die Lipasen des Pankreassekrets aus den Glyceriden im Dünndarm freigesetzt wird und bereits dort ihre laxative Wirkung entfaltet. Neben der sekretagogen und antiresorptiven Wirkung kommt der Ricinolsäure eine cholagoge Wirkung zu. Die vermehrte Ausscheidung von Gallensäuren bewirkt im Darm eine erhöhte Peristaltik und verstärkt somit synergistisch die sekretagog und antiresorptiv bedingte laxierende Wirkung. Ricinolsäure wird aus dem Darm resorbiert und im

normalen Fettsäurestoffwechsel durch β-Oxidation abgebaut.
Wie die bereits besprochenen Anthraglykosiddrogen und ihre Zubereitungen wird Rizinusöl als Laxans bei Obstipation, ferner bei Erkrankungen, bei denen eine leichte Defäkation mit weichen Stühlen erwünscht ist, d.h. bei Analfissuren, Hämorrhoiden, sowie nach rektal-analen operativen Eingriffen angewandt. Die Wirkung tritt nach 2 bis 8 Stunden ein.
Die Dosierung beträgt für Erwachsene 10 bis 30 ml (1 bis 4 Esslöffel), nicht anwenden bei Kindern < 12 Jahren.
Neben den bei langfristiger Anwendung zu erwartenden vermehrten Elektrolytverlusten können nach hohen Dosen von Rizinusöl Übelkeit, Erbrechen und Koliken auftreten.
Kontraindikationen für Rizinusöl sind Unterbauchschmerzen, Darmverschluss, Übelkeit und Erbrechen. Wie bei allen sekretagog und antiresorptiv wirkenden Laxantien ist in der Gravidität, zudem während der Menstruation Vorsicht geboten und die Indikation streng zu stellen.

Synthetische Hydragoga

Bisacodyl

Bisacodyl gehört zusammen mit Natriumpicosulfat und dem älteren Phenolphthalein zu den sekretagog und antiresorptiv wirkenden Laxantien der Triarylmethanreihe.
Die Wirkung und der Wirkungsmechanismus der Triarylmethanderivate entsprechen denjenigen der Anthraglykoside bzw. den aus diesen entstehenden aktiven Verbindungen. Hauptangriffspunkt ist der Dickdarm.
Wie die pflanzlichen Anthraglykoside ist auch Bisacodyl ein Pro-Drug. Es wird durch Enzyme der Darmschleimhaut gespalten und in die Wirkform, das Desacetylbisacodyl, überführt. Ein Teil der oral applizierten Dosis wird aus dem Dünndarm resorbiert und als Glucuronid biliär ausgeschieden, ein geringer Teil in Form des Glucuronids auch renal eliminiert. Das biliär in den Darm ausgeschiedene Glucuronid wird durch die Dickdarmflora erneut in die Desacetylform überführt, die hier zur Wirkung kommt. Die Hauptmenge des applizierten Bisacodyls wird mit dem Stuhl als Desacetylbisacodyl eliminiert. Der Wirkungseintritt des Bisacodyls erfolgt bei oraler Applikation nach etwa 8 (6 bis 12) Stunden, bei rektaler Applikation nach 15 bis 30 Minuten.
Die von der Aufbereitungsmonographie empfohlenen Indikationsgebiete entsprechen mit kurzfristiger Anwendung bei Obstipation und Erkrankungen, die eine erleichterte Defäkation erfordern, denen der Anthraglykoside (näheres siehe dort), ebenso die Gegenanzeigen sowie die Nebenwirkungen bis auf die durch die Eigenfärbung der Anthrachinone bedingte, bei Bisacodyl somit fehlende Melanosis coli. Außerdem wird Bisacodyl auch zur Darmentleerung vor diagnostischen oder operativen Eingriffen angewandt.
Da Bisacodyl die Magenschleimhaut reizen kann, wird es in Form magensaftresistent überzogener fester oraler Zubereitungen oder rektal verabreicht. Als Dosierungen werden von der Aufbereitungsmonographie bei Erwachsenen und Kindern über 2 Jahren 5 bis 10 mg oral oder rektal, bei Kindern unter 2 Jahren 5 mg rektal empfohlen.

Beratungstipp

Hinweise zu Bisacodyl

- Nur kurzfristige Einnahme, maximal 1 Woche.
- Soll nicht mit Milch oder Antazida, H_2-Blockern eingenommen werden.
- Die Einnahme der Dragees führt etwa nach 6–12 Stunden zur Darmentleerung, die Zäpfchen nach etwa 15–30 Minuten.

Natriumpicosulfat

Natriumpicosulfat unterscheidet sich von Bisacodyl lediglich durch Schwefelsäure an Stelle der Acetylreste von Bisacodyl. Seine Wirkung und deren Mechanismus entsprechen, da die Wirkform beider Pro-Drugs identisch ist, der des Bisacodyls. Im Gegensatz zu Letzterem erreicht Natriumpicosulfat jedoch unverändert den Dickdarm. Erst hier wird es durch Enzyme der Darmflora desulfatiert und in das wirksame Diphenol Bis(hydroxyphenyl)pyrid-2-yl-methan überführt. Dieses wird partiell resorbiert und nach Konjugation mit Glucuronsäure überwiegend biliär, in geringerem Maße auch renal eliminiert.

$$2\,Na^{\oplus}\,\left[O_3SO-\!\!\left\langle\right\rangle\!\!-\underset{\underset{N}{|}}{\overset{H}{\underset{|}{C}}}-\!\!\left\langle\right\rangle\!\!-OSO_3\right]^{2\ominus}$$

Natriumpicosulfat

Die Anwendungsgebiete, Gegenanzeigen und Nebenwirkungen des Natriumpicosulfats entsprechen denen des Bisacodyls. Der Wirkungseintritt ist 4 bis 6 Stunden nach oraler Applikation zu erwarten.

Die Aufbereitungsmonographie empfiehlt die orale Anwendung bei Erwachsenen und Kindern über 4 Jahren in einer dem Bisacodyl entsprechenden Dosis von 5 bis 10 mg.

Gleitmittel

Zu den heute nur noch in Kombinationspräparaten verwendeten als Gleitmittel wirkenden Laxantien gehören dickflüssiges Paraffin, Natriumdocusat und Natriumlaurylsulfoacetat, von denen Letzteres nur in Form eines Klistiers in Kombination mit Osmolaxantien (Microklist®) zur Anwendung kommt.

Ein Nachteil dieser stuhlerweichenden Gleitmittel ist ihre pharmakokinetische Interaktion mit zahlreichen Arzneimitteln. So können durch dickflüssiges Paraffin, ein Gemisch gesättigter Kohlenwasserstoffe, die aus dem Gastrointestinaltrakt nur zum geringen Teil resorbiert werden, aufgrund ihres guten Lösungsvermögens für lipophile Verbindungen Wirkstoffe wie fettlösliche Vitamine oder orale Kontrazeptiva im Darmlumen zurückgehalten und deren Resorption behindert werden. Umgekehrt kann durch Natriumdocusat und Natriumlaurylsulfoacetat, deren Gleitmittelwirkung auf ihren oberflächenaktiven Eigenschaften beruht, die Resorption verschiedener stark wirksamer Pharmaka wie Herzglykoside, Schleifendiuretika oder Muskelrelaxantien mit der hieraus resultierenden Gefahr einer Überdosierung gesteigert werden. Aus diesem Grunde ist die Nutzen-Risiko-Abwägung für Natriumdocusat (Docusat) im Rahmen der Aufbereitung negativ ausgefallen, und die Verwendung als Laxans wird abgelehnt.

Überraschenderweise wird hingegen die Verwendung von dickflüssigem Paraffin (Paraffin) in der entsprechenden Monographie bei den gleichen Indikationen wie die sekretagog und antiresorptiv wirkenden Laxantien trotz seiner nicht unbedeutenden pharmakokinetischen Interferenzen, seiner Nebenwirkungen wie Stuhlinkontinenz, Hautreizungen im Analbereich, pulmonalen Paraffinosen (Ablagerung von Paraffin in der Lunge) und von Fremdkörpergranulomen, bedingt durch den begrenzten resorbierten Anteil, trotz besserer Alternativlaxantien empfohlen. Die empfohlenen Tagesdosen sind 10 bis 30 ml bei Erwachsenen, bei Kindern über 6 Jahren wird die Hälfte empfohlen. Der Wirkungseintritt ist nach 6 bis 12 Stunden zu erwarten.

Fixkombinationen mit laxierender Wirkung

Von den zahlreichen im Handel befindlichen laxierenden Kombinationspräparaten ist die Mehrzahl entbehrlich. Echte Vorteile gegenüber entsprechenden Monopräparaten kann aber die Fixkombination mehrerer salinischer Abführmittel bringen. Da die erwünschte osmotische Wirkung bei den als Laxantien verwendten Salzen lediglich vom nicht resorbierbaren Anion, unerwünschte Nebenwirkungen hingegen vom Gegenion ausgehen, können diese durch Kombination verschiedener Salze des gleichen laxierend wirkenden Anions durch Dosisreduktion der einzelnen Kationen vermindert werden.

Angebliche Vorteile der übrigen Kombinationspräparate sind nicht unbedingt überzeugend. So mag sich durch die Kombination eines Quellmittels mit einem sekretagog und antiresorptiv wirkenden Laxans zwar die Dosis des Letzteren reduzieren lassen. Es sollte aber die Frage erlaubt sein, ob nicht doch durch die scheinbar harmlose Kombination einem Missbrauch des wenn auch niedriger dosierten Sekretagogums und Antiresorptivums durch Daueranwendung auf diesem Wege Vorschub geleistet wird. Ebensowenig überzeugen Kombinationspräparate, welche verschiedene Anthraglykosiddrogen oder deren Extrakte enthalten, da der Wirkungsmechanismus der Inhaltsstoffe identisch ist, überadditive laxierende Wirkungen oder geringere Nebenwirkungen nicht zu erwarten sind und zudem die analytische Untersuchung dieser komplexen Produkte unnötigerweise erschwert ist. Noch weniger sinnvoll erscheint die Kombination von synthetischen und pflanzlichen Sekretagoga/Antiresorptiva, die keinerlei Vorteile gegenüber entsprechenden Monopräparaten erwarten lassen. Auch die Kombination von laxierend wirkenden Pharmaka mit spasmolytisch oder antiphlogistisch wirkenden bzw. mit Bitterstoffe enthaltenden Drogen sind wenig überzeugend. Die Obstipation ist ein definiertes Symptom, welches, wenn überhaupt, einer gezielten pharmakologischen Behandlung bedarf. Polypragmasie erscheint zumindest dann nicht angebracht, wenn von einzelnen Kombinationspartnern bei Dauergebrauch schwere Nebenwirkungen ausgehen können.

2.3.3.3 Patientengespräch

Die Gründe, welche den Patienten mit Verdauungsstörungen in die Apotheke führen, können unterschiedlich sein. Sie sollten zunächst erkundet werden, da der Beratungs- und Aufklärungsbedarf von diesen Gründen abhängen. So kann sich bei Erkrankungen, bei welchen eine Erleichterung der Defäkation (Vermeidung der Bauchpresse) mit weichem Stuhl erwünscht ist, wie Analfissuren, Hämorrhoiden, rektal-analen operativen Eingriffen, Herzinfarkt, vor diagnostischen Maßnahmen im Gastrointestinaltrakt oder vor operativen Eingriffen die Beratung auf die Auswahl eines geeigneten Laxans und dessen korrekte Dosierung beschränken. Im Falle einer Obstipation hingegen, insbesondere der habituellen – häufigster Anlass für die Verwendung von Abführmitteln – ist eine intensive Aufklärung und Beratung des Patienten nützlich, vorausgesetzt, er kommt selbst und wünscht eine solche. Hierbei kann die Klärung folgender Fragen für die Empfehlung optimaler Verhaltens- und pharmakotherapeutischer Maßnahmen nützlich sein:

- Weshalb wird ein Abführmittel gewünscht?
- Welche Grunderkrankungen sind dem Patienten bekannt?
- Hat die Obstipation akut eingesetzt oder sich eine bereits bestehende chronische Obstipation dramatisch verschlechtert?
- Werden bereits Laxantien verwendet?
- Einnahme anderer Medikamente?
- Stuhlfrequenz?
- Stuhlbeschaffenheit?
- Beschwerden bei der Defäkation?
- Art der Ernährung (Anteil an Ballaststoffen)?
- Menge der Flüssigkeitsaufnahme?
- Lebensgewohnheiten (ausreichende Bewegung)?

Da die Obstipation auch ein Indiz für eine schwere behandlungsbedürftige Grunderkrankung sein kann, ist besondere Aufmerksamkeit der Frage zu widmen, ob eine ärztliche Konsultation verzichtbar ist. Eine solche ist stets dann zweckmäßig, wenn eine empfohlene Laxantientherapie nicht spätestens innerhalb von zwei Wochen zum Erfolg geführt hat. Durch sorgfältige ärztliche Diagnose muss in solchen Fällen geklärt werden, ob metabolische oder endokrine Störungen (z.B. Diabetes mellitus, Hypothyreose, Hypercalcämie), neurogene Erkrankungen (wie Hirntumoren, autonome Neuropathien), kolorektale Erkrankungen (z.B. Tumoren des Gastrointestinaltrakts, Stenosen, Hernien) oder anale Erkrankungen (z.B. Stenosen, Fissuren, perianale Abszesse) Ursache der Obstipation sein können. Insbesondere die akute Verschlechterung einer bestehenden chronischen Obstipation ist als ernstes Zeichen zu betrachten und kann auf Tumoren oder Stenosen des Intestinaltrakts hindeuten. Besondere Aufmerksamkeit verdienen habituell obstipierte Patienten oder diejenigen, die sich dafür halten. Hier ist oft mühsame, aber lohnende Überzeugungsarbeit erforderlich. So sollte dem Patienten verdeutlicht werden, dass Stuhlfrequenz, Stuhlmenge und Stuhlbeschaffenheit von der Art der Ernährung und sonstigen Lebensgewohnheiten abhängen und eine behandlungsbedürftige Obstipation nur bei geringerer Stuhlfrequenz als einmal pro Woche und bei gleichzeitig auftretenden Darmbeschwerden oder Schmerzen bei der Defäkation vorliegt. Besonders bei alten Menschen führen eine zu geringe Flüssigkeitszufuhr oder durch Vereinsamung bedingte depressive Verstimmungen zu habitueller Obstipation. Nur eine präzise Befragung des Patienten vermag Klarheit zu verschaffen. So ist nicht die Frage, ob der Patient genug trinkt, sondern vielmehr, wie viel er trinkt, hilfreich. Älteren Menschen sollte eine tägliche Flüssigkeitszufuhr von 2,5 Litern nicht nur zur Verbesserung der Darmfunktion, sondern auch der Nierenfunktion empfohlen werden. Zu beachten ist bei der Patientenbefragung, dass die zugeführten Flüssigkeitsmengen meist zu niedrig angegeben werden. Im Zusammenhang mit einer ausreichenden Flüssigkeitsversorgung des Organismus verdient Erwähnung, dass eine reichliche Natriumchloridzufuhr insofern grundsätzlich vorteilhaft ist, als sie das Durstgefühl steigert. Hierbei ist jedoch zu beachten, dass bei bestimmten Erkrankungen wie Bluthochdruck, Herzmuskel- oder Nierenerkrankungen eine reduzierte Natriumchloridzufuhr geboten ist. Ein wichtiger Beratungspunkt ist die Bedeutung des Ballaststoffgehalts der Nahrung für die Entstehung und den Erfolg der Behandlung einer habituellen Obstipation. Ballaststoffreiche Kost wie Vollkornbrot, Obst, Gemüse und Salate sollten unbedingt empfohlen werden.

Von ebenso großer Bedeutung wie die ausreichende Flüssigkeits- und Ballaststoffzufuhr ist eine gesunde Lebensweise im Hinblick auf ausreichende körperliche Betätigung. Die bei chronisch Obstipierten, insbesondere bei älteren Menschen oft beobachtete Bewegungsarmut ist für die Darmfunktion schädlich. Eine ausreichende physische Beanspruchung des Organismus, je nach Neigung des Patienten durch Spaziergänge, sportliche Aktivitäten jeder Art in Maßen, Radfahren oder Gartenarbeit, vermag die chronische Obstipation günstig zu beeinflussen und nicht selten den mit dem Missbrauch von Abführmitteln verbundenen gefährlichen Circulus vitiosus zu unterbrechen.

Nützlich, wenn auch durch Beratung schwer erreichbar, ist die Steigerung des Selbstwertgefühls des Patienten. Neigen doch introvertierte und depressive Menschen deutlich stärker zu einer habituellen Obstipation als extrovertierte optimistische Personen.

Da zahlreiche Arzneimittel die Darmfunktion hemmen (vgl. 2.3.3.1), kann die Frage nach der Einnahme von Medikamenten aufschlussreich sein. Sofern sich ein Zusammenhang zwischen der Anwendung von Arzneimitteln und der bestehenden Obstipation ergibt, wird es zwar nicht immer möglich sein, auf diese Pharmaka zu verzichten; schon die Klärung der Ursache kann aber für den Patienten psychologisch hilfreich sein und seine Überzeugung zu vernünftigen, auch physiologischen therapeutischen Maßnahmen erleichtern. Besonderes Augenmerk sollte hierbei auf die missbräuchliche Anwendung von sekretagog und antiresorptiv wirkenden Laxantien gerichtet sein. Ursachen für einen Laxantienmissbrauch können eine falsche Vorstellung von der Physiologie der Stuhlausscheidung, aber auch unphysiologische Verhaltensweisen des betroffenen Patienten sein. Auch sollte an eine missbräuchliche Laxantienanwendung mit dem Ziel einer Gewichtsreduktion gedacht werden. Der Versuch, den betroffenen Patienten durch Erklärung des vom Laxantienmissbrauch ausgehenden Circulus vitiosus und durch Empfehlung geeigneter Verhaltensweisen von der Verwendung von Laxantien abzubringen oder diese zumindest einzuschränken, sollte immer unternommen werden.

Prioritäten bei den therapeutischen Maßnahmen

Die S2k-Leitlinie empfiehlt für die Therapie der chronischen Obstipation das in Abb. 2.3–5 gezeigte abgestufte Vorgehen.

Grundsätzlich haben geeignete physiologische Maßnahmen wie intensive körperliche Bewegung und ballaststoffreiche Ernährung stets Vorrang vor der Anwendung von Laxantien.

Bei der Beratung chronisch Obstipierter kann die Empfehlung folgender Verhaltensmaßnahmen nützlich sein:

- Bauchdeckenmassage morgens vor dem Aufstehen,
- Flüssigkeit auf nüchternen Magen (Fruchtsaft, Wasser),
- ballaststoffreiche Nahrung,
- Darmerziehung durch regelmäßige Toilettensitzung (Verminderung der Hektik),
- körperliche Betätigung (Gartenarbeit, Spaziergänge, Radfahren, Gymnastik, maßvoller Sport).

Anzumerken ist, dass eine ausreichende Flüssigkeitszufuhr – die Deutsche Gesellschaft für Ernährung empfiehlt für Erwachsene in Abhängigkeit vom Alter eine tägliche Flüssigkeitszufuhr von 2,25–2,7 Liter, davon mindestens 1,3–1,5 Liter über Getränke – zwar eine wesentliche Voraussetzung für die erfolgreiche Behandlung einer chronischen Obstipation ist. Eine Überschreitung der empfohlenen Flüssigkeitsmengen hat gemäß S2k-Leitlinien keinen therapeutischen Effekt und sollte daher nicht empfohlen werden.

Die Bedeutung körperlicher Aktivität wird in der Leitlinie bestätigt, zugleich aber darauf hingewiesen, dass ein therapeutischer Effekt einer über das normale altersentsprechende Maß hinausgehenden Aktivität auf die Obstipation nicht in Aussicht gestellt werden sollte.

Sofern über vernünftige physiologische Verhaltensweisen hinaus eine pharmako-therapeutische Unterstützung unerlässlich ist, sollten zunächst quellstoffhaltige Laxantien empfohlen werden. Sofern der Einsatz stärker wirkender Laxantien erforderlich ist, kann eine Kombination mit Quellstoffen durchaus empfohlen werden, da sich hierdurch die Dosis der stärkeren Wirkstoffe und damit deren Nebenwirkungen vermindern lassen. Auf die Notwendigkeit einer ausreichenden Flüssigkeitszufuhr muss hingewiesen werden. Zur kurzfristigen Anwendung eignen sich auch Osmolaxantien geeigneter Zusammensetzung. Die von den Gegenionen der laxativ wirkenden Anionen ausgehenden Nebenwirkungen sollten in Abhängigkeit von bestehenden anderen Erkrankungen berücksichtigt werden. Für den längeren Gebrauch sind die Osmolaxantien allerdings aus Geschmacksgründen oder wegen der teils beträchtlichen zu applizierenden Volumina weniger geeignet. Gegen die Verwendung von Hydragoga und Sekretagoga, welche sich offenbar der größten Beliebtheit erfreuen, ist prinzipiell nichts einzuwenden. Vorsicht ist allerdings bei Dauergebrauch in hoher Dosierung sowie in Schwangerschaft und Stillzeit geboten. Zu berücksichtigen ist hierbei allerdings, dass bei bestimmten Patienten, z.B. Querschnittsgelähmten oder Patienten unter Opioidtherapie eine Laxantiendauertherapie erforderlich sein kann. In diesem Zusammenhang ist erwähnenswert, dass sich die Sorge, der Dauereinsatz eines Laxans könnte durch einen Rebound-Effekt die Darmträgheit verstärken, als unbegründet erwiesen hat. Allerdings sollte die Dosierung stets auf eine Normalisierung des Stuhls abzielen und so niedrig wie möglich sein. Hierbei kann die Verabreichung eines Abführmittels bei Patienten mit eingeschränkter Bewegungsfreiheit und relativ geringer Nahrungsaufnahme (z.B. bei Querschnittsgelähmten) alle 2–3 Tage durchaus ausreichen. Eine ausreichende Laxantienbehandlung ist auch unverzichtbar bei Pflegebedürftigen, die unter Demenz, Morbus Parkinson oder einem Schlaganfall leiden, bei denen eine Koprostase (Kotstau) unbehandelt zu einem Darmverschluss führen kann.

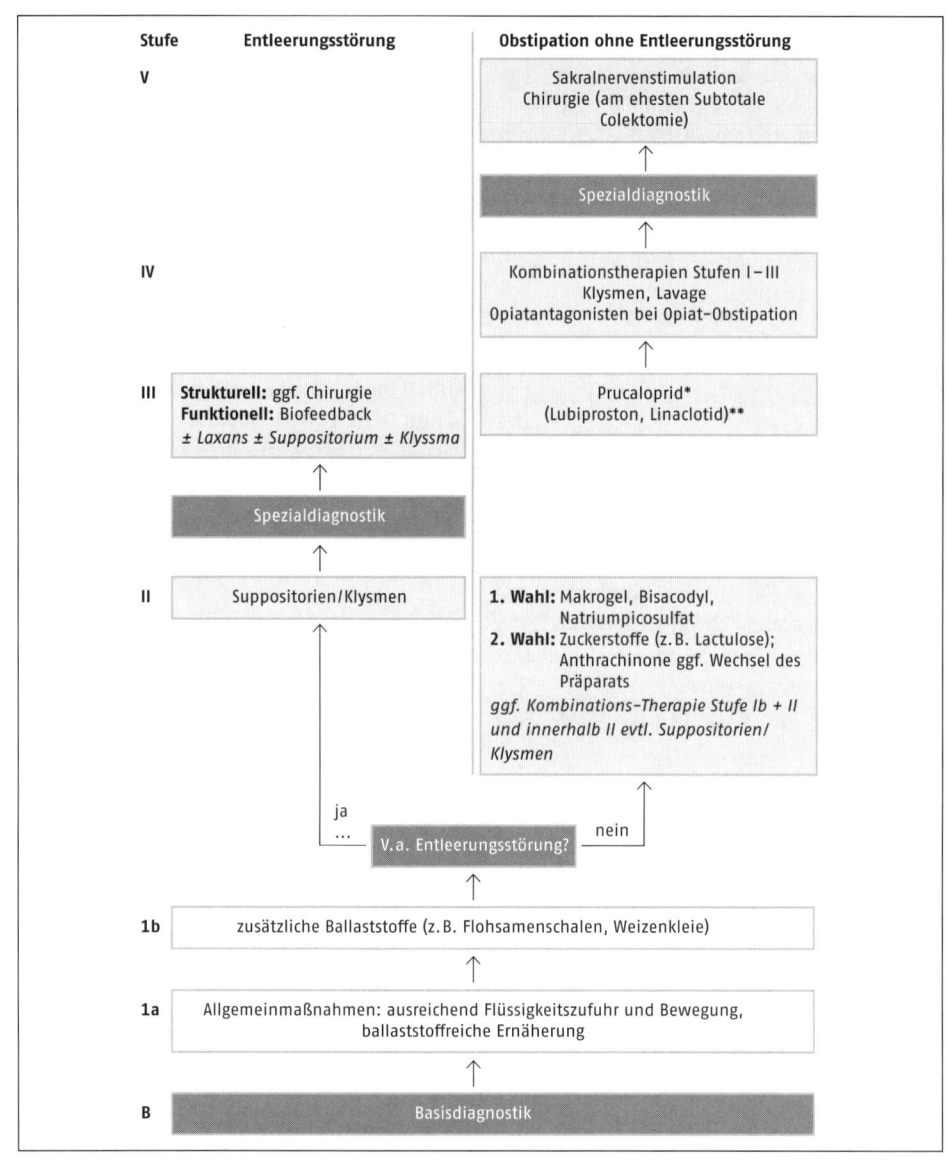

Stufe	Entleerungsstörung	Obstipation ohne Entleerungsstörung
V		Sakralnervenstimulation Chirurgie (am ehesten Subtotale Colektomie)
		↑ Spezialdiagnostik ↑
IV		Kombinationstherapien Stufen I–III Klysmen, Lavage Opiatantagonisten bei Opiat-Obstipation
		↑
III	**Strukturell:** ggf. Chirurgie **Funktionell:** Biofeedback ± Laxans ± Suppositorium ± Klysma	Prucaloprid* (Lubiproston, Linaclotid)**
	↑ Spezialdiagnostik ↑	
II	Suppositorien/Klysmen	**1. Wahl:** Makrogel, Bisacodyl, Natriumpicosulfat **2. Wahl:** Zuckerstoffe (z.B. Lactulose); Anthrachinone ggf. Wechsel des Präparats *ggf. Kombinations-Therapie Stufe Ib + II und innerhalb II evtl. Suppositorien/ Klysmen*
	ja ← V.a. Entleerungsstörung? → nein	
1b	zusätzliche Ballaststoffe (z.B. Flohsamenschalen, Weizenkleie)	
	↑	
1a	Allgemeinmaßnahmen: ausreichend Flüssigkeitszufuhr und Bewegung, ballaststoffreiche Ernährung	
	↑	
B	Basisdiagnostik	

Abb. 2.3–5: Empfehlung der DGNM und DGVS zur Stufentherapie der chronischen Obstipation (www.dgvs.de)

Die Auswahl der Darreichungsform richtet sich außer nach der Compliance des jeweiligen Patienten auch nach dem gewünschten Zeitpunkt des Wirkungseintritts. Orale Darreichungsformen werden am besten abends eingenommen und entfalten dann am nächsten Morgen ihre Wirkung, wobei hier Anthraglykoside aufgrund ihrer pharmakokinetischen Eigenschaften besondere Vorteile bieten. Die Wirkung von Suppositorien setzt meist rascher ein. Bei besonders hartnäckigen Verstopfungen oder wenn ein spontaner Wirkungseintritt erwünscht ist, ist Klistieren der Vorzug zu geben.

Enttäuschend für den Beratenden ist oft die Erfahrung, dass seine Empfehlungen nicht befolgt werden. Die gelegentlichen Erfolge bei der Entwöhnung Abführmittel missbrauchender Patienten sollten für eine stetige optimale Beratung aber Anlass genug sein.

2.3.3.4 Verstopfung bei Kindern

Eine akute Verstopfung kann organische, funktionelle, psychische oder oft auch ernährungsbedingte Ursachen haben. So kann bei Säuglingen, bedingt durch eine Verminderung der Lactosezufuhr, die Umstellung von Muttermilch auf Fertigmilch oder Breinahrung wie Karottenmus in der Beikost-Phase zur Obstipation führen. Psychisch bedingte Verstopfungen können in besonderen Belastungssituationen wie Todesfall, Familienkonflikt, Geburt eines Geschwisterkindes oder Umzug auftreten. Häufig werden Verstopfungen auch in der Phase des Sauberwerdens oder nach Durchfallerkrankungen beobachtet. So wird auch die häufig mit Obstipation verbundene Enkoperesis, das willkürliche oder unwillkürliche Einkoten des bereits zum willentlich kontrollierten Stuhlabsetzen befähigten Kindes (ab einem Alter von vier Jahren), als psychiatrische Erkrankung eingestuft. Hinzu kommen als Ursache wie auch bei Erwachsenen klimatische Veränderungen, ungewohntes Essen, etwa bei Urlaubsreisen, und Bewegungsarmut.

Die Diagnose einer Obstipation über die Häufigkeit des Stuhlgangs bei Kleinkindern, insbesondere bei Säuglingen in der Stillphase ist wegen der hohen individuellen Variabilität oft erschwert. Nach der gemeinsamen Leitlinie der ESPGHAN (European Society for Pediatric Gastroenterology, Hepatology, and Nutrition) und der NASPGHAN (North American Society for Pediatric Gastroenterology, Hepatology, and Nutrition) liegt eine funktionelle, d.h. auf einer Fehlfunktion des Darmes beruhende Obstipation vor, wenn mindestens zwei der folgenden Kriterien erfüllt sind:

- Zwei oder weniger Stuhlentleerungen pro Woche
- Starke und krampfartige abdominelle Beschwerden
- Mindestens eine Stuhlinkontinenz-Episode pro Woche
- In der Anamnese: Vorhandensein großer Stuhlmengen im Rektum bzw. Absetzen sehr großer Stuhlmengen bzw. exzessiver Stuhlverhalt.

Als chronisch wird eine Obstipation bezeichnet, wenn die Symptome länger als zwei Monate anhalten. Die Diagnose einer funktionellen chronischen Obstipation setzt den Ausschluss organischer Ursachen durch den Kinderarzt voraus. Letztere kann wie beispielsweise der angeborene Morbus Hirschsprung, eine schwere chronische, auf Fehlen für die Peristaltik verantwortlicher Ganglienzellen in der Darmwand beruhende Verstopfung, einen chirurgischen Eingriff erfordern.

Die medikamentöse Behandlung von Verstopfungen im Kindesalter erfolgt prinzipiell mit den gleichen Arzneimitteln wie bei Erwachsenen. Allerdings sind die in den jeweiligen Packungsbeilagen angegebenen spezifischen Altersbeschränkungen zu beachten. Ferner sollte bei der Beratung der jeweilige wirkstofftypische Zeitpunkt des Wirkungseintritts berücksichtigt werden. Er liegt bei tabletten- und drageeförmigen Hydrogoga für Bisacodyl bei 6–12 Stunden, für Anthraglykoside bei 8–12 Stunden und für Natriumpicosulfat bei 10–12 Stunden. Die Wirkung suppositorienförmiger Laxantien oder rektal applizierter Lösungen setzt früher ein, im Falle Hydragoga enthaltender Zubereitungen innerhalb 20–90 Minuten, bei salinische Laxantien oder Glycerol enthaltenden rektalen Arzneiformen bereits nach wenigen Minuten. Quellstoffe enthaltende perorale Produkte wie Flohsamen wirken nach 10–12 Stunden, Lactulose nach 2–10 Stunden, Lactose nach 5–48 Stunden und Macrogol nach 24–48 Stunden.

Für Eltern mit dem ersten Kind können Hinweise zur Applikation rektaler Zubereitungen hilfreich sein. So sollte zunächst durch Streicheln des Kindes und leises Sprechen für eine entspannte Atmosphäre gesorgt werden. Vorteilhaft wirkt sich ein leichtes Anwärmen fester rektaler Darreichungsformen mit der Hand oder durch kurzes Eintauchen in heißes Wasser vor dem Einführen aus. Das Einführen selbst erfolgt am besten in Seitenlage des Kindes mit bauchwärts angewinkelten Beinen, alternativ wird aber auch Rückenlage wie beim Windelwechsel empfohlen. Ältere Kinder können durch tiefes Einatmen während der Einführung „mitarbeiten".

Hilfreich bei der Obstipation von Kindern können auch Hinweise auf nicht medikamentöse Maßnahmen sein. Sie können Empfehlungen zur Steigerung der körperlichen Aktivität, Erhöhung der täglichen Trinkmenge, aber auch folgende Ernährungstipps betreffen:

- Altersentsprechende Mischkost, ohne absolute Verbote (z.B. für stopfende Schokolade)
- Ein Glas Fruchtsaft vor dem Frühstück
- Nicht zu viel Milch, besser Joghurt und Käse
- Vollkornprodukte wie Müsli, Vollkorntoast, Dreikornbrot
- Zubereitung von Speisen mit Olivenöl statt Butter, Margarine oder Sonnenblumenöl.

Erfolg versprechend ist bei Kleinkindern ferner auch ein Stuhltraining z.B. durch regelmäßigen möglichst entspannten fünf- bis zehnminütigen Sitz auf der Toilette mit abgestützten Füßen (eventuell mit Hilfe eines Fußbänkchens) nach den Hauptmahlzeiten (in der Regel dreimal täglich). Eine Belohnung (auch bei nicht erfolgreichem Abschluss) beispielsweise durch Süßigkeiten trägt zur Motivierung des Kindes bei.

Tab. 2.3-11: Abführmittel (Auswahl)

Handelsname	Darreichungsform	Zusammensetzung in	Dosierung*
Ballaststoffe			
Flohsamen Ph. Eur.	Droge		10–30 g pro Tag
Indische Flohsamen Ph. Eur.	Droge		10–40 g pro Tag
Indische Flohsamenschalen Ph. Eur.	Droge		4–20 g pro Tag
Leinsamen Ph. Eur.	Droge		20–30 g pro Tag
Metamucil kalorienarm Orange	Pulver	5,8 g 1 Beutel: Indische Flohsamenschalen 3,26 g	Erwachsene 1–3-mal tägl. 1 gehäufter großer Teelöffel Kinder (6–12 J.) die Hälfte
Mucofalk® Apfel/-Orange/-Pur	Granulat	5 g (1 Teelöffel bzw. 1 Beutel): Indische Flohsamenschalen 3,25 g	Erwachsene und Kinder über 12 Jahre 2–6-mal tägl. 1 Teelöffel bzw. 1 Beutel
Pascomucil®	Pulver	5 g: Indische Flohsamenschalen 2,5 g	Erwachsene 1–3-mal tägl. 1 gehäufter Teelöffel, Kinder ab 6 Jahren 1–3-mal tägl. ½ Teelöffel
Osmolaxantien			
Glycilax® • für Erwachsene • für Kinder und Säuglinge	Suppositorien	1 Supp.: Glycerol 75 % 1,0 g bzw. 0,75 g	Einzeldosis: Erwachsene 1–2 Supp. für Erw.; Kinder 1–2, Säugl. 1 Supp. für Kinder und Säuglinge
Klistier Lösung zum rektalen Einlauf	Lösung	100 ml: Natriummonohydrogenphosphat · 12 H_2O 8,02 g, Natriumdihydrogenphosphat · 2 H_2O 18,09 g	Erwachsene 1 Flasche, Kinder unter 5 Jahren ½ Flasche als Einlauf

Erkrankungen des Darms und der Bauchspeicheldrüse

Tab. 2.3-11: Abführmittel (Auswahl) (Fortsetzung)

Handelsname	Darreichungsform	Zusammensetzung in	Dosierung*
		Osmolaxantien (Fortsetzung)	
Lecicarbon® S/-K/-E CO$_2$-Laxans für Erwachsene/ für Kinder/ für Säuglinge	Suppositorien	1 Supp.: Natriumhydrogencarbonat 500 mg/250 mg/125 mg, Natriumdihydrogenphosphat wasserfrei 680 mg/340 mg/ 170 mg	1 Supp. 30 min vor gewünschter Entleerung
Magnesiumsulfat Ph.Eur.	Pulver		Einzeldosis: 10–20 g als wässrige Lösung 3,3 %
Microklist®	Lösung (Klistier)	5 ml: Natriumcitrat 450 mg, Natriumlaurylsulfoacetat 45 mg, Sorbitol 3,125 mg	Erwachsene und Kinder 1 Miniklistier, Kleinkinder und Säuglinge ½ Miniklistier
Natriumsulfat Ph.Eur.	Pulver		Einzeldosis: 10–20 g als wässrige Lösung 4,2 %
Norgalax® Miniklistier	Lösung	10 g: Natriumdocusat 0,12 g, Glycerol 3 g	1 Tube bei Erwachsenen und Kindern über 12 Jahren
Phosphatklysma NRF 6.7	Lösung	1 g enthält 60 mg Natriummonohydrogenphospat-Dodecahydrat und 160 mg Natriumdihydrogenphosphat-Dihydrat	
Bifiteral® Pulver Dose/-Beutel Pulver	Pulver	10 g: Lactulose 10 g	Nach Herstellerangaben
Lactuflor®	Sirup	100 ml: Lactulose 65 g	Nach Herstellerangaben
Importal®	Pulver	10 g: Lactitol 1 H$_2$O 10 g	Erwachsene: Anfangsdosis 20 g; Kinder: Anfangsdosis 0,25 g/kg Körpergewicht
Movicol® zur Herstellung einer Trinklösung	Pulver	1 Beutel zu 13,8 g: Macrogol 3350 13,125 g; Natriumchlorid 0,351 g; Natriumhydrogencarbonat 0,179 g; Kaliumchlorid 0,047 g	**Chronische Obstipation:** Erwachsene 2–3-mal täglich 1 Beutel (ältere Patienten Beginn mit 1 Beutel pro Tag) **Kotstau:** Erwachsene täglich 8 Beutel
Dulcolax® M Balance	Pulver	1 Btl. enth.: Macrogol 4000 10 g	1–2 Btl. tgl., die vorzugsweise als eine Dosis morgens eingenommen werden sollten.

Tab. 2.3-11: Abführmittel (Auswahl) (Fortsetzung)

Handelsname	Darreichungsform	Zusammensetzung in	Dosierung*
		Sekretagoga und Antiresorptiva **Pflanzliche Laxantien mit Anthraglykoside enthaltenden Drogen**	
Bekunis® Instant Tee	Instant Tee	1 g Pulver (1 Teelöffel): wässriger Trockenextrakt aus Tinnevelley- und Alexandriner-Sennesfrüchten 200–333 mg (stand.: auf Hydroxyanthracen-Derivaten ber. als Sennosid B 30,77 mg)	1–2 Teelöffel Aufgusspulver pro Tasse vor dem Schlafengehen
Bekunis® Kräutertee N	Tee	1 g: Sennesblätter 600 mg – (entsprechend Hydroxyanthracen-Derivaten ber. als Sennosid B 15 mg)	1 Teelöffel Tee pro Tasse vor dem Schlafengehen
Kräuterlax® 15 mg Kräuter-Dragees zum Abführen Dr. Henk	Dragees	1 Dragee: Aloe-Trockenextrakt (1,8–2,2:1) 41,25–52,5 mg (entsprechen 15 mg Hydroxyanthracen-Derivate ber. als Aloin) – Auszugsmittel: Wasser	Erwachsene und Jugendliche ab 16 Jahren 1–2 Dragees abends
		Rizinusöl	
Rizinusöl Ph.Eur. Raffiniertes Rizinusöl DAB	Öl		Erwachsene: 15 bis 60 ml Kinder ab 2 Jahre: 5 bis 15 ml Kinder unter 2 Jahre: 1 bis 5 ml
Laxopol® 1,0 g	Kapseln	1 Kapsel: Rizinusöl 1 g	1–9 g täglich
		Sekretagoga und Antiresorptiva **Synthetische: Bisacodyl**	
Bekunis Dragees Bisacodyl 5 mg	Dragees	1 Dragee: Bisacodyl 5 mg	Nach Herstellerangaben
Dulcolax®	Dragees	1 Dragee: Bisacodyl 5 mg	Erwachsene: abends 2 Dragees
Pyrilax® Abführdragees magensaftresistent	Dragees	1 Dragee: Bisacodyl 5 mg	1–2 Dragees
Tirgon®	Tabletten	1 Tablette: Bisacodyl 5 mg	Erwachsene und Kinder über 6 Jahren 1–2 Tabletten
		Sekretagoga und Antiresorptiva **Synthetische: Natriumpicosulfat**	
Dulcolax® NP	Tropfen	1 ml: Natriumpicosulfat 7,5 mg Sorbitol 450 mg	Erwachsene 10–18 Tropfen, Kinder ab 4. Lebensjahr 5–9 Tropfen.
Laxoberal® Abführ-Perlen Weichkapseln	Weichgelatinekapseln	1 Kapsel: Natriumpicosulfat 2,5 mg	Erwachsene und Kinder ab 12 Jahren 2–4 Kapseln täglich; Kinder von 4–12 individuell dosieren

Erkrankungen des Darms und der Bauchspeicheldrüse

Handelsname	Darrei- chungsform	Zusammensetzung in	Dosierung*
Sekretagoga und Antiresorptiva **Synthetische: Natriumpicosulfat** (Fortsetzung)			
Laxoberal® Abführ-Tabletten	Tabletten	1 Tablette: Natriumpicosulfat 5 mg	Erwachsene 1–2 Tabletten, Kinder ab 4 Jahren ½ Tablette
Laxoberal® Abführ-Tropfen	Tropfen	1 ml: Natriumpicosulfat 7,5 mg	Erwachsene 10–15–20 Tropfen, Kinder ab 4 Jahren 4–8 Tropfen
Regulax Picosulfat Tropfen	Tropfen	1 ml (20 Tropfen): Natriumpico- sulfat 1H$_2$0 7,5 mg	Erwachsene 15–30 Tropfen, Kinder ab 4 Jahre die Hälfte
Gleitmittel			
Obstinol®M	Emulsion	1 ml (1 Messbecher): Dickflüssi- ges Paraffin 332,33 mg	Erwachsene ½–1 Esslöffel, Kinder ½–1 Teelöffel
* Bei Fertigarzneimitteln Firmenempfehlung			

2.3.4 Blähungen

2.3.4.1 Krankheitsbild

Blähungen (Flatulenz, Meteorismus = Blähsucht) mit vermehrtem Abgang von Darmgasen kommen durch Ansammlung von Luft oder bei der Verdauung entstehender Gase in Magen und Darm oder in der freien Bauchhöhle infolge deren mangelnder Resorption zustande. Sie können bei Verdauungsstörungen, Magen-Darminfektionen, Störungen der Darmpassage, Lebererkrankungen oder auch Herzinsuffizienz vorkommen.

Als Carminativa (symptomatische Mittel gegen Blähungen) werden Dimeticon (Siliconöl) oder ätherische Öle enthaltene pflanzliche Präparate eingesetzt.

2.3.4.2 Medikamentöse Maßnahmen

Dimeticon

Dimeticon (Poly(dimethylsiloxan)) ist ein chemisches und auf zellulärer Ebene auch pharmakodynamisch indifferentes synthetisches Polymer. Es findet außer als Grundstoff in Schutzsalben auch therapeutisch zur Beseitigung einer Flatulenz Verwendung. Seiner Wirkung liegt ein rein physikalisches Prinzip zugrunde.

Im Falle eines Meteorismus bilden kleine eingeschlossene Gasblasen, deren Resorption durch einen Schleimüberzug verhindert wird, einen schaumartigen trägen Speisebrei. Aufgrund seiner niedrigen Oberflächenspannung wirkt Dimeticon als Entschäumer. Es soll durch Zerstörung der fein verteilten kleinen Gasblasen in größere die Resorption des Gases durch die Darmwand und deren Elimination durch die Peristaltik verbessern. Obwohl dieser angenommene Wirkungsmechanismus nicht unumstritten ist und überzeugende Untersuchungen zur klinischen Wirksamkeit offenbar fehlen, erscheint ein Therapieversuch mit Dimeticon in Anbetracht fehlender unerwünschter Wirkungen und seiner Nichtresorbierbarkeit aus dem Gastrointestinaltrakt durchaus gerechtfertigt. Dimeticon wird zur symptomatischen Behandlung gasbedingter und auch anderer Magen-Darmbeschwerden wie Völlegefühl, Aufstoßen, Meteorismus, Flatulenz, Aerophagie, funktioneller Dyspepsie, Roemheld Syndrom, verstärkter Gasbildung nach Operationen sowie als Zusatztherapie bei peptischem Ulcus, spastischem oder irritablem Kolon und Divertikulitis verwendet.

Simeticon, ein Poly(dimethylsiloxan) mit einem Polymerisationsgrad zwischen 20 und 400 und einem Einbau von 4–7 % Siliciumdioxid wird außer bei den für Dimeticon genannten Indikationen als Notfallmittel zur Behandlung von Vergiftungen mit Detergenzien bzw. Spül- und Waschmitteln empfohlen.

Pflanzliche Carminativa

Zur Beseitigung von Blähungen kommen auch zahlreiche ätherisches Öl enthaltende Drogen und deren Zubereitungen in Form von Monopräparaten oder Fixkombinationen zur Anwendung, deren Wirksamkeit meist auf traditioneller Erfahrung beruht, aber deswegen nicht in Frage gestellt wird. Zu den Drogen mit carminativer Wirkung gehören Anis-, Fenchel-, Kümmel- und Korianderfrüchte, Kalmuswurzelstock, Krauseminz- und Pfefferminzblätter, Kamillenblüten, Basilikum-, Beifuß-, Wermut- und Schafgarbenkraut und Zimtrinde.

Eine Auswahl als Carminativa verwendeter Handelspräparate findet sich in Tab. 2.3–12.

Tab. 2.3–12: Carminativa (Auswahl)

Handelsname	Darreichungsform	Zusammensetzung	Dosierung*
Dimeticon			
Ceolat LF	Kautabletten	1 Tabl.: Dimeticon 1000 80 mg	1 Tabl. nach den Mahlzeiten und vor dem Schlafengehen
Sab simplex	Kautabletten	1 Tabl.: Dimeticon 80 mg	1–2 Tabl. zu oder nach den Mahlzeiten, bei Bedarf vor dem Schlafengehen
Simeticon			
Dimeticon-CT 85 mg	Kautabletten	1 Tabl.: Simeticon 85 mg	1–2 Tabl. zu oder nach den Mahlzeiten, bei Bedarf vor dem Schlafengehen
Elugan N	Kautabletten	1 Tabl.: Simeticon 97 : 3 41,2 mg	1–4 Kautabl. 3–4-mal tägl.
Elugan Tropfen	Suspension	1 ml (25 Tropfen): Simeticon 97:3 41,2 mg	für Kinder altersabhängig
Lefax	Kautabletten	1 Tabl.: Simeticon 42 mg	3–4-mal tägl. 1–2 Kautabl. zu oder nach den Mahlzeiten
Lefax extra	Kautabletten	1 Tabl.: Simeticon 105 mg	3–4-mal tägl. 1–2 Kautabl. zu oder nach den Mahlzeiten und bei Bedarf vor dem Schlafengehen
Lefax Pump-Liquid	Suspension	1 ml (2 Pumpstöße): Simeticon 41,2 mg	Für Kinder altersabhängig
Sab simplex	Suspension	1 ml (25 Tropfen): Simeticon 69,19 mg (Dimeticon 350 – Siliciumdioxid 92,5:7,5)	Für Kinder altersabhängig
Pflanzliche Präparate			
Carminativum-Hetterich	Tropfen	1 ml (33 Tropfen): 1 ml Auszug (1:3,26–3,4) aus: Kamillenblüten, Pfefferminzblättern, Fenchel, Kümmel, Pomeranzenschalen 1:1,1:1,2:1,3:1,4	3-mal tägl. 30–40 Tropfen

Erkrankungen des Darms und der Bauchspeicheldrüse

Tab. 2.3-12: Carminativa (Auswahl) (Fortsetzung)

Handelsname	Darreichungsform	Zusammensetzung	Dosierung*
Pflanzliche Präparate (Fortsetzung)			
Iberogast	Tropfen	100 ml: Auszüge aus Iberis amara (frische Ganzpflanze) (1:1,5–2,5) 15 ml – Auszugsmittel Ethanol 50 % (V/V), Angelikawurzel (1:2,5–3,5) 10 ml, Kamillenblüten (1:2–4) 20 ml, Kümmelfrüchten (1:2,5–3,5) 10 ml, Mariendistelfrüchten (1:2,5–3,5) 10 ml, Melissenblättern (1:2,5–3,5) 10 ml, Pfefferminzblättern (1:2,5–3,5) 5 ml, Schöllkraut (1:2,5–3,5) 10 ml Süßholzwurzel (1:2,5–3,5) 10 ml – Auszugsmittel: Ethanol 30 % (V/V)	3-mal tägl. 20 Tropfen vor oder zu den Mahlzeiten in etwas Flüssigkeit
* Firmenempfehlung			

2.4 Reizdarmsyndrom

Von H. Hamacher

2.4.1 Krankheitsbild und pathophysiologische Grundlagen

Funktionelle Verdauungsbeschwerden, bei denen organische Veränderungen nicht nachgewiesen werden können, sind weit verbreitet und betreffen in Deutschland etwa 12 Millionen Menschen. Typisch für diese Erkrankungen ist das Reizdarmsyndrom (RDS), Irritable Bowel Syndrom (IBS), von dem etwa 15% der Männer und bis zu 20% der Frauen betroffen sind. Das Krankheitsbild ist inter- und intraindividuell variabel und gekennzeichnet durch krampfartige Bauchschmerzen, Blähungen, Diarrhoe und/oder Obstipation, die auch abwechselnd vorkommen. Die ältere Bezeichnung „Colon irritabile", dafür RDS, wurde, da die Symptome nicht nur den Dickdarm betreffen, aufgegeben. Die Lebenserwartung von Patienten mit Reizdarmsyndrom ist gegenüber Gesunden zwar nicht vermindert, die Lebensqualität hingegen deutlich eingeschränkt. Nach der Leitlinie „Reizdarmsyndrom" der Deutschen Gesellschaft für Verdauungs- und Stoffwechselkrankheiten (DGVS) liegt ein RDS bei Erwachsenen vor, wenn folgende 3 Punkte erfüllt sind:

1. Es bestehen chronische, d.h. länger als 3 Monate anhaltende Beschwerden (z.B. Bauchschmerzen, Blähungen), die von Patient und Arzt auf den Darm bezogen werden und in der Regel mit Veränderungen des Stuhlgangs einhergehen.
2. Die Beschwerden sollen begründen, dass der Patient deswegen Hilfe sucht und/oder sich sorgt und so stark sein, dass die Lebensqualität hierdurch stark beeinträchtigt wird.
3. Voraussetzung ist, dass keine für andere Krankheitsbilder charakteristischen Veränderungen vorliegen, welche wahrscheinlich für diese Symptome verantwortlich sind.

Bei dem Reizdarmsyndrom werden drei Typen unterschieden, der Diarrhödominante, der Obstipationsdominante und der gemischte bzw. alternierende Typ.

Ursache des Reizdarmsyndroms ist eine funktionale Störung des neuralen Systems, bei welcher es durch Übererregung der Darmmuskulatur zu einer beschleunigten Passage des Darminhalts mit der Folge einer Diarrhoe oder aber bei Überwiegen der hemmenden Schaltkreise zu einer Entspannung der Darmmuskulatur und damit zur Obstipation kommen kann. Beide Erscheinungen können zu einer Veränderung der Darmflora mit vermehrter Gasbildung und mit Meteorismus führen. Eine Senkung der Reizschwelle der afferenten Fasern bedingt eine als schmerzhaft empfundene Verdauungstätigkeit. In für unangenehmes Empfinden verantwortlichen Regionen des limbischen Systems von Patienten mit Reizdarmsyndrom konnte eine erhöhte Aktivität nachgewiesen werden. Bemerkenswert ist auch, dass introvertierte Personen eher zum Reizdarmsyndrom neigen.

Als Ursachen für die Auslösung eines Reizdarmsyndroms werden bakterielle oder virale Infekte, Störungen der viszeralen Sensibilität, psychosomatische Störungen, aber auch genetische Faktoren und Umwelteinflüsse diskutiert.

2.4.2 Medikamentöse Maßnahmen

Vor der Empfehlung einer Arzneimittelbehandlung eines Reizdarmsyndroms sollte die Aufklärung des Patienten über das Beschwerdebild und dessen Ursachen stehen. So sollte der Patient über die erhebliche Bedeutung des Faktors Stress aufgeklärt werden. Wichtig ist der Ausschluss anderer Darmerkrankungen wie z.B. Morbus Crohn, Milchzucker- oder Fruchtzucker-Unverträglichkeit, Magen-Darm-Infekte aber auch Darmkrebs. Entspannungsübungen können sich günstig auf die Symptomatik auswirken. Auch können Lebensmittelunverträglichkeiten mit im Spiel sein. Solche können durch gezielten Verzicht auf bestimmte Nahrungsmittel wie Getreide- oder Milchprodukte ausfindig gemacht werden. Sofern Verhaltensmaßnahmen nicht zum gewünschten Erfolg führen, kann eine symptomatische Pharmakotherapie empfohlen werden. Sie richtet sich nach dem jeweils dominierenden Symptom. Die Heilung des RDS ist derzeit nicht möglich. So eignet sich zur Behandlung krampfartiger Bauchschmerzen die quartäre Ammoniumbase Butylscopolaminiumchlorid (Buscopan® Dragees), deren stark polare Eigenschaft eine Permeation der Bluthirnschranke und damit zentrale parasympatholytische Nebenwirkungen weitgehend verhindert. Je nach dominierendem Leitsymptom können auch Laxantien und Carminativa mit Erfolg eingesetzt werden. So kann bei Verstopfung Lactulose helfen, bei Durchfall kann beispielsweise Loperamid eingesetzt werden. Blähungen können durch Fenchel, Anis, Kümmel oder den Entschäumer Simeticon sich bessern. Einen Einsatz findet auch Pfefferminzöl in Kapseln mit magensaftresistenten Überzug (Medacalm®, Enterophant®).

Ein zur Behandlung des Reizdarmsyndroms in Deutschland zugelassenes pflanzliches Kombinationspräparat ist Iberogast® (Tab. 2.3-12). Seine Wirksamkeit wurde in einer Plazebokontrollierten Doppelblindstudie belegt. Nach vierwöchiger Einnahme wurden Schmerzen und andere RDS-Symptome wie Blähungen, Völlegefühl, Gefühl der unvollständigen Darmentleerung, Veränderung der Stuhlgewohnheiten gelindert. Unabhängig vom dominierenden Typ wird von der DGVS-Leitlinie zur symptomatischen Behandlung des Reizdarmsyndroms die Verwendung von Ballaststoffen, insbesondere von Flohsamendrogen empfohlen.

In vergleichenden Untersuchungen Gesunder und RDS-Patienten konnte gezeigt werden, dass die Darmflora letzterer deutlich verändert ist. Dies erklärt die vermehrte Gasbildung im Darm und die durch den Meteorismus bedingten Beschwerden. Die Wirksamkeit von Probiotika beim RDS, insbesondere mit den dominierenden Symptomen Blähungen und Schmerzen ist somit nicht überraschend. Dies wird auch durch die DGVS-Leitlinie bestätigt, in welcher Probiotika als evidenzbasierte Therapieoption aufgenommen wurden.

2.4.3 Patientengespräch

Vor einer medikamentösen Behandlung eines Reizdarmsyndroms sind schwere organische gastrointestinale Erkrankungen auszuschließen. Bei folgenden Alarmsymptomen ist grundsätzlich eine ärztliche Diagnose indiziert:

- starker körperlicher Verfall mit Gewichtsabnahme,
- Blut im Stuhl,
- Fieber,
- anhaltende lokalisierte Schmerzen.

Indizien für ein Reizdarmsyndrom sind die folgenden Rom-III-Kriterien, deren Diagnosesicherheit allerdings als begrenzt gilt.

Hauptsymptome

Abdominelle Schmerzen oder abdominelles Unwohlsein über mindestens 12 Wochen im vergangenen Jahr begleitet von zwei der folgenden drei Kriterien:

- Erleichterung beim Stuhlgang und/oder
- Beschwerdebeginn begleitet von Veränderungen der Stuhlfrequenz und/oder
- Beschwerdebeginn von Veränderungen der Stuhlkonsistenz.

Unterstützende Symptome

Zu den unterstützenden Symptomen gehören:

- weniger als 3 × Stuhlgang/Woche,
- mehr als 3 × Stuhlgang/Tag,
- Stuhl hart oder klumpig,
- Stuhl lose oder wässrig,
- Pressen beim Stuhlgang,
- Stuhldrang,
- Gefühl der inkompletten Entleerung,
- Schleimabgang,
- aufgetriebenes Abdomen, Blähungen.

Der Leidensdruck des Reizdarmpatienten ist erheblich und bietet dem Apotheker – den Ausschluss einer schweren organischen gastrointestinalen Erkrankung vorausgesetzt – gute Erfolgschancen für eine kompetente Beratung.

Dem betroffenen Patienten sollte vermittelt werden, dass es sich bei dem Reizdarmsyndrom bei korrekt gestellter Ausschlussdiagnose eine funktionelle Erkrankung handelt, die nicht zu malignen Veränderungen führt. Der psychische Einfluss sowohl auf die Entstehung als auch den Verlauf der Erkrankung ist unbestritten. Auch besteht eine hohe Komorbidität zu psychischen Erkrankungen. So liegen die Angaben für gleichzeitig bestehende Depressionen zwischen 20 und 70 %, für Angststörungen zwischen 20 und 50 % und für Panikstörungen um 20 %. Eine Psychotherapie führte in vielen Fällen zu einer mittleren bis starken und nachhaltigen Besserung des Krankheitsbildes. Unterstützung finden Betroffene auch in Selbsthilfegruppen (www.reizdarmselbsthilfe.de).

Die medikamentöse Selbstmedikation richtet sich nach der individuellen Symptomatik des Patienten und zielt im Wesentlichen auf eine Beseitigung der Symptome Diarrhö, Obstipation und Blähungen ab. Hierzu wird auf die entsprechenden Kapitel 2.3.2, 2.3.3 und 2.3.4 verwiesen.

(Fortsetzung nächstes Blatt)

2.5 Appetitlosigkeit, dyspeptische Beschwerden

Von H. Hamacher

2.5.1 Krankheitsbild und pathophysiologische Grundlagen

Appetitlosigkeit (Inappetenz, Anorexie) ist zwar keine Erkrankung des Verdauungsapparates, kann aber durch solche bedingt sein. Daneben gibt es eine Vielzahl weiterer Ursachen, zu denen bestimmte Pharmaka (zentral wirksame Sympathomimetika, Opiate, Herzglykoside, Antibiotika und hohe Dosen von Vitamin D), Infektions- und Tumorerkrankungen sowie psychische Faktoren gehören. Schwerere Formen der Inappetenz bedürfen daher stets einer gründlicheren Diagnose. Dies gilt in besonderem Maße für die vorwiegend bei pubertierenden Mädchen sich häufende psychisch bedingte Anorexia nervosa, die wegen der Nahrungsverweigerung zu bedrohlichen Situationen führen kann.

Unter dem Begriff funktionelle Dyspepsie werden funktionelle Störungen im Bereich des Oberbauches mit Völle-, Druck- und vorzeitigem Sättigungsgefühl, Sodbrennen, epigastrischen Schmerzen, Übelkeit und selten auch Erbrechen zusammengefasst, deren Ursachen jedoch nicht auf organische Veränderungen zurückgeführt werden können (vgl. auch Reizmagen, Kap. 2.2.2.3). Die mit der Dyspepsie verbundenen Verdauungsstörungen können auf einem Mangel an Magensäure, Verdauungsenzymen und Galleflüssigkeit beruhen. Im Zusammenhang mit einer chronisch-atrophischen Magenschleimhautentzündung (Gastritis) kann die Magensaftsekretion so stark eingeschränkt werden, dass es zur Subazidität mit Völlegefühl und Appetitmangel oder sogar zur Achlorhydrie kommt. Während die Belegzellen bei leerem Magen stündlich etwa 1–5 mval Salzsäure sezernieren (basale Säuresekretion), steigt die Säuresekretion bei Stimulation durch Nahrung, Alkohol, Coffein oder Bitterstoffe auf 15–25 mval/Stunde. Die freigesetzte Salzsäure hat folgende Funktionen:

- Spaltung von Pepsinogen in proteolytisch aktives Pepsin.
- Ansäuerung des Mageninhaltes auf einen pH-Wert von 1,5–2,5. In diesem pH-Bereich ist Pepsin besonders wirksam.
- Denaturierung von Eiweiß.
- Förderung der Resorption von zweiwertigen Kationen, wie Eisen- und Calciumionen.

Allerdings spielt die früher praktizierte Substitution des Magensaftes durch Salzsäure, organische Säuren oder die Protease Pepsin heute keine Rolle mehr. Die Substitution des Pepsins wurde im Rahmen der Aufbereitung des traditionellen Arzneimittelmarktes mangels überzeugenden Wirksamkeitsnachweises negativ bewertet. Mit Hilfe der Verdauungsenzyme kann der menschliche Organismus hochmolekulare Nahrungsbestandteile wie Kohlenhydrate, Eiweiß und Fette in niedermolekulare, resorbierbare Komponenten zerlegen: Monosaccharide, Aminosäuren, Dipeptide, Fettsäuren und Monoglyceride sind die Endprodukte enzymatischer Reaktionen im Verdauungstrakt. Tabelle 2.5-1 gibt einen Überblick über das Vorkommen der verschiedenen Verdauungsenzyme beim Menschen. Von besonderer Bedeutung ist der hohe Lipaseanteil im Pankreassekret

Appetitlosigkeit, dyspeptische Beschwerden

Tab. 2.5-1: Bildungsort menschlicher Verdauungsenzyme

Bildungsort	Enzyme
Speicheldrüse	α-Amylase
Magenschleimhaut	Pepsinogen/Pepsin
Exokriner Pankreas	Trypsinogen/Trypsin Chymotrypsinogen/Chymotrypsin Procarboxypeptidase A und B/Carboxypeptidase A und B Proelastase/Elastase α-Amylase Lipasen Ribonuklease Desoxyribonuklease
Dünndarm-Mukosa	Peptidasen Enterokinase Saccharase Maltase Lactase Isomaltase

des Menschen. Soll mit Enzympräparaten das Pankreassekret teilweise oder vollständig substituiert werden, muss daher vor allem die Lipaseaktivität berücksichtigt werden.

Während ein alleiniger Mangel an kohlenhydratspaltenden Enzymen unbekannt ist, kommt bei einigen Krankheiten ein Defizit an proteolytischen und lipolytischen Enzymen vor. Bei vollständiger Atrophie (Gewebsschwund) der Magenschleimhaut, wie sie bei chronischer Gastritis auftreten kann, wird weder Salzsäure noch Pepsin gebildet. Wenn die Pankreassekretion funktioniert, kann der Pepsinmangel jedoch durch die proteolytischen Enzyme der Bauchspeicheldrüse kompensiert werden. Problematischer ist der Funktionsverlust des exokrinen Pankreas (exokrine Pankreasinsuffizienz). Vor allem der Mangel an Lipase führt zu schwerwiegenden Verdauungsstörungen, die sich als Steatorrhö (Fettdurchfall) und Appetitlosigkeit äußern und zu Gewichtsverlust führen. Verursacht wird eine Pankreasinsuffizienz durch Abflusshindernisse im Ductus pancreaticus oder durch Mukoviszidose.

2.5.2 Medikamentöse Maßnahmen

Appetitlosigkeit und Völlegefühl sind häufige Folgen einer ungenügenden Magensaftsekretion, die auf Störungen im zentralen Hunger- und Sättigungszentrum und/oder auf eine chronisch-atrophische Magenschleimhautentzündung zurückgeht. Zur Therapie werden entweder bitterstoffhaltige Drogen oder bestimmte anorganische oder organische Säuren eingesetzt. Da die physiologisch sezernierte Menge an Magensäure durch die medikamentös verabreichten Azida aber nur zu einem ganz geringen Anteil substituiert werden kann, wird die bei einigen Patienten nach Azidaeinnahme beobachtete Appetitsteigerung heute eher auf eine Plazebowirkung zurückgeführt.

Die Wirkung von Bitterstoffen (Amara) lässt sich dagegen rational erklären: Die Moleküle dieser Substanzen werden an die entsprechenden Rezeptoren der am Zungengrund lokalisierten Geschmacksknospen gebunden. Dadurch ändert sich wahrscheinlich die Konformation der Rezeptoren, und in der Folge entsteht ein Rezeptorpotential, das über den Nervus glossopharyngeus zur Großhirnrinde geleitet wird und reflektorisch die Magensaftsekretion fördert (kephalische Sekretionsphase). Die Aktivierung des Nervus vagus fördert außerdem die Freisetzung von Gastrin, das über den Blutweg die Belegzellen im Korpus- und Fundusbereich des Magens erreicht und diese stimuliert, vermehrt Salzsäure zu sezernieren. Die Gastrinausschüttung kann auch durch chemische Reize, beispielsweise durch Kontakt der Magenschleimhaut mit Alkohol, etwa in Form eines Aperitifs, ausgelöst werden (gastrische Sekretionsphase).

Zubereitungen aus bitterstoffhaltigen Drogen sind besonders wirksam, wenn sie ungefähr 20 bis 30 Minuten vor einer Mahlzeit eingenommen werden.

2.5.2.1 Bitterstoff-Drogen (Amara)

Für den bitteren Geschmack der Drogen sind chemisch unterschiedlich aufgebaute Bitterstoffe, darunter sehr viele Terpenoide, verantwortlich. Viele Drogen enthalten neben Bitterstoffen weitere Substanzen, die den Geschmack modifizieren können. Aufgrund dieser Begleitstoffe kann zwischen verschiedenen Amara unterschieden werden:

- **Amara pura;** hierzu zählen vor allem Bitterkleeblätter (Menyanthis folium), Enzianwurzel (Gentianae radix) und Tausendgüldenkraut (Centaurii herba).
- **Amara aromatica** enthalten neben Bitterstoffen ätherische Öle; in diese Gruppe gehören beispielsweise Angelikawurzel (Angelicae radix), Kardobenediktenkraut (Cnici benedicti herba), Orangenschalen (Citri sinensis pericarpium), Pomeranzenschalen (Aurantii pericarpium) und Wermutkraut (Absinthii herba).
- **Amara mucilaginosa,** wie beispielsweise Bockshornsamen (Foenugraeci semen), enthalten neben Bitterstoffen Schleimstoffe.
- **Amara adstringentia,** wie zum Beispiel Andornkraut (Marrubii herba) und Chinarinde (Cinchonae cortex), enthalten bitter schmeckende Substanzen und Gerbstoffe.

In den handelsüblichen Fertigarzneimitteln, die zur Steigerung der Magensaftsekretion und des Appetits bestimmt sind, kommen vor allem die im Folgenden beschriebenen Bitterstoff-Drogen vor.

Enzianwurzel

Enzianwurzel Ph. Eur. (Gentianae radix) besteht aus den ohne Fermentation getrockneten Wurzeln und Wurzelstöcken des gelben Enzians (*Gentiana lutea* L.). Die Gentianaceen-Art ist in den Alpen heimisch und steht in Deutschland unter Naturschutz.

Gentiopikrosid
(Gentiopikrin)

Amarogentin

Appetitlosigkeit, dyspeptische Beschwerden

Inhaltsstoffe:
Secoiridoidglykoside, vor allem **Gentiopikrin** (2 bis 3,5%) und **Amarogentin** (0,05%). Mit einem Bitterwert von 58 000 000 gehört Amarogentin zu den stärksten Bitterstoffen überhaupt. Der Bitterwert der Droge soll mindestens 10 000 betragen. (Geringere Bitterwerte deuten darauf hin, dass es sich um fermentierte, ursprünglich für die Schnapsherstellung vorgesehene Wurzeln handelt.)

Anwendungsgebiete und Dosierung:
Für Enzianwurzel wurden eine Standardzulassung und eine Aufbereitungsmonographie (veröffentlicht im BAnz. Nr. 223 vom 30. 11. 1985) verabschiedet. Neben Appetitlosigkeit werden Völlegefühl und Blähungen als Indikationen genannt. In der Aufbereitungsmonographie sind als mittlere Einzeldosis 1 g und als mittlere Tagesdosis 3 g Droge angegeben.

Nebenwirkungen und Gegenanzeigen:
Enzianzubereitungen können bei entsprechend disponierten Personen gelegentlich Kopfschmerzen auslösen. Bei Patienten mit Magen- und Zwölffingerdarmgeschwüren sind enzianhaltige Arzneimittel kontraindiziert.

Tausendgüldenkraut
Tausendgüldenkraut Ph. Eur. (Centaurii herba) enthält die zur Blütezeit gesammelten oberirdischen Teile des Tausendgüldenkrauts, *Centaurium erythraea* RAFN, einem in Europa, Nordamerika und Nordafrika heimischen Enziangewächs.

Inhaltsstoffe:
Intensiv bitter schmeckende Secoiridoidglykoside, vor allem **Centapikrin**, das einen Bitterwert von 4 000 000 hat und besonders im Fruchtknoten enthalten ist. Der Bitterwert der Droge soll mindestens 2 000 betragen.

Anwendungsgebiete und Dosierung:
Für Tausendgüldenkraut wurden eine Standardzulassung sowie eine Aufbereitungsmonographie (veröffentlicht im BAnz. Nr. 122 vom 6. 7. 1988) erarbeitet. Danach ist die Droge bei Appetitlosigkeit und dyspeptischen Beschwerden indiziert. In der von der Kommission E erstellten Monographie werden als mittlere Tagesdosis 6 g Droge (Zubereitungen entsprechend) empfohlen.

Centapikrin: R^1 = m-Hydroxybenzoyl
R^2 = Acetyl

Nebenwirkungen und Gegenanzeigen:
Nebenwirkungen sind nicht bekannt. In der Standardzulassung sind Magen- und Zwölffingerdarmgeschwüre als Kontraindikationen aufgeführt.

Fertigarzneimittel:
Bad Heilbrunner Tausendgüldenkrauttee.

Angelikawurzel
Angelikawurzel (Angelicae radix) besteht aus dem Wurzelstock und den Wurzeln der in Europa heimischen Engelwurz (*Angelica archangelica* L.).

Inhaltsstoffe:
0,35 bis 1,3% ätherisches Öl mit α- und β-Phellandren sowie α-Pinen als wichtigsten Inhaltsstoffen. Angelikawurzel enthält außerdem einfache Cumarine, wie zum Beispiel **Umbelliferon**, und Furanocumarine, wie **Angelicin** und **Archangelicin**.

Archangelicin   Angelicin

Cnicin

Anwendungsgebiete und Dosierung:
Für Angelikawurzel liegen sowohl eine Standardzulassung als auch eine Aufbereitungsmonographie der Kommission E (veröffentlicht im BAnz. Nr. 101 vom 1. 6. 1990) vor. Danach ist die Droge bei „Appetitlosigkeit, dyspeptischen Beschwerden wie leichten Magen-Darm-Krämpfen, Völlegefühl und Blähungen" indiziert. Die mittlere Tagesdosis beträgt 4,5 g Droge beziehungsweise 1,5 g Tinktur (1:5).

Nebenwirkungen und Gegenanzeigen:
Da die in der Droge enthaltenen Furanocumarine photosensibilisierend wirken, sollte „für die Dauer der Anwendung von Angelikawurzel oder deren Zubereitungen auf längere Sonnenbäder und intensive UV-Bestrahlung verzichtet werden."

Kardobenediktenkraut
Benediktenkraut (Cnici benedicti herba) besteht aus den Stängeln, Blättern und Blüten des echten Benediktenkrauts (*Cnicus benedictus* L.), einer im Mittelmeerraum heimischen Asteraceen-Art.

Inhaltsstoffe:
0,25 bis 0,4 % Bitterstoffe, vor allem **Cnicin**, ein Sesquiterpenlacton mit einem Bitterwert von ungefähr 300 000. Der Bitterwert der Droge soll mindestens 800 betragen. Kardobenediktenkraut enthät außerdem etwa 0,3 % ätherisches Öl, das unter anderem p-Cymen, Fenchon, Citral, Zimtaldehyd und Benzoesäure enthält.

Anwendungsgebiete und Dosierung:
Nach der Aufbereitungsmonographie der Kommission E (veröffentlicht im BAnz. vom 15. 10. 1987) ist Benediktenkraut bei Appetitlosigkeit und dyspeptischen Beschwerden indiziert. Die mittlere Tagesdosis beträgt 4 bis 6 g Droge, Zubereitungen sind entsprechend zu dosieren.

Nebenwirkungen und Gegenanzeigen:
Als Nebenwirkungen werden allergische Reaktionen angegeben. Die Droge ist daher bei Personen mit einer Allergie gegen Korbblütler kontraindiziert.

Pomeranzenschale
Zur Gewinnung der Pomeranzenschalen Ph.Eur. (Aurantii pericarpium) werden die reifen Früchte der Bitterorange (*Citrus aurantium* L. ssp. aurantium) geschält und von der schwammigen, weißen Parenchymschicht (Albedoschicht) befreit. Die offizinelle Droge ist somit die äußere Schicht (Flavedo) der Fruchtwand.

Appetitlosigkeit, dyspeptische Beschwerden

Naringin $R^1, R^2 = H$
Neohesperidin $R^1 = CH_3; R^2 = OH$

Inhaltsstoffe:

Bitterschmeckende Flavonoidglykoside, vor allem **Neohesperidin** und **Naringin**. Für den bitteren Geschmack dieser Substanzen ist die 1,2-Verknüpfung der beiden Zucker in der Neohesperidose verantwortlich. Das Arzneibuch fordert einen Bitterwert von mindestens 600.

Pomeranzenschalen enthalten außerdem 1 bis 2% ätherisches Öl mit **(+)-Limonen** als Hauptkomponente.

Anwendungsgebiete und Dosierung:

Für Pomeranzenschalen wurden eine Standardzulassung sowie eine Aufbereitungsmonographie der Kommission E (veröffentlicht im BAnz. Nr. 193 vom 15. 10. 1987) verabschiedet. Danach ist die Droge bei Appetitlosigkeit und dyspeptischen Beschwerden indiziert. Die mittlere Tagesdosis beträgt 5 g Droge, Zubereitungen sollen entsprechend dosiert werden.

Nebenwirkungen und Gegenanzeigen:

Besonders bei hellhäutigen Personen ist eine Photosensibilisierung möglich.

Wermutkraut

Wermutkraut Ph. Eur. (Absinthii herba) besteht aus den zur Blütezeit gesammelten oberen Sproßteilen von Wermut (*Artemisia absinthium* L.). Die Pflanze ist in vielen Gebieten in Europa und Asien heimisch, wird aber auch in den Vereinigten Staaten angebaut.

Inhaltsstoffe:

Die Blätter enthalten ungefähr 0,3%, die Blüten etwa 0,15% Bitterstoffe vom Sesquiterpen-Typ. **Absinthin** ist der wichtigste Inhaltsstoff, im sauren Medium bildet sich das isomere **Anabsinthin**. Daneben ist auch **Artabsin** nachweisbar. Der Bitterwert der Droge soll mindestens 15000 betragen.

Absinthin — Artabsin — α-Thujon — β-Thujon

Wermutkraut enthält 0,2 bis 1,5 % ätherisches Öl und ist reich an Terpenen, wie α- und β-**Thujon**.

Anwendungsgebiete und Dosierung:
Die Aufbereitungsmonographie für Wermut (veröffentlicht im BAnz. Nr. 228 vom 5. 12. 1984) gibt neben Appetitlosigkeit und dyspeptischen Beschwerden „Dyskinesien der Gallenwege" als Indikationen an. Als mittlere Tagesdosis werden „2 bis 3 g als wässriger Auszug" empfohlen.

Nebenwirkungen und Gegenanzeigen:
Nebenwirkungen und Gegenanzeigen sind nicht bekannt. Das reine ätherische Öl ist aber aufgrund des hohen Thujongehalts toxisch (Krampfgift). Aus diesem Grund sind auch Absinthschnaps und reine, hochkonzentrierte Wermutliköre gesundheitsschädlich.

Chinarinde

Chinarinde Ph. Eur. (Cinchonae cortex) besteht aus der Stamm-, Zweig- und Wurzelrinde von *Cinchona pubescens* VAHL (syn. *Cinchona succirubra* PAVON) sowie deren Hybriden. Der bis zu 30 m hohe, immergrüne Baum ist in den Anden heimisch und wird in Südostasien sowie in einigen afrikanischen Ländern kultiviert.

Inhaltsstoffe:
5 bis 15 % Alkaloide (mindestens 6,5 % Gesamtalkaloide, davon 30 bis 60 % Alkaloide vom Chinintyp). Besonders hoch ist die Konzentration an den diastomeren **Chinin/Chinidin** sowie **Cinchonin/Cinchonidin**. Neben Bitterstoffen vom Alkaloidtyp enthält Chinarinde auch stickstofffreie Bitterstoffe, wie **Chinovin**, ein Triterpenglykosidgemisch, außerdem Gerbstoffe.

Anwendungsgebiete und Dosierung:
Nach der Aufbereitungsmonographie (veröffentlicht im BAnz. Nr. 22a vom 1. 2. 1990) ist Chinarinde indiziert bei „Appetitlosigkeit und dyspeptischen Beschwerden wie Blähungen und Völlegefühl". Als Tagesdosis werden empfohlen:

- 1 bis 3 g Droge,
- 0,6 bis 3 g Chinafluidextrakt mit 4 bis 5 % Gesamtalkaloiden,
- 0,15 bis 0,6 g Chinatrockenextrakt mit 15 bis 20 % Gesamtalkaloiden,
- Zubereitungen mit entsprechendem Bitterwert.

Nebenwirkungen:
Nach Einnahme chininhaltiger Arzneimittel können gelegentlich Überempfindlichkeitsreaktionen, wie Hautallergien und Fieber, auftreten. Selten wird eine erhöhte Blutungsneigung durch Verminderung der Thrombozyten beobachtet. (In diesen Fällen muss sofort ein Arzt konsultiert werden.) Eine Sensibilisierung gegen Chinin oder Chinidin ist möglich.

Gegenanzeigen:
Schwangerschaft und Stillzeit, bei Kindern sowie Überempfindlichkeit gegen Chinchona Alkaloide, wie Chinin oder Chinidin.

Wechselwirkungen:
Chinarinde verstärkt die Wirkung von Antikoagulantien.

Condurangorinde

Die Stämme und Zweige des Condurangobaumes (*Marsdenia condurango* REICHEN-

Appetitlosigkeit, dyspeptische Beschwerden

BACH fil.), einer in Südamerika heimischen, lianenartigen Asclepiadaceen-Art, liefern die Condurangorinde (Condurango cortex).

Inhaltsstoffe:
1 bis 3 % verschiedene bitter schmeckende Condurangoglykoside, die als Condurangin bezeichnet und für die Wertbestimmung als **Condurangoglykosid A** berechnet werden. Condurangorinde enthält mindestens 1,8 % Condurangoglykoside, berechnet als Condurangoglykosid A. Da die Löslichkeit der Bitterstoffe beim Erwärmen abnimmt und beim Erkalten zunimmt, sollte ein Dekokt aus Condurangorinde erst nach vollständigem Erkalten abgeseiht werden.

Achillicin

Condurangoglykosid A
R^1 = Acetyl
R^2 = Cinnamoyl

Anwendungsgebiete und Dosierung:
Die Aufbereitungsmonographie (veröffentlicht im BAnz. Nr. 193 vom 15. 10. 1987) gibt als Indikation „Appetitlosigkeit" an; die mittlere Tagesdosis beträgt 3 g Droge, Zubereitungen sind entsprechend zu dosieren.

Nebenwirkungen und Gegenanzeigen:
Nicht bekannt.

Schafgarbenkraut

Schafgarbenkraut (Millefolii herba) besteht aus den zur Blütezeit gesammelten Stängeln, Blättern und Blüten der gemeinen Schafgarbe (*Achillea millefolium* L.), einer in Europa heimischen Asteraceen-Art.

Inhaltsstoffe:
0,2 bis 1 % bitter schmeckendes ätherisches Öl. Die tri- und tetraploiden Rassen enthalten Azulene. Neben Chamazulen wird auch **Achillicin** isoliert. Schafgarbenkraut enthält außerdem Flavonoide, phenolische Säuren, Cumarine und Tannin-Gerbstoffe.

Anwendungsgebiete und Dosierung:
Die Standardzulassung nennt folgende Anwendungsgebiete: „Leichte krampfartige Magen-Darm-Galle-Störungen; Magenkatarrh; zur Appetitanregung." Als Einzeldosis werden 2 bis 4 g, als Tagesdosis 6 bis 16 g Droge empfohlen.

Nebenwirkungen und Gegenanzeigen:
Allergische Hautreaktionen nach Kontakt der Blüten mit der Haut sind selten. Bei bekannter Überempfindlichkeit gegenüber Korbblütlern ist Schafgarbenkraut kontraindiziert.

Fertigarzneimittel:
Kneipp Galle- & Leber-Tee enthält u.a. Schafgarbe. Ein ethanolischer Auszug aus Schafgarbenkraut ist einer der wirksamen Bestandteile von Sedovent® (Tab. 2.5-2).

Artischockenblätter

Artischockenblätter (Cynarae folia) bestehen aus den Laubblättern von *Cynara scolymus* L., einer vor allem in den Mittelmeerländern angebauten Asteraceen-Art.

Cynarin

Cynaropikrin

Inhaltsstoffe:
Die Droge enthält **Cynarin,** einen Dikaffeesäureester der Chinasäure, und Bitterstoffe vom Sesquiterpenlacton-Typ, vor allem **Cynaropikrin.**

Wirkungen:
Cynarin steigert die Gallenproduktion in der Leber. Ob die lipidsenkende Wirkung der Droge ebenfalls auf Cynarin zurückgeht, ist noch unklar.

Anwendungsgebiete und Dosierung:
Für Artischockenblätter wurde eine Aufbereitungsmonographie verabschiedet (veröffentlicht im BAnz. Nr. 122 vom 6. 7. 1988). Danach sind die Droge und ihre Zubereitungen in wirksamer Dosierung bei dyspeptischen Beschwerden indiziert. Als mittlere Tagesdosis werden 6 g Droge empfohlen, Zubereitungen sind entsprechend zu dosieren.

Nebenwirkungen und Gegenanzeigen:
Bei bestimmungsgemäßem Gebrauch sind keine Nebenwirkungen zu erwarten. Als Kontraindikationen werden genannt: „Bekannte Allergie gegen Artischocke und andere **Korbblütler.** Verschluss der Gallenwege; Gallensteine."

Javanische Gelbwurz
Javanische Gelbwurz Ph. Eur. (Curcumae xanthorrhizae rhizoma) besteht aus den in

Curcumin

β-Curcumen

ar-Curcumen

Xanthorrhizol

Appetitlosigkeit, dyspeptische Beschwerden

Scheiben geschnittenen Wurzelstöcken von *Curcuma xanthorrhiza* ROXBURGH (Synonym: *Curcuma xanthorrhiza* D. DIETRICH), einer in Indonesien heimischen Zingiberaceen-Art.

Inhaltsstoffe:
3 bis 12% ätherisches Öl mit Sesquiterpenen, wie **β-Curcumen, ar-Curcumen** und **Xanthorrhizol**, als Hauptkomponenten. 0,8 bis 2% gelbgefärbte, nicht wasserdampfflüchtige Curcuminoide vom Dicinnamoylmethan-Typ.

Wirkungen:
Die choleretische Wirkung der Droge wird vor allem auf die Curcuminoide zurückgeführt, während dem ätherischen Öl eine cholekinetische Wirkung zugeschrieben wird.

Anwendungsgebiete und Dosierung:
Entsprechend der Aufbereitungsmonographie für Javanische Gelbwurz (veröffentlicht im BAnz. Nr. 122 vom 6. 7. 1988) sind die Droge und ihre Zubereitungen in wirksamer Dosierung bei dyspeptischen Beschwerden indiziert. Als mittlere Tagesdosis werden 2 g Droge empfohlen, Zubereitungen sind entsprechend zu dosieren.

Nebenwirkungen und Gegenanzeigen:
Bei längerer Behandlung mit javanischer Gelbwurz können Magenschmerzen auftreten. Verschluss der Gallenwege und Gallensteine gelten als Kontraindikationen.

Löwenzahnkraut mit Löwenzahnwurzel

Löwenzahnkraut mit -wurzel (Taraxaci radix cum herba) besteht aus den zur Blütezeit gesammelten Pflanzen von *Taraxacum officinale* WEBER ex WIGGER. Die Cichoriaceen-Art kommt in Europa, Nord- und Mittelasien sowie in Nordamerika vor.

Inhaltsstoffe:
Bitterstoffe, wie **Tetrahydroidentin B**; Triterpene, beispielsweise **Taraxasterol**; Phytosterole.

Wirkungen:
Die Droge steigert die Cholerese sowie die Diurese und regt den Appetit an.

Anwendungsgebiete und Dosierung:
Entsprechend der Aufbereitungsmonographie der Kommission E (veröffentlicht im BAnz Nr. 228 vom 5. 12. 1984) ist Löwenzahnwurzel mit -kraut unter anderem bei dyspeptischen Beschwerden und Appetitlosigkeit indiziert. Für die Tinktur wird eine Dosierung von „täglich dreimal 10 bis 15 Tropfen" empfohlen.

Nebenwirkungen und Gegenanzeigen:
Bei bestimmungsgemäßen Gebrauch ist nur in Ausnahmefällen mit Nebenwirkungen (superazide Magenbeschwerden) zu rechnen. Die Droge ist bei Patienten mit Verschluss der Gallenwege, Gallenblasenempyem (Eiteransammlung in der Gallenblase) oder Ileus kontraindiziert.

Tetrahydroridentin B

Taraxasterol

2.5.2.2 Enzymsubstitution

Während die Substitution von Pepsin normalerweise nicht notwendig ist, sollten Pankreasenzyme spätestens dann substituiert werden, wenn der Fettanteil im Stuhl mehr als 15 g/Tag beträgt. Die medikamentöse Therapie, insbesondere aber die Ermittlung der optimalen Enzymdosis sollte unter ärztlicher Aufsicht erfolgen. Der Bedarf richtet sich nach dem Schweregrad der Erkrankung und wird mit 40 000 bis 80 000 F.I.P.-Einheiten Lipase, 30 000 bis 60 000 F.I.P.-Einheiten Amylase und 2 500 bis 5 000 F.I.P.-Einheiten Protease pro Mahlzeit angegeben. Die „Federation Internationale Pharmaceutique" definiert die Enzymeinheit als die Enzymmenge, die unter bestimmten Testbedingungen pro Minute ein Mikroäquivalent Fettsäure oder Peptid freisetzt (Lipase oder Protease) oder ein Mikroäquivalent glykosidische Bindung spaltet (Amylase).

Pankreas-Pulver Ph. Eur. wird aus den frischen oder gefrorenen Bauchspeicheldrüsen von Säugetieren gewonnen. Nach Ph. Eur. enthält die auch **Pankreatin** genannte Substanz pro Milligramm: mindestens 1,0 Ph.Eur.-Einheit (Ph.Eur.E.) an proteolytischer Gesamtaktivität, 15 Ph.Eur.E. an lipolytischer Aktivität und 12 Ph.Eur.E. an amylolytischer Aktivität. Das von der Ph. Eur. vorgeschriebene Verfahren entspricht der F.I.P.-Methode.

Für **Pankreatin** wurde 1989 eine Aufbereitungsmonographie veröffentlicht. Als Anwendungsgebiete sind „Störungen der exokrinen Pankreasfunktion, die mit einer Maldigestion einhergehen", angegeben. Dieselben Indikationen sind auch in der Aufbereitungsmonographie für die **Kombination aus *Aspergillus-oryzae*-Enzymgemisch und Rizolipase** aufgeführt. Das Enzymgemisch aus *Aspergillus oryzae* enthält Alpha- und Beta-Amylasen, verschiedene Proteasen und Cellulasen. Die aus *Rhizopus oryzae* gewonnene Rizolipase entfaltet ihre lipolytische Aktivität bei pH-Werten von 3,5 bis 7. Da die Schimmelpilzenzyme, im Gegensatz zu den aus Säugetieren gewonnenen Pankreasenzymen, säurestabil sind, müssen die entsprechenden Arzneimittel nicht mit einem magensaftresistenten Film überzogen werden. Pankreatinpräparate, die für Patienten mit normalem d.h. saurem Magensaft bestimmt sind, müssen dagegen magensaftresistent sein. Bei schlecht formulierten Präparaten besteht dabei die Gefahr, dass Unit-dose-Formen, wie Tabletten oder Dragees, im Dünndarm nicht vollständig zerfallen und somit ein Teil der enzymatischen Aktivität verlorengeht. Günstiger werden heute Multiple-dose-Formen beurteilt, bei denen die magensaftresistenten Pellets oder Mikrotabletten nach Zerfall der Kapsel im Magen frei werden und nach Durchmischung mit der Nahrung in den Zwölffingerdarm gelangen. Hier löst sich der magensaftresistente Film vollständig auf, und die Pankreasenzyme werden freigesetzt.

Im Rahmen der **Selbstmedikation** werden darmwirksame Enzympräparate bei Verdauungsbeschwerden, bevorzugt nach fetten und reichhaltigen Mahlzeiten eingenommen. Auch wenn diese Indikation durch die beiden Aufbereitungsmonographien nicht gedeckt ist und die von einigen Personen angegebene Linderung der Beschwerden vermutlich auf einen Plazeboeffekt zurückgeht, muss die Selbstmedikation mit den in Tabelle 2.5-3 aufgeführten Arzneimitteln nicht prinzipiell abgelehnt werden. Auch in hoher Dosierung verursachen die Präparate normalerweise keine Nebenwirkungen. Nur in Ausnahmefällen werden allergische Reaktionen beobachtet. Bei Patienten mit akuter Pankreatitis oder mit einem akuten Schub einer chronischen Pankreatitis gelten Pankreatinpräparate aber als relativ kontraindiziert.

Appetitlosigkeit, dyspeptische Beschwerden

Tab. 2.5-2: Liquida mit pflanzlichen Bitterstoffen (Auswahl)

Präparatename	Darreichungsform	Wirkstoffe
Liquida		
Carvomin® Verdauungstropfen	Tropfen	100 g enthalten: Auszug (1 : 4,7–5,3) aus einer Mischung von Angelikawurzeln, Benediktenkraut und Pfefferminzblättern (1 : 3,3 : 3,3). Auszugsmittel: Ethanol 60 % (V/V)
Gastricholan-L®	Tropfen	1 g enthält: 1 g Tinktur (1 :5) aus Pfefferminzblätter, bitterer Fenchel, Kamillenblüten (5,8 : 6,4 : 7,9) – Auszugsmittel: Ethanol 34 % (V/V)
Abdomilon® N Flüssigkeit	Saft	100 g enth.: Angelikawurzel-Fluidextrakt (1:1) 0,6 g – Auszugsmittel: Ethanol 30 % (V/V), Enzianwurzel-Fluidextrakt (1:1) 1 g – Auszugsmittel: Ethanol 50 % (V/V), Kalmuswurzelstock-Fluidextrakt (1:1) 3 g – Auszugsmittel: Ethanol 20 % (V/V), Melissenblätter-Fluidextrakt (1:1) 1 g – Auszugsmittel: Ethanol 20 % (V/V), Wermutkraut-Fluidextrakt (1:1) 0,5 g. – Auszugsmittel: Ethanol 20 % (V/V).

Tab. 2.5-3: Darmwirksame Enzympräparate (Auswahl)

Präparatname	Darreichungform	Wirkstoff	Standardisiert auf: F.I.P.-Einheiten/ Einzeldosis		
			Lipasen	Amylasen	Proteasen
Cotazym® 10 000/ 20 000/ 30 000/ 40 000	Kapsel mit magensaftresistenten Pellets	Pankreaspulver vom Schwein	10 000 20 000 30 000 40 000	3 750 7 500 11 250 15 000	225 450 675 900
Enzym Lefax® forte Pankreatin	Kapseln mit magensaftresistenten Mikrotabletten	Pankreaspulver vom Schwein	20 000	15 040	900
Kreon® 10 000/ 25 000/ 40 000	Hartkapsel mit magensaftresistenten Pellets	Pankreaspulver vom Schwein	10 000 25 000 40 000	8 000 18 000 25 000	600 1 000 1 600
Nortase®	Kapsel	Rizolipase aus *Aspergillus oryzae*, Proteasen und Amylasen aus *Aspergillus oryzae*	7 000	700	10 000*
Pankreatan® 10 000/ 25 000/ 36 000	Magensaftresistente Hartkapsel	Pankreaspulver vom Schwein	10 000 25 000 36 000	9 000 22 500 18 000	500 1 250 1 200
Panzytrat 10 000/ 25 000	Kapsel mit magensaftresistenten Mikrotabletten	Pankreaspulver vom Schwein	10 000 25 000	9 000 12 000	500 800

* 1 Einheit setzt aus Casein bei 37 °C innerhalb von 20 Minuten eine 6 µg Tyrosin äquivalente Menge an Abbauprodukten frei

Appetitlosigkeit, dyspeptische Beschwerden

2.6 Wurmerkrankungen

Von M. Wahl

Die Zahl der von Wurmerkrankungen betroffenen wird weltweit auf über 2 Milliarden geschätzt. Besonders hoch ist die Prävalenz in den Entwicklungsländern in den Tropen und Subtropen. Aber auch in Mitteleuropa kommen einige Wurmerkrankungen, vor allem Taeniasis (Rinder- und Schweinebandwurmbefall) und Oxyuriasis [Enterobiasis] (Madenwurmbefall) häufig vor. In letzter Zeit wird außerdem vermehrt über Infektionen mit dem Kleinen Fuchsbandwurm und dem Hundebandwurm berichtet. „Exotische" Wurmerkrankungen, wie beispielsweise Infektionen mit Lungen- und Leberegeln oder Bilharziose, werden gelegentlich durch Besucher oder Bewohner tropischer Regionen nach Mitteleuropa eingeschleppt.

Obgleich bei Wurmerkrankungen eine Selbstmedikation nur bedingt empfohlen werden kann, erscheint es im Rahmen dieses Buches sinnvoll, auch diejenigen Helminthosen anzusprechen, deren Behandlung dem Arzt vorbehalten ist. Genaue Kenntnisse über die Verbreitung und die Entwicklungszyklen der wichtigsten Bandwürmer, Fadenwürmer und Saugwürmer dürften das Verständnis der entsprechenden Infektionsmöglichkeiten und Krankheiten erleichtern (s. Abb. 2.6-1 bis 2.6-3). Hinweise zu den in Frage kommenden prophylaktischen Maßnahmen und therapeutischen Möglichkeiten dürften für die aktive Beratung der Patienten hilfreich sein, wenn der Apotheker im Rahmen der allgemeinen Gesundheitsvorsorge oder bei der Vorbereitung einer Reise in die Tropen um entsprechende Empfehlungen gebeten wird.

In Anbetracht des sehr begrenzten Spektrums von Anthelmintika, die den heutigen Beurteilungsmaßstäben genügen, werden neben den beiden einer Selbstmedikation zugänglichen Wirkstoffen Niclosamid und Pyrvinium auch einige Aspekte der bei Wurmerkrankungen indizierten verschreibungspflichtigen Chemotherapeutika besprochen (Tab. 2.6-1).

2.6.1 Infektionen mit Cestoden

Als Cestoden (Bandwürmer) wird die Klasse der Plathelminthen (Plattwürmer) bezeichnet, deren flacher Körper aus dem Skolex (Kopf) und der Strobila (Proglottidenkette) besteht. Die Proglottiden (Glieder) enthalten die hermaphroditen (zweigeschlechtigen) Sexualorgane, der Skolex trägt als Haftorgane Sauggruben, bei einigen Bandwurmarten auch Saugnäpfe oder einen Hakenkranz auf einem rüsselartigen Gebilde, dem Rostellum. Die Entwicklung vom Wurmei über die Onkosphäre (Sechshakenlarve) und die Finne zum geschlechtsreifen Bandwurm verläuft über einen oder zwei Zwischenwirte, beispielsweise über Rinder, Schweine oder Fische (Abb. 2.6-1). Beim Menschen können sich sowohl die erwachsenen Cestoden im Dünndarm ansiedeln als auch die Larvenstadien andere Organe, wie die Leber, die Lunge oder die Muskulatur befallen (Echinokokkose, Zystizerkose). Die sich außerhalb des Darms manifestierenden Cestodeninfektionen verlaufen wesentlich schwerer als die intestinalen Bandwurmerkrankungen, gleichzeitig sind sie schwieriger zu behandeln.

Wurmerkrankungen

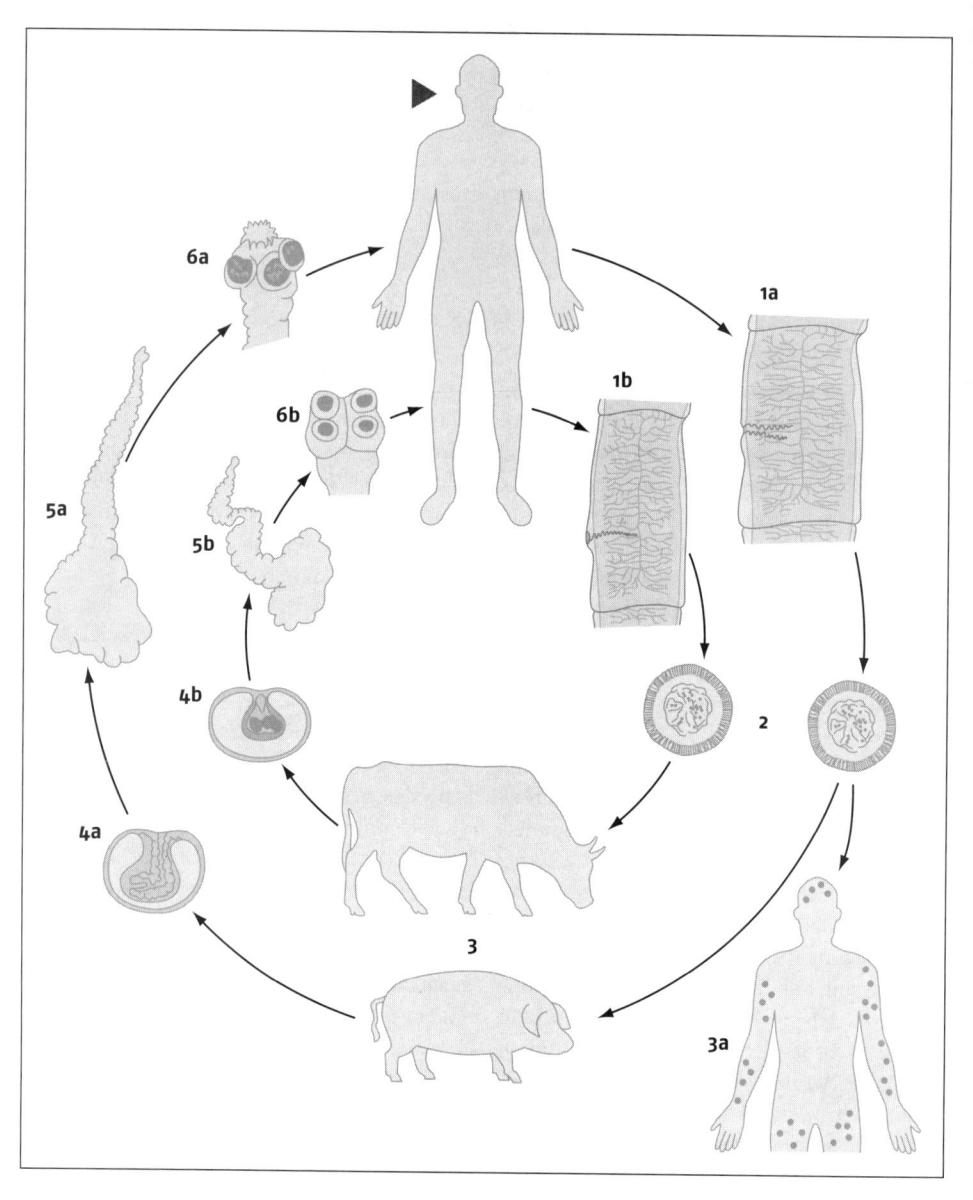

Abb. 2.6-1: Entwicklungszyklen von *Taenia saginata* und *Taenia solium*. Nach: Piekarski 1987
1 Eihaltiges (gravides) Glied von *T. solium* (a) und *T. saginata* (b)
2 Freie Taenia-Eier
3 Natürliche Zwischenwirte für *T. saginata* (Rind) und *T. solium* (Schwein)
3a Mensch als akzidenteller Zwischenwirt für *T. solium*
4 Infektionstüchtige Finnen von *T. solium* (a) und *T. saginata* (b)
5 Gleiche Finnen mit ausgestülpter Kopfanlage
6 „Bewaffneter" Kopf von *T. solium* (a) und „unbewaffneter" von *T. saginata* (b) aus dem Dünndarm des Menschen

Tab. 2.6-1: Chemotherapeutika bei Wurmerkrankungen (Übersicht)

Anthelmintika / Wurmarten	Niclos-amid	Prazi-quantel	Meben-dazol	Alben-dazol	Pyrvinium	Pyrantel
Rinderbandwurm	×	×	×			
Schweinebandwurm	×	×	×			
Fischbandwurm	×	×				
Zwergbandwurm	×	×				
Hundebandwurm			×	×		
Fuchsbandwurm			×	×		
Spulwurm			×			×
Madenwurm			×		×	×
Hakenwürmer			×			×
Großer Leberegel		×				
Lungenegel		×				
Pärchenegel		×				

Im Gegensatz zu den ebenfalls zu den Plathelminthen zählenden Trematoden, die überwiegend in den Tropen und Subtropen heimisch sind, kommen Cestoden in allen Klimazonen vor.

Rinderbandwurm

Infektionen mit dem Rinderbandwurm *(Taenia saginata)* sind in Osteuropa, in Afrika, im Mittleren Osten sowie in Südamerika verbreitet, werden aber auch in Mitteleuropa beobachtet. Weltweit sind vermutlich 40 bis 60 Millionen Menschen infiziert.

Entwicklungszyklus: Wenn die sehr widerstandsfähigen Eier des Rinderbandwurms beispielsweise mit dem Abwasser auf Rinderweiden gelangen, können sie von den Tieren beim Fressen aufgenommen werden. Im Dünndarm der Rinder schlüpfen aus den Eiern die Onkosphären, die in die Darmwand eindringen und über den Blutkreislauf in die quergestreifte Muskulatur der Tiere gelangen. Innerhalb von drei bis vier Monaten entwickeln sich aus den Sechshakenlarven die infektiösen, etwa erbsengroßen Finnen, die aus einer mit Flüssigkeit gefüllten Blase mit einem Skolex bestehen.

Der **Mensch** kann sich durch den Verzehr von rohem oder nicht ausreichend erhitztem, finnenhaltigem Rindfleisch infizieren. Im Dünndarm des Menschen befestigt sich die Finne (Zystizerkus) mit dem ausgestülpten Skolex an der Darmwand und entwickelt sich innerhalb von zwei bis drei Monaten zum erwachsenen, etwa zehn Meter langen Rinderbandwurm, der im Darm viele Jahre lang überleben kann. Die Proglottidenkette des geschlechtsreifen Bandwurms besteht aus bis zu 1000 etwa 1 cm langen und 0,7 cm breiten Gliedern. Jedes gravide Endglied enthält ungefähr 80000 bis 100000 kleine, runde Wurmeier, die mit dem Stuhl ausgeschieden werden.

Krankheitsbild: Während einige Patienten über Übelkeit, Erbrechen, Oberbauchschmerzen, Diarrhoe oder Obstipation berichten, verläuft die Infektion bei anderen Menschen ohne Symptome.

Prophylaktische Maßnahmen: Infektionen mit dem Rinderbandwurm lassen sich nur dann vermeiden, wenn stark finniges Rindfleisch überhaupt nicht in den Verkehr kommt. Rindfleisch mit leichtem Finnenbefall muss vor dem Verzehr ausreichend erhitzt (5 Minuten bei mindestens 56 °C) oder mindestens 24 Stunden lang bei −20 °C tiefgefroren werden.

Schweinebandwurm

Infektionen mit dem Schweinebandwurm *(Taenia solium)* kommen unter schlechten hygienischen Verhältnissen in einigen Regionen Ost- und Südeuropas, in manchen Ländern Afrikas und Asiens sowie in Mittel- und Südamerika vor. In Mitteleuropa ist der Schweinebandwurm nicht heimisch, intestinale Taeniosen und Zystizerkosen werden aber gelegentlich auch in diese Länder eingeschleppt.

Entwicklungszyklus: Die Entwicklung vom Bandwurmei zum adulten Schweinebandwurm verläuft ähnlich wie beim Rinderbandwurm. Allerdings fungiert bei der Entwicklung von *Taenia solium* nicht das Rind, sondern das Schwein als Zwischenwirt. Der erwachsene Schweinebandwurm ist mit einer Körperlänge von drei bis vier Metern deutlich kleiner als der Rinderbandwurm.

Im Gegensatz zur Infektion mit dem Rinderbandwurm kann sich der Mensch nicht nur durch die Aufnahme der Schweinebandwurmfinnen infizieren, sondern auch durch die Wurmeier anstecken. Dabei gibt es zwei Infektionswege: Unter unhygienischen Verhältnissen können die mit dem Stuhl ausgeschiedenen Wurmeier mit den Onkosphären oral aufgenommen werden (Schmierinfektion). Die Wurmeier und Onkosphären können aber auch im Verdauungstrakt eines mit dem Schweinebandwurm bereits infizierten Patienten aus den graviden Proglottiden freigesetzt werden (endogene Autoinfektion). Die Finnen des Schweinebandwurms (Zystizerken) können sich im Auge (okuläre Zystizerkose), im zentralen Nervensystem (Neurozystizerkose), in der Haut und in der Skelettmuskulatur ansiedeln.

Krankheitsbild:

Schweinebandwurmbefall: Wie bei der durch den Rinderbandwurm verursachten Erkrankung kann auch die durch den Schweinebandwurm ausgelöste Taeniasis latent verlaufen oder mit intestinalen Symptomen einhergehen.

Zystizerkosen: In Abhängigkeit von den jeweils betroffenen Organen beziehungsweise Körperteilen werden unter anderem beobachtet: Entzündungen der Regenbogenhaut (Zystizerkose des Auges), epileptiforme Anfälle (Neurozystizerkose) oder rheumaähnliche Symptome (Zystizerkose der Skelettmuskulatur).

Prophylaktische Maßnahmen: Intestinale Infektionen mit dem Schweinebandwurm (Taeniasis) lassen sich vermeiden, wenn das Schweinefleisch vor dem Verzehr ausreichend erhitzt oder tiefgefroren wird. Ferner sollte durch die Fleischbeschau im Schlachthof der Verkauf von befallenem Schweinefleisch verhindert werden.

Die durch Schmierinfektionen übertragbaren Zystizerkosen können durch sorgfältige Hygienemaßnahmen verhindert werden. Die endogene Autoinfektion durch Eier des Schweinebandwurms lässt sich vermeiden, wenn entweder Cestodenmittel eingesetzt werden, die auch auf die Wurmeier und Larven wirken, oder wenn nach der Wurmbehandlung ein salinisches Abführmittel gegeben wird.

Fischbandwurm

Infektionen mit dem Fischbandwurm *(Diphyllobothrium latum)* kommen in Europa vor allem in Skandinavien, der Schweiz und Italien vor. Der Fischbandwurm ist außerdem in Japan sowie in vielen Gewässern in Nord- und Südamerika heimisch.

Entwicklungszyklus: Im Gegensatz zu vielen anderen Bandwurmarten benötigt der Fischbandwurm zwei unterschiedliche Zwischenwirte für die Entwicklung der Eier zum erwachsenen Wurm: Im ersten Zwischenwirt, meistens einem kleinen Krebs, entwickelt sich die Prozerkoid genannte Larve. Im zweiten Zwischenwirt, einem Süßwasserfisch, schlüpft aus dem Prozerkoid die als Plerozerkoid bezeichnete infektiöse Invasionslarve des Fischbandwurms.

Der Mensch infiziert sich durch den Verzehr von rohen oder nicht ausreichend erhitzten beziehungsweise tiefgefrorenen Süßwasserfischen, die Plerozerkoide des Fischbandwurms enthalten.

Die Plerozerkoide können sich im Darm des Menschen innerhalb von etwa drei Wochen zu geschlechtsreifen Würmern entwickeln. Der erwachsene Fischbandwurm besteht aus bis zu 4000 Proglottiden und wird bis zu 15 m lang. Die ovalen, mit einem Deckel versehenen Wurmeier werden mit den Faezes ausgeschieden und können mit dem Abwasser in Binnengewässer gelangen.

Krankheitsbild: Infektionen mit dem Fischbandwurm verlaufen entweder latent oder verursachen leichte gastrointestinale Symptome. Bei etwa 2% der Patienten ist eine Anämie nachweisbar, die auf den bandwurmbedingten Verlust an Vitamin B_{12} zurückgeht.

Prophylaktische Maßnahmen: Das Risiko von Fischbandwurminfektionen kann reduziert werden, wenn Abwässer nur in gereinigter Form in Binnengewässer eingeleitet werden. Fische aus Gewässern, in denen der Fischbandwurm heimisch ist, müssen vor dem Verzehr entweder gekocht oder tiefgefroren werden (24 Stunden bei –18 °C oder 72 Stunden bei –10 °C).

Zwergbandwurm

Durch Infektionen mit dem Zwergbandwurm *(Hymenolepis nana)* sind vor allem Kinder gefährdet. Der Bandwurm kommt weltweit vor, in warmen Ländern werden aber besonders viele Infektionen beobachtet.

Entwicklungszyklus: Die Entwicklung vom Wurmei zum erwachsenen Zwergbandwurm kann über Insekten, beispielsweise Flöhe, als Zwischenwirt verlaufen; die geschlechtsreifen Würmer können sich aber auch ohne Einschaltung eines Zwischenwirts entwickeln.

Der **Mensch** infiziert sich durch orale Aufnahme der Wurmeier. Im Dünndarm schlüpfen aus den Eiern die Onkosphären, die in die Darmzotten eindringen. Nach der Entwicklung zu Zystizerkoiden wandern die Larven wieder in das Darmlumen, wo sie sich innerhalb von zwei bis drei Wochen zu den geschlechtsreifen, höchstens 9 cm langen und 1 mm breiten Zwergbandwürmern entwickeln. Die bereits im Darm freigesetzten Wurmeier werden mit dem Stuhl ausgeschieden.

Krankheitsbild: Infektionen mit dem Zwergbandwurm verlaufen häufig latent, gelegentlich wird über diffuse gastrointestinale Symptome berichtet.

Prophylaktische Maßnahmen: Das Risiko, sich mit dem Zwergbandwurm zu infizieren, kann durch eine Verbesserung der Körperhygiene und eine konsequente Behandlung der infizierten Patienten verringert werden.

Hundebandwurm

Für die menschenpathogenen Echinokokkenarten, wie den Hundebandwurm *(Echinococcus granulosus)* und den Fuchsbandwurm, fungiert der Mensch nicht, wie bei den übrigen Cestodeninfektionen, als Endwirt. Die geschlechtsreifen Parasiten entwickeln sich vielmehr im Hund, im Fuchs und in der Katze.

Infektionen mit dem Hundebandwurm kommen weltweit vor, wobei die Prävalenz in den Ländern am Mittelmeer, in Nord- und Ostafrika sowie dem Nahen Osten, in Mittel- und Südamerika, in einigen Ländern Asiens und bestimmten Regionen Australiens erhöht ist.

Entwicklungszyklus: Die Bandwurmeier werden mit dem Hundekot ausgeschieden. Wenn die im feuchten Milieu monatelang lebensfähigen Eier von geeigneten Zwischenwirten, wie beispielsweise Schafen, Rindern oder Schweinen, oral aufgenommen werden, schlüpfen im Dünndarm dieser Tiere die Onkosphären. Mit dem Blutstrom werden Sechshakenlarven vor allem in die Leber, aber auch in die Lunge und Milz transportiert, wo sich die Finnen entwickeln. Wenn Hunde finnenhaltige Innereien fressen, entwickeln sich im Dünndarm der infizierten

Wurmerkrankungen

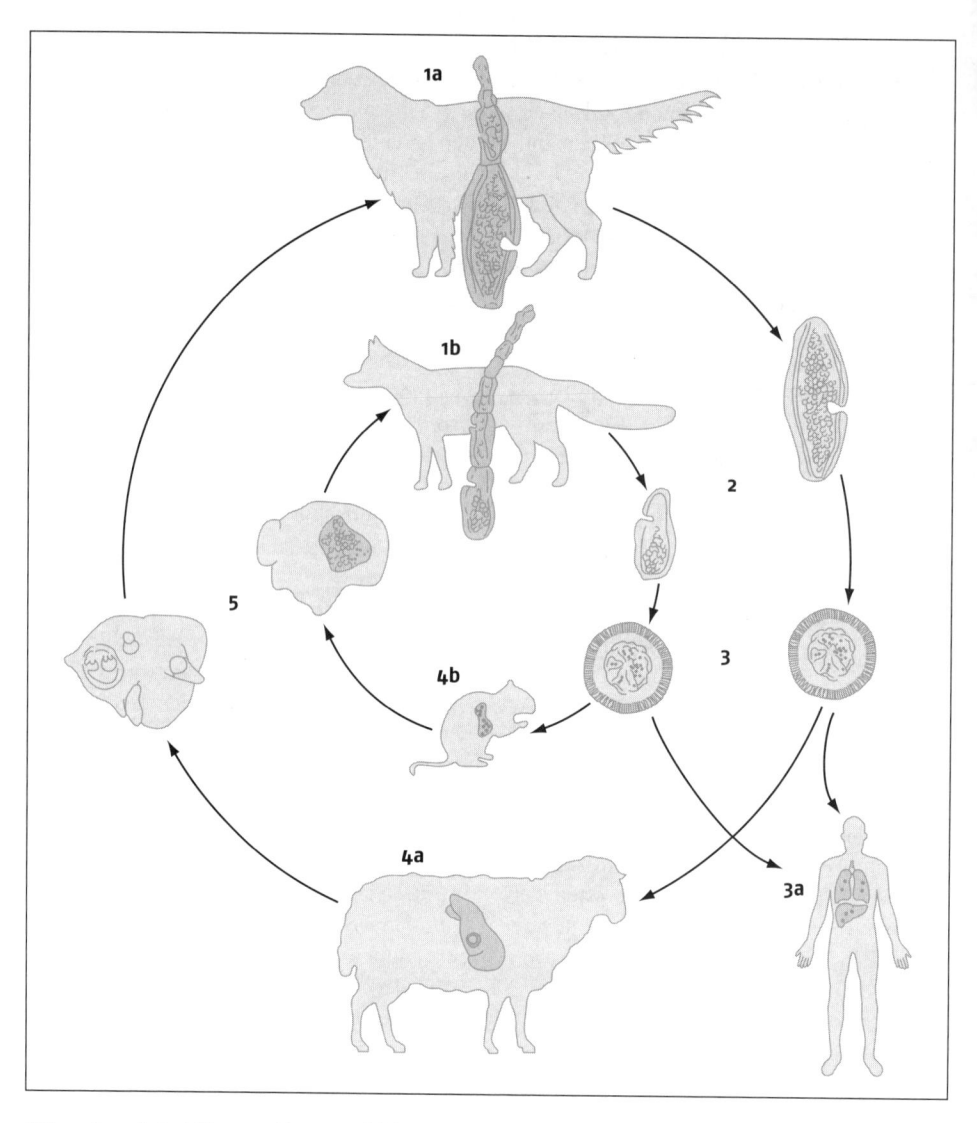

Abb. 2.6-2: Entwicklungszyklen von *Echinococcus granulosus* und *E. multilocularis*. Nach Piekarski 1987

1a/b Adulte Parasiten in Endwirten: *E. granulosus* im Hund, *E. multilocularis* im Rotfuchs (selten in Hund und Katze)
2   Eihaltige, gravide Glieder
3   Echinococcus-Eier, Infektion natürlicher Zwischenwirte bzw. des Menschen (3a)
4   Natürliche Zwischenwirte, für *E. granulosus*: Schaf, Rind, Pferd und andere Huftiere (4a), für *E. multilocularis*: Nagetiere (4b)
5   Finnen (Metazestoden) in der Leber der Zwischenwirte

Hunde innerhalb von fünf bis acht Wochen die geschlechtsreifen, nur wenige Millimeter großen Hundebandwürmer. Die graviden Glieder des Hundebandwurms enthalten jeweils etwa 200 bis 1 500 Eier, die mit dem Kot ausgeschieden werden.

Bei engem Kontakt mit einem infizierten Hund kann sich der **Mensch** durch orale Aufnahme der Wurmeier anstecken, möglich ist aber auch eine Infektion durch kontaminierte Lebensmittel oder kontaminiertes Trinkwasser. Wie in den natürlichen Zwischenwirten des Hundebandwurms schlüpfen auch im Dünndarm des Menschen aus den Wurmeiern Onkosphären, die mit dem Blut überwiegend in die Leber, teilweise aber auch in die Lunge und andere Organe transportiert werden. In den betroffenen Organen entwickelt sich die Sechshakenlarve zur Finne, die beim Hundebandwurm eine flüssigkeitsgefüllte Blase darstellt und daher auch Hydatidenzyste genannt wird. Die durch eine Bindegewebskapsel eingeschlossene Zyste kann mit der Zeit einen Durchmesser von 30 cm erreichen und mehr als einen Liter Flüssigkeit enthalten.

Krankheitsbild: Die zystische Echinokokkose kann vor allem im Anfangsstadium viele Jahre lang latent verlaufen. Bei Zysten in der Leber (Leberechinokokkose) werden häufig abdominelle Schmerzen beobachtet, bei Verschluss der Gallenwege kann ein Ikterus entstehen. Die Ruptur von pulmonalen Zysten (Lungenechinokokkose) kann Husten, Brustschmerzen und Atembeschwerden verursachen. Im Gegensatz zur alveolären Echinokokkose verläuft die zystische Echinokokkose gutartig, die abgekapselten Hydatiden können operativ vollständig entfernt werden.

Prophylaktische Maßnahmen: Innereien mit sichtbaren Finnen des Hundebandwurms müssen vernichtet werden. Innereien von Schlachttieren mit möglicherweise vorhandenen, kaum sichtbaren Finnen des Hundebandwurms dürfen nur dann als Hundefutter verwendet werden, wenn die Teile zuvor gekocht worden sind.

In Gebieten, in denen der Hundebandwurm heimisch ist, sollte der enge Kontakt mit einem Hund vermieden werden; bei Verdacht auf eine Hundebandwurminfektion sollte der Hund mit einem gegen Echinokokken wirksamen Anthelmintikum entwurmt werden.

Fuchsbandwurm

Endwirte des Fuchsbandwurms (*Echinococcus multilocularis*) sind vor allem der Rotfuchs und der Polarfuchs; die erwachsenen Fuchsbandwürmer können sich aber auch in Hunden und Katzen entwickeln, wenn diese finnenhaltige Nagetiere, die beim Fuchsbandwurm als Zwischenwirte dienen, fressen.

Der Fuchsbandwurm kommt vor allem in einigen Ländern Europas (Deutschland, Österreich, Schweiz, Frankreich), in der Türkei, dem Iran und der GUS sowie in Kanada und Alaska vor. In Deutschland war der Fuchsbandwurm ursprünglich nur in Teilen Bayerns und Baden-Württembergs, besonders auf der Schwäbischen Alb heimisch. Seit einigen Jahren gibt es aber Hinweise, dass offensichtlich auch Füchse in Hessen und Thüringen sowie in Nordrhein-Westfalen und Niedersachsen infiziert sind.

Entwicklungszyklus: Die Eier des Fuchsbandwurms gelangen mit dem Kot eines infizierten Fuchses ins Freie. Die mikroskopisch kleinen Wurmeier haften am Fell des Tieres, sie können aber auch Pflanzen, Früchte und Pilze in der Umgebung des Fuchses kontaminieren. Wenn Feldmäuse oder andere Nagetiere mit der Nahrung auch Eier des Fuchsbandwurms zu sich nehmen, entwickeln sich im Darm dieser Zwischenwirte aus den Eiern die Onkosphären des Fuchsbandwurms. Die Larven gelangen mit dem Blut in die Leber, wo die krebsartig wachsende Finne entsteht. Der Entwicklungszyklus schließt sich, wenn ein Fuchs (ein Hund oder eine Katze) ein finnenhaltiges Nagetier erbeutet und frisst. Da die im finnenhaltigen Zwischenwirt vorhandenen Hydatiden auch nach Wochen nach dem Tod des Trägers infektiös bleiben, können auch Aasfresser befallen werden. Innerhalb von vier bis fünf Wochen entwickeln sich im Dünndarm des Endwirtes aus den Finnen die bis zu etwa 3 mm großen, geschlechtsreifen Stadien des Fuchsbandwurms.

Die Übertragung auf den **Menschen** ist noch nicht völlig geklärt. Da ca. 70 % der betroffenen Patienten Hunde- oder Katzenbesitzer sind und die Mehrzahl in Landwirtschaft oder Waldarbeit beschäftigt ist, ist eine Dauerexposition offensichtlich das größte Risiko. Daher sollte bei Kontakt mit diesen, oft Mäuse fangenden Tieren, größtmögliche Hygiene gewährleistet werden. Dies gilt auch für deren Ausscheidungen, da diese ebenfalls infektiös sind. Hunde und Katzen, die in der Nähe von Fuchsbauten gehalten werden oder regelmäßig Mäuse fressen, sollten alle 6 Wochen entwurmt werden. Das versehentliche Einatmen von trockenem Tierkot (Staub) muss vermieden werden, die Fuchsbandwurmeier sind im Trockenen bei bis zu 60 °C 190 Tage lang lebensfähig. Ansteckungsfälle nach Verzehr von Waldfrüchten und Pilzen sind jedoch entgegen landläufiger Meinung seit Einführung der Meldepflicht im Jahr 2001 nicht beschrieben worden. Dennoch wird empfohlen, solche Produkte nicht ungekocht zu essen.

Wie in den natürlichen Zwischenwirten des Fuchsbandwurms schlüpfen beim Menschen aus den aufgenommenen Wurmeiern im Dünndarm zunächst die Onkosphären. Die Sechshakenlarven werden mit dem Blut primär in die Leber transportiert, wo sie sich zu Finnen entwickeln. Im Gegensatz zur Hydatidzyste des Hundebandwurms besteht die Finne des Fuchsbandwurms aus Konglomeraten von kleinen, höchstens haselnussgroßen Bläschen, die von Bindegewebe umschlossen sind und eine alveolenartige Struktur ergeben. Von den Bläschen aus sprossen dünne Ausläufer wurzelartig in das umliegende Lebergewebe, die Finne durchzieht die Leber schließlich wie ein bösartiger Tumor. Einzelne Zellen des Netzwerks können sich offensichtlich ablösen und sind vermutlich an der „Metastasierung" der Finne, das heißt der Bildung von Sekundärfinnen in anderen Organen beteiligt.

Krankheitsbild: Die alveoläre Echinokokkose hat eine sehr lange Inkubationszeit, teilweise liegen zehn bis fünfzehn Jahre zwischen der Aufnahme der Wurmeier und der Diagnose der Krankheit. Die Symptome sind zunächst uncharakteristisch: Neben Oberbauchschmerzen werden Ikterus und eine Vergrößerung der Leber diagnostiziert. Die Krankheit wird langsam chronisch und endet unbehandelt bei den meisten Patienten mit dem Tod.

Prophylaktische Maßnahmen: Die Zahl der beim Robert-Koch-Institut und dem Europäischen Echinokokkose-Registers (ERR) in Ulm gemeldeten Fälle betrug zwischen 2001 und 2003 60 bzw. 59 Fälle. Beide gehen jedoch nach Untersuchungen davon aus, dass die Zahl der nicht gemeldeten Fälle nochmals doppelt so groß ist. Da in Deutschland mittlerweile die Mehrzahl der Füchse mit dem Fuchsbandwurm infiziert ist, müssen eine Reihe von Vorsichtsmaßnahmen eingehalten werden. Das Robert-Koch-Institut (RKI-Ratgeber Infektionskrankheiten: Echinokokkose, Stand 2005) empfiehlt daher:

- Hunde und Katzen sollten, sofern sie Gelegenheit haben, in gefährdeten Gebieten Kleinsäuger zu verzehren, regelmäßig, am besten alle sechs Wochen, mit einem gegen Echinokokken wirksamen Präparat entwurmt werden. Nach dem Kontakt mit Hunden oder Katzen sollten grundsätzlich die Hände gewaschen werden.
- Fallobst, in Bodennähe wachsende Beeren und Früchte sowie Salat und andere möglicherweise durch Fuchskot kontaminierte essbare Pflanzenteile sollten in Gegenden, in denen der Fuchsbandwurm heimisch ist, vor dem Verzehr gründlich gewaschen werden. Beim Sammeln ist zu beachten, dass sich Fuchsbandwurmeier an kühlen, schattigen und feuchten Stellen des Bodens wo-

chenlang halten können. Eine Übertragung über Pilze und andere Waldfrüchte wurde zwar bisher nicht nachgewiesen, ist aber nicht auszuschließen. Sie sollten daher nicht roh verzehrt werden.
- Gekochte, gebratene, gebackene oder sonstwie erhitzte Lebensmittel stellen keine Gefährdung dar, da Fuchsbandwurmeier bei Temperaturen über 50 °C in wenigen Minuten und bei solchen über 70 °C sofort abgetötet werden. Tiefgefrieren mit üblichen Haushaltsgeräten ist hingegen wirkungslos.
- Die üblichen Desinfektionsmittel sind gegen Fuchsbandwurmeier wirkungslos.
- Wer einer besonderen Gefährdung ausgesetzt war (insbesondere bei Angehörigen bestimmter Berufsgruppen wie der Land- und Forstwirtschaft oder Jäger), kann sich vorsorglich serologisch untersuchen lassen, damit eine Infektion gegebenenfalls frühzeitig erkannt und behandelt werden kann.

Beim Umgang mit Fuchskadavern müssen Einmalhandschuhe aus Kunststoff getragen werden. Die Tiere sollten nicht abgebalgt werden, sondern vorsichtig, ohne Staub aufzuwirbeln, in Plastiksäcken verstaut zum zuständigen Polizeirevier transportiert werden. Körperteile und Kleidungsstücke, die möglicherweise mit dem Fuchskadaver in Berührung gekommen sind, sollten sorgfältig gereinigt werden.

2.6.1.1 Cestodenmittel

Zur Behandlung intestinaler Bandwurminfektionen, wie Taeniasis, Fischbandwurm- und Zwergbandwurmbefall, steht mit dem rezeptfrei erhältlichen Niclosamid (Yomesan®, s. Tab. 2.6-2) seit langem ein gut wirksamer und verträglicher Arzneistoff zur Verfügung. Vollkommen unbefriedigend war aber lange Zeit die Therapie der sich außerhalb des Darmes manifestierenden, inoperablen oder nicht radikal operierbaren Zystizerkosen und Echinokokkosen. Durch die Entwicklung und Zulassung der rezeptpflichtigen Arzneistoffe Praziquantel, Mebendazol und Albendazol konnte die medikamentöse Therapie systemischer Cestodeninfektionen in den letzten Jahren verbessert werden.

Niclosamid
Das Chlorsalicylsäure-Derivat Niclosamid wird in Deutschland seit mehr als 30 Jahren vertrieben (Yomesan® Tabletten). Die Ph. Eur. enthält eine Monographie zu Niclosamid.
Wirkungsmechanismus: Niclosamid hemmt die oxidative Phosphorylierung in den Mitochondrien der empfindlichen Bandwürmer. Dadurch sterben zunächst der Skolex (Kopf) und die benachbarten Proglottiden (Glieder) ab, der Bandwurm kann sich nicht mehr an der Darmwand festhalten. Da der vorgeschädigte Skolex besonders leicht durch menschliche Proteasen angegriffen wird, ist er nach der Behandlung mit Niclosamid im Stuhl

Tab. 2.6-2: Wurmmittel (Auswahl)

Präparatename	Darreichungsform	Inhaltsstoffe
Einzelstoffe		
Yomesan®	Kautabletten	Niclosamid 0,5 g
Molevac® Dragees	Überzogene Tabletten	Pyrviniumembonat 75,25 mg (entspr. 50 mg Pyrvinium-Base)
Molevac® Suspension	Suspension	5 ml enth.: Pyrviniumembonat 75,25 mg (entspr. 50 mg Pyrvinium-Base)
Pyrcon®	Suspension	5 ml enth.: Pyrviniumembonat 75 mg (entspr. 50 mg Pyrvinium-Base)

Wurmerkrankungen

Niclosamid

häufig nicht mehr erkennbar. Die Proglottiden werden einzeln oder als Strobila (Proglottidenkette) mit den Fäzes ausgeschieden.

Niclosamid tötet nur die erwachsenen, im Darm befindlichen Formen der Bandwürmer, nicht aber die Jugendformen (Finnen), die sich außerhalb des Darms ansiedeln und dort schwere Erkrankungen (Zystizerkose, zystische und alveoläre Echinokokkose) hervorrufen können.

Da die Eier des Schweinebandwurms im Gegensatz zu denen des Rinderbandwurms auch für den Menschen pathogen sind, müssen bei Infektionen mit *Taenia solium* die Eier und Finnen im Darm unbedingt durch zusätzliche Gabe eines salinischen Abführmittels ausgeschieden werden. Glaubersalz oder Bittersalz sollen ein bis zwei Stunden nach der Applikation von Niclosamid eingenommen werden.

Pharmakokinetik: Nach oraler Applikation wird Niclosamid nicht aus dem Gastrointestinaltrakt resorbiert.

Indikationen: Intestinale Infektionen mit dem Rinderbandwurm *(Taenia saginata)*, Schweinebandwurm *(Taenia solium)*, Fischbandwurm *(Diphyllobothrium latum)* oder Zwergbandwurm *(Hymenolepis nana)*.

Unerwünschte Wirkungen: Gastrointestinale Nebenwirkungen, wie Brechreiz, Übelkeit und Bauchschmerzen, werden sehr selten beschrieben.

Wechselwirkungen: Während der Behandlung mit Niclosamid sowie am folgenden Tag sollte auf den Genuss von Alkohol verzichtet werden.

Gegenanzeigen: Überempfindlichkeit gegenüber Niclosamid. Im ersten Trimenon der Schwangerschaft sollte Niclosamid nur nach strenger Indikationsstellung verordnet werden.

Dosierung: Die Dosierung richtet sich nach dem Alter des Patienten sowie nach der Art des vorliegenden Bandwurms. Bei Infektionen mit dem Rinderbandwurm, Schweinebandwurm oder Fischbandwurm wird Niclosamid als Einmaldosis verabreicht, bei Zwergbandwurmbefall sollte das Anthelmintikum sieben Tage lang eingenommen werden.

Hinweis: Bei Patienten mit Obstipation sollte der Darm vor der Einnahme von Niclosamid mit Hilfe eines Abführmittels entleert werden.

Wenn alle Bandwurmglieder und Wurmeier vollständig aus dem Darm entfernt worden sind, würde es bei einer Neuinfektion mit dem Rinderbandwurm oder Schweinebandwurm etwa drei Monate dauern, bis erneut Proglottiden und Bandwurmeier im Stuhl nachweisbar sind. Bei einer Infektion mit dem Zwergbandwurm beträgt die Kontrollzeit dagegen etwa 14 Tage, da die überlebenden Bandwurmköpfe innerhalb weniger Tage zum geschlechtsreifen Bandwurm regenerieren. Schon nach ungefähr zehn Tagen können wieder Wurmeier mit dem Stuhl ausgeschieden werden.

Praziquantel

Das wissenschaftliche Erkenntnismaterial zu Praziquantel wurde von der Kommission B 6 (Infektionskrankheiten, Onkologie, Immunologie, Pulmonologie) ausgewertet und die Ergebnisse der Aufbereitung 1991 in der entsprechenden Monographie veröffentlicht (Bundesanzeiger (BAnz.) vom 8. 3. 1991, berichtigt in BAnz. vom 2. 10. 1991). In Deutschland wird Praziquantel in unterschiedlichen Stärken zur Behandlung verschiedener Wurmerkrankungen unter drei Warenzeichen vertrieben:

- Das Bandwurmmittel Cesol® (Rp) enthält 150 mg Praziquantel pro Lacktablette.

- Als Cysticide® (Rp) mit 500 mg Wirkstoff pro Tablette ist Praziquantel zur Behandlung der Neurozystizerkose zugelassen.
- Biltricide® (Rp) enthält 600 mg Praziquantel pro Filmtablette und ist vor allem bei Bilharziose sowie bei Infektionen mit anderen Trematoden indiziert.

Praziquantel

Wirkungsmechanismus: Praziquantel blockiert in Cestoden und Trematoden die Erregungsleitung von der Nervenzelle zur quergestreiften Muskelfaser und lähmt die Muskulatur. Bei höherer Dosierung werden die Parasiten getötet.

Pharmakokinetik: Nach oraler Applikation wird Praziquantel schnell und vollständig resorbiert. Die Plasmahalbwertszeit beträgt 1 bis 2,5 Stunden. Praziquantel wird rasch metabolisiert und überwiegend renal in Form hydroxylierter Metaboliten ausgeschieden.

Indikationen: Infektionen mit dem Rinderbandwurm, Schweinebandwurm, südamerikanischen Fischbandwurm und Zwergbandwurm (Cesol®, Rp) sowie bei Neurozystizerkose (Cysticide®, Rp). Die Anwendung bei Trematodeninfektionen ist dort beschrieben.

Unerwünschte Wirkungen: Gelegentlich bis häufig beobachtete Nebenwirkungen, wie Übelkeit, Erbrechen und Bauchschmerzen sowie Kopfschmerzen, Schwindel, Müdigkeit und erhöhte Temperatur, gehen wahrscheinlich nur teilweise auf das Anthelmintikum selbst zurück (direkte Beziehung). Unerwünschte Wirkungen können, vor allem bei ausgeprägtem Wurmbefall, auch durch die körpereigene Reaktion auf die bei der Abtötung der Parasiten freigesetzten Toxine verursacht sein (indirekte Beziehung).

Hinweis: Die Behandlung mit Praziquantel beeinträchtigt die Vigilanz der Patienten. Alkohol verstärkt diese Wirkung. Während der Einnahme von Praziquantel sollten die Patienten daher möglichst zu Hause bleiben. Von der aktiven Teilnahme am Straßenverkehr und der Bedienung von Maschinen wird abgeraten.

Mebendazol

Das Benzimidazolderivat Mebendazol (Vermox® und Vermox® forte Tabletten, Rp) gehört wie das chemisch verwandte Albendazol zu den Breitspektrumanthelmintika. Die Aufbereitungsmonographie zu Mebendazol wurde im Bundesanzeiger vom 21.3.1992 veröffentlicht.

Mebendazol

Wirkungsmechanismus: Mebendazol verhindert im Zytoplasma der Parasitenzelle die Aggregation von Tubulindimeren zu Mikrotubuli. Da die Mikrotubuli eine entscheidende Rolle beim Stofftransport in der Zelle spielen, hemmt Mebendazol indirekt auch die ATP-Synthese und damit die Energiegewinnung in den Wurmzellen. Die Helminthen verbrauchen ihre eigenen Glykogenreserven und sterben schließlich ab.

Pharmakokinetik: Mebendazol wird im Gastrointestinaltrakt nur schwer resorbiert, so dass nach Einnahme von niedrig dosiertem Mebendazol (Vermox®, Rp) keine nennenswerten Plasmakonzentrationen gemessen werden. Nach oraler Applikation von Mebendazol in hoher Dosierung (Vermox® forte, Rp) wird Mebendazol intra- und interindividuell ganz unterschiedlich aus dem Gastrointestinaltrakt resorbiert. Bei Einnahme auf nüchternen Magen wird etwa 1%, bei Einnahme zusammen mit einer fettreichen Mahlzeit werden bis zu 10% der verabreichten Mebendazoldosis resorbiert. Die Plasmahalbwertszeit beträgt 2,8 bis 9 Stunden. Mebendazol wird überwiegend in der Leber metabolisiert und biliär ausgeschieden.

Indikationen:
Gastrointestinaler Wurmbefall:

- Infektionen mit dem Rinderbandwurm sowie Schweinebandwurm (Vermox®, Rp),
- Infektionen mit Nematoden.

Systemischer Bandwurmbefall:

- inoperable oder nicht radikal operierbare zystische oder alveoläre Echinokokkose (Vermox® forte, Rp).

Unerwünschte Wirkungen: Gelegentlich werden gastrointestinale Nebenwirkungen beobachtet, die aber nur teilweise durch das Anthelmintikum selbst bedingt sind. Vor allem bei Patienten mit starkem Wurmbefall können Übelkeit und Erbrechen auch auf die abgetöteten Parasiten zurückgehen. Bei der Behandlung der Echinokokkose mit hochdosiertem Mebendazol werden gelegentlich Blutbildveränderungen, Leberfunktionsstörungen und allergische Reaktionen beschrieben. Bei Zystenrupturen besteht die Gefahr eines anaphylaktischen Schocks.

Hinweis: Da Mebendazol bei einigen Tierarten teratogen wirkt, sollte während der Therapie mit Mebendazol eine wirksame Kontrazeption – auch beim Mann – in Erwägung gezogen werden.

Albendazol

Das Ende 1992 in den Markt eingeführte Albendazol (Eskazole® Filmtabletten, Rp) ist wie Mebendazol ein Benzimidazolderivat, das sowohl bei Infektionen mit Cestoden als auch bei Nematodenbefall wirksam ist (Breitspektrumanthelmintikum).

Wirkungsmechanismus: Wie andere Benzimidazolderivate hemmt wahrscheinlich auch Albendazol die Aktivität des Mikrotubulussystems im Zytoplasma der Parasiten. Albendazol tötet nicht nur die erwachsenen Würmer, sondern schädigt offensichtlich auch die Eier und Larven der Helminthen.

Pharmakokinetik: Die Resorption von Albendazol unterliegt großen intra- und interindividuellen Schwankungen. Bei Einnahme zu einer fettreichen Mahlzeit ist die Resorptionsrate etwa zwei- bis fünfmal höher als bei Einnahme auf nüchternen Magen. Nach der Resorption wird Albendazol schnell zum biologisch aktiven Albendazolsulfoxid metabolisiert, das bei Patienten mit zystischer Echinokokkose gut in die Hydatidzysten penetriert. In der Zystenflüssigkeit werden 15 bis 20% der im Plasma ermittelten Konzentrationen von Albendazolsulfoxid gemessen. Wie Mebendazol wird auch Albendazol überwiegend biliär ausgeschieden.

Indikationen: Albendazol ist zurzeit zugelassen bei:

- inoperabler oder nicht radikal operierbarer zystischer und alveolärer Echinokokkose,
- Zwergfadenwurmbefall.

Unerwünschte Wirkungen: Gelegentlich wird über gastrointestinale Nebenwirkungen sowie Kopfschmerzen, Juckreiz und Mundtrockenheit berichtet. Bei längerfristiger Einnahme von hochdosiertem Albendazol werden gelegentlich auch Blutbildveränderungen, Leberfunktionsstörungen und Haarausfall beobachtet.

Hinweis: Da die Albendazolresorption durch fettreiche Ernährung verbessert wird, sollten die Mahlzeiten während der Albendazoltherapie jeweils mindestens 40 g Fett enthalten.

Albendazol wirkt bei einigen Tierarten teratogen. Bei Frauen im gebärfähigen Alter ist daher ein sicherer Konzeptionsschutz nicht nur während der Behandlung, sondern auch noch vier bis fünf Wochen nach Abschluss der Behandlung erforderlich. Aufgrund möglicher Wechselwirkungen mit hormonalen Ovulationshemmern kann die alleinige Einnahme eines oralen Kontrazeptivums nicht empfohlen werden.

2.6.2 Infektionen mit Nematoden

Im Gegensatz zu den Cestoden (2.6.1) haben die zum Stamm der Nemathelminthen (Rundwürmer) gehörenden Nematoden (Fadenwürmer) einen ungegliederten, spiralförmigen Körper. Bei den Nematoden sind die Geschlechter getrennt, die Männchen sind bei den meisten Nematodenarten kleiner als die weiblichen Würmer.
Die Entwicklung vom Wurmei über die Larvenstadien zum geschlechtsreifen Wurm verläuft bei einigen Nematoden über Zwischenwirte, bei anderen Arten wird dagegen nur ein Endwirt benötigt. Die erwachsenen Würmer parasitieren teilweise im Darm (intestinale Nematoden), andere Nematodenarten siedeln sich im Gewebe und Gefäßsystem (Gewebsnematoden) an. Im Folgenden werden die intestinalen Nematoden und entsprechenden Wurmerkrankungen beschrieben, die auch in Mitteleuropa eine Rolle spielen.

Spulwurm

Die Ascariasis (Spulwurmbefall) ist die häufigste Wurmerkrankung überhaupt: Weltweit sind vermutlich etwa eine Milliarde Menschen infiziert, wobei die Prävalenz in warmen Ländern mit schlechten hygienischen Verhältnissen besonders hoch ist. Obwohl Spulwürmer *(Ascaris lumbricoides)* weltweit vorkommen, sind sie in Mitteleuropa nicht sehr verbreitet; die Wurmerkrankung wird aber gelegentlich durch Touristen oder Besucher aus den Tropen eingeschleppt.

Entwicklungszyklus: Die Eier des Spulwurms können in feuchter Erde monatelang überleben, bei ausreichender Wärme und Feuchtigkeit entwickelt sich in den Eiern innerhalb von drei bis sechs Wochen eine Larve.
Der **Mensch** kann sich durch orale Aufnahme von larvenhaltigen Eiern, beispielsweise durch den Verzehr von kontaminiertem Obst oder Gemüse, infizieren (Abb. 2.6-3). Die im Dünndarm ausgeschlüpften Larven können mit dem Blut in die Lunge eindringen, wo sie sich in den Alveolen häuten. Die Larven gelangen über die Luftröhre in den Rachen, werden verschluckt und erreichen den Dünndarm, wo sie sich zu den erwachsenen, 15 bis 40 cm langen Spulwürmern entwickeln. Die Weibchen scheiden täglich etwa 200 000 Eier aus, die den Wirtsorganismus mit den Faezes verlassen. Die Präpatenzzeit, also die Zeitspanne zwischen der Aufnahme der larvenhaltigen Wurmeier und der erstmaligen Ausscheidung von Wurmeiern, beträgt beim Spulwurm sieben bis neun Wochen.
Krankheitsbild: Leichte Spulwurminfektionen verlaufen häufig symptomlos. Bei ausgeprägter Ascariasis werden Husten, Dyspnoe und Fieber sowie uncharakteristische intestinale Symptome, vor allem Bauchschmerzen, Durchfall und gelegentlich Malabsorption beobachtet.
Prophylaktische Maßnahmen: Die Inzidenz von Spulwurminfektionen lässt sich durch allgemeine Hygienemaßnahmen reduzieren. Obst und Gemüse aus Gebieten, in denen der Spulwurm heimisch ist, müssen sorgfältig gewaschen oder – besser – gekocht werden.

Madenwurm

Madenwürmer *(Oxyuris [Enterobius] vermicularis)* sind nicht nur in den Tropen und Subtropen heimisch, sondern auch in Ländern mit gemäßigtem Klima sehr verbreitet. Kinder im Alter zwischen fünf und neun Jahren sind besonders häufig von Oxyuriasis =

Wurmerkrankungen

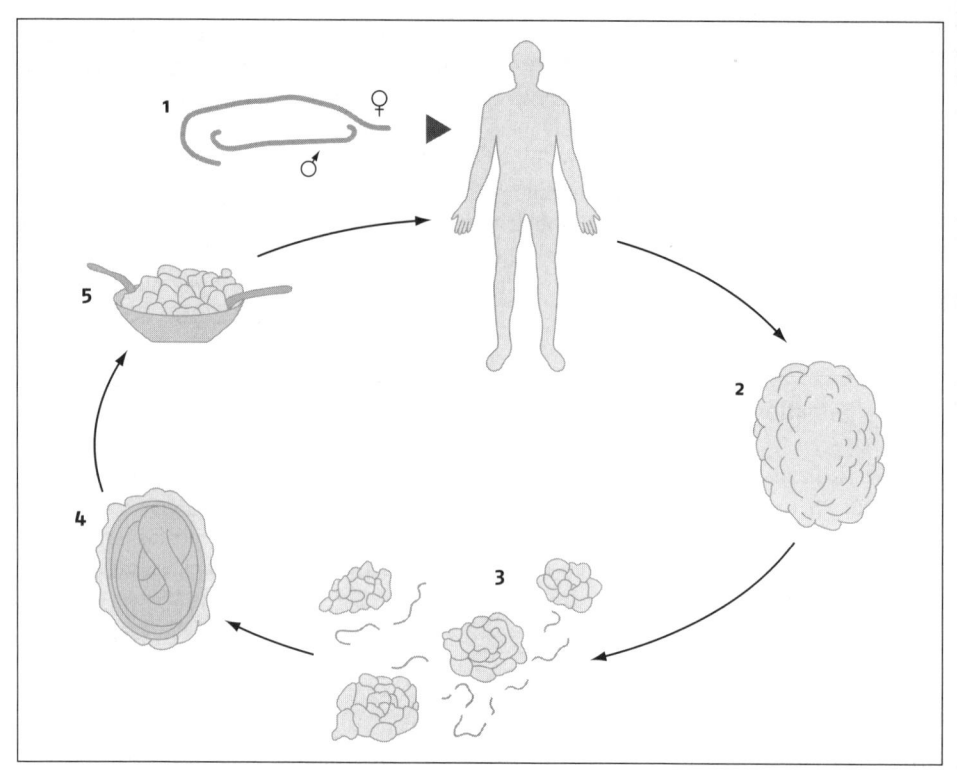

Abb. 2.6-3: Entwicklungszyklus von *Ascaris lumbricoides*. Nach Piekarski 1987
1 Männchen und Weibchen aus dem Dünndarm
2 Ei in der Außenwelt
3 Kontamination von Gemüse mit eihaltigen Fäkalien
4 Larvenhaltiges, infektionstüchtiges Ei
5 Infektion durch Verzehr kontaminierter Lebensmittel

Enterobiasis (Madenwurmbefall) betroffen. Bei Heimkindern soll die Prävalenz bis zu 90 % betragen.

Entwicklungszyklus: Die Eier des Madenwurms sind von einer klebrigen Eiweißschicht umgeben und können daher leicht an Gegenständen und auf der Haut haften. Bei Hauttemperatur entwickelt sich in jedem Wurmei eine infektiöse Larve.

Der **Mensch** kann sich durch orale Aufnahme der larvenhaltigen Eier infizieren. Kinder übertragen die Eier häufig mit den Fingern aus dem Perianalbereich auf Kleidungsstücke, Spielzeug oder Einrichtungsgegenstände, wo sie von den infizierten Kindern selbst (Autoinfektion) oder von anderen Kindern aufgenommen und verschluckt werden. Erwachsene können sich unter anderem durch orale Aufnahme von Wurmeiern im aufgewirbelten Staub aus kontaminierten Betten, Decken oder Teppichen infizieren.

Im Darm entwickeln sich innerhalb von fünf bis sechs Wochen aus den larvenhaltigen Wurmeiern die geschlechtsreifen, weißen Madenwürmer. Die Männchen sind 2 bis 5 mm lang, die weiblichen Würmer messen 8 bis 13 mm. Während die Männchen kurz nach der Kopulation sterben, verlassen die Weibchen den Darmtrakt und legen meistens nachts die Wurmeier im Perianalbereich ab.

Krankheitsbild: Solange die Madenwürmer sich im Darm aufhalten, verursachen sie normalerweise keine Symptome. Die Ablage der Wurmeier im Perianalbereich kann Juckreiz, Ekzeme, Nervosität und andere unspezifische Symptome auslösen.

Prophylaktische Maßnahmen: Die Abdeckung der Perianalhaut mit Salben, gründliches Händewaschen sowie heißes Waschen der kontaminierten Wäsche und Gegenstände soll die Verteilung der Wurmeier im Haushalt verringern. Der Madenwurmbefall gilt eher als harmlose Erkrankung, die bei vielen Patienten auch unbehandelt eines Tages ausheilt.

Die Behandlung eines einzelnen Infizierten innerhalb einer Familie gilt als wenig effektiv. Wenn ein Anthelmintikum verabreicht werden soll, müssen auch alle nicht infizierten, im selben Haushalt lebenden Personen eine therapeutisch wirksame Dosis des Anthelmintikums einnehmen.

Beratungstipp

Hygienemaßnahmen bei Madenwurm-Befall

- Nach jedem Toilettengang und vor jedem Essen die Hände gründlich waschen. Am besten eine Nagelbürste verwenden.
- Die Fingernägel möglichst kurz halten.
- Ausreichende Hygiene im Analbereich walten lassen.
- Zur Verhinderung von Juckreiz und Erschwerung der Eiablage im Analbereich kann dieser mit einer Salbe abgedeckt werden.
- Unter- und Bettwäsche regelmäßig wechseln und bei 60 °C waschen.
- Staubaufwirbeln (z.B. beim Bettenmachen) möglichst vermeiden.

Hakenwurm

In den Tropen und Subtropen leiden etwa 900 Millionen Menschen unter Ancylostomiasis (Hakenwurmkrankheit). Besonders verbreitet ist die Nematodeninfektion in Südeuropa, Afrika und Asien, den südlichen Bundesstaaten der USA sowie in Mittel- und Südamerika. In Mitteleuropa sind Hakenwürmer *(Ancylostoma duodenale* und *Necator americanus)* nicht heimisch, sie können aber durch Touristen und Arbeitnehmer aus Südeuropa eingeschleppt werden.

Entwicklungszyklus: Die Entwicklung der beiden Hakenwurmarten verläuft ähnlich: In den Wurmeiern entwickeln sich die infektiösen Larven, die im feuchten Boden oder Wasser etwa einen Monat lang überleben können.

Menschen können sich in Gegenden, in denen Hakenwürmer verbreitet sind, beim Barfußgehen im Freien infizieren: Die Larven dringen in die Haut ein und gelangen über den Blutkreislauf in die Lunge. Durch die Luftröhre und den Rachen erreichen die Larven den Dünndarm, wo sie sich zu den geschlechtsreifen, etwa 0,7 bis 1,8 cm langen Hakenwürmern entwickeln. Die Wurmeier werden mit den Faezes ausgeschieden.

Krankheitsbild: Da Hakenwürmer im Dünndarm Blut saugen, werden nicht nur intestinale Symptome wie Durchfall, Bauchschmerzen und Appetitmangel beobachtet, durch den kontinuierlichen Blutverlust kann sich auch, vor allem bei massivem Wurmbefall und unzureichender Eisenzufuhr mit der Nahrung, eine Eisenmangelanämie entwickeln.

Prophylaktische Maßnahmen: Die Infektionsrate lässt sich reduzieren, wenn die Fäkalien ordnungsgemäß entsorgt werden. In Gebieten, in denen Hakenwürmer endemisch sind, sollten auf jeden Fall feste Schuhe getragen werden, und jeglicher Kontakt mit möglicherweise kontaminiertem Wasser oder Erdboden sollte vermieden werden.

2.6.2.1 Nematodenmittel

Das früher vor allem bei Ascariasis und Oxyuriasis (Enterobiasis) eingesetzte Piperazin wird heute in Deutschland nicht mehr vertrieben. Die neurotoxischen Nebenwirkungen und das potentiell kanzerogene Risiko von Piperazin bei zugleich nicht ausreichend nachgewiesener Wirkung führten bereits 1988 zur

Wurmerkrankungen

Verabschiedung einer Negativmonographie durch die zuständige Aufbereitungskommission des Bundesgesundheitsamtes (veröffentlicht im BAnz. vom 22. 9. 1988).
Für die Selbstmedikation bei Madenwurmbefall steht das rezeptfrei erhältliche Pyrvinium (z.B. Molevac®) zur Verfügung. Bei der Beratung sollte auf die notwendige Behandlung auch nicht infizierter Kontaktpersonen hingewiesen werden.
Das rezeptpflichtige Nematodenmittel Pyrantel ist außer bei Madenwurmbefall auch bei Infektionen mit Spulwürmern und Hakenwürmern indiziert. Die neueren, ebenfalls rezeptpflichtigen Breitspektrumanthelmintika Mebendazol und Albendazol sind sowohl zur Behandlung verschiedener Nematodeninfektionen zugelassen als auch bei Cestodeninfektionen indiziert.

Pyrvinium

Pyrviniumembonat (Molevac® Dragees und Suspension, Pyrcon®-Oralsuspension) ist ein Cyaninfarbstoff, der in Deutschland seit mehr als 30 Jahren als Oxyurenmittel im Handel ist.
Wirkungsmechanismus: Pyrvinium hemmt Enzyme, die am Kohlenhydratstoffwechsel der Madenwürmer beteiligt sind.
Pharmakokinetik: Nach oraler Applikation wird Pyrviniumembonat nicht aus dem Gastrointestinaltrakt resorbiert.

Indikationen: Infektionen mit Madenwürmern (Oxyuriasis [Enterobiasis]).
Unerwünschte Wirkungen: Gelegentlich werden gastrointestinale Nebenwirkungen, wie Übelkeit, Erbrechen und Durchfall, beschrieben.
Wechselwirkungen: Wurden bisher nicht bekannt.
Gegenanzeigen: Über den Einsatz in der Schwangerschaft und Stillzeit sollte der Arzt entscheiden.
Dosierung: Bei Madenwurmbefall wird Pyrviniumembonat als **Einzeldosis** verabreicht, wobei sich die notwendige Dosis nach dem Körpergewicht des Patienten richtet.
Hinweise: Bei normaler Darmpassage färbt Pyrvinium den Stuhl hellrot. Das Ausbleiben der Rotfärbung könnte darauf zurückzuführen sein, dass der Wirkstoff nicht vollständig aus der Arzneiform freigesetzt worden ist. Wenn eine Woche nach Einnahme des Anthelmintikums noch Wurmeier ausgeschieden werden, sollte die Behandlung wiederholt werden.
Da Madenwürmer leicht von einem Menschen auf den anderen übertragen werden können, sollte nicht nur der betroffene Patient behandelt werden, sondern auch die mit ihm in engem Kontakt lebenden Personen prophylaktisch das Oxyurenmittel einnehmen.

Pyrviniumembonat

Pyrantel

Pyrantelembonat (Helmex® Kautabletten und Suspension, Rp) ist ein Tetrahydropyrimidinderivat.

Pyrantel (Strukturformel)

Wirkungsmechanismus: Die anthelmintische Wirkung von Pyrantel beruht darauf, dass der Arzneistoff bei einigen Nematodenarten eine neuromuskuläre Blockade verursacht. Pyrantel wirkt sowohl gegen geschlechtsreife Nematoden als auch gegen die Larven der Fadenwürmer.

Pharmakokinetik: Nach oraler Applikation wird Pyrantel nur zu einem geringen Anteil aus dem Gastrointestinaltrakt resorbiert.

Indikationen: Einzel- oder Mehrfachbefall mit folgenden intestinalen Nematoden:

- Madenwürmern *(Oxyuris [Enterobius] vermicularis)*,
- Spulwürmern *(Ascaris lumbricoides)*,
- Hakenwürmern *(Ancylostoma duodenale* und *Necator americanus)*.

Unerwünschte Wirkungen: Gastrointestinale Nebenwirkungen, wie Übelkeit, Erbrechen und Durchfall, werden selten beobachtet. Gelegentlich wird über Kopfschmerzen, Schwindel, Schlaflosigkeit, Hautreaktionen und Transaminasenanstieg berichtet.

Hinweis: Pyrantel kann, besonders bei gleichzeitigem Alkoholkonsum, das Reaktionsvermögen beeinträchtigen.

Diethylcarbamazin

Das Piperazinderivat Diethylcarbamazindihydrogencitrat kann bei Filariosen, beispielsweise bei der Onchozerkose (Flussblindheit) und der Loaose (Loa-Loa-Infektion) eingesetzt werden.

Diethylcarbamazin (Strukturformel)

Diethylcarbamazin-haltige Präparate sind derzeit jedoch nicht im Handel.

2.6.3 Infektionen mit Trematoden

Die Trematoden (Saugwürmer) gehören wie die Cestoden (Bandwürmer) zu den Plathelminthen (Plattwürmer). Die erwachsenen Würmer haben häufig einen abgeplatteten Körper und besitzen einen oder mehrere Saugnäpfe, mit denen sie sich im Wirtsorganismus festhalten können.

Die Entwicklung vom Wurmei über verschiedene Larvenstadien (Mirazidium, Sporozyste, Redia, Zerkarie, Metazerkarie) zum erwachsenen Wurm ist an die Existenz verschiedener Zwischenwirte gebunden, wobei bei den Saugwürmern meistens Schnecken als erste Zwischenwirte fungieren.

Infektionen mit Trematoden kommen ursprünglich nur in den Regionen vor, in denen die jeweiligen Zwischenwirte geeignete klimatische und ökologische Bedingungen vorfinden. Durch den in letzter Zeit stark zunehmenden Tourismus in tropische Regionen werden „exotische" Trematodeninfektionen, wie beispielsweise die Bilharziose, heute aber auch vermehrt in Mitteleuropa diagnostiziert. Für die Diagnose der importierten Trematodeninfektionen ist die Kenntnis der jeweiligen Präpatenzperiode, also der Zeitspanne zwischen der Aufnahme der infektiösen Parasitenlarven bis zum ersten Auftreten von Wurmeiern, wichtig.

Großer Leberegel

Infektionen mit dem Großen Leberegel (Fasziolose) kommen beim Menschen zwar selten vor, werden aber weltweit beobachtet. In Gebieten, in denen Schafe gezüchtet werden, ist das Infektionsrisiko erhöht, da Schafe besonders häufig vom Großen Leberegel *(Fasciola hepatica)* befallen sind.

Entwicklungszyklus: Bei ausreichender Feuchtigkeit, Sauerstoffzufuhr und Temperaturen über 10 °C entwickeln sich aus den Eiern des Großen Leberegels über verschiedene Larvenstadien und eine Süßwasserschnecke als Zwischenwirt infektiöse Metazerkarien, die sich beispielsweise an Teilen der Wasserkresse ansiedeln können.

Die Fasziolose kann durch den Verzehr von ungekochten Pflanzenteilen, an denen Metazerkarien des großen Leberegels haften, auf den **Menschen** übertragen werden. Die im Dünndarm schlüpfenden Jugendformen des Leberegels dringen durch die Darmwand, die Peritonealhöhle und das Leberparenchym in die Gallengänge ein, wo sie sich zu den geschlechtsreifen, etwa 2 bis 4 cm langen Würmern entwickeln. Gelegentlich gelangen die Leberegel auch in die Haut oder in die Augen. Die Präpatenzzeit beträgt mindestens zwei bis drei Monate.

Krankheitsbild: Die Fasziolose kann latent verlaufen oder mit Bauchschmerzen, rezidivierender Cholangitis und Lebervergrößerung sowie Fieber und Anämie einhergehen.

Prophylaktische Maßnahmen: In Gebieten, in denen Infektionen mit dem Großen Leberegel vorgekommen sind, sollten weder rohe Wasserkresse noch andere möglicherweise mit infektiösen Larven (Metazerkarien) des Leberegels kontaminierte Pflanzen ungekocht gegessen werden.

Lungenegel

Infektionen mit dem orientalischen Lungenegel *(Paragonimus westermani)* kommen vor allem in Ost- und Südostasien vor. Infektionen mit anderen Paragonimus-Arten sind im tropischen Westafrika sowie in Mittel- und Südamerika verbreitet. Weltweit sind schätzungsweise 20 Millionen Menschen an unterschiedlichen Paragonimosen erkrankt.

Entwicklungszyklus: Aus den Wurmeiern entwickeln sich im Wasser verschiedene Larvenstadien (erster Zwischenwirt: Wasserschnecke), die sich schließlich in Krabben und anderen Krebsen als zweitem Zwischenwirt zu infektiösen Metazerkarien umwandeln.

Menschen können sich durch den Verzehr ungekochter, metazerkarienhaltiger Krebse mit einem Lungenegel infizieren. Die Jugendformen der Lungenegel schlüpfen im Dünndarm und wandern durch die Peritonealhöhle schließlich in die Lunge, wo sie sich zu den geschlechtsreifen, ungefähr 7 bis 15 mm langen Lungenegeln entwickeln. Die Wurmeier werden mit dem Sputum oder den Fäzes ausgeschieden. Die Präpatenzzeit beträgt zwei bis drei Monate.

Krankheitsbild: Patienten mit Paragonimose leiden unter chronischer Bronchitis und blutigem Auswurf. Vor allem bei Kindern und Jugendlichen können die Lungenegel teilweise auch in andere Körperregionen wandern und dann beispielsweise epileptische Anfälle, Lähmungen und Sehstörungen sowie Hautveränderungen hervorrufen.

Prophylaktische Maßnahmen: Durch Kochen können Metazerkarien in Krebsen sicher inaktiviert werden.

Pärchenegel

Die nach dem deutschen Arzt Theodor Bilharz auch Bilharziose genannte Schistosomeninfektion gehört immer noch zu den wichtigsten Tropenkrankheiten. Infiziert sind aber nicht nur 200 bis 300 Millionen Menschen in den subtropischen und tropischen Ländern in Afrika, Asien und Südamerika, sondern zunehmend auch zahlreiche Mitteleuropäer, die in diesen Ländern Urlaub gemacht haben.

Während die meisten Trematoden Zwitter sind, gibt es bei den Pärchenegeln männliche und weibliche Würmer. Die einzelnen Schistosomenarten unterscheiden sich nicht nur in der Körpergröße sowie der Größe und Form der Eier, sondern auch in der als Zwischenwirt bevorzugten Schneckenart und der geographischen Verbreitung. *Schistosoma haematobium* kommt vor allem in Afrika, auf Madagaskar und Mauritius sowie im Nahen Osten und Indien vor. *Schistosoma mansoni* ist ebenfalls in Afrika, im Nahen Osten, aber auch in Mittel- und Südamerika heimisch. *Schistosoma japonicum* ist in Ostasien (China, Taiwan, Philippinen, Japan) verbreitet.

Entwicklungszyklus: Aus den Wurmeiern entstehen im Wasser die Miraziden, die sich in Süßwasserschnecken zu Sporozysten und schließlich zu den so genannten Gabelschwanzzerkarien entwickeln. Die Larven können im Wasser etwa 24 Stunden überleben und sich mit Hilfe ihres Ruderschwanzes frei bewegen.

Menschen können sich beim Baden in zerkarienhaltigen Gewässern oder beim Trinken von zerkarienhaltigem Wasser infizieren: Innerhalb weniger Minuten dringen die Zerkarien in die Haut oder Schleimhaut ein und gelangen in den intrahepatischen Pfortaderkreislauf, wo sich aus den Jugendformen die erwachsenen Pärchenegel entwickeln. Nach Vereinigung zum Schistosomenpaar wandern die Trematoden entweder in die kleinen Venen der Blase oder des Enddarms. Die Eier werden bei Infektion mit *Schistosoma haematobium* in Blase, Harnleiter, Genitalorganen oder Rektum abgelegt und meistens mit dem Harn, selten mit dem Stuhl ausgeschieden. Bei Infektion mit *Schistosoma mansoni* und *Schistosoma japonicum* werden die Eier in der Darmwand und Leber abgelegt und mit dem Stuhl ausgeschieden.

Die Präpatenzzeit beträgt bei Infektionen mit *Schistosoma haematobium* zehn bis zwölf Wochen, bei *Schistosoma mansoni* sieben bis acht Wochen und bei *Schistosoma japonicum* fünf bis sechs Wochen.

Krankheitsbild: Die Zerkarien können entweder unbemerkt in die Haut eindringen, gelegentlich werden als Folge der Penetration aber auch Erytheme oder Papeln beobachtet.

Schistosomiasis des Urogenitaltrakts (Blasenbilharziose): Die durch *Schistosoma haematobium* verursachte Schistosomose geht mit Harndrang und Hämaturie einher. Als Folge der Eiablage entstehen in der Blasenwand Wucherungen, Fibrosen und Verkalkungen, daneben sind auch Veränderungen des Harnleiters und der Geschlechtsorgane nachweisbar.

Schistosomiasis des Intestinaltrakts (Darmbilharziose): Die Eiablage im Darm geht mit blutig-schleimigem Durchfall sowie Knötchenbildung in der Darmschleimhaut einher. Bei Infektionen mit *Schistosoma mansoni* und *Schistosoma japonicum* sind in der Leber typische Fibrosen nachweisbar, die Behinderung des Pfortaderkreislaufs kann Hypertonie, Milzvergrößerung und Aszites verursachen.

Zerkariendermatitis (Badedermatitis): Zerkarien von Schistosomaarten, die ihre Eier vor allem in Wasservögeln ablegen, können sowohl im Süßwasser als auch im Meerwasser in die Haut des Menschen eindringen. Da die Schistosomen für den Menschen nicht pathogen sind, entwickeln sich die Zerkarien im menschlichen Organismus zwar nicht weiter, sie können aber den Organismus sensibilisieren. Beim erneuten Kontakt mit derartigen Zerkarien werden dann häufig starke allergische Hautreaktionen beobachtet.

Prophylaktische Maßnahmen: Trotz umfangreicher Maßnahmen zur Bekämpfung der Süßwasserschnecken (z.B. Trockenlegung der kontaminierten Gewässer oder Einsatz von Molluskiziden) gingen die Bilharzioseerkrankungen bisher nicht entscheidend zurück. Aus ökologischen Gründen können Molluskizide außerdem nur sehr begrenzt eingesetzt werden, da sie nicht nur für Schnecken, sondern auch für viele Fische und andere Wassertiere giftig sind.

In vielen Entwicklungsländern würde eine Verbesserung der sanitären Verhältnisse und eine konsequente medikamentöse Behandlung der an Bilharziose erkrankten Patienten die Gefahr verringern, dass ständig wieder Schistosomeneier in Gewässer gelangen, aus denen Trinkwasser und Wasser zur Reinigung entnommen werden, oder in denen sich Menschen zum Baden oder Waschen aufhalten.

Touristen sollten in Bilharziosegebieten auf keinen Fall Flüsse, Seen oder ungechlorte Schwimmbäder betreten oder etwa darin baden. Das Trinkwasser sollte abgekocht, gechlort oder mit Hilfe von Keimfiltern gereinigt werden.

2.6.3.1 Trematodenmittel

Die Entwicklung und Markteinführung von Praziquantel hat die Behandlung von Trematodeninfektionen in den letzten Jahren ganz entscheidend verbessert. Die früher eingesetzten Arzneistoffe Niridazol und Hycanthon haben daher heute als Trematodenmittel keine Bedeutung mehr.

Praziquantel

Wie bei den Cestodenmitteln beschrieben, ist Praziquantel nicht nur gegen Cestoden, sondern auch gegen Trematoden wirksam. Bei Schistosomen ist Praziquantel (Biltricide® Filmtabletten, Rp) heute das Mittel der Wahl. Neben einer guten Schistosomenwirksamkeit und Verträglichkeit zeichnet sich Praziquantel vor allem durch die kurze notwendige Behandlungsdauer aus. Vor allem in den Entwicklungsländern in Afrika, Asien und Südamerika, wo die Compliance der Patienten eher schlecht ist, lässt sich die Bilharziose durch die **eintägige** Applikation von Praziquantel wirksam behandeln.

Chemische Formel, Wirkungsmechanismus, Pharmakokinetik und unerwünschte Wirkungen: siehe unter 2.6.1.1.

2.6.4 Patientengespräch

Für ein Beratungsgespräch in der Apotheke kommen folgende Themenkomplexe in Frage:

- Infektionsrisiko und Infektionswege der verschiedenen Wurmerkrankungen,
- Vorbeugung von Wurmerkrankungen,
- Präpatenzperioden der unterschiedlichen Wurmerkrankungen,
- Möglichkeiten der Arzneimitteltherapie bei Wurminfektionen.

Das Risiko, an einer bestimmten Wurminfektion zu erkranken, wird vor allem durch den Aufenthaltsort sowie die Lebens- und Reisegewohnheiten eines Menschen bestimmt. So sind Mitteleuropäer beispielsweise in tropischen Entwicklungsländern, in denen bestimmte Wurmerkrankungen endemisch sind, vor allem dann gefährdet, wenn sie sich dort monate- oder jahrelang aufhalten, und wenn sie sich den Lebensgewohnheiten der Einheimischen anpassen. Wurmeier und Wurmlarven können leicht durch das Betreten kontaminierter Gewässer, den Verzehr nicht ausreichend erhitzter kontaminierter Lebensmittel und nicht abgekochtes oder desinfiziertes, verunreinigtes Trinkwasser übertragen werden. Auch der enge Kontakt mit infizierten Einheimischen kann ein Infektionsrisiko darstellen.

Durch die bei den einzelnen Kapiteln aufgeführten Maßnahmen zur Vorbeugung von Wurmerkrankungen kann das Infektionsrisiko sowohl bei „exotischen" Wurminfektionen als auch bei den in Mitteleuropa endemischen Wurmerkrankungen reduziert werden.

Die einzelnen Wurmerkrankungen unterscheiden sich in ihrer Präpatenzperiode, also der Zeitspanne zwischen der Aufnahme der infektiösen Wurmstadien und dem erstmaligen Ausscheiden der Wurmeier. Die Kenntnis der jeweiligen Präpatenzzeit ist vor allem für die Diagnose der Wurmerkrankung wichtig. Wurmeier können natürlich erst nach Ablauf der Präpatenzzeit nachgewiesen werden; bei zu früher oder nur einmaliger Untersuchung einer – meistens – Stuhlprobe ist das Ergebnis auch bei infizierten Patienten negativ.

Für die Behandlung von Wurmerkrankungen stehen heute eine Reihe wirksamer Arzneimittel zur Verfügung. Während die verschreibungspflichtigen Breitspektrumanthelmintika bei Infektionen mit ganz unterschiedlichen Wurmarten wirksam sind, wirken die rezeptfreien Arzneistoffe spezifisch nur bei intestinalem Bandwurmbefall (Niclosamid) und Oxyuriasis (Pyrvinium). Die Selbstmedikation mit diesen Anthelmintika ist daher nur möglich, wenn die Würmer eindeutig als Bandwürmer beziehungsweise Madenwürmer identifiziert worden sind. Bei wiederholtem Wurmbefall sollten die Patienten in jedem Fall an einen Arzt verwiesen werden. Auch schwangere oder stillende Patientinnen mit Wurmbefall sollten einen Arzt aufsuchen.

Wurmerkrankungen

2.7 Lebererkrankungen

Von M. Wahl

2.7.1 Anatomie der Leber und Gallenblase

Die **Leber** (Hepar) ist mit einem durchschnittlichen Gewicht von 1500 g die größte Drüse des menschlichen Körpers. Sie liegt im oberen Bauchraum und besteht aus einem großen rechten und einem kleineren linken Lappen. Die Oberfläche der Leber liegt dem **Bauchfell** (Peritoneum) an und ist mit diesem teilweise verwachsen. Eine Besonderheit im Vergleich zu anderen Organen ist die Versorgung der Leber durch zwei getrennte Gefäßsysteme. Das sauerstoffreiche Blut gelangt über die **Leberarterie** (Arterie hepatica) in die Leber. Außerdem wird venöses und mit Nährstoffen beladenes Blut aus den unpaaren Bauchorganen Magen, Dünn- und Dickdarm, Bauchspeicheldrüse und Milz über das **Pfortadersystem** (Vena portae) zur Leber transportiert. Das zugeführte Blut wird über das Gefäßnetz bis zu den kleinsten funktionellen Einheiten, den **Leberläppchen** (Lobuli hepatis), unregelmäßig aus radiär stehenden Zellplatten aufgebauten zylindrischen Gebilden von 1–2 mm Größe, transportiert. Das Blut strömt von außen zum Inneren der Leberläppchen, wo es in einer kleinen Zentralvene gesammelt und über die Lebervenen (Venae hepaticae) und die unter Hohlvene (Vena cava inferior) zum Herzen geleitet wird. Das Exkretionsprodukt der **Leberzellen** (Hepatozyten), die Galle, wird **Gallenkanälchen** (Canaliculi) zugeführt, deren Ursprung wie das der kleinen Zentralvene im Zentrum der Leberläppchen liegt. Von dort

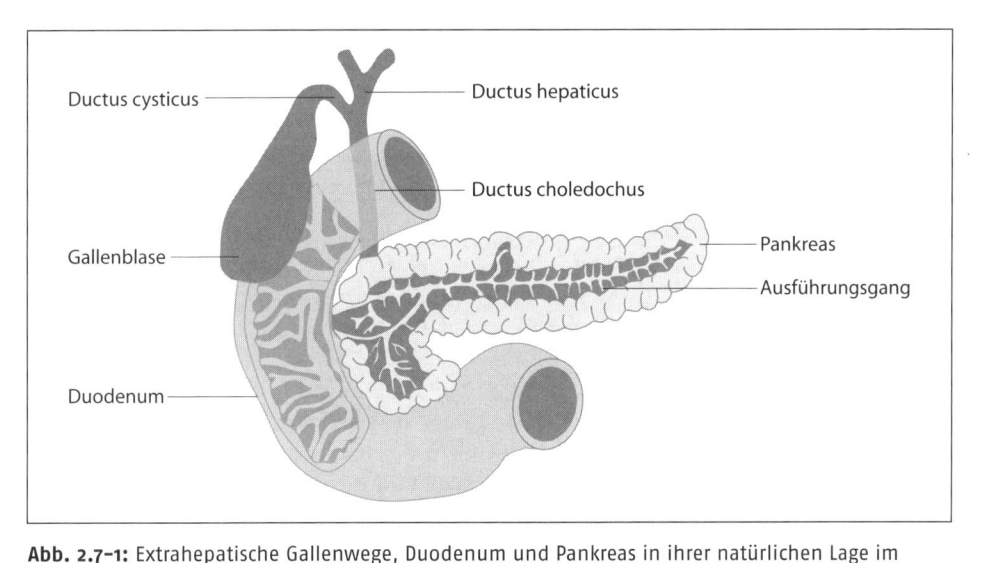

Abb. 2.7-1: Extrahepatische Gallenwege, Duodenum und Pankreas in ihrer natürlichen Lage im Oberbauch. Aus Mutschler 2008

aus strömt die Galle stets dem Blutstrom entgegengerichtet, über das Gallenkapillarsystem dem rechten und linken **Abführungsgang** (Ductus hepaticus) zu (s. Abb. 2.7-1). Die **Gallenblase** (Vesica fellea) ist über den **Gallenblasengang** (Ductus cysticus) mit dem von der Leber kommenden Gallengang verbunden und dient als Speicherorgan für die Galle. Auf dem Weg von den Gallenkapillaren zur und in der Gallenblase wird die Galle unter Rückresorption von Wasser und Elektrolyten eingedickt und enthält dann als gelöste Hauptbestandteile Gallensäuren, Phospholipide, Cholesterin und Gallenfarbstoffe. Unter dem Einfluss von Cholezystokinin-Pankreozymin wird die Galle durch Kontraktion der Gallenblase aus ihrem Speicherorgan entleert und über den Gallenblasengang und den **Galle führenden Gang** (Ductus choledochus), in welche Ductus cysticus und Ductus hepaticus gemeinsam münden, durch den Sphincter oddi dem Duodenum zugeleitet.

2.7.2 Lebererkrankungen

Im Gegensatz zu einigen anderen Krankheiten des Gastrointestinaltrakts kommen Lebererkrankungen, wie Virushepatitiden sowie genetisch bedingte oder durch hepatotoxische Substanzen ausgelöste Leberkrankheiten, für eine Selbstmedikation nicht in Frage. Auch Erkrankungen der Gallenblase und der Gallenwege müssen vom Arzt diagnostiziert und behandelt werden. Andererseits dürften aber die Selbstmedikation bei **Dyspepsie** und die Nachfrage nach sogenannten „**Leberschutzpräparaten**" zunehmen, da die Verordnung von Gallenwegs- und Lebertherapeutika durch die Neufassung der Arzneimittel-Richtlinien vom 31. August 1993 (in der Fassung vom 18. 7. 2008) stark eingeschränkt worden ist. Unter 20.2b heißt es dazu: „Folgende Arzneimittel dürfen nur verordnet werden unter der Voraussetzung, dass zuvor allgemeine nicht medikamentöse Maßnahmen genutzt wurden (z.B. diätetischer oder physikalischer Art, Lebensführung, körperliches Training etc.), hierdurch aber das Behandlungsziel nicht erreicht werden konnte und eine medikamentöse Behandlung mit diesen Arzneimitteln zusätzlich erforderlich ist: **Gallenwegs- und Lebertherapeutika**, ausgenommen Arzneimittel zur Auflösung von Cholesteringallensteinen, zur Behandlung bei Präcoma/Coma hepaticum und bei hepatischer Enzephalopathie".

2.7.2.1 Hepatotoxische Substanzen

Leberkrankheiten können nicht nur durch Hepatitisviren, autoimmunologische Reaktionen und genetische Defekte (beispielsweise Störungen des Kupferstoffwechsels bei Morbus Wilson) verursacht werden, sondern auch durch Leberschadstoffe ausgelöst werden. An erster Stelle der durch hepatotoxische Substanzen verursachten Leberkrankheiten stehen die **alkoholinduzierte Fettleber, Hepatitis** und **Leberzirrhose. Arzneimittelbedingte Leberschäden** kommen dagegen eher selten vor. In der Apotheke werden diese Lebererkrankungen aber vermutlich häufiger angesprochen als die Folgen des chronischen Alkoholmissbrauchs, den die gefährdeten oder betroffenen Patienten häufig unbewusst verdrängen oder sogar verheimlichen.

2.7.2.2 Leberschäden durch chronischen Alkoholabusus

Das Risiko, durch regelmäßigen Alkoholkonsum eine Lebererkrankung zu entwickeln, korreliert direkt mit der täglich konsumierten Alkoholmenge und der Dauer des Alkoholabusus. Während früher 80 g Alkohol pro Tag als kritische Schwellendosis angesehen wurden, geht man heute davon aus, dass Frauen bereits durch den regelmäßigen Konsum von täglich 20 g Alkohol (ungefähr 200 ml Wein) gefährdet sind. Bei Männern liegt der entsprechende Grenzwert bei 40 g Alkohol pro Tag.

Neben der insgesamt konsumierten Alkoholmenge scheinen auch genetische Faktoren das Krankheitsrisiko zu beeinflussen: So kommen in einigen Familien besonders häufig alkoholinduzierte Lebererkrankungen vor. Andererseits entwickeln nicht alle Alkoholiker, sondern „nur" etwa 15 bis 30 % eine Leberzirrhose. Noch nicht vollständig geklärt ist, wie Alkohol beziehungsweise seine Metaboliten, vor allem Acetaldehyd, die Hepatozyten schädigen. Durch den Abbau von Alkohol wird verstärkt reduziertes Nicotinamid-adenin-dinucleotid-phosphat (NADPH) gebildet, das offensichtlich die Synthese von Fettsäuren und Triglyceriden in der Leber fördert. Da Alkohol zudem die Freisetzung von Neutralfetten in Form der entsprechenden Lipoproteine beeinträchtigt, werden in der Leber vermehrt Triglyceride abgelagert.

Die **Fettleber** stellt bei den meisten Patienten die erste Manifestation einer alkoholbedingten Lebererkrankung dar. Wenn die Patienten ihren Alkoholkonsum nicht vollständig einstellen, können sich nachfolgend eine alkoholische **Hepatitis** und eine **Leberzirrhose** entwickeln. Während sich die Fettleber vollständig zurückbildet, wenn der Alkoholkonsum beendet wird, ist die Prognose bei Patienten mit alkoholbedingter Hepatitis weniger gut und Patienten mit Leberzirrhose haben eine ausgesprochen schlechte Prognose: Wenn die Leberläppchen irreversibel durch Bindegewebe ersetzt sind, wird sich die Krankheit auch dann nicht wesentlich bessern, wenn der Patient in Zukunft abstinent lebt. Der weitere Krankheitsverlauf hängt aber trotzdem ganz wesentlich davon ab, ob der Patient mit dem Trinken aufhört. Die Lebenserwartung wird vor allem dadurch bestimmt, ob, beziehungsweise wann Komplikationen wie portale Hypertonie, Aszites, Leberinsuffizienz, hepatozelluläre Tumoren oder hepatische Enzephalopathie auftreten.

2.7.2.3 Lebererkrankungen durch Arzneimittel

Verglichen mit anderen Nebenwirkungen werden arzneimittelbedingte Leberschäden relativ selten beobachtet: Ungefähr 5 % aller unerwünschten Arzneimittelwirkungen äußern sich als Leberfunktionsstörungen, Leberparenchymschäden oder Cholestasen. Einige Stubstanzen, wie beispielsweise hochdosierte Tetracycline, wirken **direkt hepatotoxisch**. Das Ausmaß der Leberschäden korreliert mit der applizierten Arzneistoffdosis, und die Leberschäden entwickeln sich in der Regel unmittelbar nach der Behandlung mit dem jeweiligen Arzneistoff.

Andere Substanzen, wie zum Beispiel Halothan oder Paracetamol, wirken **indirekt hepatotoxisch,** das heißt sie verursachen nur unter bestimmten Umständen und bei entsprechend disponierten Menschen Lebererkrankungen. Das Risiko, beziehungsweise das Ausmaß arzneimittelbedingter Leberschäden, wird vor allem durch endogene Faktoren wie Alter, Geschlecht, genetische Prädisposition und bestimmte Grunderkrankungen, sowie durch exogene Faktoren wie Ernährungsstatus, gleichzeitige Einnahme von enzyminduzierenden Arzneistoffen und Alkoholkonsum bestimmt.

Der Nachweis einer arzneimittelbedingten hepatotoxischen Wirkung ist häufig schwierig, da die endogenen und exogenen Faktoren nicht immer vollständig bekannt sind und außerdem zwischen der Arzneistoffexposition und der Manifestation der Leberschäden einige Tage bis einige Monate liegen können. Die Diagnose wird außerdem durch die relativ geringe Inzidenz dieser Nebenwirkungen und die große Anzahl potentiell hepatotoxischer Substanzen erschwert. Die Kenntnis des im Einzelfall leberschädigenden Arzneistoffs ist allerdings die wichtigste Voraussetzung für eine erfolgreiche Behandlung: So wie der Alkoholiker mit alkoholinduzierter Lebererkrankung seinen Alkoholkonsum vollständig einstellen muss, müssen

Arzneistoffe, die bei einem bestimmten Patienten vermutlich Leberschäden ausgelöst haben, sofort abgesetzt werden. Bei fakultativ oder wahrscheinlich hepatotoxischen Arzneistoffen, wie beispielsweise Paracetamol oder Drogen mit Pyrrolizidin-Alkaloiden, die ein 1,2-ungesättigtes Necin-Gerüst enthalten, müssen die Gegenanzeigen und Anwendungsbeschränkungen unbedingt beachtet werden.

2.7.3 Lebertherapeutika

Die in der Roten Liste unter Lebertherapeutika aufgeführten Arzneimittel enthalten vor allem die im Folgenden aufgeführten Wirkstoffe.

2.7.3.1 Lactulose

Das aus Galactose und Fructose aufgebaute Disaccharid Lactulose (zum Beispiel Bifiteral®, Lactofalk®, Laevilac®) ist zur Sanierung von Dauerausscheidern bei Salmonellenenteritis, zur Behandlung der **Obstipation** sowie zur Prophylaxe und Therapie der **hepatischen Enzephalopathie** zugelassen. Die Wirkung von Lactulose bei schweren Leberfunktionsstörungen wird darauf zurückgeführt, dass die beim mikrobiellen Abbau des Disaccharids im Dickdarm gebildeten kurzkettigen Säuren den pH-Wert des Darminhalts senken und den bei Leberfunktionsstörungen in höherer Konzentration vorliegenden, neurotoxisch wirkenden Ammoniak protonieren. Im Gegensatz zu Ammoniak werden Ammoniumionen nur schlecht resorbiert. Bei Patienten mit hepatischer Enzephalopathie senkt Lactulose die Ammoniakkonzentration im Blut innerhalb kurzer Zeit um 25 bis 50%. Während der Einsatz von Lactulose bei Obstipation im Rahmen der Selbstmedikation möglich und auch empfehlenswert ist, muss die Applikation von Lactulose bei Patienten mit schweren Leberfunktionsstörungen vom Arzt verordnet und überwacht werden.

2.7.3.2 Phospholipide

Zum Einsatz kommen Phospholipide, die aus Sojabohnen gewonnen werden. Die handelsüblichen Extrakte enthalten 72–76% beziehungsweise 92–96% Phosphatidylcholin. Ihr Einsatz wird durch eine Verbesserung der Membranfunktion von Leberzellen begründet. Nach aktueller Literatur ist bei Lebererkrankungen offensichtlich eine spezifische Verschiebung der Verhältnisse der unterschiedlichen Phospholipide zueinander zu beobachten, außerdem das Auftreten von Antikörpern gegen Phospholipide bei Alkohol induzierter Lebererkrankung.
Beim Präparat Essentiale® liegt ein Extrakt mit ca. 76% Phosphatidylcholin vor, der zu ca. 40–52% aus 1,2-Dilinoylphosphatidylcholin besteht. Solche Phosphatidylcholine, die 2 ungesättigte Fettsäuren enthalten, kommen im Körper nur zu 1,3% vor. Als Wirkungsmechanismus wird hier der Einbau von Phosphatidylcholinen mit zwei ungesättigten Fettsäuren in die Zellmembran diskutiert. Dies soll die Fluidität der Zellmembranen erhöhen und somit den zellulären Stoffwechsel anregen. Zwar werden die verabreichten Phosphatidylcholine zu einem großen Teil durch Phospholipasen im Dünndarmepithel abgebaut, man findet jedoch 30–50% der aufgenommenen Menge wieder als Originalmolekül im Plasma. Offensichtlich findet unmittelbar nach der Absorption eine ausgeprägte Resynthese statt.
Die Eliminationshalbwertszeit der Phospholipide liegt bei etwa 30 Stunden, Phosphatidylcholin unterliegt einem ausgeprägten enterohepatischen Kreislauf. Die Substanz wird durch die amerikanische Gesundheitsbehörde (FDA) als grundsätzlich sicher eingestuft, da es sich um eine den Lecithinen entsprechende Substanz handelt. Toxikologische Untersuchungen werden daher als nicht notwendig angesehen, Nebenwirkungen sind außer Magen-Darm-Störungen bei höheren Dosierungen keine bekannt.

2.7.3.3 Vitamine

Zahlreiche Lebertherapeutika enthalten Thiamin, Riboflavin, Pyridoxin, Dexpanthenol und Cyanocobalamin allein oder in Kombination mit Aminosäuren oder Leberextrakten. Die ursprüngliche Annahme, dass Vitamine die Leber vor hepatotoxischen Substanzen schützen und die Regeneration der Leberzellen unterstützen, konnte bisher nicht bestätigt werden. Da aber bei Patienten mit Lebererkrankungen häufig auch eine Malnutrition vorliegt und zudem die Fähigkeit der Leber, bestimmte B-Vitamine zu speichern, eingeschränkt ist, können sich leicht Vitamin-Mangelzustände entwickeln. Vitaminpräparate können daher bei bestimmten Patienten hilfreich sein. Da aber die Dosierung der in Frage kommenden Vitamine nicht nur vom Ernährungszustand des Patienten, sondern auch vom Ausmaß der Leberfunktionsstörung abhängt, sollten vitaminhaltige Lebertherapeutika möglichst in Absprache mit dem behandelnden Arzt, der den Patienten auch über die erforderlichen diätetischen Maßnahmen informieren wird, eingenommen werden.

2.7.3.4 Mariendistelfrüchte

Mariendistelfrüchte (Silybi mariani fructus Ph. Eur.) bestehen aus den reifen Früchten von *Silybum marianum* GAERTNER, einer in Südeuropa, Kleinasien, Nordafrika sowie in Nord- und Südamerika heimischen Asteraceen-Art.
Inhaltsstoffe: 1,5 bis 3,0 % eines Gemisches aus verschiedenen schlecht wasserlöslichen Flavonolignanen (**Silymarin**), darunter vor allem **Silibinin, Silychristin** und **Silydianin**. Die Ph. Eur. fordert einen Gehalt von mindestens 1,5 % Silymarin, berechnet als Silibinin.
Wirkungen: Während wässrige Auszüge aus Mariendistelfrüchten nur geringe Konzentrationen an Silymarin enthalten, sind Zubereitungen, die mit organischen Lösungsmitteln hergestellt worden sind, reich an Flavonolignanen. Die folgenden Angaben zur Leberwirkung beziehen sich nur auf standardisierte silymarinhaltige Zubereitungen aus Mariendistelfrüchten oder auf den isolierten Wirkkomplex selbst.

Silymarin wirkt hepatoprotektiv, indem es die Struktur der äußeren Zellmembran der Hepatozyten stabilisiert und dadurch verhindert, dass lebertoxische Substanzen, wie beispielsweise Alkohol, Tetrachlorkohlenstoff oder Knollenblätterpilztoxine, in das Zellinnere gelangen. Silymarin stimuliert außerdem die Aktivität der nukleolären Polymerase A, verstärkt die Proteinsynthese, fördert die Neubildung von Hepatozyten und stimuliert damit die Regenerierung der Leber. Die Flavonolignane aus Mariendistelfrüchten erfüllen damit zurzeit am besten die Anforderungen, die an ein **„Leberschutzpräparat"** gestellt werden.

Die große Zahl der silymarinhaltigen Fertigarzneimittel (s. Tab. 2.7-1) trägt dieser Erkenntnis Rechnung. Trotz der bei ausreichender Dosierung nachgewiesenen Wirkung dieser Arzneimittel sollte dem Patienten gegenüber aber immer klargestellt werden, dass der beste Leberschutz darin besteht, nicht übermäßig viel Alkohol zu trinken beziehungsweise leber-toxische Substanzen so weit wie möglich zu meiden. Auf keinen Fall sollte der Eindruck entstehen, dass die regelmäßige Einnahme von Leberschutzpräparaten wirksam vor allen Folgen eines regelmäßigen, hohen Alkoholkonsums schützt.

Anwendungsgebiete und **Dosierung:** Für Mariendistelfrüchte wurden eine Standardzulassung und eine Aufbereitungsmonographie (im BAnz. Nr. 50 vom 13. 3. 1986). Danach ist die Droge bei dyspepetischen Beschwerden indiziert; für Zubereitungen, wie standardisierte Trockenextrakte, werden als Anwendungsgebiete angegeben: „Toxische Leberschäden; zur unterstützenden Behandlung bei chronisch-entzündlichen Lebererkrankungen und Leberzirrhose." Die mittlere Tagesdosis beträgt 12 bis 14 g Droge; für

Lebererkrankungen

Silibinin

Silychristin

Silydianin

Zubereitungen wird eine mittlere Tagesdosis von 200 bis 400 mg Silymarin, berechnet als Silibinin, empfohlen.

Nebenwirkungen und **Gegenanzeigen:** Mariendistelfrüchte verursachen keine Nebenwirkungen; nach Einnahme der entsprechenden Zubereitungen wird vereinzelt über eine leicht laxierende Wirkung berichtet. Gegenanzeigen sind nicht bekannt.

Tab. 2.7-1: Lebertherapeutika (Auswahl)

Präparatename	Darreichungsform	Inhaltsstoffe
Pflanzliche Präparate – Einzelstoffe: Mariendistelfrüchte		
Alepa® forte	Kapseln	Trockenextrakt aus Mariendistelfrüchten (35–40 : 1) 286,5–389 mg (entspr. 211 mg Silymarin, ber. als Silibinin), Auszugsmittel: Aceton
Ardeyhepan®	Überzogene Tabletten	Trockenextrakt aus Mariendistelfrüchten (20–35 : 1) 162,5–250 mg (entspr. 105 mg Silymarin, ber. als Silibinin, HPLC), Auszugsmittel: Ethylacetat.
Cefasilymarin®	Filmtabletten	Trockenextrakt aus Mariendistelfrüchten (35–45 : 1) 176–200 mg (entspr. 105 mg Silymarin, ber. als Silibinin), Auszugsmittel: Aceton
Hegrimarin® mite 83	Hartkapseln	Trockenextrakt aus Mariendistelfrüchten (25–40 : 1) 150–163 mg (entspr. 83 mg Silymarin, ber. als Silibinin, HPLC), Auszugsmittel: Aceton
HepaBesch®	Hartkapseln	Trockenextrakt aus Mariendistelfrüchten (25–40 : 1) 150–163 mg (entspr. 83 mg Silymarin, berechnet als Silibinin, HPLC), Auszugsmittel: Aceton
Legalon® forte	Kapseln	Trockenextrakt aus Mariendistelfrüchten (36–44 : 1) 173–186,7 mg (entspr. 140 mg Silymarin, ber. als Silibinin), Auszugsmittel: Ethylacetat >96,7 %
Legalon® Protect Madaus	Kapseln	Trockenextrakt aus Mariendistelfrüchten (36–44 : 1) 86,5–93,3 mg (entspr. 54,1 mg Silymarin, ber. als Silibinin), Auszugsmittel: Ethylacetat 98 % (V/V)
Silibene® 140	Filmtabletten	Trockenextrakt aus Mariendistelfrüchten (25–35 : 1) 233–280 mg (entspr. 140 mg Silymarin, ber. als Silibinin), Auszugsmittel: Aceton
Silibene® 200	Kapseln	Trockenextrakt aus Mariendistelfrüchten (60–70 : 1) 242,8–285,7 mg (entspr. 200 mg Silymarin, ber. als Silibinin), Auszugsmittel: Ethanol 96 % (V/V)
Pflanzliche Präparate – Einzelstoffe: andere		
Essentiale® Kapsel 300 mg	Kapseln	Entölte angereicherte Phospholipide aus Sojabohnen 300 mg
Lipopharm®	Weichkapseln	Entölte, angereicherte Phospholipide aus Sojabohnen 300 mg
Lipidavit® SL forte	Weichkapseln	Entölte, angereicherte Phospholipide aus Sojabohnen 350 mg

Lebererkrankungen

Tab. 2.7-1: Lebertherapeutika (Auswahl) (Fortsetzung)

Präparatename	Darreichungsform	Inhaltstoffe
Pflanzliche Präparate – Kombinationen		
Bilisan® duo	Filmtablette	Trockenextrakt aus Mariendistelfrüchten (25–40:1) 64,3–70,8 mg (entspr. 28,3 mg Silymarin, ber. als Silibinin, HPLC), Auszugsmittel: Aceton, Trockenextrakt aus Javanischer Gelbwurz (20–50:1) 35 mg, Auszugsmittel: Ethanol 96 % (V/V)
Hepatodoron®	Tabletten	Fol. Fragaria vesc. 40 mg, Fol. Vitis vinif. 40 mg
Chemisch definierte Einzelstoffe		
Bifiteral®	Pulver	10 g Pulver enthalten 10 g Lactulose
Bifiteral®	Sirup	100 ml enthalten 66,7 g Lactulose
Eugalac®	Sirup	100 ml enthalten 60,6 g Lactulose
Lactulose Hexal®	Sirup	100 ml enthalten 66,7 g Lactulose
Lactulose STADA®	Sirup	100 ml enthalten 66,7 g Lactulose
Tulotract® Flüssigkeit	Sirup	100 ml enthalten 66,7 g Lactulose

2.8 Gallenerkrankungen

Von M. Wahl

2.8.1 Krankheitsbilder

Gallensteine in der Gallenblase (**Cholelithiasis**) oder in den Gallengängen (**Choledocholithiasis**) sind die häufigste Ursache von klinisch manifesten Erkrankungen der extrahepatischen Gallenwege. In Deutschland beträgt die Inzidenz 12 bis 20 %, in den Vereinigten Staaten werden bei bis zu 35 % der untersuchten Bevölkerungsgruppen Gallensteine diagnostiziert. Frauen sind häufiger betroffen als Männer, die Inzidenz steigt mit zunehmendem Alter. Gallensteine werden häufig zufällig bei sonographischen Untersuchungen anderer Organe nachgewiesen. Bei einem großen Teil der betroffenen Personen verläuft das Gallensteinleiden asymptomatisch, das heißt es handelt sich um sogenannte stumme **Gallensteine.**
Aufgrund der Zusammensetzung wird zwischen reinen Cholesterolsteinen, gemischten Cholesterol-Pigment-Kalk-Steinen und Pigmentsteinen unterschieden. Die weichen, gelblichen **Cholesterolsteine** bestehen zu 98 bis 99 % aus Cholesterol, sie erzeugen keinen Röntgenschatten. Mit steigendem Mineralstoffgehalt werden die Gallensteine röntgendichter. Die schwarzen **Pigmentsteine,** die vor allem Calciumbilirubinat, Calciumcarbonat und Calciumphosphat enthalten, sind radiologisch gut darstellbar.
Die Pathogenese der Pigmentsteinbildung ist noch weitgehend unklar. Die Entwicklung von cholesterolhaltigen Gallensteinen wird vor allem durch folgende Faktoren gefördert:

- Gallensteine in der Familienanamnese,
- Adipositas,
- starkes oder langanhaltendes Fasten,
- Hypertriglyceridämie.

Entscheidend für die Steinbildung ist ein Missverhältnis zwischen dem wasserunlöslichen Cholesterol sowie den als Lösungsvermittlern fungierenden Gallensäuren und/oder Phospholipiden in der Gallenflüssigkeit. Mit steigender Cholesterolkonzentration oder abnehmender Gallensäure- und/oder Lecithinkonzentration wird das Löslichkeitsprodukt von Cholesterol überschritten. In der mit Cholesterol übersättigten Gallenflüssigkeit können sich unter bestimmten, bisher noch nicht eindeutig definierten Bedingungen Cholesterolkristalle bilden, die schließlich zur Ausfällung von Cholesterol und zur Entwicklung von Cholesterolsteinen führen. Die meisten Gallensteine entstehen in der Gallenblase. Bei einem großen Teil der Patienten bleiben die Gallensteine jahrelang oder sogar lebenslang in der Gallenblase und verursachen keine Beschwerden.
Wenn ein größerer Stein vorübergehend den Gallenblasengang (Ductus cysticus) verschließt, kommt es zu krampfartigen Schmerzen (**Gallenkolik**), die mehrere Stunden dauern können. Ein **längerer** oder **wiederholter Verschluss** des Gallenblasengangs kann eine akute Entzündung der Gallenblase (**Cholezystitis**) verursachen, die durch starke kolikartige Schmerzen im rechten Oberbauch, Übelkeit und Erbrechen gekennzeichnet ist und sich erst nach einigen Tagen bessert.

Gallenerkrankungen

Im Hauptgallengang (Ductus choledochus) lokalisierte Gallensteine verursachen erst dann Symptome, wenn sie den Gallen- oder Pankreasgang verschließen. Neben starken Schmerzen werden häufig Ikterus, eine Pankreatitis und eine akute Gallenwegsentzündung (**Cholangitis**) beobachtet, die eine schwere Bakteriämie verursachen kann und umgehend behandelt werden muss.
Beim Vorliegen von kleinen Steinen wird auch von Gallengrieß gesprochen.

Beratungstipp

Unterstützende Maßnahmen bei wiederkehrenden Gallenbeschwerden

Es sollte dauerhaft die Ernährung umgestellt werden:
– Es sollte eine Gewichtsnormalisierung angestrebt werden.
– Reizstoffe, wie z.B. Alkohol, Kaffee, Nicotin, müssen gemieden werden.
– Auf fettreiche Speisen verzichten, fett- und cholesterinarme Nahrungsmittel auswählen.

2.8.2 Medikamentöse Maßnahmen

Patienten mit klinisch **manifestem Gallensteinleiden** müssen immer an einen Arzt verwiesen werden. Die Behandlung eines Patienten mit symptomatischen Gallensteinen richtet sich vor allem nach der Zusammensetzung, Lokalisation, Anzahl und Größe der Gallensteine. Neben der endoskopischen Zertrümmerung und Entfernung der Gallensteine, der extrakorporalen Stoßwellenlithotripsie (Cholelithotripsie) und der operativen Entfernung der Gallenblase (Cholezystektomie) hat die medikamentöse Auflösung der Gallensteine an Bedeutung gewonnen. Für die **medikamentöse Litholyse** kommen allerdings nur Patienten in Frage, die unter unverkalkten, reinen Cholesterolsteinen leiden. Die Steine dürfen nicht größer als 1 bis 1,5 cm sein, und die Patienten dürfen weder unter akut-entzündlichen Erkrankungen der Gallenblase und der Gallenwege noch unter Lebererkrankungen leiden.

2.8.2.1 Auflösung von Gallensteinen

Da die Arzneimittel-Richtlinien vom 31. August 1993 (Stand 2008) Arzneimittel zur Auflösung von Cholesterolsteinen ausdrücklich von der eingeschränkten Verordnungsfähigkeit ausnehmen, wird im Folgenden kurz die Litholyse mit Gallensäuren beschrieben, obwohl die entsprechenden Arzneimittel verschreibungspflichtig sind.
Die natürlich vorkommenden Gallensäuren Chenodeoxycholsäure (z.B. Chenofalk®) und Ursodeoxycholsäure (z.B. Ursofalk®) verringern die Cholesterolsättigung der Galle und fördern somit die Auflösung von Cholesterolsteinen. Die Behandlung wird normalerweise längerfristig, das heißt ein bis zwei Jahre lang durchgeführt. Da Chenodeoxycholsäure im Gegensatz zur Ursodeoxycholsäure häufig Durchfälle verursacht, werden die beiden Substanzen oft als Kombination gegeben. Die alleinige Behandlung mit Ursodeoxycholsäure ist nicht empfehlenswert, weil diese Gallensäure, anders als Chenodeo-

Chenodeoxycholsäure

Ursodeoxycholsäure

Tab. 2.8-1: Präparate zur Auflösung von Gallensteinen

Präparatename	Darreichungsform	Inhaltsstoffe
Pflanzliche Präparate – Einzelstoffe		
Gallith®	Weichkapseln	Extr. Herba Hederae terrestr. (2:1) 100 mg – Auszugsmittel: Ethanol 96 % (V/V)
Pflanzliche Präparate – Kombinationen		
Bilisan® duo	Filmtabletten	Trockenextrakt aus Mariendistelfrüchten (25–40:1) 64,3–70,8 mg (entspr. 28,3 mg Silymarin, ber. als Silibinin, HPLC) – Auszugsmittel: Aceton, Trockenextrakt aus Javanischer Gelbwurz (20–50:1) 35 mg – Auszugsmittel: Ethanol 96 % (V/V)

xycholsäure, die Calciumausfällung an der Steinoberfläche fördert und zur Verkalkung der Cholesterolsteine führen kann.

Für eine Auflösung von Cholesteringallensteinen steht als pflanzliches Präparat außerdem noch ein Extrakt aus Herba Hederae terrestris (Gundelrebekraut) zur Verfügung. Ferner kann ein Extraktgemisch (s. Tab. 2.8-1) aus Mariendistel und Javanischer Gelbwurz Verwendung finden, der durch seine choleretische Wirkung die Bildung von Gallensteinen verhindert. Die Anwendung sollte aber nur bei Vorliegen von Gallengrieß erfolgen.

2.8.2.2 Spasmolytika

Im Rahmen der Selbstmedikation dürfte der Apotheker gelegentlich nach spasmolytisch wirkenden Arzneimitteln zur kurzfristigen Behandlung einer Gallenkolik gefragt werden. Bei der Beratung der Patienten sollte beachtet werden, dass nicht nur Gallensteine, sondern auch Gallenblasenentzündungen und Gallenwegsentzündungen krampfartige Schmerzen verursachen können. Die Selbstbehandlung mit Spasmolytika kann daher nur als „Notlösung" angesehen werden und darf die Untersuchung durch den Arzt auf keinen Fall ersetzen.

N-Butylscopolaminiumbromid

Butylscopolaminiumbromid ist wie Atropin ein Parasympatholytikum. Als quartäres Ammoniumsalz kann die Substanz die Blut-Hirn-Schranke aber nicht passieren und verursacht daher weniger zentrale Nebenwirkungen als Atropin.

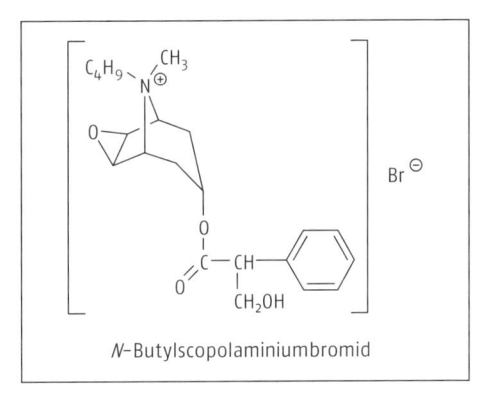

N-Butylscopolaminiumbromid

Butylscopolaminiumbromid (z.B. Buscopan®) vermindert den Tonus der glatten Muskulatur im Gastrointestinaltrakt sowie im Urogenitaltrakt (s.a. Kap. 2.2.3.5). Bei **oraler Applikation** werden 5 bis 10 % der Substanz resorbiert, die spasmolytische Wirkung tritt nach 20 bis 30 Minuten ein. In der Aufbereitungsmonographie für Butylscopolamin (veröffentlicht im BAnz. Nr. 62 vom 29. 3. 1990) wird für Erwachsene und Schulkinder mit Spasmen des Magen-Darm-Trakts die Einnahme von drei- bis fünfmal täglich 20 mg Butylscopolaminiumbromid empfohlen. Bei **rektaler Applikation** beträgt die Resorptionsrate nur 2 %.

Gallenerkrankungen

Hymecromon

Ein weiteres gallenwegswirksames Spasmolytikum ist das Hymecromon, das gleichzeitig auch choleretische Wirkung besitzt. Dieses 4-Methylumbelliferon (IUPAC: 7-Hydroxy-4-methylcumarin) zeigt eine papaverinartige Wirkung auf die glatte Muskulatur. Nach rascher und fast vollständiger Absorption wird Hymecromon in der Leber metabolisiert und über Galle und Niere ausgeschieden. Die Substanz ist gut verträglich, als Nebenwirkungen sind sehr selten weiche Stühle, Magen-Darm-Beschwerden und Überempfindlichkeitsreaktionen mit Hautveränderungen beobachtet worden.

tersuchungen ist in den oberirdischen Pflanzenteilen **Coptisin** das Hauptalkaloid, während Chelidonin nur in Wurzel und Rhizom mengenmäßig dominiert.

Chelidonin

Hymecromon

Coptisin

Pflanzliche Spasmolytika

Bei der Auswahl pflanzlicher Spasmolytika sollte berücksichtigt werden, dass bei Gallenkoliken, die durch einen Gallenwegsverschluss verursacht sind, keine choleretisch wirkenden Drogen eingesetzt werden dürfen. Da die Ursachen von krampfartigen Beschwerden im Bereich der Gallenwege ohne ärztliche Untersuchung aber nicht erkennbar sind, sollten auch Phytopharmaka möglichst nur nach Rücksprache mit dem behandelnden Arzt eingenommen werden.

Schöllkraut

Schöllkraut (Chelidonii herba Ph. Eur.) besteht aus den zur Blütezeit gesammelten oberirdischen Teilen von *Chelidonium majus* L., einer in Europa heimischen Papaveraceen-Art.
Inhaltsstoffe: 0,1 bis 1% Benzylisochinolin-Alkaloide. Die Ph. Eur. fordert einen Mindestgehalt von 0,6% Gesamtalkaloiden, berechnet als **Chelidonin**. Nach neueren Un-

Wirkungen: Chelidonin ist wie das stärker wirkende Papaverin ein muskulotropes Spasmolytikum. Neben einer schwachen analgetischen Wirkung werden auch sedative Effekte beschrieben.
Anwendungsgebiete und **Dosierung:** Für Schöllkraut wurde eine Aufbereitungsmonographie verabschiedet (veröffentlicht im BAnz. Nr. 90 vom 15. 5. 1985). Danach sind die Droge und ihre Zubereitungen bei „krampfartigen Beschwerden im Bereich der Gallenwege und des Magen-Darmtrakts" indiziert. Im April 2008 hat das BfArM das Stufenplanverfahren für Schöllkraut abgeschlossen. Damit wurde die Zulassung für alle Schöllkraut-haltigen Arzneimittel widerrufen, die nach der Dosierungsanleitung mit mehr als 2,5 mg Gesamtalkaloide (berechnet als Chelidonin) pro Tag dosiert wurden. Schöllkraut ist nur noch in den Fertigarzneimitteln (Kombinationsmittel) Iberogast®

Tab. 2.8-2: Gallentherapeutika – Spasmolytika

Präparatename	Darreichungsform	Inhaltstoffe
Chemisch definierte Einzelstoffe		
Buscopan®	Dragees	Butylscopolaminiumbromid 10 mg
Buscopan®	Suppositorien	Butylscopolaminiumbromid 10 mg
Cholspasmin® forte 400 mg	Überzogene Tabletten	Hymecromon 400 mg
Chol-Spasmoletten®	Überzogene Tabletten	Hymecromon 400 mg
Pflanzliche Präparate – Einzelstoffe		
Paverysat® L Bürger	Lösung	100 ml enth.: Löwenzahn-Ganzpflanze-Fluidextrakt (0,75 : 1) 26,6 mg – Auszugsmittel: Ethanol 30 % (m/m)
Spasmo gallo sanol® N	Dragees	Pfefferminzöl 37,5 mg
Kombinatonen mit chemisch definierten Einzelstoffen		
Buscopan® plus	Filmtabletten	Butylscopolaminiumbromid 10 mg, Paracetamol 500 mg
Buscopan® plus	Suppositorien	Butylscopolaminiumbromid 10 mg, Paracetamol 800 mg

und Chol-Kugeletten® neu Abführhilfe enthalten. Grund für das Stufenverfahren war das Auftreten von Leberschäden unter der Einnahme von Schöllkraut-haltigen Arzneimitteln.

2.8.2.3 Choleretika

Für die Selbstmedikation bei unspezifischen Verdauungsstörungen, wie Übelkeit, Aufstoßen, Völlegefühl und Blähungen, kommen Monopräparate mit choleretisch wirkenden Drogen in Frage (s. Tab. 2.8-3), die entsprechend den jeweiligen Aufbereitungsmonographien ausreichend hoch dosiert sein sollten. Auch bei der Abgabe dieser Phytopharmaka sollten die Patienten aber darauf hingewiesen werden, dass ein Arztbesuch notwendig wird, wenn sich die dyspeptischen Beschwerden nicht innerhalb einiger Tage bis weniger Wochen bessern. Obwohl die Entwicklung einer Dyspepsie häufig durch psychische Faktoren gefördert wird, können in Einzelfällen auch schwere organische Erkrankungen die beschriebenen Symptome hervorrufen.

Artischockenblätter

Artischockenblätter (Cynarae folium Ph. Eur.) bestehen aus den Laubblättern von *Cynara scolymus L.*, einer vor allem in den Mittelmeerländern angebauten Asteraceen-Art.
Inhaltsstoffe: Hauptinhaltstoffe sind Sesquiterpenlactonbitterstoffe (0,5–5 %), vor allem das Cynaropikrin, Kaffeoylchinasäuren, hier vor allem die Chlorogensäure, von der die Ph. Eur. einen Mindestgehalt von 0,8 % fordert, das aus dieser bei der wässrigen Zubereitung in der Wärme gebildete Cynarin (als Artefakt) sowie Flavonoide vom Luteolintyp.
Wirkungen: Cynarin steigert die Gallenproduktion in der Leber. Ob die lipidsenkende Wirkung der Droge ebenfalls auf Cynarin zurückgeht, ist noch unklar.
Anwendungsgebiete und **Dosierung:** Für Artischockenblätter wurde eine Aufberei-

Gallenerkrankungen

Cynarin

R = —CO—CH=CH—(3,4-dihydroxyphenyl)

Cynaropikrin

tungsmonographie verabschiedet (veröffentlicht im BAnz. Nr. 122 vom 6. 7. 1988). Danach sind die Droge und ihre Zubereitungen in wirksamer Dosierung bei dyspeptischen Beschwerden indiziert. Als mittlere Tagesdosis werden 6 g Droge empfohlen, Zuberei-

tungen sind entsprechend zu dosieren. Für die Extraktherstellung kann neben der Droge auch die Frischpflanze verwendet werden. Hier muss aber etwa die 5-fache Menge eingesetzt werden.

Nebenwirkungen und **Gegenanzeigen:** Bei bestimmungsgemäßem Gebrauch sind keine Nebenwirkungen zu erwarten. Als Kontraindikationen werden genannt: „Bekannte Allergie gegen Artischocke und andere Korbblütler. Verschluss der Gallenwege; Gallensteine."

Javanische Gelbwurz

Javanische Gelbwurz (Curcumae xanthorrhizae rhizoma Ph. Eur.) besteht aus den in Scheiben geschnittenen Wurzelstöcken von *Curcuma xanthorrhiza* ROXBURGH (Synonym: *Curcuma xanthorrhiza* D. DIETRICH), einer in Indonesien heimischen Zingiberaceen-Art.

Inhaltsstoffe: 3 bis 12 % ätherisches Öl (Ph. Eur.: mindestens 5 %) mit Sesquiterpenen, wie **β-Curcumen, ar-Curcumen** und **Xanthorrhizol,** als Hauptkomponenten. 0,8 bis 2 % gelbgefärbte, nicht wasserdampfflüchtige Curcuminoide vom Dicinnamoylmethan-Typ. Die Ph. Eur. fordert einen Mindestgehalt von 1 % Dicinnamoylmethan-Derivaten, berechnet als **Curcumin**.

Curcumin

β-Curcumen **ar-Curcumen** **Xanthorrhizol**

Wirkungen: Die choleretische Wirkung der Droge wird vor allem auf die Curcuminoide zurückgeführt, während dem ätherischen Öl eine cholekinetische Wirkung zugeschrieben wird.

Anwendungsgebiete und **Dosierung:** Entsprechend der Aufbereitungsmonographie für Javanische Gelbwurz (veröffentlicht im BAnz. Nr. 122 vom 6. 7. 1988) sind die Droge und ihre Zubereitungen in wirksamer Dosierung bei dyspeptischen Beschwerden indiziert. Als mittlere Tagesdosis werden 2 g Droge empfohlen, Zubereitungen sind entsprechend zu dosieren.

Nebenwirkungen und **Gegenanzeigen:** Bei längerer Behandlung mit javanischer Gelbwurz können Magenschmerzen auftreten. Verschluss der Gallenwege und Gallensteine gelten als Kontraindikationen. Nicht anwenden während Schwangerschaft und Stillzeit.

Löwenzahnkraut mit Löwenzahnwurzel

Löwenzahnkraut mit -wurzel (Taraxaci officinalis herba cum radice Ph. Eur.) besteht aus den zur Blütezeit gesammelten Pflanzen von *Taraxacum officinale* WEBER ex WIGGER. Die Cichoriaceen-Art kommt in Europa, Nord- und Mittelasien sowie in Nordamerika vor.

Inhaltsstoffe: Bitterstoffe, wie **Tetrahydroidentin B**; Triterpene, beispielsweise **Taraxasterol**; Phytosterole.

Wirkungen: Die Droge steigert die Cholerese sowie die Diurese und regt den Appetit an.

Anwendungsgebiete und **Dosierung:** Entsprechend der Aufbereitungsmonographie der Kommission E (veröffentlicht im BAnz Nr. 228 vom 5. 12. 1984) ist Löwenzahnwurzel mit -kraut unter anderem bei dyspeptischen Beschwerden und Appetitlosigkeit indiziert. Für die Tinktur wird eine Dosierung von „täglich dreimal 10 bis 15 Tropfen" empfohlen.

Nebenwirkungen und **Gegenanzeigen:** Bei bestimmungsgemäßen Gebrauch ist nur in Ausnahmefällen mit Nebenwirkungen (superazide Magenbeschwerden) zu rechnen. Die Droge ist bei Patienten mit Verschluss der Gallenwege, Gallenblasenempyem (Eiteransammlung in der Gallenblase) oder Ileus kontraindiziert.

Erdrauchkraut

Erdrauchkraut (Fumariae Herba Ph.Eur.) besteht aus den getrockneten, während der Blütezeit gesammelten oberirdischen Teilen von *Fumaria officinalis* L. Die Hauptinhaltsstoffe sind Isochinolinalkaloide sowie Flavonglykoside, die eine leichte, spasmolytische Wirkung besitzen. Die Ph.Eur. fordert einen Mindestgehalt von 0,4% Gesamtalkaloiden, berechnet als Protopin. Entsprechend der Aufbereitungsmonographie der Kommission E (veröffentlicht im BAnz Nr. 173 vom 18. 9. 1986) ist Fumariae herba wirksam gegen krampfartige Beschwerden im Bereich der Gallenblase und der Gallenwege. Als wirksame mittlere Tagesdosis werden 6 g Droge

Tetrahydroridentin B

Taraxasterol

Gallenerkrankungen

empfohlen. Neben- und Wechselwirkungen sind derzeit keine bekannt. Erdrauchpräparate sind jedoch derzeit nicht im Handel.

Protopin

Tab. 2.8-3: Gallentherapeutika – Choleretika

Präparatename	Darreichungsform	Inhaltsstoffe
Pflanzliche Präparate – Einzelstoffe		
aar® gamma N 300	Dragees	Trockenextrakt aus frischen Artischockenblättern (25–35:1) 300 mg – Auszugsmittel: Wasser
Artischocke-ratiopharm®	Überzogene Tabletten	Trockenextrakt aus Artischockenblättern (5,8–7,5:1) 300 mg – Auszugsmittel: Wasser.
Curcu-Truw®	Kapseln	Curcumawurzelstock-Trockenextrakt (13–25:1) 81 mg – Auszugsmittel: 96 % (V/V) Ethanol
Pankreaplex® mono	Hartkapseln	Trockenextrakt aus Javanischer Gelbwurz (20–50:1) 23,3 mg – Auszugsmittel: Ethanol 96 % (V/V).
Pflanzliche Präparate – Kombinationen		
Rowachol®	Kapseln	Levomenthol 32 mg, (-)-trans-Menthon 6 mg, α-Pinen 13,6 mg, β-Pinen 3,4 mg, endo-Borneol 5 mg, Cineol 2 mg, Camphen 5 mg
Rowachol®	Lösung	100 g enth.: Levomenthol 32 g, (-)-trans-Menthon 6 g, α-Pinen 13,6 g, β-Pinen 3,4 g, endo-Borneol 5 g, Cineol 2 g, Camphen 5 g. Weit. Bestandteile: Natives Olivenöl.

3 Alimentäre Substitution und Übergewicht

3 Alimentäre Substitution und Übergewicht

Von M. A. Wahl

3.1 Vitamine

Von M. A. Wahl

Vitamine sind für den Menschen lebensnotwendig. Da sie im menschlichen Organismus entweder gar nicht oder nicht in ausreichender Menge synthetisiert werden und meist auch nicht sehr lange gespeichert werden können, müssen sie überwiegend regelmäßig mit der Nahrung zugeführt werden. Vitamine gehören damit wie viele Mineralstoffe, Aminosäuren und Fettsäuren zu den **essenziellen Nahrungsbestandteilen**.

Im Gegensatz zu vielen anderen essenziellen Substanzen werden Vitamine aber nur in ganz geringen Mengen benötigt, da sie bei den im Organismus ablaufenden Reaktionen vor allem als Katalysator und nicht als Baustein fungieren. Dennoch ist die Versorgungssituation bei vielen Vitaminen bedenklich und das, obwohl in Deutschland heute hochwertige vitaminreiche Lebensmittel zu jeder Jahreszeit erhältlich sind und insgesamt eher zu viel als zu wenig gegessen wird (s. Kap. 3.3).

3.1.1 Vitaminbedarf

Avitaminosen und **klinisch manifeste Vitaminmangelzustände** werden in Mitteleuropa zwar nur noch selten beobachtet, suboptimale Versorgungslagen beziehungsweise **latente Mangelzustände mit unspezifischen Symptomen** sind aber doch ziemlich verbreitet. Bei ausreichender Ernährung können besonders folgende Faktoren zu einer unzureichenden Vitaminversorgung beitragen:

- **Erhöhter Vitaminbedarf,** beispielsweise im Wachstumsalter, in der Schwangerschaft und Stillzeit, bei Hochleistungssportlern, Rauchern und Alkoholikern sowie als Folge von Arzneimittelwechselwirkungen.
- **Niedriger Vitamingehalt der Nahrung,** zum Beispiel durch ungeeignete Zubereitungsarten oder einseitige Ernährungsweise.
- **Resorptionsstörungen, Lebererkrankungen und andere Krankheiten,** die die Resorption, den Transport, die Rezeptorbindung oder den Metabolismus und die Ausscheidung von Vitaminen beeinträchtigen.

Wie die Tabelle 3.1-1 zeigt, unterscheiden sich die einzelnen Vitamine deutlich in ihrer Stabilität gegenüber Wärme, Licht und Luftsauerstoff, sie werden daher bei der Lagerung und Zubereitung der Lebensmittel unterschiedlich stark abgebaut. Der Verlust bei der Zubereitung hängt jedoch stark von ihrer Art ab. So werden wasserlösliche Vitamine durch Kochen und Verwerfen des Kochwassers stark reduziert. Wird jedoch das Kochwasser, wie z.B. bei Eintöpfen, weiterverwendet, so ist der Gesamtverlust deutlich geringer. Als günstig erweisen sich auch Dampfgarverfahren. Die Verfügbarkeit von fettlöslichen Vitaminen kann dagegen durch die Anwesenheit von beim Kochen verwendetem Fett verbessert werden, zumal diese Vitamine oft wenig hitzeempfindlich sind.

Im Rahmen der Selbstmedikation können Vitamine bei erhöhtem Bedarf sowie bei un-

Vitamine

Tab. 3.1-1: Stabilität von Vitaminen. Nach Hötzel et. al. 1994

Vitamin	Säure	Alkali	Wärme	Licht	O₂ (Luft)	Kochverluste	Gesamtverluste[1]
Ascorbinsäure	−	++	+	+	+	bis 70 %	30 %
Thiamin	−	++	++	−	+	20–40 %	30 %
Riboflavin	−	+	+	++	−	bis 40 %	20 %
Pyridoxin	−	−	+	++	−	20 %	20 %
Cobalamin	−	−	−	+	+	gering	12 %
Pantothensäure	+	+	++	−	−	30 %	30 %
Niacin	−	−	−	−	−	20 %	O
Biotin	−	−	−	−	−	bis 60 %	O
Folsäure	−	−	++	+	−	bis 90 %	35 %
Retinol	+	−	+	++	++	10–30 %	20 %
Calciferol	+	−	−	+	++	gering	O
Tocopherol	−	−	−	+	+	20 %	10 %
Phyllochinon	+	−	++	−	O	O	

− geringer Einfluss   + empfindlich   ++ sehr empfindlich   O keine Angaben
[1] Mittelwert für sämtliche verbrauchten Lebensmittel bei landesüblicher schonender Zubereitung

genügender alimentärer Zufuhr substituiert werden. Dabei sollten sich die Tagesdosen an den von der Deutschen Gesellschaft für Ernährung (DGE) empfohlenen Zufuhrmengen orientieren beziehungsweise nach den Dosierungshinweisen in den entsprechenden Aufbereitungsmonographien richten.

In den folgenden Kapiteln wird die Substitution mit allen Vitaminen außer Vitamin K, das für die Selbstmedikation keine Bedeutung hat, beschrieben. Außerdem wird der derzeitige Wissensstand zu einigen häufig eingesetzten oder viel diskutierten **„Pseudovitaminen"** (zum Beispiel Rutosid, Pangamsäure, Coenzym Q) erörtert. Die von der DGE empfohlenen Zufuhrmengen werden bei den einzelnen Vitaminen aufgeführt. Dabei ist eine teilweise ausgeprägte Altersabhängigkeit der empfohlenen Zufuhrmenge zu beachten.

3.1.2 Vitaminsubstitution und -therapie

3.1.2.1 Vitamine der B-Gruppe

Zu den Vitaminen der B-Gruppe werden folgende Substanzen gezählt:

- Vitamin B_1 (Thiamin, Aneurin),
- Vitamin B_2 (Riboflavin, Lactoflavin),
- Vitamin B_6 (Pyridoxin),
- Vitamin B_{12} (Cobalamine),
- Nicotinamid/Nicotinsäure,
- Folsäure,
- Biotin,
- Pantothensäure/Dexpanthenol.

Gemeinsame Merkmale dieser chemisch ganz unterschiedlich aufgebauten, stickstoffhaltigen Substanzen sind ihre Wasserlöslichkeit und ihre Funktion im Stoffwechsel: Als Coenzyme sind sie an der Katalyse lebenswichtiger Reaktionen beteiligt. Dazu müssen die B-Vitamine im Organismus, anders als die meisten übrigen Vitamine, zunächst in die biologisch aktive, meist phosphorylierte Form überführt werden.

Vitamin B_1 (Thiamin)

Unter der Bezeichnung Vitamin B_1, auch Aneurin genannt, werden alle wasserlöslichen Thiaminsalze zusammengefasst. Pharmazeutische Bedeutung haben vor allem **Thiaminchloridhydrochlorid** und **Thiaminnitrat**. Während das Hydrochlorid vor

Vitamin B₁ (Thiamin)

allem in Monopräparaten eingesetzt wird, ist das Nitrat meist in Multivitaminpräparaten enthalten, da es bei der Verarbeitung mit anderen Arzneistoffen stabiler ist.

Lipoidlösliche Thiaminderivate werden ebenso wie die wasserlöslichen Verbindungen im Organismus zu Thiamin und den aktiven Phosphaten verstoffwechselt; sie unterscheiden sich aber von den wasserlöslichen Thiaminsalzen in ihren pharmakokinetischen Eigenschaften.

Natürliches Vorkommen

Vitamin B_1 liegt in den meisten pflanzlichen und tierischen Lebensmitteln überwiegend in phosphorylierter, also biologisch aktiver Form vor. Im Gegensatz zu Pflanzen und einigen Mikroorganismen, die thiaminautotroph sind, ist der Mensch auf eine ausreichende und regelmäßige Versorgung mit Thiamin angewiesen.

Besonders reich an Thiamin ist Schweinemuskelfleisch (800–900 µg/100 g), aber auch andere Fleischarten sowie Fisch, Eier, Milchprodukte, Kartoffeln und alle Obst- und Gemüsesorten enthalten viel Thiamin. Für die Versorgung in Europa spielen Getreideprodukte, besonders Vollkornbrot (200 µg/100 g), Teigwaren und Haferflocken (590 µg/100 g) eine wichtige Rolle. Da Vitamin B_1 überwiegend im Keim und in der Aleuronschicht des Getreidekorns lokalisiert ist, hängt der Vitamingehalt der Getreideprodukte auch vom Ausmahlungsgrad des verwendeten Mehls ab.

Pharmakokinetik und Physiologie

Nach oraler Gabe wird Thiamin rasch und vollständig resorbiert, wobei zuvor die meist vorhandenen Phosphatreste durch die in der Darmwand lokalisierten Pyrophosphatasen abgespalten werden. Im Organismus wird Thiamin (wieder) zu den biologisch aktiven Phosphaten, vor allem Thiaminpyrophosphat (TPP) und Thiamintriphosphat (TTP) phosphoryliert. TPP fungiert als Coenzym von Enzymen, die im **Kohlenhydratstoffwechsel** eine wichtige Rolle spielen. Dabei interagiert Thiamin auch mit anderen B-Vitaminen.

Tab. 3.1-2: Empfehlungen zur Zufuhr von Vitamin B_1 (Thiamin). Quelle: Referenzwerte der Deutschen Gesellschaft für Ernährung e.V. 2017 (www.dge.de)

Alter	Thiamin mg/Tag	
	Männlich	Weiblich
Säuglinge		
0 bis unter 4 Monate[1]	0,2	
4 bis unter 12 Monate	0,4	
Kinder und Jugendliche[2]		
1 bis unter 4 Jahre	0,6	
4 bis unter 7 Jahre	0,7	
7 bis unter 10 Jahre	0,9	0,8
10 bis unter 13 Jahre	1,0	0,9
13 bis unter 15 Jahre	1,2	1,0
15 bis unter 19 Jahre	1,4	1,1
Erwachsene[2]		
19 bis unter 25 Jahre	1,3	1,0
25 bis unter 65 Jahre	1,2	1,0
65 Jahre und älter	1,1	1,0
Schwangere[3]		
2. Trimenon		1,2
3. Trimenon		1,3
Stillende[4]		1,3

[1] Schätzwert

[2] Unter Bezug auf die altersübliche Energiezufuhr

[3] Basis ist die bei Frauen der Altersgruppe 19 bis unter 25 Jahren übliche Energiezufuhr sowie ein im 2. Trimenon um ca. 250 kcal/d und im 3. Trimenon um ca. 500 kcal/d erhöhter Energiebedarf.

[4] Basis ist die bei Frauen der Altersgruppe 19 bis unter 25 Jahren übliche Energiezufuhr sowie ein bei ausschließlichem Stillen während der ersten 4–6 Monate um ca. 500 kcal/d erhöhter Energiebedarf.

Als Hauptausscheidungsprodukte wurden im Harn neben unverändertem Thiamin vor allem Thiamincarbonsäure und 2,5-Dimethyl-4-aminopyrimidin identifiziert.

Versorgungssituation

Gesunde Männer sollen täglich je nach Alter zwischen 1,1 und 1,4 mg Thiamin mit der Nahrung zu sich nehmen. Frauen benötigen 1,0 mg pro Tag. In der Schwangerschaft wird eine Zulage von 0,2 mg/Tag und in der Stillzeit von 0,3 mg/Tag empfohlen. Da Thiamin kaum gespeichert wird, muss das Vitamin **regelmäßig** zugeführt werden.

Bei Leistungssportlern und bei Menschen, die körperlich schwer arbeiten, ist der Bedarf erhöht, da das Vitamin auch mit dem Schweiß ausgeschieden wird. Aufgrund seiner Bedeutung für den Kohlenhydratstoffwechsel steigt der Thiaminbedarf auch bei ausgeprägtem Verzehr von Kohlenhydraten.

Bei ausreichender und ausgewogener Ernährung ist bei gesunden Menschen normalerweise nicht mit der Entwicklung eines Vitamin-B_1-Mangels zu rechnen. Gefährdet sind aber **Alkoholiker** sowie Patienten mit diabetischer Azidose oder mit schweren akuten Störungen der Magen-Darm- oder Leberfunktion. Hier kann auch stark ausgeprägtes Schwangerschaftserbrechen eine Rolle spielen. Ein Vitamin-B_1-Mangel kann sich auch im Zusammenhang mit einer Thyreotoxikose manifestieren.

Mangelsymptome

Das klassische Krankheitsbild bei ausgeprägtem Thiaminmangel ist **Beriberi;** die Krankheit wurde zuerst in Ländern beobachtet, in denen polierter und damit thiaminarmer Reis das Hauptnahrungsmittel ist. Die betroffenen Patienten leiden unter Muskelschwäche und peripheren Neuropathien mit Sensibilitätsstörungen sowie unter Koordinationsstörungen und gastrointestinalen Symptomen.

Bei **Alkoholikern** kann Thiaminmangel außerdem eine dilatative Kardiomyopathie sowie eine Wernicke – Enzephalopathie (nicht entzündliche Enzephalopathie mit enzephalitisartigen Symptomen) verursachen.

Derzeit rückt jedoch ein möglicher Mangel an Vitamin B_1-Aufnahme im Alter in das Zentrum der Forschung. So wird von verschiedenen Autoren vermutet, dass das Auftreten von Alzheimer mit einem Thiaminmangel im Gehirn vergesellschaftet ist. Dieser führt zu einer verschlechterten Glucoseaufnahme ins Gehirn und somit zu einer Minderfunktion der Gehirnzellen und zu deren Absterben. Dieser Mechanismus soll auch das verstärkte Auftreten von Alzheimer bei diabetischen Patienten erklären und eine Gabe zur Mangelprophylaxe rechtfertigen. Im Umkehrschluss wird Thiamin von manchen Autoren zur Verbesserung der Gehirnleistung empfohlen.

Medikamentöse Therapie

Nach Angaben der Aufbereitungsmonographie (veröffentlicht im BAnz. Nr. 131 vom 21. 7. 1987) ist Vitamin B_1 ausschließlich indiziert zur „Therapie oder Prävention von klinischen Vitamin-B_1-Mangelzuständen, sofern diese ernährungsgemäß nicht behoben werden können."

Da bei Thiamin mit einer oralen Bioverfügbarkeit von 3–6 % zu rechnen ist, was aber bei täglicher Gabe für die Ausbildung genügender Plasmaspiegel ausreicht, werden zur Applikation die folgenden Dosen empfohlen:

- Zur **Prophylaxe:** 5 bis 10 mg täglich.
- Zur **Therapie:** initial bis zu 300 mg täglich, in Einzelfällen auch mehr; anschließend 50 bis 200 mg täglich in mehreren Einzeldosen. In Tabelle 3.1-3 sind unterschiedlich hoch dosierte Monopräparate aufgeführt, die zur Prophylaxe beziehungsweise zur Behandlung eines klinisch manifesten Vitamin-B_1-Mangels geeignet sind.

Multivitaminpräparate enthalten Thiamin meist in Dosen, die für die Prophylaxe einer Hypovitaminose geeignet sind.

In hoher Dosierung soll das teilweise über den Schweiß ausgeschiedene Thiamin durch seinen Geruch Insekten abwehren (Repellent). Der Nutzen dieser Anwendung ist allerdings umstritten.

Nebenwirkungen
In Einzelfällen sind Schweißausbrüche und Tachykardie sowie Hautreaktionen mit Juckreiz und Urtikaria beschrieben worden. Intoxikationen sind unwahrscheinlich, da die Resorption des wasserlöslichen Vitamins im Darm limitiert ist. Zu beachten ist jedoch während der Stillzeit, dass das Vitamin in die Muttermilch übergeht.

Wechselwirkungen
Antazida, Alkohol und Gerbstoffe, beispielsweise in schwarzem Tee, beeinträchtigen die Resorption von Vitamin B_1. Thiamin wird durch Sulfit (zum Beispiel in sulfithaltigen Infusionslösungen oder aber auch im Wein) abgebaut.
5-Fluorouracil hemmt kompetitiv die Phosphorylierung von Thiamin zu Thiaminpyrophosphat.

Lipophile Thiaminderivate
Nach dem zuerst entdeckten lipophilen Thiaminderivat, dem Allithiamin, das sich beim Erhitzen eines ethanolischen Knoblauchextrakts mit einer alkalischen Thiaminlösung bildet, werden lipophile Vitamin-B_1-Derivate auch als **Allithiamine** bezeichnet. Chemisch können sie von der Gruppe der Disulfide (Thiamindisulfid) und der Thiaminderivate vom S-Acyl-Typ, zu denen das Benfotiamin gehört, unterschieden werden. Beide sind im Gegensatz zu den wasserlöslichen Thiaminderivaten durch einen geöffneten Thiazolring gekennzeichnet. Dieser muss für eine Wirksamkeit geschlossen werden, die Stoffe sind also Pro-Drugs. Durch ihre gegenüber den wasserlöslichen Derivaten schnellere und bis 10-fach höhere Resorption erreichen sie höhere und länger andauernde Plasmaspiegel.
Nach Angaben der Aufbereitungsmonographie (veröffentlicht im BAnz. Nr. 233 vom 17. 12. 1991) sind die Allithiamine Acetiamin, Benfotiamin und Fursultiamin wie die wasserlöslichen Verbindungen ausschließlich indiziert „zur Therapie und Prophylaxe von klinischen Vitamin-B_1-Mangelzuständen, sofern diese ernährungsmäßig nicht behoben werden können." Die Dosierung beträgt 1 bis 20 mg täglich (Prophylaxe) beziehungsweise 50 bis 150 mg täglich (Therapie).

Thiaminkombinationen
Die **fixe Kombination von Thiamin mit Riboflavin,** die zur Unterstützung von Nervenfunktion und Stoffwechsel sowie zur Leistungssteigerung empfohlen wurde, bewertete die zuständige Kommission des BGA **negativ** (s.a. Vitamin B_2).
Für die **fixe Kombination von Thiamin und Cyanocobalamin** wurde ebenfalls eine **Negativmonographie** verabschiedet (veröffentlicht im BAnz. Nr. 80 vom 27. 4. 1990). In der Begründung der zuständigen Kommission heißt es unter anderem:

- Vitamin B_1 und Vitamin B_{12} sind essenzielle Vitamine, die für verschiedene Stoffwechselprozesse erforderlich sind. Es ist keine Stoffwechselstörung bekannt, bei der ausschließlich die Vitamine B_1 und B_{12} erforderlich sind, woraus die Zufuhr der fixen Kombination von Vitamin B_1 und B_{12} abgeleitet werden kann.
- Zur Behandlung der aufgeführten neurologischen Erkrankungen (beispielsweise Neuralgie, Neuritis, Ischias, Herpes zoster, Kopfschmerzen, Migräne) mit der fixen Kombination Vitamin B_1 und B_{12} liegt kein Erkenntnismaterial vor.
- Die gleichen Aussagen gelten auch für die beanspruchten Indikationen „Dermatosen, Erschöpfungszustände, Leberparenchymschäden, Magen-Darm-Erkrankungen und Alkoholabusus".

Zur **fixen Kombination von Thiamin und Pyridoxin** wurde keine Aufbereitungsmonographie erarbeitet. Als Anwendungsgebiete der in Tabelle 3.1-3 aufgeführten Kombinationspräparate werden „neurologische Sys-

Tab. 3.1-3: Präparate mit Vitamin B_1 (Auswahl)

Monopräparate mit Vitamin B_1			
Präparatenamen	Arzneiform	Inhaltsstoff	Indikation
B_1-ASmedic®	Tabletten Lactosefrei	Thiaminnitrat 100 mg	Therapie von Mangelzuständen
Betabion®	Filmabletten 100 mg	Thiaminchlorid-HCl 100 mg	Therapie von Mangelzuständen
milgamma® mono 50/150/300	Überzogene Tabletten Lactosefrei	Benfotiamin 50 mg/100 mg/150 mg	Therapie und Prophylaxe von Mangelzuständen
milgamma® protekt 300	Filmtabletten Lactosefrei Glutenfrei Gelatinefrei	Benfotiamin 300 mg	Prophylaxe von Mangelzuständen
Vitamin B_1 ratiopharm®	Tabletten Lactosefrei viertelbar	Thiaminchlorid-HCl	Therapie von Mangelzuständen
Kombinationspräparate Vitamin B_1 mit Vitamin B_6			
milgamma® 100 mg Filmtabletten	Überzogene Tabletten Lactosefrei	Benfotiamin 100 mg, Pyridoxin-HCl 100 mg	Neurologische Systemerkrankungen durch nachgewiesenen Vitamin B_1 und B_6 Mangel
milgamma® 300 mg Filmtabletten	Überzogene Tabletten Lactosefrei	Benfotiamin 300 mg, Pyridoxin-HCl 100 mg	Neurologische Systemerkrankungen durch nachgewiesenen Vitamin B_1 und B_6 Mangel
milgamma® NA	Weichkapseln Lactosefrei	Benfotiamin 40 mg, Pyridoxin-HCl 90 mg	Neurologische Systemerkrankungen durch nachgewiesenen Vitamin B_1 und B_6 Mangel
Neurobion N forte	Überzogene Tabletten	Benfotiamin 100 mg, Pyridoxin-HCl 100 mg	Neurologische Systemerkrankungen durch nachgewiesenen Vitamin B_1 und B_6 Mangel
Neuro STADA	Filmtabletten Lactosefrei	Benfotiamin 100 mg, Pyridoxin 100 mg	Neurologische Systemerkrankungen durch nachgewiesenen Vitamin B_1 und B_6 Mangel
Kombinationspräparate Vitamin B_1 mit Vitamin B_6 und Vitamin B_{12}			
B-Komplex forte Hevert®	Tabletten	Thiaminnitrat 100 mg, Pyridoxin-HCl 50 mg, Cyanocobalamin 500 µg	Bei nachgewiesenem Mangelzustand der drei B-Vitamine
Kombinationspräparate Vitamin B_1 mit Vitamin B_2, mit Vitamin B_6 und Vitamin B_{12}			
Vitamin B-Komplex ratiopharm®	Hartkapseln	Thiaminnitrat 15 mg Riboflavin 15 mg Pyridoxin-HCl 10 mg Cyanocobalamin 10 µg Biotin 150 µg Niacin 15 mg Niacinäquivalent Pantothensäure 25 mg	Zur Substitution und Prophylaxe von Mangelzuständen

Riboflavin-5'-phosphat = FMN

Flavin-Adenin-Dinukleotid = FAD

temerkrankungen durch nachgewiesenen Mangel an Vitamin B_1 und B_6" angegeben. Derzeit sind jedoch eine Reihe von Kombinationspräparaten mit Vitamin B_1 und Vitamin B_6 als Einzelzulassung im Handel, sowie Kombinationen aus Vitamin B_1, B_6 und B_{12} im Rahmen der Nachzulassung (Tab. 3.1-3). Die fixe **Kombination** der Thiaminderivate **Bentiaminlaurilsulfat, Octotiamin, Thiamindisulfid** und **Thiamindisulfid-O,O'-dinicotinat** mit anderen Arzneistoffen wie Analgetika, Glucocorticoiden oder anderen B-Vitaminen, wurde im Rahmen der Aufbereitung des wissenschaftlichen Erkenntnismaterials **negativ** beurteilt (veröffentlicht im BAnz. Nr. 179 vom 23. 9. 1993). Als Gründe wurden vor allem genannt, dass zu den aufgeführten Allithiaminen kein Erkenntnismaterial zur Pharmakologie, Pharmakokinetik und Toxikologie vorliegt.

Vitamin B_2

Nachdem Vitamin B_2 (Riboflavin) zunächst aus Molke isoliert worden war, wurde die orangegelbe Substanz ursprünglich Lactoflavin genannt.

Natürliches Vorkommen

Vitamin B_2 kommt in nahezu allen pflanzlichen und tierischen Organismen vor. Besonders hohe Konzentrationen (µg/100 g) finden sich in folgenden Lebensmitteln:
- Leber 2 000 bis 3 000,
- Niere 2 000,
- Hühnerei 310,
- Milch 180,
- Grünkohl 250,
- Spinat 230,
- Kartoffeln 45,
- Vollkornbrot 100 bis 150,
- Haferflocken 150,
- Mandeln 620.

Pharmakokinetik und Physiologie

Nach oraler Applikation wird Riboflavin im oberen Magen-Darm-Trakt gut resorbiert und in den Mukosazellen der Darmwand zu Flavinmononukleotid (Riboflavin-5'-phosphat) phosphoryliert. Flavinmononukleotid (FMN) und Flavin-Adenin-Dinukleotid (FAD) fungieren als Coenzyme verschiedener Flavoproteine, die Wasserstoff im Rahmen der Atmungskette, bei der oxidativen Desaminie-

Wasserstoffübertragung durch FAD/FADH$_2$

rung von Aminosäuren und bei der Dehydrierung von Fettsäuren übertragen.
Riboflavin wird hauptsächlich über die Nieren ausgeschieden. Neben unverändertem Riboflarin werden Hydroxyflavine und Hydroxyethylflavin nachgewiesen.

Versorgungssituation

Die Empfehlungen der Deutschen Gesellschaft für Ernährung (DGE) sind in Tabelle 3.1-4 aufgeführt. Bei den Angaben ist bereits ein 20%iger Verlust durch die Zubereitung der Lebensmittel berücksichtigt.
Da Riboflavin in nahezu allen Lebensmitteln vorkommt, entwickelt sich nur selten ein isolierter, ausgeprägter Vitamin-B$_2$-Mangel. Unsicher ist die Bedarfsdeckung aber teilweise bei jungen Frauen, Schwangeren und Senioren. Chronische Entzündungen des Dünndarms können die Riboflavinresorption beeinträchtigen und auf diese Weise eine Hypovitaminose auslösen. Niedrige Riboflavinspiegel können auch eine Folge der langfristigen Einnahme von **oralen Kontrazeptiva** sein.

Mangelsymptome

Vitamin-B$_2$-Mangelzustände gehen mit entzündlichen Veränderungen der Schleimhäute, beispielsweise einer Stomatitis und Glossitis, einher und können Entzündungen der Haut und des Nagelbettes auslösen. Daneben werden häufig auch Lichtempfindlichkeit und Brennen in den Augen beobachtet.

Medikamentöse Therapie

In der Aufbereitungsmonographie für Vitamin B$_2$ (veröffentlicht im BAnz. Nr. 46 vom 8. 3. 1988) sind ausschließlich die **Prävention** und **Therapie** von klinisch manifesten Riboflavin-Mangelzuständen, die alimentär nicht behoben werden können, als gesicherte Anwendungsgebiete angegeben.
Zur Dosierung bei oraler Anwendung finden sich folgende Empfehlungen:

- Zur **Prophylaxe:** 1 bis 2 mg täglich,
- zur **Therapie:** 5 bis 25 mg täglich.

Riboflavin findet sich überwiegend in Kombinationspräparaten, entsprechende Monopräparate sind z.B. Vitamin B$_2$ 10 mg Jenapharm und B2-Asmedic Tabletten (s. Tab. 3.1-5).
Multivitaminpräparate enthalten Riboflavin meist in einer Dosierung zwischen 1 und 15 mg pro Einzeldosis.

Nebenwirkungen, Gegenanzeigen, Wechselwirkungen

Bei Einnahme von Riboflavin wurden bisher weder Wechselwirkungen noch Nebenwirkungen beobachtet. Eine möglicherweise auftretende intensivere Gelbfärbung des Urins ist harmlos. Gegenanzeigen sind nicht bekannt.
Die **fixe Kombination von Riboflavin mit Thiaminhydrochlorid** wurde von der Kommission B7 **negativ** beurteilt (veröffentlicht im BAnz. Nr. 148 vom 10. 8. 1989). Als Grund für die negative Bewertung wurde vor allem angeführt, dass kein Erkenntnismaterial vorliegt, das den Einsatz der fixen Kombination bei den beanspruchten Indikationen „Unterstützung von Nerven und Stoffwechsel" sowie „Leistungssteigerung" rechtfertigt. Fertigarzneimittel, die neben Vitamin B$_1$ und Vitamin B$_2$ noch weitere Arzneistoffe enthalten, sind von der Negativmonographie nicht direkt betroffen.

Tab. 3.1-4: Empfehlungen zur Zufuhr von Vitamin B_2 (Riboflavin). Quelle: Referenzwerte der Deutschen Gesellschaft für Ernährung e.V. 2017 (www.dge.de)

Alter	Riboflavin mg/Tag	
	Männlich	Weiblich
Säuglinge		
0 bis unter 4 Monate[1]	0,3	
4 bis unter 12 Monate[2]	0,4	
Kinder und Jugendliche[2]		
1 bis unter 4 Jahre	0,7	
4 bis unter 7 Jahre	0,8	
7 bis unter 10 Jahre	1,0	0,9
10 bis unter 13 Jahre	1,1	1,0
13 bis unter 15 Jahre	1,4	1,1
15 bis unter 19 Jahre	1,6	1,2
Erwachsene[2]		
19 bis unter 51 Jahre	1,4	1,1
51 bis unter 65 Jahre	1,3	1,0
65 Jahre und älter	1,3	1,0
Schwangere[3]		
2. Trimenon		1,3
3. Trimenon		1,4
Stillende[4]		1,4

[1] Schätzwert
[2] Unter Bezug auf die altersübliche Energiezufuhr.
[3] Basis ist die bei Frauen der Altersgruppe 19 bis unter 25 Jahren übliche Energiezufuhr sowie einem im 2. Trimenon um ca. 250 kcal/d und im 3. Trimenon um ca. 500 kcal/d erhöhten Energiebedarf
[4] Basis ist die bei Frauen der Altersgruppe 19 bis unter 25 Jahren übliche Energiezufuhr sowie ein bei ausschließlichem Stillen während der ersten 4–6 Monate um ca. 500 kcal/d erhöhter Energiebedarf

Vitamin B_6

Nach einem Vorschlag der IUPAC-IUB-Kommission aus dem Jahr 1973 werden die 3-Hydroxy-2-methylpyridinderivate **Pyridoxin (Pyridoxol), Pyridoxamin** und **Pyridoxal** als Vitamin B_6 bezeichnet, wobei Pyridoxin allein häufig auch als Synonym für Vitamin B_6 gebraucht wird.

Natürliches Vorkommen

Vitamin B_6 kommt in allen lebenden Zellen vor. Hohe Konzentrationen finden sich vor allem in Bierhefe sowie in folgenden Lebensmitteln (Angaben in µg/100 g):

- Kalbsleber 900,
- Rinderleber 710,
- Schweinefleisch 500,
- Rinderniere 390,
- Sardinen 960,
- Hering 450,
- Heilbutt 420,
- unpolierter Reis 670,
- Weizenvollkornbrot 360,
- Hühnerei 120,
- Rosenkohl 280,
- grüne Bohnen 280,
- Feldsalat 250,
- Porree 250,
- Kartoffeln 210,
- Blumenkohl 200,
- Banane 370.

Tab. 3.1-5: Präparate mit Vitamin B_2 (Auswahl)

Präparatenamen	Arzneiform	Inhaltsstoff	Indikation
B2-Asmedic®	Tabletten	Riboflavin 10 mg	Therapie von Mangelzuständen
Vitamin B_2 10 mg JENAPHARM	Tabletten	Riboflavin 10 mg	Therapie von Mangelzuständen

Pyridoxin
(= Pyridoxol)   Pyridoxal   Pyridoxamin

Pharmakokinetik und Physiologie

Nach oraler Applikation wird Pyridoxin im oberen Magen-Darm-Trakt schnell resorbiert und zu Pyridoxal-5′-phosphat, dem wirksamsten Metaboliten von Vitamin B_6, phosphoryliert. Pyridoxal-5′-phosphat ist als Coenzym verschiedener Enzyme für den **nicht oxidativen Stoffwechsel der Aminosäuren** entscheidend. Die Bildung physiologisch aktiver Amine, wie Adrenalin, Histamin oder Serotonin, wird durch Vitamin B_6 ebenso katalysiert wie die Synthese von Protoporphyrin, einem wichtigen Baustein bei der **Hämoglobinsynthese.** Vitamin B_6 greift außerdem an verschiedenen Stellen in den Stoffwechsel anderer B-Vitamine ein, die ihrerseits den Stoffwechsel von Vitamin B_6 beeinflussen.

Pyridoxin wird renal als 4-Pyridoxinsäure eliminiert. Bei einem Mangel an Vitamin B_6 ist die Konzentration an 4-Pyridoxinsäure im Harn erniedrigt.

Versorgungssituation

Gesunde Jugendliche und Erwachsene benötigen täglich etwa 1,2 bis 1,5 mg Vitamin B_6. Der zusätzliche Bedarf in der Schwangerschaft und Stillzeit wird mit 0,7 mg täglich angegeben. Nicht berücksichtigt sind bei diesen Angaben Vitaminverluste, die bei der Zubereitung der Speisen entstehen. Auch bei schonender Verarbeitung dürften etwa 20 % der in den Lebensmitteln ursprünglich enthaltenen Menge an Vitamin B_6 verloren gehen.

Einen erhöhten Bedarf an Vitamin B_6 haben alle Menschen, die sich besonders eiweißreich ernähren. Dies trifft besonders für Kraftsportler zu. Auch Frauen, die langfristig **orale Kontrazeptiva** einnehmen, benötigen wahrscheinlich mehr Vitamin B_6. Erhöht ist der Vitamin-B_6-Bedarf außerdem bei **Alkoholikern** sowie bei Patienten, die mit **D-Penicillamin, Isoniazid** oder **Cycloserin** behandelt werden (s.u. Wechselwirkungen). Ein isolierter Mangel an Vitamin B_6 kommt bei gesunden Erwachsenen eher selten vor. Bei bestimmten Risikogruppen, wie Jugendlichen, Senioren oder auch bei Schwangeren, wird der Bedarf an Vitamin B_6 aber vermutlich nicht immer ausreichend gedeckt; in diesen Fällen wird dann meist auch eine ungenügende Versorgung mit anderen B-Vitaminen beobachtet.

Mangelsymptome

Ein ausgeprägter Mangel an Vitamin B_6 kann bei der Manifestation der folgenden Erkrankungen eine Rolle spielen:

- seborrhoische Dermatitis,
- Mundwinkelrhagaden,
- hypochrome, mikrozytäre Anämie,
- Neuropathien,
- Krämpfe bei Neugeborenen und Säuglingen.

Medikamentöse Therapie

Nach Angaben der Aufbereitungsmonographie (veröffentlicht im BAnz. Nr. 84 vom 4. 5. 1988) gilt als gesichertes Anwendungsgebiet für eine Behandlung mit Vitamin B_6 nur „die Therapie oder Prävention von klinischen Vitamin-B_6-Mangelzuständen verschiedener Ursachen, sofern diese ernährungsmäßig nicht behoben werden können." Zur Dosierung und Art der Anwendung finden sich unter anderem folgende Angaben:

Tab. 3.1-6: Empfehlungen zur Zufuhr von Vitamin B_6. Quelle: Referenzwerte der Deutschen Gesellschaft für Ernährung e.V., 2017 (www.dge.de)

Alter	Vitamin B_6 mg/Tag	
	Männlich	Weiblich
Säuglinge		
0 bis unter 4 Monate[1]	0,1	
4 bis unter 12 Monate	0,3	
Kinder und Jugendliche		
1 bis unter 4 Jahre	0,4	
4 bis unter 7 Jahre	0,5	
7 bis unter 10 Jahre	0,7	
10 bis unter 13 Jahre	1,0	
13 bis unter 15 Jahre	1,4	
15 bis unter 19 Jahre	1,6	1,2
Erwachsene		
19 bis unter 51 Jahre	1,5	1,2
51 bis unter 65 Jahre	1,5	1,2
65 Jahre und älter	1,4	1,2
Schwangere		
ab 4. Monat		1,9
Stillende		1,9

[1] Schätzwert

- orale Anwendung zur **Prophylaxe:** 1,5 bis 25 mg täglich,
- orale Anwendung zur **Behandlung** schwerer Vitamin-B_6-Mangelzustände sowie nach Anwendung Hydrazid-haltiger Arzneimittel (z.B. Isoniazid): 20 bis 300 mg täglich, in Einzelfällen auch höher.

Die meisten Multivitaminpräparate enthalten Vitamin B_6 in einer Dosis zwischen 1 und 15 mg und damit in einer Dosis, die sich an den Vorgaben der DGE zum Tagesbedarf oder an den Angaben der Aufbereitungsmonographie zur Prophylaxe von Vitamin-B_6-Mangelzuständen orientiert.

Die höher dosierten in Tabelle 3.1-7 aufgeführten Monopräparate eignen sich dagegen eher zur Behandlung eines manifesten Vitamin-B_6-Mangels. Bei einigen Präparaten sind als Anwendungsgebiete auch Schwangerschaftserbrechen und Kinetosen („Reisekrankheiten") aufgeführt. Allerdings gibt es bisher keine Daten aus plazebokontrollierten Studien, die die Wirksamkeit von Vitamin B_6 bei diesen Erkrankungen belegen. Da für die Seekrankheit, und somit wohl auch andere Kinetosen, ein Anstieg der Histaminkonzentration im Blut beschrieben ist, würde eine Wirkung von Vitamin B_6 auch allenfalls im Sinne einer Toleranzentwicklung gegen Histamin erklärbar sein. Zum Einsatz von Vitamin B_6 bei **prämenstruellem Syndrom** heißt es in der Aufbereitungsmonographie: „Es liegen zahlreiche positive und negative Studien über Vitamin B_6 zum Komplex des prämenstruellem Syndroms (PMS) vor. Bestimmte Symptome konnten günstig beeinflusst werden. Zur abschließenden Urteilsfindung sind jedoch noch weitere Untersuchungen notwendig."

Vollkommen unbewiesen ist bisher die teilweise postulierte Wirkung einer Vitamin-B_6-Megatherapie bei Verhaltensstörungen, Lernschwäche, Konzentrationsstörungen oder Ödemen unklarer Genese. Von der unkontrollierten Einnahme hoher Dosen Vitamin B_6 sollte auch deswegen abgeraten werden, weil die Substanz im Gegensatz zu anderen B-Vitaminen bei langfristiger Einnahme unerwünschte Wirkungen verursachen kann.

Tab. 3.1-7: Präparate mit Vitamin B_6 (Auswahl)

Monopräparate mit Vitamin B_6			
Präparatenamen	Arzneiform	Inhaltsstoff	Indikation
B_6-ASmedic®	Tabletten Lactosefrei	Pyridoxin-HCl 40 mg	Therapie von Mangelzuständen
B_6-Vicotrat® 300 mg	Überzogene Tabletten	Pyridoxin-HCl 300 mg	Therapie eines manifesten Vitamin B_6-Mangels z.B. durch Arzneimitteleinnahme
Bonasanit®	Filmtabletten Lactosefrei	Pyridoxin-HCl 100 mg	Therapie von Vitamin B_6-Mangelerscheinungen wie z.B. das prämenstruelle Syndrom
Vitamin B_6 20 mg Jenapharm®		Pyridoxin-HCl 20 mg	Therapie eines Vitamin B_6-Mangels
Kombinationspräparate mit Vitamin B_6			
Siehe unter Vitamin B_1			

Nebenwirkungen
Tagesdosen über 50 mg können eine periphere sensorische Neuropathie hervorrufen.

Wechselwirkungen
Therapeutische Dosen von Vitamin B_6 können die Wirkung von L-Dopa abschwächen. D-Penicillamin, Cycloserin und Isoniazid senken den Vitamin-B_6-Spiegel.

Vitamin B_{12}
Vitamin B_{12} (Cobalamine) sind komplex aufgebaute, makrozyklische (Corrinring) Verbindungen mit einem Cobaltatom im Zentrum. Während **Cyanocobalamin** durch eine Cyanidgruppe als Cobaltliganden gekennzeichnet ist, tragen die natürlich vorkommenden Cobalamine nie eine Cyanidgruppe, sondern wie beispielsweise **Hydroxocobalamin**, eine Hydroxylgruppe. Die natürlichen Cobalamine können aber in Gegenwart geringer Cyanidmengen, wie sie unter anderem bei der Aufarbeitung der aus Fermentationsbrühen gewonnenen natürlichen Cobalamine vorkommen, in die entsprechende Cyanoform übergehen. Cyanocobalamin ist somit als Artefakt anzusehen.

Natürliches Vorkommen
Vitamin B_{12} kommt nur in tierischen Lebensmitteln vor; die höchsten Konzentrationen finden sich in der Leber und in den Nieren. Die Mengenangaben sind jeweils auf 100 g bezogen:
- Rinderleber 65 µg,
- Kalbsleber 60 µg,
- Rinderniere 35 µg,
- Schweineniere 15 µg.

Die übrigen Fleischsorten, einige Fischarten sowie Eier, Milch und Käse enthalten mit 1 bis 3 µg/100 g deutlich weniger Vitamin B_{12}. Technisch wird Vitamin B_{12} vor allem aus den Fermentationsbrühen verschiedener Mikroorganismen, wie Propionibakterien und Pseudomonaden, gewonnen.

Pharmakokinetik
Nach oraler Applikation kann Vitamin B_{12} über folgende zwei Mechanismen resorbiert werden.
Aktiver Transport: Beim Gesunden bilden die Belegzellen der Magenschleimhaut den so genannten **Intrinsic Faktor**. Der Komplex aus diesem Mucoprotein und Vitamin B_{12} hat eine höhere Affinität zu dem Vitamin-B_{12}-

Vitamin B$_{12}$ (Cyanocobalamin)
R = CN: Cyanocobalamin
R = OH: Hydroxocobalamin

Rezeptor als freies Vitamin B$_{12}$. Die Komplexbildung fördert somit die Wirkung von Vitamin B$_{12}$.

Bei Patienten mit Intrinsic-Faktor-Defizit aufgrund autoimmunologischer Reaktionen oder in Folge einer Magenresektion ist der aktive Transport gestört. In diesen Fällen muss Vitamin B$_{12}$ daher entweder parenteral appliziert oder bei oraler Applikation so hoch dosiert werden, dass allein durch passive Diffusion ausreichende Vitamin-B$_{12}$-Mengen resorbiert werden.

Passive Diffusion: Unabhängig vom Intrinsic Faktor kann Vitamin B$_{12}$ auch durch passive Diffusion in den Blutkreislauf gelangen. Allerdings können auf diese Weise nur 1 bis 3% der oral zugeführten Menge resorbiert werden. Für die alimentäre Substitution spielt dieser Resorptionsweg aufgrund des niedrigen Vitamin-B$_{12}$-Gehalts der Nahrung keine Rolle.

Das resorbierte Vitamin B$_{12}$ wird im Plasma an Transportproteine gebunden, in der Leber zu **Methylcobalamin** und **Desoxyadenosylcobalamin** metabolisiert und in dieser Form vor allem in der Leber gespeichert. Die Speicherkapazität beträgt etwa 3 bis 5 mg. Da die tägliche Umsatzrate von Vitamin B$_{12}$ nur etwa 0,05 bis 0,2% des Gesamtkörperbestands beträgt, reicht die gespeicherte Menge aus, um den Organismus auch bei Vitamin-B$_{12}$-freier Ernährung drei bis fünf Jahre lang ausreichend zu versorgen.

Vitamin B$_{12}$ wird in unveränderter Form mit dem Urin, den Faezes und dem Schweiß ausgeschieden.

Physiologie

Methylcobalamin ist das Coenzym der Methionin-Synthetase und als solches an der Synthese von Methionin und vor allem an der Bildung von Tetrahydrofolsäure beteiligt, die ihrerseits an der Biosynthese von Purinbasen und besonders auch an der Blutbildung beteiligt ist.

Desoxyadenosylcobalamin ist das Coenzym der Methylmalonyl-Coenzym-A-Mutase und fördert in dieser Funktion die Umwandlung

Tab. 3.1-8: Zufuhrempfehlung für Vitamin B_{12}. Quelle: Deutsche Gesellschaft für Ernährung, 2017 (www.dge.de)

Alter	Vitamin B12		
	µg/Tag	µg/MJ[1] (Nährstoffdichte)	
		m	w
Säuglinge			
0 bis unter 4 Monate[2]	0,4	0,20	0,21
4 bis unter 12 Monate	0,8	0,27	0,28
Kinder			
1 bis unter 4 Jahre	1,0	0,21	0,23
4 bis unter 7 Jahre	1,5	0,23	0,26
7 bis unter 10 Jahre	1,8	0,22	0,25
10 bis unter 13 Jahre	2,0	0,21	0,24
13 bis unter 15 Jahre	3,0	0,27	0,32
Jugendliche und Erwachsene			
15 bis unter 19 Jahre	3,0	0,28	0,35
19 bis unter 25 Jahre	3,0	0,28	0,37
25 bis unter 51 Jahre	3,0	0,29	0,38
51 bis unter 65 Jahre	3,0	0,33	0,41
65 Jahre und älter	3,0	0,36	0,43
Schwangere[3]	3,5		0,38
Stillende[4]	4,0		0,37

[1] Berechnet für Jugendliche und Erwachsene mit überwiegend sitzender Tätigkeit (PAL-Wert 1,4)
[2] Hierbei handelt es sich um einen Schätzwert
[3] Zur Auffüllung der Speicher und zur Erhaltung der Nährstoffdichte
[4] Ca. 0,13 µg Vitamin B_{12}-Zulage pro 100 g sezernierte Milch

von Propionsäure in Bernsteinsäure. Mangel an Desoxyadenosylcobalamin führt folglich zu erhöhten Propionsäurespiegeln und zur erhöhten Konzentration an verzweigtkettigen und ungeradzahligen Fettsäuren. Der vermehrte Einbau dieser Fettsäuren in die Myelinscheiden der Nervenzellen wird für die neurologischen Störungen bei Vitamin-B_{12}-Mangelzuständen verantwortlich gemacht.

Versorgungssituation

Gesunde Erwachsene benötigen täglich 1 bis 2 µg Vitamin B_{12} (Tab. 3.1-8). Da Vitamin B_{12} aber nicht vollständig aus der Nahrung resorbiert wird, empfiehlt die Deutsche Gesellschaft für Ernährung bei Jugendlichen und Erwachsenen eine tägliche Zufuhr von 3 µg Vitamin B_{12}.

Bei gemischter und ausreichender Ernährung ist normalerweise eine ausreichende Vitamin-B_{12}-Versorgung gewährleistet. Durch einen Vitamin-B_{12}-Mangel gefährdet sind aber **Vegetarier** und **Veganer** sowie **alte Menschen** mit einer Atrophie der Magenschleimhaut und alle Patienten, die den Intrinsic Faktor nicht in ausreichender Menge bilden können.

Mangelsymptome

Wenn die Vitamin-B_{12}-Zufuhr länger als drei bis fünf Jahre unterbrochen ist und demzufolge die körpereigenen Vitaminspeicher geleert sind, kann sich eine **perniziöse Anämie** (megaloblastische Anämie) entwickeln. Dabei handelt es sich um eine hyperchrome Anämie, bei der die Anzahl der roten Blutkörperchen vermindert ist, während die Eisenspiegel an sich normal, bezogen auf die verringerte Erythrozytenzahl aber erhöht sind.

Neurologisch äußert sich der Vitamin-B_{12}-Mangel als **funikuläre Myelose** mit Neuralgien, gestörten Reflexabläufen, Parästhesien und psychischen Störungen.

Medikamentöse Therapie

Die Behandlung der perniziösen Anämie und der funikulären Myelose muss immer vom Arzt durchgeführt werden. Im Rahmen der Selbstmedikation kann Vitamin B_{12} substituiert werden, um einer Unterversorgung bei streng vegetarischer und damit Vitamin-B_{12}-armer oder sogar -freier Ernährung vorzubeugen oder den erhöhten Bedarf in der Schwangerschaft oder Stillzeit zu decken. Hierfür stehen Tropfen oder Tabletten zur Verfügung (Tab. 3.1-9), die jedoch zumeist nur eine Zulassung für die Anwendung ab 12 Jahren und älter haben. Die meisten Multivitaminpräparate enthalten Cyanocobalamin in einer Dosis von 1 bis 10 µg pro Einzeldosis.

Die fixe Kombination von Cyanocobalamin und Thiamin wurde von der zuständigen Kommission des BGA **negativ** beurteilt (veröffentlicht im BAnz. Nr. 80 vom 27. 4. 1990). Die fixe Kombination von Cyanocobalamin, Thiamin und Pyridoxin wurde im Rahmen der Aufbereitung ebenfalls **negativ** beurteilt (veröffentlicht im BAnz. Nr. 85 vom 7. 5. 1993), da es keine Daten gab, die einen positiven Beitrag von Vitamin B_{12} in der Kombination belegten.

Niacin (Nicotinsäure), Nicotinamid

Nicotinsäure (INN: Niacin) und Nicotinamid, stellen das früher auch als Vitamin B_6 bezeichnete B-Vitamin dar. Nicotinsäure und ihr Amid, die beim oxidativen Abbau des Nicotins entstehen, wurden erstmals im 19. Jahrhundert beschrieben und teilweise auch als Vitamin PP bezeichnet, dessen Namen sich von der Funktion als Pellagra-Schutzstoff ableitet, einer Hypovitaminose, die durch einseitige Ernährung mit Mais und Hirseprodukten entsteht.

Tab. 3.1-9: Präparate mit Vitamin B_{12} (Auswahl)

Präparatenamen	Arzneiform	Inhaltsstoff	Indikation
B_{12}-ASmedic®	Lösung (wässrig)	Cyanocobalamin 50 µg/ml	Prävention bei Mangelernährung
Cytobion® 1000 µg	Lösung zur i.m. oder i.v. Injektion	Cyanocobalamin 1000 µg/Ampulle	Therapie(einleitung) bei nachgewiesenen Mangelzuständen (perniziöse Anämie)
Cytobion® 300 µg	Überzogene Tabletten	Cyanocobalamin 300 µg	Dauerbehandlung der durch Vitamin B_{12} Mangel bedingten perniziösen Anämie
Vitamin B_{12} ratiopharm® 10 µg	Filmtabletten	Cyanocobalamin 10 µg	Prophylaxe von Mangelzuständen
Vitasprint B_{12} Trinkfläschchen	Pulver und Lösungsmittel für die Herstellung einer Lösung zur Einnahme	Cyanocobalamin 500 µg DL-Phosphonoserin 40 mg Glutamin 60 mg	Traditionelle Anwendung zur Besserung des Allgemeinbefindens
Vitasprint B_{12} Kapseln	Hartkapseln Lactosefrei	Cyanocobalamin 200 µg DL-Phosphonoserin 30 mg Glutamin 30 mg	Traditionelle Anwendung zur Besserung des Allgemeinbefindens

Natürliches Vorkommen

Nicotinamid und Nicotinsäure kommen in nahezu allen Lebensmitteln vor. Besonders hohe Konzentrationen finden sich in Hefe, Leber und Nieren sowie im Muskelfleisch. Pflanzliche Nahrungsmittel, mit Ausnahme von Leguminosenfrüchten und Weizenschrot, enthalten meist nur wenig Nicotinamid oder Nicotinsäure. In Mais und Sorghumhirse ist Nicotinamid überwiegend an das Peptid **Niacytin** gebunden und kann in dieser Form kaum resorbiert werden. Geröstete Kaffeebohnen enthalten besonders viel Nicotinsäure (bis zu 40 mg/100 g), das beim Rösten aus Trigonellin entsteht.

Neben der exogenen Zufuhr spielt auch die endogene Produktion von Nicotinamid aus der essenziellen Aminosäure **Tryptophan** eine wichtige Rolle bei der Vitaminversorgung. Rein rechnerisch wird aus 60 mg Tryptophan etwa 1 mg Nicotinamid gebildet; 60 mg Tryptophan werden daher als 1 mg Nicotinamidäquivalent gewertet.

Pharmakokinetik und Physiologie

Nicotinsäure und Nicotinamid werden nach oraler Applikation gut resorbiert. Als Bestandteil von **Nicotinamid-Adenin-Dinukleotid (NAD)** beziehungsweise **NADH** und seinem Phosphat **(NADP)** beziehungsweise **NADPH** sind Nicotinsäure beziehungsweise Nicotinamid an der Übertragung (Aufnahme und Abgabe) von **Wasserstoff** beteiligt. Die beiden physiologisch gleichartig wirkenden Substanzen beeinflussen den Kohlenhydrat-, Eiweiß- und Fettsäurestoffwechsel und spielen eine wichtige Rolle bei der **Energiegewinnung**.

Versorgungssituation

Für gesunde Jugendliche und Erwachsene empfiehlt die Deutsche Gesellschaft für Ernährung eine tägliche Zufuhr von 13 bis 17 mg Niacinäquivalenten (Tab. 3.1-10). Diese Werte werden bei gemischter, abwechslungsreicher Ernährung und ungestörter Resorption meist problemlos erreicht. Gefährdet sind aber alle Menschen, die überwiegend Maisprodukte essen oder bei denen die Resorption aufgrund gastrointestinaler Erkrankungen oder durch chronischen **Alkoholmissbrauch** gestört ist.

Tab. 3.1–10: Empfehlungen zur Zufuhr von Niacin. Quelle: Referenzwerte der Deutschen Gesellschaft für Ernährung e. V. 2017 (www.dge.de)

Alter	mg-Äquivalente[1]/Tag	
	Männlich	Weiblich
Säuglinge		
0 bis unter 4 Monate[2]	2	
4 bis unter 12 Monate[3]	5	
Kinder und Jugendliche[3]		
1 bis unter 4 Jahre	8	
4 bis unter 7 Jahre	9	
7 bis unter 10 Jahre	11	10
10 bis unter 13 Jahre	13	11
13 bis unter 15 Jahre	15	13
15 bis unter 19 Jahre	17	13
Erwachsene[3]		
19 bis unter 25 Jahre	16	13
25 bis unter 51 Jahre	15	12
51 bis unter 65 Jahre	15	11
65 Jahre und älter	14	11

Alter	mg-Äquivalente[1]/Tag	
	Männlich	Weiblich
Schwangere[4]		
2. Trimenon		14
3. Trimenon		16
Stillende[5]		16

[1] 1 mg Niacin-Äquivalente = 1 mg Niacin = 60 mg Tryptophan
[2] Schätzwert
[3] Unter Bezug auf die alters- und geschlechtsübliche Energiezufuhr
[4] Basis ist die bei Frauen der Altersgruppe 19 bis unter 25 Jahren übliche Energiezufuhr sowie ein im 2. Trimenon um ca. 250 kcal/d und im 3. Trimenon um ca. 500 kcal/d erhöhter Energiebedarf
[5] Basis ist die bei Frauen der Altersgruppe 19 bis unter 25 Jahren übliche Energiezufuhr sowie ein bei ausschließlichem Stillen während der ersten 4–6 Monate um ca. 500 kcal/d erhöhter Energiebedarf

Mangelsymptome

Das typische Krankheitsbild eines ausgeprägten Mangels an Nicotinamid/Nicotinsäure ist die **Pellagra**. Die Krankheit ist durch entzündliche Erytheme der Haut, meist nach stärkerer Sonnenlichtexposition, sowie durch entzündliche Veränderungen der Schleimhäute (Glossitis, Stomatitis) und des Nervensystems gekennzeichnet. Aufgrund der Leitsymptome Dermatitis, Diarrhoe und Demenz wurde die Krankheit früher auch als 3-D-Krankheit bezeichnet.

Medikamentöse Therapie

Nach Angaben der Aufbereitungsmonographie (veröffentlicht im BAnz. Nr. 148 vom 10. 8. 1989) ist **Nicotinamid** indiziert zur „Therapie und Prophylaxe von klinischen Nicotinamid-Mangelzuständen verschiedener Ursachen, die ernährungsmäßig nicht behoben werden können." Entsprechend den Empfehlungen des Dietary Allowances Commitee of the National Research Council (RDA) werden in der Aufbereitungsmonographie folgende Dosierungen für Erwachsene empfohlen:

- Zur **Prophylaxe:** 8 bis 40 mg täglich,
- zur **Therapie:** 40 bis 250 mg täglich.

Im Rahmen der Selbstmedikation wird Nicotinamid zur Vorbeugung von Vitaminmangelzuständen in Vitamin-B-Kombinations- und Multivitaminpräparaten eingesetzt. Die Dosierungen liegen überwiegend bei 10 bis 50 mg Nicotinamid täglich.

Hochdosiertes Nicotinamid in Kombination mit Folsäure soll vor einer Sonnenallergie schützen und bei gesteigerter Lichtempfindlichkeit in Verbindung mit einem Lichtschutzmittel einem Sonnenbrand vorbeugen.

Nicotinsäure ist nach Angaben der Aufbereitungsmonographie (veröffentlicht im BAnz. Nr. 76 vom 21. 4. 1990) zur Prophylaxe und Therapie von klinisch manifesten

Nicotinsäuremangelzuständen indiziert. Zur Prophylaxe eines Vitaminmangels werden täglich 15 bis 100 mg Nicotinsäure empfohlen, zur Therapie sollten mehrmals täglich 50 bis 100 mg eingenommen werden. Reine Niacin-haltige Präparate sind derzeit als Nahrungsergänzungsmittel im Handel.

Folsäure

Folsäure (Pteroylglutaminsäure) ist aus 2-Amino-4-hydroxypteridin, *p*-Aminobenzoesäure und Glutaminsäure aufgebaut. In der Nahrung kommen neben der freien Pteroylmonoglutaminsäure auch Pteroylpolyglutaminsäure und andere Folatkonjugate vor, die im Organismus ebenfalls zur physiologisch aktiven Tetrahydrofolsäure reduziert werden und daher häufig als Folsäure beziehungsweise **Gesamtfolat** bezeichnet werden.

Natürliches Vorkommen

Folsäure kommt in pflanzlichen Lebensmitteln, besonders in Blattgemüse (lat. folium – das Blatt), sowie in tierischen Nahrungsmitteln vor. Besonders hoch ist die Konzentration in Weizenkleie (400 µg/100 g) und Sojabohnen (230 µg/100 g). Für die alimentäre Folsäureversorgung wichtig sind aber vor allem bestimmte Gemüsearten, wie Weißkohl, Brokkoli, Spinat, Gurken und Tomaten, sowie Vollkornbrot, Kartoffeln, Fleisch, Leber, einige Käsesorten und Eier. Die in der Nahrung vorkommenden freien und gebundenen Folate unterscheiden sich sowohl in ihrer Bioverfügbarkeit als auch in ihrer Stabilität gegenüber Licht, Sauerstoff und Hitze und somit in ihrer Stabilität bei der Verarbeitung zu Speisen. Tabelle 3.1-10 zeigt die Empfehlungen der DGE zur Zufuhr von Nahrungsfolat.

Pharmakokinetik

Nach oraler Applikation wird Folsäure in den oberen Dünndarmabschnitten vollständig resorbiert. Die in der Nahrung vorkommenden Folsäurekonjugate werden zuvor in den Mukosazellen des Darms enzymatisch gespalten. In der Leber wird Folsäure unter Beteiligung von **Ascorbinsäure** zu 5-Methyl-tetrahydrofolsäure (Folinsäure) reduziert und methyliert. Überschüssige Folsäure kann im Organismus bis zu einer Menge von etwa 15 mg gespeichert werden. Diese Reserve deckt den Vitaminbedarf von ungefähr drei Monaten.

Physiologie

Die Wirkform der Folsäure, **Tetrahydrofolsäure,** ist als Coenzym an der Übertragung von C-1-Resten, wie Methyl-, Hydroxymethyl- oder Formylgruppen, beteiligt und spielt damit eine entscheidende Rolle bei der **Pyrimidin- und Purinsynthese** sowie bei der **Proteinsynthese.**

Versorgungssituation

Nach Berechnungen der DGE ist die Folsäureversorgung in Deutschland nicht zufriedenstellend. Gefährdet sind vor allem Frauen in der **Schwangerschaft** und **Stillzeit,** die einen besonders hohen Bedarf haben, sowie Frauen, die langfristig **orale Kontrazeptiva** einnehmen, außerdem **Alkoholiker,** Patienten mit **Malabsorption** und mit **chronischem Blutverlust** sowie Patienten, die mit **Antikonvulsiva, Cycloserin** oder **Folsäureantagonisten** (z.B. Methotrexat) behandelt werden.

Folsäure

Tab. 3.1-11: Empfehlungen zur Zufuhr von Folsäure. Quelle: Referenzwerte der Deutschen Gesellschaft für Ernährung e.V. 2017 (www.dge.de)

Alter	Folat µg-Äquivalent[1]/Tag	
	Männlich	Weiblich
Säuglinge[2]		
0 bis unter 4 Monate	60	
4 bis unter 12 Monate	80	
Kinder und Jugendliche		
1 bis unter 4 Jahre	120	
4 bis unter 7 Jahre	140	
7 bis unter 10 Jahre	180	
10 bis unter 13 Jahre	240	
13 bis unter 15 Jahre	300	
15 bis unter 19 Jahre[3]	300	
Erwachsene		
19 bis unter 51 Jahre[3]	300	
51 bis unter 65 Jahre	300	
65 Jahre und älter	300	
Schwangere[3]		550
Stillende		450

[1] Berechnet nach der Summe folatwirksamer Verbindungen in der Nahrung (1 µg Folatäquivalente = 0,5 µg freie Folsäure = 1 µg Nahrungsfolat)
[2] Schätzwert
[3] Frauen mit Schwangerschaftswunsch sollten zusätzlich zu folatreicher Ernährung während mindestens 4 Wochen vor bis 3 Monate nach Eintritt der Schwangerschaft 400 µg synthetische Folsäure pro Tag einnehmen

Mangelsymptome

Ein ausgeprägter Folsäuremangel manifestiert sich ebenso wie ein Vitamin-B_{12}-Mangel als **megaloblastische Anämie**. Im Gegensatz zum Vitamin-B_{12}-Mangel verursacht der Folsäuremangel aber keine funikuläre Myelose. Neben **Schleimhautveränderungen** können auch **neurologische und psychiatrische Störungen** Symptome eines Folsäuremangels sein. Niedrige Folsäurespiegel in der Frühschwangerschaft erhöhen das Risiko für kindliche **Neuralrohrdefekte,** wie Spina bifida (Spaltbildung der Wirbelsäule) und Anenzephalie. Inzwischen gibt es auch Hinweise, dass zwischen der Folsäurekonzentration und dem **Homocysteinspiegel** ein Zusammenhang besteht. Hohe Homocysteinwerte gelten als unabhängiger Risikofaktor für die Entwicklung einer **Arteriosklerose**.

Medikamentöse Therapie

Nach Angaben der Aufbereitungsmonographie (veröffentlicht im BAnz. Nr. 45 vom 6. 3. 1987) ist Folsäure indiziert zur „Therapie und Prävention von klinischen Folsäure-Mangelzuständen verschiedener Ursachen, die diätetisch nicht behoben werden können." Die Therapie einer Anämie als Folge eines Folsäuremangels mit den in Tabelle 3.1-12 aufgeführten hochdosierten, oral applizierbaren Folsäurepräparaten (Antianämika) muss vom Arzt durchgeführt werden, zumal in jedem Fall erst festgestellt werden muss, ob die Anämie Symptom eines Folsäure- oder Vitamin-B_{12}-Mangels ist. Die Megaloblasten-Anämie infolge eines isolierten Vitamin-B_{12}-Mangels gilt z.B. als absolute Kontraindikation für eine Folsäurebehandlung, wenn nicht gleichzeitig eine Vitamin-B_{12}-Therapie durchgeführt wird!

Tab. 3.1-12: Präparate mit Folsäure (Auswahl)

Präparatenamen	Arzneiform	Inhaltsstoff	Indikation
Monopräparate			
DreisaFol®	Tabletten	Folsäure 5 mg	Therapie von Mangelzuständen
Folarell® 5 mg	Tabletten	Folsäure 5 mg	Therapie von Mangelzuständen
Folsan® 0,4 mg	Tabletten	Folsäure 0,4 mg	Prophylaxe von Mangelzuständen, perikonzeptionelle Folsäuresubstitution zur Vermeidung von Neuralrohrdefekten
Folsan® 5 mg	Tabletten	Folsäure 5 mg	Prophylaxe von Mangelzuständen bei Schwangeren bei erwiesenem Risiko, Therapie von Homocysteinämie, wenn Vit.-B_{12}-Mangel ausgeschlossen ist
Lafol®	Weichkapseln Lactosefrei	Folsäure 0,4 mg	Prophylaxe von Mangelzuständen, perikonzeptionelle Folsäuresubstitution zur Vermeidung von Neuralrohrdefekten
Kombination mit anderen Vitaminen			
Dreisavit® N	Filmtabletten Lactosefrei	Folsäure 160 µg, Biotin 30 µg, Ascorbinsäure (Vit. C) 100 mg, Thiaminchlorid-HCl (Vit. B_1-chlorid-HCl) 8 mg, Riboflavin (Vit. B_2) 8 mg, Pyridoxin-HCl (Vit. B_6-HCl) 10 mg, Nicotinamid 50 mg, Calciumpantothenat 10,87 mg (entspr. 10 mg Pantothensäure)	Substitution bei Vitaminmangel, nicht bei Störungen der Aufnahme aus dem Darm, da kein Vit. B_{12} enthalten.
Eryfer® comp	Hartkapseln Lactosefrei	Eisen(II)-sulfat x 1 H_2O 152 mg (entspr. 50 mg Fe^{2+}), Cyanocobalamin (Vit. B_{12}) 0,3 mg, Folsäure 0,2 mg	Therapie von Mangelzuständen bei Schwangeren, Absorptionsstörungen und nach längerer Kontrazeptivaeinnahme
Ferro-Folgamma®	Weichkapseln Lactosefrei	Eisen(II)-sulfat 100 mg (entspr. 37 mg Fe^{2+}), Folsäure 5 mg, Cyanocobalamin 10 µg	Therapie von Mangelzuständen in Folge von Blutverlust
Folicombin®	Überzogene Tabletten	Ammoniumeisen(II)-sulfat x 6 H_2O 280,87 mg (entspr. 40 mg Fe^{2+}), Folsäure 0,5 mg	Therapie von kombinierten Eisen- und Folsäuremangelzuständen
Folio forte	Tabletten Lactosefrei Glutenfrei	Folsäure 800 µg Jod 150 µg Vitamin D_3 20 µg/800 I. E. Vitamin B_{12} 9 µg	Traditionelle Anwendung zur Besserung des Allgemeinbefindens

Präparatenamen	Arzneiform	Inhaltsstoff	Indikation
Kombination mit anderen Vitaminen (Fortsetzung)			
Medyn®	Filmtabletten	Cyanocobalamin (Vit. B_{12}) 0,01 mg, Pyridoxin-HCl (Vit. B_6) 8 mg, Folsäure 0,2 mg	Senkung erhöhter Homocysteinspiegel bei Vitaminmangel
Medyn® forte	Hartkapseln	Cyanocobalamin (Vit. B_{12}) 0,5 mg, Pyridoxin-HCl (Vit. B_6) 25 mg, Folsäure 2,5 mg	Therapie des nachgewiesenen kombinierten Mangels an Vit. B_6, B_{12} und Folsäure

Im Rahmen der Selbstmedikation wird Folsäure in Vitamin-B-Kombinations- und Multivitaminpräparaten zur Prophylaxe eines Folsäuremangels, beispielsweise durch Fastenkuren oder einseitige Ernährung, sowie in der Schwangerschaft und Stillzeit eingesetzt. Die Dosierung liegt meist zwischen 50 und 160 µg. Nachdem in einigen Studien gezeigt wurde, dass das Risiko von Neuralrohrdefekten bei Neugeborenen gesenkt werden kann, wenn die Frauen in den ersten Monaten der **Schwangerschaft** täglich 0,4 mg Folsäure einnehmen, wird diese Substitution heute allen Frauen mit Kinderwunsch empfohlen. Die Substitution muss dabei perikonzeptionell erfolgen, dabei sollte 4 Wochen vor der Konzeption mit der Einnahme begonnen und diese für 12 Wochen nach der Konzeption fortgesetzt werden. Da die orale Bioverfügbarkeit der synthetischen Folsäure ca. 80–90% beträgt, mit einer täglichen Aufnahme von nur 400 µg jedoch entleerte Speicher nicht ausreichend aufgefüllt werden können, sollte für die perikonzeptive Anwendung und während der Schwangerschaft zu den höher dosierten Präparaten gegriffen werden. Diese sind auch als Nahrungsergänzungsmittel und in Kombination mit Jodid und anderen Vitaminen verfügbar, um den bei Schwangeren erhöhten Bedarf auszugleichen. Präparate mit der speziellen Indikation zur Anwendung in der Schwangerschaft sind nicht ausgewiesen.
Die Senkung zu hoher Homocysteinspiegel durch Vitamin und Folsäuregaben als Maßnahme zur Vorbeugung vor Herzinfarkten wird mangels eindeutiger Nachweise von Cardiologen nicht empfohlen. Hier scheint eine dauerhafte Nahrungsumstellung effektiver zu sein.

Nebenwirkungen und Gegenanzeigen
In niedriger Dosierung verursacht Folsäure meist keine Nebenwirkungen, in Einzelfällen wurden aber allergische Reaktionen beobachtet. Die Megaloblasten-Anämie infolge eines isolierten Vitamin-B_{12}-Mangels gilt als absolute Kontraindikation für die Einnahme von Folsäurepräparaten.

Beratungstipp
Hohe Folsäuredosen können die Antiepileptische Wirkung von Barbituraten, Primidon und Phenytoin stark reduzieren bzw. aufheben.

Biotin
Biotin ist für den Menschen ein essenzieller Nahrungsbestandteil; die Substanz wird daher seit langem zu den Vitaminen gezählt. Anstelle von Biotin sind auch die Bezeichnungen **Hautvitamin** und **Vitamin H** gebräuchlich.

Natürliches Vorkommen
Biotin kommt in tierischen und pflanzlichen Lebensmitteln vor. Besonders reich an Biotin sind Leber und Nieren (bis zu 100 µg/100 g), Eidotter und Hefe. Aber auch Haferflocken, Weizenkleie, bestimmte Nussarten, Cham-

pignons und Linsen sind gute Biotinlieferanten. Während Biotin in Lebensmitteln tierischer Herkunft überwiegend in proteingebundener Form als **Biocytin** vorliegt, kommt das Vitamin in pflanzlichen Lebensmittel teilweise auch in freier Form vor. Die Bioverfügbarkeit des in Nahrungsmitteln vorkommenden Biotins wird mit durchschnittlich 50 % angegeben.

Biotin (Strukturformel)

Pharmakokinetik
Proteingebundenes Biotin wird durch die körpereigene **Biotinidase** gespalten, das freie Biotin wird im oberen Dünndarm resorbiert. Im Blut sind etwa 80 % des Biotins an Plasmaproteine gebunden. Die Freisetzung und Wiederverwertung von Biotin aus körpereigenen Biotinkomplexen ist ebenfalls an das Vorhandensein von **Biotinidase** gebunden. (Durch einen genetisch bedingten Biotinidasemangel kann es daher zu bedrohlichen Biotinmangelzuständen kommen.) Biotin wird renal sowie mit den Faezes unverändert sowie in Form biologisch inaktiver Metaboliten ausgeschieden.

Physiologische Bedeutung
Biotin ist als prosthetische Gruppe einiger **Carboxylasen** an der Gluconeogenese und der Lipogenese beteiligt und spielt eine wichtige Rolle beim Propionatmetabolismus und beim Abbau von Leucin.

Versorgungssituation
Der exakte Biotinbedarf ist unbekannt. Tabelle 3.1-13 zeigt die Schätzwerte der DGE für eine angemessene Biotinzufuhr. Diese Mengen werden normalerweise problemlos mit der Ernährung erreicht.

Tab. 3.1-13: Schätzwerte für eine angemessene Zufuhr von Biotin. Quelle: Deutsche Gesellschaft für Ernährung 2017 (www.dge.de)

Alter	Biotin µg/Tag
Säuglinge	
0 bis unter 4 Monate	5
4 bis unter 12 Monate	5–10
Kinder	
1 bis unter 4 Jahre	10–15
4 bis unter 7 Jahre	10–15
7 bis unter 10 Jahre	15–20
10 bis unter 13 Jahre	20–30
13 bis unter 15 Jahre	25–35
Jugendliche u. Erwachsene	
15 bis unter 19 Jahre	30–60
19 bis unter 25 Jahre	30–60
25 bis unter 51 Jahre	30–60
51 bis unter 65 Jahre	30–60
66 Jahre und älter	30–60
Schwangere	30–60
Stillende	30–60

Die Bedeutung des endogen durch Darmbakterien produzierten Biotins für die Biotinversorgung wird heute – im Gegensatz zu früher – als gering eingeschätzt.

Ein **Biotinmangel** lässt sich durch längerfristigen Verzehr großer Mengen roher Eier induzieren. Eiklar enthält das Glucoprotein **Avidin,** das mit Biotin einen Komplex bildet, der durch die körpereigenen Enzyme nicht gespalten werden kann und somit eine Resorption verhindert.

Selten kann es auch durch einen genetisch bedingten **Biotinidasemangel** zu einem Biotinmangel kommen, der dann meist schwerwiegend ist und unbedingt vom Arzt behandelt werden muss.

Mangelsymptome
Im Vordergrund der klinischen Symptome steht eine ausgeprägte Dermatitis, daneben werden auch gastrointestinale Störungen und Depressionen beobachtet.

Tab. 3.1-14: Präparate mit Biotin (Auswahl)

Monopräparate mit Biotin			
Präparatenamen	Arzneiform	Inhaltsstoff	Indikation
Biotin-ASmedic® 2,5 mg	Tabletten	Biotin 2,5 mg	Prophylaxe und Therapie von Mangelzuständen
Biotin Hexal® 5 mg Biotin Hexal® 10 mg	Tabletten	Biotin 5 mg/10 mg	Prophylaxe und Therapie von Mangelzuständen
Gabunat®	Hartkapseln Lactosefrei	Biotin 5 mg	Prophylaxe und Therapie von Mangelzuständen
Gabunat® forte	Tabletten	Biotin 10 mg	Prophylaxe und Therapie von Mangelzuständen
Biotin-Carin®	Tabletten Lactosefrei Glutenfrei	Biotin 5 mg	„Schönheitsvitamin" zur Verbesserung der Keratinbildung

Medikamentöse Therapie

Nach Angaben der Aufbereitungsmonographie (veröffentlicht im BAnz. Nr. 148 vom 10. 8. 1989) ist Biotin indiziert zur „Therapie und Prophylaxe von klinischen Biotin-Mangelzuständen verschiedener Ursachen, die ernährungsmäßig nicht behoben werden können.

Der klinisch gesicherte Biotinmangel kann auftreten:

- Bei Fehlernährung durch Aufnahme von rohem Eiereiweiß, parenteraler Ernährung, Malabsorptionssyndrom und nach Resektion des oberen Dünndarms,
- bei Dialysepatienten,
- beim sehr seltenen Biotin-abhängigen, multiplen Carboxylasemangel."

Die Behandlung eines gesicherten Biotinmangels muss vom Arzt durchgeführt werden. Für die Selbstmedikation kommt nur die Prophylaxe eines Biotinmangels in Frage, der aber bei Gesunden normalerweise nicht vorkommt. Zur Prophylaxe sind täglich 0,2 mg Biotin ausreichend. Biotintabletten mit 5 mg pro Dosis sind auch außerhalb der Apotheken erhältlich.

Seit einigen Jahren werden Biotinpräparate (s. Tab. 3.1-14) zur Behandlung von brüchigen Nägeln und zur „Verbesserung der Haarqualität" angeboten. Diese Indikationen sind durch die Aufbereitungsmonographie nicht abgedeckt, in der es vielmehr heißt: „Selbst hohe Einzeldosen von Biotin lösten keine pharmakologischen Wirkungen aus." Da Biotin aber auch in hoher Dosierung keine Nebenwirkungen verursacht, muss von diesem Therapieeinsatz sicher nicht prinzipiell abgeraten werden, wenn ein Patient eines dieser Präparate ausprobieren möchte.

Nebenwirkungen

Sehr selten werden allergische Reaktionen (Urtikaria) beschrieben.

Wechselwirkungen

Antikonvulsiva senken wahrscheinlich den Biotinplasmaspiegel.

Dexpanthenol, Pantothensäure

Dexpanthenol ist formal betrachtet der der Pantothensäure zugrunde liegende Alkohol. Im Gegensatz zu Pantothensäure kommt Dexpanthenol in der Natur nicht vor. Warmblütler können aber Dexpanthenol zu Pantothensäure oxidieren. Pantothensäure selbst ist in der Ph. Eur. als Calciumpantothenat monographiert, das vor allem als Rezeptursubstanz, aber auch in Nahrungsergänzungsmitteln verwendet wird.

$$\text{HO—CH}_2\text{—}\underset{\underset{\text{H}_3\text{C}}{|}}{\overset{\overset{\text{H}_3\text{C}}{|}}{\text{C}}}\text{—}\underset{\underset{\text{OH}}{|}}{\overset{\overset{\text{H}}{|}}{\text{C}}}\text{—}\underset{\underset{\text{O}}{\|}}{\text{C}}\text{—NH—CH}_2\text{—CH}_2\text{—COOH}$$

Pantothensäure

Adenin—Ribose—(P)—(P)—Pantothensäure—Cysteamin
(P)

Coenzym A

Natürliches Vorkommen

Pantothensäure ist in nahezu allen Lebensmitteln enthalten. Die Bezeichnung leitet sich vom griechischen „pantothen" = „von allen Seiten" ab. Hohe Pantothensäurekonzentrationen finden sich vor allem im Muskelfleisch, in Leber und Nieren, im Fisch sowie in Milch und Eiern, Weizenkleie und Hülsenfrüchten.

Physiologische Bedeutung

Als Bestandteil von **Coenzym A** ist Pantothensäure für den gesamten Stoffwechsel von zentraler Bedeutung: Coenzym A aktiviert Essigsäure und Fettsäuren und ist als Acetyl-Coenzym A nicht nur am Abbau von Fetten, Kohlenhydraten und Aminosäuren beteiligt, sondern spielt auch eine wichtige Rolle bei der Biosynthese von Fettsäuren, Phosphatiden und Steroiden.

Versorgungssituation

Nach Angaben der Deutschen Gesellschaft für Ernährung reicht die tägliche Zufuhr von 6 mg Pantothensäure mit der Nahrung aus, um gesunde Jugendliche und Erwachsene ausreichend mit diesem Vitamin zu versorgen. Diese Zufuhrmenge wird auch für Schwangere und stillende Frauen als ausreichend angesehen. Ein isolierter Pantothensäuremangel kommt bei Gesunden normalerweise nicht vor.

Mangelsymptome

Während im Tierversuch durch Pantothensäuremangel spezifische Symptome, wie Hautschäden, Darmatonie, entzündliche Erkrankungen der Respirationsorgane oder eine Hemmung der Antikörperbildung, induziert werden können, werden beim Menschen eher unspezifische Symptome beobachtet: Pantothensäuremangel wird mit Anorexie, emotionaler Labilität, Muskelschwäche und Parästhesien der unteren Extremitäten (Burning-feet-Syndrom) in Verbindung gebracht.

Medikamentöse Therapie

Nach Angaben der Aufbereitungsmonographie (veröffentlicht im BAnz. Nr. 179 vom 23. 9. 1993) ist Pantothensäure indiziert zur „Prophylaxe und Therapie von Pantothensäuremangelzuständen, die ernährungsmäßig nicht zu beheben sind, wie zum Beispiel:

- Vitaminsubstitution im Rahmen der kompletten parenteralen Ernährung,
- Supplementierung bei chronischen Dialysepatienten,
- durch Pantothensäuremangel bedingtes Burning-feet-Syndrom."

Indikationen aus dem Bereich der Gastroenterologie, wie Darmatonie oder Entzündungen der Magen-Darm-Schleimhaut, wurden von der Aufbereitungskommission negativ bewertet, da keine Daten vorlagen, die die Wirksamkeit von Pantothensäure bei diesen Krankheiten belegten.

Zur **Dosierung** wurden in der Aufbereitungsmonographie folgende Angaben gemacht:

- Zur Prophylaxe des Vitaminmangels: bis zu 10 mg täglich oral;

Tab. 3.1-15: Präparate mit Dexpanthenol (Auswahl)

Präparatenamen	Arzneiform	Inhaltsstoff	Indikation
Monopräparat mit Dexpanthenol			
Panthenol 100 mg JENAPHARM®	Tabletten	Dexpanthenol 100 mg	Unterstützende Behandlung bei Entzündungen im Mund und Rachenraum, Prophylaxe und Therapie von Mangelzuständen
Kombinationspräparate			
Dreisavit®	s. Tab. 3.1-12	Calciumpantothenat 10,87 mg = 10 mg Pantothensäure	Prophylaxe und Therapie von Mangelzuständen
Multibionta forte N	Weichkapseln Lactosefrei	Thiaminchlorid-HCl 15 mg; Riboflavin 12,5 mg; Nicotinamid 60 mg; Dexpanthenol 10 mg; Biotin 150 µg; Folsäure 500 µg; Pyridoxinhydrochlorid 20 mg; Cyanocobalamin 150 µg; Ascorbinsäure 200 mg	Zur Vorbeugung von kombinierten Vitaminmangelzuständen

Tab. B. 3.1-16: Dosierung von B-Vitaminen und Vitamin C bei fixer Kombination nach der Aufbereitungsmonographie „Fixe Kombination der Vitamine des B-Komplexes plus Vitamin C"

Vitamin	Tagesdosis zur Prophylaxe	Tagesdosis zur Therapie
Thiaminbase	0,5–5,0 mg	5,0–15,0 mg
Allithiamine*	0,5–3,0 mg	3,0–10,0 mg
Vitamin B_2	1,0–5,0 mg	5,0–20,0 mg
Vitamin B_6	1,0–6,0 mg	6,0–20,0 mg
Folsäure	150–1000 µg	1,0–3,0 mg
Niacin-Äquivalent	10–60 mg	60–200 mg
Biotin	30–100 µg	100–300 µg
Pantothensäure	2,0–10,0 mg	10–50 mg
Vitamin C	40–200 mg	200–500 mg

* nur Acetiamin, Benfotiamin oder Fursultiamin

- zur Therapie des Vitaminmangels: bis zu 100 mg täglich oral oder parenteral.

Die Tageshöchstdosis soll 500 mg – auf mehrere Einzeldosen verteilt – nicht überschreiten.
Für die **Selbstmedikation** dürfte nur die Prophylaxe eines Vitaminmangels in Frage kommen. Teilweise enthalten Vitamin-B-Kombinations- und Multivitaminpräparate Pantothensäure oder Dexpanthenol in einer Dosis von 5 bis 20 mg pro Einzeldosis.
Neben der oralen Substitution kommt Dexpanthenol/Pantothensäure eine große Bedeutung bei der topischen Anwendung zu (s. 10.2.4.1).

Nebenwirkungen, Gegenanzeigen, Wechselwirkungen

Für Pantothensäure beziehungsweise Dexpanthenol in Dosierungen, wie sie in Vitamin-B-Kombinations- und Multivitaminpräparaten üblich sind, gibt es keine Kontraindikationen. Nebenwirkungen und Wechselwirkungen sind nicht bekannt.

Vitamin-B-Komplex

Für die fixe Kombination aller B-Vitamine – mit Ausnahme von Vitamin B_{12} – und Vitamin C wurde eine **Aufbereitungsmonographie** verabschiedet (veröffentlicht im BAnz. Nr. 179 vom 23. 9. 1993). Nach Angaben der Monographie sind die Kombinationen indiziert zur „Prophylaxe und Therapie von Mangelerscheinungen mit Krankheitswert, die ernährungsmäßig nicht behoben werden können. Mögliche Ursachen eines Mangels können sein:

- Malabsorption, Maldigestion, Malutilisation,
- Mangelernährung,
- chronische Dialyse,
- Risikoschwangerschaften mit vorausgegangenen Aborten oder Geburten mit Neuraltubendefekten,
- konsumierende Krankheiten."

In Tabelle 3.1-16 finden sich die für die Vorbeugung und Therapie empfohlenen Dosierungen der einzelnen Vitamine bei fixer Kombination. Für die **Selbstmedikation** dürfte nur die Prävention von entsprechenden Mangelerscheinungen, beispielsweise im Rahmen einer Reduktionsdiät, bei starkem Alkoholkonsum oder in der Schwangerschaft in Frage kommen. Bei der Auswahl von Vitamin-B-Kombinationspräparaten für **Schwangere** sollte unbedingt darauf geachtet werden, dass diese **Folsäure** enthalten. Tabelle 3.1-17 zeigt die Zusammensetzung einiger folsäurehaltiger Vitamin-B-Kombinationspräparate, die in Anlehnung an die Aufbereitungsmonographie dosiert sind.

Nebenwirkungen, Wechselwirkungen und Gegenanzeigen

Keine im angegebenen Dosierungsbereich.

Anwendung in Schwangerschaft und Stillzeit

Im angegebenen Dosierungsbereich sind keine Risiken bekannt.

Tab. 3.1-17: Vitamindosierung in Kombinationspräparaten mit Vitamin B und C

	Dreisavit N® Filmtablette	Multibionta forte N Weichkapseln
Vitamin B_1	8 mg[1]	15 mg
Vitamin B_2	8 mg	12,5 mg
Vitamin B_6	10 mg	60 mg
Folsäure	0,16 mg	500 µg
Nicotinamid	50 mg	60 mg
Biotin	0,03 mg	150 µg
Dexpanthenol	10 mg[2]	10 mg
Ascorbinsäure	100 mg	200 mg
Sonstige Vitamine	–	Vit. B_{12}

[1] Thiaminchlorid-HCl
[2] Pantothensäure als Calciumpantothenat

$$\text{Ascorbinsäure} \quad \underset{+2H}{\overset{-2H}{\rightleftharpoons}} \quad \text{Dehydroascorbinsäure}$$

3.1.2.2 Vitamin C

Das Molekül der Ascorbinsäure (Vitamin C) enthält zwei Asymmetriezentren und demnach vier optische Isomeren. Vitamin-C-Wirksamkeit hat aber nur die L-Ascorbinsäure. Die **Aufbereitungsmonographie** für Vitamine bezieht sich auf Ascorbinsäure und Natriumascorbat.

Natürliches Vorkommen

Für die alimentäre Versorgung ist der Verzehr von frischem Obst sowie von Kartoffeln und Gemüse entscheidend. Hohe Vitamin-C-Konzentrationen finden sich in schwarzen Johannisbeeren (175 mg/100 g), in Zitrusfrüchten (50 mg/100 g), in Hagebutten und Sanddorn sowie in Rosenkohl, Grünkohl, Blumenkohl, Brokkoli, Meerrettich, Paprika, Spinat, Wirsing, Weißkraut und Mangold. Infolge der leichten Oxidierbarkeit von Ascorbinsäure kommt es beim Garen der Lebensmittel zu beträchtlichen Vitaminverlusten: Grüngemüse verliert bis zu 60%, Kartoffeln bis zu 25% ihres ursprünglichen Vitamin-C-Gehalts. In Deutschland dürften Kartoffeln aber trotzdem den größten Anteil zur Vitamin-C-Versorgung beitragen.

Während Milch und Milchprodukte nur wenig Ascorbinsäure enthalten, ist der Vitamin-C-Gehalt von tierischen Innereien relativ hoch (10 bis 50 mg/100 g).

Stoffwechsel

Nach oraler Applikation wird Ascorbinsäure konzentrationsabhängig überwiegend in den oberen Dünndarmabschnitten mit Hilfe eines aktiven Transportsystems resorbiert. Die Bioverfügbarkeit nimmt mit steigender Einzeldosis ab: In physiologischer Dosierung, das heißt bis etwa 180 mg, wird Ascorbinsäure zu 80 bis 90% resorbiert, nach Einnahme von 1000 mg beträgt die Bioverfügbarkeit 60 bis 75%, nach 3 g etwa 40% und nach 5 g etwa 20%. Der nicht resorbierte Vitamin-C-Anteil wird von den Bakterien der Dickdarmflora vor allem zu CO_2 und organischen Säuren abgebaut.

Bei ausreichender Versorgung beträgt der Gesamtkörperbestand 1,5 bis 2,0 g, wobei Ascorbinsäure vor allem in der Hypophyse, den Nebennieren und den weißen Blutkörperchen angereichert wird. Die Reservekapazität des gesunden Erwachsenen deckt vermutlich den Vitaminbedarf von zwei bis sechs Wochen ab. Bei Einnahme physiologischer Dosen wird Ascorbinsäure in unveränderter Form sowie als Dehydroascorbinsäure und als **Oxalsäure** über die Nieren ausgeschieden. Die Metabolisierungsrate von Ascorbinsäure zu Oxalsäure scheint begrenzt zu sein: Auch nach Einnahme extrem hoher Ascorbinsäuredosen werden normalerweise nicht mehr als 40 bis 50 mg Oxalsäure im Harn nachgewiesen.

Physiologische Bedeutung

Ascorbinsäure kann im Organismus reversibel zu Dehydroascorbinsäure oxidiert werden. Die beiden Substanzen bilden ein wichtiges **Redoxsystem,** das vor allem an folgenden Reaktionen beteiligt ist:

- Hydroxylierung von Prolin; die Aminosäure **Hydroxyprolin** ist Bestandteil von **Kollagen,** das unter anderem auch eine Rolle

Vitamine

Tab. 3.1–18: Empfehlungen zur Zufuhr von Vitamin C. Quelle: Referenzwerte der Deutschen Gesellschaft für Ernährung e.V. (www.dge.de)

Alter	mg/Tag	
	Männlich	Weiblich
Säuglinge[1]		
0 bis unter 4 Monate	20	
4 bis unter 12 Monate	20	
Kinder und Jugendliche		
1 bis unter 4 Jahre	20	
4 bis unter 7 Jahre	30	
7 bis unter 10 Jahre	45	
10 bis unter 13 Jahre	65	
13 bis unter 15 Jahre	85	
15 bis unter 19 Jahre	105	90
Erwachsene[2]		
19 bis unter 65 Jahre	110	95
65 Jahre und älter	110	95
Schwangere		
Ab 4. Monat		105
Stillende		125

[1] Schätzwert
[2] Raucher 155 mg/Tag (Männer), 135 mg/Tag (Frauen)

bei der Wundheilung und der Narbenbildung spielt.
- Hydroxylierung von Dopamin zu **Noradrenalin.**
- Hydroxylierung von Tryptophan zu 5-Hydroxytryptophan, einer Vorstufe des Neurotransmitters **Serotonin.**
- Biosynthese von **Nebennierenrindenhormonen.**
- Hydroxylierung von toxischen, körperfremden Substanzen zu ausscheidungsfähigen Metaboliten.
- Reduktion von Folsäure zu **Tetrahydrofolsäure.**
- Biosynthese von **Carnitin,** das am Transport von Fettsäuren in die Mitochondrien beteiligt ist.
- Aktivierung von **Thrombin** und damit Förderung der Blutgerinnung.
- Reduktion von dreiwertigen Eisenionen („Ferrisalzen") zu besser resorbierbaren zweiwertigen Eisenionen und damit **Verbesserung der Eisenresorption.**

Vitamin C fördert außerdem bestimmte immunologische Reaktionen, vor allem die Chemotaxis, die Komplementaktivierung und die Synthese von Interferonen.

Versorgungssituation

Die Empfehlungen der DGE sind in Tabelle 3.1-18 aufgeführt. Wenn der Vitaminbedarf allein durch die Ernährung gedeckt werden soll, müssen noch die Vitaminverluste berücksichtigt werden, die bei der Verarbeitung der Lebensmittel auftreten und die auch bei schonender Zubereitung etwa 30 % betragen dürften.

Bei **Rauchern, Alkoholikern** und **Hochleistungssportlern** ist der Vitamin-C-Bedarf zusätzlich erhöht. Auch bestimmte Erkrankungen, vor allem **Infektionskrankheiten, schwere Traumen, Malabsorptionssyndrome** und **Tumorkachexie,** können den Vitamin-C-Bedarf erhöhen.

Mangelsymptome

Die klassische Vitamin-C-Mangelkrankheit des Erwachsenen, **Skorbut,** kommt in Mitteleuropa heute kaum noch vor. Auch der schwere Ascorbinsäuremangel des Säuglings, die **Möller-Barlow-Krankheit,** wird heute nur noch selten beobachtet. Subklinische Vitamin-C-Mangelzustände sind dagegen auch in Deutschland noch relativ verbreitet. Die betroffenen Patienten leiden unter unspezifischen Symptomen, wie Müdigkeit, Abgeschlagenheit und Appetitlosigkeit; außerdem erkranken sie relativ häufig an Infektionen.

Medikamentöse Therapie

Nach Angaben der Aufbereitungsmonographie (veröffentlicht im BAnz. Nr. 97 vom 29. 5. 1991) ist Vitamin C indiziert zur „Therapie oder Prävention von klinischen Vitamin-C-Mangelzuständen, die ernährungsmäßig nicht behoben werden können: z.B. Skorbut, Möller-Barlow-Krankheit, Präskorbut. Bei Vorliegen einer Fructoseunverträglichkeit (z.B. durch Malabsorptionssyndrom) kann ebenfalls eine Substitution erforderlich werden.
Eine durch Nachweis gesicherte erniedrigte Ascorbinsäurekonzentration im Blutplasma kann auftreten bei:
- Fehl- und Mangelernährung, parenteraler Ernährung,
- Infektionskrankheiten,
- schweren Traumen,
- Hämodialyse,
- Tumorkachexie."

Zur Dosierung bei oraler Applikation finden sich in der Aufbereitungsmonographie folgende Angaben:
- Prophylaktisch: 50 bis 225 mg täglich,
- therapeutisch: 225 bis 1000 mg täglich.

In Tabelle 3.1-19 sind unterschiedlich hoch dosierte Präparate aufgeführt, die für eine Vitamin-C-Therapie in Frage kommen. Multivitaminpräparate enthalten Vitamin C meist in einer Dosis zwischen 50 und 100 mg.

Nebenwirkungen

Während in der Vergangenheit Vitamin C auch in sehr hohen Dosen als gut verträglich galt, wurden Ende 2004 Daten einer Langzeitstudie publiziert, die – bei älteren Diabetikerinnen – auf einen möglichen Zusammenhang zwischen der Einnahme hoher Ascorbinsäure-Dosen und einer Zunahme der kardiovaskulären Letalität hinzuweisen scheinen. In der 15 Jahre dauernden Studie hatten ältere Diabetikerinnen, die Vitamin C in einer Dosierung von täglich 300 mg und mehr eingenommen hatten, ein erhöhtes Risiko für letal verlaufende kardiovaskuläre Erkrankungen.

Beratungstipp

Bei prädisponierten Personen können Nierensteine als Folge verstärkter renaler Ausscheidung des Metaboliten Oxalsäure auftreten. Die tritt vor allem bei Tagesdosen größer 2–3 g auf.

Gegenanzeigen

Bei Nierensteinen (Oxalat-Urolithiasis) und Eisen-Speichererkrankungen (Thalassämie, Hämochromatose, sideroblastische Anämie) ist die Einnahme von Vitamin C kontraindiziert. Bei eingeschränkter Nierenfunktion darf Vitamin C nicht hochdosiert angewendet werden. In der Schwangerschaft und Stillzeit sollten die vom pharmazeutischen Unternehmer empfohlenen Dosierungen nicht überschritten werden. Vitamin C wird in die Muttermilch sezerniert und passiert die Plazentaschranke.

Wechselwirkungen

Keine bekannt.

Beratungstipp

Aufgrund seines Redoxpotentials stört Ascorbinsäure in höheren Konzentrationen verschiedene klinisch-chemische Untersuchungsmethoden (Glucose, Harnsäure, Kreatinin, anorganisches Phosphat). Nach Einnahme von Ascorbinsäure im Grammbereich kann auch der Nachweis von okkultem Blut im Stuhl gestört sein. Um falsch positive Ergebnisse zu vermeiden, sollte daher in den letzten Tagen vor diesen Untersuchungen auf die Einnahme von hochdosiertem Vitamin C und den Verzehr von Lebensmitteln mit hohem Ascorbinsäuregehalt verzichtet werden.

Tab. 3.1-19: Präparate mit Vitamin C (Auswahl)

Monopräparate mit Vitamin C			
Präparatenamen	Arzneiform	Inhaltsstoff	Indikation
Cebion C 500	Tabletten Lactosefrei	Ascorbinsäure 500 mg	Prophylaxe und Therapie von Mangelzuständen
Forum C retard	Hartkapseln Retardiert Lactosefrei	Ascorbinsäure 500 mg	Prophylaxe und Therapie von Mangelzuständen
Hermes Cevitt Brausetabletten	Brausetabletten Lactosefrei	Ascorbinsäure 1000 mg	Prophylaxe und Therapie von Mangelzuständen
Cevitt® Immun direkt	Micropellets Stickverpackung	Ascorbinsäure 200 mg Natriumascorbat 100 mg Zink 10 mg Histidin 50 mg	Prophylaxe und Therapie von Mangelzuständen
Vitamin C 1000 Wörwag	Filmtabletten	Ascorbinsäure 1000 mg	Prophylaxe und Therapie von Mangelzuständen
VITAMIN C-ratiopharm® retard 500 mg	Hartkapseln Retardiert Lactosefrei	Ascorbinsäure 500 mg	Prophylaxe und Therapie von Mangelzuständen

3.1.2.3 Vitamin A und Beta-Carotin

Nach der IUPAC-Nomenklatur werden als **Vitamin A** alle Substanzen bezeichnet, die die biologischen Wirkungen von **Retinol** aufweisen und keine Carotinoide sind. Neben Retinol selbst zeigen auch die chemisch stabileren Retinylester Vitamin-A-Wirksamkeit.

Beta-Carotin und andere Carotinoide, die im menschlichen Organismus in Vitamin A umgewandelt werden können, werden als **Provitamin A** bezeichnet.

Die Angabe der biologischen Vitamin-A-Wirkung erfolgt entweder in Retinol-Äquivalenten oder in Internationalen Einheiten (I.E.); dabei entsprechen 0,3 µg Retinol 1 I.E. Vitamin A. 1 mg Retinol-Äquivalent hat dieselbe biologische Wirkung wie 6 mg all-trans-Beta-Carotin beziehungsweise wie 12 mg andere, als Provitamin A fungierende Carotinoide.

Die Wirkung und Verträglichkeit von Vitamin A (**Retinol und seine Ester**) wurden im Rahmen einer **Aufbereitungsmonographie** bewertet.

Natürliches Vorkommen

Vitamin A kommt nur in tierischen Lebensmitteln vor. Die höchsten Konzentrationen finden sich in Haifischleber (mehr als 5000 mg/100 g). Schweineleber enthält 40 mg/100 g, Rinderleber 15 mg/100 g. Für die Vitaminversorgung tragen aber auch die deutlich geringeren Vitamin-A-Konzentrationen in Milch und Milchprodukten sowie in Eiern bei. **Provitamin A** (Beta-Carotin und andere Carotinoide) sind in Gemüse, Salat und Früchten enthalten. Besonders reich an Provitamin A sind Möhren, Brokkoli, Chicoree, Endiviensalat und Spinat, aber auch Aprikosen, Hagebutten und Sanddornbeeren enthalten hohe Konzentrationen an Provitamin A.

Pharmakokinetik

Nach oraler Applikation werden Retinol, Retinylester und Beta-Carotin im Darm bei Anwesenheit von Galle vollständig resorbiert. Die Retinylester werden zuvor hydrolysiert, Beta-Carotin wird zum Teil in Vitamin A gespalten, zum Teil aber auch unverändert resorbiert und in der Leber sowie im Fettgewebe gespeichert.

β-Carotin (all-trans)

Vitamin A (all-trans)

Retinol wird durch die Chylomikronen zur Leber transportiert und dort überwiegend als Retinylester gespeichert. Bei Bedarf wird das Vitamin aus der Leber freigesetzt, an Retinol-bindende Proteine (RBP) gebunden und zum Zielorgan transportiert, wo es mit zytosolischen Rezeptorproteinen reagiert.
Die Ausscheidung erfolgt in unveränderter Form sowie als Retinsäure beziehungsweise als Glucuronid sowohl mit den Faezes als auch mit dem Urin.

Physiologische Bedeutung

Vitamin A ist am **Sehvorgang** beteiligt: Als Bestandteil des Sehpurpurs **Rhodopsin** reagiert der Vitamin-A-Aldehyd **11-cis-Retinal** auf Licht mit Isomerisierung zum stabilen all-trans-Retinal. Diese Reaktion ist die Voraussetzung dafür, dass ein Lichtreiz in nervale Erregung umgesetzt wird. Neben dem Sehvorgang hängen auch Hören, Schmecken und Riechen von einer ausreichenden Versorgung mit Vitamin A ab.
Vitamin A ist außerdem an der Wachstumsregulation und Differenzierung von Zellen in der **Haut** und **Schleimhaut** sowie im Knochengewebe beteiligt und beeinflusst die **Spermatogenese** und **Oogenese** sowie die **embryonale Entwicklung**.

Unabhängig von seiner Wirkung als Provitamin A wirkt **Beta-Carotin** als **Radikalfänger**.

Versorgungssituation

Tabelle 3.1-20 gibt die Empfehlungen der Deutschen Gesellschaft für Ernährung wieder. Bei der Verwendung von Nährwerttabellen zur Bedarfsermittlung müssen die angegebenen Mengen um etwa 30 % erhöht werden, um die bei der Speisenzubereitung zu erwartenden Vitaminverluste auszugleichen.
Nach Angaben der DGE ist die Vitamin-A-Versorgung bei der in Deutschland üblichen Ernährungsweise gesichert. Etwa 20 bis 25 % der Vitaminzufuhr – berechnet als Retinol-Äquivalent – stammen aus der Zufuhr von Provitamin A. Auch längere Zeiten mit ungenügender Vitamin-A-Zufuhr können normalerweise problemlos überbrückt werden, wenn die Vitamin-A-Speicher in der Leber zuvor ausreichend gefüllt waren.
Vitamin-A-Mangelzustände können aber auftreten bei Patienten mit

- Malabsorption mit eingeschränkter Fettresorption,
- Pankreaserkrankungen,
- Leberkrankheiten sowie bei Alkoholismus,
- Infektionskrankheiten, vor allem Masern.

Vitamine

Tab. 3.1-20: Empfehlungen zur Zufuhr von Vitamin A bzw. β-Carotin.
Quelle: Deutsche Gesellschaft für Ernährung 2017 (www.dge.de)

Alter	Retinol	
	mg-Äquivalent[1]/Tag	
	m	w
Säuglinge		
0 bis unter 4 Monate	0,5	
4 bis unter 12 Monate	0,6	
Kinder		
1 bis unter 4 Jahre	0,6	
4 bis unter 7 Jahre	0,7	
7 bis unter 10 Jahre	0,8	
10 bis unter 13 Jahre	0,9	
13 bis unter 15 Jahre	1,1	1,0
Jugendliche und Erwachsene[2]		
15 bis unter 19 Jahre	1,1	0,9
19 bis unter 25 Jahre	1,0	0,8
25 bis unter 51 Jahre	1,0	0,8
51 bis unter 65 Jahre	1,0	0,8
65 Jahre und älter	1,0	0,8
Schwangere		
ab 4. Monat		1,1
Stillende[3]		1,5

[1] 1 mg Retinol-Äquivalent = 6 mg all-trans-β-Carotin = 12 mg anderer Provitamin A-Carotinoide = 1 mg Retinol = 1,15 mg all-trans-Retinylacetat = 1,83 mg all-trans-Retinylpalmitat; 1 IE = 0,3 µg Retinol
[2] Hierbei handelt es sich um einen Schätzwert
[3] Ca. 70 µg Retinol-Äquivalente Zulage pro 100 g sezernierte Milch

Gefährdet sind außerdem Menschen, die fasten oder sich einseitig, beispielsweise streng vegetarisch, ernähren sowie stillende Frauen, die einen deutlich erhöhten Vitamin-A-Bedarf haben.

Mangelsymptome

Ein Vitamin-A-Mangel zeigt sich zuerst in einer **Beeinträchtigung des Dämmerungssehens,** das heißt einer gestörten Hell-Dunkel-Adaption, die mit einer erhöhten Blendempfindlichkeit einhergeht. Bei chronischem Vitamin-A-Defizit kommt es zur **Xerophthalmie,** die unbehandelt zur Erblindung führen kann.

An der Haut manifestiert sich ein Vitamin-A-Mangel als **Hyperkeratose** mit Schuppen- und Faltenbildung. Häufig sind auch die Schleimhäute betroffen und der Geruchssinn ist beeinträchtigt. Außerdem sinkt die Widerstandskraft gegenüber Infektionen.

Medikamentöse Therapie

Nach Angaben der Aufbereitungsmonographie (veröffentlicht im BAnz. Nr. 86 vom 6. 5. 1994) ist die systemische Behandlung mit Vitamin A indiziert zur:
„Therapie und Prophylaxe von klinischen Vitamin-A-Mangelzuständen verschiedener Ursachen, die ernährungsmäßig nicht behoben werden können.
Ein Vitamin-A-Mangel kann auftreten bei: Maldigestion und Malabsorption im Rahmen gastrointestinaler Erkrankungen, wie Morbus Crohn, Sprue, ileojejunaler Bypässe, parenteraler Ernährung über längere Zeit, Pankreaserkrankungen und Alkoholismus."

Tab. 3.1-21: Präparate mit Vitamin A (Auswahl)

Präparatenamen	Arzneiform	Inhaltsstoff	Indikation
Monopräparate			
Augenschutz-Kapseln NA n. Ap.	Weichkapseln	Retinolpalmitat 2 500 I.E.	Zur Vorbeugung bei Nachtblindheit (traditionell angewendet)
Kombinationspräparate			
Multibionta®	S. Tab. 3.1-15		
Vita-Gerin®	Weichkapseln	Deanolorotat 22 mg, Magnesiumorotat 2 x H_2O 100 mg, Retinolpalmitat 2 500 I.E., Thiaminnitrat 10 mg, Riboflavin 3 mg, Pyridoxin-HCl 5 mg, Nicotinamid 10 mg, Ascorbinsäure 70 mg, α-Tocopherolacetat 15 mg, Calciumhydrogenphosphat 85 mg, Eisen(II)-fumarat 30 mg, Cholinhydrogentartrat 50 mg	Prophylaxe und Therapie von Mangelzuständen, traditionell angewendet
n.Ap.: nicht Apothekenpflichtig			

Die Prophylaxe und Therapie von Vitamin-A-Mangelzuständen bei Patienten mit den oben aufgeführten Erkrankungen bleibt dem Arzt vorbehalten.

Im Rahmen der Selbstmedikation sollte Vitamin A nur in einer Dosierung verabreicht werden, die sich am physiologischen Bedarf orientiert. In Tabelle 3.1-21 sind Präparate aufgeführt, die von der Verschreibungspflicht ausgenommen sind.

Außer zur Substitution wird Vitamin A in Augentropfen bei brennenden Augen, zur Behandlung des trockenen Auges, bei durch Vitamin-A-Mangel bedingten Störungen der Hornhaut und bei Ekzemen eingesetzt. Soweit diese der Selbstmedikation zugänglich sind, werden sie in den entsprechenden Kapiteln getrennt behandelt.

Nebenwirkungen

In physiologischer Dosierung verursacht Vitamin A keine unerwünschten Wirkungen. Seit den 70er Jahren gibt es aber Hinweise, dass die Einnahme hoher Vitamin-A-Dosen in der Schwangerschaft Missbildungen des Kindes verursachen kann.

Gegenanzeigen

Wegen der möglichen teratogenen Wirkungen gelten Tagesdosen von mehr als 10 000 I.E. in der Schwangerschaft als kontraindiziert. In diesem Zusammenhang sollte auch der Vitamin-A-Gehalt der Nahrung berücksichtigt werden und in der Schwangerschaft aus Sicherheitsgründen nicht allzu häufig größere Mengen an Leber verzehrt werden. Vitamin A ist plazentagängig und geht in die Muttermilch über.

Wechselwirkungen

Bei gleichzeitiger Einnahme von **oralen Kontrazeptiva** ist der Vitamin-A-Spiegel erhöht. **Colestyramin, Paraffinöl** und **Neomycin** hemmen die Resorption von Vitamin A. Bei gleichzeitiger Einnahme von **Tetracyclinen** steigt das Risiko einer Hirndrucksteigerung. Vitamin-A-Präparate sollten nicht zusammen mit Retinsäurederivaten eingenommen werden, da in diesem Fall das Risiko einer Vitamin-A-Intoxikation steigt.

Beratungstipp

Hohe Dosen von Vitamin A sind teratogen! Deshalb sind in der Schwangerschaft Dosen > 10 000 I.E. kontraindiziert. Im gebärfähigen Alter sollten generell keine Dosen > 25 000 I.E. eingenommen werden.

3.1.2.4 Vitamin D

Unter dem Sammelbegriff Vitamin D (Calciferol) werden verschiedene lipophile, chemisch verwandte Substanzen mit antirachitischer Wirkung zusammengefasst. Dazu gehören vor allem die beim Menschen qualitativ und quantitativ gleichartig wirkenden Substanzen

- **Ergocalciferol** = **Vitamin D_2** und
- **C(h)olecalciferol** = **Vitamin D_3**. Einige Metaboliten von Colecalciferol, beispielsweise Calcidiol (25-Hydroxycolecalciferol, Calcifediol) und **Calcitriol** (1,25-Dihydroxycolecalciferol), werden auch als **Vitamin-D-Hormone** bezeichnet.

Die Wirkungen und Verträglichkeit von **Colecalciferol/Ergocalciferol** wurden im Rahmen der Aufbereitung von wissenschaftlichem Erkenntnismaterial untersucht und die Ergebnisse als **Aufbereitungsmonographie** veröffentlicht.

Biosynthese und Metabolismus von Colecalciferol

Grundlage für die Biosynthese von Colecalciferol im menschlichen Organismus ist Cholesterol, das enzymatisch in 7-Dehydrocholesterol (Provitamin D_3) überführt wird (s. Abb. 3.1-1). Bei der Bestrahlung der Haut mit UV-Licht (250 bis 310 nm) entsteht aus **Provitamin D_3** unter Ringöffnung zunächst **Prävitamin D_3**, das zu **Colecalciferol** isomerisiert.

Das endogen gebildete Vitamin D_3 wird ebenso wie das nach exogener Zufuhr im Dünndarm resorbierte Vitamin D_3 in den Mitochondrien der **Leber** durch eine Cytochrom-P450-abhängige Hydroxylase zu 25-Hydroxycolecalciferol (**Calcifediol**, Calcidiol) hydroxyliert, an Vitamin-D-bindende Proteine (DBP) gebunden und zur **Niere** transportiert. Hier wird die Substanz durch eine weitere Cytochrom-P450-abhängige Hydroxylase am C_{12} hydroxyliert und in **Calcitriol**, den Metaboliten mit der stärksten Vitamin-D-Wirksamkeit überführt. Wie Steroidhormone oder Schilddrüsenhormone bindet auch Calcitriol an nukleäre Rezeptoren. Vitamin-D-Rezeptoren wurden bisher vor allem im Dünndarm, den Nieren und im Knochen, aber auch in den Nebenschilddrüsen und in Zellen des hämatopoetischen Systems nachgewiesen.

Die Aktivität der an der Bildung von Calcitriol beteiligten Hydroxylase wird durch die Konzentration an Parathormon gesteuert, das in Abhängigkeit vom Calciumspiegel im Plasma sezerniert wird: Niedrige Calciumspiegel bewirken eine erhöhte Sekretion von Parathormon und damit indirekt eine gesteigerte Bildung von Calcitriol, das wiederum die enterale Calciumresorption und die renale Rückresorption stimuliert (s.a. Kap. Calcium).

Überschüssiges Vitamin D kann im Fettgewebe gespeichert und bei unzureichender endogener Bildung und/oder nicht ausreichender alimentärer oder medikamentöser Zufuhr mobilisiert werden. Die Eliminationshalbwertszeit von Calcitriol beträgt drei bis fünf Tage.

Metabolismus von Ergocalciferol

Die pharmakokinetischen Eigenschaften von Ergocalciferol entsprechen denen von Colecalciferol. Wie Vitamin D_3 wird auch Vitamin D_2 in der Leber und Niere zu Calcitriol hydroxyliert.

Versorgungssituation

Die Empfehlungen der Deutschen Gesellschaft für Ernährung zur täglichen Zufuhr von Vitamin D zeigt Tabelle 3.1-22. Beim gesunden Erwachsenen spielt die alimentäre oder medikamentöse Zufuhr im Vergleich

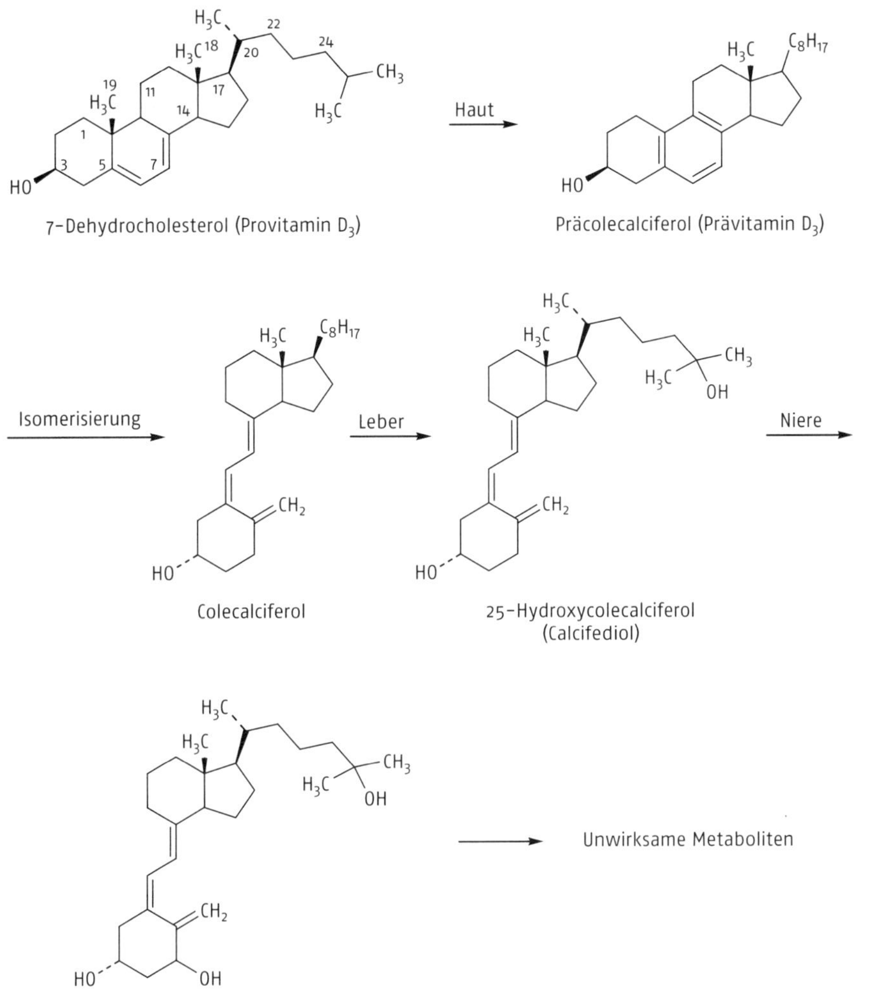

Abb. 3.1-1: Biosynthese und Metabolisierung von Colecalciferol

zur endogenen Vitaminsynthese nur eine geringe Rolle, sofern eine ausreichende Sonnenlichtexposition gewährleistet ist: In 1 cm² Haut können pro Stunde etwa 10 I.E. Colecalciferol gebildet werden. Zwar besteht nach Meinung der Expertenkommission der Bundesoberbehörden (2016) und des Bundesinstituts für Risikobewertung bei der Mehrheit der Bevölkerung kein Vitamin D Mangel (25-Hydroxycolecalciferolkonzentration > 30 nmol/l), die in Bezug auf die Knochengesundheit wünschenswerte Versorgung mit mehr als 50 nmol/l wird aber häufig nicht erreicht, ca. 15 % der Bevölkerung zeigen sogar durchschnittliche Spiegel < 25 nmol/l. Da die tägliche Aufnahme über die Nahrung nur bei ca. 1–4 µg liegt, kann eine ausreichende Versorgung nur durch Sonnenbestrahlung oder zusätzliche, exogene Zufuhr erfolgen.

Vitamine

Tab. 3.1-22: Empfehlungen zur Zufuhr von Vitamin D bei fehlender endogener Synthese. Quelle: Referenzwerte der Deutschen Gesellschaft für Ernährung e.V. (www.dge.de)

Alter	Vitamin D bei fehlender endogener Synthese durch Sonnenstrahlung in µg[1]/Tag	
	Männlich	Weiblich
Säuglinge 0 bis unter 12 Monate	10[2]	
Kinder 1 bis unter 15 Jahre	20[3]	
Jugendliche und Erwachsene[2] 19 bis unter 65 Jahre 65 Jahre und älter	20[3] 20[3]	
Schwangere		20[3]
Stillende		20[3]

[1] 1 µg = 40 Internationale Einheiten (IE)
[2] Schätzwert, wird durch Gabe einer Vitamin-D-Tablette zur Rachitisprophylaxe ab der 1. Lebenswoche bis zum Ende des 1. Lebensjahres bei gestillten und nicht gestillten Säuglingen erreicht.
[3] Da die Vitamin D-Zufuhr durch die Ernährung allein nicht ausreicht, sollten die angegebenen Mengen zugeführt werden. Diese können aber auch durch häufige Sonnenbestrahlung erreicht werden.

Bei **Säuglingen** und **Kleinkindern** reicht in unseren Breiten die endogene Vitamin-D-Synthese nicht aus, um den Vitaminbedarf zu decken. Aufgrund der geringen Vitamin-D-Gehalte von Muttermilch und Kuhmilch sollte in diesem Alter daher immer regelmäßig Vitamin D, gegebenenfalls in Kombination mit Fluorid, medikamentös verabreicht werden. Durch Vitamin-D-Mangelzustände sind außerdem Patienten gefährdet, bei denen die Fettresorption eingeschränkt ist oder bei denen die Hydroxylierung in der Leber und/oder Niere gestört ist.

Mangelerkrankungen

Bei unzureichender Versorgung mit Vitamin D kommt es primär zu Störungen der Calciumhomöostase und nachfolgend zu Störungen im Phosphatstoffwechsel. Bei Säuglingen und Kleinkindern verursacht ausgeprägter Vitamin-D-Mangel **Rachitis**. Die klassische Vitamin-D-Mangelkrankheit ist durch Spasmophilie und typische Skelettdeformationen (Glockenbrust, X- und O-Beine) gekennzeichnet.

Vitamin D-Mangel nach dem Epiphysenschluss kann eine **Osteomalazie** verursachen. Die Patienten leiden ebenfalls unter Knochendeformationen, wie Glockenbrust, Keil- und Fischwirbeln und Kyphose (rückwärts gerichtete Krümmung der Wirbelsäule); außerdem ermüden sie rasch und leiden unter Muskelschmerzen.

Natürliches Vorkommen

Ergocalciferol kommt in geringer Konzentration in Fischleberölen und in einigen Pilzen vor. Colecalciferol ist außerdem im Eidotter, Schweinefleisch und Kalbsleber enthalten. In Milch und Milchprodukten finden sich meist nur Spuren von Vitamin D, Margarine wird häufig künstlich vitaminisiert. Pflanzliche Lebensmittel, mit Ausnahme von Pilzen, enthalten normalerweise kein Vitamin D.

Medikamentöse Therapie

Für die medikamentöse Substitution wird heute überwiegend Colecalciferol eingesetzt. Eine Internationale Einheit (I.E.) entspricht 0,025 µg Vitamin D_3; 1 µg Vitamin D_3 hat somit die Aktivität von 40 I.E. Colecalciferol.

Tab. 3.1-23: Präparate mit Vitamin D (Auswahl)

Monopräparate mit Vitamin D			
Präparatenamen	Arzneiform	Inhaltsstoff	Indikation
Dekristol® 500 IE/1000 IE[1]	Tabletten	Colecalciferol 500 IE/1000 IE	Rachitisprophylaxe, Vorbeugung einer Mangelerkrankung, Unterstützung der Osteoporosebehandlung
Dekristol® 20 000 IE Rp[2]	Weichkapseln Lactosefrei	Colecalciferol 20 000 IE	Zur einmaligen Anwendung bei der Anfangsbehandlung von Mangelzuständen
Vigantoletten® 500 IE/1000 IE[1]	Tabletten Lactosefrei	Colecalciferol 25 µg	Rachitisprophylaxe, Vorbeugung einer Mangelerkrankung, Unterstützung der Osteoporosebehandlung
Vigantol Öl 20 000 IE Rp[2]	Tropfen zur Einnahme (ölige Lösung)	Colecalciferol 0,5 mg/ml	Rachitisprophylaxe, Vorbeugung einer Mangelerkrankung, Unterstützung der Osteoporosebehandlung
Vitamin D_3 Hevert 1000 IE[1]	Tabletten Lactosefrei	Colecalciferol 1000 IE	Prophylaxe von Mangelzuständen
Vitamin D_3 Hevert 2000 IE/4000 IE[3]	Tabletten Lactosefrei	Colecalciferol 2000 IE/4000 IE	NEM[3]
Vitabay® Vitamin D_3 Depot 20 000 IE[3]	Retardtabletten (20-Tage-Tabletten) Vegan	Colecalciferol 20 000 IE (500 µg)	NEM[3]
Kombinationspräparate mit Calcium			
Biolectra® Calcimed D_3[1]	Brausetabletten	Colecalciferol 10 µg (400 IE) Calciumcarbonat 1500 mg	Bei nachgewiesenem Mangel und zur unterstützenden Osteoporosebehandlung
CalciCare® D_3	Kautabletten	Colecalciferol 400 IE Calciumcarbonat 1500 mg	Zur Vorbeugung von Mangelerscheinungen und zur Behandlung der Osteoporose
CalciCare® D_3 forte[1]	Brausetabletten	Colecalciferol 880 IE Calciumcarbonat 2500 mg	Zum Ausgleich eines Calcium- und Vitamin-D_3-Mangels und zur Behandlungsunterstützung bei Osteoporose
Calcium D_3-ratiopharm®[1]	Brausetabletten Lactosefrei	Colecalciferol 10 µg (400 IE) Calciumcarbonat 600 mg	Bei nachgewiesenem Calcium- und Vitamin-D_3-Mangel sowie zur unterstützenden Behandlung von Osteoporose
Calcium D_3-ratiopharm® forte[1]	Brausetabletten	Colecalciferol 20 µg (800 IE) Calciumcarbonat 1200 mg	Bei nachgewiesenem Calcium- und Vitamin-D_3-Mangel sowie zur unterstützenden Behandlung von Osteoporose

Vitamine

Präparatenamen	Arzneiform	Inhaltsstoff	Indikation
Kombinationspräparate mit Fluor			
Fluor-Vigantoletten® 500 IE, 1000 IE[1]	Tabletten, Lactosefrei, zum Auflösen	Colecalciferol 500 IE/1000 IE Natriumfluorid 0,55 mg entspr. 0,25 mg Fluorid	Kombinierte Rachitis- und Kariesprophylaxe bei Säuglingen, Kindern in den ersten beiden Lebensjahren und Kindern mit Malabsorptionssyndrom, wenn die Fluoridkonzentration im Trinkwasser unter 0,3 mg/l liegt
D-Fluoretten®[1]	Tabletten zur Herstellung einer Lösung zum Einnehmen	Colecalciferol 500 IE Natriumfluorid 0,55 mg entspr. 0,25 mg Fluorid	Kombinierte Rachitis- und Kariesprophylaxe bei Säuglingen und Kindern in den ersten beiden Lebensjahren
[1] Arzneimittel, apothekenpflichtig [2] Verschreibungspflichtig [3] Nahrungsergänzungsmittel			

In Tabelle 3.1-22 sind Vitamin-D-Präparate aufgeführt, deren deklarierte Tagesdosis höchstens 1000 I.E. beträgt und die damit von der Verschreibungspflicht ausgenommen sind.

Nach der Aufbereitungsmonographie für Colecalciferol/Ergocalciferol (veröffentlicht im BAnz. vom 10. 8. 1988) ist Vitamin D in folgenden Fällen indiziert:

- Vitamin-D-Prophylaxe beim Säugling,
- Prophylaxe bei erkennbarem Risiko einer Vitamin-D-Mangelerkrankung,
- Prophylaxe bei Malabsorption, zum Beispiel durch chronische Darmerkrankungen, biliäre Leberzirrhose, ausgedehnte Magen-Darm-Resektion,
- Rachitis und Osteomalazie durch Vitamin-D-Mangel,
- unterstützende Behandlung bei Osteoporose,
- Hypoparathyreoidismus und Pseudohypoparathyreoidismus.

Für die **Selbstmedikation** dürfte nur die prophylaktische Verabreichung bei erkennbarem Risiko für eine Vitamin-D-Unterversorgung in Frage kommen. Nach Angaben der Aufbereitungsmonographie beträgt die Dosierung bei dieser Indikation 500 bis 1000 I.E. Vitamin D täglich. Multivitaminpräparate und einige Calciumpräparate enthalten Vitamin D in ganz unterschiedlichen Konzentrationen (25 bis 1000 I.E. pro Einzeldosis). Multivitaminpräparate und Mineralstoffpräparate, die nicht als Arzneimittel zugelassen sind, sondern als Nahrungsergänzungsmittel positioniert sind, dürfen kein Vitamin D enthalten.

Die **Rachitisprophylaxe** beim Säugling wird normalerweise vom Hausarzt oder Kinderarzt, gegebenenfalls in Kombination mit einer Fluoridbehandlung eingeleitet. Zur **Therapie** der **Rachitis, Osteomalazie, Osteoporose** und bei **Hypoparathyreoidismus** sind längerfristig meist höhere Vitamin-D-Dosen erforderlich (> 1000 I.E. täglich), die in den meisten Fällen regelmäßige Messungen des Calciumspiegels erfordern und vom Arzt durchgeführt und überwacht werden müssen.

Vitamin D-haltige Präparate sind derzeit als Nahrungsergänzungsmittel (NEM), Arzneimittel oder sogar als verschreibungspflichtiges Arzneimittel auf dem Markt. Dabei spielt einerseits der Indikationsanspruch, andererseits die Dosierung für die Einstufung eine zentrale Rolle. Die gemeinsame Expertenkommission der Bundesoberbehörden hat hierzu 2016 die folgenden Regeln empfohlen: Präparate mit einer maximalen Tagesdosis von 20 µg, die der Empfehlung der DGE zur täglichen Aufnahme entsprechen, können als Nahrungsergänzungsmittel betrachtet werden, sofern sie den weiteren rechtlichen Anforderungen genügen. Präparate mit einer höheren Dosis müssten also als Arzneimittel zugelassen werden. Eine Ausnahme gilt aber hier für die Verwendung in bilanzierten Diäten. Ist für das Präparat eine medizinische Indikation, wie unterstützende Behandlung der Osteoporose, Rachitisprophylaxe oder Behandlung eines nachgewiesenen Vitamin-D-Mangels, angegeben, so handelt es sich um ein Arzneimittel. Bei einem medizinisch indizierten Bedarf können auch nicht verschreibungspflichtige Vitamin D-Präparate unter Beachtung der Arzneimittelrichtlinie auf Kassenrezept verordnet werden.

Nebenwirkungen

Die unerwünschten Wirkungen von Vitamin D sind eine Folge der Hypercalcämie bei Überdosierung (siehe Intoxikationen). In Dosen unter 1 000 I.E. täglich verursacht Vitamin D nur in Ausnahmefällen, das heißt bei Vitamin-D-Überempfindlichkeit, Nebenwirkungen.

Gegenanzeigen

Vitamin-D-Präparate sind bei Patienten mit Hypercalcämie kontraindiziert. Patienten mit Nierensteinen in der Anamnese sollten ihren Arzt fragen, ob bei ihnen die Einnahme von Vitamin D indiziert ist.

Wechselwirkungen

Bei gleichzeitiger Einnahme von **Thiaziden** ist das Hypercalcämierisiko erhöht. Vitamin D sollte nur in Ausnahmefällen mit **Metaboliten** oder **Analogen von Vitamin D** kombiniert werden; der Calciumspiegel muss in diesen Fällen regelmäßig kontrolliert werden.

Intoxikationen

Bei Überdosierung von Vitamin D kann sich in Abhängigkeit von der Dosis und der Behandlungsdauer eine schwere und, da Vitamin D im Fettgewebe gespeichert wird, lang andauernde Hypercalcämie entwickeln. Die Vitamin-D-Intoxikation geht einher mit akuten Herzrhythmusstörungen, Erbrechen, Übelkeit, Bewusstseinsstörungen, Bildung von Nierensteinen und Nephrocalcinosen, die in Einzelfällen bereits tödlich verlaufen sind.

Beratungstipp 1

Die DGE empfiehlt für Säuglinge eine tägliche Gabe von 10–12,5 µg (400–500 I.E.) Vitamin D ab dem Ende der 1. Lebenswoche bis zum Ende des 1. Lebensjahres.

Beratungstipp 2

Um eine ausreichende Vitamin D-Produktion (2000 I.E.) über die Sonnenbestrahlung (UV-B-Anteil) zu erreichen, müssten je nach Hauttyp die folgenden Bestrahlungsbedingungen eines täglichen Sonnenbades erfüllt sein:
Kurze Bekleidung (Arme und Beine frei), keine Sonnenschutzmittel, liegend, in der Zeit zwischen 11 und 15 Uhr, im geographischen Bereich Deutschland.
Achtung! Unter Umständen Sonnenbrandgefahr!

Hauttyp	April/Mai	Juni-August	September
Blasser Typ Rothaariger Typ	10–20 min	5–10 min	10–20 min
Blond, blaue oder grüne Augen, Sommersprossen	15–25 min	10–15 min	15–25 min
Mischtyp, Europäer und Mittelmeerraum, dunkelblond bis dunkelhaarig	20–30 min	15–20 min	20–30 min

Vitamine

Hauttyp	April/Mai	Juni-August	September
Südeuropäischer/ Asiatischer Typ, braune Augen, braun bis schwarzhaarig	30–40 min	20–30 min	30–40 min
Nordafrikanischer Typ Dunkle Haut, schwarze Haare	40–60 min	30–40 min	40–60 min

Weitere Einschränkungen bei der Vitamin D-Produktion:
– In den Monaten Oktober bis März reicht die Intensität der Sonnenstrahlung nicht zur Vitamin D Bildung aus!
– Sonnenschutzmittel: ab Lichtschutzfaktor 8 findet keine Vitamin D-Produktion mehr statt.
– Alter: Ab ca. 70 Jahren hat sich die Kapazität der Haut zur Vitamin D-Produktion um etwa 75 % reduziert.

3.1.2.5 Vitamin E, Tocopherole und Tocopherolester

In der Natur kommen insgesamt acht Substanzen mit Vitamin-E-Wirkung vor, die nach dem Grundgerüst sowie der Anzahl und Stellung der Methylgruppen unterschieden werden: Die **Tocotrinole** leiten sich vom Tocotrienol ab; für die Pharmazie und Medizin haben diese Substanzen allerdings keine Bedeutung.

R^1	R^1	R^3	
CH_3	CH_3	CH_3	α-Tocopherol
CH_3	H	CH_3	β-Tocopherol
H	CH_3	CH_3	γ-Tocopherol
H	H	CH_3	δ-Tocopherol

R^1	R^1	R^3	
CH_3	CH_3	CH_3	α-Tocotrienol
CH_3	H	CH_3	β-Tocotrienol
H	CH_3	CH_3	γ-Tocotrienol
H	H	CH_3	δ-Tocotrienol

Als **Tocopherole** werden alle Substanzen bezeichnet, die sich vom Tocol ableiten; die stärkste Vitamin-E-Wirkung hat alpha-Tocopherol, die schwächste delta-Tocopherol. Das Ausmaß der biologischen Aktivität der einzelnen Tocopherole kann folgendermaßen quantifiziert werden: $\alpha : \beta : \gamma : \delta = 100 : 50 : 25 : 1$.

Da alle Tocopherole drei Asymmetriezentren aufweisen, gibt es von jedem Tocopherol acht optische Isomere. Das natürlich vorkommende alpha-Tocopherol (ältere Bezeichnung: D-α-Tocopherol) liegt in der RRR-Konfiguration vor. Das beispielsweise aus razemischem Phytol synthetisierte alpha-Tocopherol (ältere Bezeichnung: D,L-α-Tocopherol) ist ein Gemisch aus allen acht Stereoisomeren, es wird daher meist all-rac-α-Tocopherol genannt.

Im Rahmen einer **Aufbereitungsmonographie** wurden die Wirkung und Verträglichkeit von **Vitamin E** (Tocopherole und deren Ester) bewertet.

Natürliches Vorkommen

Die höchsten Vitamin-E-Konzentrationen finden sich in **Pflanzenölen,** vor allem in Weizenkeimöl (215 mg/100 g) sowie in Sonnenblumenöl, Palmöl und Sojaöl. Diätmargarine (65 mg/100 g) und Pflanzenmargarine (16 mg/100 g) sind ebenfalls wichtige Tocopherollieferanten. Tierische Fette und Milch enthalten wesentlich weniger Vitamin E, wobei der Gehalt in Abhängigkeit von der Jahreszeit der Gewinnung beziehungsweise dem zur Verfügung stehenden Tierfutter beträchtlich schwanken kann. Für die alimentäre Vitamin-E-Versorgung sind neben Pflanzenölen vor allem Gemüse, wie Paprika, Grünkohl, Feldsalat, Rotkohl, Rosenkohl, Spinat, Wirsing und Weißkraut, von Bedeutung.

Pharmakokinetik

Die mit der Nahrung oder medikamentös zugeführten Tocopherolester werden zunächst im Darm hydrolysiert und dann wie die in freier Form zugeführten Tocopherole im Dünndarm durch passive Diffusion resorbiert. Dabei ist die Resorptionsrate umgekehrt proportional zur verabreichten Vitamin-E-Menge: Nach sehr hohen Dosen wird deutlich weniger Tocopherol resorbiert als nach Vitamin E in physiologischer Dosierung, für das Resorptionsraten zwischen 25 und 60% angegeben werden. Neben der Vi-

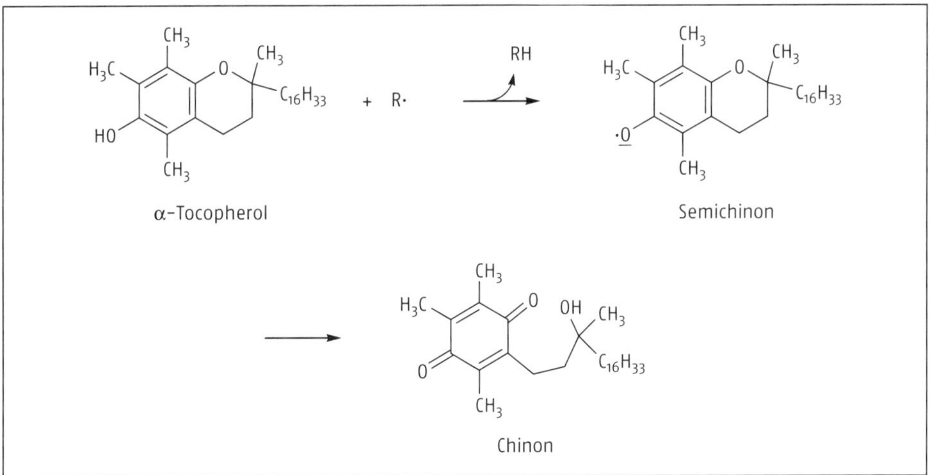

Abb. 3.1–2: α-Tocopherol als Radikalfänger

Vitamine

tamin-E-Dosis beeinflussen auch die Anwesenheit von Gallensäuren und Pankreassaft sowie die Art der gleichzeitig aufgenommenen Fette die Vitaminresorption: Mittelkettige, gesättigte Fettsäuren fördern die Resorption, ungesättigte Fettsäuren vermindern sie dagegen. Für den Transport im Organismus werden Tocopherole vor allem an LDL gebunden. Hohe Vitaminkonzentrationen finden sich in der Leber und im Fettgewebe; der Gesamtkörperbestand beträgt 2,0 bis 4,0 g.

Vitamin E wird in der Leber metabolisiert und überwiegend mit den Faezes ausgeschieden, ein kleiner Teil wird als Glucuronid der Tocopheronsäure renal eliminiert.

Physiologische Bedeutung

Der Name „Tocopherol", der sich von den griechischen Wörtern „tokos" (Geburt, Nachkommenschaft) und „phero" (ich trage) ableitet, deutet auf die Vitaminwirkung hin, die zuerst erkannt wurde: Bei Ratten konnten durch Mangelernährung induzierte Fortpflanzungsstörungen durch Behandlung mit Vitamin E günstig beeinflusst werden.

Heute stehen dagegen die **antioxidativen Wirkungen** von Vitamin E im Vordergrund. Tocopherole können in biologischen Membranen radikalische Kettenreaktionen unterbrechen, wirken also als **Radikalfänger** (s. Abb. 3.1-2), und beeinflussen die Fließeigen

Tab. 3.1-24: Schätzwerte für eine angemessene Zufuhr von Vitamin E. Quelle: Deutsche Gesellschaft für Ernährung 2017 (www.dge.de)

Alter	Tocopherol	
	mg-Äquivalent[1, 2]/Tag	
	m	w
Säuglinge		
0 bis unter 4 Monate	3	3
4 bis unter 12 Monate	4	4
Kinder		
1 bis unter 4 Jahre	6	5
4 bis unter 7 Jahre	8	8
7 bis unter 10 Jahre	10	9
10 bis unter 13 Jahre	13	11
13 bis unter 15 Jahre	14	12
Jugendliche und Erwachsene		
15 bis unter 19 Jahre	15	12
19 bis unter 25 Jahre	15	12
25 bis unter 51 Jahre	14	12
51 bis unter 65 Jahre	13	12
65 Jahre und älter	12	11
Schwangere		13
Stillende[3]		17

[1] 1 mg RRR-α-Tocopherol = 1 mg RRR-α-Tocopherol-Äquivalent = 1,49 I.E.; 1 I.E. = 0,67 mg RRR-α-Tocopherol = 1 mg all-rac-α-Tocopherylacetat
[2] 1 mg RRR-α-Tocopherol (D-α-Tocopherol) – Äquivalent = 1,1 mg RRR-α-Tocopherylacetat (D-α-Tocopherylacetat) = 2 mg RRR-β-Tocopherol (D-β-Tocopherol) = 4 mg RRR-γ-Tocopherol (D-γ-Tocopherol) = 100 mg RRR-δ-Tocopherol (D-δ-Tocopherol) = 3,3 mg RRR-α-Tocotrienol (D-α-Tocotrienol) = 1,49 mg all-rac-α-Tocopherylacetat (D, L-α-Tocopherylacetat)
[3] Ca. 260 mg RRR-α-Tocopherol-Äquivalente-Zulage pro 100 g sezernierte Milch

schaften (Fluidität) biologischer Membranen sowie die Aktivität verschiedener Enzyme.

Versorgungssituation

Die Empfehlungen der Deutschen Gesellschaft für Ernährung zeigt Tabelle 3.1-24. Diese Mengen berücksichtigen aber nicht einen möglicherweise erhöhten Bedarf an Vitamin E durch oxidativen Stress beziehungsweise durch Erkrankungen, bei denen freie Radikale eine Rolle spielen.

Die DGE geht davon aus, dass mit der in Mitteleuropa üblichen gemischten Kost bei Gesunden normalerweise keine Vitamin-E-Mangelzustände auftreten. Werden überdurchschnittlich große Mengen an ungesättigten Fettsäuren mit der Nahrung oder medikamentös aufgenommen, sollte die Vitamin-E-Zufuhr entsprechend erhöht werden: Pro Gramm Diensäure-Äquivalent wird ein Mehrbedarf von 0,4 bis 0,6 mg alpha-Tocopherol angenommen. (Bei Umrechnung der verschiedenen ungesättigten Fettsäuren in Diensäure-Äquivalente ergibt sich ein Vitamin-E-Mehrbedarf von 0,024 mg, 0,26 mg beziehungsweise 0,59 mg alpha-Tocopherol pro Gramm Butter, Maiskeimöl oder Fischöl.)

Bei Patienten mit gestörter Fettresorption infolge einer chronischen Pankreatitis, Mukoviszidose oder Cholestase, kann auch die Resorption von Vitamin E beeinträchtigt sein und folglich ein entsprechender Mangelzustand auftreten.

Mangelsymptome

Bei manifestem Vitamin-E-Mangel werden neuromuskuläre Ausfallerscheinungen beobachtet. Bei Frühgeborenen kann ein Tocopherolmangel zur radikalinduzierten Zell- und Gewebeschädigung beitragen und beispielsweise die Entwicklung eines Atemnotsyndroms fördern (respiratory distress syndrome).

Medikamentöse Therapie

Nach Angaben der Aufbereitungsmonographie (veröffentlicht im BAnz. Nr. 17 vom 26. 1. 1994) ist Vitamin E indiziert zur „Prävention und Therapie von Vitamin-E-Mangelzuständen. Ein labordiagnostisch nachweisbarer Mangel kann auftreten bei:

- verminderter Resorption, zum Beispiel durch Störungen der Gallen- und Pankreasekretion sowie bei chronisch-entzündlichen Darmerkrankungen,
- langfristiger parenteraler Ernährung,
- Stoffwechselstörungen und Stoffwechselanomalien, beispielsweise A-β-Lipoproteinämie und bestimmte Formen der hämolytischen Anämie."

Zur Dosierung werden in der Aufbereitungsmonographie folgende Angaben gemacht:

- Zur Prophylaxe: Erwachsene: täglich 10 bis 100 mg alpha-Tocopherol, Kinder: täglich 10 mg alpha-Tocopherol,
- zur Therapie: Erwachsene: täglich 100 bis 800 mg alpha-Tocopherol, in Einzelfällen auch mehr.

Die biologische Aktivität einiger Tocopherole und Tocopherolester zeigt Tabelle 3.1-25.

Tab. 3.1-25: Biologische Aktivität einiger Tocopherole und Tocopherolester

1 Internationale Einheit (I.E.) Vitamin E (DL-α-Tocopherol) entspricht der biologischen Aktivität von
1,00 mg DL-α-Tocopherolacetat,   0,67 mg D-α-Tocopherol
1 mg D-α-Tocopherol entspricht der biologischen Aktivität von
1,49 mg DL-α-Tocopherolacetat (= 1,49 I.E.)   D-α-Tocopherol = RRR-α-Tocopherol   DL-α-Tocopherol = Racemat oder all-rac-α-Tocopherol

Tab. 3.1–26: Präparate mit Vitamin E (Auswahl)

Monopräparate mit Vitamin E			
Präparatenamen	Arzneiform	Inhaltsstoff	Indikation
Eusovit® 201 mg	Weichkapseln Lactosefrei	RRR-alpha-Tocopheroläquivalent 201 mg (entspr. 300 mg DL-alpha-Tocopherol)	Therapie von Mangelzuständen, nicht geeignet bei Resorptionsstörungen
Eusovit® forte 403 mg	Weichkapseln Lactosefrei	RRR-alpha-Tocopheroläquivalent 403 mg (entspr. 600 mg DL-alpha-Tocopherol)	Therapie von Mangelzuständen, nicht geeignet bei Resorptionsstörungen
E-Vitamin ratiopharm®	Weichkapseln Lactosefrei	RRR-alpha-Tocopheroläquivalent 268 mg (als all-rac-α-Tocopherolacetat)	Therapie von Mangelzuständen, nicht geeignet bei Resorptionsstörungen
Vitamin E AL forte	Weichkapseln Lactosefrei	RRR-alpha-Tocopherol (600 IE), entspr. 402,6 mg RRR-alpha-Tocopherol-Äquivalent oder Pflanzendestillat 600 mg	Therapie von Mangelzuständen, nicht geeignet bei Resorptionsstörungen

In Tabelle 3.1-26 sind Präparate aufgeführt, die Vitamin E in einer Dosis bis zu 400 I.E. enthalten, also so dosiert sind, dass sie im Rahmen der **Selbstmedikation** zur Prophylaxe und Therapie von Vitamin-E-Mangelzuständen eingesetzt werden können. Die meisten Multivitaminpräparate enthalten Vitamin E in einer Dosierung, wie sie für die Prophylaxe eines entsprechenden Vitaminmangels empfohlen wird.

Nebenwirkungen

In physiologischer Dosierung verursacht Vitamin E keine Nebenwirkungen. Die Einnahme hoher Dosen (täglich 400 I.E. Vitamin E und mehr) war in einer im Jahr 2004 publizierten Metaanalyse von 19 Studien mit über 135 000 Patienten allerdings mit einem erhöhten Sterberisiko assoziiert.
Eine plausible Erklärung gab es zum damaligen Zeitpunkt nicht. So lange keine Nutzen-Risiko-Abschätzung möglich ist, sollte nach Empfehlungen der Arzneimittelkommission (371/47/04) von der Einnahme hoher Vitamin-E-Dosen abgeraten werden.
Bei längerer Einnahme von Dosen über 400 mg RRR-α-Tocopherol kann es zu einer Senkung des Schilddrüsenhormon-Serumspiegels kommen. Bei Einnahme von 800 mg RRR-α-Tocopherol treten sehr selten Magen-Darm-Beschwerden auf.

Gegenanzeigen

Auch wenn bisherige Erfahrungen am Menschen keine nachteiligen Effekte für den Fetus durch höhere Dosen von Vitamin E erkennen lassen, sollte das Vitamin in der Schwangerschaft und auch in der Stillzeit nur in physiologischer Dosierung zugeführt werden. Vitamin E passiert die Plazenta und geht in die Muttermilch über.

Wechselwirkungen

Die Wirkung von Vitamin E kann durch gleichzeitige Einnahme von Eisenpräparaten vermindert werden.
Bei durch Malabsorption bedingtem, kombinierten Vitamin-E- und Vitamin-K-Mangel sowie bei Gabe von Vitamin-K-Antagonisten (z.B. orale Antikoagulantien) muss die Blutgerinnung sorgfältig überwacht werden, da es in Einzelfällen zu einem starken Abfall von Vitamin K kam.

3.1.2.6 „Pseudovitamine", vitaminähnliche Substanzen

In der Vergangenheit wurden auch einige Substanzen als Vitamine angesehen, von denen heute bekannt ist, dass sie entweder im Organismus in ausreichender Menge synthetisiert werden können oder dass sie für den Menschen nicht lebensnotwendig sind. So weisen die Bezeichnungen Vitamin P für Bioflavonoide und Vitamin B_{15} für Pangamsäure noch auf diese inzwischen überholte Bewertung hin.

Bioflavonoide

Während einige Bioflavonoide, wie Hesperidin, Quercetin und vor allem Rutosid (Rutin) früher als **Vitamin P** (Permeabilitätsvitamin) bezeichnet wurden, werden sie heute nur als nicht essenzielle vitaminartige Substanzen angesehen. Therapeutisch wird neben **Rutosid** vor allem das halbsynthetisch gewonnene **Troxerutin,** das 3′,4′,7-Tris(hydroxy-ethyl)-rutin, eingesetzt. Als Rutosidsulfat wird ein Gemisch verschiedener Schwefelsäureester des Rutosids bezeichnet.

Natürliches Vorkommen

Bioflavonoide kommen in nahezu allen Pflanzen vor. Rutosid ist vor allem in den Knospen des Schnurbaums (ostasiatische Färberdroge) enthalten: Die ungeöffneten Blütenknospen von *Sophora japonica* L. enthalten bis zu 25% Rutosid und werden zur Gewinnung von Rutosid eingesetzt. Das ebenfalls zur Rutosidherstellung geeignete Kraut des Buchweizens (*Fagopyrum esculentum* MOENCH) enthält zwischen 0,5 und 8,6% Rutosid.

Rutosid

Troxerutin

Mangelsymptome
Permeabilitätsstörungen und Brüchigkeit der Kapillaren werden mit einem Mangel an „Vitamin P" in Verbindung gebracht. Allerdings können diese Symptome nicht exakt gegen eine Unterversorgung mit Vitamin C abgegrenzt werden.

Medikamentöse Therapie
Rutosid ist in einigen traditionell zugelassenen Multivitaminpräparaten in einer Dosierung von 10 bis 100 mg pro Einzeldosis enthalten (Tab. 3.1-27). Für den Nutzen einer „Rutosidsubstitution" gibt es aber keine wissenschaftlich fundierten Belege.
In deutlich höheren Dosen werden Rutosid und vor allem Troxerutin als so genannte Ödemprotektiva in oralen Antivarikosa sowie bei Kapillarblutungen eingesetzt.

Nebenwirkungen, Gegenanzeigen, Wechselwirkungen
In niedriger Dosierung verursacht Rutosid keine Nebenwirkungen. Gegenanzeigen und Wechselwirkungen sind nicht bekannt.

Pangamsäure
Die alte Bezeichnung Vitamin B_{15} für Pangamsäure und das Spaltprodukt Diisopropylamin beziehungsweise Diisopropylamindichloracetat suggerieren zwar, dass es sich bei diesen Substanzen um ein Vitamin handelt; tatsächlich gibt es aber keinerlei wissenschaftlich fundierte Belege für eine Vitaminwirksamkeit von Pangamsäure beziehungsweise den entsprechenden Derivaten.

Natürliches Vorkommen
Pangamsäure beziehungsweise „Vitamin B_{15}" wurde aus Aprikosenkernen und Reis isoliert.

Mangelsymptome und Verwendung
Es gibt keine Hinweise auf klinisch manifeste Mangelzustände. Eine Anwendung von Pangamsäure wird bei der alternativen Krebstherapie und zur Verbesserung der zellulären Sauerstoffversorgung empfohlen. Allerdings gibt es auch Quellen, die einen Zusammenhang zwischen der Einnahme und der Entstehung von Krebs sehen. Die im Markt befindlichen Präparate (Tab. 3.1-27) sind zumeist Nahrungsergänzungsmittel. Klinische Wirkungsnachweise fehlen bislang.

Coenzym Q10
Anfang der 90er Jahre wurde in Deutschland verstärkt für den Einsatz von Coenzym Q10 in Nahrungsergänzungsmitteln geworben, wobei die Substanz in Anzeigen häufig auch als Vitamin Q10 oder „Herzwunder" bezeichnet wurde.

Tab. 3.1–27: Vitaminähnliche Substanzen

Monopräparate mit Rutosid			
Präparatenamen	Arzneiform	Inhaltsstoff	Indikation
Rutinion® FT 100 mg	Tabletten Lactosefrei	Rutosid $3H_2O$	Traditionell angewendet zu Besserung von Schweregefühl in den Beinen
Venen-Kapseln	Weichkapseln Lactosefrei	Rutosid $3H_2O$	Traditionell angewendet zu Besserung von Beinbeschwerden
Monopräparate mit Pangamsäure			
Pangamsäure Vitamin B15 50 mg Kapseln Vitaworld[1]	Hartkapseln	Pangamsäure 50 mg	NEM[1]

[1] Nahrungsergänzungsmittel

$$H_3CO\diagdown\diagup O \diagdown (CH_2-CH=C-CH_2)_{10}-H$$
$$H_3CO\diagup\diagdown\diagup\diagdown CH_3 \qquad CH_3$$
$$O$$

Coenzym Q10

Die **Bezeichnung** Coenzym Q10 leitet sich von der Zahl der Isoprenreste der Seitenkette ab. Während in den Organen von Menschen und Säugetieren vor allem Coenzym Q10 vorkommt, wird beispielsweise in *Saccharomyces*-Arten Coenzym Q6 und in *Escherichia coli* Coenzym Q8 nachgewiesen.

Nach heutigem Erkenntnisstand handelt es sich bei Coenzym Q10, auch **Ubichinon 50** (nach der Zahl der C-Atome in der Seitenkette) genannt, zwar um eine für den menschlichen Organismus sehr wichtige Substanz: Coenzym Q10 fungiert als **Elektronencarrier** in der Atmungskette und wirkt **antioxidativ**. Die Substanz kann aber vom gesunden Organismus in ausreichender Menge selbst synthetisiert werden. Gegen den Vitaminstatus spricht außerdem die Tatsache, dass bisher keine spezifischen Coenzym-Q10-Mangelzustände bekannt geworden sind.

Nahrungsergänzungsmittel, beispielsweise Vivivit® Q10, enthalten Coenzym Q10 in einer Dosis von 10 bis 30 mg. Details hierzu finden sich in Kap. 17.2.2.1.

Die in einigen, allerdings kleinen und meist nicht kontrollierten Studien gezeigten therapeutischen Wirkungen bei kardiovaskulären Erkrankungen wurden mit Coenzym-Q10-Tagesdosen zwischen 100 und 600 mg erzielt. Die von der Zulassungsbehörde geforderten Belege für die Wirkung von hochdosiertem Coenzym Q10 bei kardiovaskulären Erkrankungen konnten bisher nicht erbracht werden.

3.1.2.7 Multivitaminpräparate

Das wissenschaftliche Erkenntnismaterial zur Wirkung und Verträglichkeit von fixen Kombinationen aus wasserlöslichen und fettlöslichen Vitaminen wurde im Rahmen der Aufbereitung bewertet und das Ergebnis in Form der Aufbereitungsmonographie „Fixe Kombination von wasserlöslichen und fettlöslichen Vitaminen, ihrer Ester und Salze (Multivitamin)" veröffentlicht (BAnz. Nr. 159 vom 24. 8. 1994).

Danach sind Multivitaminpräparate indiziert zur „Prophylaxe und Therapie von Mangelzuständen mit Krankheitswert, die ernährungsmäßig nicht behoben werden können. Ein Mangel an mehreren Vitaminen kann zum Beispiel auftreten bei

- längerer Mangel- und Fehlernährung, Maldigestion und Malabsorption, Dialyse,
- gesteigertem Bedarf, beispielsweise während der Schwangerschaft, Stillzeit und bei kataboler Stoffwechsellage."

Die Dosierungsempfehlungen der Aufbereitungskommission zeigt Tabelle 3.1-28; danach wird zwischen dem prophylaktischen und therapeutischen Einsatz unterschieden. Für die **Selbstmedikation** dürfte vor allem die prophylaktische Einnahme von Vitaminkombinationen, gegebenenfalls zusammen mit Mineralstoffen, in Frage kommen. In Tabelle 3.1-29 sind Multivitaminpräparate aufgeführt.

Verwendung in Schwangerschaft und Stillzeit

Im angegebenen Dosierungsbereich wurden bisher keine Risiken bekannt. Die von der Deutschen Gesellschaft für Ernährung empfohlene Zufuhr an Vitamin B_{12} beträgt in der Stillzeit 4,0 µg. Die in der Aufbereitungsmonographie genannten höheren Dosen haben aber nach den derzeit vorliegenden Erfahrungen keine negativen Auswirkungen auf die pränatale Entwicklung beziehungsweise die Entwicklung des gestillten Säuglings.

Schwangere sollten ohne ärztliche Verordnung eine Tagesdosis von 10 000 I.E. Vitamin A, entsprechend 3 mg Vitamin A, nicht überschreiten. Dabei sollten auch die Vita-

Vitamine

Tab. 3.1-28: Dosierungsempfehlung für Vitamine nach der Aufbereitungsmonographie „Fixe Kombination von wasserlöslichen und fettlöslichen Vitaminen, ihrer Ester und Salze (Multivitamin)"

	Prophylaxe	Therapie
Thiaminbase oder	0,5–5,0 mg	5–15 mg
Allithiamine (Acetiamin, Benfotiamin oder Fursultiamin)	0,5–3,0 mg	3–10 mg
Vitamin B_2	1,0–5,0 mg	5–20 mg
Vitamin B_6	1,0–6,0 mg	6–20 mg
Vitamin B_{12} als Cyano- oder Hydroxocobalamin	25–150 µg	150–500 µg
Folsäure	80–500 µg	0,5–5 mg
Niacin-Äquivalent	10–60 mg	60–200 mg
Biotin	10–100 µg	100–300 µg
Pantothensäure bzw. entsprechende Salze	2–10 mg	10–50 mg
Vitamin C	40–200 mg	200–500 mg
Vitamin E	5–50 mg	50–200 mg
Vitamin K	50–150 µg	50–150 µg
Vitamin D	2,5–10 µg	2,5–10 µg
Vitamin A/Retinol und seine Ester	0,25–1,0 mg	0,25–1,0 mg
Betacarotin	1,5–6,0 mg	1,5–6,0 mg

Tab. 3.1-29: Multivitaminpräparate (Auswahl)

	A–Z Komplex ratiopharm® Tabletten	Dreisavit N® Filmtabletten	Multibionta forte N Weichkapseln	Multibionta Nutrition forte
Vitamin B_1	1,4 mg	8 mg[1]	15 mg[1]	15 mg[1]
Vitamin B_2	1,6 mg	8 mg	12,5 mg	12,5 mg
Vitamin B_6	2 mg	10 mg	20 mg	20 mg
Vitamin B_{12}	1 µg	–	150 µg	150 µg
Folsäure	200 µg	160 µg	500 µg	500 µg
Nicotinamid	18 mg	50 mg	60 mg	60 mg
Biotin	150 µg	30 µg	150 µg	150 µg
Pantothensäure	6 mg	10 mg	10 mg[2]	10 mg[2]
Ascorbinsäure	60 mg	100 mg	200 mg	200 mg
Vitamin A	800 µg	–	–	–
Vitamin D	5 µg	–	–	–
Vitamin E	10 mg sowie weitere Bestandteile	–	–	50 mg NEM[3]

[1] Thiaminhydrochlorid
[2] Dexpanthenol
[3] Nahrungsergänzungsmittel

Anmerkung: Aufgeführt wurden hier überwiegend apothekenübliche Multivitaminpräparate. Der Handel mit Multivitaminpräparaten hat sich in den vergangenen Jahren mehr und mehr aus der Apotheke in den freien Nahrungsergänzungsmittelsektor verschoben. Die dort angebotenen Präparate weisen sehr unterschiedliche Zusammensetzungen und vor allem auch sehr unterschiedliche Einzeldosierungen auf, die teilweise weit unterhalb der von der DGE vorgeschlagenen täglichen Zufuhr liegen. Auf eine detaillierte Auflistung wurde hier verzichtet.

min-A-Mengen berücksichtigt werden, die über die Nahrung beispielsweise beim Verzehr von Leber, zugeführt werden!
In den meisten Multivitaminpräparaten ist zudem die empfohlene Dosis Folsäure von 400 µg nicht enthalten.

3.1.3 Patientengespräch

Anders als viele andere Arzneistoffe werden Vitamine in den westlichen Industrieländern nur selten zur Therapie, sondern vor allem zur **Vorbeugung** von Vitaminmangelzuständen beziehungsweise zur Prävention der mit diesen Mangelzuständen einhergehenden Erkrankungen eingenommen. In den Medien und in vielen Anzeigen wird daneben zugleich suggeriert, dass Vitamine vor Zivilisationskrankheiten oder Altersbeschwerden schützen und die „allgemeine Leistungskraft" steigern.

So wichtig eine ausgeglichene Vitaminversorgung auch für alle Lebensfunktionen ist, durch die Einnahme von Vitaminpräparaten allein können gesundheitsschädigende Faktoren, wie Dauerstress, Rauchen, hoher Alkoholkonsum oder Fehlernährung, nicht ausgeglichen werden.

Hier aber kommt der Beratung in der Apotheke eine wichtige Aufgabe zu: Der Patient sollte einerseits vor einer übertriebenen Erwartungshaltung gewarnt werden, andererseits sollte er aber auch auf die Bedeutung einer ausreichenden alimentären Vitaminversorgung und gegebenenfalls auf den Nutzen einer medikamentösen Vitaminsubstitution hingewiesen werden. Die Einnahme von Vitaminpräparaten dürfte immer dann sinnvoll sein, wenn sich ein Patient **einseitig**, beispielsweise streng vegetarisch, ernährt oder wenn die Ernährung, zum Beispiel bei **Reduktionsdiäten,** nicht ausreicht, um den Vitaminbedarf zu decken. Auch **alte, allein lebende Menschen,** die sich häufig nicht nur einseitig, sondern auch ungenügend ernähren, können von der Vitamineinnahme profitieren. Daneben sind auch viele **Schwangere** und **stillende Frauen** auf die zusätzliche Einnahme von Vitaminpräparaten angewiesen. Ob ein **Multivitaminpräparat** indiziert ist, oder ob nur einzelne Vitamine substituiert werden müssen und somit ein **Monovitaminpräparat** empfehlenswert ist, kann nur im Einzelfall entschieden werden. Die Dosierung der prophylaktisch eingesetzten Vitamine sollte sich am physiologischen Bedarf orientieren. Von den fettlöslichen Vitaminen gilt nur Vitamin E als weitgehend atoxisch, vor hohen Tagesdosen (≥ 400 I.E.) wird aber auch hier inzwischen abgeraten. Die langfristige Einnahme von deutlich überdosiertem Vitamin A und D kann dagegen schwere Nebenwirkungen verursachen. Besondere Vorsicht ist in der **Schwangerschaft** geboten, da **Vitamin A** bei zu hoher Dosierung teratogen wirken kann (s. Kap. 3.1.2.3).

Vitamine

3.2 Mineralstoffe

Wie die meisten Vitamine sind auch viele Mineralstoffe für den Menschen lebensnotwendig. Zu diesen **essenziellen Mineralstoffen** gehören sowohl **Spurenelemente** (Kap. 3.2.2) als auch so genannte **Mengenelemente** (Kap. 3.2.1), also Mineralstoffe, die der Organismus in relativ großen Mengen benötigt. Einzelne Mineralstoffe regulieren den Wasser- und Elektrolythaushalt, aktivieren Enzyme, sind Bestandteil von Enzymen und Hormonen, beeinflussen die Blutgerinnung, sind am Aufbau von Knochen und Zähnen beteiligt oder beeinflussen Muskelkontraktionen. Bei unzureichender Versorgung mit Mineralstoffen können daher zahlreiche, ganz unterschiedliche Erkrankungen auftreten.

Als **Ursachen einer ungenügenden Mineralstoffversorgung** kommen vor allem folgende Aspekte in Frage:

- **Unzureichende Versorgung** mit der Ernährung, beispielsweise bei einseitiger Ernährung oder Fastenkuren,
- **erhöhter Bedarf**, zum Beispiel in der Schwangerschaft und Stillzeit, im Wachstumsalter oder beim Hochleistungssport,
- **erhöhte Ausscheidung**, beispielsweise bei lang dauernden Durchfällen oder Erbrechen,
- **Resorptionsstörungen** für bestimmte Mineralstoffe.

Während Resorptionsstörungen immer vom Arzt diagnostiziert und behandelt werden müssen, ist in den übrigen Fällen meist auch eine Mineralstoff-Substitution im Rahmen der Selbstmedikation möglich. Ziel einer medikamentösen Mineralstoff-Substitution sollte immer eine **ausgewogene Mineralstoff-Bilanz** sein; die Menge der mit Arzneimitteln oder Nahrungsergänzungsmitteln zugeführten Mineralstoffe sollte ungefähr dem Bruttoverbrauch entsprechen, wobei die Menge der mit der Nahrung zugeführten Mineralstoffe berücksichtigt werden muss. Der **Bruttoverbrauch** unterscheidet sich vom tatsächlichen Bedarf des Organismus dadurch, dass in der Bruttomenge die bei der Resorption auftretenden Verluste berücksichtigt sind.

Auch gesunde Menschen resorbieren viele Mineralstoffe nicht vollständig und in Abhängigkeit vom Lebensalter, der Nahrungszusammensetzung und vom aktuellen Mineralstoff-Blutspiegel ganz unterschiedlich.

Während bei den Mengenelementen Natrium und Kalium, Magnesium und Calcium heute weitgehend Einigkeit darüber besteht, welche Tagesdosen für eine optimale Versorgung notwendig sind, gehen bei den Spurenelementen die Ansichten noch weit auseinander. Die angegebenen Zufuhrmengen sind daher meist auch nur Empfehlungen oder Erfahrungswerte. Bei Untersuchungen, die sich mit der physiologischen Bedeutung von Spurenelementen befassen, werden ständig neue Wirkungsmechanismen entdeckt. Immer mehr Spurenelemente erweisen sich als essenziell für den Menschen. Der Nachweis antioxidativer Wirkungen, beispielsweise bei Selen, könnte ein Ansatz für den möglichen Einsatz zur Prävention von Tumoren oder Herz-Kreislauf-Erkrankungen darstellen.

Die **Beratung in der Apotheke** ist bei Mineralstoffen daher ebenso wichtig wie bei Vitaminen: Einerseits sollte eine ausreichende Versorgung sichergestellt werden, andererseits sollte aber auch vor Überdosierungen aufgrund falscher Hoffnungen gewarnt werden.

3.2.1 Mengenelemente

3.2.1.1 Natrium

Die im Rahmen der **oralen Rehydratation** eingesetzten Salze Natriumchlorid, Natriumcitrat und Natriumhydrogencarbonat sind in der amtlichen deutschen Ausgabe des Europäischen Arzneibuchs beschrieben.

Natürliches Vorkommen

Natrium kommt in allen pflanzlichen und tierischen Lebensmitteln vor. Besonders viel Natrium enthalten Wurstwaren, gepökelte und geräucherte Fleischsorten, wie Kassler und Schinken, viele Käsearten sowie alle marinierten Fische.

Physiologie

Der menschliche Organismus enthält ungefähr 80 bis 100 g Natrium, das überwiegend extrazellulär vorkommt. Zusammen mit Chlorid ist Natrium ein wesentlicher Bestandteil der extrazellulären Flüssigkeit, wie Plasma, Magensaft, Pankreassaft und Schweiß, deren Volumen und osmotischer Druck durch Natriumchlorid entscheidend bestimmt werden. Natrium spielt außerdem eine wesentliche Rolle im Säure-Basen-Haushalt. Das intrazellulär vorkommende Natrium beeinflusst das Membranpotenzial der Zellwände und ist wie Kalium an der Erregungsleitung beteiligt.

Versorgungssituation

Nach der vom Robert-Koch Institut 2008 bis 2011 durchgeführten Studie zur Gesundheit Erwachsener wurde die Natriumzufuhr durch Urinausscheidungsmessung bestimmt. Hier ergab sich für Frauen zwischen 18 und 79 Jahren eine mittlere Zufuhr von 3310 mg pro Tag, für gleichaltrige Männer von 3940 mg pro Tag. Vergleicht man diese Werte mit den von der DGE empfohlenen, täglichen Aufnahmewerten (Tab. 3.2-1), so kann eine Mangelversorgung im Regelfall ausgeschlossen werden. Ausnahmen wären hier starkes Schwitzen, pro Liter Schweiß verliert der Körper bis zu 500 mg Natrium (entspr. 1250 mg Natriumchlorid). Auch bei starkem Durchfall oder Erbrechen können jedoch deutliche Natriumverluste auftreten, die die Zufuhr von natriumhaltigen Präparaten (Tab. 3.2-2) notwendig machen. Bei genetischer Disposition besteht bei einer zu hohen Natriumzufuhr das Risiko eines Bluthochdrucks.

Tab. 3.2-1: Schätzwerte zur Zufuhr von Natrium. Quelle: Referenzwerte der Deutschen Gesellschaft für Ernährung e. V. 2017 (www.dge.de).

Alter	Natrium[2] mg/Tag	
	Männlich	Weiblich
Säuglinge[1]		
0 bis unter 4 Monate	130	
4 bis unter 12 Monate	200	
Kinder und Jugendliche		
1 bis unter 4 Jahre	400	
4 bis unter 7 Jahre	500	
7 bis unter 10 Jahre	750	
10 bis unter 13 Jahre	1100	
13 bis unter 15 Jahre	1400	
15 bis unter 19 Jahre	1500	
Erwachsene[2]		
19 bis unter 65 Jahre	1500	
65 Jahre und älter	1500	
Schwangere		1500
Stillende		1500

[1] Schätzwert
[2] 23,0 mg Natrium entsprechen 1 mmol Natrium

Tab. 3.2-2: Orale Rehydratationslösungen (Empfehlungen der WHO) und Fertigarzneimittel zur oralen Elektrolyt- und Flüssigkeitszufuhr bei Durchfallerkrankungen (Beispiele)

Orale Rehydratationslösung (WHO) mit Natriumhydrogencarbonat (*) oder Natriumcitrat-Dihydrat (**)					
	Osmolarität [mosm/l]	Zusammensetzung [g/1 000 ml Lösung]			
		NaCl	KCl	Base	Glucose wasserfrei
	310	3,5	1,5	2,5*	20,0
	310	3,5	1,5	2,9**	20,0
Fertigarzneimittel mit Natriumhydrogencarbonat (*) oder Natriumcitrat 1,5 bzw. 2 H2O (**)					
Präparatename/ Arzneiform	Osmolarität [mosm/l]	Zusammensetzung [g für 200 ml Wasser]			
		NaCl	KCl	Base	Glucose (wasserfrei bzw. 1 H2O)
Elotrans Pulver	311	0,7	0,3	0,59 (**)	4,0
Oralpädon 240 Pulver	240	0,47	0,3	0,53 (**)	3,56
Santalyt Pulver	240	0,47	0,3	0,53 (**)	3,56

Mangelsymptome

Vor allem bei Säuglingen und Kleinkindern gehen **wässrige Durchfälle** mit teilweise extrem hohen Verlusten an Wasser und Elektrolyten einher und können einen Natrium- und Kaliummangel sowie eine Azidose auslösen. Tachykardie und Blutdruckabfall kommen vor allem bei starker Dehydratation (Flüssigkeitsverlust über 10 % des Körpergewichts) vor.

Medikamentöse Therapie

Bei Durchfällen mit leichter Dehydratation ist die unspezifische Behandlung mit oralen Rehydratationslösungen indiziert (Tab. 3.2-2). Während einer akuten Diarrhoe ist die Resorption von Natriumchlorid zwar eingeschränkt; durch gleichzeitige Zufuhr von Glucose oder Saccharose kann die Natrium- und Wasserresorption aber verbessert werden. Während die ursprünglich von der WHO entwickelte orale Rehydratationslösung (ORS) als Base Natriumhydrogencarbonat enthielt, wurde für den Einsatz in tropischen Ländern aus Stabilitätsgründen später Natriumcitrat empfohlen.

Nebenwirkungen, Wechselwirkungen, Gegenanzeigen

Natriumhaltige Elektrolytlösungen sind im Allgemeinen gut verträglich; bei akuter oder chronischer Niereninsuffizienz, metabolischer Alkalose, unstillbarem Erbrechen, Bewusstseinstrübung bzw. Schock sind Elektrolytlösungen kontraindiziert. Patienten mit Herzinsuffizienz oder Bluthochdruck sollten vor der Anwendung oraler Rehydratationslösungen mit ihrem Arzt sprechen. Wechselwirkungen mit anderen Arzneistoffen sind nicht bekannt.

3.2.1.2 Kalium

Die in oralen Rehydratationslösungen (Tab. 3.2-2) enthaltenen Salze Kaliumchlorid und Kaliumhydrogencarbonat sind im **Europäischen Arzneibuch** beschrieben. Für Kaliumhydrogencarbonat mit Zusatz von Citronensäure hat die Kommission B5 eine **Aufbereitungsmonographie** verabschiedet (veröffentlicht im BAnz. vom 11. 3. 1992).

Natürliches Vorkommen

Kalium kommt in den meisten tierischen und pflanzlichen Lebensmitteln in relativ großen Mengen vor. Die folgenden Gemüsearten, Salate und Kartoffeln sind mit durchschnittlich mehr als 400 mg/100 g Lebensmittel besonders reich an Kalium:

- Spinat,
- Fenchel,

- Grünkohl,
- Brokkoli,
- Rosenkohl,
- Feldsalat,
- Kartoffeln.

Beim Kochen können allerdings große Kaliummengen in das Kochwasser übergehen.

Physiologie

Der menschliche Organismus enthält bei Frauen im Durchschnitt 100 g und bei Männern 146 g Kalium. 98 % des Kaliumbestands kommen **intrazellulär** vor. Kalium ist ganz wesentlich an der Regulation des intrazellulären osmotischen Drucks beteiligt; Kaliumionen beeinflussen außerdem den Aufbau von Membranpotenzialen in Nerven- und Muskelzellen und spielen damit eine wichtige Rolle bei der **Erregungsleitung**.

Versorgungssituation

Die tatsächlich notwendige, täglich aufzunehmende Kaliummenge ist unbekannt, experimentelle Arbeiten hierzu fehlen. Auch hier wird der Bedarf aus der Studie zur Gesundheit Erwachsener vom RKI und der DGE (2011) abgeschätzt. Zur Vermeidung von Bluthochdruck und Schlaganfall wird dabei eine Zufuhr von 3500 bis 4700 mg pro Tag angegeben. Diese Daten können durch Ausscheidungsmessungen bestätigt werden. Die auf dieser Basis ermittelten täglichen Zufuhrmengen können Tab. 3.2–3 entnommen werden. Da sich die abgeschätzten Zufuhrmengen und die Ausscheidungsmengen decken, wird von einer ausreichenden Versorgung der Bevölkerung ausgegangen. Wird diese Aufnahmemenge überschritten, so ist dies unproblematisch, da Kalium effizient über die Nieren ausgeschieden wird.

Kaliummangel kann vor allem unter den folgenden Bedingungen auftreten.

Mit der Nahrung wird zu wenig Kalium zugeführt. Obwohl dieser Fall eher selten vorkommt, muss bei **Alkoholikern** und bei Patienten mit **Essstörungen** mit einem Kaliummangel gerechnet werden. Auch bei Menschen, die langfristig **einseitige Fastenkuren** machen, kann sich ein Kaliummangel entwickeln.

Die Kaliumausscheidung ist über das physiologische Maß hinaus erhöht. Dabei muss zwischen gastrointestinalen, renalen und endokrinen Störungen unterschieden werden. Für die Selbstmedikation dürften allerdings nur die Indikationen „**Erbrechen**" und „**Durchfall**" in Frage kommen.

Kaliummangel als Folge von chronischen Nierenerkrankungen, Diabetes mellitus, primärem und sekundärem Hyperaldosteronismus sowie bei chronischem Laxantienabusus und bei Behandlung mit Schleifen- und Thiaziddiuretika sollte immer vom Arzt behandelt werden.

Mangelsymptome

Da Kalium größtenteils intrazellulär vorkommt, gibt der Kaliumspiegel nur begrenzt Auskunft über die Kaliumversorgung des Organismus. Kaliummangel kann bereits vorliegen, wenn die Serumkonzentration noch im Normalbereich von 3,5 bis 5,5 mmol/l liegt. In Tabelle 3.2-2 sind die Symptome bei ausgeprägter Hypokaliämie (Kalium < 3,2 mmol/l) aufgeführt.

Medikamentöse Therapie

Im Rahmen der **Selbstmedikation** ist die alleinige Substitution von Kalium nur selten angezeigt. In Tabelle 3.2-3 sind einige Kalium-Monopräparate angegeben. Zur Kalium-Substitution bei Durchfall und Erbrechen kommen die beschriebenen Rehydratationslösungen in Frage.

Nebenwirkungen und Wechselwirkungen

In höheren Konzentrationen und bei prädisponierten Patienten können Kaliumsalze die Schleimhaut des Magen-Darm-Trakts reizen. Erhöhte Kaliumspiegel verringern die Wirkung von Herzglykosiden.

Aldosteronantagonisten, ACE-Hemmer, kaliumsparende Diuretika und nicht steroidale

Antiphlogistika vermindern die renale Kaliumausscheidung und können daher eine Erhöhung der Kaliumkonzentration im Plasma bewirken. Dies kann zu lebensbedrohlichen Wechselwirkungen durch Hyperkaliämien führen. Die gleichzeitige Anwendung von Kaliumpräparaten mit diesen Arzneimitteln darf daher nur unter ärztlicher Kontrolle erfolgen oder sollte ganz unterbleiben.

Tab. 3.2-3: Schätzwerte zur Zufuhr von Kalium. Quelle: Referenzwerte der Deutschen Gesellschaft für Ernährung e.V. 2017 (www.dge.de)

Alter	Kalium[1] mg/Tag	
	Männlich	Weiblich
Säuglinge		
0 bis unter 4 Monate	400	
4 bis unter 12 Monate	600	
Kinder und Jugendliche		
1 bis unter 4 Jahre	1100	
4 bis unter 7 Jahre	1300	
7 bis unter 10 Jahre	2000	
10 bis unter 13 Jahre	2900	
13 bis unter 15 Jahre	3600	
15 bis unter 19 Jahre	4000	
Erwachsene[2]		
19 bis unter 65 Jahre	4000	
65 Jahre und älter	4000	
Schwangere		4000
Stillende		4400

[1] 39,1 mg Kalium entsprechen 1 mmol Kalium

Tab. 3.2-4: Symptomatik bei Kaliummangel

Allgemeine Symptome	Apathie, Müdigkeit, Konzentrationsschwäche
Neuromuskuläre Symptome	Parästhesie („Kribbeln") in Armen und Beinen, Muskelschwäche
Gastrointestinale Symptome	Obstipation, Erbrechen, Magenatonie, verminderte Magensäureproduktion
Kardiovaskuläre Symptome	Herzrhythmusstörungen, erhöhte Empfindlichkeit gegenüber Herzglykosiden
Renale Symptome	Polyurie, Störungen bei der Urinkonzentrierung

Tab 3.2-5: Kaliumzufuhr durch ausgewählte Nahrungsmittel (Auswahl). Quelle: Deutsche Gesellschaft für Ernährung e.V. 2017 (www.dge.de)

Produkt	Portionsgröße (verzehrbarer Anteil)	Kaliumgehalt in mg
Avocado, roh	225 g (1 Stück)	1238
Feldsalat	100 g	421
Karotten roh	220 g (2 Stück)	710
Kohlrabi, roh	100 g (1 Stück)	322
Rosenkohl, gegart	200 g	686
Tomaten, roh	100 g (2 Stück)	235

Produkt	Portionsgröße (verzehrbarer Anteil)	Kaliumgehalt in mg
Aprikosen	90 g (2 Stück)	252
Bananen	150 g (1 Stück)	551
Haselnüsse	20 g	149
Himbeeren	150 g	300
Honigmelone	125 g	386
Lachs, gegart	150 g (1 Stück)	594
Forelle, gegart	150 g	581
Kartoffeln, geschält, gegart	200 g	680
Nudeln, gegart	200 g	88
Knäckebrot	30 g (3 Scheiben)	131
Bitterschokolade	20 g	403
Kuhmilch (1,5% Fett)	200 g (1 Glas)	310
Fruchtjoghurt (1,5% Fett)	150 g (1 Becher)	201

Tab. 3.2-6: Kaliumpräparate (Auswahl)

Monopräparate mit Kalium			
Präparatenamen	Arzneiform	Inhaltsstoff	Indikation
Kalinor®	Brausetabletten Lactosefrei	Kaliumcitrat 2,17 g, Kaliumhydrogencarbonat 2,0 g, (Kalium gesamt 1,56 g)	Zur Vorbeugung und Therapie von Mangelzuständen
Kalinor retard®	Retardtabletten Lactosefrei	Kaliumchlorid 600 mg (Kalium 315 mg)	Zur Vorbeugung und Therapie von Mangelzuständen
Kalium-Verla®	Granulat zur Herstellung einer Lösung	Kaliumcitrat 2157,8 mg (Kalium 780 mmol)	Zur Vorbeugung und Therapie von Mangelzuständen
Rekawan® Kapseln retard 600 mg	Retardkapseln Lactosefrei	Kaliumchlorid 600 mg (Kalium 315 mg)	Zur Vorbeugung und Therapie von Mangelzuständen
Rekawan® Filmtabletten 1000 mg	Filmtabletten Lactosefrei	Kaliumchlorid 1000 mg (Kalium 525 mg)	Zur Vorbeugung und Therapie von Mangelzuständen

Beratungstipp

Um gastrointestinale Nebenwirkungen zu vermeiden, sollten Kaliumpräparate mit **reichlich Flüssigkeit während der Mahlzeiten** eingenommen werden. Die Einzeldosis soll nicht mehr als 40 mmol Kalium betragen. Grundsätzlich sollte eine Kalium-Substitution in der Selbstmedikation nur bei Durchfall und Erbrechen erfolgen, mit entsprechenden Rehydrationslösungen.

Gegenanzeigen

Kaliumpräparate sind kontraindiziert bei Hyperkaliämie, beispielsweise in Folge von Nierenfunktionsstörungen oder Morbus Addison.

3.2.1.3 Magnesium

Natürliches Vorkommen

Magnesium kommt in tierischen und pflanzlichen Lebensmitteln sowie im Trinkwasser vor. Fette sowie pflanzliche und tierische Öle sind dagegen nahezu magnesiumfrei.
Folgende Lebensmittel enthalten **mehr als 100 mg Magnesium/100 g Lebensmittel:**

- Weizenkeime,
- Haferflocken,
- Grünkern,
- Sojabohnen,
- Reis, unpoliert,

- Kakaopulver,
- Mandeln, Nüsse.

Gute Magnesiumlieferanten sind außerdem: Teigwaren, Kartoffeln und Kartoffelprodukte, viele Gemüse- und Obstarten sowie Käse, Fleisch und Fisch. **Trinkwasser** enthält zwischen 2,5 mg/l („weiches Wasser") und etwa 30 mg/l Magnesium („hartes Wasser"). **Mineralwässer** mit einem Magnesiumgehalt von mindestens 50 mg/1 dürfen offiziell als „magnesiumhaltig" bezeichnet werden. **Magnesiumhaltige Heilwässer** müssen „bei einem Gesamtmineralstoffgehalt von mindestens 1 g/l einen Äquivalentanteil an Magnesium von mindestens 20 % aufweisen" (s. 3.2.3 Heilwässer).

Pharmakokinetik

Bei ausgewogener Magnesiumversorgung werden im Dünndarm (Jejunum, Ileum) durchschnittlich 30 % der mit der Nahrung zugeführten Magnesiummenge resorbiert; der nicht resorbierte Anteil wird mit dem Stuhl ausgeschieden. Die Resorptionsrate hängt von der Magnesiumversorgung des Organismus sowie der zugeführten Magnesiummenge ab (bei schlechter Versorgung und geringer Zufuhr ist die Resorptionsrate wesentlich höher als bei guter Versorgung und Zufuhr hoher Magnesiumdosen).

Etwa 60 % des Gesamtbestands von 25 bis 28 g Magnesium (bei Erwachsenen) werden im **Knochen** gespeichert; in Mangelsituationen können bis zu 75 % dieser Menge mobilisiert und an das Blut abgegeben werden. In der Skelettmuskulatur, der Leber, im Weichteilgewebe und in den Erythrozyten befinden sich insgesamt knapp 40 % des Magnesiumbestandes. Nur etwa 1 % liegt extrazellulär im Plasma vor, davon ca. 55 % in freier ionisierter und damit biologisch aktiver Form.

Über die Nieren werden täglich etwa 100 mg Magnesium ausgeschieden; der Nachweis deutlich geringerer Magnesiummengen im 24-Stunden-Urin gilt als Indiz für einen Magnesiummangel.

Physiologie

Als Co-Faktor und Aktivator von etwa 300 Enzymen sowie als physiologischer Calciumantagonist ist Magnesium für den Menschen essenziell. Nach heutigem Wissensstand spielt Magnesium unter anderem bei folgenden Reaktionen eine wichtige Rolle:

- Eiweiß-, Fett-, Kohlenhydrat- und Nukleinsäurestoffwechsel,
- Beeinflussung des Citronensäurezyklus,
- Synthese energiereicher Phosphate,
- Stabilisierung des Membranpotenzials und Verringerung der neuromuskulären Erregbarkeit,
- Speicherung und Freisetzung von Hormonen (z.B. Katecholaminen).

Versorgungssituation

Die Empfehlungen der Deutschen Gesellschaft für Ernährung (DGE) sind in Tabelle 3.2-7 angegeben. Die DGE geht wie bei allen derartigen Empfehlungen von gesunden Personen ohne zusätzliche Belastungen und Erkrankungen aus. Erhöhte Mineralstoffmengen, wie sie beispielsweise Leistungssportler benötigen, Verluste in Folge von Krankheiten oder höhere Dosen, um besondere pharmakodynamische Wirkungen zu erzielen, sind in den empfohlenen Tagesmengen nicht berücksichtigt.

Nach Angaben der DGE beträgt die durchschnittliche Magnesiumzufuhr mit einer Mischkost in Deutschland zurzeit durchschnittlich etwa 300 mg bei Frauen und 350 mg bei Männern und scheint damit zufriedenstellend zu sein. In Einzelfällen kommt es aber dennoch recht häufig zu Situationen, die einen **Magnesiummangel** verursachen können:

- **erhöhter Magnesiumbedarf** in der Stillzeit, bei starker körperlicher Belastung und im Leistungssport,
- **verminderte Magnesiumzufuhr** durch magnesiumarme Lebensmittel (Konservennahrung), bei einseitiger Ernährung sowie bei Diät- und Fastenkuren,

- **verminderte Magnesiumresorption** durch angeborene Resorptionsstörungen (primäres Magnesiummangelsyndrom) sowie beispielsweise durch Alkohol- und Laxantienabusus sowie bei chronischen Durchfällen und Erbrechen,
- **erhöhte Magnesiumausscheidung** bei Alkoholmissbrauch, Durchfall und Erbrechen, beim Aufenthalt in tropischen Regionen sowie bei renalen Verlusten durch Behandlung mit Schleifen- und Thiaziddiuretika, oralen Kontrazeptiva, Digitalisglykosiden, Aminoglykosid-Antibiotika, Ciclosporin A und Cisplatin.

Mangelsymptome

Da Magnesium wie Kalium überwiegend intrazellulär vorkommt, kann aus der Serumkonzentration nur beschränkt auf den Magnesiumstatus des gesamten Organismus geschlossen werden. Auch bei „normalen" Serumwerten von 0,8 bis 1,1 mmol/l kann bereits ein Magnesiummangel vorliegen. Bei Werten von 0,7 mmol/l und weniger spricht man von einer **Hypomagnesiämie**.

Im Folgenden sind einige der Symptome und Erkrankungen angegeben, die mit einem manifesten Magnesiummangel in Verbindung gebracht werden bzw. sich bei medikamentöser Magnesiumzufuhr bessern:

- **muskuläre Symptome:** Gesteigerte neuromuskuläre Erregbarkeit, Waden- und Fußsohlenmuskelkrämpfe, Parästhesien der unteren und oberen Extremitäten, vor allem der Hände,
- **viszerale Symptome:** Magen-Darm-Krämpfe, Übelkeit, Erbrechen, Durchfälle, Uterusspasmen,
- **vaskuläre und kardiale Symptome:** Herzrhythmusstörungen, koronare Herzkrankheit,
- **zerebrale Symptome:** Kopfschmerzen, Nervosität, Schwindel, Angst, Depression.

Tab. 3.2-7: Empfehlungen zur Zufuhr von Magnesium. Quelle: Deutsche Gesellschaft für Ernährung 2017 (www.dge.de)

Alter	Magnesium	
	mg/Tag	
	m	w
Säuglinge		
0 bis unter 4 Monate[1]	24	
4 bis unter 12 Monate	60	
Kinder		
1 bis unter 4 Jahre	80	
4 bis unter 7 Jahre	120	
7 bis unter 10 Jahre	170	
10 bis unter 13 Jahre	230	250
13 bis unter 15 Jahre	310	310
Jugendliche und Erwachsene		
15 bis unter 19 Jahre	400	350
19 bis unter 25 Jahre	400	310
25 bis unter 51 Jahre	350	300
51 bis unter 65 Jahre	350	300
65 Jahre und älter	350	300
Schwangere[2]		310
Stillende		390

[1] Hierbei handelt es sich um einen Schätzwert
[2] Schwangere < 19 Jahre 350 mg

Tab. 3.2-8: Magnesium-Monopräparate (Auswahl)

Monopräparate mit Magnesium			
Präparatenamen	Arzneiform	Inhaltsstoff	Indikation
Biolectra® Magnesium 243 mg forte[1]	Brausetabletten Lactosefrei	Magnesiumoxid 403–435 mg (Magnesium: 243 mg)	Bei Muskelkrämpfen durch Magnesiummangel
Biolectra® Magnesium 365 mg fortissimum	Brausetabletten, Lactosefrei Glutenfrei Zuckerfrei	Basisches Magnesium-carbonat 670 mg Magnesiumoxid 342 mg (Magnesium gesamt: 365 mg)	Bei Muskelkrämpfen durch Magnesiummangel
Biolectra® Magnesium 365 mg fortissimum	Brausegranulat Lactosefrei Glutenfrei Zuckerfrei	Basisches Magnesium-carbonat 670 mg, Magnesiumoxid 342 mg (Magnesium gesamt: 365 mg) Natrium 239 mg, Kalium 1195 mg	Bei Muskelkrämpfen durch Magnesiummangel
Biolectra® Magnesium 400 mg Ultra Direct[1]	Micropellets	Magnesiumoxid 400 mg	NEM[1]
Magnerot® CLASSIC N	Tabletten	Magnesiumorotat 500 mg (Magnesium 32,8 mg)	Bei Muskelkrämpfen durch nachgewiesenen Magnesiummangel
Magnesium Diasporal® 300 mg; 400 mg EXTRA	Granulat (Sticks) zur Herstellung einer Trinklösung Lactosefrei Glutenfrei Zuckerfrei	Magnesiumcitrat 300 mg, 400 mg	Bei Muskelkrämpfen durch nachgewiesenen Magnesiummangel
Magnesium Diasporal® 300 mg direkt; 400 mg EXTRA direkt	Direktgranulat (Sticks) Lactosefrei Glutenfrei Zuckerfrei	Magnesiumcitrat 300 mg, 400 mg	Bei Muskelkrämpfen durch nachgewiesenen Magnesiummangel
Magnesium Verla®	Kautabletten	Magnesium DL-hydrogenaspartat 1803 mg (Magnesium 121,5 mg)	Bei Muskelkrämpfen durch nachgewiesenen Magnesiummangel
Magnesium Verla® N Dragees	Tabletten, magensaft-resistent	Magnesiumcitrat 205 mg Magnesiumbis(hydro-gen-L-glutamat) 90 mg (Magnesium 40 mg)	Bei Muskelkrämpfen durch nachgewiesenen Magnesiummangel
Magnesium Verla® N purKaps[1]	Kapseln Vegane Cellulosekapsel	Magnesium 150 mg	NEM[1]

[1] Nahrungsergänzungsmittel (NEM)

Medikamentöse Therapie

Im Rahmen der Selbstmedikation werden Magnesiumpräparate (Tab. 3.2-8 1-5) vor allem zur **Prävention** und **Therapie** von **Magnesium-Mangelzuständen** bei erhöhtem Bedarf, einseitiger Ernährung oder in Folge langjähriger Einnahme von oralen Kontrazeptiva oder durch chronischen Alkoholmissbrauch empfohlen. Im Rahmen der Selbstmedikation werden besonders nächtliche Wadenkrämpfe als Hinweis auf eine schlechte Magnesiumversorgung interpretiert.

Der Einsatz von oral – und parenteral – applizierbaren Magnesiumpräparaten bei Herzrhythmusstörungen, koronarer Herzkrankheit (s. Kap. 4.1.3), bei klonischen und tonischen Krämpfen, Gallenkoliken, Uterusspasmen, Präklampsie und Eklampsie sowie bei Migräneanfällen muss vom Arzt verordnet und überwacht werden.

Nach aktuellen Untersuchungen sollten bei der Präparateauswahl solche mit organischen Magnesiumsalzen wegen ihrer besseren Bioverfügbarkeit bevorzugt werden.

Nebenwirkungen

In seltenen Fällen können besonders hochdosierte Magnesiumpräparate breiige Stühle und Durchfälle verursachen. Diese Nebenwirkung kann durch eine Dosisreduktion und Aufteilung in kleinere Einzeldosen, die zu den Hauptmahlzeiten eingenommen werden, vermieden werden.

Wechselwirkungen

Durch Salz- und Komplexbildung beeinträchtigt Magnesium die Resorption von Eisen, Tetracyclinen und Natriumfluorid. Zwischen der Einnahme dieser Arzneimittel und magnesiumhaltigen Präparaten sollten daher mindestens ein bis zwei Stunden liegen.

Gegenanzeigen

Bei Nierenfunktionsstörungen dürfen Magnesiumpräparate nur unter ärztlicher Kontrolle (regelmäßige Überwachung des Magnesiumspiegels im Serum) eingenommen werden.

3.2.1.4 Calcium

Das in den meisten Calciumpräparaten (Tab. 3.2-10) eingesetzte Calciumcarbonat ist im Europäischen Arzneibuch beschrieben. Eine **Aufbereitungsmonographie** wurde nur für calciumhaltige Heilwässer verabschiedet (s. Kap. 3.2.3 Heilwässer).

Natürliches Vorkommen

Calcium kommt in pflanzlichen und tierischen Lebensmitteln vor. Die wichtigsten Calciumlieferanten sind Milch und Milchprodukte, mit Ausnahme von Butter, die in 100 g nur 13 mg Calcium enthält. Bereits ein Liter Milch deckt den täglichen Calciumbedarf einer schwangeren oder stillenden Frau, wobei allerdings zugleich auch 3,6 g Fett zugeführt werden. Eine unerwünscht hohe Zufuhr von Fetten kann vermieden werden, wenn möglichst fettarme Milchprodukte konsumiert werden. Die folgenden Angaben zum Calciumgehalt sind auf jeweils 100 g der betreffenden Lebensmittel bezogen:

- Vollmilch   120 mg,
- Buttermilch   110 mg,
- Joghurt, fettarm 115 mg,
- Speisequark   85 mg,
- Emmentaler   1 020 mg,
- Gouda   820 mg.

Während die einzelnen Fischarten ganz unterschiedliche Calciummengen enthalten, sind Fleisch und Wurstwaren immer arm an Calcium. Als Calciumlieferanten eignen sich aber auch viele Salate und Gemüse (Angabe des Calciumgehalts in mg/100 g Lebensmittel); Kartoffeln sind dagegen ausgesprochen calciumarm (circa 10 mg Calcium/100 g).

- Grünkohl   210 mg,
- Brokkoli   105 mg,
- Porree   85 mg,
- Sellerie   70 mg,
- Schwarzwurzeln   55 mg,
- Grüne Bohnen   55 mg,
- Endiviensalat   55 mg.

Tab. 3.2–9: Schätzwerte zur Zufuhr von Calcium. Quelle: Referenzwerte der Deutschen Gesellschaft für Ernährung e. V. 2017 (www.dge.de)

Alter	Calcium¹ mg/Tag	
	Männlich	Weiblich
Säuglinge¹		
0 bis unter 4 Monate	220	
4 bis unter 12 Monate	330	
Kinder und Jugendliche		
1 bis unter 4 Jahre	600	
4 bis unter 7 Jahre	750	
7 bis unter 10 Jahre	900	
10 bis unter 13 Jahre	1100	
13 bis unter 15 Jahre	1200	
15 bis unter 19 Jahre	1200	
Erwachsene²		
19 bis unter 65 Jahre	1000	
65 Jahre und älter	1000	
Schwangere		
Unter 19 Jahre		1200
Über 19 Jahre		1000
Stillende		
Unter 19 Jahre		1200
Über 19 Jahre		1000
¹ Schätzwert		

Obwohl auch Spinat, Mangold und Rhabarber große Calciummengen enthalten, tragen sie zur Calciumversorgung nur wenig bei, da aufgrund der ebenfalls in großer Menge enthaltenen Oxalsäure (> 400 mg/100 g) Calcium aus diesen Lebensmitteln kaum resorbiert wird. Auch aus dem im Getreide vorkommenden Calciumsalz des Phytins, der myo-Inosithexaphosphorsäure, kann Calcium nur schwer resorbiert werden.

Obwohl sie für die normale Ernährung sicher nur eine untergeordnete Rolle spielen, so sind doch die Calciumgehalte in einigen Schalenfrüchten und Samen bemerkenswert (Angabe des Calciumgehalts in mg/100 g Lebensmittel):

- Mandeln   250 mg,
- Haselnüsse 225 mg,
- Paranüsse   130 mg,
- Walnüsse   85 mg,
- Sesam   785 mg.

Der Calciumgehalt des **Trinkwassers** wird durch die geologische Herkunft des Wassers beeinflusst und liegt zwischen etwa 25 mg/l (Trinkwasser aus Buntsandstein- und Gneisstandorten) und 70 mg/l (Trinkwasser aus Muschelkalk- und Keuperstandorten).

Stoffwechsel
Der Calciumstoffwechsel steht im engen Zusammenhang mit dem Vitamin-D- und Phosphatstoffwechsel (3.1.2.4). Störungen in der Phosphat- oder Vitamin-D-Versorgung beeinträchtigen daher immer auch die Calciumversorgung. Aus der Nahrung wird Calcium im proximalen Teil des Dünndarms resorbiert. Bei der in Deutschland üblichen Mischkost dürfte die Resorptionsrate bei durchschnittlich 20 bis 30 % liegen. Bei Menschen mit ausreichender Magensäuresekretion ist die Calciumresorption weitgehend unabhängig von der Art der zugeführten Calciumsalze; die Resorption wird aber stark durch Nahrungsbestandteile und die Höhe der Calciumzufuhr bzw. den Calciumbestand eines Menschen beeinflusst.

Mineralstoffe

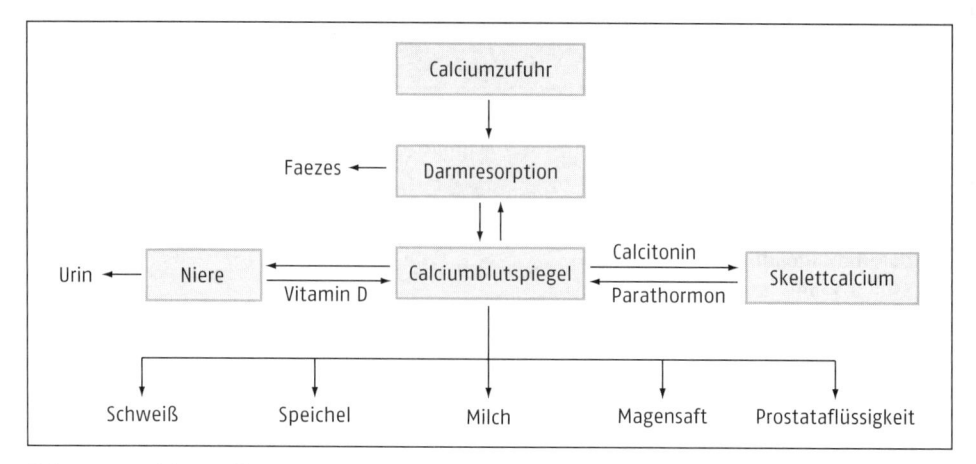

Abb. 3.2-1: Calciumstoffwechsel

Die **Calciumresorption wird gefördert** durch:

- suboptimale Calciumzufuhr,
- niedrigen Gesamtkörperbestand an Calcium,
- ausreichende Versorgung mit Vitamin D,
- optimale Proteinzufuhr,
- adäquate Phosphorzufuhr (der Calcium-Phosphor-Quotient sollte nicht unter 0,8 liegen).

Die **Calciumresorption wird gehemmt** durch:

- Zufuhr hoher Calciummengen,
- Vitamin-D-Mangel,
- Oxalsäure,
- phosphatreiche Ernährung,
- phytatreiche Kost (z.B. Hülsenfrüchte),
- freie, langkettige, ungesättigte Fettsäuren,
- proteinarme Kost.

Wie die Abbildung 3.2-1 zeigt, fördert **Vitamin D** nicht nur die Resorption von Calcium, sondern es reguliert auch zusammen mit Parathormon und Calcitonin die Calciumkonzentration im Blut; diese steht im dynamischen Gleichgewicht zum Skelettcalcium.
Bei unphysiologisch hohen Konzentrationen an Vitamin D oder Parathormon, beispielsweise bei Vitamin-D-Überdosierung oder Hyperparathyreoidismus (Überproduktion von Parathormon durch die Nebenschilddrüsen), ist der Calciumspiegel deutlich erhöht (**Hypercalcämie:** Calcium > 2,7 mmol/l). Bei Vitamin-D-Mangel und bei Hypoparathyreoidismus, zum Beispiel in Folge ungewollter Entfernung einzelner Nebenschilddrüsen bei einer Schilddrüsenoperation, ist der Calciumblutspiegel erniedrigt (**Hypocalcämie:** Calcium < 2,25 mmol/l).

Physiologie

Calcium bildet zusammen mit Phosphat und anderen Mineralstoffen die **Gerüstsubstanz** von Zähnen und Knochen. Das Knochengewebe mit dem Skelettcalcium ist gleichzeitig ein wichtiger Calciumspeicher (Abb. 3.2-1). Hier befinden sich mehr als 99 % des Gesamtbestands von 1000 bis 1100 g Calcium bei einem erwachsenen Mann.
Calciumionen sind als Gerinnungsfaktor IV für die **Blutgerinnung** essenziell: Die Bildung von Thrombin aus Prothrombin ist an die Gegenwart von Calciumionen gebunden. (Umgekehrt kann in vitro die Blutgerinnung durch Zusatz von calciumbindenden Molekülen wie beispielsweise Citrat gehemmt werden).
Calcium ist außerdem an der **Erregungsleitung** in Nerven- und Muskelzellen beteiligt und beeinflusst die Aktivität einiger Enzyme sowie den Wasser- und Elektrolythaushalt.

Tab. 3.2-10: Calciumpräparate (Auswahl)

Monopräparate mit Calcium			
Präparatenamen	Arzneiform	Inhaltsstoff	Indikation
Calciretard®	Überzogene Tabletten, magensaftresistent	Calcium DL-hydrogenaspartat 175 mg Calcium L-hydrogenaspartat 175 mg (Calcium 46,1 mg)	Vorbeugung eines Calciummangels bei erhöhtem Bedarf und zur Unterstützung einer Osteoporosetherapie.
Calcitrat®	Filmtabletten	Calciumcitrat-Tetrahydrat 950 mg (Calcium 200 mg)	Vorbeugung eines Calciummangels bei erhöhtem Bedarf und zur Unterstützung einer Osteoporosetherapie
Calcium 500 mg Hexal® Brausetabletten	Brausetabletten	Calciumcarbonat 1250 mg (Calcium 500 mg)	Vorbeugung eines Calciummangels bei erhöhtem Bedarf und zur Unterstützung einer Osteoporosetherapie
Calcium 1000 mg Hexal® Brausetabletten	Brausetabletten	Calciumcarbonat 2500 mg (Calcium 1000 mg)	Vorbeugung eines Calciummangels bei erhöhtem Bedarf und zur Unterstützung einer Osteoporosetherapie
Frubiase-Calcium	Trinkampullen	Calciumdilactat 350 mg/10 ml; Calcium D-gluconat 500 mg/10 ml (Calcium 10 mg/10 ml)	Vorbeugung eines Calciummangels bei erhöhtem Bedarf und zur Unterstützung einer Osteoporosetherapie

Versorgungssituation

Tabelle 3.2-9 zeigt die Empfehlungen der Deutschen Gesellschaft für Ernährung zur optimalen Calciumversorgung. Die Calciumversorgung ist in den meisten Altersgruppen ausgesprochen unbefriedigend: Betroffen sind vor allem Kinder, Jugendliche, Frauen und alte Menschen; bei diesen wirkt sich neben der ungenügenden Versorgung mit Calcium auch noch die oft verringerte Synthese von 1,25-Dihydroxycolecalciferol in Folge **fehlender Sonnenlichtexposition** negativ auf die Calciumbilanz aus. Bei Jugendlichen verschlechtert der häufig hohe Konsum von **phosphathaltigen Erfrischungsgetränken** die Calciumbilanz zusätzlich.

Mangelsymptome

Auch bei normalen Calciumblutspiegeln, also Konzentrationen von 2,25 bis 2,7 mmol/l, kann bereits ein latenter Calciummangel vorliegen, wenn aus dem Skelett mehr Calcium abgebaut als eingebaut wird. Der Calciumbestand des voll mineralisierten Skeletts ist aber so groß, dass bei normaler Calciumregulation viele Jahre vergehen können, bis die ersten Symptome einer suboptimalen oder eindeutig unzureichenden Calciumversorgung sichtbar werden. Die **Demineralisation des Skeletts** bewirkt eine **Osteoporose**; diese ist bei postmenopausalen Frauen und bei älteren Männern die wichtigste Ursache von Knochenfrakturen und damit besonders häufig für dauerhafte Behinderungen im Alter verantwortlich.

Eine schlechte Calciumversorgung in der Kindheit ist vermutlich an der Entwicklung einer **Zahnschmelzhypoplasie** beteiligt und ein wichtiger Risikofaktor für die Entwicklung der **Karies.**

Außerhalb des Skeletts macht sich die Calciumversorgung vor allem im Nervensystem bemerkbar. Wie bei Magnesiummangel kommt es zu gesteigerter neuromuskulärer

Erregbarkeit (**Tetanie**) mit Krämpfen der quer gestreiften Muskulatur und Parästhesien.

Medikamentöse Therapie
Im Rahmen der Selbstmedikation werden Calciumpräparate (Tab. 3.2-10) zur **Prophylaxe eines Calciummangels** bei erhöhtem Bedarf in der Schwangerschaft und Stillzeit, im Wachstumsalter und in der Postmenopause eingesetzt; daneben ist die **Therapie des Calciummangels** bei Tetanie und Osteoporose eine zugelassene Indikation. Die Behandlung dieser Krankheiten gehört aber in die Hand des Arztes; ebenso die Behandlung einer **Hyperphosphatämie,** bei der heute ebenfalls häufig Calciumpräparate anstelle der früher bevorzugten Aluminiumpräparate verordnet werden.

Die Wirkung von Calciumpräparaten bei **Allergien** konnte zwar bisher nicht eindeutig belegt werden. Aus therapeutischen Gründen spricht aber sicher auch nichts gegen den Einsatz von Calcium bei diesen Erkrankungen, da

- die Calciumversorgung vieler Menschen unbefriedigend und eine Substitution dieses Mineralstoffs daher durchaus sinnvoll ist,
- oral appliziertes Calcium bei Beachtung der Gegenanzeigen und Anwendungsbeschränkungen auch bei hoher Dosierung (von bis zu 2000 bis 4000 mg täglich) aufgrund des körpereigenen Adaptionsmechanismus bei der Resorption nur sehr selten und dann nur leichte Nebenwirkungen verursacht.

Die Dosierung der Calciumpräparate sollte sich nach dem physiologischen Bedarf und den Ernährungsgewohnheiten richten. Bei calciumarmer Ernährung und erhöhtem Bedarf in Schwangerschaft und Stillzeit, im Wachstumsalter sowie im hohen Alter werden mindestens 500 mg Calcium pro Tag empfohlen. Die Entscheidung für oder gegen zusätzliche Vitamin-D-Gaben sollte aufgrund der Ernährungs- und Lebensgewohnheiten getroffen werden bzw. bei Patienten mit Osteoporose dem Arzt vorbehalten bleiben.

Nebenwirkungen
Bei Beachtung der Gegenanzeigen und Anwendungsbeschränkungen sind oral applizierte Calciumpräparate meist gut verträglich; nur bei langfristiger Einnahme sehr hoher Dosen kann sich eine Obstipation bis hin zum Ileus entwickeln.

Wechselwirkungen
Calcium behindert wie Magnesium die Resorption von Eisen, Tetracyclinen und vielen anderen Arzneistoffen. Die gleichzeitige Zufuhr von Vitamin D oder Thiaziden erhöht das Risiko für eine Hypercalcämie. Glucocorticoide, Phenytoin und Barbital hemmen die Calciumresorption. Calcium sensibilisiert das Myokard gegen Herzglykoside, deren Wirkung durch Calciumpräparate verstärkt werden kann.

Gegenanzeigen, Anwendungsbeschränkungen
Calciumpräparate sind kontraindiziert bei Hypercalcämie. Bei Niereninsuffizienz, Hypercalciurie, Nephrocalcinose (Ablagerung von Calcium im Nierengewebe), Hypophosphatämie und calciumhaltigen Nierensteinen sollten Calciumpräparate nur unter laufender Überwachung durch den Arzt angewandt werden.

Beratungstipp
Patienten, die zur Bildung von Steinen in den ableitenden Harnwegen neigen, sollten Calciumpräparate mit reichlich Flüssigkeit einnehmen.

3.2.1.5 Phosphat

Natürliches Vorkommen
Phosphor kommt in pflanzlichen und tierischen Lebensmitteln vor. Besonders reich an Phosphor sind Weizenkeime und Weizenkleie (1100 bzw. 1280 mg/100 g), Kochkäse und

Schmelzkäse (1 000 bzw. 945 mg/100 g), Innereien sowie Bohnen und Linsen (etwa 400 mg/100 g). Viele Erfrischungsgetränke enthalten Phosphorsäure als Säuerungsmittel.

Pharmakokinetik

Polyphosphate werden zu etwa 80 % zu Orthophosphat gespalten, das nahezu vollständig, vor allem im proximalen Teil des Dünndarms resorbiert wird. Aus dem im Getreide vorkommenden Calciumsalz des Phytins, der myo-Inosithexaphosphorsäure kann Phosphor ebenso wie Calcium nur schwer resorbiert werden. Aluminium hemmt die Resorption von Phosphat; Aluminiumpräparate sind daher bei Hyperphosphatämie wirksam. Um eine potenzielle Aluminiumintoxikation zu vermeiden, werden bei Hyperphosphatämie heute allerdings vermehrt Calciumpräparate (Tab. 3.2-10) eingesetzt.

Phosphat wird zu etwa zwei Dritteln renal in Form der Ammonium-, primären und sekundären Natrium- und Kaliumphosphate ausgeschieden. Ungefähr ein Drittel wird als Calciumphosphat mit den Faezes eliminiert.

Physiologie

Der menschliche Organismus enthält etwa 0,6 bis 0,7 kg Phosphor; davon sind mehr als 85 % als anorganische Calciumverbindungen im **Skelett** enthalten, etwa 65 bis 80 g befinden sich in anderen Geweben, und nur etwa 2 g sind im Blut gelöst. Organische Nukleosid-Triphosphate kommen als **Energieüberträger** in allen lebenden Zellen vor und werden hier für energieverbrauchende (endotherme) Reaktionen benötigt. Guanosintriphosphat (GTP) spielt eine wichtige Rolle bei der Verarbeitung von Signalen (**Signaltransduktion**) durch Guaninnucleotidbindende Proteine (G-Proteine).

Versorgungssituation/Mangelsymptome

Die in Tabelle 3.2-11 von der Deutschen Gesellschaft für Ernährung angegebenen Zufuhrmengen werden bei fast allen Bevölkerungsgruppen deutlich überschritten; eine

Tab. 3.2-11: Empfehlungen zur Zufuhr von Phosphor. Quelle: Deutsche Gesellschaft für Ernährung 2017 (www.dge.de)

Alter	Phosphor mg/Tag
Säuglinge	
0 bis unter 4 Monate[1]	120
4 bis unter 12 Monate	300
Kinder	
1 bis unter 4 Jahre	500
4 bis unter 7 Jahre	600
7 bis unter 10 Jahre	800
10 bis unter 13 Jahre	1250
13 bis unter 15 Jahre	1250
Jugendliche und Erwachsene	
15 bis unter 19 Jahre	1250
19 bis unter 25 Jahre	700
25 bis unter 51 Jahre	700
51 bis unter 65 Jahre	700
65 Jahre und älter	700
Schwangere[2]	800
Stillende[3]	900

[1] Hierbei handelt es sich um einen Schätzwert
[2] Schwangere < 19 Jahre 1250 mg
[3] Stillende < 19 Jahre 1250 mg

Ausnahme machen nur voll gestillte Säuglinge, bei denen das für diese Altersgruppe optimale Calcium-Phosphor-Verhältnis von 2:1 durch die Muttermilch gewährleistet ist.

Eine phosphatreiche Ernährung, beispielsweise durch exzessiven Konsum phosphorsäurehaltiger Erfrischungsgetränke, hemmt die Resorption von Calcium.

Aufgrund der ubiquitären Verbreitung von Phosphor kann es nicht zu einem isolierten, alimentär bedingten Phosphatmangel kommen. Nur bei vollständiger parenteraler Ernährung mit unzureichender Phosphorsubstitution kann sich ein Phosphatmangel mit allgemeiner körperlicher Schwäche manifestieren.

3.2.2 Spurenelemente

Mineralstoffe, deren Anteil an der Gesamtkörpermasse unter 0,01 % liegt, werden als

Spurenelemente bezeichnet. Unterschieden wird dabei zwischen **essenziellen** und **akzidentellen Spurenelementen**. Im Gegensatz zu den lebenswichtigen haben die „unwesentlichen" Spurenelemente für den menschlichen Organismus keine physiologische Bedeutung oder diese ist – noch – nicht bekannt. Einige akzidentelle Spurenelemente, beispielsweise Cadmium, Blei oder Quecksilber, wirken sogar toxisch. Voraussetzung für die Bewertung eines Mineralstoffs als **essenzielles Spurenelement** ist:

- Bei seinem Entzug werden Mangelerscheinungen beobachtet.
- Die Mangelsymptome sind durch Zufuhr des betreffenden Mineralstoffs reversibel.

Die biochemischen Funktionen der einzelnen essenziellen Spurenelemente sind erst teilweise bekannt. Einige Substanzen sind Bestandteile von Enzymen, Hormonen und Vitaminen.

3.2.2.1 Molybdän

Zu Molybdän wurde eine **Stoffcharakteristik** erarbeitet, die im Bundesanzeiger Nr. 39 vom 25. 2. 1994 veröffentlicht wurde.

Natürliches Vorkommen

Reich an Molybdän sind Milchprodukte, Innereien und Getreideprodukte. Der Molybdängehalt der übrigen pflanzlichen Lebensmittel hängt direkt von der Molybdänkonzentration des Bodens ab. Trinkwasser enthält normalerweise nur wenig Molybdän (0 bis 20 µg pro Liter).

Physiologie

Im Körper eines Erwachsenen sind etwa 9 mg Molybdän enthalten, davon ungefähr 5 mg im Skelett und 2 mg in der Leber. Als Bestandteil der Enzyme **Xanthinoxidase**, **Aldehydoxidase** und **Sulfitoxidase** beeinflusst Molybdän den Stoffwechsel schwefelhaltiger Aminosäuren sowie den Harnsäurestoffwechsel.

Versorgungssituation/Mangelsymptome

Nach Angaben der Deutschen Gesellschaft für Ernährung (Referenzwerte für die Nährstoffzufuhr, 2017, www.dge.de) betragen die Schätzwerte für eine angemessene Molybdänzufuhr 50 bis 100 µg täglich bei Kindern über zehn Jahren sowie bei Jugendlichen und Erwachsenen.

Diese Mengen werden mit der normalen Ernährung offensichtlich problemlos erreicht. Mangelzustände, die mit Aminosäureintoleranz, Tachykardie, Nachtblindheit und leichter Erregbarkeit einhergehen, wurden bisher nur bei totaler parenteraler Ernährung ohne Molybdänzusatz beobachtet.

Medikamentöse Therapie

Der Beitrag von Molybdän zu einigen der beanspruchten Anwendungsgebiete (Leistungssteigerung, bei Diäten und Fastenkuren) ist nach Angaben der Stoffcharakteristik zu Molybdän nicht belegt. Derzeit sind molybdänhaltige Arzneimittel nur als verschreibungspflichtige Infusionslösungen im Handel. Hierbei kommt Natriummolybdat zum Einsatz. Die außerhalb der Apotheke gehandelten Molybdän-haltigen Präparate enthalten in der Regel nur sehr kleine Dosen, die auch durch den Genuss von Trinkwasser in den üblichen Mengen erreicht werden können.

3.2.2.2 Mangan

Die pharmakologischen, pharmakokinetischen und toxikologischen Eigenschaften von Mangan wurden in einer **Aufbereitungsmonographie** bewertet (veröffentlicht im BAnz. Nr. 15 vom 23. 1. 1993).

Natürliches Vorkommen

Reich an Mangan (mehr als 1 mg Mangan/100 g) sind Tee, Haferflocken, Getreidekeimlinge und Nüsse. Blattgemüse wie Chicorée, Endivien- und Kopfsalat, Grünkohl sowie Leber enthalten Mangan in Konzentrationen von 250 bis 500 µg/100 g. Milch,

Fleisch, außer Leber und Fisch haben als Manganlieferanten keine Bedeutung.

Physiologie

Der Manganbestand eines Erwachsenen wird auf 12 bis 20 mg geschätzt. Im Organismus wird Mangan besonders in Leber und Nieren, im Pankreas und in der Muskulatur sowie im Knochenmark (etwa 40 % des gesamten Manganbestandes) gespeichert. Mangan ist als Co-Faktor der **Pyruvat-Decarboxylase** und der **Superoxiddismutase** an enzymatischen Reaktionen beteiligt; dabei ist bisher noch nicht endgültig geklärt, ob Mangan für den Menschen ein essenzielles Spurenelement ist. In vielen enzymatischen Reaktionen kann Mangan durch Magnesium ersetzt werden.

Versorgungssituation/Mangelsymptome

Nach Angaben der Deutschen Gesellschaft für Ernährung sollten Kinder ab zehn Jahren sowie Jugendliche und Erwachsene täglich etwa 2 bis 5 mg Mangan zu sich nehmen. Diese Mengen werden mit der normalen Ernährung offensichtlich problemlos erreicht, aber auch nicht wesentlich überschritten. Mangelzustände treten nur bei totaler parenteraler Ernährung ohne Mangansupplementation auf. Das Bundesinstitut für gesundheitlichen Verbraucherschutz sieht eine tägliche Aufnahme von 11 mg/Tag als maximal tolerabel an. Da diese durch die Nahrungsaufnahme erreicht wird, wird ein Zusatz zu Nahrungsergänzungsmitteln abgelehnt (Stand 2008).

Medikamentöse Therapie

Da das Spurenelement in ausreichender Menge mit der Nahrung zugeführt wird, sah die Aufbereitungskommission keine Indikation für die Substitution von oral appliziertem Mangan. Die von einigen pharmazeutischen Unternehmern beanspruchten Anwendungsgebiete „Mineralstoffmangel", „allergische Diathese" und „Arthritis" konnten zum Zeitpunkt der Bewertung nicht ausreichend belegt werden. Mangan ist daher derzeit nur in Infusionslösungen für die totale parenterale Ernährung und in einigen wenigen Präparaten (z.B. Inzelloval® NE) zur Substitution bei Mangel enthalten.

Toxizität

Die langfristige Aufnahme sehr großer Manganmengen kann Störungen des Intermediärstoffwechsels und der Hämoglobinbildung verursachen. Bei Arbeitern in der Manganindustrie kann die Staubinhalation parkinsonähnliche Symptome auslösen.

3.2.2.3 Eisen

Natürliches Vorkommen

Eisen kommt in tierischen und pflanzlichen Lebensmitteln als organisches oder anorganisches Salz vor. Bei der Bewertung der Eisenkonzentration einzelner Lebensmittel ist zu berücksichtigen, dass das so genannte Hämeisen (s. „Physiologie") im Fleisch deutlich besser resorbiert wird als das Nicht-Hämeisen in pflanzlichen Lebensmitteln: Bei nicht entleerten Eisenspeichern werden aus Fleisch- und Fleischprodukten im Durchschnitt etwa 23 % der zugeführten Eisenmenge resorbiert, aus pflanzlichen Lebensmitteln dagegen nur ungefähr 3 bis 8 %. Die Resorptionsrate bei tierisch-pflanzlicher Ernährung beträgt durchschnittlich etwa 10 %.

Die höchsten Eisenkonzentrationen finden sich in Fleisch- und Wurstwaren: Spitzenreiter ist Schweineleber mit 20 mg/100 g, aber auch Corned Beef (4,1 mg/100 g), Rinder- und Schweinefleisch und sogar Frühstücksfleisch (2,2 mg/100 g) sind gute Eisenlieferanten. Die meisten Geflügel- und Fischarten enthalten Eisen in Konzentrationen von 1 bis 2 mg/100 g. Viele Gemüsearten, beispielsweise Erbsen, Linsen, Bohnen, Wirsing und vor allem Spinat (4 mg/100 g) enthalten zwar ebenfalls viel Eisen, aber auch große Mengen an Phytat, Oxalat und Phosphat; aus den entsprechenden Komplexen kann Eisen nur schlecht resorbiert werden. Die gleichzeitige Aufnahme von Vitamin C, Fleisch und Fisch verbessert die Resorption von Nicht-Hämeisen aus pflanzlichen Lebensmitteln.

Pharmakokinetik
Zweiwertiges Eisen wird im oberen Dünndarm resorbiert. Die Resorptionsrate wird durch ein aktives Transportsystem (Transferrin) gesteuert: Bei Eisenmangel wird vermehrt Eisen resorbiert, bei Eisenüberladung ist die Resorption eingeschränkt. Weil die Kapazität der Transprotproteine in der Darmschleimhaut begrenzt ist, kann Eisen aber nur in begrenztem Maße resorbiert werden. Auch bei Eisenmangel und optimaler Verfügbarkeit des angebotenen Eisens werden selten mehr als 40% resorbiert. Wenn allerdings die Darmschleimhaut schwer geschädigt ist, wird auch die Regulation der Eisenresorption gestört (s.a. Intoxikationen).

Im Blut wird das resorbierte Eisen durch das kupferhaltige Metalloenzym Coeruloplasmin zu dreiwertigem Eisen oxidiert, an Plasma-Transferrin gebunden und ins Gewebe und Knochenmark transportiert; hier wird es für die Synthese von Hämoglobin, Myoglobin und eisenhaltigen Enzymen verwendet. Überschüssiges Eisen wird in Form von Ferritin oder Hämosiderin vor allem in der Leber, der Milz und im Knochenmark gespeichert (Depoteisen).

Da der Organismus auch das Eisen, das beim Zerfall der Erythrozyten anfällt, wieder für die Hämoglobin-Synthese einsetzen kann, müssen mit der Nahrung täglich nur 1 bis 2 mg Eisen ersetzt werden. Daneben kann Eisen auch aus den Reservespeichern mobilisiert werden. Die Kapazität der gefüllten Eisenspeicher deckt den Eisenbedarf von etwa ein bis zwei Jahren.

Physiologie
Im menschlichen Organismus ist Eisen das häufigste Spurenelement: Im Körper eines Erwachsenen sind 3 bis 5 Gramm Eisen vorhanden; knapp 70% sind im **Hämoglobin** gebunden, etwa 12% als so genanntes Funktionseisen im **Myoglobin** und eisenhaltigen **Enzymen (Cytochrome, Katalase, Aldehydoxidase, Peroxidase)** enthalten, ungefähr 18% des Eisens sind als Depoteisen in Form von **Ferritin** und **Hämosiderin** gespeichert. Als Bestandteil des Hämoglobins ist Eisen am Sauerstofftransport, als Komponente des Myoglobins an der Sauerstoffbindung im Muskel beteiligt. In Form der Cytochrome (Eisenporphyrin-Enzyme) ist Eisen ein wichtiges Redoxpotenzial in der mitochondrialen Atmungskette.

Versorgungssituation
In Tabelle 3.2-12 sind die Empfehlungen der Deutschen Gesellschaft für Ernährung angegeben. Nach den Daten einer 1996 veröffentlichten Untersuchung betrug die Eisenzufuhr bei Männern durchschnittlich 13 mg und bei Frauen 11 mg pro Tag.

Männer nehmen somit eher etwas zu viel Eisen zu sich; bei nicht schwangeren Frauen im gebärfähigen Alter dürfte die Eisenversorgung meist gerade noch ausreichend sein, bei Frauen mit starken Monatsblutungen sowie vor allem bei Schwangeren kann sich aber ein Eisenmangel entwickeln. Durch einen Eisenmangel gefährdet sind außerdem Kleinkinder im Alter von ein bis zwei Jahren sowie Jugendliche.

Neben einem relativ erhöhten Bedarf in bestimmten Lebensabschnitten können auch folgende Ernährungsweisen und Erkrankungen einen Eisenmangel auslösen:

- **Mangelernährung:**
  – Fastenkuren,
  – (Lakto)-vegetarische Ernährung ohne Zusatz von ascorbinreichen Fruchtsäften zur besseren Verwertung des Nicht-Häm-Eisens.
- **Resorptionsstörungen:**
  – Achylie (d.h. eingeschränkte oder fehlende Magensaftsekretion),
  – entzündliche Magen-Darm-Erkrankungen.

Tab. 3.2-12: Empfehlungen zur Zufuhr von Eisen. Quelle: Referenzwerte der Deutschen Gesellschaft für Ernährung e.V., 2017 (www.dge.de)

Alter	Eisen mg/Tag	
	Männlich	Weiblich
Säuglinge[1]		
0 bis unter 4 Monate[2]	0,5	
4 bis unter 12 Monate	8	
Kinder und Jugendliche		
1 bis unter 4 Jahre	8	
4 bis unter 7 Jahre	8	
7 bis unter 10 Jahre	10	
10 bis unter 13 Jahre	12	15
13 bis unter 15 Jahre	12	15
15 bis unter 19 Jahre	12	15
Erwachsene		
19 bis unter 51 Jahre	10	15
51 bis unter 65 Jahre	10	10
65 Jahre und älter	10	10
Schwangere		30
Stillende[3]		20

[1] ausgenommen Unreifgeborene
[2] Schätzwert, ein echter Eisenbedarf besteht erst nach 4 Monaten
[3] gilt auch für nicht Stillende nach der Geburt zum Ausgleich der Verluste

- **Blutverluste:**
  - Ulzera, Polypen oder Karzinome im Gastro-Intestinaltrakt,
  - Magen-Darm-Blutungen durch Behandlung mit nicht steroidalen Antirheumatika, häufige Blutspenden.

Mangelsymptome

Bei Eisenmangel kann sich eine Anämie entwickeln; nach biochemischen und hämatologischen Parametern werden folgende Stadien unterschieden.

Stadium I (Prälatenter Eisenmangel): Um Mangelsituationen zu vermeiden, wird vermehrt Eisen aus der Nahrung resorbiert und die Eisenspeicher werden entleert. Weder die Eisenkonzentration im Serum noch die Eisenbindungskapazität des Transferrins zeigen Auffälligkeiten.

Stadium II (Latenter Eisenmangel): Wenn die Speicher entleert sind, sinkt der Eisenspiegel im Serum.

Stadium III (Manifester Eisenmangel): Es entwickelt sich eine hypochrome mikrozytäre Eisenmangelanämie. Hämoglobin, Hämatokrit sowie die Erythrozytenzahl sind erniedrigt.

In Abhängigkeit vom Schweregrad des Eisenmangels werden folgende Symptome beobachtet: Appetitlosigkeit, schnelle Ermüdbarkeit, Konzentrationsstörungen, blasse Hautfarbe, Schleimhautveränderungen, eingerissene Mundwinkel (Rhagaden), brüchige Fingernägel. Eisenmangel in der Wachstumsphase kann irreversible Störungen in der geistigen Entwicklung verursachen.

Medikamentöse Therapie

Eisenpräparate sollten nur bei nachgewiesenem Eisenmangel eingenommen werden; bei Frauen deuten Hämoglobinwerte von 12 g/dl und weniger auf einen behandlungsbedürftigen Eisenmangel hin. Für die orale Eisensubstitution eignen sich anorganische und organische Eisen(II)-salze. In Tabelle 3.2-13 sind einige Arzneimittel aufgeführt, die Eisen allein oder in Kombination mit Ascorbinsäure enthalten. Vitamin C wird in diesen Präparaten eingesetzt, um die Oxidation zu schlecht resorbierbaren Eisen(III)-verbindungen zu verhindern. Die Dosierung richtet sich nach dem Ausmaß des Eisendefizits. Das Risiko unerwünschter Wirkungen lässt sich verringern, wenn die erforderliche Tagesdosis auf zwei bis drei kleinere Einzeldosen aufgeteilt wird.

Nebenwirkungen
Oral applizierbare Eisenpräparate verursachen relativ häufig Beschwerden im Gastrointestinaltrakt, beispielsweise Appetitlosigkeit, Völlegefühl, Durchfälle, Obstipation, Übelkeit und Erbrechen. Eine Dunkelfärbung des Stuhls ist harmlos. Bei bestehenden Entzündungen oder Geschwüren im Magen-Darm-Bereich ist eine Verschlimmerung möglich, die Anwendung muss daher sorgfältig abgewogen werden. Für Eisenpräparate mit iv-Anwendung hat die EMA 2013 umfangreiche Anwendungsbeschränkungen erlassen, da es zu tödlichen Nebenwirkungen gekommen war. Die einschlägigen Präparate sind verschreibungspflichtig.

Beratungstipp
Die gastrointestinale Verträglichkeit lässt sich verbessern, wenn die Eisenpräparate beim Essen eingenommen werden. Dadurch wird allerdings die Resorption beeinträchtigt. Auf keinen Fall sollen Eisenpräparate mit Milch oder Tee/Kaffee eingenommen werden, da sich mit Calcium bzw. Tannin und anderen Gerbstoffen schwer resorbierbare Komplexe bilden.
Vitamin C fördert die Eisenresorption.

Wechselwirkungen
Aluminium-, Calcium- und Magnesiumhaltige Antazida sowie Colestyramin bilden mit Eisensalzen schwer lösliche Komplexe, aus denen Eisen nur schlecht resorbiert wird. Mit Gyrasehemmern und Tetracyclinen bilden Eisensalze schwer resorbierbare Chelate mit deutlich reduzierter antimikrobieller Wirkung.
Ascorbinsäure und Fruchtsäuren verbessern die Resorption von Eisen.

Gegenanzeigen
Bei Eisenspeicherkrankheiten (z.B. Hämochromatose) und Eisenverwertungsstörungen (z.B. sideroachrestische Anämien, Bleianämien, Thalassämien) sind Eisenpräparate kontraindiziert.

Intoxikationen
Akute Eisenvergiftungen können vor allem bei Kindern auftreten, die versehentlich größere Mengen eines eisenhaltigen Arzneimittel eingenommen haben. Erste Anzeichen einer Eisenvergiftung sind Leibschmerzen, Erbrechen, Durchfall, Unruhe und Schock. Zwar ist die Eisenresorption normalerweise durch die Kapazität der Transportproteine begrenzt. Große Eisenmengen schädigen aber die Magen-Darm-Schleimhaut lokal so stark, dass das resorptionsregulierende Eisen-Transportsystem beeinträchtigt wird und dadurch auch große Eisenmengen resorbiert werden können.

3.2.2.4 Cobalt

Die pharmakologischen, pharmakokinetischen und toxikologischen Eigenschaften von Cobalt wurden im Rahmen einer **Stoffcharakteristik** (veröffentlicht im BAnz. Nr. 17 vom 25. 1. 1992) beschrieben und bewertet.

Natürliches Vorkommen
Cobalt kommt in Form von Vitamin B_{12} in allen tierischen Lebensmitteln, besonders in der Leber und den Nieren vor. Pflanzen können kein Vitamin B_{12} synthetisieren; Gemüse und Früchte sind daher frei von Vitamin B_{12}, sie können aber durchaus Cobalt enthalten, da dieses Spurenelement auch für Pflanzen lebensnotwendig ist.

Pharmakokinetik
Bei normaler Ernährungsweise werden aus der Nahrung täglich etwa 100 µg Cobalt im Dünndarm resorbiert und vor allem in die Leber und das Muskelgewebe transportiert. Eisen in hoher Konzentration hemmt die Re-

Tab. 3.2-13: Eisen-Monopräparate (Auswahl)

Monopräparate mit anorganischem Eisen-II-Salz[1]			
Präparatenamen	Arzneiform	Inhaltsstoff	Indikation
Dreisafer@	Filmtabletten Lactosefrei	Eisen(II)sulfat 304 mg (Eisen II-Ionen: 100 mg)[2]	Behandlung von Eisenmangelzuständen
Eryfer® 100	Hartkapseln Lactosefrei	Eisen(II)sulfat 304 mg (Eisen II-Ionen: 100 mg)[2]	Behandlung von Eisenmangelzuständen
Ferrogamma®	Weichkapseln Lactosefrei	Eisen(II)sulfat 163,18 mg (Eisen II-Ionen: 60 mg)[2]	Behandlung von Eisenmangelzuständen
Kendural®-C	Retardtabletten	Eisen(II)sulfat 329,7 mg (Eisen II-Ionen: 105 mg)	Behandlung von Eisenmangelzuständen und Eisenmangelanämie
Monopräparate mit organischem Eisen-II-Salz			
Eisen-Sandoz®	Brausetabletten Lactosefrei	Eisen(II)gluconat 215,8 mg (Eisen II-Ionen: 25 mg)[2]	Behandlung von Eisenmangelzuständen
Ferrlecit® 2	Überzogene Tabletten Lactosefrei	Eisen(II)succinat 280 mg (Eisen II-Ionen: 95,2 mg)	Behandlung von Eisenmangelzuständen
Ferrum Verla® Eisen(II)-gluconat	Überzogene Tabletten Lactosefrei	Eisen(II)gluconat 296,6 mg (Eisen II-Ionen: 35 mg)	Antianämikum, Behandlung von Eisenmangelzuständen
Lösferron®	Brausetabletten Lactosefrei	Eisen(II)gluconat 695 mg (Eisen II-Ionen: 80,5 mg)[2]	Behandlung von Eisenmangelzuständen
Rulofer® N	Filmtabletten	Eisen(II)fumarat 157,97 mg (Eisen II-Ionen 50 mg)	Behandlung von Eisenmangelzuständen

[1] Die angegebenen Wirkstoffmengen unterscheiden sich teilweise durch den Kristallwassergehalt. Vergleichbar sind die Angaben der Eisen II-Ionen.
[2] Enthält Ascorbinsäure

sorption von Cobalt wie umgekehrt dieses in hoher Dosierung die Resorption von Eisen beeinträchtigt. Die Elimination erfolgt vor allem renal, über den Stuhl und Schweiß wird nur ein geringer Anteil ausgeschieden.

Physiologie
Im Körper des erwachsenen Menschen sind schätzungsweise 10 mg Cobalt gespeichert. Als Zentralatom von Vitamin B_{12} (Cobalamine) ist Cobalt für die Bildung der roten Blutkörperchen (Erythropoese) lebensnotwendig.

Versorgungssituation
Gesunde Erwachsene benötigen täglich 1 bis 3 µg Vitamin B_{12} (Tab. 3.1-8). Diese Mengen werden durch eine ausreichende und gemischte Ernährung normalerweise problemlos erreicht. Die alimentäre Cobaltversorgung in Form von Vitamin B_{12} dürfte in Deutschland daher bei allen Menschen mit Ausnahme von Vegetariern sowie Patienten mit Vitamin-B_{12}-Resorptionsstörungen gewährleistet sein. Diese Mangelversorgung kann durch die endogene Vitamin-B_{12}-Synthese im Dickdarm nicht kompensiert werden, da dieses Cobalamin nur schlecht resorbiert wird.

Mangelsymptome
(siehe 3.1.2.1 Vitamin B_{12})

Mineralstoffe

Medikamentöse Therapie

Cobaltsalze wurden früher häufig bei Anämie eingesetzt und sind auch heute noch in einigen Antianämika enthalten. Bei Störungen der Blutbildung aufgrund eines Vitamin-B_{12}-Defizits muss aber nicht Cobalt, sondern Vitamin B_{12} substituiert werden! In Kombination mit anderen Mineralstoffen und Vitaminen ist Cobalt noch gelegentlich in Vitamin-Mineralstoff-Präparaten enthalten. Der Beitrag von Cobalt zur Wirksamkeit dieser Kombinationen ist aber nicht belegt. „Eine therapeutische oder prophylaktische Zufuhr von Cobaltsalzen ist nicht begründet", so die Beurteilung in der Stoffcharakteristik von Cobalt.

Toxizität

In hoher Dosierung kann Cobalt Herzschäden und Störungen der Schilddrüsenfunktion auslösen.

3.2.2.5 Kupfer

Das wissenschaftliche Erkenntnismaterial zu Kupfer in Form einiger anorganischer und organischer Salze wurde im Rahmen einer **Aufbereitungsmonographie** bewertet (BAnz. Nr. 39 vom 25. 2. 1994). In der amtlichen **deutschen Ausgabe des Europäischen Arzneibuchs** ist Kupfersulfat (wasserfrei und Pentahydrat) beschrieben.

Natürliches Vorkommen

Kupfer kommt in vielen tierischen und pflanzlichen Lebensmitteln vor. Kupferreich (mehr als 100 µg/100 g) sind vor allem einige Fischarten (z.B. Heilbutt, Hering, Kabeljau, Schellfisch, Scholle), Innereien (Herz, Nieren, Leber), Haferflocken, Cornflakes, Reis, Eierteigwaren, Roggen- und Weizenvollkornbrot. Zur Kupferversorgung tragen aber auch Kartoffeln, Möhren und einige Obstsorten bei.

Physiologie

Der Kupferbestand des menschlichen Organismus beträgt durchschnittlich 80 bis 100 mg. Kupfer ist Bestandteil vieler **Enzyme**, die an **Redox-Prozessen** beteiligt sind. Als Bestandteil von **Coeruloplasmin**, das die Oxidation von zweiwertigem zu dreiwertigem Eisen katalysiert, beeinflusst Kupfer den Eisenstoffwechsel.

Versorgungssituation/Mangelsymptome

In den Empfehlungen der Deutschen Gesellschaft für Ernährung wurden die Schätzwerte für eine angemessene Kupferzufuhr bei Erwachsenen auf 1,0 bis 1,5 mg pro Tag festgelegt (2017).
Kupfermangel-Erkrankungen sind sehr selten und meist alimentär bedingt. Frühgeborene, deren Nahrung kein Kupfer enthielt, entwickelten eine eisenrefraktäre Anämie, Osteopenie, Haut- und Haardepigmentierungen und waren in ihrer psychomotorischen Entwicklung beeinträchtigt. Längere parenterale Ernährung ohne ausreichenden Kupferzusatz kann neben einer Anämie auch eine Neutropenie verursachen.

Medikamentöse Therapie

Kupfer ist in zahlreichen Vitamin-Mineralstoff-Präparaten aus dem Bereich der Nahrungsergänzungsmittel enthalten (z.B. A–Z Komplex ratiopharm®). Neben der Prophylaxe eines Kupfermangels werden als Indikationen auch infektiöse und entzündliche Zustände, akutes Gelenkrheuma sowie Eisenmangelanämie angegeben. Der Beitrag von Kupfer zur Wirksamkeit bei diesen Anwendungsgebieten ist aber nach Überzeugung der Aufbereitungskommission nicht ausreichend belegt. „Ein alimentär bedingter Kupfermangel sollte mit geeigneter Diät therapiert werden", so die Angaben in der Aufbereitungsmonographie.

3.2.2.6 Zink

In der 24. Verordnung zur Änderung der Verordnung über verschreibungspflichtige Arzneimittel wurde der Grenzwert für die Verschreibungspflicht oral applizierbarer

Zinksalze von früher täglich 6 mg deutlich angehoben: Von der Verschreibungspflicht ausgenommen sind danach jetzt Zinksalze zur oralen Anwendung „sofern auf Behältnissen und äußeren Umhüllungen eine Tagesdosis angegeben ist, die einem Zinkgehalt bis zu 25 mg entspricht."

Für Zink in Form einiger anorganischer und organischer Salze wurde von der Kommission B5 (Gastroenterologie, Stoffwechsel) eine **Aufbereitungsmonographie** (veröffentlicht im BAnz. Nr. 39 vom 25. 4. 1994) verabschiedet, in der die pharmakologischen Eigenschaften sowie Daten zur Pharmakokinetik und Toxikologie zusammengefasst sind.

Natürliches Vorkommen

Zink kommt in tierischen und pflanzlichen Lebensmitteln vor. Besonders reich an Zink sind Innereien und Muskelfleisch (4 mg/100 g), viele Käsesorten (2–4 mg/100 g) sowie Eier und bestimmte Schalentiere, wie Austern und Garnelen. Der Zinkgehalt von Getreideprodukten hängt vom Ausmahlungsgrad des Getreides ab (Weißbrot: 0,5 mg/100 g, Weizenvollkornbrot: 2 mg/100 g). In Kartoffeln, Gemüse und Obst ist meist weniger als 0,5 mg/100 g Zink enthalten. Aus pflanzlichen Lebensmitteln mit hohem Gehalt an **Phytin**, beispielsweise Getreide, Leguminosenfrüchten und Ölsaaten, wird Zink nur schlecht resorbiert.

Pharmakokinetik

Nach oraler Applikation wird Zink im Dünndarm resorbiert; durch eine proteinreiche Ernährung wird die Zinkresorption gefördert; Phytat sowie große Mengen an Calcium, aber auch Eisen und Kupfer, hemmen die Zinkaufnahme. Daneben wird die Resorptionsrate durch die Höhe der alimentären Zinkzufuhr bestimmt: Bei schlechter Zinkversorgung (z.B. 7 mg/Tag) werden fast 50% der zugeführten Zinkmenge resorbiert, bei guter Zinkversorgung (z.B. täglich 30 mg) werden dagegen nur etwa 20% resorbiert. Der menschliche Organismus ist somit in der Lage, innerhalb bestimmter Grenzen die Zinkresorption dem wechselnden Zinkangebot anzupassen.

In den Geweben verteilt sich Zink recht unterschiedlich: Die höchsten Zinkkonzentrationen werden in den Knochen, Zähnen und Haaren sowie in der Haut, Leber, Muskulatur und den Testes gemessen. Im Blut kommt Zink im Plasma, vor allem an Albumin und alpha-Makroglobulin gebunden, sowie in den Erythrozyten vor.

Zink wird überwiegend mit den Faezes ausgeschieden; über die Nieren werden normalerweise nur 0,3 bis 0,6 mg täglich eliminiert. Bei Patienten mit Diabetes mellitus, Leber- und Nierenerkrankungen sowie bei Einnahme von Chelatbildnern, wie Penicillamin, ist die renale Elimination häufig erhöht.

Physiologie

Zink ist nach Eisen das zweithäufigste Spurenelement im menschlichen Organismus: Ein 70 kg schwerer Mensch enthält durchschnittlich etwa 4200 mg Eisen und 2300 mg Zink. Als Bestandteil von Enzymen oder Co-Faktor ist Zink an zahlreichen **enzymatischen Reaktionen** beteiligt und beeinflusst indirekt den Protein-, Kohlenhydrat- und Lipidstoffwechsel sowie den Vitamin-A-Stoffwechsel und den Abbau von Alkohol. Im Pankreas fungiert Zink als Komplexbildner für Insulin und Glucagon. Daneben beeinflusst Zink die Reifung der Gonaden, die Steroidsynthese in den Testes und die Fertilität. Erst seit einigen Jahren wird deutlich, dass bei Zinkmangel auch verschiedene immunologische Parameter verändert sind, beispielsweise nimmt die Konzentration der T-Lymphozyten oder die Antikörperproduktion ab, und die Inzidenz an Infektionskrankheiten steigt.

Versorgungssituation

Gesunde Jugendliche und Erwachsene benötigen nach Angaben der Deutschen Gesellschaft für Ernährung (www.dge.de) täglich 10 mg (Männer) bzw. täglich 7 mg Zink

(Frauen). In der Schwangerschaft und Stillzeit werden 10 bzw. 11 mg Zink täglich empfohlen. Nach Berechnungen aus dem Jahr 1994 liegt die tägliche Zinkaufnahme mit der Nahrung in Deutschland allerdings bei 12,1 mg (Männer) bzw. bei 9,7 mg (Frauen). Zinkmangelzustände sind daher nur dann zu befürchten, wenn die Zinkbilanz in bestimmten Situationen beeinträchtigt wird:

- **erhöhter Zinkbedarf:**
  - Infektionen, Tumorerkrankungen,
  - Operationen, Verbrennungen,
  - Rekonvaleszenz,
  - starke körperliche Belastungen (z.B. Leistungssport), die mit starkem Schwitzen einhergehen,
- **erhöhter Zinkverlust:**
  - Diabetes mellitus,
  - Leber- und Nierenerkrankungen,
  - Diarrhoe, Colitis ulcerosa,
  - Neurodermitis,
  - Arzneimittel, besonders Diuretika, Laxantien, orale Kontrazeptiva, Glucocorticoide, Chelatbildner (z.B. Penicillamin),
- **unzureichende Zinkresorption:**
  - vegetarische (phytinreiche) Kost,
  - angeborene oder erworbene Resorptionsstörungen (z.B. Akrodermatitis enteropathica, Morbus Crohn, Zöliakie),
  - erhöhte Calciumzufuhr,
  - Alkoholmissbrauch.

Mangelsymptome

Entsprechend der großen Bedeutung, die Zink für enzymatische Reaktionen und Wachstumsvorgänge hat, sind auch die mit einem Zinkmangel einhergehenden Erkrankungen und Symptome vielfältig und ausgeprägt:

- Wachstumsstörungen, Appetitlosigkeit,
- Geschmacks- und Geruchsstörungen,
- Störungen der Dunkeladaptation,
- erhöhte Infektanfälligkeit,
- verzögerte Wundheilung,
- Haarausfall,
- Potenzstörungen.

Tab. 3.2-14: Zinkpräparate (Auswahl)

Monopräparate Zink			
Präparatenamen	Arzneiform	Inhaltsstoff	Indikation
Cefazink® 10 mg; 20 mg	Filmtabletten Lactosefrei	Zink-D-gluconat 70 mg; 140 mg (Zink 10 mg; 20 mg)	Nachgewiesener Zinkmangel, bei Therapie mit Penicillamin und anderen Komplexbildnern
Unizink® 50	Filmtabletten Lactosefrei	Zinkaspartat 50 mg (Zink 10 mg)	Behandlung von Zinkmangelzuständen
Zinkit® 10	Überzogene Tabletten	Zinksulfat 44 mg; 88 mg (Zink 10 mg; 20 mg)	Behandlung von nachgewiesenen Zinkmangelzuständen, die ernährungsmäßig nicht behoben werden können
Zink-Verla® 10 mg; OTC 20 mg	Filmtabletten Lactosefrei	Zink-D-gluconat 70 mg; 140 mg) (Zink 10 mg; 20 mg)	Nachgewiesener Zinkmangel, bei Therapie mit Penicillamin und anderen Komplexbildnern
Zinkbrause Verla® 25 mg	Brausetabletten Lactosefrei	Zinksulfat 69 mg (Zink 25 mg)	Behandlung von nachgewiesenen Zinkmangelzuständen, die ernährungsmäßig nicht behoben werden können

Medikamentöse Therapie

Nach Angaben der Aufbereitungsmonographie ist Zink indiziert
- bei nachgewiesenem Zinkmangel (z.B. Akrodermatitis enteropathica),
- Therapie des Morbus Wilson,
- Therapie mit Penicillamin.

Während die Behandlung bei diesen Indikationen vom Arzt eingeleitet und überwacht werden muss (hierfür stehen verschreibungspflichtige Zinkpräparate zur Verfügung), werden Zinkpräparate (Tab. 3.2-14) im Rahmen der **Selbstmedikation** vor allem zur Prophylaxe von Zinkmangel-Zuständen eingesetzt. In letzter Zeit betonen einige pharmazeutische Unternehmer besonders die Wirkung von Zink bei Erkältungskrankheiten. Diese Indikation wird durch die Aufbereitungsmonographie nicht abgedeckt, und auch die Kennzeichnung (Anwendungsgebiete) der entsprechenden Arzneimittel enthält keine Hinweise auf diese „Selbstmedikations-Indikation". Vermutlich beziehen sich die pharmazeutischen Unternehmer auf den unter „Physiologie" beschriebenen Zusammenhang zwischen **Zinkmangel** und **Immunsystem**.

Nebenwirkungen

Bei bestimmungsgemäßem Gebrauch sind keine Nebenwirkungen zu erwarten.

Wechselwirkungen

Die gleichzeitige Gabe von Eisen-, Kupfer- und Calciumsalzen vermindert die Resorption von Zink.

Zink kann die Bioverfügbarkeit von Kupfer verringern; eine Wirkung, die bei der Behandlung des Morbus Wilson, einer erblichen Kupfer-Stoffwechsel-Erkrankung, mit Zink therapeutisch genutzt wird.

Die Gabe von Chelatbildnern, wie beispielsweise D-Penicillamin, kann die Resorption von Zink vermindern bzw. die Ausscheidung erhöhen.

Zink vermindert die Resorption von Tetracyclinen und Chinolonen.

Gegenanzeigen

Keine bekannt.

3.2.2.7 Selen

Oral applizierbare Selenverbindungen sind von der Verschreibungspflicht ausgenommen wenn die Tagesdosis nicht mehr als 50 µg Selen beträgt.

Die pharmakologischen, pharmakokinetischen und toxikologischen Eigenschaften von Natriumselenit und Selen wurden in zwei **Aufbereitungsmonographien** beschrieben, für Selenhefe wurde eine **Stoffcharakteristik** erarbeitet (veröffentlicht im BAnz. Nr. 143 vom 4. 8. 1992).

Natürliches Vorkommen

Selen kommt in pflanzlichen und tierischen Lebensmitteln vor. Aufgrund der in Deutschland geringen Selenkonzentration im Boden ist der Selengehalt der meisten heimischen pflanzlichen Lebensmittel niedrig (unter 10 µg/100 g). Selenreich sind dagegen viele Fischarten, beispielsweise Forellen (80 µg/100 g), Thunfisch (130 µg/100 g) oder Schollen (65 µg/100 g), daneben aber auch Hühner- und Schweinefleisch sowie Innereien. Der höhere Selengehalt in tierischen Lebensmitteln wird – mit Ausnahme von Fisch – auf den nach der Futtermittelverordnung erlaubten Zusatz von Natriumselenit und -selenat in Futtermitteln zurückgeführt.

Pharmakokinetik

Anders als elementares Selen, das kaum resorbiert wird, werden **Natriumselenit** und das in Selenhefe überwiegend enthaltene **Selenomethionin** nach oraler Applikation gut resorbiert; im Organismus werden sie zu Selenwasserstoff reduziert, das als zentraler Selenpool für den Einbau von Selen in Selenproteine dient. Selen wird vor allem über den Urin und nur zu einem kleineren Teil über die Faezes ausgeschieden.

Mineralstoffe

Physiologie

Nach neueren Untersuchungen gibt es mindestens 25 verschiedene selenhaltige Proteine. Als Bestandteil der **Glutathion-Peroxidase** schützt Selen die Zellen vor schädigenden Oxidationsvorgängen. Mit Tocopherol (Vitamin E) wirkt Selen möglicherweise synergistisch. In der Schilddrüse katalysiert die selenhaltige **5'-Deiodase** die Deiodierung (Iodabspaltung) von Thyroxin (T_4) zu Triiodthyronin. Allerdings wird bei rein vegetarischer Ernährung der Verzehr von selenreichen Nüssen (z.B. Paranüsse) und Pilzen empfohlen, da die Hauptselenlieferanten in Europa Lebensmittel tierischen Ursprungs sind.

Versorgungssituation

Tabelle 3.2-15 zeigt die Schätzwerte für eine angemessene Selenzufuhr. Die täglich mit der Nahrung aufgenommenen Selenmengen liegen nach neueren Berechnungen bei durchschnittlich 40 bis 50 µg; nach heutigem Kenntnisstand dürften somit in Deutschland die meisten Menschen ausreichend mit Selen versorgt sein.

Mangelsymptome

Als Selenmangelerkrankung gilt die **Keshan-Krankheit,** eine in einer extrem selenarmen Region Chinas endemisch auftretende Kardiomyopathie. Auch nach langdauernder parenteraler Ernährung ohne ausreichende Selensubstitution kann sich ein klinisch manifester Selenmangel mit Kardiomyopathie und Myopathien der Skelettmuskulatur entwickeln.
Epidemiologische Untersuchungen deuten auf eine Assoziation von niedrigen Selenspiegeln mit Herz-Kreislauf-Erkrankungen, Tumoren und Störungen des Immunsystems hin.

Medikamentöse Therapie

Nach Angaben der Aufbereitungsmonographie ist **Natriumselenit** indiziert bei nachgewiesenem Selenmangel, der ernährungsmäßig nicht behoben werden kann.

Ein **Selenmangel** kann auftreten bei:
- Maldigestions- und Malabsorptionszuständen,
- Fehl- und Mangelernährung (z.B. totale parenterale Ernährung).

Tab. 3.2-15: Empfehlungen zur Zufuhr von Selen. Quelle: Referenzwerte der Deutschen Gesellschaft für Ernährung e.V, 2017. (www.dge.de)

Alter	Selen µg/Tag	
	Männlich	Weiblich
Säuglinge		
0 bis unter 4 Monate	10	
4 bis unter 12 Monate	15	
Kinder und Jugendliche		
1 bis unter 4 Jahre	15	
4 bis unter 7 Jahre	20	
7 bis unter 10 Jahre	30	
10 bis unter 13 Jahre	45	
13 bis unter 15 Jahre	60	
15 bis unter 19 Jahre	70	60
Erwachsene		
19 bis unter 51 Jahre	70	60
51 bis unter 65 Jahre	70	60
65 Jahre und älter	70	60
Schwangere		60
Stillende		75

Die Wirksamkeit von **Selen** bei den beanspruchten Anwendungsgebieten, wie „Regulierung der Zellbildung, hemmende Wirkung auf neoplastische Zellen, Erhöhung der Infektionsresistenz", beurteilte die Aufbereitungskommission **negativ**. Im Handel befinden sich derzeit niedrigdosierte Selenpräparate (z.B. Selenase® 50 AP, mit 50 µg pro Dosis), die apothekenpflichtig sind, sowie verschreibungspflichtige, hochdosierte Präparate (z.B. Selenase® 300 RP, mit 300 µg pro Dosis).

Der Beitrag von **Selenhefe** zur Wirksamkeit einer Kombination mit Tocopherolacetat ist bei den beanspruchten Anwendungsgebieten (kardiovaskuläre Erkrankungen, vorzeitiges Altern, Rheuma, Lebererkrankungen, Schutz von Proteinen gegen Oxidation) nach Ansicht der zuständigen Kommission ebenfalls **nicht belegt**.

Nebenwirkungen

Im Rahmen von Studien zur Hautkrebsprävention ist in der Selenbehandlungsgruppe ein erhöhtes Auftreten von Diabetes mellitus Typ II beobachtet worden. Dies hat (2008) mit zum Abbruch der Studie geführt. Dabei scheint ein Zusammenhang zwischen dem Selenspiegel und der Diabetesmanifestation zu bestehen. Das Bundesinstitut für gesundheitlichen Verbraucherschutz empfiehlt derzeit eine Tagesdosis von 30 µg nicht zu überschreiten, die Verwendung von organischen Selenpräparaten ist nach EU-Richtlinien nicht mehr zulässig.

Wechselwirkungen

Vitamin C kann Natriumselenit zu elementarem Selen reduzieren, das kaum resorbiert wird.

Intoxikationen

Akute Selenintoxikationen gehen mit Müdigkeit, Übelkeit, Diarrhoe und Leibschmerzen einher; der Atemgeruch riecht nach Knoblauch. Bei **chronischen** Überdosierungen (mehr als 550 µg Selen/täglich) wurden Veränderungen des Nagel- und Haarwachstums sowie periphere Neuropathien beobachtet.

3.2.2.8 Fluorid

Fluoride zur oralen Applikation sind nach der Verordnung über verschreibungspflichtige Arzneimittel von der Verschreibungspflicht ausgenommen, wenn „auf Behältnissen und äußeren Umhüllungen eine Tagesdosis angegeben ist, die einem Fluorgehalt bis zu 2 mg entspricht". Damit sind die zur **Karies bzw. Karies-Rachitis-Prophylaxe** eingesetzten Fluorid-Präparate **verschreibungsfrei,** die zur Prophylaxe und Therapie der Osteoporose vorgesehenen Arzneimittel dagegen verschreibungspflichtig.

Für Natriumfluorid sowie die fixe Kombination aus Natriumfluorid und Colecalciferol (Vitamin D_3) wurden **Aufbereitungsmonographien** verabschiedet. Natriumfluorid ist in der amtlichen **deutschen Ausgabe des Europäischen Arzneibuchs** beschrieben.

Natürliches Vorkommen

Fluorid kommt im Trinkwasser sowie in vielen Lebensmitteln vor, allerdings überwiegend in sehr niedrigen Konzentrationen. Nach der Trinkwasserverordnung müssen die Wasserwerke den Fluoridgehalt im Trinkwasser bestimmen lassen und die Daten auf Anfrage zur Verfügung stellen. Die höchstzulässige Fluoridkonzentration im Trinkwasser beträgt 1,5 mg/l. In den meisten Gemeinden enthält das Trinkwasser aber weniger als 0,25 mg/l, nur in einigen Regionen gibt es Trinkwasser mit einem Fluoridgehalt zwischen 0,25 und 0,75 mg/l. Fluoridkonzentrationen über 0,75 mg/l kommen nur in einigen Ortschaften der Kreise Bitburg und Koblenz, in Badenweiler und Todtnau vor.

Der Fluoridgehalt von Mineral- und Heilwässern schwankt je nach Quelle zwischen 0,15 und 5,0 mg/l (Tab. 15.4-1); bei einer Fluoridkonzentration über 1,5 mg/l (ppm) muss das Wasser nach der Mineral- und Tafelwasser-Verordnung als „**fluoridhaltig**" gekennzeichnet werden.

Pharmakokinetik

Natriumfluorid wird im Magen-Darm-Trakt schnell und nahezu vollständig (90 bis 100%) resorbiert. Fluorid verteilt sich schnell in der Extrazellulärflüssigkeit und wird teilweise im **Knochengewebe** und der **Zahnhartsubstanz** angereichert. Das Ausmaß der Fluorid-Retention ist vom Lebensalter abhängig und kann zwischen 90% beim Säugling und 10% beim Erwachsenen schwanken. Die Ausscheidung von Fluorid erfolgt überwiegend renal, nur ein geringer Teil wird über Faezes und Schweiß eliminiert.

Physiologie

In hoher Dosierung stimuliert Natriumfluorid die Osteoblasten, vermehrt Knochengrundsubstanz zu bilden (**Osteogenese**); Fluorid wird außerdem bei der Mineralisierung ins Apatitgitter des Knochens eingebaut, indem es die Hydroxylgruppen ersetzt. Es entsteht schwerlösliches Fluorapatit, das gegenüber der Knochenresorption durch die Osteoklasten stabiler ist.

Bei der im Rahmen der Kariesprophylaxe üblichen niedrigen Dosierung

- dringen Fluoride in die Bakterienzellen in der Mundhöhle ein und blockieren die Glykolyse,
- fördern Fluoride an der Oberfläche des Zahnschmelzes die Remineralisation,
- erhöhen Fluoride die Säureresistenz des Zahnschmelzes (Einzelheiten im Kap. 15.4.2: Fluoride in der Kariesprophylaxe).

Versorgungssituation

In Deutschland ist der natürliche Fluoridgehalt im Trinkwasser meist sehr niedrig; anders als beispielsweise in der Schweiz, wo das Trinkwasser künstlich fluoridiert wird, enthält das Trinkwasser bei uns daher meist weniger Fluorid als nach heutigen Erkenntnissen zur Kariesprophylaxe notwendig ist. Die Deutsche Gesellschaft für Zahn-, Mund- und Kieferheilkunde empfiehlt daher den Einsatz von Fluoridtabletten; die Dosierung richtet sich nach dem Lebensalter und der Fluoridkonzentration des verwendeten Trinkwassers (Tab. 15.4-1 und 15.4-2). Neben der Einnahme von Fluoridtabletten haben sich auch die Verwendung von **fluoridiertem Speisesalz** sowie der Einsatz von **fluoridierten Zahnpasten, Gelees** und **Mundspülungen** als wirksame Mittel zur Kariesprophylaxe erwiesen (s. Kap. 15.4.2).

Mangelsymptome

Karies wurde früher gelegentlich als „Fluormangelkrankheit" angesehen. Aber auch wenn die Bedeutung der Fluoride für die Kariesprophylaxe inzwischen gesichert ist, darf nicht übersehen werden, dass primär andere Faktoren an der Kariesentwicklung beteiligt sind: Hoher Konsum an zuckerhaltigen und kohlenhydratreichen Süßigkeiten, Getränken und Lebensmitteln sowie schlechte Mundhygiene begünstigen das Wachstum von Bakterien, die Kohlenhydrate zu organischen Säuren verstoffwechseln. Die Säuren lösen Mineralien aus dem Zahnschmelz (Demineralisation), der zwar prinzipiell vom Organismus wieder remineralisiert werden kann; bei fortdauernder starker Säureproduktion und längerem Verbleib der Säuren auf der Zahnoberfläche kommt es aber zu kariösen Läsionen (s. Kap. 15.4.2).

Medikamentöse Therapie

Die Behandlung der Osteoporose mit hochdosierten Fluorid-Präparaten darf nur unter ärztlicher Aufsicht durchgeführt werden. Die **Kariesprophylaxe** mit Natriumfluorid in niedriger Dosierung ist dagegen auch im Rahmen der Selbstmedikation möglich und – in Fluoridmangelgebieten – sogar wünschenswert. Häufig wird der Kinderarzt Tabletten zur kombinierten Prophylaxe der Karies und der Rachitis verordnen. Tabelle 3.2-16 zeigt Fluorid-Monopräparate sowie Arzneimittel mit Fluorid-Vitamin-D_3-Kombinationen.

Tab. 3.2-16: Präparate zur Karies- und Karies-Rachitis-Prophylaxe

Präparatename	Arzneiform	Fluorid [mg/Einzeldosis]	Vitamin D3 [I.E./Einzeldosis]
Fluorid-Monopräparate			
Fluoretten 0,25 mg/0,5 mg/1 mg	Tabletten	0,25/0,5/1,0	
Zymafluor 0,25 mg/0,5 mg/1 mg	Tabletten	0,25/0,5/1,0	
Fluorid-Vitamin-D3-Präparate			
D-Fluoretten 500 IE	Tabletten	0,25	500
Fluor-Vigantoletten 500/1 000 IE	Tabletten	0,25	500/1 000

Nebenwirkungen
Bei bestimmungsgemäßem Gebrauch sind keine Nebenwirkungen zu erwarten.

Wechselwirkungen
Die gleichzeitige Zufuhr von Calcium und Magnesium, wie sie bei einer Ernährung mit Milch und Milchprodukten erfolgt, vermindert die Retention von Fluorid im Organismus nicht wesentlich.
Bei einer zusätzlichen Anwendung von fluoridhaltigen Gelen oder Lacken zur lokalen Fluoridierung ist der Zahnarzt oder Arzt zu befragen.

Gegenanzeigen
Frühgeborene sollten, solange sie nicht gedeihen, kein Fluorid erhalten. Als Kontraindikation gilt auch eine weitere systemische Fluorid-Anwendung, z.B. mit Trink- oder Mineralwasser und/oder fluoridiertem Speisesalz.

Überdosierung
Bei **chronischer Überdosierung** von Fluorid in den ersten Lebensjahren kann sich eine Zahnfluorose mit Schmelzdefekten am bleibenden Gebiss entwickeln; bei erheblicher, langfristiger Überdosierung können sich Störungen des Knochenaufbaus manifestieren. Die **akute Intoxikation** mit Natriumfluorid ist durch gastrointestinale Störungen, tetanische Erscheinungen bis hin zu Atemnot und Kollaps gekennzeichnet.

3.2.2.9 Iod
In der amtlichen **deutschen Ausgabe des europäischen Arzneibuchs** sind Kaliumiodid und Natriumiodid beschrieben. Eine Aufbereitungsmonographie für Iod wurde nicht veröffentlicht.

Natürliches Vorkommen
Iod kommt im Trinkwasser sowie in pflanzlichen und tierischen Lebensmitteln vor; dabei hängt die Iodkonzentration vom Iodgehalt der Böden bzw. der Iodkonzentration des Tierfutters ab. Das ursprünglich in der Erde enthaltene Iod wurde in der letzten Eiszeit mit dem Schmelzwasser der abtauenden Gletscher aus den Böden ausgewaschen und in die Weltmeere gespült. In Deutschland sind daher die meisten Böden iodarm, und das hier angebaute Getreide und Gemüse kann kaum Iod aus dem Boden aufnehmen (Tab. 3.2-17). Auch Fleisch und Milch von Tieren, die mit iodarmem Grünfutter und Getreide gefüttert worden sind, enthalten kaum Iod. Iodreich sind dagegen Seefische, Weichtiere und deren Verarbeitungsprodukte (Tab. 3.2-18).

Mineralstoffe

Tab. 3.2-17: Iodgehalt (µg/100 g) von Getreide, Getreideprodukten und Gemüse
Quelle: Deutsche Forschungsanstalt für Lebensmittelchemie, Garching

Getreide und Getreideprodukte			
Mais-Frühstücksflocken	1,0	Hafergrütze	4,5
Reis, unpoliert	2,2	Weißbrot	5,8
Reis, poliert	2,2	Roggen, ganzes Korn	7,2
Mais, ganzes Korn	2,6	Roggenbrot	8,5
Haferflocken	4,0		
Gemüse			
Rote Beete	0,4	Erbsen, grün	4,2
Aubergine	0,8	Weißkohl	5,2
Kohlrabi	1,4	Rotkohl	5,2
Bohnen, grün	1,4	Sojabohne, ganzes Korn	6,3
Tomate	1,7	Spargel	7,0
Paprika	2,3	Rettich	8,0
Gurke	2,5	Radieschen	8,0
Knoblauch	2,7	Grünkohl	12,0
Bohnen	3,0	Spinat	12,0
Kopfsalat	3,3	Möhren	15,0
Zuckermais	3,3	Brokkoli	15,0
Kartoffel	3,8	Champignons	18,0

Tab. 3.2-18: Iodgehalt (µg/100 g) von Fischen und Weichtieren. Quelle: Deutsche Forschungsanstalt für Lebensmittelchemie, Garching

Aal	4,0	Ölsardinen	96,0
Aal, geräuchert	4,0	Rotbarsch	99,0
Seezunge	17,0	Hummer	100,0
Rotbarsch	20,0	Kaviar-Ersatz	
Schwarzer Heilbutt	20,0	(deutscher Kaviar)	117,0
Flunder	29,0	Kabeljau	120,0
Lachs	34,0	Stechmuschel	120,0
Heilbutt	52,0	Schillerlocken	122,0
Heilbutt, geräuchert	52,0	Garnele	130,0
Austern	58,0	Thunfisch	149,0
Bückling	72,0	Scholle	190,0
Makrele	74,0	Seelachs	200,0
Seelachs in Öl	77,0	Schellfisch	243,0

Der Iodgehalt von so genanntem „Meersalz" oder „Reformsalz" beträgt nur etwa 20 µg/100 g. Diese Salzarten verbessern die Iodbilanz daher kaum. Dagegen enthält **iodiertes Speisesalz**, so genanntes „Iodsalz", 1,5 bis 2,5 mg Iod/100 g. Da Erwachsene in Deutschland ein Defizit von täglich durchschnittlich mindestens 100 µg Iod haben (s. Versorgungssituation und Mangelsymptome), wird von staatlichen Gesundheitsorganisationen sowie von Ärzten und Ernährungswissenschaftlern immer wieder der Einsatz von Iodsalz im Haushalt, in Restaurants und Betriebskantinen, aber auch bei der industriellen Herstellung von Back- und Fleischwaren sowie anderen Lebensmitteln gefordert. Entsprechend der zweiten Verordnung zur Änderung der Vorschriften über iodiertes Speisesalz von 1993 braucht der Einsatz von iodiertem Speisesalz bei loser Ware (z.B. loses Brot aus Bäckereien) und bei Anwendung zur Speisenzubereitung nicht deklariert zu werden. In industriell abgepackten Lebensmitteln lässt sich an der Zutatenliste erkennen, ob das Produkt mit nicht iodiertem Speisesalz oder mit Iodsalz hergestellt wurde.

Pharmakokinetik

Anorganisches Iod wird im Dünndarm zu nahezu 100 % resorbiert. Im Organismus wird Iodid von der Schilddrüse und von anderen Geweben, wie Speicheldrüsen, Brustdrüse und Magen angereichert. Im Speichel, im Magensaft und in der Milch liegt die Iodidkonzentration etwa 30-mal höher als im Plasma. Iodid wird renal eliminiert; die Iodausscheidung mit dem Urin kann als Indiz für die Iodversorgung dienen.

Physiologie

Der menschliche Organismus enthält etwa 10 bis 20 mg Iod; der überwiegende Teil, nämlich 8 bis 15 mg, liegt in der Schilddrüse in Form der Schilddrüsenhormone Thyroxin (Tetraiodthyronin) und Triiodthyronin vor. Dabei ist das aus Thyroxin durch Abspaltung eines Iodatoms gebildete Triiodthyronin (T_3) das eigentlich stoffwechselaktive Schilddrüsenhormon.

Versorgungssituation

In Tabelle 3.2-19 ist der tägliche Iodbedarf für die verschiedenen Altersgruppen sowie für Schwangere und stillende Frauen angegeben. Nach neueren Berechnungen von Ernährungswissenschaftlern wird über die Nahrung im Durchschnitt nur etwa die Hälfte der erforderlichen Iodmenge zugeführt. Ohne Verwendung von Iodsalz beträgt die Iodaufnahme sogar nur etwa 50 µg pro Tag, also etwa ein Viertel der erforderlichen Erwachsenendosis. Besonders kritisch ist die Situation bei Jugendlichen in der Pubertät und bei Schwangeren.

Mangelsymptome

Iodmangel verursacht primär eine Schilddrüsenunterfunktion (Hypothyreose), die der Organismus durch eine Vergrößerung der Schilddrüse (Struma, Kropf) zu kompensieren versucht. Die Iodmangel-Struma kann angeboren sein (bei unzureichender Iodversorgung der Schwangeren) oder, in Folge einer schlechten Iodversorgung in der Kindheit, Jugend oder im Erwachsenenalter, erst später auftreten.

Nach ihrer Größe wird die Struma in verschiedene Stadien eingeteilt:

- Stadium I: Die Vergrößerung der Schilddrüse ist nur tastbar.
- Stadium Ia: Bei normaler Kopfhaltung ist die Struma nicht sichtbar.
- Stadium Ib: Bei zurückgebeugtem Kopf ist die Struma sichtbar.
- Stadium II: Die Struma ist auch bei normaler Kopfhaltung sichtbar.
- Stadium III: Die Struma ist so groß, dass sie bereits aus der Entfernung und von der Seite erkennbar ist.

Medikamentöse Therapie

Besonders gesundheitsschädigend wirkt sich der **Iodmangel in der Schwangerschaft** aus: Neben einer Iodmangel-Struma entwickeln einige Kinder bereits im Mutterleib eine Schilddrüsenunterfunktion, die unbehandelt zu schweren körperlichen und geistigen Entwicklungsstörungen des Kindes führt. In Deutschland werden daher heute alle Säuglinge auf eine Schilddrüsenunterfunktion untersucht. Wenn die Krankheit frühzeitig diagnostiziert und adäquat behandelt wird, können sich auch Kinder mit angeborener Schilddrüsenunterfunktion körperlich und geistig vollkommen normal entwickeln. Nach Schätzungen der Weltgesundheitsorganisation gehen aber weltweit etwa 20 Millionen Fälle von geistiger Behinderung auf Iodmangel der Mutter in der Schwangerschaft zurück.

Die medikamentöse Iod-Substitution sollte vom Arzt eingeleitet und die Wirkungen regelmäßig kontrolliert werden. In Tab. 3.2-20 sind Iodid-Monopräparate zur Prophylaxe und Behandlung einer Struma aufgeführt.

Mineralstoffe

Tab. 3.2-19: Empfehlungen zur Zufuhr von Jod. Quelle: Referenzwerte der Deutschen Gesellschaft für Ernährung e.V., 2017. (www.dge.de)

Alter	Jod µg/Tag	
	Deutschland, Österreich	Schweiz
Säuglinge		
0 bis unter 4 Monate[1]	40	50
4 bis unter 12 Monate	80	50
Kinder und Jugendliche		
1 bis unter 4 Jahre	100	90
4 bis unter 7 Jahre	120	90
7 bis unter 10 Jahre	140	120
10 bis unter 13 Jahre	180	120
13 bis unter 15 Jahre	200	150
15 bis unter 19 Jahre	200	150
Erwachsene		
19 bis unter 51 Jahre	200	150
51 bis unter 65 Jahre	180	150
65 Jahre und älter	180	150
Schwangere	230	200
Stillende	260	200

[1] Schätzwert

Nebenwirkungen

Beim Schilddrüsengesunden verursacht die prophylaktische Anwendung von Iodid keine Nebenwirkungen. Bei Einnahme von mehr als 150 µg Iodid täglich kann sich bei Patienten mit größeren autonomen Arealen in der Schilddrüse eine Hyperthyreose manifestieren. Hochdosierte Iodpräparate, wie beispielsweise Jodetten® depot Henning (Tab. 3.2-20), können bei Patienten mit Iodüberempfindlichkeit zu Fieber, Hautausschlag, Jucken und Brennen der Augen, Reizhusten, Durchfall oder Kopfschmerzen führen.

Wechselwirkungen

Iodmangel erhöht, Iodüberschuss verringert das Ansprechen auf eine thyreostatische Therapie.

Gegenanzeigen

Iodidpräparate sind kontraindiziert bei
- bekannter Überempfindlichkeit gegenüber Iod,
- manifester Hyperthyreose,
- latenter Hyperthyreose in einer Dosierung von mehr als 150 µg Iod täglich,
- autonomem Adenom sowie fokalen und diffusen Autonomien der Schilddrüse bei Anwendung in einer Dosierung von 300 bis 1 000 µg Iod pro Tag (mit Ausnahme der präoperativen Behandlung zur Plummerung).

Tab. 3.2-20: Iodid-Monopräparate zur Prophylaxe und Behandlung einer Iodmangel-Struma (Auswahl).

Präparatename	Arzneiform	Wirkstoff	Einzeldosis Iodid [µg]
Jodetten 100/150/200 Henning	Tabletten	Kaliumiodid	100/150/200
Jodetten Henning 1 x wöchentlich	Tabletten	Kaliumiodid	1529
Jodgamma 200 µg	Filmtabletten	Kaliumiodid	200
Jodid 100/200 Merck Serono	Tabletten	Kaliumiodid	100/200
Jodid Hexal 100/200	Tabletten	Kaliumiodid	100/200
Jodid-ratiopharm 100/200	Tabletten	Kaliumiodid	100/200

3.2.3 Heilwässer

Natürliches Heilwasser ist ein aus Heilquellen gewonnenes Wasser mit einem nachgewiesenen Mindestgehalt an gelösten Mineralstoffen. Der Mineralstoffgehalt muss ebenso wie die mikrobiologische Beschaffenheit ständig durch unabhängige Sachverständige kontrolliert werden. Abhängig von ihrer Zusammensetzung können Heilwässer zur Prophylaxe bestimmter Krankheiten eingesetzt werden; sie können außerdem bestimmte Beschwerden lindern und die Heilung einiger Erkrankungen unterstützen. Werden Heilwässer in einer zur Abgabe an den Verbraucher bestimmten Verpackung in den Verkehr gebracht, handelt es sich um **zulassungspflichtige Arzneimittel** im Sinne des Arzneimittelgesetzes (AMG). Aktuell verzeichnet das BfArM 56 zugelassene Heilwässer. Natürliche Mineralwässer, die nicht unter die Zulassungspflicht fallen, unterliegen den Qualitätsanforderungen der Richtlinie 2009/54/EG. Übersichten über die in Deutschland zugelassenen Heilwässer und ihren Mineralsalzgehalt finden sich im Internet unter www.deutsche-heilbrunnen.de.

Heilwässer werden meist langfristig als so genannte „Trinkkur" angewendet und dreimal täglich vor den Mahlzeiten getrunken; dabei sollte das Wasser möglichst auf Zimmerwärme temperiert werden.
Im Zuge der **Nachzulassung** hat die Kommission B8 für folgende Heilwässer Aufbereitungs- bzw. Negativmonographien erarbeitet.

Natriumchloridhaltige Heilwässer

Natriumchloridhaltige Heilwässer (veröffentlicht im BAnz. vom 11. 8. 1994) weisen einen Mineralstoffgehalt von mindestens 1 g/l auf. Die Kationen/Anionen-Äquivalentanteile an Natrium und Chlorid betragen mindestens 20%. Für Heilwässer mit einem Gehalt von mehr als 1 g/l Natriumchlorid wurden von den pharmazeutischen Unternehmern unter anderem folgende Anwendungsgebiete beansprucht: Anregung der Magensekretion, chronische Gastritis, Leber- und Gallenbeschwerden, Gicht. Für Heilwässer mit einem Kochsalzgehalt von mehr als 2 g/l wurden beispielsweise folgende Anwendungsgebiete beansprucht: Funktionsstörungen des Magens, Diabetes mellitus, Stoffwechselerkrankungen. Nach Angaben der zuständigen Aufbereitungskommission ist allerdings die Wirkung natriumchloridhaltiger Heilwässer bei keiner der mehr als 20 beanspruchten Anwendungsgebiete ausreichend belegt; die Kommission veröffentlichte daher eine so genannte **Negativmonographie**.

Calciumhaltige Heilwässer

Calciumhaltige Heilwässer (veröffentlicht im BAnz. Nr. 115 vom 26. 6. 1990) enthalten mindestens 1 g/l Mineralstoffe, wobei der Calcium-Äquivalentanteil mindestens 25 mg/l beträgt. Einen hohen Calciumgehalt haben beispielsweise die Bad Driburger Caspar-Heinrich-Quelle und die Bad Dürrheimer Bertolds Quelle. Nach der entsprechenden Aufbereitungsmonographie sind calciumhaltige Heilwässer indiziert

- bei ernährungsbedingten Calcium-Mangelzuständen,
- zur unterstützenden Behandlung der Osteoporose,
- zur unterstützenden Behandlung allergischer Erkrankungen.

Calciumhaltige Heilwässer werden zu zeitlich begrenzten Trinkkuren (vier bis sechs Wochen) und zum Dauergebrauch verwendet.

Calcium-Magnesium-Hydrogencarbonathaltige Heilwässer

Calcium-Magnesium-Hydrogencarbonathaltige Heilwässer sind Wässer, deren Gehalt an Calcium mindestens 250 mg/l, an Magnesium mindestens 100 mg/l und an Hydrogencarbonat mindestens 1300 mg/l betragen muss. Reich an Calcium, Magnesium und Hydrogencarbonat sind beispielsweise das St. Gero Heilwasser und Vilbeler Römerbrunnen. Anwendungsgebiete von Calcium-

Magnesium-Hydrogencarbonathaltigen Heilwässern sind nach Angaben der Aufbereitungsmonographie:
- zur Prophylaxe und Nachbehandlung von Oxalat-, Carbonat- und Phosphat-Harnsteinen, auch postoperativ und nach Lithotripsie,
- zur unterstützenden Behandlung chronischer Harnwegsinfekte,
- bei Calcium-Mangelzuständen mit nervöser Übererregbarkeit,
- bei Magnesium-Mangelzuständen mit Leistungsminderung und Zeichen einer vegetativen Dystonie,
- bei funktionellen Störungen des Magen-Dünndarm-Bereiches.

Magnesiumhaltige Heilwässer
Magnesiumhaltige Heilwässer (veröffentlicht im BAnz. Nr. 37 vom 23. 2. 1994) enthalten ebenfalls mindestens 1 g/l Mineralstoffe, wobei der Gehalt von Magnesium mindestens 100 mg/l beträgt. Beispiele sind Adelheidquelle oder Dunaris. Nach Angaben der Aufbereitungsmonographie sind diese Heilwässer indiziert
- bei Magnesium-Mangelzuständen,
- bei erhöhtem Magnesiumbedarf, beispielsweise beim Leistungssport, im Wachstumsalter, in der Schwangerschaft und Stillzeit,
- zur Prophylaxe und Nachbehandlung calciumhaltiger Harnsteine, auch postoperativ und nach Lithotripsie.

Sulfathaltige Heilwässer
Sulfathaltige Heilwässer (veröffentlicht im BAnz. Nr. 115 vom 26. 6. 1990) enthalten mindestens 1,2 g/l Sulfat und werden nach den enthaltenen Kationen unterteilt in
- Natrium-Sulfathaltige Heilwässer,
- Magnesium-Sulfathaltige Heilwässer,
- Calcium-Sulfathaltige Heilwässer,
- andere sulfathaltige Heilwässer.

Reich an Sulfat sind beispielsweise folgende Heilwässer: Ensinger Schillerquelle, St. Margareten Heilwasser.

In der entsprechenden Aufbereitungsmonographie sind für sulfathaltige Heilwässer folgende Anwendungsgebiete angegeben:
- Dyskinesien der ableitenden Gallenwege,
- zur Anregung der Gallen- und Pankreassekretion,
- Störungen der Darmmotilität ohne nachweisbare organische Ursache,
- funktionelle Störungen der Oberbauchorgane,
- zur unterstützenden Behandlung der Fettsucht,
- zur Prophylaxe von Calcium-Phosphat-Harnsteinen,
- zur unterstützenden Behandlung von Harnwegsinfekten (besonders Calcium-Sulfathaltige Heilwässer).

Natrium-Hydrogencarbonathaltige Heilwässer
Natrium-Hydrogencarbonathaltige Heilwässer (veröffentlicht im BAnz. Nr. 46 vom 6. 3. 1992) sind in Flaschen abgefüllte natürliche, mineralstoffhaltige Wässer zum Trinken, deren Hydrogencarbonat-Gehalt mindestens 1 300 mg/l beträgt. Als Anwendungsgebiete für Natrium-Hydrogencarbonathaltige Heilwässer führt die Aufbereitungsmonographie an:
- Prophylaxe und Metaphylaxe von Harnsäure-, Cystin- und Calciumoxalat-Harnsteinen, auch postoperativ und nach Lithotripsie,
- zur unterstützenden Behandlung chronischer Harnwegsinfekte, mit Ausnahme von *E. coli*-Infektionen,
- funktionelle Erkrankungen des Magens, Reizmagen. Zur unterstützenden Behandlung bei chronisch-rezidivierender Ulkuskrankheit.

Eisenhaltige Heilwässer
Eisenhaltige Heilwässer (veröffentlicht im BAnz. Nr. 182 vom 27. 9. 1989) enthalten nach der Definition der Aufbereitungsmonographie mindestens 20 mg/l Eisen-(II)-Ionen in gelöster Form. Eisenquellen waren

beispielsweise der Lamscheider Stahlbrunnen, die St. Georg-Eisen-Heilquelle und die Thauma-Eisen-Heilquelle, alle in Ludwigsburg, deren Lieferbarkeit zum Zeitpunkt der Drucklegung unklar war. Eisenhaltige Heilwässer sind ebenso wie Eisenpräparate (s. Kap. 3.2.2) indiziert bei „Manifesten und larvierten Eisenmangelzuständen, beispielsweise Eisenmangelanämien, Eisenverlusten durch Schwangerschaft, Zyklusstörungen und andere Blutverluste."
Da die gelösten Eisen-(II)-Ionen beim Luftzutritt sowie beim Entweichen von Kohlensäure zu wasserunlöslichen, bräunlichen Eisen-(III)-Verbindungen oxidiert werden können, sollen eisenhaltige Heilwässer nur aus frisch geöffneten Flaschen getrunken werden.

Fluoridhaltige Heilwässer

Fluoridhaltige Heilwässer (veröffentlicht im BAnz. Nr. 37 vom 23. 2. 1994) enthalten mindestens 1 mg Fluorid/l in gelöster Form. Die Heilwässer sind indiziert „Zur Zahnkaries-Prophylaxe bei Kindern und Jugendlichen sowie im unterstützenden Sinne auch im Erwachsenenalter." Ein Beispiel ist der Labertaler St. Sebastian Brunnen, der jedoch derzeit nur als Mineralwasser vertrieben wird.

Iodhaltige Heilwässer

Iodhaltige Heilwässer (veröffentlicht im BAnz. S. 8599 vom 16. 8. 1994) enthalten mindestens 1 mg Iod und/oder Iodid bzw. Iodat. Diese Heilwässer sind unter anderem indiziert „Zur Prophylaxe von Iodmangelzuständen."

Kohlensäurehaltige Heilwässer

Kohlensäurehaltige Heilwässer (Säuerlinge) (veröffentlicht im BAnz. Nr. 182 vom 27. 9. 1989) enthalten am Quellaustritt mindestens 1 g/l frei gelöste quelleigene Kohlensäure. Die freigesetzte gasförmige Kohlensäure regt durch einen Dehnungsreiz die Magen- und Darmperistaltik an. Besonders bei niedriger Wassertemperatur wird die Magensäuresekretion stimuliert. Nach Angaben der Aufbereitungsmonographie können Säuerlinge eingesetzt werden

- zur allgemeinen Anregung der Verdauungsfunktionen,
- zur Förderung der Diurese bei urologischen Erkrankungen (ab Konzentrationen von 2 g Kohlendioxid pro Liter).

3.2.4 Patientengespräch

Im Rahmen der **Selbstmedikation** werden Mineralstoff-Präparate ähnlich wie Vitamin-Präparate (Kap. 3.1) eher selten zur Therapie manifester Mangelsymptome eingesetzt; meist stehen die **Prophylaxe von Mangelerscheinungen** oder auch bestimmte **pharmakodynamische Wirkungen** einzelner Mineralstoffe im Vordergrund. In den Medien werden besonders einige Spurenelemente, deren physiologische Bedeutung und Wirkungsmechanismus noch nicht vollständig geklärt sind, immer wieder als „Wundermittel" aufgebaut. Vorsicht ist bei der Einnahme von Mineralstoffen aber vor allem dann angebracht, wenn die Dosierungen deutlich über den physiologischen Bedarf hinausgehen und wenn Daten zur Langzeitanwendung hoher Dosen (noch) nicht vorliegen.

Aufgrund der verschiedenen Einsatzmöglichkeiten von Mineralstoffen sollte bei der **Beratung in der Apotheke** zunächst geklärt werden, welches Ziel der Kunde mit der Mineralstoff-Einnahme verfolgt:

- Möchte er einem drohenden Mineralstoffmangel vorbeugen, etwa weil der Bedarf erhöht ist oder die Zufuhr mit der Nahrung vermutlich nicht ausreicht, um einem entsprechenden Mangel vorzubeugen?
- Soll ein bereits bestehender symptomatischer Mineralstoffmangel behandelt werden?

- Werden von dem Mineralstoff-Präparat pharmakodynamische Wirkungen erwartet?

Wie in den vorausgegangenen Kapiteln gezeigt, ist die alimentäre Versorgung bei einigen Mineralstoffen unbefriedigend und eine gezielte Substitution in diesen Fällen durchaus sinnvoll. So kann beispielsweise in Gegenden mit niedrigem Fluoridgehalt des Trinkwassers die Substitution von Fluorid bei bestimmten Altersgruppen notwendig sein. Bei Schwangeren muss meist Iodid substituiert werden, um einem drohenden und besonders für das ungeborene Kind schädlichen Iodmangel vorzubeugen. Auch Personen, die sich einseitig oder ungenügend ernähren, beispielsweise bei Fastenkuren, im Alter oder bei Alkoholkrankheit, sind häufig auf zusätzliche Mineralstoffgaben angewiesen.

Die Dosierung der Mineralstoffe sollte sich am physiologischen Bedarf orientieren, wobei aber auch der Gehalt der regelmäßig konsumierten Lebensmittel berücksichtigt werden sollte. Da die Ernährungsweise individuell sehr unterschiedlich ist, können hier allerdings keine allgemein gültigen Vorschläge zur Dosierung bestimmter Mineralstoffe gemacht werden.

Bei der Beratung in der Apotheke sollten auch die bei vielen Mineralstoffen, besonders bei Calcium und Magnesium sowie bei Eisen und Fluorid, bestehenden Wechselwirkungen mit anderen Arzneistoffen erwähnt und die Patienten auf mögliche Nebenwirkungen und Kontraindikationen hingewiesen werden.

3.3 Übergewicht

In Deutschland ist fast jeder zweite Erwachsene und jeder achte Jugendliche im Alter von 13 Jahren übergewichtig; das Körpergewicht der Betroffenen liegt damit um mindestens 10% über dem **Sollgewicht nach Broca** (Körpergröße in cm minus 100) oder über einem **Körper-Massen-Index** (Body-Mass-Index, BMI) von mehr als 25. Der BMI wird nach folgender Formel berechnet:

$$\text{BMI (kg/m}^2) = \frac{\text{Körpergewicht [kg]}}{\text{Körpergröße [m}^2]}$$

Nach den Richtlinien der Deutschen Adipositas-Gesellschaft wird ein BMI von 25 bis 29,9 kg/m² als Übergewicht bezeichnet, ab einem BMI von 30,0 kg/m² liegt definitionsgemäß eine Adipositas vor, und bei einem BMI von mehr als 40 kg/m² spricht man von schwerer Adipositas.

Bei Kindern und Jugendlichen werden die Broca-Formel und der BMI nicht angewendet. Für diese Altersgruppen gibt es so genannte Referenzgewichte, die in Abhängigkeit von der Körpergröße, vom Alter und Geschlecht ermittelt werden (Abb. 3.3-1). Die Arbeitsgemeinschaft Adipositas im Kindes- und Jugendalter (AGA) empfiehlt die Verwendung des 90. bzw. des 97. alters- und geschlechtsspezifischen Perzentils als Referenzwerte für Übergewicht bzw. Adipositas (s. Abb. 3.3.-1). **Übergewicht bei Kindern** sollte nie im Rahmen der Selbstmedikation, sondern immer unter ärztlicher Aufsicht oder Beratung eines Ernährungswissenschaftlers behandelt werden.

Die Therapie von Patienten mit Übergewicht aufgrund von Stoffwechselstörungen oder manifester Adipositas (BMI > 30 kg/m²) gehört ebenfalls in die Hand des Arztes. Die Selbstmedikation kommt also nur für Erwachsene mit weniger schwerem Überge-

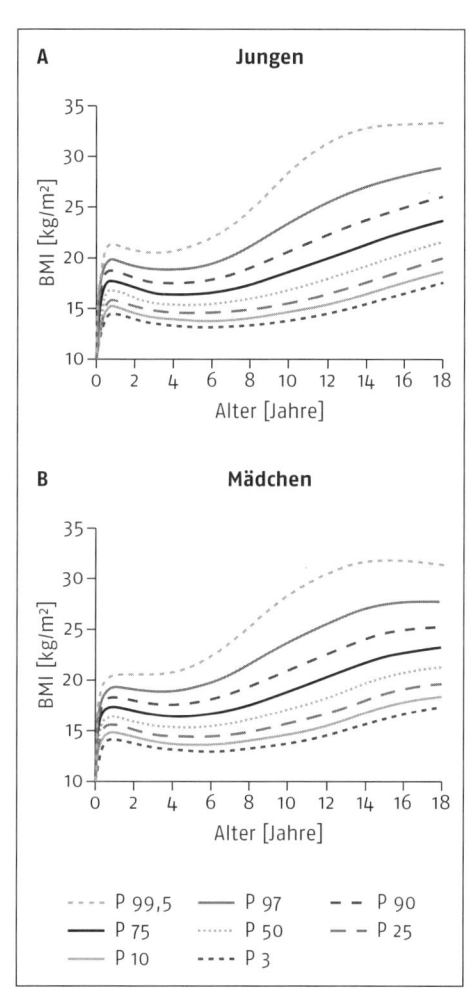

Abb. 3.3-1: Perzentile für den Body-Mass-Index für Jungen (A) und Mädchen (B) im Alter von 0–18 Jahren. Quelle: DGE (2005)

Übergewicht

wicht, das auf eine ernährungsbedingte **positive Energiebilanz** zurückgeht, in Frage.
Eine positive Energiebilanz liegt immer dann vor, wenn mehr Nahrungsenergie zugeführt, als durch den körpereigenen Stoffwechsel verbraucht wird. Neben ungünstigen Essgewohnheiten (vor allem zu hoher Verzehr von Fett) und zu wenig Bewegung beeinflussen nach heutigem Erkenntnisstand offensichtlich auch einige genetische Faktoren den Energiehaushalt.

3.3.1 Übergewicht als Risikofaktor

Übergewicht ist nicht nur ein ästhetisches Problem, sondern es kann viele Folgeerkrankungen verursachen, z.B.:

- Diabetes mellitus Typ 2,
- Herz-Kreislauf-Erkrankungen (Bluthochdruck, koronare Herzkrankheit, Arteriosklerose),
- Gicht,
- Fettstoffwechselstörungen,
- Gallensteinleiden,
- Erkrankungen des Bewegungsapparates,
- erhöhtes OP-Risiko,
- reduzierte Fertilität,
- erhöhtes Risiko für bestimmte Karzinome.

Übergewichtige Patienten mit abdominal-viszeraler Fettverteilung, also der so genannten androiden Fettsucht, erkranken besonders häufig am **metabolischen Syndrom** und nachfolgend **Diabetes mellitus Typ 2**. Zusammen mit den bei diesen Patienten ebenfalls häufig vorkommenden Risikofaktoren „Fettstoffwechselstörungen" und „Hypertonie" erhöht Übergewicht damit besonders das Risiko für kardiovaskuläre Erkrankungen und Komplikationen, wie Myokardischämie und Herzinfarkt.
Die konsequente und wirksame Therapie übergewichtiger und adipöser Patienten würde auch das Risiko für kardiovaskuläre Komplikationen verringern und somit die Behandlungskosten insgesamt deutlich reduzieren. Vor dem Hintergrund der Markteinführung neuartiger (rezeptpflichtiger) Adipositas-Arzneimittel wie dem Lipasehemmstoff Orlistat (Xenical®; ab 2009 mit 60 mg Orlistat unter der Bezeichnung alli® apothekenpflichtig) stellt sich damit aber auch die Frage, ob der Ausschluss sämtlicher „Abmagerungsmittel" von der Erstattungsfähigkeit gerechtfertigt ist.

3.3.2 Nicht medikamentöse Maßnahmen bei Übergewicht

Der therapeutische Ansatz für nicht medikamentöse Maßnahmen zur Gewichtsreduktion ist im Prinzip einfach:

- Verringerung der Kalorienzufuhr,
- Erhöhung des Energieverbrauchs.

Die langjährigen Erfahrungen der meisten Patienten mit Übergewicht zeigen allerdings, dass eine grundlegende und langfristige Umstellung der Ess- und Lebensgewohnheiten ausgesprochen schwierig ist. Ohne therapeutische Unterstützung beispielsweise durch eine **Selbsthilfe-Gruppe** oder **Verhaltenstherapeuten** nehmen viele Übergewichtige daher auch nach einer erfolgreichen „Schlankheitskur" schnell wieder zu, weil sie zu ihren alten Ess- und Lebensgewohnheiten zurückkehren.
Im Rahmen der Selbstmedikation können den Patienten folgende nicht medikamentöse „Hilfen" angeboten werden:

- Beratung bei der Auswahl einer geeigneten Fastenkur und kalorienreduzierten Diät,
- Vorschläge für eine langfristige Ernährungsumstellung.

Beratungstipp

Tipps für das Durchhalten

- Essgewohnheiten überdenken, ungünstige Gewohnheiten bewusst machen (z.B. Essen aus Langeweile, Frust, zu schnelles Essen usw.), nur so können sie geändert werden.

- Sinnvoll ist die Erstellung eines Ernährungsprotokolls über einen Zeitraum von einer Woche, so werden Ernährungsfehler schnell aufgedeckt.
- Das Gewicht sollte nur einmal pro Woche kontrolliert werden.
- Oft hilft auch das Abnehmen in einer Gruppe.
- Bei den Mahlzeiten langsam essen, das Sättigungsgefühl tritt erst nach 15 bis 20 Minuten ein.
- Vor dem Essen als Appetitbremse ein großes Glas Wasser trinken, den ganzen Tag reichlich trinken.
- Bei niedriger Kalorienzufuhr schaltet der Körper auf Sparflamme, die Fettreserven werden nur angegriffen, wenn über die sportliche Betätigung der Verbrauch angekurbelt wird.
- Ausdauertraining von 30-60 Minuten mindestens 3-mal wöchentlich bringen die Pfunde langfristig zum Schmelzen. Als Ausdauertraining sind schnelles Laufen, Nordic Walking, Joggen, Radfahren und Schwimmen gut geeignet.

3.3.2.1 Reduktionsdiät

Die Zahl der angeblich erfolgversprechenden Reduktionsdiäten wird inzwischen auf über 300 geschätzt; viele dieser Fastenkuren mit „garantiertem Gewichtsverlust in kurzer Zeit" sind aber – vor allem bei Patienten mit Begleiterkrankungen – eher gesundheitsschädlich. Vor der Entscheidung für eine bestimmte Diät sollten daher neben den praktischen Gesichtspunkten (Akzeptanz, Arbeitsaufwand, Kosten) vor allem folgende Fragen geklärt werden:

- Gibt es Kontraindikationen für eine bestimmte Reduktionsdiät?
- Kann die Diät kurzfristig oder langfristig Gesundheitsstörungen verursachen?
- Wie groß ist voraussichtlich der kurz- und mittelfristige Gewichtsverlust?
- Wie lange oder bis zu welchem Zielgewicht soll nach der Diät gelebt werden?

Tabelle 3.3-1 zeigt die Auswirkungen und Anwendungsbeschränkungen einiger „extremer" Reduktionsdiäten, die aus medizini-

Tab. 3.3-1: Physiologische Auswirkungen und Gegenanzeigen einiger Reduktionsdiäten

Diätform	Physiologische Auswirkung	Gegenanzeigen
Nulldiät: täglich 3 Liter Flüssigkeit, keine Kalorien, Vitamin- und Mineralstoffsubstitution	Eiweißverlust, Azetonämie (Ketose), Hyperurikämie mit Gichtanfällen, Herz-Kreislauf-Störungen, Nierensteinkolik	Herzrhythmusstörungen, Nierenfunktionsstörungen, Typ-I-Diabetes
Saftfasten: Obst- und Gemüsesäfte sowie kalorienfreie Flüssigkeiten (cirka 150 bis 300 kcal/Tag)	Eiweißverlust, Verlust von bestimmten Vitaminen und Mineralstoffen	
Kohlenhydratreiche Diäten: z.B. Kartoffelkuren, Reisdiät, Schroth-Kur, Weizengel-Kur, Apfeldiät	Vitamin- und Mineralstoffverlust, aufgrund der schlechten Akzeptanz nur kurzfristig anwendbar	
Atkins-Diät: keine Kohlenhydrate, Eiweiß und Fett nach Belieben	Vitamin- und Mineralstoffverlust, Hyperurikämie, fördert Arteriosklerose	Nierenfunktionsstörungen, Arteriosklerose, Bluthochdruck
Eiweißreiche Diäten: z.B. Hollywood-Kur, Cooley-Kur, Kuhnsche Fischkur, Riessche Eierkur	Vitamin- und Mineralstoffverlust, bei hoher Cholesterin-Zufuhr wird die Entwicklung einer Arteriosklerose begünstigt	Nierenfunktionsstörungen, Hyperurikämie

scher Sicht besser **nicht** generell empfohlen werden sollten.

Im Rahmen der Selbstmedikation sollte der Patient vielmehr zunächst einmal von den langfristigen Vorteilen einer **energiereduzierten Mischkost** überzeugt werden. Dabei handelt es sich um eine abwechslungsreiche Ernährung mit viel Obst und Gemüse, Kartoffeln und Vollkornprodukten sowie relativ wenig magerem Fleisch, Geflügel und Fisch sowie fettarmen Milchprodukten. Die Kalorienzufuhr sollte je nach Alter/Geschlecht, Körpergröße und körperlicher Aktivität auf täglich 800 bis 1500 kcal beschränkt werden, wobei 15% der Energie aus Eiweiß, 50 bis 60% aus Kohlenhydraten und höchstens 30 bis 35% aus Fett stammen sollten.

Wenn die Patienten die tägliche Nahrungsmenge auf mehrere kleine Mahlzeiten verteilen und außerdem täglich etwa 2 Liter energiearme Flüssigkeiten trinken, wird das Hungergefühl gedämpft und der Stoffwechsel kaum belastet. Eine derartige Diät kann mit Hilfe von Nährwerttabellen und Unterstützung durch entsprechende Software-Programme aus der Apotheke zu Hause relativ einfach zubereitet werden.

3.3.3 Medikamentöse Maßnahmen bei Übergewicht

3.3.3.1 Phenylpropanolamin

Nach D-Norpseudoephedrin wurde zum 1. Januar 1997 auch D,L-Norephedrin (Phenylpropanolamin) der **Verschreibungspflicht** unterstellt. Das indirekt wirkende Sympathomimetikum kann schwere kardiovaskuläre Nebenwirkungen, vor allem Blutdruckanstieg, Blutdruckkrisen, Herzrhythmusstörungen und apoplektischen Insult verursachen. Daneben werden auch psychische Symptome, besonders paranoidhalluzinatorische Psychosen sowie Missbrauch und Abhängigkeit beobachtet. Da bei vielen Übergewichtigen zugleich Risikofaktoren (Diabetes mellitus, Herz- und Gefäßerkrankungen) vorliegen, die das Risiko für unerwünschte Wirkungen noch vergrößern, sollte die Substanz bei Adipositas eher zurückhaltend und nur nach sorgfältiger Abwägung des Nutzen-Risiko-Verhältnisses verordnet werden.

3.3.3.2 Orlistat

Indikation

Orlistat (Tetrahydrolipostatin) ist seit 2009 verschreibungsfrei in der 60 mg-Dosis unter der Bezeichnung alli® erhältlich (das verschreibungspflichtige Präparat Xenical® enth. 120 mg Orlistat). Zugelassen ist Orlistat zur Unterstützung einer **Gewichtsreduktion bei Erwachsenen** mit einem **Body Mass Index > 28 kg/m²**. Die Abgabe von alli® bedarf im Vorfeld eines **ausführlichen Beratungsgespräches,** als Grundlage für dieses kann eine entsprechende Checkliste verwendet werden.

Wirkungsmechanismus

Der **Lipaseinhibitor** Orlistat besitzt eine begrenzte Wirkung im Magen- und Dünndarm. Orlistat bindet in Anwesenheit von

Orlistat

> **Voraussetzungen für die Anwendung von Alli®**
> – BMI ≥ 28, Alter über 18 Jahre
> – Bereitschaft zur Einhaltung eines Diätprogrammes (kalorien- und fettreduziert, kleinere Portionen pro Mahlzeit) mit einer maximalen Fettaufnahme von unter 15 g pro Tag
> – Inkaufnahme ernährungsbedingter Begleiterscheinungen wie plötzlicher Stuhldrang, Blähungen (mit oder ohne öliger Fleckenbildung)
> – Bereitschaft zu verstärkter Bewegung und Veränderung der Lebensgewohnheiten
>
> **Berücksichtigung von Risiken bei der Anwendung**
> – Mögliche Beeinträchtigung der Wirkung oraler Kontrazeptiva
> – Dosierungs- und Wirkungsbeeinflussung durch den Gewichtsverlust sowie Resorptionsstörungen bei Einnahme von oralen Antidiabetika, Antihypertonika, Antiepileptika, Lipidsenkern, Amiodaron und Levothyroxin (ärztliche Korrektur erforderlich!)
> – Strenge Beachtung der Kontraindikationen wegen Wechselwirkungen (z.B. orale Antikoagulantien)
> – Auftreten von Rektalblutungen, eventuelle Gefahr von Leberschädigungen
>
> Quellen: www.alliprogramm.de; European Public Assessment Report zu Alli® (EMEA/H/C/854; www.ema.europa.eu)

Gallensäuren an die Lipasen und bildet einen inaktiven Acyl-Enzym-Komplex, so können die durch die Nahrung aufgenommenen Fette (Triglyceride) nur vermindert in freie Fettsäuren und Monoglyceride hydrolysiert werden. Dadurch ist deren Resorption im Dünndarm nicht möglich. Auf diese Weise werden etwa **25 % des Nahrungsfettes nicht resorbiert** und können nicht als Körperfett eingelagert werden. Das nicht resorbierte Fett wird mit den Faezes ausgeschieden.

Nebenwirkungen

Aufgrund der Hemmung der Lipaseaktivität kommt es zur Ausscheidung von ungespaltenen Fetten, **Fettstühle** treten auf. Durch den Abbau der Fette in der Darmflora kommt es auch zur Entwicklung von Gasen, die wiederum zu **Meteorismus** und **Bauchschmerzen** führen können. Auf diese Nebenwirkung und den Zusammenhang zur aufgenommenen Fettmenge durch die Nahrung muss der Kunde hingewiesen werden.

Kontraindikationen und Wechselwirkungen

Orlistat darf nicht angewendet werden bei **Überempfindlichkeit** gegenüber dem Wirkstoff. Auch sollte es nicht angewendet werden bei chronischem **Malabsorptionssyndrom**, zumal diese Patienten in der Regel nicht übergewichtig sind. Zudem darf Orlistat nicht bei **Cholestase** verwendet werden, es würde das Risiko, einen bestehenden Gallenstau zu verschlimmern, erhöhen. Weiterhin darf Orlistat (alli®) nicht in der **Schwangerschaft** oder **Stillzeit** eingenommen werden. **Diabetiker** müssen bei der Einnahme von Orlistat ihren Blutzucker engmaschiger kontrollieren, da es zu Hypoglykämien kommen kann. Auch dürfen Typ-II-Diabetiker, die Amylaseinhibitoren (Acarbose, Miglitol) einnehmen, aufgrund von Interaktionen kein Orlistat einnehmen.

Zu den Kontraindikationen zählt die gleichzeitige Einnahme von Orlistat mit **Ciclosporin**. Es kommt zu einer Resorptionsverminderung des Ciclosporins, die das Risiko einer Transplantatabstoßung nach sich zieht und damit die gleichzeitige Einnahme verbietet. Auch müssen Patienten, die **orale Antikoagulantien** einnehmen und mithilfe von Orlistat abnehmen wollen, sich in ärztliche Hände begeben, denn aufgrund der durch Orlistat gestörten Aufnahme des fettlöslichen Vitamin K, wird das Gleichgewicht zwischen Vitamin K und oralen Antikoagulantien (z.B. Phenprocoumon, Warfarin) gestört. Dies macht eine engmaschigere Überwachung der Gerinnungsparameter notwendig. Außerdem sollte eine Kombination von Orlistat und den **Amylaseinhibitoren (Acarbose, Miglitol)** vermieden werden, da sich die Nebenwirkungen addieren. Patienten, die das Antiarrhythmikum **Amiodaron** einnehmen, sollten darauf hingewiesen werden, dass die Amiodaron-Dosis nach ärztlicher Entscheidung eventuell angepasst werden muss.

Durch Orlistat wird die Resorption von **oralen Kontrazeptiva** eigentlich nicht beeinträchtigt. Kommt es allerdings zu Diarrhöen aufgrund zu fettreicher Nahrung, so müssen zusätzliche Verhütungsmethoden angewendet werden.

Durch die Einnahme von Orlistat kann auch die Aufnahme der **fettlöslichen Vitamine** A, D, E und K sowie der Carotinoide beeinträchtigt sein, wobei Hypovitaminosen erst nach längerem Einnahmezeitraum zu erwarten sind. Eine Substitution mit einem Multivitaminpräparat sollte vor dem Schlafengehen erfolgen, zumindest sollten zwei Stunden nach der letzten Einnahme von Orlistat vergangen sein.

Dosierung und weitere Hinweise

Normalerweise sollte **3-mal eine Kapsel** Orlistat 60 mg (alli®) unmittelbar vor, während oder bis zu einer Stunde nach jeder Hauptmahlzeit eingenommen werden. Falls eine Mahlzeit ausgelassen wird oder kein Fett enthält, sollte keine Kapsel eingenommen werden.

Bei der Nahrungsmittelauswahl braucht der Kunde unter Umständen eine Hilfestellung, da möglichst zur Verminderung der Nebenwirkungen nur ca. 30 % der Kalorien als Fette aufgenommen werden sollten, um Nebenwirkungen zu reduzieren. Eventuelle Diätsünden äußern sich je nach zugeführter Fettmenge durch Bauchschmerzen, Blähungen, Fettstühle, Durchfall bis zur Stuhlinkontinenz. So soll die Einnahme von Orlistat auch einen „erzieherischen Effekt" erzielen.

Im Verlauf der Einnahme und dem erfolgreichen Ergebnis einer Diät kann es notwendig sein, dass die Medikation im Rahmen eines Bluthochdrucks, Diabetes oder Hypercholesterinämie angepasst werden muss, darauf sollte der Kunde hingewiesen werden.

3.3.3.3 Tang-haltige Präparate zur Gewichtsreduktion

Blasentang (z.B. Fucus 2000 Kapseln, Kilo Nit 2000 Tropfen) soll den Stoffwechsel auf Grund seines Iodgehalts aktivieren und auf diese Weise den Abbau der körpereigenen Fettdepots fördern.

Der Einsatz von Tang (Fucus) bei Fettsucht und Übergewicht wurde bereits 1990 von der Kommission E beim damaligen BGA abgelehnt. Zu den **Risiken** heißt es in der entsprechenden Monographie: „Bei Zubereitungen mit einer Tagesdosis bis zu 150 µg Iod/Tag sind keine Risiken bekannt. Oberhalb einer Dosierung von 150 µg Iod/Tag besteht die Gefahr der Induktion und Verschlimmerung einer **Hyperthyreose**. In seltenen Fällen kann es zu Überempfindlichkeitsreaktionen unter dem Bild einer schweren Allgemeinreaktion kommen."

In ihrer abschließenden Beurteilung stellte die Kommission E fest: „Da die Wirksamkeit bei den beanspruchten Anwendungsgebieten für eine Dosierung unterhalb von 150 µg Iod/Tag nicht belegt ist, wird eine therapeutische Anwendung ... nicht befürwortet. Oberhalb einer Dosierung von 150 µg Iod/Tag kann eine therapeutische Anwendung aufgrund fehlender Wirksamkeit und angesichts der Risiken nicht vertreten werden."

Fucus-haltige Präparate sind als zugelassene Arzneimittel derzeit nicht im Handel, sie sind jedoch teilweise als Nahrungsergänzungsmittel erhältlich.

3.3.3.4 Ballaststoffe

Als Ballaststoff (s.a. 17.2.10.2) werden alle Nahrungsbestandteile bezeichnet, die vom Menschen weder direkt resorbiert noch enzymatisch aufgeschlossen werden können. Chemisch handelt es sich um Kohlenhydrate, beispielsweise Cellulose, Hemicellulosen und Pektine. Die verschiedenen Ballaststoffe unterscheiden sich vor allem durch die Löslichkeit sowie die Quellfähigkeit und das Wasserbindevermögen.

Während tierische Lebensmittel keine Ballaststoffe enthalten, sind pflanzliche Lebensmittel mehr oder weniger reich an Ballaststoffen. Besonders hoch ist der Gehalt in Weizenkleie sowie in Vollkornprodukten, aber auch Hülsenfrüchte und Trockenobst enthalten relativ hohe Konzentrationen an Ballaststoffen. Nach Angaben der Deutschen Gesellschaft für Ernährung sollen täglich mindestens 30 g Ballaststoffe zugeführt werden.

Ballaststoff-haltige Präparate sollen etwa eine halbe Stunde vor den Mahlzeiten mit **viel Flüssigkeit** eingenommen werden. Aufgrund ihres Quellvermögens rufen sie frühzeitig ein **Sättigungsgefühl** hervor; im Vergleich zu Ballaststoff-haltigen Lebensmitteln haben die Ballaststoff-Präparate den Vorteil, dass sie deutlich weniger Energie als eine vergleichbare Menge an Getreideprodukten, Obst oder Gemüse enthalten. Manche Präparate sind außerdem mit Vitaminen angereichert und beugen somit einer alimentär bedingten Vitaminmangelversorgung vor.

3.3.3.5 Mate

Die Blätter des vor allem in Brasilien, Paraguay und Argentinien angebauten Matebaums *(Ilex paraguariensis)* werden in Südamerika bei ganz unterschiedlichen Erkrankungen eingesetzt („das grüne Gold der Indios"). Mateblätter enthalten vor allem Coffein und Theobromin und sind nach Angaben der Aufbereitungskommission nur bei „geistiger und körperlicher Ermüdung" indiziert.

In der Volksheilkunde wird Mate dagegen vor allem wegen seiner leicht hungerdämpfenden Eigenschaften eingesetzt. Auch wenn die appetithemmende Wirkung der Mateblätter nicht exakt nachgewiesen wurde, müssen Mate-Tees (z.B. Mate-Gold® und Mate-Gold® geröstet, Sidroga Mate) sicher nicht prinzipiell abgelehnt werden; zumal für diese Tees weder Gegenanzeigen zu beachten noch Nebenwirkungen oder Wechselwirkungen zu befürchten sind.

Zu weiteren Produkten siehe Kapitel 16.2.3 (Formoline® L 112, CM 3 usw.).

3.3.4 Patientengespräch

Die Zahl der Übergewichtigen – zunehmend auch Kinder und Jugendliche – nimmt in Deutschland seit einigen Jahrzehnten ständig zu: Inzwischen hat nahezu jeder 2. Erwachsene Übergewicht und damit einen wichtigen Risikofaktor für kardiovaskuläre Erkrankungen. Die Gewichtsreduktion sollte daher vor allem vor dem Hintergrund dieser Erkrankungen und damit als langfristiges Ziel angesehen werden. Wenig sinnvoll ist dagegen die alljährliche, gegebenenfalls medikamentös unterstützte „Blitzdiät" im Frühjahr, die zwar einen kurzfristigen Gewichtsverlust verspricht, an dem langfristigen Problem „Übergewicht" aber nur wenig ändert.

In der Apotheke sollte dem Übergewichtigen daher auch vermittelt werden, dass eine dauerhafte Gewichtsreduktion nur durch eine grundlegende Änderung der Ess- und Lebensgewohnheiten zu erreichen ist; gute Erfolgsaussichten verspricht die Kombination „mehr Bewegung und weniger Kalorien, vor allem weniger Fett".

Besonders in der Anfangsphase eines längerfristigen Konzepts zur Gewichtsreduktion können Präparate mit Ballaststoffen, vielleicht auch Matetee die Reduktionsdiät unterstützen. Die zusätzliche Einnahme von Vitamin- und Mineralstoffpräparaten kann besonders bei langdauernden oder einseitigen Fastenkuren notwendig werden.

Übergewicht

4 Herz und Kreislauf

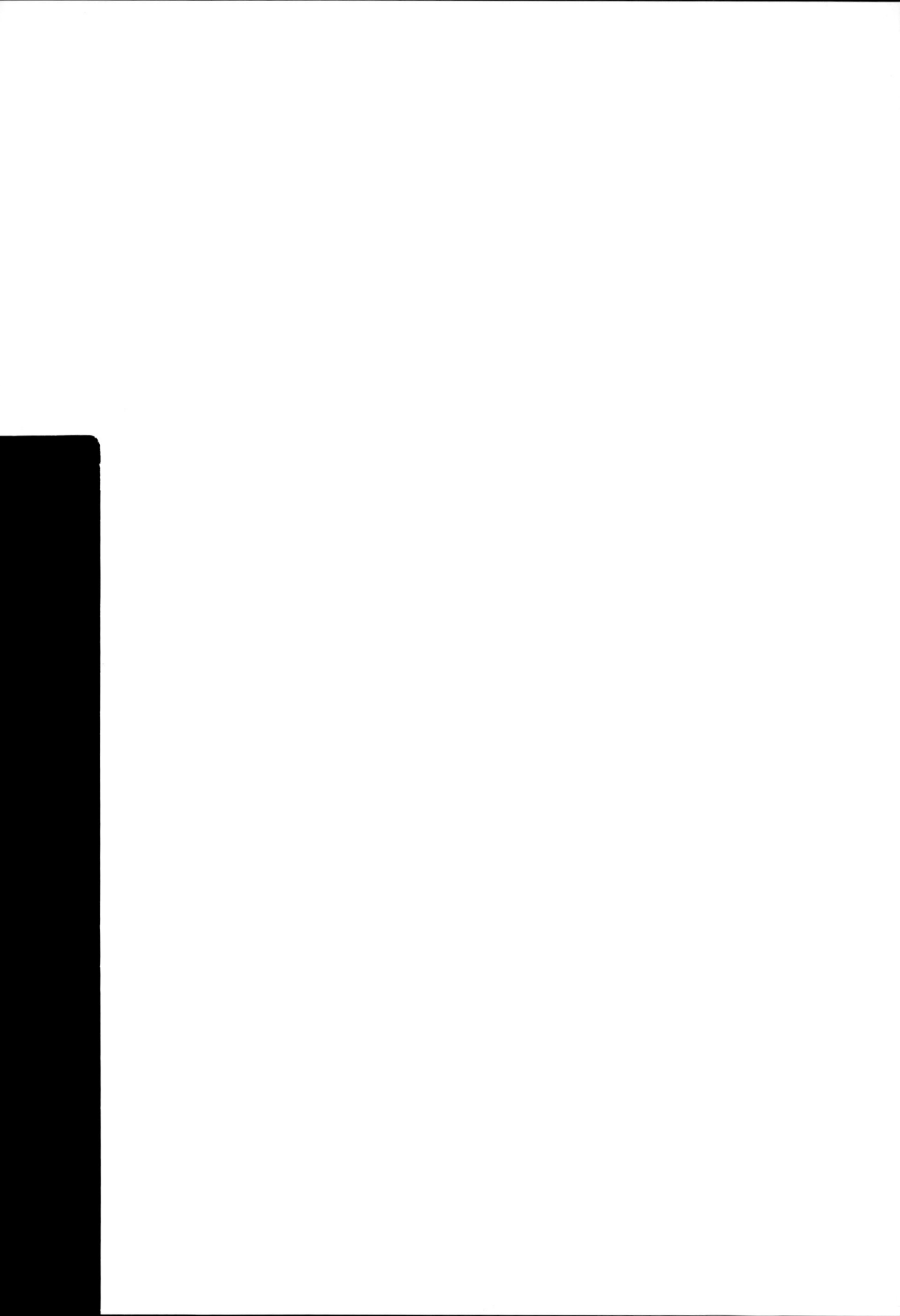

4　Herz und Kreislauf

Von H. Blasius

4.1 Herzinsuffizienz, Durchblutungsstörungen des Herzmuskels

Dass die Herzinsuffizienz in westlichen Industrieländern zu den am stärksten verbreiteten Krankheiten zählt, ist gemeinhin bekannt. In Europa wird die Zahl herzinsuffizienter Patienten auf mehr als 10 Millionen geschätzt. Eine vergleichbar große Gruppe ist darüber hinaus von einer systolischen kardialen Dysfunktion ohne Herzinsuffizienzsymptome betroffen. Prävalenz und Inzidenz sind altersabhängig. Während im Alter zwischen 45 und 55 Jahren noch weniger als 1% der Bevölkerung an einer Herzinsuffizienz leidet, sind es zwischen dem 65. und 75. Lebensjahr bereits 2–5% und bei den über 80-Jährigen fast 10%.

Die Prognose entspricht der maligner Erkrankungen. In den ersten fünf Jahren nach der Diagnose sterben 50%, bei Patienten mit schwerer Herzinsuffizienz die Hälfte innerhalb eines Jahres. Therapeutische Maßnahmen zielen neben einer Besserung der Symptomatik und damit der Belastbarkeit der Patienten auch auf eine Verbesserung der Prognose, das heißt auf eine Verlängerung der Lebenszeit ab. Es ist keine Frage, dass ihre Behandlung überwiegend ärztlicher Kontrolle bedarf.

Zur thematischen Abgrenzung des kardiovaskulären Symptomkomplexes sollen an dieser Stelle auch die nachfolgenden Kapitel inhaltlich kurz umrissen werden:

- In Kapitel 4.2 wird die Hypotonie angesprochen. Hier werden auch die Grundzüge des Kreislaufsystems und der Blutdruckregulation beschrieben.
- Kapitel 4.3 ist der Hypertonie und deren Stellenwert im Kontext der kardiovaskulären Risikofaktoren gewidmet.
- Kapitel 4.4 behandelt schwerpunktmäßig die Arteriosklerose, die Hauptursache für Schädigungen der Gefäße und Beeinträchtigungen des Blutflusses, die sich am Herzen klinisch in Form der koronaren Herzkrankheit manifestiert.
- Kapitel 4.5 befasst sich mit den arteriellen Durchblutungsstörungen.
- Kapitel 4.6 legt den Fokus auf die physiologischen Merkmale und Erkrankungen des venösen Systems, wie Krampfadern, oberflächliche Venenentzündungen und die chronisch venöse Insuffizienz.
- Kapitel 4.7 behandelt last not least das Hämorrhoidalleiden, das ebenfalls zu den Erkrankungen des Gefäßsystems gehört.

Bevor auf die recht eingeschränkten therapeutischen Optionen zur Behandlung der Herzinsuffizienz im Rahmen der Selbstmedikation eingegangen wird, erhält der Leser in diesem Kapitel zunächst eine Einführung in den Aufbau und die Funktion des Herzens.

4.1.1 Anatomie und Physiologie des Herzens

4.1.1.1 Anatomie des Herzens

Das Herz gehört während der Embryonalentwicklung zu den ersten angelegten Organen. Es hat etwa die Größe der Faust des betreffenden Menschen und wiegt bei einem

Herzinsuffizienz, Durchblutungsstörungen des Herzmuskels

70 kg schweren Menschen rund 350 g. Das Herz liegt im vorderen Mittelfell (Mediastinum) direkt hinter dem Brustbein und sitzt dem Zwerchfell auf.

Es wird vollständig vom **Herzbeutel** (Perikard) umschlossen. Dieser schützt das Herz, überträgt die äußeren Zugspannungen des Atmungsapparates auf die Herzoberfläche und verhindert Reibungen mit umgebenden Geweben. Der Herzbeutel besteht aus zwei Blättern, dem außen gelegenen Perikard im engeren Sinn und dem innen gelegenen Epikard. Zwischen den beiden Blättern befindet sich etwas seröse Flüssigkeit. Im Bereich der Pforten für die großen Gefäße geht das innere in das äußere Blatt des Herzbeutels über.

Die **Herzwand** selbst besteht aus drei Schichten, dem außengelegenen, bereits genannten Epikard, dem in der Mitte befindlichen Myokard und dem innenliegenden Endokard. Das **Epikard** setzt sich aus einem einschichtigen Epithel und einer darunterliegenden dünnen Bindegewebsmembran zusammen.

Das **Myokard,** die Muskelschicht der Herzwand, ist ähnlich wie die Skelettmuskulatur aufgebaut und ermöglicht durch ihre besondere Architektur eine weitgehend konzentrische Verkleinerung der Herzhöhlen bei der Kontraktion. Die Innenräume des Herzens werden vom **Endokard** ausgekleidet, das auch die Herzklappen bildet. Es besteht aus einer Endothelschicht und lockerem Bindegewebe.

Das Herz (s. Abb. 4.1-1) ist durch eine längs verlaufendes Scheidewand (Septum) in zwei Teile gegliedert, das **rechte und das linke Herz,** mit jeweils einem kleineren **Vorhof** (Atrium) und einer größeren **Kammer** (Ventrikel). Die Kammern sind von den Vorhöfen durch eine von außen sichtbare Furche abgetrennt. Die hierdurch gelegte Ebene bildet die **Herzbasis.** Hier sind die Eingangsöffnungen (Ostien) für das Blut und damit auch sämtliche **Herzklappen** angeordnet, weshalb sie auch als **Ventilebene** bezeichnet wird.

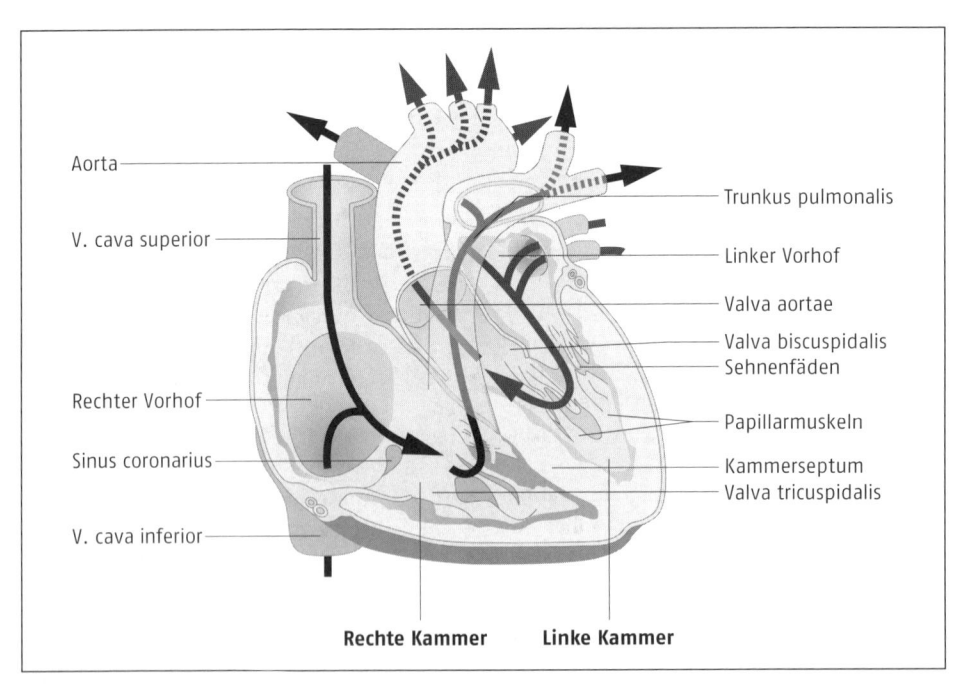

Abb. 4.1-1: Frontalschnitt durch das Herz, nach Leonhardt. Vorhöfe und Kammern sind eröffnet. Die Pfeile geben die Richtung des Blutstroms an. Aus Mutschler 2008

Die Ostien zwischen Vorhof und Kammer werden jeweils durch **Segelklappen** verschlossen: links durch die Mitralklappe (Valva bicuspidalis), rechts durch die Trikuspidalklappe (Valva tricuspidalis). Durch Sehnenfäden, die an fingerförmigen Papillarmuskeln ansetzen, werden die Segelklappen daran gehindert, bei der Herzkontraktion in den Vorhof zurückzuschlagen. Am Ausgang der Herzkammern befinden sich dreizipfelige **Taschenklappen**, die Aortenklappe (Valva aortae) und die Pulmonalklappe (Valva pulonalis).

Die Herzklappen sorgen dafür, dass der durch die Kontraktion und Erschlaffung des Herzmuskels ausgelöste Blutstrom nicht zurückfließen kann. Bei intakter Funktion erlauben sie nur eine Strömungsrichtung.

Die vier Eingangsöffnungen sind von relativ starren Bindegewebsringen umgeben. Da diese ihre Form während der Kontraktion nur wenig ändern, bezeichnet man sie in ihrer Gesamtheit als das **Herzskelett**. Es hat drei wichtige Funktionen: neben dem Ansatz für die Herzmuskulatur und die Klappen ermöglicht es die elektrische Trennung von Vorhof- und Kammermuskulatur und verhindert damit deren gleichzeitige Kontraktion.

4.1.1.2 Phasen der Herzaktion

Das Blut wird wie folgt durch das Herz „geschleust": Der rechte Vorhof nimmt das aus dem Körperkreislauf kommende Blut über die großen Hohlvenen (V. cava superior und inferior) auf und leitet es an die rechte Kammer weiter. Von dort wird es über die Lungenschlagader (Truncus pulmonalis) in die Lunge transportiert und mit Sauerstoff angereichert. Über vier Lungenvenen (V. pulmonales) gelangt es danach zunächst in den linken Vorhof und schließlich in die linke Kammer, von wo aus es in die Hauptschlagader (Aorta) und damit in den Körperkreislauf ausgeworfen wird.

Das Herz erfüllt seine Pumpfunktion durch rhythmische Kontraktion und Erschlaffung. Die Kontraktionsphase, bei der das Blut ausgeworfen wird, wird als **Systole**, die Erschlaffungsphase, in der die Kammern sich wieder füllen, als **Diastole** bezeichnet. Beide bilden eine Herzaktion.

In jeder Herzaktion lassen sich durch den Schluss und die Öffnung der beiden Klappensysteme vier Phasen abgrenzen: In der ersten Phase der Kammersystole, der sog. Anspannungsphase, sind alle Klappensysteme geschlossen. Die Kontraktion der Kammer führt daher zu einem steilen Druckanstieg, ohne dass sich ihr mit Blut gefülltes Volumen ändert (isovolumetrische Kontraktion). Sobald der intraventrikuläre Druck den diastolischen Druck der Arterie übertrifft, öffnen sich die Taschenklappen, und die zweite Phase der Systole, die Austreibungsphase, beginnt. Der Ventrikeldruck steigt dabei zunächst noch weiter bis auf einen Maximalwert an, um dann gegen Ende der Systole wieder abzufallen.

Nun beginnt die erste Phase der Diastole, die Entspannungsphase. Der Druckabfall im Ventrikel führt zum Verschluss der Taschenklappen. Auch die Erschlaffung erfolgt damit isovolumetrisch, das heißt ohne Änderung des Ventrikelinhalts. Der intraventrikuläre Druck fällt rasch auf einen Wert von nahezu Null ab. Bei Unterschreitung des Vorhofdruckes öffnen sich die Atrioventrikularklappen, und die letzte Phase, die Füllungsphase, beginnt. Nach Verschluss der Klappe startet ein neuer Herzzyklus.

In der Austreibungsphase wirft jeder Ventrikel bei körperlicher Ruhe ein Schlagvolumen von etwa 70 ml aus, während ein etwa gleich großes Restvolumen in der Kammer zurückbleibt.

Aus der normalen Schlagfrequenz von 70/min, ergibt sich bei einem Schlagvolumen von 70 ml ein **Herzzeitvolumen** von rund 5 l/min, das heißt pro Minute werden 5 Liter Blut in den Lungen- bzw. Körperkreislauf transportiert. Bei mehr als 100 000 Kontraktionen werden täglich 8 000 bis 10 000 Liter Blut durch den Organismus gepumpt.

Die Pumpleistung des Herzens wird maßgeblich von der Kontraktionskraft des Herzmuskels sowie von der Vorlast (preload) und der Nachlast des Herzens (afterload) bestimmt. Die **Vorlast** ist die Kraft, die zur Dehnung der Fasern der Herzkammern am Ende der Diastole führt. Sie wird durch den Rückfluss des Blutes zum Herzen und den zentralen Venendruck, aber auch durch die Elastizität der Ventrikel beeinflusst. In der Praxis wird die Vorlast als das enddiastolische Volumen oder auch (vereinfacht) als enddiastolischer Druck im Herzen bezeichnet. Die **Nachlast** ist die Kraft, die dem Blutauswurf aus den Ventrikeln in das Blutgefäßsystem des Körpers hinein entgegenwirkt. Sie wird als Gesamtwiderstand der Aorta bzw. der Pulmonalarterie gegen den Bluteinstrom bezeichnet. Eine Erhöhung der Nachlast verstärkt während der Kontraktion unmittelbar die Wandbelastung der jeweiligen Herzkammer. Neben der Kontraktilität des Herzmuskels spielen die Vor- und die Nachlast als Angriffspunkte in der Therapie der Herzinsuffizienz eine wesentliche Rolle.

4.1.1.3 Anpassung der Herzaktion

Unter Belastungsbedingungen, insbesondere bei körperlicher Arbeit, muss das Herzzeitvolumen entsprechend angepasst werden. Tatsächlich ist eine Steigerung bis auf das fünffache Volumen möglich. Hierbei kommen zwei Mechanismen zum Tragen, ein intrakardialer und ein extrakardialer.
Der **intrakardiale Anpassungsmechanismus** (Frank-Starling-Mechanismus) spielt nur eine untergeordnete Rolle. Er besteht darin, dass ein erhöhtes venöses Angebot eine vermehrte enddiastolische Füllung (Vorlast) des Ventrikels und damit auch eine Zunahme des Schlagvolumens zur Folge hat. Auch eine Zunahme des Aortendruckes (Nachlast) kann das Herz selbst kompensieren. Ein Anstieg des Auswurfwiderstandes wird durch eine verstärkte Druckentwicklung des Ventrikels beantwortet. Der Frank-Starling-Mechanismus kommt nur bei kurzzeitigen Anpassungen zum Tragen.

Wichtiger für die Anpassung der Herzaktion ist der **extrakardiale Anpassungsmechanismus,** das heißt die Beeinflussung der Herzaktion über neurohumorale Mechanismen.
Die **efferenten Herznerven,** die zum vegetativen Nervensystem gehören, modulieren die Herzfrequenz, die atrioventrikuläre Erregungsüberleitung und die Kontraktionskraft. Die Aktivierung des **Sympathikus** hat allgemein einen fördernden Einfluss auf die Herzfunktion, die des **Parasympathikus** einen hemmenden. Hinsichtlich der drei genannten Qualitäten sind die Wirkungen jedoch verschieden stark ausgeprägt, was auf die unterschiedliche räumliche Verteilung der sympathischen und der parasympathischen Innervation auf die einzelnen Herzabschnitte zurückzuführen ist.
Eine Aktivierung des Sympathikus führt zu einer verstärkten Kontraktionskraft der Herzmuskulatur (positiv inotrope Wirkung). Bei gleicher enddiastolischer Füllung wird durch eine stärkere Ausschöpfung des Restvolumens ein größeres Schlagvolumen ausgeworfen, und auch der Auswurf eines normalen Schlagvolumens gegen einen erhöhten Widerstand wird ermöglicht. Außerdem kommt es insbesondere durch Abnahme des Vagustonus bei körperlicher Belastung zu einer Steigerung der Herzfrequenz (positiv chronotrope Wirkung). Diese beträgt in Ruhe 50–80 Schläge/min (bei Neugeborenen über 120–160) und kann unter Belastung auf bis zu 200 Schläge/min ansteigen. Je besser ein Mensch auf Ausdauer trainiert ist, umso mehr erfolgt die Anpassung an Belastungen über die Erhöhung des Schlagvolumens. Bei Untrainierten steigt die Pulsfrequenz unter Belastung demgegenüber deutlich stärker an.
Die **afferenten (sensible) Fasern** sorgen für die „Entlastungsreflexe" des Herzens. Vermittelt über Mechanorezeptoren der Vorhöfe und des linken Ventrikels (A- und B-Rezeptoren) kommt es durch die lokale Dehnung

der Vorhöfe bei einem erhöhten Blutangebot zu einer gesteigerten Harnausscheidung und zu einem Blutdruckabfall. Eine vermehrte Dehnung des linken Ventrikels führt auf dem Reflexweg zur Abnahme der Schlagfrequenz und des Blutdruckes.

Über die Steuerung durch das vegetative Nervensystem hinaus steht das Herz außerdem unter dem Einfluss weiterer Hormone und fungiert darüber hinaus selbst als endokrin aktives Organ. In den Myokardzellen der Vorhöfe bzw. der Kammern werden Peptide synthetisiert, die aufgrund ihrer wesentlichen Funktion als **natriuretische Peptide** (ANP = Atrial Natriuretic Peptide, BNP = Brain Natriuretic Peptide) bezeichnet werden. Wichtigster Stimulus für ihre Sekretion sind Volumen- und Drucküberlastungen am Herzen. Ihre physiologischen Effekte bestehen in einer Unterdrückung der Aldosteronbiosynthese, Steigerung der renalen Natriumausscheidung und Dilatation peripherer Ateriolen und Venolen (vor allem in der Niere).

Bei längeren größeren Belastungen kommt zu den genannten funktionellen Regulationsmechanismen eine strukturelle Anpassung hinzu (Sportlerherz, s. Kasten).

4.1.1.4 Erregungsbildungs- und Erregungsleitungssystem des Herzens

Die rhythmischen Kontraktionen des Herzens werden durch Erregungen ausgelöst, die im Herzen selbst entstehen. Diese Automatie der Herzaktion wird durch ein spezielles Erregungsbildungs- und Erregungsleitungssystem bewirkt. Dabei handelt es sich um ein System von Muskelfasern mit den folgenden Strukturelementen:

- **Sinusknoten:** 2–3 cm langer Zug spezialisierter Muskelfasern, primärer Schrittmacher der Impulsfrequenz, im rechten Vorhof gelegen.
- **Vorhoffasern:** Verbindung zwischen Sinusknoten und atrioventrikulärem Knoten.

Info

Das Sportlerherz

Entgegen der vielerorts herrschenden Auffassung „Sport ist Mord" gibt es keine Hinweise darauf, dass körperliches Training ein gesundes Herz schädigen kann. Ganz im Gegenteil: Das Training führt zu einer verbesserten funktionellen Leistungsfähigkeit mit einem erhöhten Schlag- und damit Herzzeitvolumen. Die Sympathikusaktivität ist vermindert, das parasympathische System aktiviert, was sich bei Leistungssportlern in einer ausgeprägten Ruhebradykardie bemerkbar macht. Dabei toleriert der Körper durchaus selbst niedrige Herzfrequenzen im Bereich von 30 bis 40 Schlägen pro Minute.

Hinzu kommt bei länger dauerndem Training eine strukturelle Anpassung des Herzens in Form einer Dicken- und Längenzunahme der einzelnen Muskelfasern (Hypertrophie) mit gleichzeitiger Erweiterung der Hohlräume (Dilatation). Das Gewicht des Herzens kann dabei von normalerweise 300 g bis auf 500 g ansteigen. Nach bisherigen Erkenntnissen bringt eine durch Sport herbeigeführte Herzvergrößerung jedoch kein spezielles Gesundheitsrisiko mit sich, zumal sie sich nach Beendigung des Trainings innerhalb weniger Monate wieder zurückbildet.

Gerade bei Sportlern ist es aber oft schwierig, physiologische Anpassungsvorgänge von Veränderungen mit Krankheitswert zu unterscheiden. Außerdem kommen auch bei diesen wie in der Durchschnittsbevölkerung Herzerkrankungen vor, die selbst bei leichteren Fällen unter Wettkampfbedingungen dramatische Zwischenfälle auslösen können (Tod von Hobby-Marathonläufern!). Ohne ein vorheriges Belastungs-EKG sollten sich ambitionierte Hobby-Sportler dieser Herausforderung daher besser nicht stellen.

Außerdem sollte bei Herzrhythmusstörungen unter Belastung und Herzbeschwerden nach Infektionskrankheiten auf jeden Fall eine längere Trainingspause eingehalten werden.

- **Atrioventrikularknoten** (Aschoff-Tawara-Knoten): 2–3 cm lange Muskelbrücke zwischen Vorhöfen und Kammern gelegen.
- **Hissches Bündel:** im Kammersystem gelegenes Faserbündel, das die elektrischen Signale in die Kammerebene leitet.

- **Tawara-Schenkel:** Reizleitungsfasern, die die beiden Herzkammern erregen. Sie verzweigen sich bis in die
- **Purkinje-Fasern,** die ein haarfeines Geflecht von Leitungsbahnen bilden, mit dem jede Muskelzelle erreicht wird.

Dieses komplizierte System sichert das Herz mehrfach gegen einen Stillstand. Fällt der Sinusknoten als primärer Schrittmacher mit 60–80 Impulsen/Minute **(Sinusrhythmus)** aus, so erfolgt die Erregungsbildung – allerdings mit geringerer Frequenz von ca. 50–60 Impulsen/Minute – im sekundären Zentrum, dem Atrioventrikularknoten **(AV-Rhythmus).** Ist die Erregungsleitung auch dort unterbrochen, so wird die Erregungsbildung von tertiären Zentren mit einer sehr langsamen Frequenz von etwa 15–25 Impulsen/Minute **(Kammerrhythmus)** übernommen.

Der Erregungsprozess verbreitet sich in gesetzmäßiger Weise über das Herz und löst dort die Kontraktion der Myokardfasern aus. Die Aktivierung des kontraktilen Apparates durch das Aktionspotential wird als **elektromechanische Kopplung** bezeichnet.

Das Aktionspotential der Herzmuskelfaser ist wie das der Nervenfaser durch eine kurzzeitige Umladung der Zellmembran charakterisiert. Ausgehend vom Ruhepotential von etwa – 90 mV im Faserinnern kommt es zu einem raschen Potentialanstieg auf etwa + 30 mV. An die schnelle Aufstrichphase schließt sich als besonderes Charakteristikum der Herzmuskulatur ein längerdauerndes Plateau an, bevor die Rückkehr zum Ruhepotential erfolgt.

Insgesamt dauert das Aktionspotential der Herzmuskulatur ca. 300 ms, d.h. fast 100-mal länger als der entsprechende Erregungsvorgang einer Nervenfaser. Erst dann, wenn das ursprüngliche Membranpotential wieder aufgebaut ist, kann die betreffende Muskelfaser erneut aktiviert werden. Bis dahin bleibt sie durch neue Reize oder Impulse unerregbar (refraktär). Die **Refraktärzeit** schützt das Herz vor einer Dauerkontraktion durch schnell aufeinanderfolgende Reize bzw. Erregungen.

Auf molekularer Ebene beruht das Aktionspotential auf gerichteten Stromflüssen von Ionen aus dem Extrazellulärraum in den Intrazellulärraum (Na^+-Einstrom, Ca^+-Einstrom, K^+-Auswärtsstrom). Den Wiederaufbau des Membranpotentials ermöglichen energieverbrauchende Ionenpumpen, die die eingeströmten Natriumionen zellauswärts befördern und gleichzeitig die erforderliche Kaliumkonzentration im Zytoplasma wiederherstellen. Bei der elektromechanischen Kopplung nehmen Calciumionen eine Schlüsselstellung ein. Sie erfüllen die Funktion einer Mittlersubstanz zwischen den elektrischen Phänomenen an der Faseroberfläche und den kontraktilen Reaktionen im Inneren der Muskelfaser.

Extrazellulären Elektrolytveränderungen kommt damit in der Kardiologie eine erhebliche Bedeutung zu, denn sie können die Erregbarkeit, d.h. die Bedingungen für die Erregungsauslösung beeinflussen, den Erregungsablauf in den Schrittmacherzellen und im Arbeitsmyokard modifizieren sowie die Kontraktionskraft des Herzens steigern oder mindern.

4.1.1.5 Koronardurchblutung

Das Herz wird von zwei Koronararterien **(Herzkranzgefäßen),** die aus der Aortenwurzel entspringen, mit Blut versorgt. Die Herzkranzarterien sind sogenannte „funktionelle Endarterien". Dies bedeutet, dass eine Durchblutung des Gewebes bei Mangelversorgung auf einem anderen Weg nicht möglich ist. Fällt eine Arterie aufgrund einer Blockade oder einer anderen Störung aus, so stirbt das Gewebe in dem von dieser Arterie versorgten Gebiet ab. Das venöse System des Herzens ist ähnlich wie das arterielle System aufgebaut. Das Blut aus den Venen sammelt sich überwiegend im Sinus coronarius, der in den rechten Vorhof mündet. Nur ein sehr ge-

ringer Teil des venösen Blutes wird über kleine Venen direkt in die Herzhöhlen geleitet.
Die pro Zeiteinheit durch die Koronarien fließende Blutmenge hängt vor allem vom **Perfusionsdruck**, d.h. vom Blutdruck in den Koronarien, und vom **Koronarwiderstand** ab. Letzterer setzt sich aus zwei Komponenten, einer vasalen (Tonus der glatten Muskulatur der Koronararterien) und einer myokardialen Komponente zusammen (vom Myokard auf die Koronarien ausgeübter Druck). Infolge des rhythmischen Ablaufs der Herzaktion weist auch die Koronardurchblutung Schwankungen in Abhängigkeit von den Kontraktionsphasen auf. Ein Teil des Herzmuskels wird vorwiegend in der Diastole mit Blut versorgt. Für die Myokarddurchblutung sind deshalb die Erschlaffung des Myokards und die Diastolendauer von entscheidender Bedeutung.
Der Sauerstoffverbrauch des Herzmuskelgewebes beträgt in körperlicher Ruhe etwa 10 ml/100 g/min. Unter Belastungsbedingungen kann er im Extremfall das Fünffache dieses Wertes erreichen **(Koronarreserve)**. Da die Sauerstoff-Kapazität des Blutes im Myokard bereits in Ruhe relativ stark ausgeschöpft wird, kann ein zusätzlicher Sauerstoffbedarf nur durch eine Steigerung der Koronardurchblutung gedeckt werden.
Dauert eine plötzliche Unterbrechung der Durchblutung des Herzens (Ischämie) oder der Sauerstoff-Zufuhr (Anoxie) länger als 3–4 Minuten, so kann es seine normale Kreislauffunktion nicht mehr erfüllen. Nach 5–6 Minuten kommt es zum Herzstillstand. Eine Ischämie- bzw. Anoxiedauer von mehr als 30 Minuten führt zu irreversiblen Schäden im Myokard, die eine Wiederbelebung ausschließen. Dieses Intervall wird daher als die **Wiederbelebungszeit des Herzens** bezeichnet.
Ein Sammelbegriff für verschiedene Phasen akuter Durchblutungsstörungen der Herzkranzgefäße, die unmittelbar lebensbedrohlich sein können, ist das **akute Koronarsyndrom** (ACS). Hinter dieser in der Notfallmedizin häufigen, vorläufigen Diagnose verbirgt sich in der Regel eine ausgeprägte Symptomatik der **koronaren Herzkrankheit** (KHK) mit dem Leitsymptom **Angina pectoris** (AP) oder auch ein akuter **Myokardinfarkt** (AMI, Acute Myocardial Infarction).
Die Koronare Herzkrankheit wird durch Ablagerungen in den Gefäßwänden verursacht (Arteriosklerose, s. Kap. 4.4), die zu einer Versteifung der Gefäße und einer zunehmenden Einengung des Gefäßquerschnitts führt. Die Folge ist eine verminderte Sauerstoffversorgung der Herzmuskulatur (Koronarinsuffizienz). Während die „harmlosere" Angina Pectoris (AP) meist lediglich auf eine Engstelle (Stenose) eines Herzkranzgefäßes zurückzuführen ist, kommt es beim Herzinfarkt durch die vollständige Blockade einer Koronararterie immer zum kompletten Absterben oder Gewebsuntergang (Infarkt) von Teilen des Herzmuskels. Leitsymptom des Herzinfarktes ist ein plötzlich auftretender, mehr als 20 Minuten anhaltender und meist starker Schmerz im Brustbereich, der in die Schultern, Arme, den Unterkiefer und den Oberbauch ausstrahlen kann.
Hauptrisikofaktoren für den Herzinfarkt sind Alter, Nicotinkonsum (s. Kap. 14.1), Diabetes mellitus, Bluthochdruck (s. Kap. 4.3), eine erbliche Veranlagung sowie vor allem Lipidstoffwechselstörungen (s. Kap. 4.4.4). Weitere Risikofaktoren sind Übergewicht (s. Kap. 3.3.1), Fehlernährung und Bewegungsmangel. Ein erhöhter Blutspiegel von Homocystein (Hyperhomocysteinämie) ist ebenfalls ein unabhängiger Risikofaktor.

4.1.2 Krankheitsbild und pathophysiologische Grundlagen

4.1.2.1 Einteilung nach Ausprägung

Je nach den angewendeten Kriterien (betroffener Herzbereich, Verlauf) sind folgende Formen der Herzinsuffizienz zu unterscheiden:

Rechtsherzinsuffizienz beschreibt eine eingeschränkte Pumpfunktion der rechten Herzkammer, die das sauerstoff**arme** Blut aus dem Körper zur Lunge pumpt. Kann die rechte Herzhälfte die nötige Leistung nicht mehr bringen, so staut sich das Blut in den zuführenden Gefäßen zurück. Durch den erhöhten Druck in den Venen kommt es zu Wasseransammlungen (Ödemen) im Körper, vor allem in den Beinen und im Bauch. Eine isolierte Rechtsherzinsuffizienz ist eher selten. Häufiger kommt es im Verlaufe einer Linksherzinsuffizienz durch den Rückstau des Blutes in das rechte Herz zu einer Rechtsherzinsuffizienz.

Bei der **Linksherzinsuffizienz** ist die Pumpfunktion der linken Herzkammer eingeschränkt, die das sauerstoff**reiche** Blut in den Körperkreislauf bzw. zu den Organen (Gehirn, Leber, Nieren usw.) pumpt. In der Folge staut sich das Blut in den Lungengefäßen zurück (Stauungslunge). Dies kann zu gefährlichen Wasseransammlungen in der Lunge (Lungenödemen) führen.

Eine **globale Herzinsuffizienz** ist eine Kombination aus einer Rechts- und einer Linksherzinsuffizienz.

Neben der Unterscheidung zwischen Rechts- und Linksherzinsuffizienz wird noch eine weitere Unterscheidung nach der Art der Dysfunktion vorgenommen, und zwar in die systolische und die diastolische Herzinsuffizienz. Mit dem Begriff **systolische Herzinsuffizienz** (auch kongestive Herzinsuffizienz) wird die verminderte Pumpfähigkeit des Herzens bezeichnet. Bei der **diastolischen Herzinsuffizienz** werden die Herzkammern nicht mehr ausreichend mit Blut gefüllt. Meist ist der linke Ventrikel krankhaft vergrößert und nur eingeschränkt dehnbar (Relaxationsstörung, Compliancestörung). Deshalb kommt es zum Rückstau des Blutes in die Lunge, was dann zum Leitsymptom, der Atemnot, führt. Häufigste Ursache der eingeschränkten Dehnbarkeit des Herzmuskels ist der Bluthochdruck (hypertensive Herzerkrankung). Er führt zur Verdickung der Herzwand (Hypertrophie) und zur Bindegewebsvermehrung (Fibrose).

Die diastolische Herzinsuffizienz tritt vor allem im Alter auf. Frauen sind häufiger betroffen als Männer.

Die diastolische und die systolische Herzinsuffizienz gehen jeweils auf unterschiedliche Ursachen zurück und unterscheiden sich bezüglich der Herzinsuffizienz-Therapie und -Prognose.

Mit den Begriffen akute und chronische Herzinsuffizienz wird der Verlauf der Erkrankung beschrieben. Bei einer **akuten Herzinsuffizienz** treten erste Symptome sehr schnell innerhalb weniger Stunden bis einiger Tage auf. Ursachen sind hierbei meist andere Erkrankungen. Die **chronische Herzinsuffizienz** entwickelt sich langsam im Verlauf mehrerer Monate bis Jahre.

Die Begriffe kompensierte Herzinsuffizienz und dekompensierte Herzinsuffizienz beschreiben, in welchen Fällen Symptome auftreten. Die **kompensierte Herzinsuffizienz** löst nur bei Belastung Symptome aus. In Ruhe kann das Herz die erforderliche Leistung noch erbringen, sodass sich keine Beschwerden zeigen. Dagegen ruft die **dekompensierte Herzinsuffizienz** bereits in Ruhe oder bei geringer Belastung wie Treppensteigen Symptome wie Wasseransammlungen (Ödeme) oder Atemnot hervor.

4.1.2.2 Ursachen der Herzinsuffizienz

Als Ursachen einer Herzinsuffizienz kommen die in Tabelle 4.1-1 aufgeführten mechanischen und biochemischen Faktoren in Frage.

Außerdem können Allgemeinerkrankungen, an denen das Herz beteiligt ist, zu einer Herzinsuffizienz führen. Inzwischen sind auch viele Gendefekte identifiziert worden, die Ursache für die Entwicklung hypertropher oder dilatativer Kardiomyopathien sowie Mischformen sein können.

Nach Erkenntnissen der Framingham Heart Study von 1996 (Levy et al. 1996) gelten die folgenden als wesentliche ätiologische Faktoren der Herzinsuffizienz:

Tab. 4.1-1: Ursachen für die Entstehung einer Herzinsuffizienz. Nach Weil, Schunkert 2006

Mechanische Faktoren	Biochemische Faktoren
- Langdauernde Druckbelastung des Herzens infolge Widerstandserhöhung im Lungen- oder Körperkreislauf, z.B. bei obstruktiven Lungenerkrankungen, Lungenembolie, Herzklappenfehlern und Hypertonie, - langdauernde Volumenbelastung infolge von Herzklappenfehlern oder angeborenen Herzfehlern mit Shunt, - Ausfall von Herzmuskelfasern bei Herzmuskelentzündung (Myokarditis) oder koronarer Herzkrankheit, - Herzrhythmusstörungen, z.B. Tachykardie oder ausgeprägte Störungen der Erregungsleitung, - Behinderung der Herztätigkeit von außen, z.B. bei Herzbeutelerguss oder beim Panzerherz (bindegewebige Verwachsung der beiden Perikardblätter mit Einlagerung von Calciumsalzen).	- Substratmangel im Myokard infolge koronarer Herzkrankheit, überlanger Diffusionswege im Myokard (Überschreiten des kritischen Herzgewichts) oder gestörter Glucoseaufnahme in die Herzmuskelzellen aufgrund eines Insulinmangels, - Elektrolytstörungen, z.B. Hypocalcämie oder Hyperkaliämie, - Intoxikationen durch Alkoholabusus, hohe Dosen von Betablockern und Calciumantagonisten, Phenobarbital, Lithium, Arsen, Antimon, Quecksilber oder Kobalt.

(Fortsetzung nächstes Blatt)

- Hypertonie 49 %,
- Koronare Herzerkrankung 29 %,
- Diabetes mellitus 9 %,
- Herzklappenerkrankungen 8 %,
- LV-Hypertrophie 5 %.

4.1.2.3 Kompensationsmechanismen bei Herzinsuffizienz

Um die mangelnde Förderleistung des Herzens zu korrigieren, entwickelt der Körper verschiedene Kompensationsmechanismen. Bei der **akuten Herzinsuffizienz** wird die Auswurfleistung des Herzens plötzlich reduziert. Um lebenswichtige Organe (Herz, Gehirn, Nieren) weiterhin mit Blut zu versorgen, werden über die Aktivierung des Sympathikus vermehrt Catecholamine freigesetzt, die am Herzen zum einen eine Tachykardie auslösen und zum anderen soweit noch möglich, eine Steigerung der Kontraktilität sowie eine Vasokonstriktion in den Gefäßen der Haut (Blässe), der Skelettmuskulatur und des Mesenteriums bewirken. Kann der arterielle Blutdruck trotz der starken Sympathikusaktivierung nicht auf ausreichender Höhe gehalten werden, tritt ein kardiogener Schock ein.

Bei der **chronischen Herzinsuffizienz** kommt es neben den durch Sympathikusaktivierung hervorgerufenen Herz-Kreislauf-Reaktionen außerdem zu einer Zunahme des Blutvolumens und zu strukturellen Anpassungsvorgängen im Myokard (Hypertrophie), näheres siehe Tabelle 4.1-2.

Besonders das Konzept der neurohormonalen Aktivierung (s. Tab. 4.1-2 u. Abb. 4.1-2) hat das pathophysiologische Verständnis der Progression der Herzinsuffizienz in den vergangenen Jahren erheblich erweitert und liefert heute die wesentliche Basis der medikamentösen Therapie. Hierhinter verbirgt sich

Tab. 4.1-2: Wichtige kardiale und extrakardiale Veränderungen bei chronischer Herzinsuffizienz. Nach Weil, Schunkert 2006

Funktionell	- Abgeschwächter Frank-Starling-Mechanismus - abgeschwächtes oder aufgehobenes Bowditch-Phänomen (Steigerung der Kontraktilität infolge einer Steigerung der Herzfrequenz)
Strukturell	- Linksventrikuläre Dilatation - Entstehung einer Myokardhypertrophie - Zunahme des Zelltods (Apoptose) - verstärkte kardiale Fibrose
Elektrophysiologisch	- Tachykardie - Arrhythmie
Neurohumoral	- Aktivierung des Renin-Angiotensin-Aldosteron-Systems - Sympathikus-Aktivierung - Steigerung der Endothelin-Synthese - Synthese-Steigerung der natriuretischen Peptide - Reduktion der Stickstoffmonoxid (NO)-Synthese (peripher) - Proinflammatorische Zytokine (Interleukin-6, Tumornekrose-Faktor)
Zellulär	- Calciumüberladung - prolongierte Relaxation
Molekular	- Expression fetaler Isoformen verschiedener Gene - Induktion von Neurohormonen - Desensitivierung β_1-adrenerger Rezeptoren - verminderte Expression der sarkoplasmatischen Calcium-ATPase - vermehrte Expression des sarkolemmalen Natrium-Calcium-Austauschers

Herzinsuffizienz, Durchblutungsstörungen des Herzmuskels

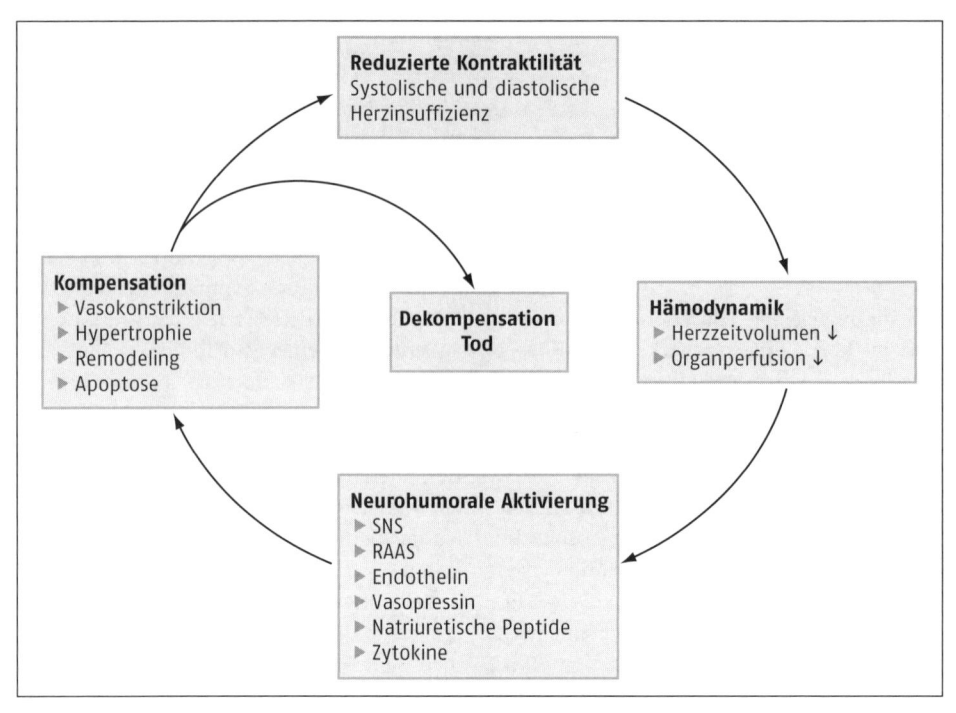

Abb. 4.1-2: Circulus vitiosus der chronischen Herzinsuffizienz. SNS = sympathisches Nervensystem; RAAS = Renin-Angiotensin-Aldosteron-System. Weil, Schunkert 2006

Diagramm-Inhalt:
- **Reduzierte Kontraktilität**: Systolische und diastolische Herzinsuffizienz
- **Hämodynamik**: Herzzeitvolumen ↓, Organperfusion ↓
- **Neurohumorale Aktivierung**: SNS, RAAS, Endothelin, Vasopressin, Natriuretische Peptide, Zytokine
- **Kompensation**: Vasokonstriktion, Hypertrophie, Remodeling, Apoptose
- **Dekompensation Tod**

die „konzertierte" Gegenreaktion der peripheren Organe gegen die Minderversorgung, deren strategische Leitung von einem Netzwerk neurohormonaler Systeme übernommen wird (neurohumoral cross talk).

Kann durch die pyhsiologischen Regulationsvorgänge noch eine ausreichende Förderleistung des Herzens erreicht werden, so spricht man von einer kompensierten, trifft dies nicht zu, von einer dekompensierten Herzinsuffizienz (Abb. 4.1-2).

Die „Endstation" ist ein „kardiales Remodeling" mit einer progredienten Verschlechterung der Ventrikelfunktion. So führt die Drucküberlastung zu einer Zunahme der Wanddicken und einer sekundären Dilatation, die Volumenüberlastung zu einer Zunahme der linksventrikulären Diameter und einer exzentrischen Hypertrophie, und ein möglicher Herzinfarkt im Bereich der Myokardnarbe zu einer progredienten Ausdünnung und Expansion und im initial nicht betroffenen Herzmuskel zu einer kompensatorischen Hypertrophie und sekundären Dilatation.

4.1.2.4 Klinisches Bild der Herzinsuffizienz

Die klinischen Folgen einer Herzinsuffizienz sind eine verminderte Förderleistung mit Rückstau des Blutes vor den insuffizienten Herzteilen. Dementsprechend gestaltet sich die Symptomatik wie im Folgenden beschrieben.

Bei **Linksherzinsuffizienz**: Stauung des Blutes im kleinen Kreislauf, erschwerte Atmung verbunden mit dem subjektiven Gefühl der Atemnot (Dyspnoe) → Atemnot besonders im Liegen, die zum Aufrichten zwingt (Orthopnoe), Blaufärbung von Haut und Schleimhäuten infolge einer Sauerstoffuntersättigung des Blutes (Zyanose), Husten → Stauungsbronchitis, abnorme Ermüdbarkeit.
Maximalvariante: Lungenödem.

Tab. 4.1-3: Stadieneinteilung der chronischen Herzinsuffizienz nach der New York Heart Association (NYHA)

I	Herzerkrankung ohne körperliche Einschränkung. Alltägliche körperliche Belastung verursacht keine inadäquate Erschöpfung, Rhythmusstörungen, Luftnot oder Angina pectoris.
II	Herzerkrankung mit leichter Einschränkung der körperlichen Leistungsfähigkeit. Keine Beschwerden in Ruhe. Stärkere körperliche Belastung ruft Erschöpfung, Rhythmusstörungen, Luftnot oder Angina pectoris hervor.
III	Herzerkrankung mit höhergradiger Einschränkung der körperlichen Leistungsfähigkeit bei gewohnter Tätigkeit. Keine Beschwerden in Ruhe. Geringe körperliche Belastung löst Erschöpfung, Rhythmusstörungen, Luftnot oder Angina pectoris aus.
IV	Herzerkrankung mit Beschwerden bei allen körperlichen Aktivitäten und in Ruhe. Bettlägerigkeit.

Tab. 4.1-4: Stadieneinteilung der Herzinsuffizienz nach ACC/AHA

Stadium	
A	Patienten mit einem hohen Risiko für spätere Herzinsuffizienz wegen des Vorhandenseins bestimmter Bedingungen, die damit assoziiert sind (z.B. systemischer Bluthochdruck, KHK, Diabetes mellitus), keine erkennbaren strukturellen oder funktionellen Abnormalitäten, keine Herzinsuffizienzzeichen
B	Patienten mit einer strukturellen Herzerkrankung, die stark mit der Entwicklung einer Herzinsuffizienz assoziiert ist, aber ohne Herzinsuffizienzsymptomatik
C	Patienten mit aktueller oder früherer Herzinsuffizienzsymptomatik mit struktureller Herzerkrankung
D	Patienten mit fortgeschrittener struktureller Herzerkrankung und mit deutlicher Herzinsuffizienzsymptomatik in Ruhe trotz maximaler medikamentöser Therapie, spezialisierte Behandlung erforderlich

Hunt SA et al. 2001

Bei **Rechtsherzinsuffizienz:** Stauung des Blutes im großen Kreislauf, Appetitlosigkeit (Stauungsgastropathie, Stauungsleber), Völlegefühl, Druckgefühl im Oberbauch, periphere Ödeme, Stauungsdermatitis, stauungsbedingte Flüssigkeitsansammlung in der Bauchhöhle (Aszites), nächtlicher Harndrang (Nykturie) durch Mobilisierung der Ödemflüssigkeit beim Liegen.
Maximalvariante: generalisierte periphere Ödeme.
Erkrankungen, die primär zu einer Linksherzinsuffizienz führen, gehen im Endstadium häufig in eine Links- und Rechtsherzinsuffizienz (Globalinsuffizienz) über, da eine langfristige ausgeprägte Druckerhöhung im kleinen Kreislauf bei Lungenstauung sekundär auch das rechte Herz belastet.

4.1.2.5 Klassifikation der Herzinsuffizienz

Basis für die Therapie ist die vierstufige Klassifikation der Herzinsuffizienz nach der New York Heart Association (NYHA) (s. Tab. 4.1-3).
Eine andere Klassifikation der Herzinsuffizienz wurde 2001 vom American College of Cardiology (ACC) und der American Heart Association (AHA) vorgestellt. Sie teilt die Stadien nicht nach der momentanen Symptomatik ein, sondern nach der Progression der Erkrankung (Tab. 4.1-4). Die Stadieneinteilung berücksichtigt auch die Risikokonstellationen im Vorfeld einer manifesten Erkrankung und liefert daher Perspektiven für primäre und sekundäre Präventionsmaß-

nahmen. Sie bildet zum Beispiel ein Stadium ab, das lediglich ein erhöhtes Risiko aber noch keine eigentliche Erkrankung beschreibt. Die ACC/AHA-Klassifikation soll die NYHA-Klassifikation nicht ersetzen, sondern ergänzen.

Der Begriff des „Altersherzens" ist umstritten. Sicher lässt sich vom sechsten Lebensjahrzehnt an ein kontinuierlicher Rückgang des Herzgewichtes infolge einer Atrophie der Myokardfasern beobachten. In der Regel bilden sich gleichzeitig zunehmend koronarsklerotische Veränderungen aus. Hinzu kommen in unterschiedlichem Ausmaß Veränderungen als kardiale Folgen von Erkrankungen, die im Laufe des Lebens durchgemacht wurden. So ist also das „Altersherz" kein physiologischer Zustand bei alten Menschen, sondern ein behandlungsbedürftiges, insuffizientes Herz mit der Summe aller Schädigungen durch Ernährung, Lebensweise und Erkrankungen.

4.1.3 Medikamentöse Maßnahmen

Wie bereits einleitend angemerkt, sind die Behandlungsmöglichkeiten der Herzinsuffizienz auf dem Gebiet der Selbstmedikation außerordentlich begrenzt. Ein Patient mit den oben beschriebenen Symptomen gehört in jedem Fall in die Hand eines Arztes. Dieser wird versuchen, zunächst kausale Therapieansätze zur Beseitigung der Folgen einer Herzinsuffizienz auszuschöpfen (medikamentös, katheterinterventionell, operativ), sich aber auch der konsequenten Therapie kausaler Erkrankungen, wie der arteriellen Hypertonie, Hyperlipidämie, Diabetes mellitus widmen.

Während in der medikamentösen Therapie der Herzinsuffizienz in der Vergangenheit zumeist die Normalisierung der Pumpleistung des Herzens durch positiv inotrope Substanzen (Herzglykoside) im Fokus der Bemühungen stand, hat sich diesbezüglich in den letzten fünfzehn Jahren ein Paradigmenwechsel vollzogen. Zunehmend sind heute die Ökonomisierung der Herzarbeit und die Aufhebung der humoralen Kompensationsreaktionen bei Herzinsuffizienz in den Mittelpunkt gerückt. Die Hauptrolle spielen Wirkprinzipien, die der Kochsalz- und Flüssigkeitsretention entgegenwirken (Diuretika), in das Renin-Angiotensin-Aldosteron-System (RAAS) eingreifen (ACE-Hemmer, AT_1-Rezeptorblocker, Aldosteronantagonisten) oder den erhöhten Sympathikustonus erniedrigen (β-Adrenozeptoren-Blocker).

Basis für die Prävention einer chronischen Herzinsuffizienz ist die frühzeitige Behandlung koronarvaskulärer Risikofaktoren und die Beachtung spezieller Verhaltensweisen, und genau hier ergeben sich möglicherweise doch Ansätze, die der Patient mit Hilfe der Beratung in der Apotheke eigenverantwortlich verfolgen kann (s. Kap. 4.1.4).

Nichtsdestotrotz sollte bei jedem Verdacht auf eine Herzerkrankung zunächst dazu geraten werden, die Beschwerden von einem Arzt abklären zu lassen.

4.1.3.1 Magnesium

Zu den sogenannten funktionellen Herzbeschwerden zählen das Herzstolpern sowie gelegentliches Stechen und leichte Schmerzen in der Brust. Diese sind häufig stressbedingt und müssen nicht unbedingt auf eine akute Erkrankung zurückzuführen sein. Sie können auch in einer unzureichenden Versorgung mit Nährstoffen begründet sein, die für die Funktion des Herzens von besonderer Bedeutung sind. Ein solcher Nährstoff ist das Mineral Magnesium.

Magnesium ist nach Kalium mengenmäßig das zweithäufigste intrazelluläre metallische Element in unserem Körper. Es fungiert als Cofaktor von über 300 Enzymen und ist maßgeblich an Reaktionen der Energiebereitstellung sowie an der Protein- und Nukleinsäuresynthese beteiligt, indem es die meisten ATP-abhängigen Enzyme aktiviert (Kap. 3.2.1.3).

Herz und Kreislauf

Für das kardiovaskuläre und muskuläre System ist die calciumantagonistische Wirkung von Magnesium besonders wichtig. Es schützt die Myokardzelle bei ischämischen Perfusionsstörungen vor einer Calciumüberladung und stabilisiert das Ruhepotential von erregbaren Muskel- und Nervenzellen und der Zellen des autonomen Nervensystems. Magnesium-Mangelsymptome manifestieren sich am Herz-Kreislauf-System in Form von Arrhythmien, Bluthochdruck, Gefäßspasmen, einer verringerten myokardialen Pumpfunktion und einer erhöhten Herzglykosidintoleranz. Eine Hypomagnesiämie kann zusätzlich mit einem Mangel an Kalium und Calcium assoziiert sein.

Als essenzieller Mineralstoff muss Magnesium dauerhaft mit der Nahrung zugeführt werden.

Der Magnesiumhaushalt des Körpers wird durch die intestinale Resorption sowie die Speicherung im Skelett reguliert. Ein großer Teil des zugeführten Mineralstoffs wird über den Stuhl ausgeschieden, der Rest renal. Der Serumspiegel gibt sehr lange keinen Aufschluss über einen möglicherweise bestehenden Mangel, da der Organismus ein Absinken des Serummagnesiums auf Kosten der zellulären Speicher so lange wie möglich konstant hält.

Nach dem gegenwärtigen Kenntnisstand ist es also durchaus zu rechtfertigen, gefährdeten Personen, z.B. älteren Menschen aufgrund ihrer besonderen Stoffwechsellage, solchen mit nachteiligen Ernährungsgewohnheiten, einer vermehrten Magnesium-Ausscheidung durch den Gebrauch von Abführmitteln bzw. einem erhöhten Magnesiumverlust über den Urin, z.B. bei Diabetes mellitus oder Diuretika-Einnahme, einem vorliegendem Alkoholabusus oder in Zeiten erhöhter Belastung Magnesiumverbindungen zu verabreichen.

In diesem Zusammenhang sollen auch die klinischen Erfolge einer Magnesium-Supplementierung bei Herzinsuffizienz bzw. beim Herzinfarkt kurz angesprochen werden: Im „Second Leicester Intravenous Magnesium Intervention Trial (LIMIT-2)", einer plazebokontrollierten, randomisierten Studie an 2316 Patienten, die zeitgleich mit einer gegebenenfalls durchgeführten Thrombolyse Magnesium oder Plazebo erhielten, wurde mit der schnellen Verabreichung von Magnesium eine 25%ige Reduktion der Mortalität erzielt. Dagegen zeigten die Ergebnisse der Fourth International Study of Infarct Survival (ISIS-4) mit mehr als 58000 Patienten keinen Nutzen der Magnesiumapplikation. Hier wurde Magnesium allerdings meist erst nach der thrombolytischen Therapie verabreicht, also zu einem Zeitpunkt, da die Schutzwirkung von Magnesium wahrscheinlich nicht mehr zum Tragen kommt. Demnach ist offensichtlich der Zeitpunkt der Applikation für die Wirkung von Magnesium bei Herzinfarkt entscheidend.

In der plazebokontrollierten MACH-Studie (Magnesium orotate in severe congestive heart failure, 2008) erhielten Patienten mit schwerer Herzinsuffizienz (NYHA-Stadium IV) zwölf Monate lang eine adjuvante Supplementierung von Magnesiumorotat (1. Monat: 6 g/d, dann: 3 g/d, p.o.). Nach Ablauf dieses Zeitraums lebten in der Verumgruppe noch 28 von 37 Patienten (75,7%), in der Plazebogruppe nur 16 von 31 (51,6%). In der Verumgruppe zeigten elf Patienten (38,5%) eine signifikante Verbesserung der klinischen Symptomatik, fünf von ihnen waren sogar in das weniger schwere NYHA-Stadium III gewechselt. Bei weiteren 14 Patienten (50%) war der Zustand unverändert. Demgegenüber war in der Plazebogruppe bei keinem einzigen Patienten eine Verbesserung der kardiovaskulären Symptomatik eingetreten, bei neun hatte sich diese sogar verschlechtert.

Für die Selbstmedikation lässt sich aus diesen Studien die Vermutung ableiten, dass infarktgefährdete Patienten von einer prophylaktischen Einnahme Magnesium-haltiger

Herzinsuffizienz, Durchblutungsstör. des Herzmuskels

Arzneimittel zur Sicherstellung der Bedarfsdeckung profitieren dürften.

Nach einem Review aus 2015 sollen Nahrungsfaktoren wie z.B. Magnesium, Folsäure, Vitamin B_{12} und B_6, l-Arginin und mehrfach ungesättigten Fettsäuren (PUFAs) für Patienten mit koronarer Herzkrankheit (KHK) und bei der Verhütung und Verhinderung der Progression der Herzinsuffizienz sehr vorteilhaft sein. Personen mit hohem Risiko für KHK, Herzinsuffizienz oder Herzrhythmusstörungen sollten daher auf die Plasmaspiegel von Magnesium und andere Nahrungsfaktoren untersucht werden, um etwaige Defizite ausgleichen zu können (Das 2015).

Wegen der Auffüllung der Speicher sollte eine orale Magnesiumsupplementierung über mehrere Wochen durchgeführt werden. Als Nebenwirkung kann bei zu hoher Dosierung Durchfall auftreten, eine automatische „Bremse" gegen eine eventuelle Überdosierung.

Zu den Empfehlungen für die Zufuhr siehe Kapitel 3.2.1.3 und Tabelle 4.1-5.

Bei den verfügbaren Handelspräparaten mit Magnesium mit Arzneimittelstatus (z.B. Magnesium Verla® Brausetabletten, Magnesium-Diasporal® 100 Lutschtabletten: Magnesiumcitrat, Magnesium-Optopan® Hartkapseln: Magnesiumoxid, schweres) ist zu beachten, dass diese keine „Herzindikation" haben, sondern zur Behandlung eines nachgewiesenen Magnesiummangels indiziert sind, wenn er Ursache für Störungen der Muskeltätigkeit (neuromuskuläre Störungen, Wadenkrämpfe) ist. Produkte, die als „herzaktive Mikronährstoffe" ausgelobt werden, finden sich dagegen im Bereich der Nahrungsergänzungsmittel (z.B. Tromcardin® complex).

Magnesium-Präparate sollten über den Tag verteilt, zwischen den Mahlzeiten eingenommen werden. Die Bioverfügbarkeit des Minerals hängt entscheidend von den jeweiligen Liganden ab. Organische Magnesiumverbindungen wie Orotat, Citrat, Aspartat werden deutlich besser resorbiert als das Carbonat oder Oxid.

Interaktionen mit Arzneimitteln und Nährstoffen bestehen in einer Störung des renalen Magnesiumspareffektes bzw. einer erhöhten renalen Exkretion und einer Beeinträchtigung der Resorption und Utilisation, zum Teil ausgelöst durch Arzneistoffe, die in der Behandlung der Herzinsuffizienz regelmäßig zur Anwendung kommen.

Siehe auch Kapitel 3.2.1.

4.1.3.2 Weißdorn

Crataegus war seit jeher eines der wichtigsten verschreibungsfreien Arzneimittel für die Herz-Kreislauf-Therapie. Seine Bekanntheit spiegelt sich in zahlreichen nationalen, europäischen und internationalen Monographien sowohl zur Qualität als auch zur Wirksamkeit und Unbedenklichkeit wider.

Tab. 4.1-5: Zufuhrempfehlungen für Magnesium bei Herz-Kreislauf-Indikationen. Nach DGE und Gröber 2014

Anwendungsgebiete	Empfohlene Dosierung
Allgemeine Prävention	300–400 mg/Tag (z.B. Aspartat, Citrat, Gluconat) p.o. Umrechnung: 24,3 mg Mg = 1 mmol Mg^{2+}
Diuretika (Thiazide, Schleifendiuretika)	400–1200 mg/Tag (z.B. Orotat, Citrat) p.o.
Herzglykosidtherapie	300 mg/Tag (z.B. Orotat) p.o.
Herz-Kreislauf-Erkrankungen: - Hypertonie, KHK - Herzinsuffizienz	300–1000 mg/Tag (z.B. Orotat, Aspartat) p.o. 3 000–6 000 Magnesiumorotat/d p.o.

Die Qualitätskriterien für die als Arzneimittel in den Verkehr gebrachten Weißdornzubereitungen sind im Europäischen Arzneibuch durch die folgenden Monographien beschrieben:
- Weißdornblätter mit Blüten (Crataegi folium cum flore),
- Weißdornfrüchte (Crataegi fructus),
- Weißdornblätter mit Blüten Trockenextrakt (Crataegi folii cum flore extractum siccum) und
- Fluidextrakt aus Weißdornblättern mit Blüten, quantifiziert (Crataegi folii cum flore extractum fluidum quantificatum).

Während in der traditionellen Heilkunde sowohl Blüten und Blätter als auch Früchte des Weißdorns arzneilich genutzt werden, basiert die Phytotherapie heute überwiegend auf der Verwendung von Blättern mit Blüten und hieraus zubereiteten Extrakten.

Das Arzneibuch spezifiziert die Droge als die ganzen oder geschnittenen, getrockneten blühenden Zweigspitzen von *Crataegus monogyna* Jacq. (Lindm.) und *Crataegus laevigata* (Poiret) D.C. (*C. oxycanthoides* Thuill.) oder deren Hybriden, oder seltener anderen Cartaegus Arten. Die Ph. Eur. fordert einen Mindestgehalt von 1,5 % an Flavonoiden bezogen auf die Droge (ber. als Hyperosid).

Der Trockenextrakt aus Weißdornblättern mit Blüten gemäß Ph.Eur. wird aus der Droge mit Wasser oder einer Ethanol-Wasser-Mischung mit einem Ethanolgehalt von mindestens 45 % (V/V) hergestellt. Für mit Wasser hergestellte Trockenextrakte wird ein Mindest-Flavonoidgehalt von 2,5 %, berechnet als Hyperosid, gefordert (bezogen auf den Trockenextrakt, für mit Ethanol-Wasser-Mischungen hergestellte Trockenextrakte von mindestens 6 %).

Der Fluidextrakt wird gemäß Ph.Eur. mit Ethanol 30 % bis 70 % (V/V) hergestellt und soll 0,8 bis 3,0 % Flavonoide, berechnet als Hyperosid, enthalten.

In der Natur hat jede Crataegus-Art ein eigenes spezifsches Flavonoid-Muster, das zur Unterscheidung der einzelnen Spezies herangezogen werden kann, und auch innerhalb einer Art weisen die Blätter und Blüten ein unterschiedliches Flavonoid-Spektrum auf. Neben dem Hauptflavonoid Hyperosid (Quercetin-3-galaktosid) kommen Rutosid, Quercetin sowie mehrere Glykosylflavone vor, unter denen Vitexin-2"-rhamnosid, dessen 4"-Acetylderivat und Vitexin mengenmäßig überwiegen. Die darüber hinaus zu 1–3 % enthaltenen oligomeren Procyanidine bauen sich aus n = 2 bis n = 8 Catechin und/oder Epicatechin-Einheiten auf. Die Menge an Gesamtphenolen für Weißdornblätter mit Blüten liegt bei 5–6 %, berechnet als Epicatechin. Weitere charakteristische Inhaltsstoffe sind Triterpensäuren und biogene Amine. In kleineren Mengen enthält die Droge außerdem Kaffeesäure, Chlorogensäure und andere Phenolcarbonsäuren sowie Sterine und Aminopurine.

Auch wenn die Flavonoide und die oligomeren Procyanidine (Herz-OPCs) nach dem Stand der Wissenschaft als die medizinisch wichtigsten Inhaltsstoffe anzusehen sind, gilt der Gesamtextrakt regulatorisch betrachtet als Wirkstoff im Sinne des Arzneimittelgesetzes.

Die Herzwirksamkeit von Crataegus ist über zahlreiche pharmakologische Untersuchungen, z.B. an isolierten Zellen oder Organen bzw. im Tierexperiment, die sowohl mit Monographie-konformen, aber auch mit anderen Zubereitungen, so zum Beispiel mit Mazeraten, Frischpflanzenextrakten oder auch mit Einzelfraktionen oligomerer Procyanidine bzw. biogener Amine durchgeführt wurden, gut dokumentiert. Die wissenschaftliche Phytotherapie schreibt Crataegus heute folgende Wirkungen zu:

- Steigerung der Kontraktilität des Myokards (positiv inotrope Wirkung),
- Erniedrigung des peripheren Gefäßwiderstandes (Senkung der Nachlast),
- dadurch Erhöhung des Herzzeitvolumens und Zunahme der Herzleistung,

- Zunahme der Koronar- und Myokarddurchblutung,
- Erhöhung der Toleranz des Myokards gegenüber Sauerstoffmangel,
- Beeinflussung der Reizbildung und Erregungsleitung am Herzen (positiv chronotrope, positiv dromotrope Wirkung),
- Minderung der Erregbarkeit bzw. Heraufsetzung der Herz-Reizschwelle durch Heraufsetzung der Refraktärzeit, d.h. antiarrhythmische (negativ bathmotrope) Wirkung,
- vasodilatative Wirkung, durch den abnehmenden Gefäßwiderstand sinken Nach- und Vorlast des Herzens, damit gleichzeitig eine milde systolische Blutdrucksenkung.

Neuere Untersuchungen sprechen zudem für kardioprotektive, antioxidative, hypolipämische, blutdrucksenkende, antientzündliche und elastasehemmende Effekte.

Für die verschiedenen Wirkungen sind offenbar unterschiedliche Inhaltsstoffe verantwortlich, wobei den oligomeren Procyanidinen und verschiedenen Flavonoiden, wie bereits oben angemerkt, die zentrale Rolle zugeschrieben wird.

Die erste, umfassende Aufbereitungsmonographie zur Wirksamkeit und Unbedenklichkeit von Crataegus wurde im Jahr 1984 (BAnz. vom 3.1.1984, berichtigt in BAnz. vom 5.5.1988) publiziert. Sie wurde zehn Jahre später nach der Vorlage neuen Erkenntnismaterials für definierte Extraktqualitäten revidiert und durch folgende neue Einzelmonographien ersetzt (BAnz. Nr. 133 vom 19.7.1994):

- Crataegi flos (Weißdornblüten),
- Crataegi folium (Weißdornblätter),
- Crataegi folium cum flore (Weißdornblätter mit Blüten),
- Crataegi fructus (Weißdornfrüchte).

Die revidierte Monographie für Weißdornblätter mit Blüten macht zum einen besondere Angaben in Bezug auf die geforderten Inhaltsstoffe. So soll die Droge Flavonoide (Flavone, Flavonole), darunter Hyperosid, Vitexinrhamnosid, Rutin und Vitexin und oligomere Procyanidine (n = 2 bis n = 8 Catechin- und/oder Epicatechin-Einheiten) enthalten. Zum anderen ist sie lediglich anwendbar auf zwei definierte wässrig-alkoholische Extrakte (Ethanol 45% V/V oder Methanol 70% V/V; Droge-Extrakt-Verhältnis = 4 bis 7 : 1) mit einem definiertem Procyanidin-Gehalt, entsprechend 30 bis 168,7 mg oligomeren Procyanidinen, berechnet als Epicatechin, oder 3,5 bis 19,8 mg Flavonoiden, berechnet als Hyperosid nach DAB 10 in einer Tagesdosis von 160 bis 900 mg Extrakt. Diese soll in zwei oder drei Einzeldosen gegeben werden.

Als Anwendungsgebiet nennt die Monographie die nachlassende Leistungsfähigkeit des Herzens entsprechend Stadium II nach NYHA.

In den vergangenen zwei Jahrzehnten wurden in zahlreichen klinischen Studien und Anwendungsbeobachtungen Beweise für die Wirksamkeit hoch dosierter Weißdorn-Extraktzubereitungen bei leichter oder mittelschwerer Herzinsuffizienz (NYHA-Stadium II bis III) geliefert. Die am besten untersuchten Zubereitungen sind die beiden Spezialextrakte WS 1442 (standardisiert auf oligomere Procyanidine) sowie LI 132 (standardisiert auf Flavonoide), die auch das Erkenntnismaterial für die revidierte Aufbereitungsmonographie geliefert haben. Ohne in Details zu gehen, soll hier lediglich ein Cochrane-Review aus dem Jahr 2008 angeführt werden. In den Review einbezogen wurden randomisierte, doppelblinde, Placebo-kontrollierte Studien mit Zubereitungen aus Weißdornblüten mit Blättern als Monopräparate. Vierzehn Studien erfüllten die Einschlusskriterien. In den meisten wurde Weißdorn als Ergänzung zur konventionellen Behandlung eingesetzt. Zehn Studien mit 855 Patienten mit chronischer Herzinsuffizienz (NYHA I bis III) stellten Daten bereit, die für eine Meta-Analyse geeignet waren. Hinsichtlich der maximalen Arbeitslast war die Behandlung mit Weißdorn-Extrakt günstiger als Placebo. Die Belastungstoleranz stieg signifikant an, das RPP (rate-pressure product) als Index für den kardialen Sauerstoffverbrauch zeigte unter der Behandlung mit Weißdorn ebenfalls eine vorteilhafte Abnahme. Darüber hinaus waren Symptome wie Atemnot und Müdigkeit im Vergleich zu Placebo signifikant verbessert. Unerwünschte Ereignisse waren selten, leicht und vorübergehend. Dabei handelte es sich um Übelkeit und Schwindel sowie Herz- und Magen-Darm-Beschwerden. Die Autoren des Cochrane-Reviews schließen aus diesen Ergebnissen, dass Weißdorn als unterstützende Behandlung der chronischen Herzinsuffizienz für die Kontrolle der Symptome und den physiologischen Outcome einen signifikanten Nutzen bringen kann (Guo 2008).

Die erste Studie mit Weißdorn mit dem harten Endpunkt Tod ist die SPICE Studie (Holubarsch 2008). An der randomisierten, plazebokontrollierten Doppelblindstudie nahmen insgesamt 2681 Patienten mit einer Herzinsuffizienz im Stadium NYHA II oder III und einer linksventrikulären Ejektionsfraktion (LVEF) < 35 % teil. Sie waren mit den üblichen Substanzen austherapiert und bekamen randomisiert zusätzlich zu ihrer Standardtherapie zwei Jahre lang zweimal täglich je 450 mg WS 1442 oder Placebo. Als primäre Endpunkte galten zum einen die Sicherheit, zum anderen ein kombinierter Wirksamkeits-Endpunkt aus kardialer Mortalität (plötzlicher Herztod, Tod aufgrund einer progredienten Herzinsuffizienz oder tödlicher Herzinfarkt), nicht tödlichem Herzinfarkt und Klinikaufnahme aufgrund einer progredienten Herzinsuffizienz. Der kombinierte Endpunkt erreichte zwar keine statistische Signifikanz, jedoch erwies sich der Crataegus-Extrakt diesbezüglich während der gesamten zweijährigen Studiendauer tendenziell als überlegen. Die kardiale Mortalität als sekundärer Endpunkt wurde durch die zusätzliche Crataegus-Gabe deutlich reduziert. Besonders bei Patienten mit einer Auswurffraktion oberhalb 25 % (aber < 35 %, laut Einschlusskriterium) trat der plötzliche Herztod während der Studienzeit signifikant seltener auf. Das Risiko war auch bei Studienende nach 24 Monaten signifikant vermindert. SPICE lieferte damit den Hinweis, dass der untersuchte Crataegus-Spezialextrakt lebensverlängernd wirken könnte, und zwar besonders bei den weniger schwerkranken Patienten und bei den Patienten mit ischämisch bedingter Herzinsuffizienz. Außerdem erwies sich der Extrakt als absolut sicher, eine wichtige Erkenntnis hinsichtlich der Selbstmedikation.

Angesichts dieser Studienergebnisse plädieren manche Experten für den frühen Einsatz von Crataegus zur Prophylaxe. Da Weißdorn sehr gut verträglich ist und zudem frei von Wechselwirkungen, ist eine kombinierte Gabe, etwa mit Digitalisglykosiden, ACE-Hemmern oder Diuretika problemlos möglich.

Im April 2016 verabschiedete der Ausschuss für pflanzliche Arzneimittel bei der Europäischen Arzneimittel-Agentur (HMPC) eine harmonisierte Monographie für Weißdornblätter mit Blüten, die folgende Zubereitungen abdeckt:

- zerkleinerte Droge,
- Pulver-Droge,
- drei Trockenextrakte: (DEV 4–7:1), Auszugsmittel Methanol 70 % V/V bzw. (DEV 4–7.1:1), Auszugsmittel Ethanol 45–70 % V/V, (DEV 4–5:1), Auszugsmittel Wasser
- drei verschiedene Flüssigextrakte,
- Presssaft aus frischen Blüten und Blättern, (DEV 1:0.9-1.1) oder (DEV 1:0.63-0.9),
- Tinktur (DEV 1:3.5-4.5), Auszugsmittel Ethanol 35 % V/V

Die zerkleinerte Droge kommt nur für Teezubereitungen in Frage, das Drogenpulver für feste orale Formen, Flüssigextrakte, Presssaft und Tinktur für flüssige orale Formen und Trockenextrakte für feste und flüssige orale Formen.

Die Monographie lässt nur die traditionelle Anwendung zu, und zwar in folgenden Indikationen:

- Indikation 1) traditionelles pflanzliches Arzneimittel zur Linderung von Symptomen vorübergehender nervöser Herzbeschwerden (z. B. Herzklopfen, das als zusätzliche Herzschläge aufgrund leichter Angstzustände empfunden wird), nachdem ein Arzt schwerwiegende Erkrankungen ausgeschlossen hat.
- Indikation 2) traditionelles pflanzliches Arzneimittel zur Linderung von leichten Symptomen von psychischem Stress und zur Schlafförderung.

Das Produkt ist ein traditionelles pflanzliches Arzneimittel, das ausschließlich aufgrund langjähriger Anwendung für spezielle Indikationen vorgesehen ist.

Bei beiden Indikationen sollte ein Arzt konsultiert werden, wenn die Symptome während der Anwendung des Arzneimittels länger als zwei Wochen andauern.

Die Altersgrenze für den Einsatz bei der Indikation 1) ist 18 Jahre und bei der Indikation 2) 12 Jahre.

Zu den jeweils vorgesehenen Dosierungen der einzelnen Zubereitungen siehe European Union herbal monograph on *Crataegus* spp., folium cum flore vom 5. April 2016 (EMA/HMPC/159075/2014) auf der Webseite der Europäischen Arzneimittel-Agentur (www.ema.europa.eu/ema/).

Wie aus dem Bewertungsbericht zu der Monographie hervor geht, soll die von der Kommission E für die beiden Trockenextrakte verabschiedete Indikation „nachlassende Leistungsfähigkeit des Herzens" entsprechend Stadium II nach NYHA nicht länger akzeptabel sein. Insgesamt wird die Datenlage im Hinblick auf die Vorgaben der relevanten „Guidelines for the diagnosis and treatment of acute and chronic heart failure" der European Society of Cardiology (ESC) 2012 sowie europäische regulatorische Anforderungen als insuffizient für den Beleg der Indikation der Kommission E angesehen. Das Sicherheitsprofil der von der Monographie erfassten Zubereitungen wird aber als gut bezeichnet. Die Nebenwirkungen werden als leicht und vorübergehend eingestuft, und es gibt keine Hinweise auf relevante Wechselwirkungen mit anderen Arzneimitteln.

Für die entsprechenden Präparate besteht damit lediglich die Möglichkeit, ein Registrierungsverfahren für traditionelle pflanzliche Arzneimittel (§§ 39a bis d AMG) zu beschreiten, sofern sie der neuen europäisch harmonisierten Monographie entsprechen, es sei denn, es kann weiteres neues Studienmaterial vorgelegt werden, das für den Wirksamkeitsbeleg im Rahmen eines Zulassungsverfahrens ausreicht.

Eine Auswahl aus dem Angebot an Weißdorn-Präparaten ist in Tab. 4.1-6 erfasst.

4.1.3.3 Herzglykosid-haltige Drogen

Zu den Produkten mit verschreibungsfreien Herzglykosiden gehören Zubereitungen aus:

- *Adonis vernalis* L. (Aufbereitungsmonographie in BAnz. vom 5. 5. 1988, berichtigt in BAnz. vom 1. 2. 1990),
- *Convallaria majalis* L. (Aufbereitungsmonographie in BAnz. vom 23. 4. 1987, berichtigt in BAnz. vom 1. 2. 1990),
- *Nerium Oleander* L. (Aufbereitungsmonographie in BAnz. vom 6. 7. 1988, berichtigt in BAnz. vom 1. 2. 1990) und
- *Urginea maritima* L. Baker (Aufbereitungsmonographie in BAnz. vom 21. 8. 1985, berichtigt in BAnz. vom 2. 3. 1989).

Die Herzglykoside, die aus diesen Drogen gewonnen werden, unterscheiden sich von den verschreibungspflichtigen Digitalisglykosiden nicht in ihrer Wirkungsweise auf das insuffiziente Herz; die Unterschiede bestehen vielmehr im Wesentlichen im pharmakokinetischen Verhalten, das heißt in der Resorption, der Bindungsstärke am Herzen, in der Kumulation und der Ausscheidung und damit in der Steuerbarkeit.

Tab. 4.1-6: Präparate mit Crataegus

Monozubereitungen mit Trockenextrakt aus Weißdornblättern mit Blüten (4–7 : 1), Auszugsmittel: Ethanol 45 % (V/V)		
Präparatename	Darreichungsform	Wirkstoffe je abgeteilte Form oder Bezugsmenge
Bomacorin 450 mg Weißdorntabletten N	Filmtabletten	1 Filmtbl. enth.: 450 mg Trockenextrakt
Chronocard® N	Dragees	1 Drg. enth.: 80 mg Trockenextrakt
Craegium® 240 mg	Überzogene Tabletten	1 überzog. Tbl. enth.: 240 mg Trockenextrakt
Craegium® novo 450 mg	Filmtabletten	1 Filmtbl. enth.: 450 mg Trockenextrakt
Crataegus AL 450 mg	Filmtabletten	1 Filmtbl. (teilbar) enth.: 450 mg Trockenextrakt
Crataegus Verla® cor 450 mg	Filmtabletten	1 Filmtbl. enth.: 450 mg Trockenextrakt
cratae-loges® 450 mg	Filmtabletten	1 Filmtbl. enth.: 450 mg Trockenextrakt
Esbericard® novo Dragees	Überzogene Tabletten	1 überzog. Tbl. enth.: 175 mg Trockenextrakt
Koro-Nyhadin®	Filmtabletten	1 Filmtbl. enth.: 450 mg Trockenextrakt
Koro-Nyhadin®	Tropfen	100 g enth.: 25 g Trockenextrakt
Natucor® 450 mg/-600 mg forte	Filmtabletten	1 Filmtbl. enth.: 450 mg/600 mg Trockenextrakt
Weissdorn-ratiopharm® 450 mg Filmtabletten	Filmtabletten	1 Filmtbl. enth.: 450 mg Trockenextrakt
Monozubereitungen mit Trockenextrakt aus Weißdornblättern mit Blüten (4–6,6 : 1), Auszugsmittel: Ethanol 45 % (m/m) (WS 1442)		
Crataegutt® 80 mg	Filmtabletten	1 Filmtbl. enth.: 80 mg Trockenextrakt, quant. auf 13,8–16,2 mg oligomere Procyanidine, ber. als Epicatechin
Crataegutt® novo 450 mg	Filmtabletten	1 Filmtbl. enth.: 450 mg Trockenextrakt, quant. auf 78–90,6 mg oligomere Procyanidine, ber. als Epicatechin
Crataegutt® 600 mg	Filmtabletten	1 Filmtbl. enth.: 600 mg Trockenextrakt, quant. auf 104–121 mg oligomere Procyanidine, ber. als Epicatechin
Crataegutt® Herz-Kreislauf-Tropfen	Flüssigkeit	1 ml (entspr. 20 Tr.) enth.: 94 mg Trockenextrakt, quant. auf 12,5–17,5 mg oligomere Procyanidine, ber. als Epicatechin
Stenocrat® mono	Filmtabletten	1 Filmtbl. enth.: 300 mg Trockenextrakt, quant. auf 52–60,5 mg oligomere Procyanidine (ber. als Epicatechin)
Stenocrat® mono Tropfen	Tropfen	1 ml (20 Tr.) enth.: 94 mg Trockenextrakt, quant. auf 12,5–17,5 mg oligomere Procyanidine (ber. als Epicatechin)

Herzinsuffizienz, Durchblutungsstörungen des Herzmuskels

Monozubereitungen mit Trockenextrakt aus Weißdornblättern mit Blüten (4–7 : 1) – Auszugsmittel: Methanol 70 %		
Ardeycordal®	Überzogene Tabletten	1 überzog. Tbl. enth.: 150 mg Trockenextrakt
Faros® 300 mg	Überzogene Tabletten	1 überzog. Tbl. enth.: 300 mg Trockenextrakt
Faros® 600 mg	Filmtabletten	1 Filmtbl. enth.: 600 mg Trockenextrakt
Andere Weißdorn-Extrakte und Kombinationen aus Weißdorn-Zubereitungen		
Kneipp® Weißdorn	Überzogene Tabletten	1 überz. Tbl. enth.: Weißdornblätter mit Blüten-Plv. 140 mg, Weißdornfrüchte Plv. 55 mg, Trockenextrakt aus Weißdornblättern m. Blüten (4,5–5,5 : 1) 30 mg – Auszugsmittel: Ethanol 70 % (V/V)
Salus® Weißdorn Kräutertropfen	Tropfen	100 g enth.: Auszug (1 : 5) aus: Fol. Crataegi c. Flor. und Fruct. Crataegi (1 : 1) 100 g – Auszugsmittel: Likörwein-Ethanol 96 % (V/V) (10 : 1)

Adoniskraut

Adoniskraut besteht aus den oberirdischen Teilen von *Adonis vernalis* L. Es enthält herzwirksame Glykoside und Flavonoide. Anwendungsgebiet laut Aufbereitungsmonographie ist eine leicht eingeschränkte Herzleistung, besonders bei nervöser Begleitsymptomatik. Die mittlere Tagesdosis sollte 0,6 g eingestelltes Adonispulver (DAB 9) betragen und die höchste Einzelgabe 1 g bzw. die höchste Tagesdosis 3 g nicht überschreiten.

Maiglöckchenkraut

Die Hauptglykoside des Maiglöckchenkrautes (*Convallaria majalis* L.), die je nach Herkunft der Droge verschieden sind, sind Convallatoxin, Convallosid, Convallatoxol, Convallatoxolosid und Lokundjosid. Das Hauptglykosid Convallatoxin ist bei parenteraler Gabe deutlich wirksamer als Digitoxin, wird aber nur zu 10 % enteral resorbiert, besser jedoch der Gesamtextrakt. Die voll herzwirksame Dosis (mittlere Tagesdosis 0,6 g eingestelltes Maiglöckchenpulver) ist bereits nach zwei Tagen ausgeschieden. Die fehlende Kumulation erleichtert die Steuerbarkeit. Wie die Scillaglykoside soll Convallatoxin bei Hypertonikern stärker diuretisch und blutdrucksenkend wirken. Anwendungsgebiete sind nach der Aufbereitungsmonographie die leichte Belastungsinsuffizienz, das Altersherz und das chronische Cor pulmonale.

Oleander

Für die Oleanderblätter kam die Aufbereitungskommission E im Jahr 1988 zu dem Schluss, dass die Wirksamkeit in den beanspruchten Anwendungsgebieten nicht belegt ist. Außerdem sei eine Korrelation zwischen dem chemisch bestimmten Oleandringehalt und dem biologischen Wirkwert der Droge nicht gegeben.

Meerzwiebel

Die Meerzwiebel (Scillae Bulbus) besteht aus den in Quer- und Längsstreifen geschnittenen, getrockneten, mittleren fleischigen Zwiebelschuppen der nach der Blütezeit gesammelten Zwiebel der weißzwiebligen Rasse von *Urginea maritima* (L.) BAKER. Die Hauptglykoside vom Bufadienolidtyp, die sich von dem Aglykon Scillarenin ableiten, sind Glucoscillaren A, Scillaren A und Proscillaridin A.

Die Herzwirkung der Scillaglykoside tritt rasch ein, aber die Wirkung ist im Vergleich zu Digitalisglykosiden nur sehr flüchtig, und sie werden schnell eliminiert. Dafür neigen die Scillaglykoside nicht zur Kumulation und sind damit weitaus sicherer in der Handhabung. Ein weiterer wirkungslimitierender Faktor ist die langsame und unvollständige Resorption aus dem Darm (15–30 %). Die Droge oder deren Zubereitungen in wirksamer Dosierung (0,1–0,5 g eingestelltes Meerzwiebelpulver, Zubereitungen entsprechend) kann angewendet werden bei leichten Formen der Herzinsuffizienz, auch bei verminderter Nierenleistung.

Wie das Maiglöckchenkraut soll die Droge die Herzarbeit ökonomisieren und den gesteigerten linksventrikulären enddiastolischen Druck sowie den pathologisch erhöhten Venendruck senken.

Die obengenannten Herzglykosid-haltigen Drogen waren ursprünglich weniger in Form von Monopräparaten, als in fixer Kombination, auch zusammen mit anderen herzwirksamen und sonstigen Drogen, zum Teil mit einer Vielzahl von Bestandteilen im Handel. In den Jahren 1993 und 1994 hat sich die Aufbereitungskommission E solchen Kombinationen gewidmet und insgesamt sieben Monographien publiziert, von denen nur eine mit einer positiven Bewertung abschloss. Der Markt der nicht rezeptpflichtigen Herzglykosid-haltigen Arzneidrogen ist in der Folge im Zuge der Nachzulassung drastisch geschrumpft.

Heute finden sich die Herzglykosid-Drogen nur noch in homöopathischen Komplexmitteln.

4.1.3.4 Kombinationspräparate

Präparate, die zusätzlich weitere Substanzen und Drogen, wie etwa Campher, Melisse, Baldrian, Herzgespannkraut, Passionsblumenkraut, aber auch Magnesium, Kalium und Weißdorn bzw. Crataegus enthalten, sind in Tab. 4.1-7 zusammengefasst. Hierbei handelt es sich im Wesentlichen um traditionell angewendete Arzneimittel.

4.1.4 Patientengespräch

Patienten mit Herz-Kreislauf-Krankheiten und -Beschwerden ohne Untersuchung eine symptombezogene Hilfe angedeihen lassen zu wollen, ist bedenklich. Die Behandlung von Erkrankungen des Herzens und des Gefäßsystems sollte grundsätzlich nicht ohne ärztliche Diagnose und ärztliche Überwachung erfolgen, ist also nur in sehr eingeschränktem Maße ein Betätigungsfeld für die Selbstmedikation.

Auch wenn die letzte ärztliche Beratung bereits länger zurück liegt, sollte der Patient nicht direkt mit einem verschreibungsfreien Präparat versorgt, sondern zunächst zum Arzt geschickt werden, um die Beschwerden diagnostisch abklären zu lassen. Teilt er jedoch auf Befragen mit, dass er erst kürzlich untersucht worden sei, so kann einer Selbstbehandlung, soweit möglich, zugestimmt werden. Im Grunde geht es in diesen Fällen weniger um die Behandlung als um vorbeugende Maßnahmen.

4.1.4.1 Nicht medikamentöse Therapie

Für die Progredienz einer Herzinsuffizienz spielen die Lebens- und Essgewohnheiten des Patienten eine große Rolle. Die folgenden Verhaltensempfehlungen gehören zum kleinen Einmaleins bei chronischer Herzinsuffizienz:

- Gewichtsnormalisierung,
- begrenzte Kochsalzzufuhr, kein Nachsalzen,
- Limitierung der Flüssigkeitszufuhr auf 2 l/Tag, bei schwerer Herzinsuffizienz 1–1,5 l/Tag, Anpassung in besonderen Situationen (Wärme, Erbrechen, Diarrhoe, Fieber etc.), tägliche Gewichtskontrolle morgens nüchtern,
- Reduktion koronarvaskulärer Risikofaktoren,

Herzinsuffizienz, Durchblutungsstörungen des Herzmuskels

Tab. 4.1-7: Kombinationspräparate mit Weißdorn

Kombinationen von Weißdorn mit anderen pflanzlichen Zubereitungen		
Präparatename	Darreichungsform	Wirkstoffe je abgeteilte Form oder Bezugsmenge
Korodin® Herz-Kreislauf-Tropfen		100 g enth.: D-Campher 2,5 g, flüssiger Extrakt aus frischen Weißdornbeeren (1:1,3–1,5) 97,3 g – Auszugsmittel: Ethanol
Oxacant®-sedativ	Tropfen	100 ml (entspr. 97,5 g) enth.: Auszug (0,5:1) aus Weißdornblättern mit Blüten u. Weißdornfrüchten (3:2) 71,25 ml - Auszugsmittel: Ethanol 50 Vol.-%, Auszug aus Melissenblättern (0,5:1) 10 ml -Auszugsmittel: Ethanol 60 Vol.-%, Auszug aus Baldrianwurzel (0,5:1) 5 ml – Auszugsmittel: Ethanol 60 Vol,-%, Auszug aus Herzgespannkraut (0,5:1) 10 ml – Auszugsmittel: Ethanol 40 Vol.-%.
Tornix®	Überzogene Tabletten	1 überzog. Tbl. enth.: Trockenextrakt aus Weißdornblättern mit Blüten (4–7:1) 40 mg – Auszugsmittel: Methanol 70 % (V/V), Trockenextrakt aus Passionsblumenkraut (6,2–7,1:1) 20 mg -Auszugsmittel: Ethanol 60 % (m/m), Trockenextrakt aus Baldrianwurzel (6,0–7,4:1) 22,75 mg – Auszugsmittel: Ethanol 70 % (V/V), Rutosid × 3 H_2O 25 mg
Kombinationen von Weißdorn mit chemisch definierten Kardiaka		
Cardio-Kreislauf-Longoral®	Magensaftresistent überzogene Tabletten	1 magensaftresist. überzog. Tbl enth.: Magnesium-bis(hydrogen-DL-aspartat) × 4 H_2O 170 mg (= 0,943 mval Magnesium), Kaliumhydrogen-DL-aspartat × 0,5 H_2O 170 mg (= 0,943 mval Kalium), Trockenextrakt aus Weißdornblättern mit Blüten (4–7:1) 16 mg – Auszugsmittel: Ethanol 40 % (V/V)
Septacord® traditionell	überzogene Tabletten	1 Drg. enth.: Racemisches Kaliumhydrogenaspartat × 0,5 H_2O 150 mg, Racemisches Magnesiumhydrogenaspartat × 4 H_2O 150 mg, Extr. Herba Crataegi sicc. 50 mg (stand.: 1,5 % Gesamtflavonoide, ber. als Hyperosid)

- Begrenzung des Alkoholkonsums (Männer ≤ 30 g/Tag entsprechend etwa 0,5 l Bier oder 0,25 l Wein; Frauen ≤ 20 g/Tag entsprechend etwa 0,3 l Bier oder 0,20 l Wein),
- Nicotinkarenz,
- keine Reisen in große Höhe, heißes oder feuchtes Klima meiden, besser kurze Flüge als längere Reisen mit anderen Transportmitteln, bei schwerer Herzinsuffizienz können lange Flüge zu Dehydratation, peripheren Ödemen oder tiefen Venenthrombosen führen,
- moderates körperliches Ausdauertraining (bei stabiler chronischer Herzinsuffizienz im NYHA-Stadium I–III), zur Dyspnoe führende körperliche Anstrengungen und speziell isometrische Belastungen generell vermeiden,
- da ernsthafte Probleme bei einer Herzinsuffizienz häufig in Kombination mit Infekten der Atemwege auftreten, jährlich an der Grippeschutzimpfung teilnehmen, sofern es keine Kontraindikation dafür gibt.

4.1.4.2 Medikamentöse Maßnahmen

Auch wenn heute noch keine abschließenden Aussagen über die Möglichkeiten einer wirksamen medikamentösen Prophylaxe getroffen werden können, sollten doch die Mittel und Wege genutzt werden, die zumindest nach theoretischen Erwägungen weiterhelfen können.

In erster Linie kommt, soweit nicht bereits ärztlich verordnet, ein Crataeguspräparat in Frage.

Zusätzlich sollte an eine Magnesium-Supplementierung gedacht werden.

Eine Auswahl der im Rahmen der Selbstmedikation für den Einsatz bei Herzinsuffizienz zur Verfügung stehenden Präparate findet sich in den Tabellen 4.1-6 bis 4.1-7.

(Fortsetzung nächstes Blatt)

4.2 Arterielle Hypotonie

Das Herz-Kreislauf-System sorgt dafür, dass das Blut als wichtigstes Transportmedium im Körper ständig in Bewegung bleibt. Damit die Blutversorgung gleichmäßig ist und den Erfordernissen des Stoffwechsels angepasst werden kann, müssen im Kreislaufsystem stets entsprechende Druckverhältnisse herrschen. Dieses Kapitel beschreibt zunächst den Aufbau und die Funktionsweise des Kreislaufsystems und geht dann speziell auf die Regulation und Aufrechterhaltung des Blutdrucks sowie die Behandlungsmöglichkeiten der Hypotonie ein.

4.2.1 Anatomie und Physiologie des Kreislaufs

Der Blutkreislauf, das Strömungssystem des Blutes, setzt sich zusammen aus dem Herzen und einem Netz von Blutgefäßen (kardiovaskuläres System). Als „Kraftwerk mit Feinverteilungsfunktion" versorgt er jede einzelne Körperzelle und erhält die chemischen und physiologischen Eigenschaften der anderen Körperflüssigkeiten aufrecht. Das Blut bringt den Sauerstoff, der über die Atmung in die Lungen gelangt, zu den Zellen und das „Abfallprodukt" Kohlendioxid in die entgegengesetzte Richtung zur Ausatmung. Zur Nährstoffversorgung des Körpers transportiert das Blut Fette, Kohlenhydrate und Proteine aus dem Verdauungstrakt in die einzelnen Gewebe, wo sie bedarfsgerecht weiterverarbeitet oder gespeichert werden. Auch hier stellt der Blutkreislauf die „Entsorgung" sicher, indem die entstandenen Stoffwechsel- oder Abfallprodukte in andere Gewebe oder zu den Ausscheidungsorganen geleitet werden. Daneben ist das Blut ein wichtiges Transportmedium für allerlei Botenstoffe wie zum Beispiel Hormone, Zellen der Immunabwehr und Komponenten des Gerinnungssystems. Außerdem spielt der Blutkreislauf eine wichtige Rolle bei der Thermoregulation des Körpers, denn die Wärmeabgabe über die Körperoberfläche wird über den Grad der Durchblutung der Haut reguliert.

Die Gesamtblutmenge beträgt etwa 7–8% des Körpergewichts (4 bis 6 Liter beim Erwachsenen). Nach kleineren Blutverlusten (z.B. 500 ml, wie etwa nach einer Blutspende) stellt sich das normale Blutvolumen innerhalb weniger Stunden wieder ein, indem Plasma durch interstitielle Gewebsflüssigkeit ersetzt wird. Die Regeneration der Blutzellen ist dagegen erst nach etwa einer Woche abgeschlossen. Bis zu einem Volumen von 500 bis 800 ml führt ein akuter Blutverlust beim gesunden Erwachsenen noch nicht zu wesentlichen Funktionsstörungen im Herz-Kreislauf-System. Ein Verlust von mehr als 30% des Normalwertes löst die Symptome eines Volumenmangelschocks aus, gehen mehr als 50% verloren, so verläuft dies ohne therapeutische Gegenmaßnahmen tödlich.

4.2.1.1 Lungen- und Körperkreislauf

Die Bewegung des Blutes kommt zustande durch die rhythmische Kontraktion und Erschlaffung der Herzmuskulatur. In körperlicher Ruhe wird beim gesunden Erwachsenen ein Herzminutenvolumen (HMV) von 4,5 bis 5 Litern ausgeworfen, das heißt, es werden pro Minute rund fünf Liter Blut sowohl in den großen Körper- als auch in den kleinen Lungenkreislauf gepumpt. Näheres hierzu siehe in Kapitel 4.1.1.2.

Lungen- und Körperkreislauf sind in Reihe geschaltet. Im Lungenkreislauf kommt das venöse, mit Kohlendioxid angereicherte Blut durch die obere bzw. die untere Hohlvene in das rechte Herz, von wo aus es durch die Lungenarterie in Richtung Lungen gepumpt wird. In den Lungenkapillaren wird das Kohlendioxid durch das Ausatmen abgegeben und über die eingeatmete Luft neuer Sauerstoff aufgenommen. Hier ist der Druck erheblich niedriger als im Körperkreislauf, die Wanddicke ist geringer, wodurch ein besserer Gasaustausch ermöglicht wird. Danach wird das Blut von den Lungenvenen in das linke Herz transportiert. Der Lungenkreislauf ist beendet, und der Körperkreislauf beginnt. Das Blut strömt aus dem linken Herzen durch die Hauptschlagader in den Körperkreislauf. Schon bald nach ihrem Abgang aus dem Herzen teilt sich die Aorta in die großen Körperarterien und verzweigt sich in der Folge immer weiter in zahlreiche Kapillaren, in denen Nährstoffe an das Gewebe abgegeben und Stoffwechselprodukte aufgenommen werden, sowie Sauerstoff gegen Kohlendioxid ausgetauscht wird. Das venöse Blut fließt nun zunächst durch Venolen, sammelt sich dann in größeren Venen, und tritt schließlich über die obere Hohlvene wieder in das rechte Herz ein. Hier beginnt erneut der Lungenkreislauf. Eine schematische Darstellung des Blutkreislaufs einschließlich der prozentualen Verteilung des Herzzeitvolumens auf die Organe beinhaltet Abbildung 4.2-1.

Während des Flüssigkeitsaustauschs wird das umliegende Gewebe von Flüssigkeit aus dem Blut durchtränkt. Da die Rückführung über die Venolen nicht hundertprozentig effektiv ist, sammeln Lymphbahnen die verbleibende Flüssigkeit (Lymphe) und führen sie den Venen in der Nähe des Herzens wieder zu.

Eine Besonderheit stellt der Pfortaderkreislauf dar. Blut, das von den unpaaren Organen des Verdauungstrakts (Magen, Dünndarm, Dickdarm, Teile des Mastdarms, Bauchspeicheldrüse, Milz) kommt, wird über die Venen der genannten Organe in der Pfortader (Vena portae) gesammelt und gelangt in die Leber, wo die aufgenommenen Nährstoffe verwertet werden. Auch Arzneistoffe können dort abgebaut werden (First-Pass-Effekt), bevor sie über den Blutkreislauf zum Zielorgan gelangen. Nach dem Durchgang durch die Leber fließt das Blut durch die Lebervenen in die untere Hohlvene, wo es mit dem übrigen venösen Blut zusammengeführt wird. Bestimmte Stoffe, die von der Leber über die Gallenblase ins Darmlumen abgegeben werden, können auch eine mehrfache Passage durch das Pfortadersystem durchmachen (Enterohepatischer Kreislauf). Neben der Leber hat auch die Hirnanhangsdrüse (Hypophyse) ein Pfortadersystem.

4.2.1.2 Aufbau und Funktionsweise des Gefäßsystems

Der Kreislauf umfasst zum einen das arterielle System, mit dem das Blut vom Herzen weggeführt wird, und zum anderen das venöse System, das es wieder zum Herzen zurückbringt. Je weiter die Blutgefäße vom Herzen entfernt sind, umso verzweigter werden sie, und umso kleiner wird ihr Durchmesser.

Die größten sind die **Arterien.** Es gibt Arterien vom elastischen Typ (**Windkesselgefäße**) und vom muskulären Typ. Sie transportieren das Blut unter hohem Druck und mit hoher Fließgeschwindigkeit aus dem Herzen in die verschiedenen Gewebe.

Von den Arterien gehen die **Arteriolen** ab. Sie fungieren als Kontrollventile, die die Gefäße verschließen (Vasokonstriktion) oder weiten (Vasodilation). Da sie zusammen mit den Arterien vom muskulären Typ den Strömungswiderstand und damit den Blutdruck sowie die Blutzufuhr zu den Organen regulieren, werden beide als **Widerstandsgefäße** bezeichnet.

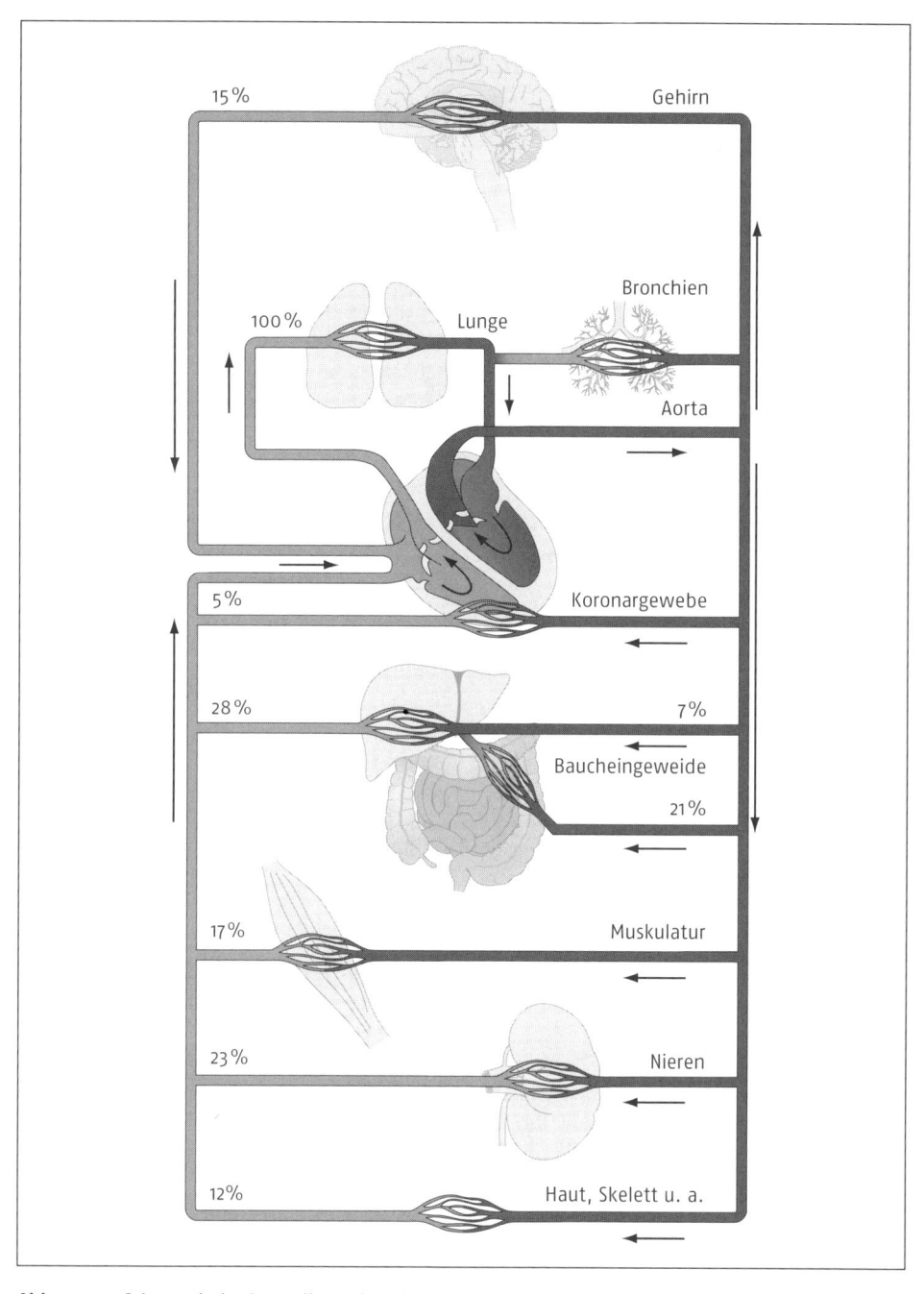

Abb. 4.2-1: Schematische Darstellung des Blutkreislaufs mit der prozentualen Verteilung des Herzzeitvolumens auf die Organe. Aus Mutschler 2008.

Arterielle Hypotonie

Die Arteriolen verzweigen sich weiter zu den **Kapillaren**. Diese gewährleisten den Austausch von Flüssigkeiten, Nährstoffen, Elektrolyten, Hormonen und anderen Stoffen zwischen Blut und Gewebe (**Austauschgefäße**). Nach dem Stoffaustausch sammeln die **Venolen (Kapazitätsgefäße)** das Blut aus den Kapillaren und führen es den **Venen** zu, die es als **Sammelgefäße** schließlich von der Peripherie zurück zum Herzen transportieren.

Der Begriff **terminale Strombahn** (Endstrombahn, Mikrozirkulation) umfasst alle Blutgefäße mit einem Durchmesser unter 30–50 µm (d.h. Arteriolen, Kapillaren und Venolen).

In fast allen Körperregionen bestehen Verbindungen zwischen benachbarten Blutgefäßen (Kollateralen), so genannte Anastomosen. Diese gewährleisten, dass die Versorgung bei einer Verlegung (etwa einer Thrombose) oder Verletzung eines Blutgefäßes durch das Nachbargefäß übernommen werden kann (Kollateralkreislauf). Arterien ohne Kollateralen und Anastomosen heißen Endarterien (z.B. die Herzkranzgefäße). Im Falle der Verlegung einer Endarterie wird der entsprechende Gewebsabschnitt nicht mehr mit Blut versorgt und stirbt zwangsläufig ab (Infarkt).

4.2.1.3 Blutfluss und Strömungsgeschwindigkeit

Dass das Blut trotz der großen Druckunterschiede zwischen Systole und Diastole relativ gleichmäßig durch den Körper fließt, liegt an der so genannten Windkesselfunktion der Aorta und der großen Arterien. Bei zunehmendem Füllungsdruck (Systole) wird das Lumen erweitert und geht bei nachlassendem Druck (Diastole) wieder in den Ausgangszustand zurück. Dabei wird rund die Hälfte des ausgeworfenen Blutvolumens vorübergehend elastisch gespeichert und erst bei sinkendem Gefäßinnendruck im Verlauf der Diastole weitergegeben. Aus dem stoßweise eingetretenen Blut wird auf diese Weise ein gleichmäßiger Strom.

Unter physiologischen Bedingungen herrscht in fast allen Gefäßabschnitten eine laminare Strömung vor. Die zellulären Bestandteile, besonders die Erythrozyten, befinden sich im Zentralstrom, das heißt sie werden schneller durch das Gefäßsystem transportiert als das wandnah fließende Plasma. Die mittlere lineare Strömungsgeschwindigkeit liegt in der Aorta bei 20 cm pro Sekunde. Durch die erhebliche Zunahme des Gesamtquerschnitts der Strombahn in der Peripherie, infolge der immer stärkeren Aufzweigung der arteriellen Gefäße, nimmt sie bis hin zu den Kapillaren rapide ab.

Obwohl die Pumpkraft des Herzens zu einem gewissen Grad über das Kapillarbett hinaus auch auf die Venen wirkt, basiert der Rücktransport zum Herzen im Wesentlichen auf anderen Mechanismen, nämlich den Venenklappen und der Kontraktionen der umliegenden Skelettmuskulatur. Bei den herznahen großen Venen spielt der Ansaugdruck durch die Erweiterung der Vorhöfe des Herzens eine wesentliche Rolle. Näheres hierzu siehe Kapitel 4.6.

4.2.1.4 Druckverhältnisse im Kreislaufsystem

Das kardiovaskuläre System besteht aus dem Hochdruck- und dem Niederdrucksystem.

Das Hochdrucksystem mit den Arterien des Körperkreislaufs steht unter einem mittleren Druck von 100 mmHg und unterliegt vorwiegend den Gesetzmäßigkeiten der Hämodynamik. Seine Hauptaufgabe ist die Versorgung der Organe.

Zum Niederdrucksystem werden alle Gefäßabschnitte mit Druckwerten unterhalb 35 mmHg gerechnet. Hierzu gehören die Kapillaren, die Venolen und Venen, das rechte Herz, der Lungenkreislauf sowie der linke Vorhof und der linke Ventrikel während der Diastole. Hier wirken sich die Gesetzmäßigkeiten der Hämostatik stärker aus. Die

Hauptaufgabe des Niederdrucksystems ist seine Blutspeicherfunktion. 80 Prozent des im Körper zirkulierenden Blutes sind dort zu finden.

Der rhythmische Auswurf des Blutes vom linken Herzen in die Hauptschlagader führt im Gefäßsystem zu einer Druckpulswelle, die sich über das gesamte System fortpflanzt, deren Intensität aber nach und nach abnimmt. In der Aorta und den großen Arterien liegt der Druck zunächst noch bei ca. 100 mmHg, in den Arteriolen fällt er dann durch den hohen Strömungswiderstand bereits rapide auf 40 mmHg ab. Am Ende der Kapillaren beträgt der Druck noch etwa 25 mmHg und sinkt in den Venolen und den kleinen und großen Venen bis zum Ende der großen Hohlvenen weiter auf 2 bis 4 mmHg ab (zentraler Venendruck).

4.2.1.5 Regulation des Blutdrucks und des Kreislaufs

Die kardiovaskulären Funktionen müssen ständig an wechselnde Kreislaufsituationen angepasst werden, um stets ein adäquates Herzzeitvolumen bereitzustellen, einen für die Versorgung der Organe ausreichenden Perfusionsdruck einzustellen und um das Blutvolumen konstant zu halten. Ziel ist, Herzaktion und Blutdruck immer bestmöglich zu regulieren, damit alle Organe ein Mindestmaß an Blut erhalten und der Blutstrom entsprechend den Bedürfnissen von den ruhenden hin zu den aktiven Organen verteilt wird. Eine Maximalversorgung aller Organe zur gleichen Zeit ist nicht möglich, weil die Gesamtblutmenge dafür nicht ausreicht. Der Blutdruck würde stark abfallen und zum Schock führen.

Bei den Mechanismen der Blutdruckregulation wird unterschieden zwischen kurzfristig (innerhalb weniger Sekunden), mittelfristig (Beginn nach einigen Minuten) und langfristig ausgerichteten Reaktionen (Anpassung des extrazellulären Flüssigkeitsvolumens, und damit des gesamten Blutvolumens über die Flüssigkeitsausscheidung durch die Nieren (s.a. Kap. 5).

Die zentrale Einheit für die Kontrolle des Kreislaufs befindet sich im verlängerten Rückenmark (Medulla oblongata) und in der benachbarten Hirnstammregion. Sie besteht aus einem exzitatorischen (Vasomotorenzentrum) und einem inhibitorischen Zentrum. Wird das exzitatorische Zentrum gereizt, so erhöht sich der Sympathikustonus, die Herztätigkeit wird aktiviert, und es kommt zu einer Vasokonstriktion in den meisten Strombahnen. Die Folge ist eine pressorische (blutdrucksteigernde) Wirkung. Eine Reizung des inhibitorischen Zentrums wird mit einer Hemmung des Sympathikustonus und einer Steigerung des Parasympathikustonus beantwortet. Der Effekt ist eine Minderung der Herztätigkeit und eine Vasodilatation, also letzten Endes eine depressorische (blutdrucksenkende) Wirkung.

Die Informationen über die aktuellen Druckverhältnisse im arteriellen und die Volumensituation im Niederdrucksystem empfängt das kreislaufregulierende Zentrum über Druckrezeptoren und Dehnungsrezeptoren. Neben diesen können auch unspezifische Afferenzen wie Chemorezeptoren und unspezifische Reize wie Schmerz- und Kältereize oder Kontraktionen der Skelettmuskulatur eine Reaktion der zentralen Kontrolleinheit provozieren (Afferenzen der Kreislaufregulation).

Daneben können kardiovaskuläre Effekte vom Hypothalamus ausgehen. Hier wird die Funktion des Systems an die allgemeine vegetative Reaktionslage (ergotrop oder trophotrop) angepasst. Schließlich ist an der Blutdruck-Regulation auch noch das Renin-Angiotensin-Aldosteron-System beteiligt.

Die lokale Anpassung der Organdurchblutung basiert auf metabolischen Wirkungen, das heißt auf dem Einfluss von Substanzen, die am Zellstoffwechsel teilnehmen, in einigen Organen auch auf einer automatischen Reaktion der Widerstandsgefäße auf eine Änderung des arteriellen Perfusionsdrucks (myogene Autoregulation) sowie auf vasoaktiven Substanzen, die vom Gefäßendothel gebildet werden.

4.2.1.6 Arterieller Blutdruck als Kreislaufparameter

Ist umgangssprachlich vom Blutdruck die Rede, so ist hiermit der Blutdruck der Arterien im Körperkreislauf gemeint. Dieser ist ein wichtiger Kreislaufparameter. Das Druckmaximum während der Kontraktionsphase des Herzens wird als systolischer, das Druckminimum während der Erschlaffungsphase als diastolischer Blutdruck bezeichnet. Die Differenz zwischen beiden ist die Blutdruckamplitude. Normalerweise beträgt der systolische Druck beim gesunden Erwachsenen, am Oberarm gemessen, 100 bis 140 mmHg, der diastolische liegt bei 60 bis 90 mmHg. Die Werte werden durch verschiedene Faktoren beeinflusst (24-Stunden-Rhythmus, körperliche Arbeit, sportliche Betätigung, psychische Beanspruchung und Belastungssituationen wie Schmerzen, Hitze und Kälte). Darüber hinaus bestehen erhebliche Variationen in Abhängigkeit vom Alter und Geschlecht.

Eine weitere charakteristische Kreislaufgröße ist der arterielle Mitteldruck (MAD), der als der zeitliche Mittelwert der Drücke an dem jeweiligen Messort im Arteriensystem definiert ist.

Durch die rasche Anflutung und den ebenso raschen Abfall der systolischen Blutdruckspitze liegt der MAD wesentlich näher am diastolischen Blutdruckwert. Er entspricht etwa dem Perfusionsdruck und errechnet sich näherungsweise wie folgt: MAD = Diastolischer Druck + 1/3 (systolischer Druck – diastolischer Druck).

4.2.2 Blutdruckmessung

Das Messen des Blutdrucks ist eine Dienstleistung, die heute in vielen Apotheken angeboten wird. Sie erfolgt im Allgemeinen nach dem Verfahren von Riva-Rocci.

Der sitzende oder liegende Patient bekommt am Oberarm eine aufblasbare Gummimanschette angelegt. In dieser Manschette lassen sich mit Hilfe eines Gummiballons als Pumpe und eines Nadelventils zur kontrollierten Entlastung bestimmte Drucke einstellen, die an einem dazugehörigen Quecksilber- oder Membranmanometer abgelesen werden können.

4.2.2.1 Auskultatorisches Verfahren

Zur Ermittlung der beiden Blutdruckwerte wird gemeinhin das auskultatorische Verfahren nach Korotkoff angewandt. Die Methode basiert auf den Geräuschen, die der Blutfluss in den Arterien verursacht. Sie werden mit einem unterhalb der Manschette am Arm anzubringenden Stethoskop erfasst. Zunächst wird der Druck in der Manschette schnell auf einen Wert oberhalb des vermuteten systolischen Drucks gebracht. Die Oberarmarterie wird dadurch vollständig komprimiert und der Blutstrom unterbrochen. Nun wird der Druck nachgelassen. Der Moment, in dem der Druckgipfel des Pulses stärker wird als die künstliche Kompression, zeigt den systolischen Druck an. Er macht sich durch ein kurzes scharfes Geräusch bemerkbar. Der diastolische Blutdruck ist bei weiterem Nachlassen des Drucks dann erreicht, wenn die Geräusche mit einem Mal dumpfer und leiser werden, das heißt, wenn die turbulente Strömung des eingeengten Gefäßes in eine laminare übergeht.

4.2.2.2 Oszillometrisches Verfahren

Moderne halb- und vollautomatische Blutdruckmessgeräte ersparen es dem Anwender, die beiden Werte selbst mit dem Stethoskop zu ermitteln, was dem Ungeübten vor allem in Bezug auf den diastolischen Wert einige Probleme bereiten kann. Sie registrieren die Pulsdruckschwankungen (Oszillationen) beim Ablassen des Drucks in der Manschette, berechnen die Werte für den systolischen und den diastolischen Blutdruck und zeigen diese direkt digital an.

4.2.2.3 Auswahl eines geeigneten Gerätes

Blutdruckmessgeräte werden auch über die Apotheke vertrieben.
Wie findet man das passende Gerät für jeden Patienten? Die Kontrolle des Inverkehrbringens und des Vertriebs von Blutdruckmessgeräten erfolgt nach dem Medizinproduktegesetz. Jedes Blutdruckmessgerät, das zum Verkauf angeboten wird, ist zwar geeicht, aber nicht alle messen unbedingt genau. Die Deutsche Hochdruckliga (DHL) rät grundsätzlich dazu, für die Blutdruckmessung nur validierte Geräte einzusetzen, die ihre Eignung in herstellerunabhängigen Verfahren bewiesen haben. Die DHL überprüft in regelmäßigen Abständen selbst aktuell angebotene Geräte und verleiht bei einem positiven Ergebnis ein entsprechendes Prüfsiegel (siehe Abbildung), ein wichtiges Qualitätskriterium bei der Auswahl eines Gerätes. Das Siegel erhalten nur diejenigen Geräte, die erfolgreich an mindestens 96 Personen aus drei Altersgruppen getestet wurden. Bei Handgelenkgeräten kommen Prüfungen an zwanzig Diabetikern hinzu. Soll das Gerät bei Schwangeren eingesetzt werden, so gibt es hierfür einen eigenen Prüfungsteil.

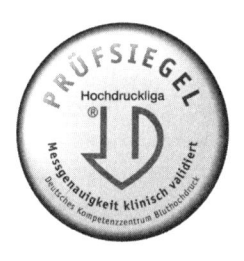

Die Liste der von der DHL geprüften Blutdruckmessgeräte findet sich unter www.hochdruckliga.de/.
Bei der Auswahl sollte außerdem darauf geachtet werden, dass die Patienten das Gerät an beiden Armen leicht anlegen und ablesen können und dass die Manschette die richtige Länge hat. Zu kleine Manschetten liefern zu hohe Messwerte, zu große Manschetten umgekehrt zu niedrige Werte. Näheres siehe Kap. 4.3.2. Bei Patienten mit einem Oberarmumfang zwischen 24 und 32 cm passen die Standardmanschetten. Es gibt aber auch Spezialmanschetten für größere und kleinere Armumfänge.

4.2.2.4 Oberarm oder Handgelenk?

Viele Patienten bevorzugen heute wahrscheinlich die kleineren und damit handlicheren Handgelenksgeräte zur Blutdruckmessung. Ob diese allerdings ähnlich genaue Werte liefern wie die Oberarmgeräte, ist in der Fachwelt umstritten. Die Europäische Gesellschaft für Hypertonie empfiehlt Handgelenksgeräte wegen einer größeren Fehleranfälligkeit nur für Patienten, bei denen eine Messung am Oberarm wegen eines sehr großen Armumfangs oder extremer Adipositas nicht möglich ist. Nach Auffassung der Hochdruckliga schneiden einige Handgelenksgeräte jedoch bei korrekter Handhabung in Tests inzwischen ähnlich gut ab wie Oberarmgeräte, da die Hersteller Messungenauigkeiten durch interne Korrekturmechanismen ausgleichen können. Die Messgenauigkeit hängt neben der Messtechnik auch von anatomischen Besonderheiten des Anwenders ab. Von Fingergeräten wird prinzipiell abgeraten.

4.2.2.5 Was ist beim Messen zu beachten?

Die Deutsche Hochdruckliga gibt für die Messung folgende Empfehlungen:

> **Allgemeine Regeln zur Blutdruck-Selbstmessung** (Nach Deutsche Hochdruckliga)
> - Setzen Sie sich 5 Minuten vor der Messung ruhig hin.
> - Vermeiden Sie es, 30 Minuten vor der Messung zu rauchen oder Kaffee zu trinken.
> - Setzen Sie sich entspannt hin und stellen beide Füße auf den Boden. Lehnen Sie Ih-

ren Rücken an und lagern Ihren Arm mit der Messmanschette in Herzhöhe auf einer Unterlage.
- Bei der Messung nicht sprechen oder bewegen.
- Benutzen Sie eine Manschette mit passender Größe zum Handgelenk oder Oberarmumfang.
- Benutzen Sie nur ein Blutdruck-Messgerät mit dem Prüfsiegel der Deutschen Hochdruckliga.
- Ein Durchschnittswert sollte von zwei oder mehreren Messungen genommen werden, die wenigstens zwei Minuten auseinander liegen sollten.
- Bei Vorhofflimmern oder komplexen Herzrhythmusstörungen akustisch messen wie der Arzt (Stethoskop Blutdruckmessgeräte). Automatische Geräte können unzuverlässig sein. Machen Sie Vergleichsmessungen beim Arzt.

Die Messung des Blutdrucks sollte nach fünf Minuten ruhigen Sitzens in ruhiger Umgebung und entspannter Sitzhaltung durchgeführt werden. Die Beine sollten nebeneinander stehen und nicht übereinander geschlagen werden, weil durch die Anspannung der Muskulatur der Blutdruck ansteigt. Ganz wichtig: Der Messpunkt am Arm sollte sich immer in Herzhöhe befinden. Liegt er tiefer, so ist der gemessene Wert zu hoch, bei einem höher liegenden Messpunkt ist er zu niedrig. Es empfiehlt sich, den Blutdruck zweimal in Folge mit einer Pause von ein bis zwei Minuten zu messen. Meist liegt der Wert der zweiten Messung niedriger.

Bei der Messung des Blutdrucks am Oberarm muss die Manschette so angelegt werden, dass sich der aufblasbare Teil an der Innenseite des Oberarms befindet. Der Verschluss sollte außen liegen, der Schlauch nach unten zur Hand zeigen. Die Manschette sollte zwei Querfinger oberhalb der Ellenbeuge nicht zu stramm angelegt sein, so dass noch ein Finger leicht unter die verschlossene Manschette passt.

Die Messung des Blutdrucks am Handgelenk scheint auf den ersten Blick einfacher zu sein, aber hierbei können häufiger Fehler unterlaufen, weil die Armhaltung stärker variieren kann. Das Gerät sollte genau nach den Angaben des Herstellers angelegt werden. Neuere Geräte beginnen erst dann die Messung, wenn der Messpunkt auf Herzhöhe liegt und die Armhaltung stimmt.

Die häufigsten Fehler bei der Blutdruckmessung sind falsche Manschetten und falsche Messpunkte ober- oder unterhalb der Herzhöhe.

Siehe auch nebenstehenden Kasten mit allgemeinen Regeln zur Blutdruck-Selbstmessung.

Das Zentrum für Arzneimittelinformation und Pharmazeutische Praxis (ZAPP) der ABDA hat zur Blutdruckmessung in der Apotheke einige Arbeitshilfen zu folgenden Aspekten erarbeitet, mit denen man in der Offizin gut zurecht kommt:

- SOP Blutdruckmessung in der Apotheke,
- SOP Patientenberatung zur Blutdruckselbstmessung,
- Patienteninformation Blutdruckmessung am Handgelenk,
- Patienteninformation Blutdruckmessung am Oberarm,
- Informationsbogen Blutdruck-Check.

Diese können von der Webseite der ABDA heruntergeladen werden (www.abda.de/ →Themen→Qualitätssicherung→Leitlinien)

4.2.2.6 Blutdruckunterschiede am rechten und linken Arm

Die einschlägigen Leitlinien empfehlen die Blutdruckmessung an beiden Armen. Dabei können die Werte durchaus unterschiedlich ausfallen. Durch die beidseitige Messung soll sichergestellt werden, dass für die Steuerung der Therapie einer etwaigen Hypertonie der höhere Wert zugrunde gelegt wird. Abweichungen des rechten und linken Arms gelten bis zu einer Differenz von 10 mmHg beim systolischen Blutdruck als normal. Ein Unterschied von 20 mmHg und mehr deutet jedoch in der Regel auf vaskuläre Erkrankungen hin.

Zu den Besonderheiten des Blutdruckmessens bei Hypertonikern, die einer speziellen Überwachung bedürfen, siehe Kapitel 4.3.2.

4.2.3 Krankheitsbild und pathophysiologische Grundlagen

4.2.3.1 Definition der arteriellen Hypotonie

Von einer Hypotonie ist definitionsgemäß zu sprechen, wenn der systolische Blutdruck unter Ruhebedingungen bei Frauen unter 100 mmHg und bei Männern unterhalb 110 mmHg liegt. Wie beim Bluthochdruck werden auch bei der Hypotonie verschiedene Formen unterschieden.

Primäre (essenzielle) Hypotonie

Die häufigste Form der arteriellen Hypotonie ist eine konstitutionell bedingte Blutdruckeinstellung auf niedrigem Niveau. Hierbei sind der Kreislauf und die Funktionsträger Herz und Gefäße prinzipiell völlig intakt. Der niedrige Blutdruck ist ein persönliches Merkmal ohne Krankheitswert, eine Eigenschaft, die die Betroffenen oft ihr Leben lang begleitet. Nichtsdestotrotz führen Symptome wie Müdigkeit, Abgeschlagenheit, Tachykardie, Schwindel und Benommenheit oft zu einer Beeinträchtigung des Befindens, die die Lebensqualität durchaus erheblich verschlechtern kann. Dem steht jedoch statistisch gesehen eine höhere Lebenserwartung gegenüber, so dass es im Hinblick auf die lebensbedrohlichen Risiken, die mit der Hypertonie verbunden sind, vielleicht zu recht heißt: „Der Hypertoniker lebt kurz und gut, der Hypotoniker lang und schlecht."

Sekundäre Hypotonie

Daneben gibt es eine Hypotonieform, die durch andere Erkrankungen verursacht wird, die sekundäre Hypotonie. Sie kann auftreten nach: einer Volumenminderung, z.B. im Alter durch Abnahme der Flüssigkeitsaufnahme, bei Durchfall und/oder schwerem Erbrechen, bei Infektionskrankheiten, bei Blutungen, aber auch bei Linksherzinsuffizienz, z.B. als Folge einer koronaren Herzkrankheit. Die Behandlung solcher wie auch hypotoner Zustände infolge endokriner (Nebenniereninsuffizienz) oder neurogener (Gehirnerschütterung oder Tumor) Schädigungen gehören auf jeden Fall in die Hand des Arztes.
Für die Beratung ist wichtig, dass auch bestimmte Arzneimittel wie ACE-Hemmer, AT-II-Antagonisten, Betablocker, Calciumantagonisten, Diuretika, Nitrate, Alpha-Rezeptoren-Blocker, Tranquilizer, Hypnotika und andere zentral wirksame Arzneimittel eine sekundäre Hypotonie fördern können.

4.2.3.2 Klinische Ausprägung verschiedener Hypotonieformen

Die Hypotonie kann unabhängig von ihren Ursachen verschiedenartige klinische Ausprägungen haben:

- Sie kann chronisch, aber asymptomatisch sein.
- Sie kann chronisch sein und mit dem hypotonen Symptomkomplex, wie Schwindel, Kältegefühl, Wetterfühligkeit, einhergehen.
- Die dritte, häufig vorkommende Erscheinungsform der Hypotonie ist das Orthostasesyndrom.

Orthostatische Hypotonie

Definitionsgemäß besteht eine orthostatische Hypotonie, wenn innerhalb von 2 bis 5 Minuten nach dem Aufstehen einer oder mehrere der folgenden Punkte auftreten:

- Abfall des systolischen Blutdrucks von mindestens 20 mmHg,
- Abfall des diastolischen Blutdrucks von mindestens 10 mmHg,
- Symptome der zerebralen Minderperfusion.

Beim Wechsel von der liegenden zur stehenden Position kommt es durch die Schwerkraft zu einem sofortigen Absacken des venösen Blutes (etwa 500 ml) in die Beine und in den

Bauchraum (venöses Pooling). Der verminderte venöse Rückstrom und der daraus resultierende um ca. 40 % verminderte Blutausstoß des Herzens führen zu einem Absacken des arteriellen Blutdrucks. Ein gesunder, normal funktionierender Kreislauf kann diese ruckartige Umstellung durch einen reflektorischen Anstieg des Sympathikustonus kompensieren. Dieser bewirkt eine Konstriktion der Widerstands- und Kapazitätsgefäße und eine Steigerung der Herzfrequenz.

Beim Hypotoniker reagiert dieser Mechanismus der kurzfristigen Blutdruckregulation nicht oder nicht gut genug. Ein solche Regulationsstörung wird als orthostatische Dysregulation bezeichnet (Orthostase = aufrechte Körperhaltung). Charakteristische Symptome sind: Blutdruckabfall, Blässe, Schweiß, Schwindelgefühle, Schwarzwerden vor den Augen bis hin zur Ohnmacht.

Etwa ein Fünftel der über 65-Jährigen haben eine orthostatische Hypotonie, wobei nur etwa jeder neunte auch symptomatisch ist. Bei jungen Menschen tritt sie vor allem als Folge einer chronischen autonomen Dysfunktion auf.

Bei der orthostatischen Dysregulation werden zwei Formen unterschieden, die im Folgenden beschrieben werden.

Die **sympathikotone Form** beruht auf einer mangelhaften Tonisierung des venösen Systems. Der Rückstrom zum Herzen verringert sich, und das Schlagvolumen sinkt, weil dem Herzen ein zu geringes Blutvolumen zur Verfügung gestellt wird. Um dieser Situation entgegenzuwirken, lässt der überaktivierte Sympathikus die Herzfrequenz (Pulsrasen) und den peripheren Widerstand ansteigen. Durch die Kontraktion der peripheren Arterien steigt gleichzeitig der diastolische Druck an, weshalb diese Form der orthostatischen Dysregulation, die erheblich häufiger vorkommt, auch als hyperdiastolisch bezeichnet wird.

Bei der **asympathikotonen Form** wird der Sympathikus durch eine vegetative Funktionsstörung nicht genügend aktiviert, so dass die Gegenregulation über eine Zunahme der Herzfrequenz und die Vasokonstriktion der peripheren Widerstandsgefäße ausbleibt. Als Folge daraus sinken sowohl der systolische als auch der diastolische Druck. Die hypodiastolische Form ist das seltenere Erscheinungsbild der orthostatischen Dysregulation.

Welche Form der Störung vorliegt, kann über den sog. Schellong-Test oder eine Kipptischuntersuchung ermittelt werden, bei dem Blutdruck- und Pulsänderungen am Patienten nach einem schnellen Lagewechsel unter standardisierten Bedingungen gemessen werden.

4.2.4 Medikamentöse Behandlung der konstitutionellen Hypotonie

In vielen Ländern ist die chronische arterielle Hypotonie gar nicht als krankhafter Zustand anerkannt und wird daher als „German disease" bezeichnet. Streng genommen ist sie tatsächlich auch nur dann behandlungsbedürftig, wenn sie bei den Patienten in stärkerem Maße belastende Symptome hervorruft, sowie bei Risikogruppen. Zu diesen zählen alte Patienten (Gefahr von zerebralen Insulten, Synkopen), Diabetiker und Alkoholiker (Gefahr stark ausgeprägter orthostatischer Dysregulationen) sowie Schwangere (Gefahr vermehrter Aborte, Frühgeburten und Missbildungen, Wachstumshemmung des Feten, erhöhte perinatale kindliche Mortalität).

Die medikamentöse Therapie des niedrigen Blutdrucks hat verschiedene Angriffspunkte. Eine wichtige Rolle für den richtigen Ansatz spielt die Frage, welche Form der orthostatischen Dysregulation vorliegt.

4.2.4.1 Venentonisierung und Verbesserung des venösen Rückstroms

Bei der häufigeren hyperdiastolischen Form muss eine Erhöhung des Venentonus angestrebt werden, um den venösen Rückstrom zu verbessern.

4.2.4.2 Erhöhung des peripheren Widerstandes mit Sympathomimetika

Ein zweiter Angriffspunkt ist der verminderte Sympathikustonus. Durch Sympathomimetika lässt sich eine Erhöhung des peripheren Widerstandes und eine Steigerung der Gefäßkontraktilität erreichen. Sie sind daher vor allem angezeigt bei der hypodiastolischen Form der orthostatischen Dysregulation. Unterschieden wird zwischen direkten und indirekten Sympathomimetika.
Direkte Sympathomimetika greifen unmittelbar an den Rezeptoren der Blutgefäße an, wobei die Affinität zu den α- bzw. den β-Rezeptoren je nach chemischer Struktur differiert. Eine Stimulation der α-Adrenozeptoren bewirkt eine Vasokonstriktion, der β-adrenerge Effekt äußert sich in einer positiv inotropen und chronotropen Wirkung am Herzen. Etilefrin stimuliert gleichzeitig die α- und β-Rezeptoren.
Indirekte Sympathomimetika erhöhen die Konzentration der körpereigenen Katecholamine (Noradrenalin) an den Rezeptoren, indem sie dies aus den Speichern freisetzen oder seine Wiederaufnahme ins Axoplasma hemmen. Ein Nachteil der indirekten Sympathomimetika liegt darin, dass die Substanzen ihre Wirksamkeit nur entfalten können, wenn ausreichend körpereigenes Noradrenalin zur Verfügung steht. Der Wirkstoff Ameziniummetilsulfat, der in diese Gruppe gehört, ist verschreibungspflichtig, weshalb hierauf nicht weiter eingegangen wird.
Die Gabe von Sympathomimetika ist die klassische medikamentöse Behandlung der konstitutionellen Hypotonie. Die Erfolge sind jedoch begrenzt, und die Erwartungen sollten nicht zu hoch angesetzt werden.

Etilefrin

Das N-substituierte synthetische Noradrenalin-Derivat Etilefrin ein direktes Sympathomimetikum mit α- und β-sympathomimetischer Wirkung (α, β-Adrenozeptor-Agonist). Hieraus ergibt sich folgendes Wirkprofil: Es kommt zu einer Steigerung des Gefäßwiderstandes und damit des Blutdrucks durch die α-sympathomimetischen Eigenschaften sowie zu einer Vergrößerung der Blutdruckamplitude und einer Steigerung der Herzfrequenz durch die β-Rezeptorenaktivierung. Das Ergebnis ist eine Steigerung des Schlag- und Minutenvolumens. Auch eine tonisierende Wirkung auf die Venen ist nachgewiesen, die aber im Ausmaß nicht an die der Mutterkornalkaloide heranreicht.

Etilefrin

Die Wirkung setzt nach oraler Verabreichung schnell ein, klingt dann aber bereits innerhalb von vier Stunden wieder ab. Durch die Retardformen wird diesem Nachteil weitgehend abgeholfen. Zwar lässt sich der Ruhedruck mit diesen Präparaten tatsächlich auf einem höheren Niveau stabilisieren, allerdings sollte Etilefrin besser nur bei Kreislaufregulationsstörungen mit Hypotonie, die im Stehtest mit Beschwerden wie Blässe, Schweißausbruch, Flimmern oder Schwarzwerden vor Augen sowie mit deutlichem Blutdruckabfall ohne Herzfrequenzanstieg einhergehen, eingesetzt werden (asympathikotone Form der orthostatischen Dysregulation).
Bei der Anwendung von Sympathomimetika (Etilefrin) sind verschiedene Gegenanzeigen und anwendungssichernde Hinweise zu beachten. Zu den Einzelheiten siehe hierzu die Packungsbeilagen der in Tabelle 4.2-1 aufgeführten Handelspräparate.
Zur Anwendung in der Schwangerschaft liegen keine ausreichenden Erfahrungen am Menschen vor. Sie sind daher kontraindiziert im ersten Trimenon der Schwangerschaft wie

auch in der Stillzeit und dürfen im zweiten und dritten Trimenon nur nach Indikationsstellung durch den Arzt eingenommen werden.

Als Nebenwirkungen können unter anderem Schlaflosigkeit, Unruhe, Schwitzen, Schwindelgefühl, Magen-Darm-Beschwerden, Herzklopfen, ventrikuläre Rhythmusstörungen, hypertone Reaktionen und pektanginöse Beschwerden auftreten.

4.2.4.3 Erhöhung des zirkulierenden Plasmavolumens

Sollte selbst eine Behandlung mit Sympathomimetika nicht erfolgreich sein, so bleibt nur noch die Reduktion der Ausscheidung von Natrium-Ionen zur Erhöhung des zirkulierenden Plasmavolumens mit Hilfe von Mineralocorticoiden. Diese darf jedoch nur unter ärztlicher Aufsicht erfolgen.

4.2.4.4 Phytotherapeutika

Auch im Bereich der Phytotherapie stehen einige Präparate zur Verfügung (s. Tab. 4.2-1).

4.2.5 Patientengespräch

Auch wenn Patienten/innen mit einer konstitutionellen Hypotonie nicht im eigentlichen Sinne krank sind, stehen sie meist unter einem nicht zu unterschätzenden Leidensdruck. Sie fühlen sich schlapp und nicht leistungsfähig und ermüden leichter als andere. Hieraus resultieren bei den Betroffenen oft eine gewisse Empfindlichkeit und Reizbarkeit. Darüber hinaus werden die Beschwerden aus dem Unvermögen heraus, eine greifbare Ursache für ihr Missbefinden auszumachen, gerne auf innere Organe projiziert. Die Patienten/innen klagen über Herzklopfen und andere Missempfindungen in der Herzgegend, auch über Appetitlosigkeit und uncharakteristische Verdauungsbeschwerden. Die Frage nach einem vorangegangenen Arztbesuch wird in der Regel bejaht. Die Patienten/innen wissen, dass sie einen niedrigen Blutdruck haben. Viele werden wahrscheinlich angeben, schon mehrere Ärzte konsultiert, aber bislang noch keine dauerhafte Besserung erfahren zu haben.

Hier hat auch der Apotheker/die Apothekerin eine schwere Beratungsaufgabe, denn bei einer konstitutionellen Schwäche ist mit den verfügbaren Präparaten tatsächlich oft kein nachhaltiger, d.h. unter Umständen lebenslanger Erfolg zu erwarten. Allenfalls kann eine vorübergehende Besserung, vielleicht auch nur das Überwinden des morgendlichen Tiefpunkts bewirkt werden.

4.2.5.1 Nicht medikamentöse Maßnahmen

Gerade deswegen sind nicht medikamentöse Maßnahmen bei diesen Patienten besonders wichtig (s. Kasten).

> **Ratschläge zur Unterstützung der Kreislauffunktion**
> - Morgens nicht ruckartig aufstehen
> - Kalt duschen, ein paar Minuten Gymnastik, evtl. Bürstenmassagen
> - Bäder und Waschungen mit kühlenden Zusätzen, öfters Kneippsche Kuren
> - Kaffee oder schwarzen Tee zur Belebung
> - Viel Trinken
> - Beim Essen nicht unbedingt mit dem Salz sparen (nicht für Schwangere)
> - Regelmäßig Sport treiben
> - Bei stehenden Tätigkeiten zwischendurch hin und wieder mit den Füßen wippen, entlastet auch die Venen
> - Ggf. Stützstrümpfe tragen.

Personen mit orthostatischen Problemen muss zunächst erklärt werden, dass sie langsam vom Sitzen oder Liegen aufstehen sollten. Beim Aufstehen aus dem Bett sollte der Betroffene eine Zeit auf der Bettkante sitzen, bevor er aufsteht. Dies gilt besonders beim nächtlichen Toilettengang. Hochlagerung des Oberkörpers führt zur Abnahme der nächtlichen Natrium- und Wasserausscheidung. Langes Stehen ohne Beinbewegungen sollte grundsätzlich vermieden werden. Das Kreuzen der Beine im Stehen erhöht das Herzschlagvolumen und den systemischen Blutdruck um etwa 15%!

Vorbeugend können, wenn der allgemeine Gesundheitszustand dies zulässt und nicht eine chronische autonome Dysfunktion vorliegt, Wechselduschen, Sauna, Bürstenmassagen, regelmäßige Bewegung und Ausdauersport hilfreich sein. Dies gilt besonders für jüngere Patienten mit einer konstitutionellen Hypotonie. Körperliche Belastung bei heißem Wetter, Hitze überhaupt, das heißt auch heiße Wannenbäder, sollten allerdings gemieden werden.

Gegebenfalls kann das Tragen von Kompressionsstrümpfen und Korsetten angezeigt sein, und zwar über den ganzen Tag, was jedoch vielen Betroffenen schwer zu vermitteln sein dürfte.

Zur Vermehrung des Plasmavolumens muss nicht nur im Sommer auf eine ausreichende Flüssigkeits- (2–2,5 l/Tag) und Kochsalzzufuhr (150–250 mmol NaCl, entsprechend etwa 9–15 g pro Tag, z.B. über Bouillon) geachtet werden. Eine Stunde vor dem Bettgehen sollte allerdings nicht mehr viel getrunken werden, um die nächtlichen Toilettengänge zu minimieren.

Wenn ein Zusammenhang zur Nahrungsaufnahme besteht (postprandiale Hypotonie), sollten statt einer großen bevorzugt viele kleine Mahlzeiten eingenommen werden. Alkohol zum Essen sollte vermieden werden. Coffein kann die postprandiale Hypotonie mildern. Typische Dosierungen sind 100–250 mg Coffein dreimal täglich (eine Tasse Kaffee oder Tee beinhalten je etwa 85 und 50 mg Coffein).

Schwangere, die zu Hypotonie neigen, sollte unbedingt geraten werden, häufig ihren Blutdruck kontrollieren zu lassen, denn es besteht möglicherweise ein Zusammenhang zwischen einem zu niedrigen Blutdruck und der Gefahr der Frühgeburt oder einem zu geringen Geburtsgewicht etc. Ihnen sollten die o.g. physikalischen kreislaufstabilisierenden Maßnahmen besonders ans Herz gelegt werden.

4.2.5.2 Medikamentöse Maßnahmen

Zunächst sollte im Gespräch darauf hingewiesen werden, dass die Möglichkeiten, seine Veranlagung durch medikamentöse Maßnahmen zu ändern, aller Voraussicht nach begrenzt sein werden.

In den meisten Fällen wird wohl bei der hypodiastolischen Form der orthostatischen Dysregulation ein Etilefrin-haltiges Präparat empfohlen werden. Im Beratungsgespräch sollte unbedingt eruiert werden, ob nicht eine der Gegenanzeigen vorliegt, und darüber hinaus sollten die Patienten auf die möglicherweise eintretenden Nebenwirkungen, unter denen besonders das Herzklopfen von vielen als sehr störend empfunden wird, hingewiesen werden (s.a. Kap. 4.2.4).

Es gibt eine Reihe von Handelspräparaten mit Etilefrin-Hydrochlorid in Dosierungen von 5, 10 und 15 mg in festen oralen Zubereitungen, teilweise mit retardierter Wirkstofffreisetzung, daneben Tropflösungen mit 5; 7,5; 10 und 15 mg Etilefrin-HCl pro ml (Tab. 4.2-1).

Bei Schwangeren sollte nur dann zu Arzneimitteln gegriffen werden, wenn die Patientin sehr unter ihrer Hypotonie leidet und auch dann nur unter ärztlicher Kontrolle.

Auch bei älteren Patienten mit dem Beschwerdebild der orthostatischen Dysfunktion ist eine initiale Selbstbehandlung problematisch. Sie sollten ebenfalls dazu aufgefordert werden, zunächst einen Arzt aufzusuchen, weil orthostatische Zwischenfälle im Alter auch Ausdruck von Störungen der Hirndurchblutung oder akuter Herzrhythmusstörungen sein können. Sogar anhaltende neurologische Ausfälle werden mit hypotonen Reaktionen in Zusammenhang gebracht.

Bei der Selbstbehandlung im höheren Lebensalter ist auch deshalb erhöhte Aufmerksamkeit geboten, weil ein Verlust der autonomen Regulation dazu führt, dass Patienten mit schwerer orthostatischer Hypotonie extrem empfindlich gegenüber Substanzen sind, die eine Änderung des Gefäßtonus oder der Natriumausscheidung bewirken. Zu diesen gehören zum Beispiel Alkohol, Diuretika, Nitrate und Calciumantagonisten, die bereits in geringen Dosierungen zu starken Blutdruckreduktionen führen können. Ohnehin ist die Mehrzahl der Arzneimittel hinsichtlich ihrer Kreislaufwirkung bei einer orthostatischen Hypotonie nicht untersucht.

Tab. 4.2-1: Handelspräparate zur Behandlung der Hypotonie

Präparatename	Darreichungsform	Wirkstoff je abgeteilte Form oder Bezugsmenge
Etilefrin-HCP		
Effortil®	Tabletten	Etilefrin-HCl 5 mg
Etilefrin AL 5	Tabletten	Etilefrin-HCl 5 mg
Thomasin® Tabletten		Etilefrin-HCl 10 mg
Thomasin® 25 mg Tabletten	Retardtabletten	Etilefrin-HCl 25 mg
Bioflutin®	Tropfen zum Einnehmen, Lösung	1 ml enth.: Etilefrin-HCl 5 mg
Effortil® Tropfen	Tropfen zum Einnehmen, Lösung	1 ml Lsg. (entspr. 15 Tr.) enth.: Etilefrin-HCl 7,5 mg
Etilefrin AL Tropfen	Tropfen zum Einnehmen, Lösung	1 ml (ca. 20 Tr.) enth.: Etilefrin-HCl 7,5 mg
Etilefrin-ratiopharm® Tropfen	Tropfen zum Einnehmen, Lösung	1 ml enth.: Etilefrin-HCl 7,5 mg
Pholdyston® Lösung	Tropfen zum Einnehmen, Lösung	1 ml (ca. 24 Tr.) enth.: Etilefrin-HCl 7,5 mg
Thomasin®-Tropfen	Tropfen zum Einnehmen, Lösung	20 Tr. enth.: Etilefrin-HCl 10 mg 1 g Lsg. enth.: Etilefrin-HCl 15 mg
Andere Substanzen		
Korovit Kreislauf Kapseln	Weichkapseln zum Zerbeißen	D-Campher 15 mg
Korodin Herz Kreislauf Tropfen	Tropfen zum Einnehmen, Lösung	100 g enth.: 2,5 g Campher, 97,3 g Weißdornbeeren-Fluidextrakt

4.3 Hypertonie

Als (arterielle) Hypertonie bezeichnet man jede die Norm überschreitende, anhaltende Steigerung des arteriellen Blutdrucks. Die Behandlung der Hypertonie ist kein Fall für die Selbstmedikation. Trotzdem können sich in der Selbstmedikation auch in diesem Anwendungsbereich Fragen im Zusammenhang mit angrenzenden Symptomkomplexen wie etwa der Arteriosklerose oder dem Diabetes mellitus ergeben, denn sie werden gemeinsam unter dem Oberbegriff „Risikofaktoren für kardiovaskuläre Ereignisse" subsummiert. Deshalb soll dem Thema Bluthochdruck an dieser Stelle zumindestens ein kleiner Exkurs in Sachen Basiswissen gewidmet werden.

4.3.1 Krankheitsbild und pathophysiologische Grundlagen

Zu Aufbau und Funktion des Herz-Kreislauf-Systems und den grundlegenden Mechanismen der Blutdruckregulation siehe Kapitel 4.1.1 und 4.2.1.
Hämodynamisch werden die folgenden Hochdruckformen unterschieden. Meist liegen Mischformen vor:

- Widerstandshochdruck: Anstieg des systolischen und des diastolische Blutdrucks infolge eines erhöhten totalen peripheren Widerstandes bei unverändertem Herzzeitvolumen,
- Volumenhochdruck: Anstieg des systolischen Blutdrucks infolge eines erhöhten Herzzeitvolumens, diastolischer Blutdruck meist im Normbereich,
- Elastizitätshochdruck: Anstieg des systolischen und Abnahme des diastolischen Blutdrucks infolge einer Abnahme der Dehnbarkeit großer arterieller Gefäße, arterieller Mitteldruck normal oder nur mäßig erhöht.

Ätiologisch wird unterschieden zwischen der primären (essenziellen) Hypertonie, die 90% bis 95% aller Hypertonien ausmacht und deren Ursachen noch weitgehend unbekannt sind, und der sekundären Hypertonie infolge pathologischer Organveränderungen.

Die essenzielle Hypertonie ist mit hoher Wahrscheinlichkeit eine multifaktorielle Störung der Blutdruckregulation, die die folgenden Faktoren beinhaltet:

- genetische Disposition,
- psychosoziale Faktoren (Umwelteinflüsse, u.a. ständige starke Lärmbelästigung, schwerer beruflicher oder psychischer Stress, soziale Konflikte),
- hormonale Faktoren (verstärkte vasokonstriktorische Wirkung von Noradrenalin),
- hoher Kochsalzkonsum (>10–15 g NaCl/Tag),
- Adipositas und Alkoholabusus.

Häufig tritt Hypertonie im Rahmen eines metabolischen Syndroms auf (s. Kap. 4.4.6.2).
Als „sekundäre Hypertonie" wird ein Bluthochdruck bezeichnet, der auf anderen Grundkrankheiten beruht. Meistens sind dies Erkrankungen der Nieren (renale Hypertonie), des endokrinen Systems (Hypertonie bei endokrinen Erkrankungen) oder des Herzens und/oder der Gefäße (kardiovaskuläre Hypertonie).

Die häufigste Ursache für eine sekundäre Hypertonie sind Nierenerkrankungen. Sie können die Nierenarterien (z.B. Nierenarterienstenose) oder das Nierengewebe (z.B. Glomerulonephritis, interstitielle Nephritis) betreffen.

Störungen im Hormonhaushalt können durch verschiedene Erkrankungen ausgelöst werden. Beispiele sind Tumore des Nebennierenmarks (Phäochromozytome), die eine exzessive Adrenalin- und Noradrenalin-Produktion und eine Aktivierung des sympathischen Nervensystems verursachen, oder das Cushing-Syndrom, das durch einen erhöhten Kortikoid-Blutspiegel und eine verstärkte Salzrückresorption in der Niere gekennzeichnet ist.

Ein kardiovaskulärer Bluthochdruck entsteht vorwiegend durch mechanische Behinderungen der Blutpassage des Herzens oder Elastizitätsverluste der zentralen Arterien (z.B. durch Arteriosklerose der Aorta sowie bei Aortenklappeninsuffizienz).

Eine medikamenteninduzierte Hypertonie kann durch die Einnahme hormonaler Kontrazeptiva oder auch die längerfristiger Behandlung mit nicht steroidalen Antirheumatika ausgelöst werden.

Das tückische an der Hypertonie ist, dass sie oft symptomlos verläuft oder nur wenig charakteristische Beschwerden verursacht. Meist fühlen sich die Betroffenen sogar besonders energiegeladen. Die Deutsche Hochdruckliga nennt die folgenden fünf Warnzeichen, die auf Bluthochdruck hinweisen können:

- Schlafprobleme: Ein unruhiger Schlaf, immer wieder Ein- oder Durschlafstörungen können die Folge eines zu hohen Blutdrucks sein.
- Innere Unruhe: Menschen, die schnell aus der Haut fahren, leicht reizbar sind oder häufig unter nervöser Unruhe leiden, sollten ihren Blutdruck kontrollieren lassen.
- Nasenbluten und Ohrensausen: Ein dauerhaft zu hoher Blutdruck äußert sich unter Umständen in Nasenbluten oder Ohrengeräuschen, die mitunter einem Tinnitus gleichen. Auch Sehstörungen können ein Hinweis auf Bluthochdruck sein.
- Kopfschmerzen: Schwindel, der nicht nur in stressigen Situationen auftritt, und wiederkehrende Druck-Kopfschmerzen können ebenfalls Warnzeichen eines bestehenden Bluthochdrucks sein. Besondere Vorsicht gilt auch bei Luftnot nach Belastungen.
- Hitzegefühl: Hitzewallungen müssen nicht immer eine Folge der Wechseljahre sein – auch Männer leider darunter. Ein rotes Gesicht und das Gefühl, innerlich zu glühen kann auch Ausdruck von Bluthochdruck sein und sollte deshalb untersucht werden.

4.3.1.1 Definition und Klassifizierung der Hypertonie

Eine allgemeingültige, streng numerische Definition und Klassifikation der Hypertonie an sich ist heute im Hinblick auf den Stand des Wissens nicht mehr sinnvoll. Vielmehr sollte jede Definition der Hypertonie das kardiovaskuläre Risiko des einzelnen Patienten berücksichtigen, das heißt die Hypertonie sollte so individuell wie möglich als diejenige Blutdruck-Höhe definiert werden, ab der der Patient wegen eines erhöhten Risikos behandlungsbedürftig ist.

Eine Klassifikation des Blutdruckes ohne die Bezeichnung „Hypertonie" wäre jedoch praktisch kaum handhabbar. Die Deutsche Hochdruckliga e.V. DHL® Deutsche Gesellschaft für Hypertonie und Pravention (www.hochdruckliga.de) stützt sich in ihren Leitlinien für die Behandlung der arteriellen Hypertonie auf die Leitlinien der European Society of Hypertension und der European Society of Cardiology.[*] Diese betrachtet die

---

[*] Quelle: Leitlinien für das Management der arteriellen Hypertonie 2013 der Deutschen Gesellschaft für Kardiologie - Herz- und Kreislaufforschung (DGK) und der Deutschen Hochdruckliga e.V. DHL® Deutschen Gesellschaft für Hypertonie und Prävention bzw. ESC Pocket Guidelines for the management of arterial hypertension 2013.

Mythos und Wahrheit zum Bluthochdruck

Bluthochdruck ist eine Alterskrankheit.
Falsch. Bluthochdruck kann Menschen jeden Alters treffen. So leiden zum Beispiel Erwachsene ab 30, Jugendliche und sogar schon Kinder heutzutage unter Bluthochdruck. Grund dafür sind häufig zu viele Extra-Pfunde und anhaltender Bewegungsmangel.

Bluthochdruck-Patienten sollten ganz auf Salz verzichten.
Nicht ganz richtig. Eine salzreiche Ernährung fördert zwar den Bluthochdruck, aber die Patienten sollten nicht gänzlich auf Salz verzichten, denn Salz ist für den Körper überlebenswichtig.

Bluthochdruck ist eine Wohlstandskrankheit.
Richtig. Etwa 90 Prozent der Patienten haben einen essenziellen Bluthochdruck, für den es keine klare Ursache gibt. Ein ungesunder Lebensstil mit Rauchen, Stress, Bewegungsmangel, salz- und fettreicher Ernährung spielt hierbei eine wichtige Rolle.

Vor dem Blutdruckmessen auf die Toilette gehen.
Richtig. Denn eine volle Blase verfälscht die Blutdruck-Werte, sie könnten dann um 10 mm/HG steigen.

Erst bei Symptomen von Bluthochdruck einen Arzt aufsuchen.
Falsch. Die meisten Betroffen merken zunächst nicht, dass in ihren Gefäßen ständig ein zu hoher Druck herrscht. Im Gegenteil, die meisten Hochdruck-Patienten fühlen sich zu Beginn ihrer Erkrankung fit und vital. Deshalb sind regelmäßige Kontrollen auch ohne Warnzeichen des Körpers wichtig, um einen bestehenden Bluthochdruck rechtzeitig zu erkennen.

Quelle: www.hochdruckliga.de

Schwellenwerte für die Hypertonie als flexible Richtwerte, die je nach dem Ausmaß des gesamten kardiovaskulären Risikos des Patienten adaptiert werden sollten (s.a. Kap. 4.3.1.2).

Die ESH/ESC-Leitlinien 2013 unterscheiden sich in vielfacher Hinsicht von den letzten Vorläufer-Versionen. So wird die prognostische Bedeutung häuslicher Blutdruckmessungen durch den Patienten und deren Rolle für die Diagnose und Behandlung der Hypertonie, zusammen mit den Ergebnissen der ambulanten 24-Stunden-Blutdruckmessung deutlich heraus gestellt. Außerdem wird erneut betont, wie wichtig die integrierte Betrachtung des Blutdrucks zusammen mit kardiovaskulären Risikofaktoren, asymptomatischen Endorganschäden und klinischen Komplikationen zur Feststellung des kardiovaskulären Risikos ist. Das Risiko durch Übergewicht wird neu bewertet und der angestrebte Body-Mass-Index (BMI) bei arterieller Hypertonie neu festgesetzt. Für die Einleitung der antihypertensiven Medikation gelten neue Evidenz-basierte Kriterien und es gibt keine medikamentöse Therapieempfehlung bei hochnormalem Blutdruck. Der unter Behandlung angestrebte systolische Blutdruck wird einheitlich auf < 40 mmHg festgelegt, sowohl bei höherem als auch niedrigerem kardiovaskulärem Gesamtrisiko.

Die empfohlene Definition und Klassifikation des Praxisblutdrucks (siehe Kap. 4.3.2) wird in Tab. 4.3-1 wieder gegeben.
Erst ab einem Wert von 140/90 mmHg ist von Hypertonie die Rede. Blutdruckwerte zwischen 140/90 mmHg und 159/99 mmHg werden als leichte Hypertonie bezeichnet. Ein Blutdruck zwischen 160/100 mmHg und 179/109 mmHg entspricht einer mittelschweren Hypertonie, und noch höhere Werte werden als schwere Hypertonie eingeordnet. Zwar ist das Risiko des einzelnen Patienten bei hohen Werten am größten, aber wegen der großen Zahl der Betroffenen mit eher mittelgradig erhöhten Blutdruckwerten sind die meisten kardiovaskulären Ereignisse

Tab. 4.3-1: Definitionen und Klassifikation von Praxisblutdruck-Werten (mmHg).*

Kategorie	Systolisch		Diastolisch
Optimal	< 120	und	< 80
Normal	120–129	und/oder	80–84
Hochnormal	130–139	und/oder	85–89
Hypertonie Grad 1	140–159	und/oder	90–99
Hypertonie Grad 2	160–179	und/oder	100–109 ≥
Hypertonie Grad 3	≥ 180	und/oder	≥ 110
Isolierte systolische Hypertonie	≥ 140	und	< 90

Quelle: DGK/DHL- Leitlinien für das Management der arteriellen Hypertonie 2013

* Die Blutdruckkategorie ist definiert durch den jeweilig höheren systolischen oder diastolischen Blutdruck. Der isolierte systolische Hypertonus wird in Grad 1, 2 oder 3 eingeteilt, je nachdem wie hoch die systolischen Blutdruckwerte sind.

dennoch dieser Gruppe zuzuordnen. Vor diesem Hintergrund geht es in der Bekämpfung des Bluthochdrucks nicht nur darum, das besondere Augenmerk ausschließlich auf die Patienten mit sehr hohem Blutdruck zu richten. Es müssen vielmehr gleichzeitig bevölkerungsweite Strategien für die Prävention von Herz-Kreislauf-Krankheiten angelegt werden.

4.3.1.2 Blutdruck-Grenzwerte im Kontext des kardiovaskulären Gesamtrisikos

Entsprechend den Vorgaben der ESH/ESC-Leitlinien 2013 bzw. der DKG/DHL soll die Therapie aller Hochdruckpatienten vom Gesamtrisiko abhängig gemacht werden. Je mehr Risikofaktoren zusammen kommen, umso höher das kardiovaskuläre Risiko. Dazu gehören beispielsweise weitere Erkrankungen wie Diabetes, die familiäre Vorbelastung und vorhandene Beeinträchtigungen der Organe. Tab. 4.3-2 zeigt die Stratifizierung des kardiovaskulären Gesamtrisikos in niedrig, moderat, hoch und sehr hoch, bezogen auf die kardiovaskuläre 10-Jahres-Mortalität, wie in den ESC-Präventionsleitlinien für kardiovaskuläre Erkrankungen aus dem Jahre 2012 definiert.

4.3.2 Blutdruckmessung, Besonderheiten beim Hypertoniker

Der Grundpfeiler für die Diagnose wie auch für das Management, die Therapie, die Epidemiologie und wissenschaftliche Untersuchungen der arteriellen Hypertonie ist die Blutdruckmessung. Zu den Grundlagen siehe Kapitel 4.2.2.

Um ein möglichst engmaschiges Monitoring des Hypertonikers zu gewährleisten, haben sich bei Hochdruckpatienten neben der Messung des Blutdrucks durch den Arzt („Gelegenheitsmessung" oder „Praxismessung", ambulatory blood pressure monitoring (ABPM), Selbst-Messungen unter häuslichen Bedingungen (home blood pressure monitoring (HBPM)) tagsüber während der normalen Aktivitäten und im Nachtschlaf (ambulante 24-Stunden-Blutdruckmessung) zu wichtigen komplementären Messmethoden entwickelt. Praxisblutdruckmessungen sind der Standard zum Screening, zur Diagnosestellung und Behandlung der Hypertonie, während die Selbstmessung als sinnvolle Ergänzung zu den Arztmessungen empfohlen wird. Sie erlaubt es nicht nur zahlreiche Messwerte an verschiedenen Tagen aufzunehmen, sondern gewährleistet auch, dass der Blutdruck frei von äußeren Einflüssen („weißer Kittel-Syndrom") unter den Bedingungen des täglichen Lebens erfasst wird.

Tab. 4.3-2: Stratifizierung des kardiovaskulären Gesamtrisikos in Abhängigkeit vom systolischen und diastolischen Blutdruck sowie von der Prävalenz von Risikofaktoren, asymptomatischen Endorganschäden, Diabetes, chronischen Nierenerkrankungen oder symptomatischen kardiovaskulären Erkrankungen

	Blutdruck (mmHg)			
	Hochnormal SBP 130–139 oder DBP 85–89	Hypertonie Grad 1 SBP 140–159 oder DBP 90–99	Hypertonie Grad 2 SBP 160–179 oder DBP 100–109	Hypertonie Grad 3 SBP ≥ 180 oder DBP ≥ 110
Keine weiteren Risikofaktoren		Niedriges Risiko	Moderates Risiko	Hohes Risiko
1 bis 2 Risikofaktoren	Niedriges Risiko	Moderates Risiko	Moderates bis hohes Risiko	Hohes Risiko
≥ 3 Risikofaktoren	Niedriges bis moderates Risiko	Moderates bis hohes Risiko	Hohes Risiko	Hohes Risiko
Endorganschaden, chronische Nierenerkrankung Stadium III oder Diabetes	Moderates bis hohes Risiko	Hohes Risiko	Hohes Risiko	Hohes bis sehr hohes Risiko
Symptomatische kardiovaskuläre Erkrankungen, chronische Nierenerkrankung Stadium ≥ 4 oder Diabetes mit Endorganschaden oder Risikofaktoren	Sehr hohes Risiko	Sehr hohes Risiko	Sehr hohes Risiko	Sehr hohes Risiko

Quelle: DGK/DHL- Leitlinien für das Management der arteriellen Hypertonie 2013

SBP: systolic blood pressure, systolischer Blutdruck
DBP: diastolic blood pressure, diastolischer Blutdruck

Die Indikationen für eine praxisunabhängige Blutdruckmessung sind in Tab. 4.3-3 aufgelistet.

Die Grenzwerte für die unterschiedlichen Definitionen der Hypertonie anhand praxisabhängiger und praxisunabhängiger Werte sind in Tab. 4.3-4 angegeben.

Merke:
Die Praxisblutdruckmessung wird in den DGK/DHL- Leitlinien (bzw. den ESH/ESC-Leitlinien) für das Management der arteriellen Hypertonie 2013 weiterhin als „Goldstandard" für die Diagnose der arteriellen Hypertonie aufgeführt. Insbesondere bei Verdacht auf Praxishypertonie („Weißkittelhochdruck") oder maskierte Hypertonie wird jedoch die Anwendung von ABPM oder HBPM empfohlen. Zusätzlich sollten diese Methoden bei der Identifizierung einer „falschen" oder „wahren" therapieresistenten Hypertonie Anwendung finden (DGK/DHL-Leitlinien für das Management der arteriellen Hypertonie 2013).

Die Deutsche Hochdruckliga empfiehlt, dass Personen mit hoch-normalem Blutdruck oder Weißkittelhypertonie, selbst wenn sie

Tab. 4.3-3: Indikation für die praxisunabhängige Blutdruckmessung zur Diagnostik der Hypertonie

Indikationen für HBPM oder ABPM
Verdacht auf Praxishochdruck (Weißkittelhochdruck) Hypertonie Grad 1 in der Praxis Praxishypertonie bei Personen ohne asymptomatischem Endorganschaden und mit niedrigem kardiovaskulärem Gesamtrisiko
Verdacht auf maskierte Hypertonie Hochnormale Blutdruckwerte in der Praxis Normale Blutdruckwerte in der Praxis bei Patienten mit asymptomatischem Endorganschaden oder hohem kardiovaskulären Gesamtrisiko
Erkennung eines Weißkitteleffektes bei hypertensiven Patienten
Große Streuung der Praxisblutdruckwerte während einer oder verschiedener Untersuchungen
Lageabhängige, postprandiale oder Medikamenten-induzierte Hypotension
Erhöhter Praxisblutdruck oder Verdacht auf Präeklampsie bei Schwangeren
Identifizierung einer resistenten oder pseudoresistenten Hypertonie
Spezifische Indikationen für Langzeitblutdruckmessung
Fehlende Übereinstimmung zwischen Praxisblutdruckwerten und häuslichen Blutdruckwerten
Charakterisierung der zirkadianen Rhythmik
Verdacht auf nächtliche Hypertonie oder Verdacht auf Non-Dipping, z. B. bei Patienten mit Schlafapnoe, chronischen Nierenerkrankungen oder Diabetes mellitus
Einschätzung der Blutdruckvariabilität

Quelle: DGK/DHL- Leitlinien für das Management der arteriellen Hypertonie 2013

unbehandelt sind, regelmäßig und zumindest jährlich nachuntersucht werden sollten. Hierbei sollte der Blutdruck in der Praxis und außerhalb der Praxis gemessen werden. Patienten mit Hypertonie sollten nach Einleitung einer medikamentösen antihypertensiven Therapie in 2- bis 4-wöchentlichen Intervallen nachuntersucht werden, um die Blutdruckeffekte und mögliche Nebenwirkungen zu erfassen. Sobald der Zielblutdruck erreicht ist, erscheint eine Wiedervorstellung im Abstand von einigen Monaten angebracht. Nach Auffassung der Hochdruckliga können viele der späteren Nachuntersuchungen von nichtärztlichem Personal, z.B. Arzthelferin, durchgeführt werden. Auch eine Messung in der Apotheke dürfte damit in Frage kommen.

Tab. 4.3-4: Definitionen der Hypertonie anhand Praxis- und praxisunabhängiger Blutdruckwerte

Kategorie	Systol. Blutdruck (mmHG)		Diastol. Bludruck (mmHG)
Praxisblutdruck	≥ 140	und/oder	≥ 90
Langzeitblutdruck Tagsüber (wach) Nächtlich (schlafend) 24 Stunden	≥ 135 ≥ 120 ≥ 130	und/oder	≥ 85 ≥ 70 ≥ 80
Häuslicher Blutdruck	≥ 135	und/oder	≥ 85

Quelle: DGK/DHL-Leitlinien für das Management der arteriellen Hypertonie 2013

Patienten, die ihren Blutdruck selbst messen, sollten jedoch eine ausführliche Einweisung in die Messtechnik erhalten, am besten im Rahmen eines strukturierten Hypertonie-Schulungsprogramms. Häufige Fehler sind eine falsche Positionierung von Manschette oder Mikrophon, ein zu rascher Druckablass aus der Manschette, Nachpumpen oder eine zu rasche Wiederholung der Messung. Da der Blutdruck starken tageszeitlichen, aber auch jahreszeitlichen Schwankungen unterliegt, ist es wichtig, ein einheitliches Messprotokoll festzulegen.

Die Messungen sollten morgens zwischen 6.00 und 9.00 h sowie abends zwischen 18.00 und 21.00 h jeweils vor der Mahlzeit und vor der Einnahme von blutdrucksenkenden Medikamenten durchgeführt werden, und zwar zu Beginn einer Therapie täglich. Sind unter der Therapie stabile und normale Blutdruckwerte erreicht, so genügt es, wenn an einem Tag pro Woche jeweils 2 Messungen am Abend und 2 Messungen am Morgen vor der Medikamenteneinnahme durchgeführt werden.

Bei den häufig übergewichtigen Hochdruckpatienten ist zudem darauf zu achten, dass von den Herstellern verschieden große Blutdruckmanschetten angeboten werden, die angepasst an den jeweiligen Armdurchmesser verwendet werden sollen. Nach den Erfahrungen der Deutschen Hochdruckliga wird dies in der Praxis vor allem bei adipösen Patienten häufig zu wenig berücksichtigt. Hier kommt es vielfach zum sogenannten „Undercuffing", d.h. die Blutdruckmanschette wird, bezogen auf den Oberarmumfang, zu klein gewählt. Hieraus resultiert eine Überschätzung des tatsächlichen Blutdrucks bis zu 30 mmHg und im Schnitt von bis zu 12/8 mmHg (systolisch/diastolische Blutdruckdifferenzen). Wird die Blutdruckmanschette bezogen auf den Oberarm dagegen zu groß gewählt („Overcuffing"), so kommt es zu einer Unterschätzung des tatsächlichen Blutdrucks mit einem Fehler von bis zu 10–30 mmHg. Im Allgemeinen ist „Undercuffing" häufiger als „Overcuffing". In Abhängigkeit vom Oberarmumfang werden folgende Manschetten (aufblasbarer Teil der Gummimanschette, Breite × Länge) empfohlen:

- Unter 24 cm: 10 × 18 cm,
- 24–32 cm: 12–13 × 24 cm,
- 33–41 cm: 15 × 30 cm,
- über 41 cm: 18 × 36 cm.

4.3.3 Bluthochdruck bei Kindern

Nach Angaben der Deutschen Hochdruckliga hatten im Jahr 2013 rund 700 000 Kinder in Deutschland möglicherweise einen zu hohen Blutdruck, und in Zukunft sollen immer mehr davon betroffen sein. Eine arterielle Hypertonie kann symptomlos sein, ist aber im Kindes- und Jugendalter häufig mit Kopfschmerzen, Schwindel, Nasenbluten, Lern- oder Konzentrationsstörungen und Tinnitus verknüpft. Übergewichtige Kinder und Kinder mit Schlafstörungen haben häufig einen zu hohen Blutdruck.

Bei Kindern und Jugendlichen steigt dieser mit dem Alter und der Körpergröße an. Dadurch ist es schwierig, eine klare Grenze zwischen normalen und erhöhten Werten zu ziehen. Die Leitlinien für die arterielle Hypertonie im Kindes- und Jugendalter 2013[*] enthalten eine Aufstellung mit Alters- und Größen-abhängigen Referenzwerten.

---

[*] Deutsche Gesellschaft für Pädiatrische Kardiologie, Gesellschaft für Pädiatrische Nephrologie und Deutsche Gesellschaft für Kinder- und Jugendmedizin. Leitlinie (S 2k) Pädiatrische Kardiologie, Pädiatrische Nephrologie und Pädiatrie: Arterielle Hypertonie im Kindes- und Jugendalter, 2013. Abgefasst in Anlehnung an die Empfehlungen zur arteriellen Hypertonie im Kindes- und Jugendalter der European Society of Hypertension (ESH)1 und der National High Blood Pressure Education Program (NHBPEP)Working Group on Children and Adolescents.

Auch die medikamentöse Therapie ist bei Kindern nicht einfach, weil es bislang keine Studien hierzu gibt. So sind für diese Patientengruppe auch keine Präparate zugelassen.

Umso mehr geht es darum, die Vorbeugung und Aufklärung von Kindern mit Hypertonie und deren Eltern zu stärken. Hier kann auch die Apotheke eine wichtige Rolle spielen. Die Eltern sollten vor allem auf eine gute Ernährung und mehr Bewegung bei Kindern achten. Zur Prävention einer Adipositas sollte eine abwechslungsreiche Kost mit Obst, Gemüse und Ballaststoffen auf dem Speiseplan stehen. Von Getränken mit hohem Zuckergehalt (Limonaden, Fruchtsäfte, „Energy-drinks") wird abgeraten. Auch einseitige, unausgewogene Diäten und Nahrungsergänzungsmittel sind nach der Leitlinie im Kindesalter abzulehnen.

Außerdem sollten Kinder nicht frühzeitig an allzu viel Kochsalz in der Nahrung gewöhnt werden, wie dies meist in Fertiggerichten und Fast-Food vorkommt. Insgesamt sollten Natriumsalze (Kochsalz, Wurst, Käse, Fast-Food) möglichst durch Kaliumsalze (Gemüse) ersetzt werden.

Zur allgemeinen Prävention von kardiovaskulären wie auch einer Reihe anderer Erkrankungen wird für alle Kinder und Jugendliche außerdem 60 Minuten moderate bis intensive körperliche Aktivität täglich empfohlen. Dabei werden Ausdauersportarten speziell befürwortet. Auch die Teilnahme am Freizeit- oder Leistungssport ist für Kinder mit einem stabil eingestellten Blutdruck ohne Endorganschäden nicht nur erlaubt, sondern auch erwünscht.

Das Rauchen der Eltern ist bereits bei gesunden Vorschulkindern ein unabhängiger Risikofaktor für die Entwicklung eines Bluthochdrucks. Daher sollten die Eltern angehalten werden, nicht in der unmittelbaren Umgebung ihrer Kinder zu rauchen.

In den Leitlinien zur arteriellen Hypertonie im Kindes- und Jugendalter 2013 wird empfohlen, bei allen Kindern über 3 Jahren den Blutdruck bei jeder körperlichen Untersuchung sowie im Rahmen der Vorsorge-Untersuchungen zu messen. Bei Kindern unter 3 Jahren sollte er in Abhängigkeit von den Risikofaktoren (siehe Leitlinien) kontrolliert werden. Die eingesetzten Blutdruckmessgeräte sollen für das Kindesalter validiert und der Ablauf der Messung standardisiert sein. Da der Blutdruck große intra- und interindividuelle Schwankungen aufweist, sind mehrfache Einzelmessungen erforderlich, die in einer ambulanten 24-Stunden-Messung verifiziert werden müssen.

4.3.4 Medikamentöse Maßnamen

Während die sekundären Hypertonieformen zumindest teilweise durch Behandlung des Primärleidens kausal beeinflusst werden können, ist bei der essenziellen Hypertonie nur eine symptomatische Therapie möglich, die allein die Senkung des Blutdrucks zum Ziel hat.

Die Leitlinien zur Behandlung der arteriellen Hypertonie der European Society of Hypertension (ESH) und der European Society of Cardiology (ESC) 2013, die von der Deutschen Hochdruckliga (DHL) und der Deutschen Gesellschaft für Kardiologie (DKG) übernommen wurden, stellen einen weitgehenden Konsens bezüglich der Diagnostik und Therapie von Hochdruck-Patienten in ganz Europa dar.

Die wesentlichen Kriterien für den Beginn einer antihypertensiven Behandlung sind folgende:

1. die Höhe des systolischen und diastolischen Blutdrucks (Tab. 4.3-1),
2. das kardiovaskuläre Gesamtrisiko des Patienten (Tab. 4.3-2).

In den ESH/ESC bzw. DKG/DHL-Leitlinien 2013 wird für fast alle Patienten ein Zielblutdruck von < 140/90 mmHg empfohlen. Folgende Ausnahmen sind jedoch zu beachten:

- Bei Patienten mit Diabetes mellitus sollte zudem ein diastolischer Blutdruck von 80–85 mmHg angestrebt werden.
- Bei „gebrechlichen" älteren Patienten und bei Patienten älter als 80 Jahre wird ein systolischer Blutdruck zwischen 140–150 mmHg empfohlen.
- Bei Patienten mit Nephropathie und begleitender Proteinurie (≥ 300 mg/d) sollte ein systolischer Blutdruckwert < 130 mmHg erwogen werden.

(DGK/DHL- Leitlinien für das Management der arteriellen Hypertonie 2013).

In den Jahren 2015 und 2016 sorgten neue Erkenntnisse aus zwei großen Studien zum Bluthochdruck für Diskussionen, eine Studie der Universität Oxford (Ettehad et al. 2015) und die SPRINT (Systolic Blood Pressure Intervention Trial)-Studie (Upadhya et al. 2017). Beide legen eine Blutdrucksenkung auf einen oberen Zielwert von 120 nahe.

Die Metaanalyse der Universität Oxford hatte Daten von mehr als 600 000 Patienten aus über 120 Studien zum Bluthochdruck einbezogen. Sie sollte zeigen, inwieweit ein niedrigerer Blutdruck Herz-Kreislauf-Krankheiten vorbeugt. Nach den Ergebnissen könnte eine Senkung des oberen, des systolischen Wertes auf unter 130 mmHg ratsam sein, denn unabhängig vom Ausgangswert gab es hiernach 27 Prozent weniger Schlaganfälle und 13 Prozent weniger Sterbefälle, wenn Patienten ihren Blutdruck dauerhaft um 10 mmHg senkten. Die Autoren forderten daher eine blutdrucksenkende Therapie für alle Patienten mit kardiovaskulärem Risiko weit unter die bislang gültige Grenze von 140 mmHg.

Die SPRINT (Systolic Blood Pressure Intervention Trial)-Studie wird von der Deutschen Hochdruckliga DHL® in einer Stellungnahme von November 2015 als absolute Schlüsselstudie für das Verständnis einer bestmöglichen Hochdruckbehandlung bezeichnet. In der Studie wurden 9361 Patienten mit einem systolischen Blutdruck von 130–180 mmHg und einem erhöhten Risiko für das Auftreten kardiovaskulärer Ereignisse, beispielsweise bereits bestehende kardiovaskuläre Erkrankung, oder Vorliegen einer chronischen Nierenerkrankung, einem hohen Risiko im Framingham Risk Score oder einem Alter von 75 Jahren oder älter untersucht. Ausgeschlossen waren Patienten mit Diabetes mellitus oder früherem Schlaganfall oder orthostatischer Hypotonie (systolischer Blutdruck < 110 mmHg nach einer Minute im Stehen). Untersucht wurde eine Blutdrucksenkung auf unter 140 mmHg in den Zielbereich 135 bis < 140 mmHg im Standard-Arm im Vergleich zu einer Blutdrucksenkung mit einem Zielblutdruck von unter 120 mmHg im intensiven Behandlungsarm hinsichtlich eines primären Studienendpunktes wie Auftreten von Herzinfarkt, akutem Koronarsyndrom, Schlaganfall, Herzinsuffizienz oder Tod aus kardiovaskulärer Ursache.

Die Blutdrucksenkung erfolgte im Studienverlauf auf durchschnittlich 134,6 mmHg im Standardbehandlungsarm und auf durchschnittlich 121,5 mmHg im intensiven Behandlungsarm. Nach einer medianen Behandlungsdauer von 3,26 Jahren trat der primäre Endpunkt unter intensiver Blutdrucksenkung um 25 % hochsignifikant seltener auf (1,65 % pro Jahr im Vergleich zu 2,19 % pro Jahr) und die Gesamtsterblichkeit war ebenfalls hochsignifikant um 27 % vermindert. Allerdings kam es im intensiven Behandlungsarm zu mehr schweren Nebenwirkungen.

Die DHL zog aus der SPRINT-Studie die Schlussfolgerung, dass der systolische Blutdruck bei Patienten mit hohem kardiovaskulären Risiko, aber ohne Diabetes mellitus oder früherem Schlaganfall auf Werte um 120 mmHg gesenkt werden sollte. Die Ergebnisse ließen sich allerdings nicht ohne Weiteres auf alle Hochdruckkranken übertragen, betont die Hochdruckliga in einer weiteren Stellungnahme von Januar 2016. Sie riet vielmehr dazu, besonnen zu reagieren

anstatt die Behandlung kurzfristig zu ändern. Ärzte sollten ihre Patienten individuell betrachten, um sich gemeinsam mit jedem einzelnen für die geeignete Therapie zu entscheiden.
Gleichzeitig unterstreiche die SPRINT-Studie die Sinnhaftigkeit der Behandlung eines relativ milden Bluthochdrucks, auch wenn nur ein Teil der Studienpatienten die Definition einer „milden" Hypertonie erfüllt habe.
Entsprechend den komplexen Mechanismen der Blutdruckregulation (s. hierzu Kap. 4.2.1.5) beinhalten antihypertensive Strategien eine bestimmte Palette von Substanzgruppen und Einzelsubstanzen mit unterschiedlichen Angriffspunkten: Diuretika, Betablocker, Calciumantagonisten, ACE- (Angiotensin-Converting-Enzym) Hemmer und Angiotensin-II-Rezeptor-Antagonisten (Cave: erhöhte Ausscheidung von Magnesium und Kalium, s. Kasten).

Info

Auswahl an Wechselwirkungen zwischen blutdrucksenkenden Arzneimitteln und Arzneimitteln der Selbstmedikation

- **Laxantien:** Die Verwendung von Laxantien kann die vermehrte Kaliumausscheidung der Thiaziddiuretika verstärken.
- Hoch dosierte **Kaliumpräparate:** ACE-Hemmer und AT_1-Antagonisten verringern die Kaliumausscheidung. Wird gleichzeitig ein Kaliumpräparat genommen, so kann es zu einem erhöhten Kaliumspiegel im Blut kommen.
- **Acetylsalicylsäure** und andere **NSAR** können die Wirkung von Diuretika, AT_1-Antagonisten und ACE-Hemmern abschwächen.
- **Grippemittel mit Sympathomimetika,** wie Pseudoephedrin, Phenylephrin oder Ephedrin sind aufgrund ihrer blutdrucksteigernden Wirkung bei Hypertonikern eher nicht zu empfehlen.
- **Abschwellende Schnupfensprays:** Aufgrund ihrer eventuellen systemischen Nebenwirkungen sollten auch lokal angewendeten Sympathomimetika nur vorsichtig verwendet werden.

Quelle: Hinneburg 2009

Alle genannten Substanzgruppen unterliegen der Verschreibungspflicht, was den Schweregrad der Erkrankung einerseits und unbedingte Notwendigkeit ärztlicher Kontrolle der Therapie andererseits unterstreicht. Die Therapie einer Hypertonie darf nicht dem Patienten selbst überlassen werden. Eine Selbstmedikation mit den genannten hochwirksamen Arzneimitteln in der Eigenverantwortung des Patienten könnte lebensbedrohliche Folgen haben.

Wie aus den obigen Ausführungen deutlich wird, stehen im Rahmen der Selbstmedikation keine Arzneimittel zur direkten Beeinflussung eines hohen Blutdrucks zur Verfügung. Zur medikamentösen Selbstbehandlung hiermit vergesellschafteter Risikofaktoren, wie etwa der Hyperlipidämie siehe Kapitel 4.4.

Besondere Vorsicht ist bei Hypertonie-Patienten geboten, die Arzneimittel der Selbstmedikation verlangen. Es sind zahlreiche Wechselwirkungen mit ihrer Medikation zur Blutdrucksenkung möglich (s. Kasten).

Antihypertonika und Magnesium

Nach dem gegenwärtigen Kenntnisstand weisen Hochdruckpatienten unter einer antihypertensiven Therapie (z.B. Diuretika, ACE-Hemmer, Betablocker) häufig einen defizitären Magnesiumstatus auf. Studienergebnissen zufolge wirkt sich eine Supplementierung nicht nur unmittelbar in Form einer Senkung des systolischen und diastolischen Blutdrucks aus, auch die Häufigkeit typischer Beschwerden, wie unregelmäßiger Herzrhythmus, Herzschmerzen, Schlafstörungen oder Nervosität nimmt unter der oralen Supplementierung von Magnesium (320 mg/d) ab (s.a. Kap. 4.1.3.1).

4.3.5 Patientengespräch

- **Lebensstil-ändernde Maßnahmen**

Lebensstiländerungen sind nicht nur entscheidend in der Prävention der Hypertonie, sondern ebenso bedeutsam im Rahmen der Behandlung. Sie können der Entstehung einer Hypertonie sicher und effektiv vorbeugen, sie verzögern oder eine medikamentöse Therapie beim Hypertonie-Grad 1 vermeiden. Außerdem können sie bei hypertensiven Patienten eine Blutdrucksenkung bewirken und tragen dazu bei, andere Risikofaktoren oder Erkrankungen besser in den Griff zu bekommen. Nach den ESH/ESC-Leitlinien 2013 hat sich die Studienlage im Bereich der Lebensstiländerungen kontinuierlich weiter verbessert, weshalb diese auch aus wissenschaftlicher Sicht zunehmend an Bedeutung gewinnen.

Dies ist eine gute Basis für die Beratung in der Apotheke, denn so kann das pharmazeutische Personal die entsprechenden Ratschläge nicht nur guten Gewissens, sondern auch wissenschaftlich fundiert erteilen und diesen den Patienten gegenüber mehr Nachdruck verleihen. Der größte Nachteil bei Lebensstil-ändernden Maßnahmen, vor allem über längere Zeiträume, ist jedoch die geringe Adhärenz. Gerade hier können wiederholte Patientengespräche viel bewirken. Änderungen des Lebensstils, die den Blutdruck senken und das kardiovaskuläre Risiko beeinflussen, sind die im Folgenden aufgeführten.

• **Beendigung des Rauchens**
Die Beendigung des Rauchens ist vermutlich die wichtigste Einzelmaßnahme, um kardiovaskuläre und auch nicht kardiovaskuläre Erkrankungen zu verhindern. Patienten, die vor dem mittleren Lebensalter mit dem Rauchen aufhören, haben in der Regel eine Lebenserwartung, die sich nicht von der von lebenslangen Nichtrauchern unterscheidet. Dies sollte jüngere Raucher zusätzlich ermutigen, auch wenn der Effekt des Rauchens auf den Blutdruck selbst klein ist, und die Beendigung des Rauchens den Blutdruck nicht senkt. Das kardiovaskuläre Risiko ist bei Rauchern trotzdem dramatisch erhöht. Zu den Möglichkeiten der Nicotinersatz-Therapie siehe Kapitel 14.2.2.

• **Gewichtsreduktion**
Gewichtsreduktion senkt den Blutdruck von übergewichtigen Patienten und beeinflusst darüber hinaus andere Risikofaktoren wie Insulinresistenz, Diabetes, Hyperlipidämie und linksventrikuläre Hypertrophie.
Nach den Leitlinien zur Behandlung der arteriellen Hypertonie sollte eine Gewichtsreduktion auf einen BMI von 25 kg/m² und einen Taillenumfang von < 102 cm bei Männern und < 88 cm bei Frauen angestrebt werden, falls keine Kontraindikation hierzu vorliegt.

• **Allgemeine Ernährungsumstellung**
Der weltweite Anstieg von Herz-Kreislauferkrankungen steht in engem Zusammenhang mit falscher Ernährung. Das betrifft vor allem salzreiche Kost und den übermäßigen Verzehr von tierischen Produkten. Genau hier setzt der „Dietary Approach to Stop Hypertension" (DASH) an. Untersuchungen deuten auf eine gesundheitsfördernde und vor allem blutdrucksenkende Wirkung der DASH-Diät hin. Ohne die Kalorienzufuhr einzuschränken, kommt es bei der DASH-Diät darauf an, viel Gemüse, Obst, Vollkornprodukte und Fisch zu verzehren. Außerdem gilt: weniger tierische Fette, dafür mehr Fette, wie sie etwa in Nüssen und Ölsaaten zu finden sind. Außerdem sollte auf fettarme Milchprodukte umgestiegen werden. In Kombination mit einer reduzierten Salzzufuhr, sollen die Anwender damit deutlich ihren Blutdruck senken können. Um die eingeschränkte Salzzufuhr auszugleichen, sollten DASH-Anwender viel Obst und Gemüse essen, denn diese enthalten Kalium, das ebenso wie Kochsalz den Wasserhaushalt steuert. Als Faustformel gilt: fünf Portionen Obst und Gemüse über den ganzen Tag verteilen. Experten empfehlen für die ideale Umsetzung einen Salat, zwei Stück Obst, eine Portion rohes Gemüse, zum Beispiel Gurke oder Tomate, und eine Portion gekochtes Gemüse. Ganz wichtig: Obst, Gemüse und Salat immer nur kurz waschen, weil sonst die emp-

findlichen Mineralstoffe zum Großteil verloren gehen können.

• **Verminderung des Alkoholkonsums**
Zwischen dem Alkoholkonsum, der Höhe des Blutdrucks und der Prävalenz der Hypertonie in der Gesamtbevölkerung besteht eine lineare Beziehung. Männer sollten maximal 20–30 Gramm Alkohol am Tag zu sich nehmen. Bei Frauen sollte die tägliche Alkoholmenge 10–20 Gramm nicht überschreiten.

• **Reduktion des Kochsalzkonsums**
Eine weitere Ernährungs-Maßnahme ist die Reduktion der Kochsalzzufuhr, denn diese trägt ebenfalls zur Blutdruckerhöhung und einer gesteigerten Prävalenz der Hypertonie bei. Diese negative Wirkung wird überdies durch eine niedrige Kaliumzufuhr begünstigt. Die Patienten sollten dazu angehalten werden, die Speisen nicht zusätzlich zu salzen, stark gesalzene Nahrungsmittel zu meiden und frische Nahrungsmittel zur Zubereitung des Essens zu verwenden. Die Salzzufuhr sollte auf 5–6 Gramm pro Tag eingeschränkt werden.

• **Körperliche Bewegung und Sport**
Auch die körperliche Fitness ist ein sensitiver Prädiktor der kardiovaskulären Sterblichkeit und zwar unabhängig vom Blutdruck und anderen Risikofaktoren, ein Grund, alle Patienten mit hohem Blutdruck zu regelmäßiger körperlicher Aktivität zu ermutigen. Günstig sind Wandern, Laufen und Schwimmen, idealerweise 3–4 × pro Woche über 30 bis 45 Min. Patienten mit einem schweren oder schlecht kontrollierten Hochruck sollten höhere körperliche Belastungen bis zum Erreichen einer verbesserten Blutdruckeinstellung vermeiden.

• **Stress vermeiden und abbauen**
Jeder weiß, dass auch beruflicher oder privater Stress den Blutdruck ansteigen lassen kann. Da sich dieser im Alltag kaum vermeiden lässt, sollte den Patienten eine persönliche Strategie empfohlen werden, wie sie am besten damit umgehen und die Auswirkungen minimieren oder so weit wie möglich neutralisieren können. Ansätze sind zum Beispiel meditative Übungen, autogenes Training oder gezielte Atemübungen, die die Herzfrequenz beruhigen und den Blutdruck regulieren.

• **Bluthochdruck ist nicht heilbar**
Arzneimittel können den Blutdruck senken, aber heilen können sie eine Hypertonie nicht. Auch das sollte den Patienten erklärt werden. Nimmt ein Hochdruckkranker keine Blutdrucksenker mehr, so steigt sein Blutdruck in aller Regel wieder an. Viele Betroffene müssen für den Rest ihres Lebens Medikamente nehmen, um lebensbedrohlichen Erkrankungen wie Herzinfarkt und Schlaganfall vorzubeugen. Methoden zur Verbesserung der Adhärenz gegenüber ärztlichen Empfehlungen, bei denen auch die Apotheke zum Teil eine wichtige Rolle spielen kann, sind in Tab. 4.3–6 zusammengefasst.

Zehn Grundregeln für Hochdruck-Patienten

1. Blutdruck regelmäßig messen
2. Empfehlungen des Arztes beachten
3. Normalgewicht anstreben
4. Alkoholgenuss einschränken
5. Kochsalz durch Gewürze ersetzen
6. Reichlich Obst und Gemüse essen
7. Pflanzliche Fette und hochwertige Öle bevorzugen
8. Rauchen einstellen
9. Körperliche Bewegung fördern
10. Für Ruhepausen und Entspannung sorgen

www.hochdruckliga.de

Tab. 4.3-6: Methoden zur Verbesserung der Adhärenz gegenüber ärztlichen Empfehlungen

Ebene des Patienten
Information kombiniert mit Motivationsstrategien
Gruppensitzungen
Blutdruckselbstkontrolle
Selbstmanagement mit einfachen Patienten-geleiteten Systemen
Komplexe Interventionen
Ebene der medikamentösen Behandlung
Vereinfachung des medikamentösen Behandlungsplans
Medikamentenpackungen mit Erinnerungsfunktion
Ebene des Gesundheitssystems
Intensivierte Versorgung (Monitoring, telefonische Nachsorge, Erinnerungen, Hausbesuche, Telemonitoring der Blutdruckmessung zuhause, soziale Unterstützung, Computer-gestützte Beratung und Medikamentenpackung)
Interventionen unter direkter Einbeziehung von Apothekern
Kostenerstattungsstrategien zur Verbesserung der Einbeziehung von Allgemeinmedizinern in die Untersuchung und Behandlung der Hypertonie

Quelle: DGK/DHL- Leitlinien für das Management der arteriellen Hypertonie 2013

Die Webseite der Deutschen Hochdruckliga ist eine unerschöpfliche Quelle für vielfältige Informationen zum Thema Bluthochdruck. Das Informationsangebot umfasst:
- Fachartikel,
- Ratgeber,
- zehn Grundregeln für Bluthochdruck-Patienten,
- Videos zum Thema Bluthochdruck,
- Rezepte für eine gesunde Ernährung,
- Ratschläge zur Entspannung sowie zu Sport und Bewegung.

www.hochdruckliga.de

Hypertonie

4.4 Arteriosklerose und koronare Herzkrankheit

Der Begriff Arteriosklerose (auch: Atherosklerose) beschreibt die fortschreitenden massiven Lipideinlagerungen und obstruktiven Wucherungen von Muskel- und Bindegewebe in der Gefäßwand des arteriellen Systems, die je nach Art und Lage der betroffenen Gefäße, zu Angina pectoris, Myokardischämie oder Herzinfarkt, zu peripherer arterieller Verschlusskrankheit (s. Kap. 4.5) oder auch zu Störungen der Hirnfunktion bis zum Hirninfarkt (Schlaganfall) führen können. Im Jahr 2007 belegten unter den zehn häufigsten Todesursachen die chronische ischämische Herzkrankheit Platz 1 (9,4 % der Todesfälle), der akute Myokardinfarkt Platz 2 (6,9 %) und die Herzinsuffizienz Platz 3 (6 %). Dies unterstreicht die immense Bedeutung erhöhter Blutfettwerte als wesentlicher Risikofaktor für koronare Herzerkrankungen und deren Folgen.

4.4.1 Funktion und Zusammensetzung der Nahrungsfette

Fette (Lipide) dienen dem Körper wie Kohlenhydrate hauptsächlich als Energielieferanten und darüber hinaus als Ausgangsstoffe für Biosynthesen. Mit ihnen werden essenzielle Fettsäuren zugeführt und fettlösliche Wirkstoffe (u.a. Vitamine) absorbiert. Im Gegensatz zu den Kohlenhydraten und Eiweißen kann der Organismus Fett in fast unbegrenzter Menge speichern (Energiespeicher). Zu hoher Fettkonsum und als dessen Folge Übergewicht stellen (neben Zigarettenrauchen und Bluthochdruck) einen wesentlichen Risikofaktor für die Arteriosklerose und deren Begleiterkrankungen dar.

4.4.1.1 Klassifizierung der Lipide

Die Lipide werden in drei Hauptklassen untergliedert: Triglyceride, Steroide (Cholesterol) und Phospholipide.
Triglyceride (Neutralfette) sind Glycerinmoleküle, die mit jeweils drei, meistens unterschiedlichen Fettsäuren verestert sind.
Cholesterol, ein Steroidalkohol, ist ein wichtiger Baustein in Zellmembranen und Ausgangssubstanz für die Synthese von Gallensäuren, Steroidhormonen und Vitamin D. Der Cholesterolgehalt des menschlichen Körpers beträgt etwa 140 g. Da es nicht wasserlöslich ist, befinden sich über 95 % des Cholesterols intrazellulär.
Phospholipide sind Lipide mit mehreren unterschiedlichen Grundbausteinen, wie Phosphorsäure, Fettsäuren, mehrwertigen Alkoholen (Glycerin, Sphingosin) und Stickstoffbasen (Cholin, Colamin). Sie lassen sich unterscheiden in Phosphatidsäuren, Phosphatidylcholin, Kephaline, Inosit- und Acetalphosphatide. Phosphatidylcholine (Lecithine) sind esterartig aufgebaute Verbindungen aus je einem Molekül Glycerin, Phosphorsäure, Cholin und zwei Molekülen Fettsäure.

4.4.1.2 Klassifizierung der Fettsäuren

Hinsichtlich der Fettsäuren werden die Nahrungsfette eingeteilt in solche mit einem hohen Gehalt an
- gesättigten Fettsäuren (z.B. Butter, Schmalz, Kokosfett),
- einfach ungesättigten Fettsäuren (z.B. Olivenöl, Rapsöl),
- zweifach ungesättigter essenzieller Linolsäure (z.B. Sonnenblumenöl, Traubenkernöl) und

Arteriosklerose und koronare Herzkrankheit

– mehrfach ungesättigen Fettsäuren (Polyunsaturated fatty acids = PUFAs) (z.B. Leinöl, Fischöle).

4.4.1.3 Cis- und trans-Fettsäuren

Ungesättigte Fettsäuren liegen in der Natur hauptsächlich in cis-Konfiguration vor. Durch verschiedene Prozesse (Hydrierung, Isomerisierung) kann es zu einer Veränderung der Konfiguration der Doppelbindungen kommen. Durch die Streckung des Moleküls weisen trans-Fettsäuren eine Ähnlichkeit zu gesättigten Fettsäuren auf und beeinflussen daher den Serum-Lipidspiegel ungünstig. Eine Ernährung, die reich an trans-Fettsäuren ist, erhöht LDL-Cholesterol im Blut und senkt HDL-Cholesterol. Neben der Cholesterolkonzentration im Blut steigt auch der Nüchternspiegel von Triglyceriden im Blut an.

4.4.1.4 Essenzielle Fettsäuren, Omega-3- und Omega-6-Fettsäuren

Zwei mehrfach ungesättigte Fettsäuren, Linolsäure (linolic acid, LA, Omega-6-PUFA) und α-Linolensäure (α-linolic acid, ALA, Omega-3-PUFA) sind für den Menschen essenziell, das heißt, sie können vom Körper nicht synthetisiert werden und müssen mit der Nahrung zugeführt werden. Aus Linolsäure (LA) und α-Linolensäure (ALA) werden in einem vielstufigen Konversionsprozess weitere physiologisch bedeutsame PUFAs gebildet (s. Abb. 4.4-1 und Abb. 4.4-2).

Linolsäure (LA)
C18:2 ω-6

γ-Linolensäure (GLA)
C18:3 ω-6

Arachidonsäure (AA)
C20:4 ω-6

α-Linolensäure (ALA)
C18:3 ω-3

Eicosapentaensäure (EPA)
C20:5 ω-3

Decosahexaensäure (DHA)
C22:6 ω-3

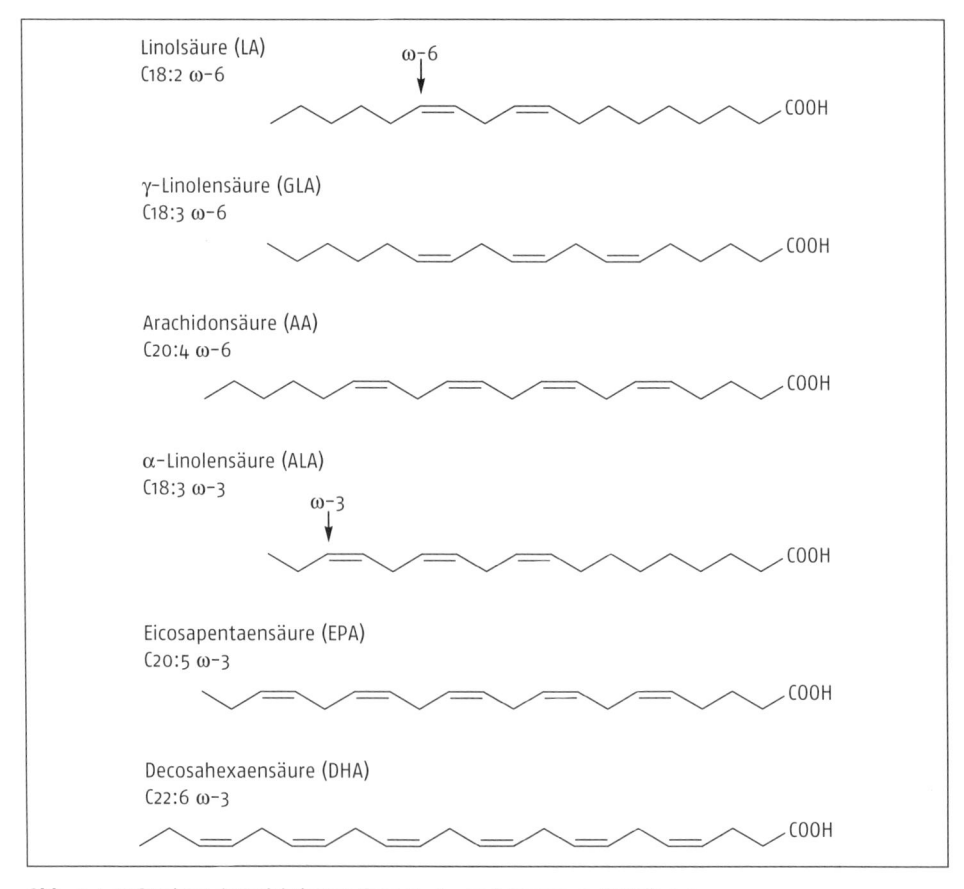

Abb. 4.4-1: Struktur der wichtigsten Omega-6- und Omega-3-Fettsäuren

ω-6-Fettsäuren

Linolsäure
C18:2 ω-6
↓ Δ-6-Desaturase

γ-Linolensäure
C18:3 ω-6
↓ Elongase

Dihomo-γ-Linolensäure
C20:3 ω-6
↓ Δ-5-Desaturase

Arachidonsäure
C20:4 ω-6

ω-3-Fettsäuren

α-Linolsäure
C18:3 ω-3
Hemmung durch Linolsäure
↓

Stearidonsäure
C18:4 ω-3
↓

Eicosatetraensäure
C20:4 ω-3
↓

Eicosapentaensäure
C20:5 ω-3
↓ Elongase

Docosapentaensäure
C22:5 ω-3
↓ Δ-4-Desaturase

Docosahexaensäure
C22:6 ω-3

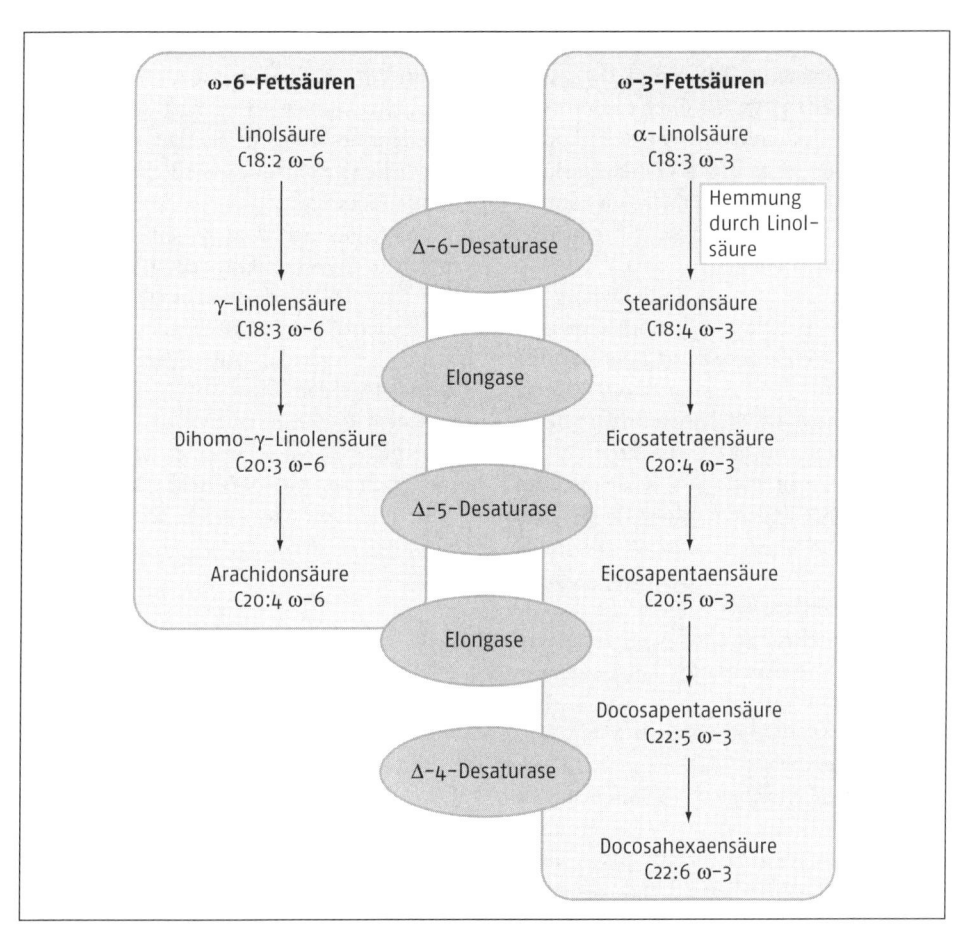

Abb. 4.4-2: Metabolismus von Omega-6- und Omega-3-Fettsäuren. Nach Leitzmann et al. 2003

Synonym wird für „omega" (ω) auch n verwendet, beide beschreiben die Position der ersten Doppelbindung, vom Methylgruppenende her gezählt, während die Position der cis- und trans-Doppelbindungen vom Carboxylende her bestimmt wird.
Omega-3-Fettsäuren wie α-Linolensäure (ALA, C18:3 ω-3) und ihre längerkettigen Derivate Eicosapentaensäure (EPA, C20:5 ω-3) und Docosahexaensäure (DHA, C22:6 ω-3) weisen demnach ihre erste Doppelbindung am dritten Kohlenstoffatom auf (Abb. 4.4-1).
Bei den **Omega-6-Fettsäuren** befindet sich die erste Doppelbindung an sechster Position. Die bekanntesten Vertreter sind Linolsäure (LA, C18:2 ω-6), γ-Linolensäure (GLA, C18:3 ω-6) sowie Arachidonsäure (AA, C20:4 ω-6).
Omega-3-und Omega-6-PUFAs sind essenzielle strukturelle Bestandteile der Phospholipide jeder Zellmembran. Dort beeinflussen sie Membraneigenschaften und -funktionen wie die Fluidität, den Transport von Elektrolyten sowie hormonelle und immunologische Aktivitäten. Beide sind zudem Ausgangssubstanzen für die Synthese von Prostaglandinen und anderen Eicosanoiden, wobei die Folgesubstanzen aus Omega-6-Fettsäuren im Organismus arrhythmogene, gefäßverengende, entzündungs- und gerinnungsfördernde Eigenschaften besitzen, wäh-

rend diejenigen von Omega-3-PUFAs, speziell **Eicosapentaensäure (EPA)** und **Docosahexaensäure (DHA)** wegen ihrer vasoprotektiven und antiinflammatorischen Wirkungen Risikofaktoren für Herz-Kreislauf-Erkrankungen sowie für entzündliche und immunologische Krankheitsprozesse reduzieren oder hemmen können.

Hinsichtlich der Prostaglandinbildung besteht zwischen Omega-3- und Omega-6-PUFAs eine kompetitive Beziehung: EPA und AA (Arachidonsäure) konkurrieren während der Biosynthese um dieselben kritischen Enzyme. Obwohl Omega-3-Fettsäuren die größere Affinität zu den entsprechenden Enzymsystemen aufweisen, erfolgt die Synthese von EPA und DHA aus ALA (α-Linolensäure) in der Regel nur in einem geringen Ausmaß, denn sie wird durch die bei der heutigen Ernährungsweise in großen Mengen zugeführte Linolsäure kompetitiv gehemmt.

Welche Eicosanoide in welchen Mengen gebildet werden, hängt daher erheblich vom Angebot der jeweiligen Vorstufen in der Nahrung ab. Damit sich aus ALA genügend längerkettige Omega-3-Fettsäuren bilden können, sollten zwischen 1,3 und 2,7 Gramm der dreifach ungesättigten Fettsäure ALA pro Tag zugeführt werden. Die deutsche, die schweizerische und die österreichische Gesellschaft für Ernährung (D-A-CH-Referenzwerte) empfehlen 1,5 g pro Tag. Aus ernährungsmedizinischer Sicht spielt jedoch das Verhältnis von LA/ALA eine größere Rolle als deren absolute Zufuhrmengen. Für gesunde Personen ist im Nahrungsfett ein LA-/ALA-Quotient von 5:1 und für Personen mit metabolischem Syndrom (s. Kap. 4.4.6.2) oder dessen Einzelkomponenten sowie für Personen mit chronisch-entzündlichen Erkrankungen von 4–3:1 anzustreben.

Dies ist jedoch nicht einfach zu erreichen. Omega-6-Fettsäuren sind einer der Hauptbestandteile unserer heutigen Nahrung. Die Ausgangssubstanz Linolsäure kommt in nahezu allen Pflanzenölen mehr oder weniger konzentriert vor. Viele Samenarten (z.B. Getreidearten, Baumwollsamen, Färberdistelsamen, Sojabohnen) sind reich an Linolsäure. Margarinesorten, die als Hauptbestandteil pflanzliche Öle enthalten, sind ebenfalls gute Linolsäurequellen.

α-Linolensäure ist zwar in einigen Pflanzenölen zu finden (z.B. in Leinöl, Rapsöl, Perillaöl), kann aber, wie oben beschrieben, nur sehr begrenzt vom Menschen in die biologisch aktiven Formen (EPA oder DHA) umgewandelt werden.

Eicosapentaensäure und Docosahexaensäure findet man vor allem in Fisch und Fischöl. Fette Fischarten wie Makrele, Hering oder Lachs sind besonders reich an Omega-3-Fettsäuren.

4.4.2 Struktur und Funktion der Lipoproteine und der Apolipoproteine

Im Blut zirkulieren die wasserunlöslichen Lipide in Form von Lipid-Protein-Komplexen (Plasmalipoproteine). Diese sind mizellär aufgebaut. Der Kern aus Neutralfett ist von einem Mantel aus polaren Bestandteilen (Phospholipiden, Cholesterol und Apolipoproteinen) umgeben. Jedes Lipoprotein enthält alle Lipidklassen plus Proteinkomponente (Apolipoprotein), jedoch unterscheiden sich die Lipoproteinklassen hinsichtlich der relativen Massenverhältnisse der Lipidkomponenten und des Proteinanteils.

Durch Ultrazentrifugation können Lipoproteine aufgrund verschiedener spezifischer Gewichte in fünf Fraktionen eingeteilt werden (Tab. 4.4-1).

Chylomikronen werden im Darm gebildet und transportieren exogen zugeführte Nahrungsfette. Sie treten daher nur post-prandial auf und werden vom Stoffwechselgesunden schnell abgebaut. Dabei geben sie Triglyceride und freie Fettsäuren an die Gewebe ab und werden dann als Cholesterol-reiche „Remnants" in die Leber aufgenommen.

Tab. 4.4-1: Einteilung der menschlichen Plasmalipoproteine. Nach Wächtershäuser, Stein 2007

Fraktion	Ursprung	Durch-messer [nm]	Dichte	Haupt-apolipo-proteine	Trigly-ceride [%]	Choles-terolester [%]
Chylomikronen	Darm	100–1000	< 0,96	B-48, A-I, C-II, E	88	3
Very low density lipoproteins (VLDL)	Leber	30–80	0,96–1,006	B_{100}, C-II, E	56	15
Low density lipoproteins	Chylomikronen	25–35	1,006–1,019 (LDL_1) 1,019–1,063 (LDL_2)	B_{100}	10–13	34 (LDL_1)– 48 (LDL_2)
High density lipoproteins (HDL)	Leber, VLDL, Chylomikronen			A-I, A-II		
HDL_1		20	1,063			
HDL_2		10–20	1,063–1,125		33	16	31
HDL_3		7,5–10	1,125–1,210		57	13	29

Very-Low-Density-Lipoproteins (Lipoproteine sehr niedriger Dichte, Prä-β-Lipoproteine, VLDL) werden von den Leberzellen in den Blutstrom entsendet und dienen als Transportvehikel für die in der Leber gebildeten Triglyceride und den Rücktransport der in der Peripherie mobilisierten und nicht verbrauchten energieliefernden Fettsäuren ins Fettgewebe. Sie sind relativ groß, enthalten im Mittel etwa fünfmal mehr Triglyceride als Cholesterol und schrumpfen durch die Abspaltung der Triglyceride zunächst zur Zwischenstufe der
Intermediate Density Lipoproteins (Lipoproteine mittlerer Dichte, IDL). IDL sind bei Stoffwechselgesunden nur in sehr geringer Konzentration nachweisbar.
Low-Density-Lipoproteins (Lipoproteine niedriger Dichte, β-Lipoproteine, LDL) stellen die nächste Stufe der Lipolyse dar. Sie enthalten sehr wenig Triglyceride. Im Nüchternzustand macht LDL-Cholesterol mit 50 bis 80% den Hauptteil des Cholesterols im Blut aus und bestimmt die Höhe des Gesamtcholesterolspiegels im Serum. Der Kern aus Cholesterol-Fettsäure-Estern ist von Phospholipiden und unverestertem Cholesterol umgeben. Das in den Mantel eingelagerte Apolipoprotein B-100 fungiert als Bindungsstelle für die LDL-Rezeptoren der Zellen, die sich über die Aufnahme der LDL mit Cholesterol versorgen.
High-Density-Lipoproteins (Lipoproteine hoher Dichte, α-Lipoproteine, HDL) sind eine komplexe Mischung aus Lipoproteinen. Sie binden durchschnittlich 25% des Gesamtcholesterols. Je nach Dichte und Proteinkomponente wird zwischen HDL_1, HDL_2 und HDL_3 unterschieden. HDL transportieren das in der Peripherie oder in den Gefäßwänden abgelagerte Cholesterol aus den Zellen und Geweben zum Ausscheidungsorgan Leber. Hohe HDL-Spiegel stehen daher für ein geringes, niedrige für ein hohes Arteriosklerose-Risiko.
Die Apolipoproteine bestimmen die funktionellen Eigenschaften der Lipoproteine. Sie dienen zum einen zur Stabilisierung und zum Transport von Lipidemulsionen und zum anderen als Kofaktoren für die Enzyme, die den Lipidanteil der Lipoproteine umsetzen. Bis heute sind mindestens 15 nicht identische Apolipoproteine beschrieben, die in zehn Klassen unterteilt werden (Tab. 4.4-2).

Arteriosklerose und koronare Herzkrankheit

Tab. 4.4-2: Funktion der wichtigsten Apolipoproteine. Nach Wächtershäuser, Stein 2007

Apolipoprotein	Funktion
A-I A-II	Strukturkomponenten des HDL, Aktivatoren der Lecithin-Cholesterol-Acyltransferase (LCAT1), Aktivierung der hepatischen Lipase (HL)
B-100	Strukturprotein von VLDL/LDL, wichtig für die Bildung und Sekretion von VLDL aus der Leber, Ligand des LDL-Rezeptors, Aktivierung der Lysolecithin-Acyltransferase
B-48	Strukturprotein der Chylomikronen, Bildung und Sekretion der Chylomikronen aus dem Darm —> Resorption von Lipiden und Lipid-löslichen Vitaminen aus der Nahrung
C-II	Aktivator der Lipoproteinlipase
D	Aktivator der LCAT
E	Ligand des LDL-Rezeptors, Ausschleusung von Cholesterol aus peripheren Zellen

Struktur und Syntheserate der Apoproteine sind genetisch determiniert. Entsprechend der Funktion zeigt die Apo-B-Konzentration eine positive Korrelation zum Auftreten einer Koronaren Herzkrankheit, das heißt erhöhte Werte sind mit einem erhöhten Arteriosklerose-Risiko assoziiert. Hohe Apo-A-I-Konzentrationen haben dagegen eine sog. Schutzfunktion. Je höher der Quotient Apo B/Apo A-I, umso höher ist das Arteriosklerose-Risiko.

4.4.3 Stoffwechsel der Lipide und Lipoproteine

Der Stoffwechsel der Lipoproteine besteht aus einem exogenen und einen endogenen Stoffwechselweg sowie dem reversen Cholesteroltransportsystem (Abb. 4.4-3).

Exogener Weg
Der exogene Weg beschreibt, wie die Energieträger aus den Nahrungsfetten für den Körper verfügbar gemacht werden. Triglyceride werden zum Teil bereits im Magen, der Rest im Dünndarm durch die Pankreaslipase gespalten und die entstehenden Mono- und Diglyceride sowie Cholesterol und Phytosterole in die Enterozyten aufgenommen. Das resorbierte Cholesterol (C) wird in den Enterozyten durch die Acyl-Coenzym-A-Cholesterol-Acyltransferase Typ 2 (ACAT-2) erneut reverestert (Cholesterol-Ester, CE) und durch das mikrosomale Triglyceridtransfer-Protein (MTP) zusammen mit Apolipoprotein B-48 und Triglyceriden in Chylomikronen eingebaut. Nach Exozytose in den Extrazellularraum gelangen diese in die systemische Blutbahn. Nach einer Mahlzeit ist das Blut für die Dauer von etwa 20–30 Minuten stark lipämisch (Anstieg der Triglyceridspiegel um mehrere 100%). Erst nach ca. sechs Stunden sind die Chylomikronen vollständig aus dem Blut entfernt, der Grund für die etwa zehnstündige Nüchternphase vor einer geplanten Untersuchung des Fettstoffwechsels.

Im Kapillargebiet werden die in den Chylomikronen enthaltenen Triglyceride durch Lipoproteinlipasen (LPL) gespalten und die dabei anfallenden freien Fettsäuren und Monoglyceride als Energiesubstrat von den umgebenden Zellen (Muskulatur und Fettgewebe) aufgenommen. Es entstehen sogenannte Chylomikronen-remnants (Überreste), die dann an den LDL-Rezeptor oder das LDL-Rezeptor-related-Protein (LRP) gebunden und mit diesen in die Leberzelle eingeschleust werden.

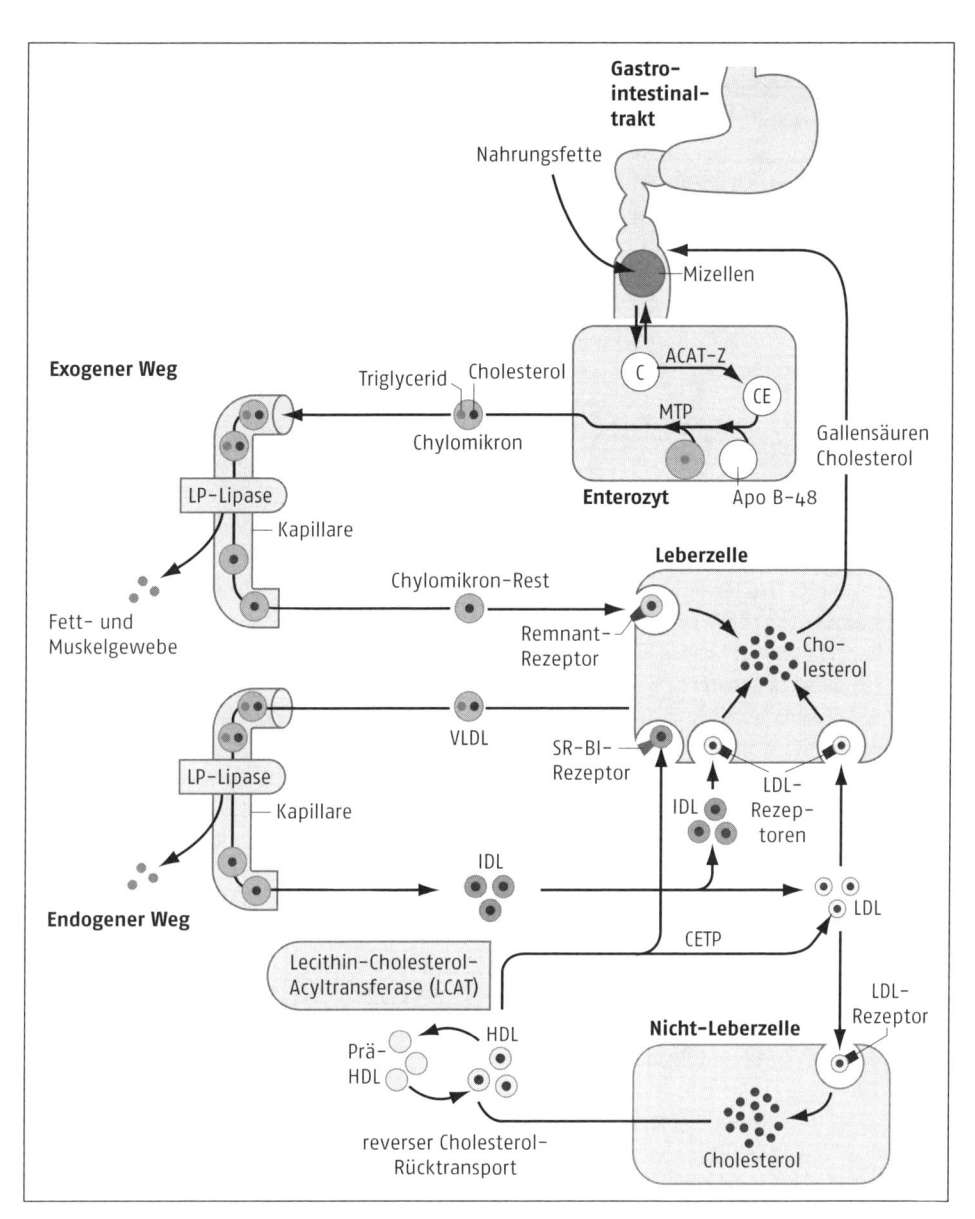

Zu den Abkürzungen siehe folgenden Text

Abb. 4.4-3: Stoffwechsel der Lipide und Liproteine in schematischer Darstellung. Modifiziert nach Thews, Mutschler, Vaupel 2007 und Mutschler 2008

Endogener Weg

Im Hungerzustand werden die peripheren Gewebe über den endogenen Stoffwechselweg mit Triglyceriden und Cholesterol versorgt. In diesem Fall wird das Leber-Cholesterol zusammen mit Apolipoproteinen (Apolipoprotein B-100), Phospholipiden und Triglyceriden in Form von VLDL wieder in den Kreislauf eingeschleust. Dort werden die VLDL durch die Lipoproteinlipase (LPL) abgebaut und speisen dabei das Fett- und Muskelgewebe mit Fettsäuren.

Hierdurch entstehen zunächst kleinere Lipoproteine (IDL). Ein Teil der IDL bindet an LDL-Rezeptoren der Leber und wird direkt in die Leberzellen aufgenommen, ein anderer Teil geht nach erneuter Abspaltung von Triglyceriden in LDL über. Diese binden ebenfalls über Apo B-100 an LDL-Rezeptoren und gelangen durch Endozytose in Leber- oder andere Körperzellen, die Cholesterol zum Aufbau ihrer Zytoplasmamembran und für andere Funktionen benötigen.

Ist die Sättigungskonzentration der LDL-Rezeptoren erreicht (ab einer LDL-Konzentration von etwa 200 mg/dL = 5,2 mmol/L), so werden die LDL alternativ über den sogenannten Scavenger pathway verstoffwechselt. Da die Expression von Scavenger-Rezeptoren auf den Makrophagen nicht vom Cholesterolgehalt der Zelle beeinflusst wird, ist dieser Abbauweg nicht sättigbar.

Der Cholesterol-Pool der Leber wird zum einen durch die exogene Aufnahme von Cholesterol gespeist. Zum anderen ist jedoch praktisch jede Zelle des Organismus in der Lage, über einen vielstufigen Prozess selbst Cholesterol zu synthetisieren. Beide Prozesse sind in hohem Maße reguliert. Ist die intrazelluläre Konzentration erhöht, so werden die Aufnahme und Neusynthese heruntergefahren, und zwar über folgende Mechanismen:

– negatives feed-back auf die Aktivität des geschwindigkeitsbestimmenden Enzyms der hepatischen Cholesterolsynthese, Hydroxy-Methyl-Glutaryl-(HMG)-CoA-Reduktase (Inhibitoren der HMG-CoA-Reduktase = Statine),
– intrazelluläre Veresterung des Cholesterols und Speicherung in Vakuolen,
– Verminderung der Apo B-100 Rezeptor-Expression auf der Zelloberfläche (Downregulation der LDL-Aufnahme),
– reverser Cholesterolrücktransport.

Das einzige Organ, über das Cholesterol in größerem Umfang direkt oder indirekt nach Umbau in Gallensäuren ausgeschieden werden kann, ist die Leber. Deshalb muss sämtliches Cholesterol aus der Peripherie dorthin zurücktransportiert werden (reverser Cholesteroltransport). Hierbei nimmt HDL eine Schlüsselrolle ein. Sein Vorläuferprotein Prä-β-HDL ist dazu in der Lage, aus Makrophagen in der Gefäßwand Cholesterol aufzunehmen und wird dadurch zum reifen HDL. Bewirkt wird dieser Prozess durch die Lecithin-Cholesteryl-Acyltransferase (LCAT), die freies Cholesterol verestert. Die so entstandenen Cholesterolester werden dann durch ein weiteres Protein, das Cholesterolestertransferprotein (CETP), auf LDL übertragen. Ein alternativer Weg besteht darin, dass reifes HDL mittels eines spezifischen Rezeptors (SR-BI) direkt in die Leber aufgenommen wird. Auf beiden Wegen gelangt somit Cholesterol, das ursprünglich in der Gefäßwand abgelagert war, zurück in die systemische Zirkulation und die Leber. In der Regel wird ein hohes Plasma-HDL mit einem verminderten kardiovaskulären Risiko assoziiert.

Das in die Leberzelle aufgenommene Cholesterol wird nun einerseits in Gallensäuren umgewandelt, die dann mit der Galle in den Darm abgegeben werden, andererseits direkt in die Galle sezerniert. Aus dem Darm kann Cholesterol erneut resorbiert werden.

4.4.4 Störungen des Lipoproteinstoffwechsels

Störungen des Fettstoffwechsels werden als Dyslipoproteinämien bzw. Hyperlipoproteinämien bezeichnet. Sie können entweder genetisch bedingt sein oder durch eine organische Grundkrankheit (u.a. Diabetes mellitus) wie auch durch die Einnahme bestimmter Arzneimittel (z.B. orale Kontrazeptiva) ausgelöst werden (primäre bzw. sekundäre Hyperlipoproteinämien). Weitere Risikofaktoren sind eine ungesunde Lebensführung, wie Übergewicht, falsche Ernährung, Alkoholabusus, Rauchen, Stress und Umweltgifte. Schätzungen zufolge sind derzeit ca. 40 % aller Hyperlipoproteinämien sekundären Ursprungs.

Die primär bedingten Formen gehen in der Regel auf polygene Defekte zurück, die sich erst durch die Interaktion mit weiteren Risikofaktoren wie Alter, Geschlecht oder Lebensstil manifestieren. Nach ihrem Erstbeschreiber (Frederickson-Schema) werden phänotypisch fünf Typen unterschieden (Tab. 4.4-3).

Die Differenzierung von Hypercholesterolämien, Hypertriglyceridämien und kombinierten Hyperlipidämien ist zum einen wegen der pathophysiologischen Relevanz und des unterschiedlichen klinischen Bildes, zum anderen aber auch wegen der Auswahl des richtigen Therapie-Ansatzes von Bedeutung. Differenzierte Lipidbestimmungen vor Beginn und während der Therapie sind daher besonders wichtig.

4.4.5 Pathophysiologie der Arteriosklerose

Die Entwicklung einer manifesten Arteriosklerose dauert Jahre bis Jahrzehnte und wird erst in einem sehr späten Stadium klinisch erfasst. Sie wird deshalb als typische Alterserkrankung angesehen, obwohl sie, wie man heute weiß, bereits in frühem Lebensalter ihren Anfang nimmt. Die folgenden pathogenetischen Mechanismen werden diskutiert.

4.4.5.1 Oxidationstheorie

Eine Schlüsselrolle bei der Entstehung der arteriosklerotischen Plaques spielen, wie oben dargelegt, die Low-Density-Lipoproteine (LDL). Zur Versorgung der Gefäßwandzellen mit Cholesterol verlassen die LDL-Partikel das Blutplasma durch Filtration und vesikulären Transport über das Endothel, wobei überschüssiges LDL von Makrophagen aus der Intima entfernt wird. Treten vermehrt LDL-Partikel in den subendothelialen Raum über, so ist dieser Mechanismus überlastet. Durch eine längere Ver-

Tab. 4.4-3: Klassifikation der Hyperlipoproteinämie nach Frederickson et al. Nach: Wächtershäuser, Stein 2007

Typ	Dyslipoproteinämie	Häufigkeit	Lipoproteinfraktion	Serumlipide	Arterioskleroserisiko
Typ I	Familiäre Hyperchylomikronämie	Unbekannt	Chylomikronen ↑↑	Triglyceride ↑	Keines
Typ IIa	Familiäre Hypercholesterolämie	1 : 500 (heterozygot) 1 : 1 000 000 (homozygot)	LDL ↑↑	Cholesterol ↑↑	Extrem hoch
Typ IIb	Familiärer Apoprotein-B-100-Defekt	1 : 700	LDL ↑↑	Cholesterol ↑↑	Sehr hoch
Typ III	Familiäre Dysbetalipoproteinämie	1 : 5000	Chylomikronen ↑	Cholesterol ↑, Triglyceride ↑	Hoch
Typ IV	Familiäre Hyperlipoproteinämie	1–2 %	LDL ↑ und/oder VLDL ↑	Cholesterol ↑, Triglyceride ↑	Hoch
Typ V	Familiäre und sporadische Hypertriglyceridämie	Bis zu 5 %	VLDL ↑, Chylomikronen (↑)	Triglyceride ↑	Keines

weildauer des LDL in der Gefäßwand wird die Oxidation der LDL-Partikel durch Radikale begünstigt. Hierdurch wird die Bindungsstelle des LDL zum LDL-Rezeptor verändert und damit die Aufnahme durch den Rezeptor verringert. Stattdessen werden die LDL vermehrt über die Scavenger-Rezeptoren vor allem in den Makrophagen und den glatten Muskelzellen der Gefäßwand aufgenommen und zerstören damit deren physiologische Funktion und Gestalt. Die Makrophagen wandeln sich in Schaumzellen um, die weitgehend immobil sind und sich unter dem Endothel von Blutgefäßen ablagern. Sie bilden den Kern der arteriosklerotischen Plaques, deren erste Stufe die intimalen Fettstreifen (Fatty streak) sind, leicht erhabene gelbliche Bereiche, die schmal in Richtung des Blutflusses angeordnet sind. Die nächste Stufe bilden fettig-fibröse oder arteriomatöse Plaques mit komplexen Gefäßwandläsionen, und tiefer in der Plaque auftretende Zellschädigungen führen schließlich zu intimalen Nekrosen.

Mit der weiteren Einlagerung von Lipiden, aber auch von Eiweißen und Calcium in die Gefäßintima einher geht eine vermehrte Sekretion aggregationsfördernder und gefäßaktiver Prostaglandine, und es werden verstärkt proliferativ wirkende Wachstumsfaktoren, wie Platelet-Derived Growth Factor (PDGF) gebildet. Diese bewirken in der Folge eine Proliferation der glatten Muskelzellen und eine erhöhte Produktion von Kollagen und Glykosaminglykanen. Das Gefäßlumen wird verengt, was zwar durch Kollateralkreisläufe oder durch Abnahme des peripheren Widerstandes kompensiert werden kann, es können aber auch durch Endotheldefekte oder Einbrüche in den Nekroseherd Gerinnungsvorgänge aktiviert werden, die durch Thrombenbildung einen Gefäßverschluss zur Folge haben können.

Nach der Oxidationstheorie spielen freie Radikale als mögliche Promotoren der Arteriosklerose eine wichtige Rolle, und zwar nicht nur wegen der Oxidation der LDL, sondern auch deswegen, weil ein Übermaß an freien Radikalen zu einem Ungleichgewicht zwischen gefäßverengenden (Thromboxan A_2) und gefäßerweiternden (Prostacyclin) Prostaglandinen zugunsten der Gefäßverengung führt. Arterielle Verschlusskrankheiten werden hierdurch begünstigt.

Die Oxidationstheorie hat in der Folge zu einer Reihe groß angelegter klinischer Studien mit der Gabe von Antioxidantien geführt. Deren Ausgang war jedoch insgesamt enttäuschend, denn es konnte keine signifikante Verringerung der Inzidenz von koronaren Herzkrankheiten erreicht werden.

4.4.5.2 Infektions-Theorie

Nach der Infektions-Theorie sollen bakterielle Infektionen (z.B. Chlamydien) das Entzündungsgeschehen in arteriosklerotischen Plaques anstoßen und es auch unterhalten. Bislang konnte jedoch in klinischen Studien zur Sekundärprävention der Arteriosklerose nach Gabe von Antibiotika (z.B. Makroliden, Fluorchinolonen) kein positiver Effekt bei den Patienten beobachtet werden.

4.4.5.3 Mainzer Konzept

Dieses Konzept, benannt nach der Mainzer Forschergruppe, die es entwickelt hat, geht von der folgenden Vorstellung aus: Die Reinigung der Gefäßwand von gewebsständigen, gestrandeten LDL-Molekülen durch den HDL-abhängigen reversen Cholesterol-Transport ist zunächst ein physiologischer Vorgang, der nicht zwangsläufig mit schädlichen Prozessen vergesellschaftet ist. Erst bei einer Überlastung dieses Transports kommt es aufgrund der fortgesetzten Aktivierung des Immunsystems zu einer chronischen Entzündung und zum Niedergang der Makrophagen, aus denen wiederum Lipide freigesetzt werden. Ein Teufelskreis entsteht, der in die Proliferation benachbarter Zellen und Bildung von extrazellulärer Matrix mündet. Das Konzept schließt oxidative Mechanismen zwar nicht aus, erachtet sie jedoch pathogenetisch als zweitrangig. Die zentrale pathogenetische Rolle spielt demgegenüber die dauerhafte Überaktivierung des natürlichen Immunsystems.

4.4.6 Koronare Herzkrankheit

Erhöhte LDL- und erniedrigte HDL-Cholesterolkonzentrationen im Blut sind wesentliche Risikofaktoren für Herz-Kreislauf-Erkrankungen. Besonders bedeutsam ist die Manifestation der Arteriosklerose an den Herzkranzarterien in Form der koronaren Herzkrankheit (KHK). Obwohl die Behandlung einer manifesten KHK grundsätzlich der ärztlichen Kontrolle unterliegt, soll an dieser Stelle etwas Basiswissen hierzu vermittelt werden.

In den Frühstadien der koronaren Herzkrankheit sind in der Regel noch keine klinischen Symptome vorhanden, obwohl bereits Störungen der endothelialen Funktion und Lipideinlagerungen in der Gefäßwand vorliegen. Im fortgeschrittenen Stadium kommt es durch den teilweisen oder vollständigen Verschluss von Koronararterienästen zu einem Missverhältnis zwischen Sauerstoffbedarf und Sauerstoffangebot im Herzmuskel mit je nach Schweregrad unterschiedlichen klinischen Ausprägungen.

4.4.6.1 Erscheinungsformen einer KHK

Angina pectoris

Die Angina pectoris bezeichnet ein anfallsartiges Engegefühl bzw. Schmerzen in der Brust, die sich meist unter körperlicher Belastung oder Stress einstellen. Man unterscheidet die stabile und die instabile Angina pectoris. Bei der stabilen Angina pectoris treten die Anfälle belastungsabhängig, z.B. beim Sport oder Treppensteigen auf und verschwinden nach der Belastung rasch wieder. Das bedeutet, dass in Ruhe noch keine Symptome auftreten. Wird aber eine höhere Leistung gefordert oder der Sympathikus infolge seelischer Erregung aktiviert, so kann die da-durch bedingte Zunahme des Sauerstoffverbrauchs einen Angina-pectoris-Anfall auslösen. Da dieser mit der Herzfrequenz korreliert und daher zumindest für eine bestimmte Zeit immer bei einer individuell annähernd gleichen Schlagfrequenz auftritt, spricht man von einer stabilen Angina pectoris.

Bei einer instabilen Angina pectoris treten die Anfälle dagegen gehäuft und ohne erkennbare Anlässe auf und/oder werden zunehmend stärker. Als Ursache werden in ihrer Größe wechselnde thrombotische Auflagerungen und Koronarspasmen angenommen.

Herzinfarkt (Myokardinfarkt)

Wird die Koronardurchblutung akut in einem Teil des Herzens unterbrochen, kommt es in diesem Gebiet zum Untergang von Herzmuskelgewebe (Myokardnekrose) und damit zum Herzinfarkt (Myokardinfarkt), der sich in der Regel mit einem vernichtenden Druck- und Schmerzgefühl sowie Blutdruckabfall und Fieber bemerkbar macht. Häufigste Ursache eines Herzinfarkts ist ein thrombotischer Verschluss eines Koronararterienastes, ausgelöst durch die Ruptur eines arteriosklerotischen Plaques. Wird ein Infarkt überlebt, so vernarbt der Infarktbezirk, d.h. er wird bindegewebig umgebaut, was in eine chronische Herzinsuffizienz münden kann.

Die Phasen der koronaren Herzerkrankung, die unmittelbar lebensbedrohlich sind, hierzu gehören die instabile Angina pectoris, der akute Myokardinfarkt und der plötzliche Herztod, werden unter dem Begriff „akutes Koronarsyndrom" zusammengefasst. Bei Verdacht auf ein akutes Koronarsyndrom müssen Patienten oder deren Angehörige, Freunde, Kollegen etc. sofort den Notarzt alarmieren!

Arteriosklerose und koronare Herzkrankheit

Info

Sofortmaßnahmen in der Apotheke

Was ist zu tun, wenn ein Kunde in der Apotheke einen Angina-pectoris-Anfall oder sogar einen Herzinfarkt erleidet?

- Ruhe bewahren!
- Notarzt über den Notruf 112 oder die örtliche Notrufnummer alarmieren und den Verdacht auf Herzinfarkt äußern.
- Damit der Patient besser atmen kann, Oberkörper hoch lagern und enge Kleidung wie etwa Kragen oder Krawatte öffnen.
- Im Falle eines Kreislauf-Stillstands (Patient bewusstlos, keine Atmung zu erkennen) sofort mit einer Herzdruckmassage und der Mund-zu-Mund oder Mund-zu-Nase-Beatmung beginnen.
- Beim Betroffenen bleiben und beruhigen.

Quelle: Blank 2008

4.4.6.2 Weitere Risikofaktoren für die Entstehung einer KHK

Für die Entstehung und den Verlauf der KHK ist eine Anzahl von Risikofaktoren verantwortlich. Ein hohes KHK-Risiko beruht selten nur auf einem, sondern in den meisten Fällen auf dem gleichzeitigen Auftreten einer Reihe von leicht bis mittelschwer ausgeprägter Risikofaktoren.

Es gibt jedoch einige pathophysiologische Zustände, die – unabhängig vom Ausprägungsgrad einzelner Risikofaktoren – für sich genommen bereits mit einem hohen Risiko einhergehen. Neben der klinisch manifesten Arteriosklerose, der dieses Kapitel gewidmet ist, und dem Diabetes mellitus, auf den hier nicht näher eingegangen wird, sind dies das metabolische Syndrom und ein absolutes 10-Jahres-Risiko für eine koronare Herzkrankheit von mehr als 20% (zur Risiko-Scores s. Kap. 4.4.6.3).

Metabolisches Syndrom

Die Definition des metabolischen Syndroms wurde in den letzten Jahren öfter geändert. Eine endgültige Definition (oder einen ICD-10-Code) gibt es bislang nicht. Häufig angewandt und international anerkannt ist die Definition der International Diabetes Federation (IDF) (s. Kasten).

Eine große Rolle spielt dabei der erhöhte Taillenumfang, denn für das kardiovaskuläre Risiko ist weniger das Ausmaß des Übergewichts als vielmehr das Fettverteilungsmuster entscheidend, da das innere Bauchfett (intraabdominales oder viszerales Fettgewebe) sehr stoffwechselaktiv ist. Ein erhöhtes Risiko besteht für Männer ab 94–101 cm und für Frauen ab 80 cm Taillenumfang, ein stark erhöhtes Risiko für Männer ab 102 cm und für Frauen ab 88 cm.

Das metabolische Syndrom hat eine komplexe Pathophysiologie (Abb. 4.4-4), bei der sehr unterschiedliche vererbte und erworbene Faktoren eine Rolle spielen, die wiederum zusammen mit dem personen-spezifischen genetischen Risiko die Erkrankung hervorrufen.

Verschiedene Studien zeigten eine positive Assoziation des metabolischen Syndroms zur kardiovaskulären Morbidität und Mortalität. Umso wichtiger ist es, betroffene Patienten frühzeitig zu erkennen und auf die Risiken hinzuweisen.

Kenngrößen für das Vorliegen eines metabolischen Syndroms

Risikofaktor bauchbetonte Adipositas:
Bei Männern Taillenumfang > 94 cm, bei Frauen Taillenumfang > 80 cm

Zusätzlich zwei der folgenden Risikofaktoren:

- Diabetes mellitus bzw. Nüchternblutzuckerwerte von > 110 mg/dl,
- Fettstoffwechselstörung bzw. Triacylgyceride > 150 mg/dl und HDL-Cholesterin < 40 mg/dl bei Männern und < 50 mg/dl bei Frauen sowie
- Bluthochdruck (ab > 130 systolisch und > 85 diastolisch)

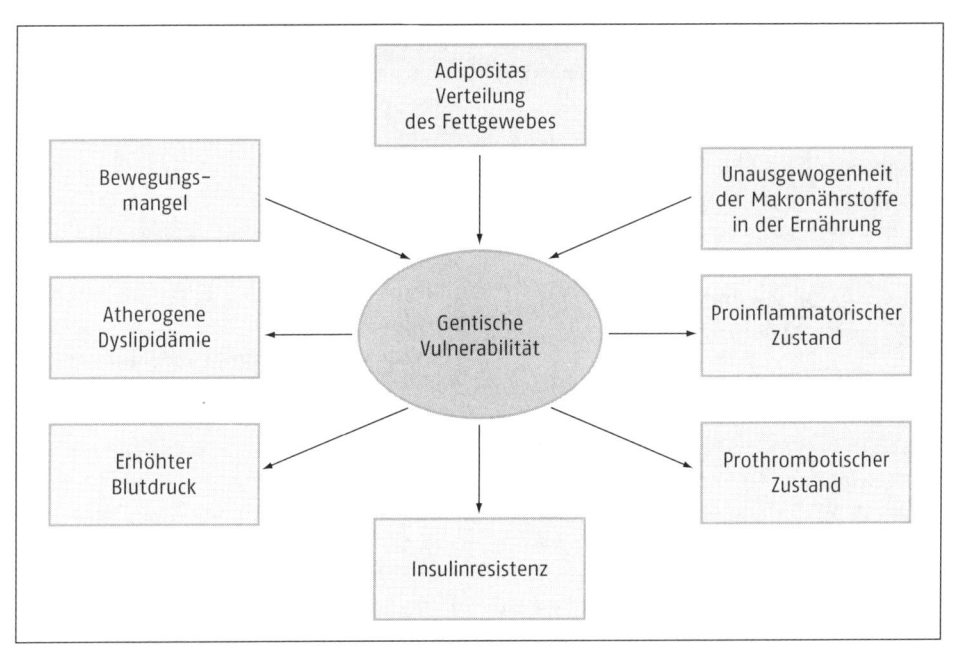

Abb. 4.4-4: Komponenten des metabolischen Syndroms
Quelle: International Task Force for the Prevention of Coronary Heart Disease, International Arteriosclerosis Society. Prävention der koronaren Herzkrankheit 2003

Das gebräuchlichste Maß zur Ermittlung von Übergewicht und Adipositas ist der Body-Mass-Index (BMI, Bedeutung: Körpermassenindex). Der BMI entspricht dem Körpergewicht in Kilogramm dividiert durch das Quadrat der Größe in Metern (s. Kasten).

Kennzahlen für den Body-Mass-Index (BMI)
Quelle: World Health Organization.
WHO Technical Report Series 1999; 894

in kg/m²
Untergewicht: < 18,5
Normalgewicht: 18,5–24,9
Übergewicht: 25–29,9
Adipositas: ≥ 30

Homocystein

L-Homocystein (Hcy) ist eine natürliche vorkommende (nicht proteinogene) schwefelhaltige α-Aminosäure. Sie ist im Stoffwechsel ein Zwischenprodukt des Ein-Kohlenstofftransfers und entsteht durch S-Demethylierung von L-Methionin als Methyldonor. Normale Laborwerte bei der Blutuntersuchung liegen zwischen 5 und 10 µmol/l. Bei Patienten mit koronarer Herzerkrankung, Schlaganfall, peripherer arterieller Verschlusskrankheit oder venöser Thrombose wurde über eine hohe Prävalenz an Hyperhomocysteinämie, zwischen 20 % und 50 %, berichtet. Eine moderate Hyperhomocysteinämie gilt als unabhängiger Risikofaktor für Herz-Kreislauf-Erkrankungen. Der Beweis eines kausalen Zusammenhangs zwischen Hyperhomocysteinämie und kardiovaskulären Erkrankungen steht jedoch noch aus (VISP-Studie, NORVIT-Studie, HOPE-2-Studie). Bei folgenden Patientengruppen wird die Bestimmung des Homocystein-Spiegels empfohlen: Patienten mit Arteriosklerose in der persönlichen oder der Familienanamnese, Patienten mit hohem Risiko für erhöhte Homocystein-Spiegel wie z.B. Patienten mit Nierenversagen, Raucher und Pa-

Arteriosklerose und koronare Herzkrankheit

tienten unter Therapie mit die Homocystein-Spiegel anhebenden Medikamenten (z.B. Fibrate, Theophyllin, Methotrexat oder Antiepileptika). Zur Regulierung des Homocystein-Pegels im Blut ist eine ausreichende Versorgung mit Betain und den Vitaminen B_{12}, B_6 und Folsäure erforderlich.

4.4.6.3 Prognose und Risikostratifizierung bei KHK

Kardiovaskuläre Risikofaktoren schädigen die Arterien bereits in frühen Jahren. Bei Kindern mit Verwandten ersten Grades, bei denen vor dem 60. Lebensjahr eine KHK aufgetreten ist, sollte daher bereits eine Bestimmung der Risikofaktoren erfolgen. Auch eine Bestimmung des LDL-Cholesterols ist zu erwägen. Außerdem müssen bei allen Kindern mit Diabetes mellitus die Lipidwerte bestimmt werden. Bei Kindern, die bereits eine Hyperlipidämie und/oder Bluthochdruck haben, sollte sorgfältig nach sekundären Ursachen und einer familiäre Belastung geforscht werden. Eine medikamentöse Lipidsenkung ist nur bei Kindern über 10 Jahren in Betracht zu ziehen, bei denen langfristige, konservative Maßnahmen nicht zu einer Senkung des LDL-Cholesterols < 130 mg/dL (< 3,37 mmol/dL) geführt haben.

Ansonsten gehen wissenschaftliche Empfehlungen dahin, mit dem Screening auf Risikofaktoren für die Entwicklung einer koronaren Herzkrankheit im Alter von 20 Jahren zu beginnen. Jeder im Alter von 40 Jahren und darüber sollte sein absolutes Risiko für das Auftreten einer KHK kennen. Auf der Basis der Daten prospektiver epidemiologischer Langzeitstudien wurde eine Reihe von Algorithmen und Punktsystemen für die Risikoberechnung erarbeitet. Die wichtigsten sollen hier kurz vorgestellt werden.

Achtung: Keines der Scoring-Systeme kann tatsächlich die Zukunft vorhersagen. Die Risikostratifizierung dient vielmehr dazu, bei den Patienten das Bewusstsein für ein eventuell erhöhtes Gesamtrisiko zu wecken und damit die Motivation für eine Lebensstilumstellung oder auch für den Beginn einer medikamentösen Therapie zu stärken.

PROCAM-Risiko-Score

Ein in Deutschland entwickeltes und auch international anerkanntes Verfahren ist der PROCAM-Risiko-Score. Er wurde entwickelt aus den Ergebnissen der PROCAM-Studie (**PRO**spective **CA**rdiovascular **M**ünster Study), die vor ca. 30 Jahren begonnen wurde und detaillierte Daten zu Herzinfarktrisikofaktoren bei mehr als 20000 Männern und 10000 Frauen im Münsterland und im nördlichen Ruhrgebiet gesammelt hat. Nach Analyse der Herzinfarkte bei Männern, die bei Aufnahme in das Studienregister zwischen 35 und 65 Jahre alt waren, wurde ein einfaches Punkt-System entwickelt, das auf den acht Faktoren Alter, Herzinfarkt in der Familie, Blutdruck, Rauchen, Vorhandensein von Diabetes mellitus, LDL-Cholesterol, HDL-Cholesterol und Triglyceride beruht.

Mit Hilfe des PROCAM-Risiko-Scores lässt sich das Risiko für das Auftreten eines tödlichen oder nicht tödlichen Herzinfarkts bzw. eines plötzlichen Herztodes innerhalb von 10 Jahren abschätzen. Dem Ausprägungsgrad eines Risikofaktors wird jeweils ein Punktwert zugeordnet, durch einfache Addition der Punktwerte eine Gesamtpunktzahl ermittelt und über eine spezielle Zuordnung schließlich das absolute 10-Jahres-Risiko abgelesen.

Aussagekräftig sind bei der PROCAM-Studie die Werte im Wesentlichen für Männer, bei denen bisher noch keine KHK bekannt ist. Für Frauen nach der Menopause wird ein Viertel des Risikos angenommen.
Internet: www.chd-taskforce.com

ESC-SCORE (Deutschland)

Der Risiko-Score der Europäischen Gesellschaft für Kardiologie (ESC), auf deutsche Verhältnisse umgerechnet, schätzt das Risiko für tödliche kardiovaskuläre Ereignisse auf-

grund von Herzinfarkt, Schlaganfall oder peripherer Gefäßerkrankung über die nächsten zehn Jahre ab. Hierzu werden Geschlecht, Alter, Raucherstatus, Blutdruck und Gesamtcholesterin oder das Verhältnis von Gesamt/HDL-Cholesterin herangezogen. Wenn ein 10-Jahres-Risiko von 5% überschritten wird, liegt ein hohes – in der Regel behandlungsbedürftiges – Risiko vor.
Internet: www.bnk.de/transfer/euro.htm

CARRISMA-Algorithmus
Der CARRISMA (CARdiovascular RISk MAnagement)-Algorithmus ist kein eigenständiges System, sondern baut auf den genannten Scores auf. Zusätzlich werden die Lebensstilfaktoren körperliche Aktivität, Anzahl der gerauchten Zigaretten und Body-Mass-Index (BMI) berücksichtigt.
Internet: www.CARRISMA-pocket-LL.de

Framingham-Risiko-Score
Eine weitere große prospektive epidemiologische Studie zur KHK wurde in der Stadt Framingham in Massachusetts in den Vereinigten Staaten von Amerika durchgeführt. Die Ergebnisse dieser Studie dienten ebenfalls als Grundlage für ein Punktsystem zur Beurteilung des 10-Jahres-Koronarrisikos. Tabellen für Männer und auch für Frauen

Tab. 4.4-4: Mosaiksteine des Managements der Risikofaktoren für die koronare Herzkrankheit (KHK). Nach: Nationale Versorgungs-Leitlinie Chronische KHK. Stand: April 2008

Fettstoffwechselstörungen	Hypertonie
Anpassung der Ernährung, Gewichtsreduktion und regelmäßiges körperliches Training als Basis jeder fettmodifizierenden Therapie. Statine als Arzneimittel der ersten Wahl für alle KHK-Patienten.	Bei allen Patienten mit koronarer Herzkrankheit und arterieller Hypertonie regelmäßige Blutdruckkontrolle. Bei Patienten mit KHK und Blutdruckwerten > 140/90 mmHg (Behandlungsziel) ist eine medikamentöse Behandlung indiziert.
Diabetes mellitus	**Psychosoziale Faktoren/Lebensqualität**
Patienten mit KHK und Diabetes gehören zu einer Hochrisikogruppe. Therapieziele: Normoglykämische Blutzuckereinstellung. Blutdrucksenkung > 130/80 mmHg. Senkung der Blutfette, Gewichtsreduktion	Vor allem bei Patienten mit Depression oder fehlendem sozialen und emotionalen Rückhalt ggf. geeignete unterstützende, psychotherapeutische und/oder medikamentöse Maßnahmen
Lebensstil: Ernährung, Rauchen, Training, Gewicht	
Ernährung	**Rauchen**
Kaloriengerechte, fettarme, ballaststoffreiche Ernährung, reich an Früchten, Gemüse und Kohlenhydraten, wenig gesättigte Fette. Moderater Alkoholgenuss – sofern keine Kontraindikationen existieren – in Grenzen erlaubt: Männer < 30 g/Tag, Frauen < 20 g/Tag, mit dem Arzt besprechen.	Vollständige Beendigung des Rauchens (Abstinenz) als wichtigste therapeutische Einzelmaßname bei Patienten mit Gefäßerkrankungen. Nicht medikamentöse und medikamentöse Hilfen zur Raucherentwöhnung. Siehe auch Kapitel 14
Training	**Übergewicht**
Regelmäßiges aerobes Ausdauertraining (3–7 × pro Woche, je 15–60 Minuten) bei 40–60% der maximalen Leistungsfähigkeit und im ischämiefreien Bereich	Patienten mit einem Body-Mass-Index (BMI) von 27–35 kg/m² und einer KHK: Gewichtsreduktion um 5–10% innerhalb der nächsten 6 Monate. Patienten mit einem Body-Mass-Index > 35 kg/m²: Gewichtsreduktion um mehr als 10% innerhalb der nächsten 6 Monate

geben für jeden Ausprägungsgrad eines Risikofaktors einen Punktwert an. Aus der Addition der Punktwerte für jeden Risikofaktor ergibt sich eine Gesamtpunktzahl, der jeweils das entsprechende 10-Jahres-Risiko für Herzinfarkte oder koronare Todesfälle zugeordnet wird.
Internet: www.nhlbi.nih.gov/guidelines/cholesterol/atglance.pdf

4.4.6.4 Allgemeines Risikofaktoren-Management und Prävention der KHK

Durch konsequente Umsetzung präventiver Maßnahmen werden die Prognose und die Leistungsfähigkeit der KHK-Patienten nachweislich deutlich verbessert.
Nicht medikamentöse Therapiestrategien (Lebensstiländerungen) sind als Grundlage des Risikofaktoren-Managements unverzichtbar (s. Tab. 4.4-4). Wesentliche Instrumente sind kontinuierliche Aufklärung, Beratung und Schulung. Hier kann die Apotheke einen wesentlichen Beitrag leisten.

Bislang war es üblich, Strategien zur Verringerung des KHK-Risikos in Maßnahmen der Primär- und der Sekundärprävention zu unterteilen, wobei der Ausdruck Primärprävention für die vor einem ersten akuten Koronarereignis, in der Regel einem Herzinfarkt, ergriffenen Maßnahmen verwendet wird, während sich die Sekundärprävention auf Maßnahmen zur Vorbeugung eines weiteren Koronarereignisses bezieht. Diese Unterscheidung hat jedoch in den letzten Jahren an Bedeutung verloren. Prospektive epidemiologische Studien wie die PROCAM-Studie haben gezeigt, dass das Herzinfarktrisiko vieler Hochrisiko-Patienten ohne klinisch manifeste KHK ebenso hoch oder sogar noch höher ist als das Risiko von Personen, die bereits einen Herzinfarkt erlitten haben. Daher hat sich der Fokus von der Zweiteilung in Primär-/Sekundärprävention hin zum Konzept des aktuellen oder absoluten Risikos verschoben, das in Ereignisraten pro Jahr ausgedrückt wird.

Tab. 4.4-5: Wichtige Faktoren für die Erhebung des Lipidstatus

Nüchternblutentnahme	Gesamtcholesterol und HDL-Cholesterol: Im Rahmen der Nachbeobachtung auch nicht nüchtern vertretbar. Triglyceride: Postprandial gemessene Werte sind nach dem Stand der Erkenntnisse für die Abschätzung des Risikos für eine Herz-Kreislauf-Erkrankung besser geeignet als Nüchtern-Werte.
Entnahme aus Fingerbeere vs. venöse Blutentnahme	Screening (Gesamtcholesterol, HDL-Cholesterol, Triglyceride): Fingerbeere und Trockenchemie-Analytik anwendbar. Entscheidungsfindung: Verlaufsbestimmungen an venösem Blut erforderlich.
Serum- vs. Plasmaspiegel	Immer die gleiche Fraktion zur Bestimmung wählen: Plasmaspiegel liegen um etwa 4% niedriger als Serumspiegel.
Bestimmung der Ausgangswerte	Anhand mehrerer Blutentnahmen über einen Zeitraum von 1–3 Monaten.
Körperposition	Sollte standardisiert sein, da die Cholesterolwerte vom Plasmavolumen abhängig sind.
Technik der Blutentnahme	Längerfristige Stauung vor der venösen Blutentnahme vermeiden, Schnelltests an Kapillarblut (Fingerbeere) auf Gesamtcholesterol, Triglyceride und HDL-Cholesterol liefern bei Standardisierung zufriedenstellende Ergebnisse.

Tab. 4.4-6: LDL-C-Therapieziele und -Schwellenwerte, bei denen eine Therapie sinnvoll ist, in Abhängigkeit von Begleitbefunden. Quelle: Deutsche Gesellschaft für Kardiologie – Herz- und Kreislaufforschung e.V. Leitlinie risikoadjustierte Prävention von Herz- und Kreislauferkrankungen. Stand September 2007

Risikokategorie	LDL-C-Therapieziele in mg/dl (mmol/l)	LDL-C-Schwellenwert für eine intensivierte Änderung des Lebensstils in mg/dl (mmol/l)	LDL-C-Schwellenwert für eine medikamentöse Therpaie in mg/dl (mmol/l)
KHK und KHK-Risikoäquivalente	< 100 (2,58) Optional < 70 (< 1,8)	Unabhängig vom Lipidwert immer sinnvoll	≥ 100 (2,58) Optional 70–100 (1,8–2,58)
≥ 2 zusätzliche Risikofaktoren*	< 130 (3,35)	≥ 130 (3,35)	10-J.-Risiko 10–20 %: ≥ 130 (3,35) 10-J.-Risiko < 10 % ≥ 160 (4,13)
0 bis 1 zusätzliche Risikofaktoren	≤ 160 (4,13)	≥ 160 (4,13)	≥ 190 (4,9) Optional 160–189 (4,13–4,9)

LDL-C = LDL-Cholesterin; HDL-C = HDL-Cholesterin
* Als zusätzliche Risikofaktoren gelten: Alter (Männer > 45 J., Frauen > 55 J. oder Postmenopause), Hypertonie, Diabetes, Rauchen, HDL < 40 mg/dl (1,03 mmol/l), Familienvorgeschichte für KHK bei Verwandten 1. Grades (bei männlichen Verwandten < 55 J., bei weiblichen Verwandten < 65 J.).
Bei HDL > 60 mg/dl (1,6 mmol/l): 1 Risikofaktor kann von der Anzahl der Risikofaktoren abgezogen werden.
Bei HDL < 40 mg/dl (1,03 mmol/l): Gewichtsreduktion, Aktivität, Nicotinverzicht betonen.

4.4.7 Erhebung des Lipidstatus

Da in der Apotheke auch Schnelltests zur Bestimmung des Cholesterolspiegels angeboten und durchgeführt werden, sollte das pharmazeutische Personal wissen, was hierbei zu beachten ist. Außerdem empfiehlt es sich, auch über die Begleitumstände für die Erhebung des Lipidstatus beim Arzt Bescheid zu wissen, damit die erhobenen Werte nicht fehlinterpretiert werden. Näheres siehe Tabelle 4.4-5.
Während der Schwangerschaft kommt es zu einem Anstieg von LDL-Cholesterol, HDL-Cholesterol und Triglyceriden. Es empfiehlt sich eine Verschiebung der Erhebung von Basiswerten auf den Zeitraum nach der Geburt.

4.4.8 Zielgrößen für die Einstellung der Blutlipidspiegel

Während es früher üblich war, für die einzelnen Komponenten (HDL, LDL, Triglyceride) definierte Spannen anzugeben, stellen nationale und internationale Richtlinien diese heute in den Gesamtzusammenhang mit anderen kardiovaskulären Risikofaktoren und geben keinen allgemeingültigen Schwellenwert mehr an, an dem das Risiko beginnt.
Die Deutsche Gesellschaft für Kardiologie – Herz- und Kreislaufforschung e.V. – sieht in ihrer Leitlinie „Risikoadjustierte Prävention von Herz- und Kreislauferkrankungen" (Stand September 2007) vier Stufen für eine individuelle Risikostratifizierung vor:
– Stufe 1: Bestimmung des Lipoproteinprofils und Klassifikation,
– Stufe 2: Identifizierung von Hochrisikopatienten (Patienten mit KHK oder KHK-

Arteriosklerose und koronare Herzkrankheit

Risikoäquivalenten wie nicht kardiale Manifestationsformen der Arteriosklerose (periphere arterielle Verschlusskrankheit, abdominales Aortenaneurysma, symptomatische Karotisstenose) und manifester Diabetes mellitus),
- Stufe 3: Risikostratifizierung für Nicht-Hochrisiko-Personen (nach PROCAM, ESC Euro SCORE, evtl. zusätzlich nach CARRISMA (s. Kap. 4.4.6.3),
- Stufe 4: Therapie-Auswahl.

Die Beurteilung der Notwendigkeit einer intensivierten Änderung des Lebensstils bzw. einer medikamentösen Therapie (LDL-C-Therapieziele) anhand der Lipidwerte, des Gesamtrisikos und der Number Needed to Treat (Die Anzahl der Patienten, die behandelt werden müsste, um ein Ereignis oder einen Todesfall zu verhindern (Number Needed to Treat, NNT), gibt einen guten Anhaltspunkt für die Sinnhaftigkeit einer Behandlung) ist in Tabelle 4.4-6 dargestellt.

Die Europäische Gesellschaft für Kardiologie (European Society of Cardiology, ESC) verfolgt in ihren „European guidelines on cardiovascular disease prevention in clinical practice (2007) einen ähnlichen Ansatz (Tab. 4.4-7).

Tab. 4.4-7: Management der Hyperlipidämie als Risikofaktor für kardiovaskluäre Erkrankungen (CVD). Quelle: European Society of Cardiology (ESC) 2007. European guidelines on cardiovascular disease prevention in clinical practice

In allen Fällen sind sämtliche Risikofaktoren zu bewerten und zu behandeln. Patienten mit manifester kardiovaskulärer Erkrankung (CVD), Diabetes mellitus Typ I oder II oder mit schwerer Hyperlipidämie gelten als Hoch-Risiko-Fälle. Alle anderen können mit Hilfe von Scores bewertet werden.				
Manifeste CVD	Diabetes mellitus Typ I oder II	Stark erhöhte Lipidspiegel	Score-Risiko ≥ 5 %	Score-Risiko < 5 %
– Zunächst Ernährungsumstellung und körperliche Betätigung, Berücksichtigung sämtlicher Risikofaktoren – Senkung des Gesamtcholesterols auf < 4,5 mmol/l (< 175 mg/dl) oder < 4 mmol/l (< 155 mg/dl), sofern machbar, und LDL-Cholesterol auf < 2,5 mmol/l (< 100 mg/dl) oder < 2 mmol/l (< 80 mg/dl), sofern machbar – hierzu bei den meisten wahrscheinlich Statine erforderlich			Lebensstiländerung für 3 Monate, dann Neuerhebung des Scores und der Nüchtern-Lipide Score Risiko immer noch ≥ 5 % →	Gesamt Cholesterol < 5 mmol/l und LDL-Cholesterol < 3 mmol/l und Score jetzt < 5 %	Lebensstiländerung zur Senkung des Gesamtcholesterols < 5 mmol/l (190 mg/dl) und LDL-Cholesterol < 5 mmol/l (115 mg/dl), regelmäßiges Follow-up
Keine definierten Behandlungsziele für HDL-Cholesterol und Triglyceride, aber HDL-Cholesterol < 1,0 mmol/l (40 mg/dl) für Männer und < 1,2 mmol/l (45 mg/dl) für Frauen, sowie Nüchtern-Triglyceride von > 1,7 mmol/l (150 mg/dl) sind Marker für ein erhöhtes kardiovaskuläres Risiko.				

4.4.9 Nicht medikamentöse Maßnahmen bei Fettstoffwechselstörungen, Diät

Zunächst sollten bei allen Patienten nicht medikamentöse Maßnahmen hinsichtlich der Ernährung und der allgemeinen Lebensführung getroffen werden.
Nach der evidenzbasierten Leitlinie der Deutschen Gesellschaft für Ernährung (DGE) „Fettkonsum und Prävention ausgewählter ernährungsmitbedingter Krankheiten" (Stand: November 2006) soll die Fettzufuhr bei Hypercholesterolämie auf etwa 30 % der Gesamtkalorienzahl reduziert werden. Arm an Gesamtfett und Cholesterol sind magere Fleischsorten, Fisch wie Forelle, Kabeljau, Scholle, Seelachs, Kaninchen, Geflügel, magerer Schinken, Truthahn, fettarme Milch und Käsesorten zwischen 10 und 20 % Fett im Trockengewicht.
Ein Drittel der Fette sollte gesättigt sein, ein Drittel einfach ungesättigt und ein Drittel mehrfach ungesättigt. Nahrungsfette sollten zudem einen niedrigen Anteil an gesättigten Fettsäuren mit den Kettenlängen C 12 bis C 16 haben, dafür aber reich an Linolsäure (Sonnenblumen- und Distelöle), Ölsäure und Linolensäure sein.
Die DGE empfiehlt darüber hinaus, dass in der täglichen Ernährung möglichst wenig trans-Fettsäuren vorkommen sollten (weniger als 1 % der Nahrungsenergie). Einen hohen Anteil an trans-Fettsäuren haben Backwaren, Frühstücksflocken mit Fettzusatz, Pommes frites, Trockensuppen, Fertiggerichte sowie Süßwaren und Snacks.
Grundsätzlich sind pflanzliche Fette den tierischen wegen des günstigeren Anteils an ungesättigten Fettsäuren vorzuziehen. Auch Fisch ist sehr arm an gesättigten Fettsäuren, wobei sich bei Meeresfischen der Gehalt an Eicosapentaensäure und Docosahexaensäure zusätzlich günstig auswirkt. Cholesterol ist nur in tierischen Lebensmitteln enthalten. Cholesterolreich sind Eigelb, Innereien, Gehirn, fettes Fleisch und fette Fleischprodukte.

Ein Ei enthält bereits die für einen Gesunden empfohlene maximale Cholesterolmenge von 300 mg/Tag.
Durch eine dauerhafte Ernährungsumstellung kann der Cholesterolspiegel um mindestens 20 % gesenkt werden, Hypertriglyceridämien lassen sich hiermit meist völlig beseitigen.
Ballaststoffe, z.B. Haferkleie, regulieren das Sättigungsgefühl und die Verdauung. Es gibt auch Untersuchungen, die auf eine direkte lipidsenkende Wirkung von Ballaststoffen hinweisen, u.a. Plantago ovata (s. Kap. 4.4.10.3), oder auch Guarmehl, das zermahlene Endosperm der Samen von *Cyamopsis tetragonoloba* (indische Büschel- oder Guarbohne), das wegen der enthaltenen stark quellfähigen und schlecht verdaubaren neutralen Membranschleimstoffe oft in Diätetika zur Gewichtsreduktion eingesetzt wird.
Über die Zufuhr von Ballaststoffen hinaus ist eine ausreichende Zufuhr der Vitamine C und E (Erwachsene: 60–100 mg/Tag Vit. C, 10–30 mg/Tag Vit. E) genauso wichtig wie die Vermeidung der Zufuhr freier Radikale und radikalischer Oxidationsprodukte, z.B. in Form von ranzigen Fetten.

4.4.10 Medikamentöse Therapie von Fettstoffwechselstörungen

Das therapeutische Vorgehen bei Lipidstoffwechselstörungen darf, wie bereits oben dargelegt, nicht allein von den vorliegenden Laborwerten abhängig gemacht werden, es müssen vielmehr auch zusätzliche Risikofaktoren des Patienten berücksichtigt und ggf. behandelt werden. Aufgrund der Komplexität des Geschehens kommen mehrere therapeutische Ansätze in Frage. Substanzgruppen, die nur unter ärztlicher Überwachung angewendet werden dürfen und daher der Rezeptpflicht unterliegen, sind HMG-CoA Reduktasehemmer (Statine), Ionenaustauscherharze, Nicotinsäure, Fibrate und Hemmer der Cholesterolresorption.

Im Folgenden wird das Spektrum derjenigen Arzneimittel vorgestellt, die im Rahmen der Selbstmedikation zur Unterstützung diätetischer Maßnahmen bei erhöhten Blutfettwerten oder zur Vorbeugung altersbedingter Gefäßveränderungen eigenverantwortlich durch den Patienten angewendet werden können.

4.4.10.1 Chemisch definierte Substanzen

Xantinolnicotinat

Xantinolnicotinat ist ein Salz des Methylxanthin-Derivates Xantinol mit Nicotinsäure (Xanthinolniacinat). Wirksame Komponente ist die Nicotinsäure, die eine Hemmung der Lipolyse, einen verminderten Zustrom von freien Fettsäuren zur Leber, eine Aktivierung des Lipoprotein-Lipase-Systems und eine verminderte Synthese von Triglyceriden und VLDL in der Leber bewirkt.

Eine ausreichende lipidsenkende Wirkung ist für Xantinolnicotinat bei 3 bis 4g oral beschrieben.

Zugelassene Anwendungsgebiete für das Handelspräparat Complamin® spezial Xantinolnicotinat sind primäre Hyperlipoproteinämien (familiäre Hypercholesterolämie, Hypertriglyceridämie, kombinierte Hyperlipidämie, Typ-III-Hyperlipidämie (Apo-E2-Homozygotie)), die weder durch Umstellung der Ernährung noch durch andere Maßnahmen wie Gewichtsreduktion und vermehrte körperliche Aktivität beeinflusst werden können, sowie schwere sekundäre Hypertriglyceridämie, die trotz konsequenter Behandlung der zugrunde liegenden Krankheit (z.B. Diabetes mellitus) weiterbestehen. Die vor der medikamentösen Behandlung eingeleiteten diätetischen Maßnahmen sollen während der Therapie beibehalten werden.

Um das gewünschte Behandlungsziel zu erreichen, ist eine langfristige regelmäßige Einnahme erforderlich. Erfahrungsgemäß sprechen die Serumlipide im Verlauf von 4–6 Wochen auf die Behandlung mit Xantinolnicotinat an. Sofern nach 3 Monaten keine zufriedenstellende Wirkung eingetreten ist, empfiehlt es sich, die Therapie zu überdenken.

Gegenanzeigen sind ein aktives gastrointestinales Ulkus oder eine aktive Lebererkrankung. Überhaupt ist bei Patienten mit einer Lebererkrankung in der Anamnese Vorsicht geboten.

Xantinolnicotinat darf außerdem nicht angewendet werden bei Erkrankungen, die mit einer akuten Herz-Kreislauf-Insuffizienz einhergehen, wie z.B. frischer Herzinfarkt, dekompensierte Herzinsuffizienz, akute Blutungen oder bei schwerer Hypotonie. Vorsicht ist darüber hinaus erforderlich bei Diabetikern, Patienten mit instabiler Angina pectoris oder akutem Myokardinfarkt, insbesondere wenn diese gleichzeitig vasoaktive Arzneimittel wie Nitrate, Calciumantagonisten oder Antiadrenergika erhalten. Unter der Behandlung kann eine Erhöhung der Harnsäurewerte auftreten. Auch kann die Thrombozytenzahl und die Prothrombinzeit beeinflusst werden. Bei Einnahme von Complamin® spezial Xantinolnicotinat mit Alkohol, Kaffee oder heißen und scharf gewürzten Speisen ist eine Verstärkung der gelegentlich auftretenden Hautrötung und des Wärmegefühls beobachtet worden.

Hinsichtlich möglicher Wechselwirkungen führt der Hersteller folgende Wirkstoffgruppen an: Antihypertensiva, orale Antidiabetika oder Insulin, blutgerinnungshemmde Medikamente, Substanzen, die eine ausgeprägte und generalisierte gefäßerweiternde Wirkung aufweisen, Statine, transdermale Nicotinpflaster.

Während der Schwangerschaft sollte Xantinolnicotinat nur nach strenger Indikationsstellung angewandt (verordnet!) werden. Die Verwendung während der Stillzeit wird grundsätzlich nicht empfohlen.

Als sehr häufige Nebenwirkung wird Flush (Wärmegefühl, Rötung, Juckreiz, Kribbeln) angeführt, als häufige: Durchfall, Übelkeit, Erbrechen, Bauchschmerzen, Verdauungsstörungen sowie Juckreiz, Exantheme, Hautausschlag. Zu gelegentlichen und seltenen

Nebenwirkungen und weiteren anwendungssichernden Hinweisen siehe Packungsbeilage zu Complamin® spezial Xantinolnicotinat.

Magnesium

Magnesiummangel wird als mitbestimmender Risikofaktor für die Entwicklung von Arteriosklerose und Herzinfarkt eingestuft. Bei einer arteriosklerotischen Vorschädigung kann ein ausgeprägter Magnesiummangel einen Gefäßverschluss beschleunigen. Die NHANES-1-Studie (National Health and Nutrition Examination Survey), eine epidemiologische Studie mit über 8000 Teilnehmern über einen Zeitraum von 10 Jahren untersuchte Zusammenhänge zwischen der Serum-Magnesium-Konzentration und dem Auftreten der koronaren Herzkrankheit. Den Ergebnissen zufolge entwickelten diejenigen Studienteilnehmer im Laufe von zehn Jahren eine KHK, die deutlich geringere mittlere Serumkonzentrationen an Magnesium aufwiesen als die gesunden Teilnehmer. Eine gute Versorgung mit Magnesium kann auch den Quotienten der Lipoproteine LDL/HDL (Low Density Lipoprotein/High Density Lipoprotein) günstig beeinflussen und die Plasma-Triglyceride senken.

Ein Handelspräparat mit der Indikation „Primäre u. sekundäre Hyperlipoproteinämien" ist Sedalipid® mit dem Wirkstoff Magnesium-pyridoxal-5'-phosphat-glutamat.

Antioxidantive Vitamine

Der Einsatz der antioxidativ wirkenden Vitamine A und E leitet sich aus der Oxidationstheorie der Arteriosklerose-Entstehung ab (s. Kap. 4.4.5.1). Die oxidative Modifizierung der LDL kann durch Vitamin E, das in den LDL-Partikeln transportiert wird und in der Endothelzellmembran vorliegt, verhindert werden, indem es die Kettenreaktion der durch Radikale ausgelösten Lipidperoxidation abbricht (Antioxidanshypothese). Dabei hängt die Resistenz der LDL gegen Oxidation von der Konzentration der Antioxidantien im Blut ab. Konsequenterweise muss bei einer erhöhten Zufuhr ungesättigter Fettsäuren, um einen wirksamen Oxidationsschutz zu erreichen, auch eine erhöhte Zufuhr an antioxidativen Vitaminen gefordert werden. Obwohl ein antioxidativer Effekt in Dosierungen, die über den physiologischen Plasmaspiegel hinausgehen, nicht gesichert ist, ist zu erwägen, ob eine gesteigerte Zufuhr bei Risikogruppen nicht doch sinnvoll sein kann. Sie ist zumindest mit weniger Risiken behaftet als eine lipidsenkende Therapie und bringt auch unter toxikologischen Gesichtspunkten keine weiteren Risiken mit sich. Zu Handelspräparaten siehe Kapitel 3.1.2.3 und 3.1.2.5.

4.4.10.2 Fischöle – mehrfach ungesättigte Fettsäuren

Ein steigender Quotient von mehrfach ungesättigten zu gesättigten Fettsäuren senkt den Cholesterinspiegel im Plasma, insbesondere den LDL-Spiegel. So fanden vor allem die mehrfach ungesättigten Fettsäuren/PUFAs der Omega-3- und der Omega-6-Familien wegen ihrer kardioprotektiven Effekte zunehmendes Interesse in der biochemischen und klinischen Forschung. Die Omega-3-PUFAs Eicosapentaensäure (INN: Icosapent) und Docosahexaensäure (INN: Doconexent) werden aus der essenziellen Fettsäure α-Liponsäure (ALA) gebildet, woraus sich die Sinnhaftigkeit einer Supplementierung von ALA ableiten lässt. Wegen der möglichen Interaktionen sollte diese allerdings der ärztlichen Kontrolle unterliegen.

Der sicherste Weg dem menschlichen Organismus ausreichend mit Omega-3-Fettsäuren zu versorgen, ist die direkte Supplementierung der langkettigen Derivate EPA und DHA. Beide sind in größeren Mengen in fettreichen Kaltwasser-Seefischen wie Hering, Makrele, Lachs und Thunfisch enthalten, weshalb diese idealerweise zweimal pro Woche auf dem Speiseplan stehen sollten. Daneben gibt es eine Reihe von Handelspräparaten, die zum Teil auch als Nahrungser-

Arteriosklerose und koronare Herzkrankheit

gänzungen ausgeboten werden. Fischöl-Präparate mit Arzneimittel-Status sind in Tabelle 4.4-8 aufgeführt.

Das Europäische Arzneibuch beinhaltet folgende Monographien für Omega-3-Säure haltige Zubereitungen

- Omega-3-Säure-reiches Fischöl,
- Omega-3-Säure-Ethylester 60,
- Omega-3-Säure-Ethylester 90,
- Omega-3-Säure-Triglyceride.

Darüber hinaus wurden mit dem Supplement 6.8 der Ph.Eur. Standards für die Zusammensetzung der Fettsäuren in Omega-3-Säuren-reichem Fischöl sowie für Gesamt-Cholesterol in Omega-3-Säuren-reichem Fischöl neu in das Arzneibuch aufgenommen. Sie gelten zum 1. Juli 2010.

Die Ph.Eur. definiert „Omega-3-Säuren reiches Fischöl" (Piscis oleum omega-3 acidis abundans) als gereinigtes, desodoriertes fettes Öl von Fisch der Familien Engraulidae, Carangidae, Clupeidae, Osmeridae, Scombridae and Ammodytidae mit den folgenden Omega-3-Fettsäuren: α-Linolensäure (C18:3 n-3), Stearidonsäure (C18:4 n-3), Eicosatetraensäure (C20:4 n-3), Eicosapentaensäure (C20:5 n-3; EPA), Heneicosapentaensäure (C21:5 n-3), Clupanodonsäure (C22:5 n-3) und Docosahexaensäure (C22:6 n-3; DHA). Als Mindestgehalte sind festgelegt: EPA: mind. 13,0%, DHA: min 9,0%, Omega-3-Säuren gesamt: mind. 28,0%, jeweils ber. als Triglyceride.

Omega-3-Säureethylester 60 (Omega-3 acidorum esteri ethylici 60) sind nach Ph.Eur. wie folgt definiert: Ethylester von α-Linolensäure (C18:3 n-3), Stearidonsäure (C18:4 n-3), Eicosatetraensäure (C20:4 n-3), Eicosapentaensäure (C20:5 n-3; EPA), Heneicosapentaensäure (C21:5 n-3), Clupanodonsäure (C22:5 n-3) und Docosahexaensäure (C22:6n-3; DHA). Omega-3-Säureethylester 60 werden gewonnen durch Transveresterung des Körperöls von fetten Fischarten aus den Familien Engraulidae, Carangidae, Clupeidae, Osmeridae, Salmonidae und Scombridae und anschließende physikochemische Reinigungsprozesse, einschließlich Moleluardestillation. Für verschiedene Gehalte an Gesamt-Omega-3-Säureethylestern werden jeweils Mindestgehalte an Ethylestern der Omega-3-Säuren EPA and DHA festgelegt.

Für Omega-3-Säure-Ethylester 90 (Omega-3 acidorum esteri ethylici 90) werden in der Ph.Eur. bei derselben qualitativen Zusammensetzung die folgenden Mindestgehalte gefordert: 80% an EPA- und DHA-Ethylestern mit mindestens 50% an EPA-Ethylestern und 34% an DHA-Ethylestern sowie ein Gesamtgehalt an Omega-3-Säure-Ethylestern von mindestens 90%.

Omega-3-Säure-Triglyceride sind nach Ph.Eur. Mischungen von Mono-, Di- und Triestern von Omega-3-Säuren mit Glycerol, die hauptsächlich Triglyceride enthalten und

Tab. 4.4-8: Präparate mit Fischöl

Ameu 500 mg	Weichkapseln	1 Weichkps. enth.: Öl von Hochseefischen 500 mg (enth. 70 mg Icosapent u. 50 mg Doconexent)
Eicosan® 500 Omega-3-Konzentrat	Kapseln	1 Kps. enth.: Öl vom Hochseefisch 500 mg (enth. 70 mg Icosapent u. 50 mg Doconexent)
Eicosan® 750 Omega-3-Konzentrat	Kapseln	1 Kps. enth.: Öl vom Hochseefisch 750 mg (enth. 105 mg Icosapent u. 75 mg Doconexent)
Eicosapen®	Kapseln	1 Kps. enth.: Öl vom Hochseefisch 750 mg, (enth. 105 mg Icosapent u. 75 mg Doconexent)
Lipiscor® Fischölkapseln	Kapseln	1 Kps. enth.: fettes Öl vom Hochseefisch 500 mg (enth. 70 mg Icosapent und 50 mg Doconexent)

die entweder die Veresterung konzentrierter und gereinigter Omega-3-Säuren mit Glycerol oder durch Transveresterung von Omega-3-Säure-Ethylestern mit Glycerol gewonnen werden. Die Fischarten, aus den die Omega-3-Säuren stammen, sowie die Art der Omega-3-Säuren entsprechen den Definitionen der anderen Monographien. Der Mindestgehalt an Omega-3-Säuren EPA und DHA, berechnet als Triglyceride, liegt bei 45 % und der Gesamt-Omega-3-Säuren, berechnet als Triglyceride bei 60 %.

Die kardioprotektiven Effekte der Omega-3-Fettsäuren sind durch verschiedene Interventionsstudien zur Sekundärprophylaxe (Indian Experiment of Infarct Survival, Lyon Heart Trial; Diet And Reinfarction Trial (DART), GISSI Prevention Study) sowohl für die pflanzliche α-Linolensäure (ALA), als auch für die längerkettigen Fischölfettsäuren Eicosapentaensäure (EPA) und Docosahexaensäure (DHA) belegt.

Hinsichtlich der primären Prävention konnte eine Meta-Analyse entsprechender Studien zeigen, dass ein regelmäßiger Fischverzehr mit einer 20%igen Senkung des Risikos für tödliche KHK und einer 10%igen Reduktion des Gesamt-KHK-Risikos einhergeht.

Als Wirkungsmechanismen für die Senkung der kardiovaskulären Letalität kommen die reduzierte Thrombozytenaggregation, eine mäßige Blutdrucksenkung bei normotensiven und leicht hypertonen Patienten, die Beeinflussung der Bildung von Eicosanoiden im Sinne einer erhöhten Produktion gefäßerweiternder und aggregationshemmender Prostaglandine I und einer verminderten Thromboxanbildung, eine starke Senkung der Serumtriglyceride sowie eine Verbesserung rheologischer Plasmaparameter in Frage.

Die empfohlene Zufuhr liegt bei 0,5 bis 1,0 g EPA/DHA pro Tag. Fischöl enthält etwa 30 bis 35 % (3 g Fischöl = 1 g ω-3-Fettsäuren), Hochkonzentrate bis zu 85 % EPA/DHA. Die Anzahl der pro Tag zu nehmenden Einzeldosen (Kapseln) kann also erheblich schwanken.

In niedrigen Tagesdosen dienen die Präparate lediglich zur Supplementierung und damit zur Vorbeugung von Herz-Kreislauf-Erkrankungen. Die Wahrscheinlichkeit einer unzureichenden Versorgung ist am größten bei Menschen, die einen erhöhten Bedarf haben: während der Wachstumsphasen, nach Stress (Operationen, Verletzungen, Infektionen) sowie generell bei Erkrankungen mit chronischen Verdauungs- oder Resorptionsstörungen.

Für hohe Dosen an Omega-3-Fettsäuren (2-mal 5–10 Kapseln à 500 mg Öl vom Hochseefisch pro Tag) konnte in internationalen Studien eine Senkung stark erhöhter Triglycerid-Spiegel nachgewiesen werden, weshalb entsprechende Präparate (Omacor® bzw. Zodin® 1000 mg Weichkapseln) in dieser Indikation als Arzneimittel zugelassen sind. Sie sind allerdings verschreibungspflichtig.

Fischöl-Präparate sollten zu den Mahlzeiten eingenommen werden, und zwar langfristig und regelmäßig. Generell wird die Kombination mit Antioxidantien empfohlen.

Gegenanzeigen sind akute und subakute Pankreatitis, akute Pankreasnekrose, akute bis chronische Leberintoxikationen, Leberzirrhose, akute bis chronische Gallenblasenentzündung und akute Gerinnungsstörungen.

Als Nebenwirkung können bei höherer Dosierung gelegentlich Brechreiz und Aufstoßen auftreten. Außerdem kann die Blutungszeit verlängert sein. Patienten mit Gerinnungsstörungen und Patienten, die gleichzeitig mit Antikoagulantien behandelt werden, sollten daher ärztlich überwacht werden. Patienten, die als Anzeichen möglicher Haut- oder Schleimhautblutungen blaue Flecken bemerken, sollten ebenfalls einen Arzt aufsuchen. Möglich ist zudem eine mäßige Erhöhung der Transaminasen.

Hinsichtlich Wechselwirkungen ist erhöhte Aufmerksamkeit geboten bei Ciclosporin, Corticoiden/NSAID und Warfarin. Zu weiteren anwendungssichernden Hinweisen siehe Packungsbeilagen der jeweiligen Handelspräparate.

Bezüglich der Anwendung in der Schwangerschaft und Stillzeit bestehen bei einer der üblichen gesunden Ernährung entsprechenden Zufuhr von Omega-3-Fettsäuren keine Bedenken.

Eine Fischöl-Zubereitung, die den traditionellen Arzneimitteln zuzuordnen ist, ist der Lebertran. Oleum Jecoris ist nach DAB 7 das aus frischen oder durch Kälte konservierten Lebern von *Gadus morrhua* L. und anderen Gadus-Arten (Dorsch-Arten) gewonnene fette Öl, das durch Unterkühlen und Filtrieren von den leichter erstarrenden Stearinen befreit ist. Das Glyceridspektrum besteht aus wenigen gesättigten und einer großen Zahl an ungesättigten Fettsäuren. Der Vitamin-A-Gehalt soll mindestens 850 I.E./g und der Vitamin-D-Gehalt mindestens 85 I.E./g betragen. Lebertran wird traditionell angewendet als Roborans, zur Prophylaxe der Rachitis, Osteoporose und Osteomalazie, wobei lediglich sein Gehalt an den Vitaminen A und D als maßgeblich angesehen wurde. Das Präparat Gelo Vital® Lebertrankapseln enthält in der Dosis 1 g pro Kapsel laut Hersteller-Angaben durchschnittlich 250 mg Omega-3-Fettsäuren, ist jedoch nur für die Indikation „allgemeine Stärkung und Kräftigung" zugelassen.

4.4.10.3 Wirkstoffe pflanzlichen Ursprungs

Knoblauch

Nach dem Europäischen Arzneibuch besteht die Droge Knoblauchpulver aus den Zwiebeln von *Allium sativum* L., geschnitten oder gefriergetrocknet bzw. getrocknet bei einer Temperatur von maximal 65 °C und pulverisiert. Die Droge enthält mindestens 0,45 % Allicin, bezogen auf die getrocknete Droge. Handelsübliche Zubereitungen sind Pulver, durch Wasserdampfdestillation gewonnenes ätherisches Öl, Ölmazerate und Extrakte in verschiedenen galenischen Formen. Im Knoblauchpulver sind alle genuinen Inhaltsstoffe enthalten, und die Haltbarkeitsdauer der Zwiebel wird durch die Trocknung erheblich verlängert. Drei Teile Droge entsprechen einem Teil Trockenpulver. Ölmazerate, die in Kapseln abgefüllt werden, werden durch Ausziehen mit einem Pflanzenöl, häufig Rüböl, hergestellt, wobei lediglich die fettlöslichen Anteile der schwefelhaltigen Verbindungen in die Ölphase übergehen. Der Umrechnungsfaktor entspricht dem Ansatzverhältnis (zu Handelspräparaten s. Tab. 4.4-9).

Der qualitätsbestimmende Inhaltsstoff des Knoblauchs ist Alliin (((+)S-Allyl-L-cysteinsulfoxid). Beim Zerstören der frischen Zwiebeln durch mechanische Einwirkung wird Alliin durch das Enzym Alliinase, das in unverletztem Zustand der Zellen nicht mit Alliin in Berührung kommt, in Allicin (Allylthiosulfinsäure-allylester) umgewandelt. Das relativ instabile Allicin zerfällt in Mono-, Di- und Trisulfide, Methanthiol und Diallylthiosulfonat. Neben diesen schwefelhaltigen Verbindungen enthält die Knoblauchzwiebel außerdem Adenosin, nicht schwefelhaltige Aminosäuren, Flavonoide, Kohlenhydrate, Mineralien, Phospholipide und Spurenelemente.

Es liegt eine große Zahl pharmakologischer Untersuchungen mit Knoblauchzubereitungen vor, in denen die folgenden Wirkungen beschrieben wurden: Hemmung der Thrombozytenaggregation, Verlängerung der Blutungs- und Gerinnungszeit, Steigerung der fibrinolytischen Aktivität, lipidsenkende und antiarteriosklerotische Wirkung.

Ergebnisse von klinischen Studien sprechen für eine geringe blutdrucksenkende sowie eine thrombozytenaggregationshemmende und die fibrinolytische Aktivität steigernde Wirkung. In jüngeren kontrollierten klinischen Studien konnte eine blutfettsenkende Wirkung für Knoblauchzwiebel-Pulver nicht bestätigt werden, allerdings macht sein Einfluss auf typische Risikofaktoren der Arteriosklerose in unterschiedlicher Ausprägung eine antiarteriosklerotische Gesamtwirkung von Knoblauch wahrscheinlich. Valide wissenschaftliche Belege zur Verringerung des Auftretens von arteriosklerotisch bedingten Ereignissen wie z.B. Herzinfarkt, Schlaganfall oder arterielle Verschlusskrankheit der Beine (AVK, Claudicatio intermittens) liegen ebenfalls nicht vor.

Zugelassenes Anwendungsgebiet für Knoblauchzwiebelpulver und andere Zubereitungen ist die Vorbeugung der allgemeinen Arteriosklerose. Die gängige Tagesdosis liegt bei ca. 1 g Knoblauchzwiebelpulver. Die Verträglichkeit von Knoblauch-Zubereitungen ist im Allgemeinen gut. Selten treten Magen-Darm-Beschwerden oder allergische Reaktionen auf. Vorsicht ist geboten bei Blutgerinnungsstörungen im Sinne einer vermehrten Blutungsneigung.

Vor gleichzeitiger Einnahme von Knoblauchpräparaten mit Antikoagulantien wie Cumarinderivaten und Acetylsalicylsäure (Thrombozytenaggregationshemmer) sowie von Saquinavir oder blutdrucksenkenden Arzneimitteln sollten die Patienten Rücksprache mit dem Arzt nehmen.

Einige Handelspräparate (s. Tab. 4.4-9) enthalten neben Knoblauch weitere Bestandteile wie Weißdorn, Mistel oder auch antioxidative Vitamine (A und E).

Phospholipide, Lecithine

Das Wirkprinzip der essenziellen Phospholipide (EPL) sind Cholinphosphorsäurediglyceridester natürlicher Herkunft mit überwiegend ungesättigten Fettsäuren, speziell Linolsäure (ca. 70%), Linolen- und Ölsäure. Die Aufbereitungsmonographie der Kommission E vom 21. 6. 1994 (BAnz. S. 7361 vom 19. 7. 1994) beschreibt einen aus dem Samen von Sojabohnen (*Glycine max.* (L.) Merrill) gewonnenen, angereicherten Phospholipid-Extrakt mit 73–79% (3-sn Phosphatidyl)-cholin. Der Extrakt enthält außerdem maximal 7% Phosphatidylethanolamin, weniger als 0,5% Phosphatidylinosit, 2–6% Öle und 0,2–0,5% Vitamin E.

Als Anwendungsgebiete für Phospholipide aus Sojabohnen nennt die Monographie leichte Formen der Hypercholesterinämie (erhöhte Cholesterinwerte), sofern Diät und andere nicht medikamentöse Maßnahmen (z.B. körperliches Training u. Gewichtsabnahme) alleine eine ungenügende Wirkung zeigen.

Der Wirkmechanismus, der zur Senkung erhöhter Cholesterinwerte im Serum führt, ist nicht abschließend geklärt. Als ein Mechanismus wird eine vermehrte Lösung von Cholesterin in Phosphatidylcholin-reiche Mizellen im Darmlumen diskutiert, wodurch die Resorptionsrate von Cholesterin in die Dünndarmzellen herabgesetzt wird. Cholesterin wird so vermehrt über den Darm ausgeschieden. Zum anderen wird die Aufnahmekapazität von HDL-Partikeln für Cholesterin durch Phosphatidylcholin und auch durch Phosphatidylinositol erhöht. Zudem wird die Einbaurate von freiem Cholesterin in HDL-Partikel durch Aktivierung der Lecithin-Cholesterol-Acyl-Transferase (LCAT) gesteigert. So transportiert HDL mehr Cholesterin zur Leber, wo es verstoffwechselt und damit aus dem Blut entfernt wird.

Außerdem wirkt sich der hohe Anteil mehrfach ungesättigter Fettsäuren (> 70%) im Sojalecithin positiv auf LDL- und Gesamtcholesterin des Blutes aus. Untersuchungen zur Reduktion der kardiovaskulären Ereignisrate liegen nicht vor.

Selten können nach Gabe von Phospholipiden aus Sojabohnen Nebenwirkungen in Form gastrointestinaler Beschwerden, weichem Stuhl und Diarrhoe auftreten. Ausreichende Untersuchungen zur Anwendung in der Schwangerschaft und Stillzeit liegen nicht vor. Deshalb sollte die Anwendung des Arzneimittels in der Schwangerschaft nur nach Rücksprache mit einem Arzt erfolgen. Die empfohlene Tagesdosis liegt bei 1800 mg Phospholipide. Handelspräparate siehe Tab. 4.4-9.

Olivenblätter

Olivenblätter (Oleae folium) sind die getrockneten Blätter von *Olea europaea* L. Laut

Arteriosklerose und koronare Herzkrankheit

Tab. 4.4-9: Pflanzliche Antisklerotika/Lipidsenker

Präparatename	Darreichungsform	Wirkstoffe je abgeteilte Form
Knoblauch-Mono-Präparate		
Kwai® N	Dragees	Zus.: 1 Drg. enth.: Knoblauchzwiebel-Pulver 100 mg
Kwai® forte 300 mg	Überzogene Tabletten	1 überzog. Tbl. enth.: Knoblauchzwiebel-Pulver 300 mg
Sapec®	Überzogene Tabletten	1 überz. Tbl. enth.: Knoblauchzwiebel-Pulver 300 mg
Strongus®	Magensaftresistente Kapseln	1 magensaftresist. Kps. enth.: Knoblauchzwiebelöl 2,1 mg, Auszug aus Knoblauchzwiebeln (2–3 : 1) 107,2 mg. Auszugsmittel: Rapsöl
Kombinationen von Knoblauch mit anderen Bestandteilen		
Lipidavit®	Kaspeln	1 Kps. enth.: Knoblauchölmazerat (1 : 1 auf Basis Rüböl) 200 mg, α-Tocopherolacetat (Vit. E) 200 mg (entspr. 200 I.E. Vit. E), Lecithin 300 mg
Ilja Rogoff®	Überzogene Tabletten	1 überzog. Tbl. enth.: Knoblauchzwiebelpulver 50 mg, Weißdornfrüchtepulver 30 mg, Mistelkrautpulver 30 mg, Japanische Pagodenbaumknospen, gemahlen 12,5 mg, Fluidextrakt aus Hopfenzapfen (1 : 1) 1 mg – Auszugsmittel: Ethanol 60 % (V/V)
Klosterfrau Aktiv Kapseln		1 Kps. enth.: Knoblauch-Ölmazerat (2–3 : 1) 74,4 mg, Retinol (Vit. A) 800 I.E., α-Tocopherolacetat 10 mg
Präparate mit Phospholipiden/Lecithin		
Lipidavit® SL forte	Weichkapseln	1 Weichkps. enth.: Entölte, angereicherte Phospholipide aus Sojabohnen 350 mg
Lipopharm® Pflanzlicher Cholesterinsenker	Weichkapseln	1 Weichkps. enth.: Entölte, angereicherte Phospholipide aus Sojabohnen 300 mg
Lipostabil® 300 mg	Kapseln	1 Kps. enth.: Phospholipide aus Sojabohnen 300 mg (enth. 76 % [3-sn Phosphatidyl]-cholin) – Auszugsmittel: Ethanol 96 % (V/V)
Präparate mit Olivenblättern		
Olivysat® mono Bürger	Überzogene Tabletten	1 überz. Tbl. enth.: Trockenextrakt aus Olivenblättern (7,9–12 : 1) 14 mg – Auszugsmittel: Ethanol 96 % V/V
Präparate mit Flohsamenschalen		
Kneipp® Cholesterin Control Portionsbeutel	Pflanzliche Droge	1 Portionsbtl. enth.: Plantago ovata testa 10 g (Indische Flohsamenschalen)

Ph.Eur. enthält die Droge mindestens 5,0% Oleuropein ($C_{25}H_{32}O_{13}$), bezogen auf die getrocknete Droge. Neben diesem Terpen wurden mehrere Triterpensäuren, darunter Oleanolsäure, Maslinsäure (= Crataegolsäure), zwei Hydroxyoleanansäuremethylester, Erythrodiol (= Homoolestranol), der Triterpenkohlenwasserstoff Squalen, darüber hinaus phenolische Verbindungen (Luteolin, Luteolin-7-O-glucosid sowie ein Luteolintetraglucosid) und fünf Alkaloide, darunter Cinchonin, Cinchonidin und Dihydrocinchonidin in einer Konzentration von insgesamt 20 ppm gefunden.

Verwendet wird Ganz-, Schnitt- oder Pulverdroge sowie Extraktzubereitungen. Das europäische Arzneibuch definiert einen Trockenextrakt aus Olivenblättern (Oleae folii extractum siccum) mit einem Mindestgehalt an Oleuropein von 16,0%, bezogen auf den Extrakt. Dieser wird aus der Droge mit Hilfe eines geeigneten Verfahrens unter Verwendung von 65–96%igem Ethanol (V/V) hergestellt. An Herz und Gefäßen konnte mit verschiedenen Zubereitungen im Tierexperiment eine blutdrucksenkende und eine antiarrhythmische Wirkung gezeigt werden. Daneben sind eine hypoglykämische und antidiabetische Wirkung am Tier beschrieben.

An Ratten mit diätetisch induzierter Hypercholesterolämie erniedrigte ein 3-Wochen-Mazerat aus frischen Blättern mit Glycerol-Ethanol (1 + 1) im Verhältnis 1:20 (250 mg Droge/kg KG/Tag) nach 15 Tagen die Gesamtlipide des Serums um 50%. Oleuropein allein zeigte ebenfalls einen senkenden Effekt auf das Serumcholesterol.

Als Einzelgabe kommen 7 bis 8g Blätter als Infus auf 150 ml Wasser, Zubereitungen entsprechend, zur Anwendung, jeweils 3 bis 4-mal über den Tag verteilt (Handelspräparate s. Tab. 4.4-9).

Indische Flohsamenschalen

Indische Flohsamenschalen bestehen überwiegend aus der Epidermis und den angrenzenden, kollabierten Schichten der Samenschalen von *Plantago ovata* FORSSK. (auch: Ispaghula-Samenschalen). Neben ca. 5% fettem Öl enthalten die Samen 20 bis 30% Schleim, der nur in der Epidermis der Samenschale lokalisiert ist. Es handelt sich dabei um ein verzweigtes Arabinoxylan, an das in den Seitenketten auch Rhamnose und Galacturonsäure gebunden sind. Im gelbildenden Anteil befindet sich außerdem 4-O-Methylglucuronsäure.

Das pharmakolgisch wirksame Prinzip von Plantago-ovata-Samen und Plantago-ovata-Samenschalen sind die Schleimpolysaccharide. Sie üben eine stuhlregulierende Wirkung und einen wasserbindenden Effekt auf den Stuhl aus. Daneben wird angenommen, dass die Polysaccharide die Darmschleimhaut durch Bindung von Toxinen, Bakterien und Gasen schützen können.

Verwendet werden sie darüber hinaus wegen ihrer lipidsenkenden Wirkung. 10,2g Plantago-ovata-Samenschalen täglich über 8 bis 16 Wochen bewirkt eine Senkung von Gesamt-Cholesterol (5 bis 15%) und LDL-Cholesterol (8 bis 20%). Triglyceride und HDL-Cholesterol werden nicht beeinflusst. Der Mechanismus der Lipidsenkung ist noch nicht völlig geklärt. In Gegenwart der Schleimpolysaccharide kommt es zu einer vermehrten Ausscheidung von Gallensäuren, die für die Resorption von Cholesterol nötig sind. Außerdem können die Schleimstoffe auch selbst Cholesterol und Fettsäuren binden. Die festgestellten Bindungsraten von Cholesterol betrugen 18 bis 23%. Daneben können die Abbauprodukte von Polysacchariden möglicherweise die hepatische Cholesterolsynthese hemmen.

Die europäisch harmonisierte Monographie (Community herbal monograph) für *Plantago ovata* FORSSK., seminis tegumentum vom 13. Juli 2006 (EMEA/HMPC/340857/2005) nennt als Indikationen für die Droge u.a. die Gabe als Adjuvans zur diätetischen Behandlung einer Hypercholesterolämie. Laut Monographie soll diese allerdings unter ärztlicher Überwachung erfolgen.

Die empfohlene Tagesdosis für Erwachsene beträgt 7–20 g Droge, Zubereitungen entsprechend, in ein bis 3 Einzeldosen. Zur Einnahme soll die Droge mit reichlich Flüssigkeit (1:30) vorgequollen werden (Bsp. für ein Handelspräparat s. Tab. 4.4-9).

Gegenanzeigen sind plötzliche auftretende Änderungen der Stuhlgewohnheiten, die länger als zwei Wochen andauern, undiagnostizierte rektale Blutungen, erfolgloser Einsatz von Laxantien, krankhafte Verengungen im Gastrointestinaltrakt, Darmverschluss und schwer einstellbarer Diabetes mellitus. Patienten mit Neigung zu Schluckbeschwerden sollten Quellmittel nur nach Konsultation des Arztes einnehmen.

Nach vorheriger Sensibilisierung kann die Einnahme von Flohsamenpräparaten in Einzelfällen zu allergischen Reaktionen wie Rhinitis, Konjunktivitis, Dyspnoe (Asthma) und Urtikaria führen. Außerdem kann es bei unsachgemäßer Einnahme (mit zu wenig Flüssigkeit) zu Obstruktionen der Speiseröhre und des Darms kommen. Die Einnahme mit genügend Flüssigkeit ist vor allem bei entzündlichen Darmerkrankungen wichtig, da ansonsten Irritationen und Spasmen auftreten können. Die gleichzeitige Einnahme von Motilitätshemmern bei der Diarrhoebehandlung erhöht die Obstruktionsgefahr.

Generell kann die enterale Absorption gleichzeitig verabreichter Arzneistoffe (Mineralien, Vitamine, Herzglykoside, Cumarin-Derivate, Carbamazepin, Lithium) verzögert werden. Es sollte daher ein Abstand von einer halben bis 1 Stunde nach Mahlzeiten oder Einnahme von Medikamenten eingehalten werden. Flohsamenpolysaccharide können außerdem die Wirkung von Insulin und oralen Antidiabetika verstärken.

Artischocke

Eine weitere Arzneipflanze, die zur Anwendung bei Fettstoffwechselstörungen in Frage kommt, ist die Artischocke (*Cynara scolymus* L.). Hauptinhaltsstoffe der eingesetzten Artischockenblätter sind Hydroxyzimtsäurederivate, Flavonoide und Sesquiterpene. Die Droge enthält bis 4 % Coffeoylchimasäuren, insbesondere Chlorogensäure und 1,5-0-Dicaffeoylchimasäure. Die Ph.Eur. fordert einen Mindestgehalt von 0,8 % Chlorogensäure.

Extrakte aus Artischockenblättern (Cynarae folium) sind in Deutschland zur Behandlung funktioneller Störungen im Bereich von Leber, Galle, Magen und Darm mit dem Anwendungsgebiet „dyspeptische Beschwerden" zugelassen. Hierbei beruht die Wirkung im Wesentlichen auf einer Steigerung der Cholerese, die in klinischen Doppelblindstudien nachgewiesen wurde. Dass ein verstärkter Gallefluss auch zur Mehrausscheidung von Cholesterol beitragen könnte, bildet die Rationale für den Einsatz bei Fettstoffwechselstörungen. In-vitro-Experimente sowie tierexperimentelle und klinische Studien konnten diesen Ansatz bereits bestätigen. Die Ergebnisse von Untersuchungen an zellulären Testsystemen legen darüber hinaus die Vermutung nahe, dass Artischockenextrakt außerdem über die Hemmung der Cholesterolbiosynthese und als Radikalfänger über die Reduktion der Bildung arteriogener oxidierter LDL in die Pathomechanismen der Arterioskloseentstehung eingreift. In einer randomisierten, plazebokontrollierten Doppelblindstudie fielen die Mittelwerte des Gesamtcholesterols im Plasma nach zwölfwöchige Einnahme von täglich 1 280 mg eines standardisierten wässrigen Artischockenblätter-Extraktes (DEV 4–6:1; Handelspräparat: Hepar SL Forte®) unter Verum (38 Teilnehmer) um 4,2 % von 7,2 auf 6,9 mmol/l und stiegen unter Plazebo (35 Teilnehmer) um 1,9 % von 6,9 auf 7,0 mmol/l an. Der Gruppenunterschied war statistisch signifikant (p = 0,025). Bei LDL- und HDL-Cholesterin sowie den Triglyceriden wurden keine signifikanten Gruppenunterschiede beobachtet. Die positiven Befunde korrespondieren mit den Ergebnissen aus einigen Anwendungsbeobachtungen, bei denen das Gesamtcholesterin unter 6- bis 24-wöchiger Einnahme von Artischockenextrakten um 8–13 % sank.

4.4.11 Patientengespräch

Fettstoffwechselstörungen sind nicht erst dann ein Beratungsthema, wenn sie bereits vorliegen oder daraus Risken oder gar Folgeschäden erwachsen sind. Die Beobachtung der Blut-Lipidwerte sollte vielmehr zur normalen Gesundheitsvorsorge gehören, je mehr Risikofaktoren, desto häufiger die Kontrollen. Leider macht sich die Arteriosklerose erst dann klinisch bemerkbar, wenn bereits starke Veränderungen in den Gefäßen nachweisbar sind, obwohl die Erkrankung schon viele Jahre früher beginnt. Das Problem kann daher durchaus auch jüngeren Kunden und Patienten bewusst gemacht werden.

Der Schwerpunkt der Beratung sollte auf der Ernährung liegen, wobei die Hauptschwierigkeit sicher darin besteht, die Patienten immer wieder zu motivieren. Schließlich sind die positiven Wirkungen einer Diät auf den Fettstoffwechsel für die Betroffenen, wenn überhaupt, so doch erst in der Langzeitwirkung spürbar. Die Senkung des Cholesterolspiegels und ein Lob vom Hausarzt reichen als Bestätigung vielfach nicht aus. Demgegenüber wird die Ernährungsumstellung in vielen Fällen als schwerwiegende Beeinträchtigung der Lebensqualität empfunden, die von den Betroffenen über einen längeren Zeitraum kaum in Kauf genommen wird. Dies besonders dann nicht, wenn die Gewichtreduktion nicht in dem Ausmaß eintritt, wie sie angesichts des subjektiv als sehr schwer empfundenen Verzichts erwartet wird. Dennoch sollte die Beratung immer dahin gehen, in den Bemühungen nicht nachzulassen und den Patienten deutlich zu machen, dass damit tatsächlich auch etwas erreicht wird. Etwa vom Arzt verschriebene lipidsenkende Präparate können zwar eine Hilfe sein, doch sollten sich die Betroffenen nicht an die Vorstellung gewöhnen, sämtliche „Sünden" in der Ernährung hiermit auf einfache Weise wieder ausgleichen zu können.

Als verhaltenstherapeutische Maßnahmen sollte den Patienten empfohlen werden, sich täglich mindestens 30 Minuten mit mittlerer Intensität zu bewegen. Übergewichtige oder Adipöse sowie Hochrisiko-Patienten sollten vor Beginn eines Bewegungsprogramms ärztlich untersucht werden. Viele tun sich leichter, wenn sie sich zusammen mit anderen bewegen, zum Beispiel in Vereinen, wo heute allenthalben Walking oder Nordic Walking, Inline-Skating, Laufen etc. angeboten wird. Darüber hinaus gibt es in Deutschland zirka 6000 ambulante Herzsportgruppen, in denen Patienten unter der Leitung eines speziell ausgebildeten Übungsleiters und eines kardiologisch erfahrenen Arztes trainieren.

Raucher sollten unbedingt zum Verzicht ermutigt werden. Außerdem sollten Personen mit Risikofaktoren immer wieder daran erinnert werden, regelmäßig Blutdruck, Blutfette und Blutzucker kontrollieren zu lassen.

Liegt bereits eine koronare Herzkrankheit vor, so können die meisten Patienten mit einer guten Behandlung durchaus die gleiche Lebensqualität und Lebenserwartung besitzen wie gesunde Menschen. Heilen lässt sich die KHK derzeit zwar nicht, jedoch ist durch gezielte Maßnahmen ein Zustand zu erreichen, der dem eines gesunden Menschen vergleichbar ist. Patienten, die an einer KHK leiden, haben nicht immer Schmerzen, was sie dazu verleiten könnte, verordnete Arzneimittel abzusetzen. Eine fortdauernde Sicherung der Compliance durch die Beratung in der Apotheke ist deshalb bei diesen Patienten besonders wichtig, wenn nicht sogar von existenzieller Bedeutung. Außerdem werden die Patienten von ihrem Hausarzt nach der Akutbehandlung viertel- bis halbjährlich zu regelmäßigen Untersuchungen in die Praxis bestellt. Sie sollten dazu ermutigt werden, diese Termine im eigenen Interesse unbedingt wahrzunehmen, auch wenn keine Beschwerden vorliegen. Patienten mit einer chronischen koronaren Herzkrankheit sind im Falle einer Grippeerkrankung stärker gefährdet als Gesunde. Die jährliche Grippe-Schutz-Impfung ist daher für diese Patienten eine sinnvolle Maßnahme, die von den Krankenkassen erstattet wird. Wer präventiv oder auch begleitend zu einem gegen erhöhte Blutfettwerte verordneten Arzneimittel etwas einnehmen möchte, dem steht eine begrenzte Auswahl an Selbstmedikationspräparaten zur Verfügung. Allem voran wären hier die Fischöl-Präparate oder auch pflanzliche Arzneimittel mit Knoblauch oder Phospholipiden zu nennen.

Seit einigen Jahren werden in Drogerie- und Supermärkten außerdem vermehrt Nahrungsergänzungen und cholesterinsenkende Lebensmittel angeboten. Hier sind die Wirkversprechen vielfach kritisch zu beurteilen. Als weiteres Risiko kommt hinzu, dass nach einer aktuellen Studie der Verbraucherzentralen und des Bundesinstituts für Risikobewertung (BfR) fast die Hälfte der Konsumenten dieser Produkte gar keine erhöhten Cholesterinwerte aufweisen. Kunden, die sich in der Apotheke hierüber informieren möchten, sollten unbedingt auf hiermit verbundene Risiken hingewiesen werden und auf die auf den Produkten evtl. angegebenen Warnhinweise zu achten. Vielfach sind die Produkte für Kindern unter fünf Jahren, Schwangere und Stillende, die einen erhöhten Bedarf an wichtigen Fettsäuren und auch Cholesterol haben, nicht geeignet. Überhaupt ist ungeklärt, ob der langfristige Konsum dieser Lebensmittel ein Gesundheitsrisiko birgt. Vorbeugend sollten sie auf Anraten des Bundesinstitutes für Risikobewertung jedenfalls nicht verzehrt werden. Verbraucher, die tatsächlich ihren Chosterinspiegel mit solchen Produkten senken wollen und die außerdem verordnete Arzneimittel hierzu einnehmen, sollten vorher unbedingt mit ihrem Arzt über den Konsum solcher funktionellen Lebensmittel sprechen.

Ausgewählte Internet-Quellen und Informationen für Patienten

Deutsche Herzstiftung e.V.
Vogtstraße 50
60322 Frankfurt am Main
Tel. 069/955128-0
Fax 069/955128-313
Email: info@herzstiftung.de
Internet: www.herzstiftung.de

Selbsthilfe-Initiative HFI e.V. – Kreislauf und Stoffwechsel
Postfach 30 04 40,
40404 Düsseldorf
Telefon 0211-59 21 27
Telefax 0211-59 24 94
Email: info@hf-initiative.org
Internet: www.hf-initiative.de

Herzgruppen der Deutschen Gesellschaft für Prävention und Rehabilitation von Herz-Kreislauferkrankungen e.V.
Friedrich-Ebert-Ring 38, 56068 Koblenz
Telefon: 02 61-30 92 31
Telefax: 02 61-30 92 32
Email: info@dgpr.de
Internet: www.dgpr.de

Nationale Kontakt- und Informationsstelle zur Anregung und Unterstützung von Selbsthilfegruppen (NAKOS)
Wilmersdorfer Straße 39, 10627 Berlin
Telefon: 030/31 01 89 60
Telefax: 030/31 01 89-70
Email: selbsthilfe@nakos.de
Internet: www.nakos.de

Patientenratgeber Cholesterol
Hrsg.: Deutsche Gesellschaft zur Bekämpfung von Fettstoffwechselstörungen und ihren Folgeerkrankungen DGFF (Lipid-Liga) e.V.
Internet: www.lipidliga.de
E-Mail: info@Lipid-Liga.de

Patienten-Leitlinie Chronische Koronare
Herzkrankheit (KHK)
Version 1.2 von September 2008
Hrsg.: Bundesärztekammer (BÄK),
Arbeitsgemeinschaft der Wissenschaftlichen
Medizinischen Fachgesellschaften (AWMF),
Kassenärztliche Bundesvereinigung (KBV)
in Zusammenarbeit mit verschiedenen
Patientenverbänden im Patientenforum bei
der Bundesärztekammer sowie der Selbsthilfe-Initiative HFI e.V. – Kreislauf und
Stoffwechsel.
Internet: www.versorgungsleitlinien.de/
patienten/pdf/nvl_khk_patienten.pdf

Deutsche Gesellschaft für Kardiologie –
Herz- und Kreislaufforschung e.V. Leitlinie
Risikoadjustierte Prävention von Herz- und
Kreislauferkrankungen.
Stand September 2007
Internet: http://leitlinien.dgk.org/
images/pdf/leitlinien_volltext/2007-
10_Risikoadjustierte.pdf

4.5 Periphere arterielle Durchblutungsstörungen

Bei der peripheren arteriellen Durchblutungsstörung bzw. arteriellen Verschlusskrankheit (pAVK) ist die Blutversorgung der Beine oder der Arme vermindert. Sie stellen zwar im Gegensatz zu den entsprechenden Erscheinungen am Herzen oder im Gehirn in der Regel keine unmittelbare Lebensbedrohung dar, sollten jedoch keineswegs für harmlos erachtet werden, vor allem deswegen, weil sich bei vielen Betroffenen auch in anderen Regionen des Kreislaufsystems fortgeschrittene Gefäßveränderungen finden. Das Hauptrisiko bei pAVK-Patienten liegt damit nicht nur in der Gefährdung der betroffenen Extremität, sondern vielmehr in einer deutlich erhöhten Mortalität infolge von Herzinfarkt (70%) oder Schlaganfall (5%). Die Lebenserwartung der Betroffenen ist im Vergleich zu peripher gefäßgesunden Patienten um 10 Jahre verkürzt. Die pAVK erfüllt daher nicht zuletzt eine wichtige „Markerfunktion".

4.5.1 Großer und kleiner Körperkreislauf

Als wichtigstes Transportsystem des menschlichen Körpers erfüllt der Blutkreislauf vielerlei Aufgaben (s. Kasten), die letzten Endes alle der Homöostase, das heißt der Aufrechterhaltung des inneren Milieus im Körper dienen.

Sein zentraler Motor ist das Herz, der Verteiler das Kreislaufsystem. Näheres siehe Kapitel 4.1.

Der Blutkreislauf, der sich je nach Funktion aus verschiedenen Arten von Blutgefäßen zusammensetzt, gliedert sich in zwei Bereiche, den großen und den kleinen Kreislauf.

Im **großen Kreislauf** (Körperkreislauf) strömt das Blut zunächst über die Aorta aus dem linken Herzen. Diese verzweigt sich bald in die großen Körperarterien, die die Leber, den Magen-Darm-Kanal, die Milz, die Nieren sowie den Stamm und die Beine versorgen. Die Feinverteilung des Blutes erfolgt über die Arteriolen. Der Wandaufbau der Blutgefäße differiert je nach ihrer Aufgabe und Entfernung vom Herzen. Die großen herznahen Arterien sind Arterien vom elasti-

---

Aufgaben des Kreislaufsystems

Transport von
- Atemgasen, Nährstoffen und Metaboliten des Zellstoffwechsels,
- Wasser und Elektrolyten im Dienste des Wasser- und Mineralhaushaltes,
- Säuren und Basen zur pH-Regulation,
- Wärme zur Körperoberfläche im Dienste der Wärmeregulation,
- Hormonen,
- humoralen und zellulären Komponenten des Immunsystems.

Aus Thews et al. 2007

schen Typ. Sie gewährleisten ein kontinuierliches Fließen des Blutes. Mit der Entfernung vom Herzen nehmen die elastischen Fasern in der mittleren Schicht der Gefäßwand ab und die glatten Muskelfasern zu. Die sich anschließenden Arterien vom muskulären Typ und die Arteriolen regulieren die Blutzufuhr zu den Organen wie auch den Strömungswiderstand des Blutes und damit den Blutdruck.

Die Arteriolen verzweigen sich wiederum in zahlreiche Kapillaren, die die arterielle und die venöse Strombahn miteinander verbinden. Arteriolen, Kapillaren und Venolen mit einem Durchmesser von weniger als 30–50 µm werden auch unter dem Begriff terminale Strombahn (Endstrombahn) zusammengefasst. Hier werden die Nährstoffe an das umliegende Gewebe abgegeben und gleichzeitig Stoffwechselprodukte aufgenommen sowie Sauerstoff gegen Kohlendioxid ausgetauscht (Mikrozirkulation). Schätzungen zufolge zählt der menschliche Körper rund 40 Milliarden Kapillaren mit einer Gesamtfläche von 600 qm. Diese werden nicht ständig alle, sondern nur nach Maßgabe der jeweiligen Stoffwechselaktivität durchblutet (Aktionsgebiete und Kompensationsgebiete). Unter Ruhebedingungen werden nur etwa 30 % der Kapillaren durchblutet. Das Kapillarsystem ist häufig als dreidimensionales Netz ausgestaltet, das aus mehreren kleinen Arterien und Kollateralen als Querverbindungen gespeist wird. Verschließt sich eine Arterie, so erfolgt die Durchblutung hilfsweise über die Kollateralen. Durch die Kapillarwände können nur Flüssigkeiten und kleine Moleküle penetrieren. Maßgebliche Mechanismen für den Austausch sind die Diffusion und die Filtration und Reabsorption infolge von Druckdifferenzen zwischen dem intravasalen und dem interstitiellen Raum. Das Flüssigkeitsgleichgewicht wird bestimmt vom Blutdruck, d.h. vom kapillären hydrostatischen Druck, vom Gewebsdruck sowie von den kolloidosmotischen Drucken des Blutes und der Gewebeflüssigkeit.

Nachdem die Flüssigkeit von der arteriellen Seite ins Gewebe filtriert worden ist, saugen die Venolen das Wasser zusammen mit den Stoffwechselschlacken wieder von dort zurück. Die Druckverhältnisse sind dergestalt, dass nur 90 % des in das Gewebe filtrierten Flüssigkeitsvolumens in die Venen aufgenommen werden. Der Rest wird über die Lymphdrainage in das venöse System zurückgeführt.

Neben der Beschaffenheit der Gefäßwände, der Weite des Lumens und der Anzahl der durchbluteten Gefäße spielen für die Mikrozirkulation auch die Fließeigenschaften des Blutes eine wichtige Rolle. Die rheologischen Eigenschaften hängen weitgehend von der Viskosität des Blutes ab, die wiederum durch den Erythrozytenanteil (Hämatokritwert), die Verformbarkeit der Erythrozyten, die Temperatur und geringfügig auch durch den Proteingehalt des Plasmas bestimmt wird. Ein weiterer Einflussfaktor sind die einwirkenden Strömungskräfte. Schnell fließendes Blut ist sehr dünnflüssig, während es bei langsamer Strömung den Charakter einer dickflüssigen Suspension annimmt.

Nach dem Austausch von Flüssigkeit und Metaboliten in der Endstrombahn erfolgt der Rücktransport des Blutes aus der Peripherie ins rechte Herz über die Venen. Das venöse Blut fließt zunächst durch die Venolen und sammelt sich dann in den größeren Venen. Die Wände der Venen sind sehr viel dünner als die gleich dicker Arterien. Außerdem besitzen die meisten Venen in der Regel paarig angeordnete taschenförmige Klappen, die das Zurückfließen des Blutes entgegen der Strömungsrichtung verhindern (näheres hierzu s. Kap. 4.6.1). Das Blut aus großen Teilen des Magen-Darm-Traktes, der Milz und der Bauchspeicheldrüse fließt zunächst in die Pfortader (Vena portae), um durch die Leber „filtriert" zu werden, bevor es zusammen mit dem übrigen Blutvolumen wieder in das rechte Herz gelangt, und zwar über die Vena cava superior aus dem Kopf und Hals, über die Vena cava inferior aus der Leber und über die untere Hohlvene aus den Beinen und dem Becken. Der **Körperkreislauf** (große Kreislauf) ist abgeschlossen.

Im **kleinen Kreislauf** (Lungenkreislauf) wird das Blut im nächsten Schritt aus dem rechten Herzen durch die Lungenarterie in die Lunge gepumpt. In den Lungenkapillaren wird Kohlendioxid in die ausgeatmete Luft abgegeben und im Austausch Sauerstoff über die eingeatmete Luft aufgenommen. Das neu mit Sauerstoff beladene Blut gelangt über die Pulmonalvenen in das linke Herz, um dann wieder in die Peripherie gepumpt zu werden. Die Zeit, die das Blut im Mittel benötigt, um das gesamte Kreislaufsystem einmal zu passieren, wird als totale Kreislaufzeit bezeichnet. Sie beträgt etwa 1 Minute.

Die schematische Darstellung in Abbildung 4.2-1 zeigt die prozentuale Verteilung des Herzzeitvolumens unter Ruhebedingungen. Bei körperlicher Arbeit oder unter Wärmeeinwirkung kann sie erheblich variieren. Die Verteilung auf die verschiedenen Abschnitte des Kreislaufsystems ist abhängig von der Dehnbarkeit der Gefäße. So entfallen auf das arterielle System nur 15%, auf das Niederdrucksystem (s. Kap. 4.2.1) 85% des zirkulierenden Blutes.

Näheres zur Funktion des Kreislaufsystems siehe Kapitel 4.2.1.2–4.2.1.5.

4.5.2 Lymphsystem

Während der Kapillarpassage wird ständig Flüssigkeit an das umliegende Gewebe abgegeben und zum großen Teil auch wieder aufgenommen. Der Filtrationsfluss ist im Allgemeinen jedoch um ca. 2 l/Tag (bei erhöhtem hydrostatischen Druck um ein Mehrfaches davon) größer als der Resorptionsfluss. Der restliche Flüssigkeitsanteil sowie geringe Mengen an Proteinen, die durch die Kapillarwände penetrieren konnten, werden aus dem Interstitium über das Lymphsystem wieder in die Venen zurückgeführt. Dabei gelangt die interstitielle Flüssigkeit zunächst in die blind beginnenden Lymphkapillaren und von dort in sich vereinigende Lymphgefäße. Der Weitertransport wird dann durch rhythmische Kontraktionen der glatten Wandmuskulatur gewährleistet, wobei der Fluss durch Klappen kontrolliert nur zentralwärts gerichtet sein kann. In der Skelettmuskulatur unterstützt die Muskelkontraktion den Transport. Um Fremdkörper und Krankheitserreger unschädlich zu machen, wird die Lymphe vorher durch die Lymphknoten als biologische Filter geschleust. Näheres siehe Kapitel 4.6.2.

4.5.3 Einteilung der Durchblutungsstörungen nach Lokalisation und Pathogenese

Eine Durchblutungsstörung ist ein eingeschränkter Blutfluss in einem Teil des Gefäßsystems, der zu einer Minderperfusion der jeweils zu versorgenden Organe oder Gewebe führt (Ischämie). Sind größere Gefäße betroffen, so spricht man von einer Störung der Makrozirkulation. Einschränkungen der Durchblutung im Kapillarbereich heißen Mikrozirkulationsstörung. Beide Formen können kombiniert auftreten.

Die folgenden Faktoren sind für die Auswirkungen einer Mangeldurchblutung im arteriellen System von entscheidender Bedeutung:

- Der Grad der Strömungsbehinderung, der von einer mehr oder weniger starken Einengung eines Gefäßes (Stenose) bis hin zum vollständigen Verschluss (Obliteration, Okklusion) reichen kann.
- Die Zeit für die Manifestation der verminderten Strömung (chronische Verschlusskrankheit oder akuter Gefäßverschluss).
- Die Bedeutung der betroffenen Gefäßregion für die Funktion des gesamten Organismus.
- Die Möglichkeit der Ausbildung von Umgehungskreisläufen (Kollateralkreisläufen) bei chronischem Verlauf.

Bei Durchblutungsstörungen wird prinzipiell unterschieden zwischen arteriellen und sol-

Periphere arterielle Durchblutungsstörungen

chen, die im venösen System angesiedelt sind (Venopathien), z. B. in Form der Varikosen und venösen Verschlusskrankheiten (s. Kap. 4.6). Auch Hämorrhoiden gehören in diese Gruppe (s. Kap. 4.7).

Durchblutungsstörungen im arteriellen Gefäßsystem sind in Tabelle 4.5-1 aufgeführt. Sie gliedern sich nach ihrer Lokalisation in periphere und zerebrale Störungen.

4.5.4 Periphere arterielle Durchblutungsstörungen

Bei der peripheren arteriellen Durchblutungsstörung bzw. arteriellen Verschlusskrankheit (pAVK) ist die Blutversorgung der Beine oder der Arme vermindert. Sie stellen zwar im Gegensatz zu den entsprechenden Erscheinungen am Herzen oder im Gehirn in der Regel keine unmittelbare Lebensbedrohung dar, sollten jedoch keineswegs als harmlos erachtet werden, vor allem deswegen, weil sich bei vielen Betroffenen auch in anderen Regionen des Kreislaufsystems fortgeschrittene Gefäßveränderungen finden. Das Hauptrisiko bei pAVK-Patienten liegt damit nicht nur in der Gefährdung der betroffenen Extremität, sondern vielmehr in einer deutlich erhöhten Mortalität infolge von Herzinfarkt (70 %) oder Schlaganfall (5 %). Die Lebenserwartung der Betroffenen ist im Vergleich zu peripher gefäßgesunden Patienten um zehn Jahre verkürzt. Die pAVK erfüllt daher nicht zuletzt eine wichtige „Markerfunktion".

Bei den peripheren arteriellen Durchblutungsstörungen wird nach der Pathogenese weiter differenziert in funktionelle und organische Störungen.

Funktionelle Störungen (Angioneuropathien) sind Fehlsteuerungen der Gefäßregulation, die sich entweder in einer Neigung zu Vasokonstriktionen (Raynaud-Syndrom) oder zu Vasodilatationen (Akrozyanose) äußern können.

Das **Raynaud-Syndrom** ist eine Durchblutungsstörung in den Fingern und Zehen, ausgelöst durch Gefäßspasmen. Das primäre Raynaud-Syndrom, bei dem keine andere Grunderkrankung vorliegt, kommt bei Frauen zweimal häufiger vor als bei Männern. Die Vasospasmen lösen eine längeranhaltende, intermittierende Mangeldurchblutung mit Taubheitsgefühl und starken Schmerzen aus. Äußerlich zeigen sich typische Verfärbungen der Haut von weiß-bläulich hin zu einer Rotfärbung infolge der anschließenden, verstärkten Durchblutung. Die Anfälle treten meistens in der kalten Jahreszeit auf. Normalerweise wird der Blutdruck in den Fingern

Tab. 4.5-1: Häufige Krankheiten, die bei Durchblutungsstörungen infolge von Verstopfungen in den Arterien auftreten können. Aus Diehm 2006

Betroffene Bereiche	Krankheiten und Symptome
Herzkranzgefäße	Angina pectoris, Herzinfarkt, Herzmuskelschwäche, Herzrhythmusstörungen
Becken- und Beinarterien	Schaufensterkrankheit (früher auch Raucherbein genannt), offene Beine/Gangrän, Gehschmerzen (intermittierendes Hinken), Störungen der männlichen Sexualfunktion
Hals- und Nackenschlagadern	Schlaganfall, Konzentrations- und Gedächtnisstörungen
Hirnadern	Schlaganfall, Ohrgeräusche, Abnahme des Hörvermögens (z. B. Hörsturz), Schwindel und Gleichgewichtsstörungen, Abnahme des Sehvermögens
Hirnhaut- und Kopfadern	Kopfschmerzen, Migräne

nach Kälteexposition um 10 % gesenkt, bei Raynaud-Patienten wird eine Senkung um mehr als 50 % beobachtet. Die Erkrankung wird in der Regel als harmlos angesehen. In Extremfällen kann es allerdings zu Hautschädigung und Nekrosen kommen. Warme Kleidung hilft, das Auftreten zu verhüten.

Bei der **Akrozyanose** sind die Arteriolen enggestellt und die Venolen erweitert. Kälteexposition verstärkt die Beschwerden. Eine spezifische medikamentöse Therapie existiert nicht. Empfohlen wird eine physikalische Behandlung in Form von Wechselbädern.

Zu den organischen Störungen (Angioorganopathien) zählen die **arterielle Verschlusskrankheit** (AVK), generalisierte entzündliche Reaktionen der mittleren und kleinen Arterien (**Angiitiden**) und der **embolische Gefäßverschluss**. Beim embolischen Gefäßverschluss führt ein von seinem Ursprungsort abgelöster Thrombus (Embolus), der mit dem Blutstrom fortgeschwemmt wird, zu einer Gefäßverlegung oder -einengung in einer der nachgeschalteten Gefäßregionen (Embolie). Die Quelle der Embolie ist weitaus überwiegend das Herz (ca. 90 %), z. B. über thrombosierte Infarktbereiche. Arterielle Embolien können u.a. in den Gefäßen des Gehirns, der Extremitäten, der Nieren und des Mesenteriums (Darmgekröses) auftreten. Der komplette Verschluss einer Endarterie führt zum Untergang der versorgten Geweberegion (Nekrose), der vielfach mit heftigen Schmerzen einhergeht, ein akutes, oft lebensbedrohliches Krankheitsbild.

Die wichtigste unter den Angioorganopathien ist die AVK.

4.5.4.1 Pathogenese der pAVK

Wichtig für die Pathogenese von Durchblutungsstörungen sind im Wesentlichen drei Faktoren, die meistens in Kombination eine Minderperfusion auslösen:

- morphologische Gefäßwandveränderungen, in der Regel ausgelöst durch arteriosklerotische, seltener durch entzündliche Prozesse oder durch Gefäßspasmen,
- rheologische Probleme durch intravasale Zellaggregation, Erhöhung der Blutviskosität, Thrombosen,
- hämodynamische Störungen durch vorübergehende oder anhaltende Blutdrucksenkung.

Die Mangeldurchblutung in der Peripherie kann also bedingt sein durch ein unzureichendes Blutangebot, durch Fehlleitungen des Blutstroms oder auch durch eine Behinderung des Blutabflusses.

Als wichtigste Ursache gilt heute die Arteriosklerose (näheres s. Kap. 4.4).

4.5.4.2 Klinisches Bild der pAVK

Bei den Patienten kommt es durch die Gefäßverkalkung zu Verengungen und Verschlüssen in den Beinschlagadern. Der ganze Bereich der Becken-Bein-Gefäße kann davon betroffen sein. Die häufigste Verschlusslokalisation ist die Oberschenkelschlagader in ihrem mittleren Abschnitt. Hier liegt die Schlagader (Arterie) in einem Muskelkanal und hat unter Umständen auch Druck von außen. Kommt es zum Verschluss der Schlagader, so kann der Blutdurchfluss derart beeinträchtigt sein, dass die Durchblutung des Beins nicht mehr ausreichend ist. Ob Beschwerden auftreten, hängt zum einen vom Ausmaß des Verschlusses ab und zum anderen davon, ob der Patient sich in Bewegung befindet (erhöhter Sauerstoff-Bedarf) oder nicht.

Die pAVK entwickelt sich allmählich und kann lange Zeit unbemerkt bleiben. Das Tempo ist individuell sehr unterschiedlich.

4.5.4.3 Stadieneinteilung nach Fontaine

Nach Fontaine wird der Verlauf der arteriellen Verschlusskrankheit in vier Stadien eingeteilt (s. Tab. 4.5-2).

In Stadium I sind die Patienten noch beschwerdefrei, und die Diagnose der Durchblutungsstörungen ist meistens ein Zufallsbefund. Das kann verschiedene Gründe haben, z. B. kann der Patient gar nicht so schnell gehen wie es erforderlich wäre, um einen Sauerstoffmangel in den Beinen auszulösen. Oder der Verschluss der Adern ist durch kleine Umgehungsgefäße so gut überbrückt, dass keine Mangel-Versorgung der Muskulatur entsteht.

In Stadium II hat der Patient in Ruhe ebenfalls noch keine Schmerzen. Erst wenn er sich belastet, d. h. wenn er geht oder läuft, stellen sich krampfartige Schmerzen ein, häufig in der Wade, seltener im Oberschenkel, Gesäß oder im Fuß, die ihn zum Stehenbleiben zwingen. Sie rühren daher, dass die Gebiete hinter der Verschlussstelle aufgrund des mangelnden Blutflusses nicht mehr genügend Sauerstoff und Nährstoffe erhalten. Außerdem werden Stoffwechselschlacken langsamer abtransportiert. Nach einer kurzen Ruhepause gehen die Schmerzen wieder zurück, und der Patient kann unbehelligt weitergehen. Um die Zeit bis dahin zu überbrücken, auch um anderen Passanten gegenüber seine Beschwerden zu kaschieren, schaut der Betroffene gerne in die Auslagen von Schaufenstern, einfach um nicht aufzufallen, weshalb die Krankheit auch als „Schaufensterkrankheit" oder „intermittierendes Hinken" (Claudicatio intermittens) bezeichnet wird. Mit Fortschreiten der Erkrankung werden die maximale und die schmerzfreie Gehstrecke immer kürzer. Liegt die schmerzfreie Gehstrecke noch über 200 m, so wird das Erkrankungsstadium definitionsgemäß als Stadium IIa bezeichnet, bei weniger als 200 m als Stadium IIb.

In Stadium III treten Schmerzen oder ein Taubheitsgefühl bereits in Ruhe, d. h. ohne jede Belastung, auf, und zwar besonders nachts, wenn die Beine relativ gesehen hochgelagert sind. Die Schmerzen können dadurch gelindert werden, dass man aufsteht, herumläuft oder die Beine im Sitzen herunterhängen lässt. Auch äußerliche Zeichen werden sichtbar: Die Haut am Fuß wird weißlich-farblos. Glänzende Rötungen sind Ausdruck einer verminderten Durchblutung.

Stadium IV ist charakterisiert durch schlecht abheilende Geschwüre, die den Fuß einer großen Infektionsgefahr aussetzen. Das Blut fließt in den kleinsten Versorgungsgefäßen nur noch zäh und verklumpt zusammen mit großen Eiweißmolekülen. Die Zellatmung wird blockiert, und das Gewebe stirbt ab. Der Gewebetod macht sich bemerkbar durch Schwarzfärbung einzelner Zehen oder des ganzen Vorfußes. Das Bein ist amputationsgefährdet, und es ist höchste Eile geboten, um die Extremität noch zu retten.

4.5.4.4 Akuter Gefäßverschluss

Ein weiteres Stadium, das ein dringendes chirurgisches Eingreifen erfordert, ist der akute Gefäßverschluss. Man unterscheidet den embolischen Gefäßverschluss, bei dem die

Tab. 4.5-2: Stadien der pAVK nach Fontaine

Stadium I	Beschwerdefreiheit bei objektiv nachgewiesener arterieller Verschlusskrankheit
Stadium II II a II b	Claudicatio intermittens maximale Gehstrecke > 200 m maximale Gehstrecke = 200 m
Stadium III	Ruheschmerz
Stadium IV	Nekrose/Gangrän

Schmerzsymptomatik meist schlagartig aus heiterem Himmel entsteht, und den thrombotischen Gefäßverschluss, der sich im Rahmen einer arteriosklerotischen Erkrankung langsam entwickelt. Die Hauptbeschwerden sind zunehmende Gefühllosigkeit des Beines, gefolgt von Bewegungseinschränkung bis hin zu dem Gefühl, dass das Bein tot ist.

In einem solchen Fall sollte keine Minute gezögert und ein Notarzt gerufen werden, damit das verschlossene Gefäß schnellstmöglich wiedereröffnet werden kann. Auf keinen Fall dürfen Medikamente zur Durchblutungsförderung gegeben werden.

4.5.4.5 Asymptomatische pAVK

Die Prävalenz einer asymptomatischen pAVK in der Allgemeinbevölkerung (Ankle Brachial Index, ABI < 0,9, aber keine Symptome, s. Kap. 4.5.4.7) ist altersabhängig und wird für Personen ab 70 Jahren mit 15 bis 23 % angegeben. In der getABI-Studie (s. Kap. 4.5.4.6) wiesen 12,2 % aller Personen ab 65 Jahren eine asymptomatische pAVK auf. Die weitere Entwicklung einer asymptomatischen pAVK muss nicht unbedingt in Richtung symptomatische verlaufen. Der Verlauf kann durchaus unauffällig sein, bedingt durch die Ausbildung von Kollateral-Kreisläufen oder aufgrund der Adaptierung des unterversorgten Muskels an die metabolische Situation.

Nichtsdestotrotz ist auch eine asymptomatische pAVK eine schwere Erkrankung, die mit einer deutlich erhöhten Mortalität einhergeht, da immer auch eine Arteriosklerose der Herzkranzgefäße oder die Gefahr eines Schlaganfalls mit einkalkuliert werden muss.

4.5.4.6 Epidemiologie der pAVK

Die Gefahr, die tatsächlich von der pAVK ausgeht, war lange Zeit nicht bekannt, da es keine repräsentativen Daten zur Häufigkeit der Erkrankung und zum Ausmaß der Risikoerhöhung für Komplikationen wie Herzinfarkt oder Schlaganfall bei pAVK-Patienten gab. Erst die „German epidemiological trial on Ankle Brachial Index" (getABI)-Studie lieferte hierzu wesentliche neue Erkenntnisse (www.getabi.de). Näheres zum ABI siehe Kapitel 4.5.4.7. In der Studie wurden über drei Jahre hinweg (2001 bis 2004) insgesamt 6880 Patienten ab dem 65. Lebensjahr (42 % Männer, 58 % Frauen, mittleres Alter 72,5 Jahre, mittlerer Body-Mass-Index 27) in 344 Hausarztpraxen untersucht. Es handelt sich um die größte europäische Studie zur Prävalenz der pAVK und weltweit um die größte Studie zur Inzidenz dieser Erkrankung. Erfasst wurden neben dem Knöchel-Arm-Index (ABI) auch wichtige Begleiterkrankungen und Risikofaktoren der Patienten.

Die Ergebnisse der getABI-Studie waren alarmierend: 18 % der Patienten hatten einen ABI < 0,9 und sind damit gefährdet, einen Schlaganfall oder Herzinfarkt zu erleiden. Mit zunehmendem Alter steigt die Prävalenz deutlich an. Die Sterblichkeit von pAVK-Patienten nach 3 Jahren ist im Vergleich zu den Patienten ohne pAVK massiv erhöht (10,9 % versus 4,2 %). Die Sterblichkeit aufgrund von KHK (Herzinfarkt/plötzlicher Herztod) und Schlaganfall lag bei dem Drei- bis Vierfachen. Auch die nicht tödlichen Ereignisse (z. B. überlebter Herzinfarkt oder Schlaganfall) waren bei pAVK-Patienten deutlich erhöht. Des Weiteren zeigt sich ein klarer Zusammenhang zwischen der Schwere der pAVK und der Mortalität bzw. der kardiovaskulären Morbidität.

Weitere Ergebnisse und Schlussfolgerungen aus der getABI-Studie sind dem Kasten zu entnehmen.

Die Ergebnisse der Studie machen deutlich, dass sich Diagnose und Therapie der pAVK deutlich verbessern müssen. Eine verstärkte Kontrolle ist vor allem bei älteren Patienten ab 65 Jahren erforderlich, aber auch schon bei Patienten ab 50 Jahren würden wahrscheinlich bei entsprechendem Screening in erheblichem Ausmaß arterielle Durchblutungsstörungen gefunden werden. Die pAVK ist keine typische Alterserkrankung.

4.5.4.7 Diagnose der pAVK

Diagnostisch erfassbar sind Durchblutungsstörungen in den Extremitäten zum einen durch Tasten des Blutpulses (Palpation) und zum anderen durch Oszillogramme, die mit Hilfe von Blutdruckmanschetten aufgenommen werden. Durch Positionierung der Pulsmanschetten an beiden Beinen im Bereich der Ober- und Unterschenkel sowie auf dem Fußrücken, lässt sich die Verschlusslokalisation ermitteln.

In der klinischen Routine wird als nicht invasive diagnostische Methode der Knöchel-Arm-Index (Ankle Brachial Index, ABI) erfasst. Hierunter versteht man den Quotienten aus dem Blutdruck im Unterschenkel und im Arm. Dieser Parameter gibt an, wie sehr die arteriosklerotischen Ablagerungen die Zirkulation im Bein behindern. Um den Knöchel-Arm-Index zu bestimmen, wird ähnlich vorgegangen wie bei einer normalen Blutdruckmessung. Mit Hilfe einer aufpumpbaren Manschette wird der Blutfluss in den zu untersuchenden Extremitäten kurzfristig unterbrochen und durch Öffnen des Ventils anschließend langsam wieder hergestellt. Der Blutstrom wird dabei mit dem Verfahren der Dopplersonographie erfasst.

Ein ABI-Wert von < 0,9 im Liegen in Ruhe gilt als Hinweis auf eine hämodynamisch wirksame Verengung der Beinarterien, da der Druck in den Knöchelarterien aufgrund der Elastizität gesunder Gefäße normalerweise sogar etwas höher sein sollte als in den Oberarmarterien (ABI > 1,0).

Ein exaktes Bild des betroffenen Gefäßsystems liefert eine röntgenologische Kontrastmitteldarstellung (Angiographie). Diese Untersuchung muss vor allem dann durchgeführt werden, wenn eine lumeneröffnende Behandlung mit Kathetertechnik oder eine Operation geplant ist.

Ein diagnostisch bedeutsames Kriterium für den Grad der Schädigung ist die Gehleistung des Patienten, wobei üblicherweise die Strecke in Metern bis zum Auftreten der Schmerzen (schmerzfreie Gehstrecke) und die Strecke bis zum Abbruch wegen zu starker Schmerzen (maximale Gehstrecke) gemessen werden.

Engpässe in den Beinarterien werden oft spät festgestellt, weil sie erst im fortgeschrittenen Stadium die klassischen Beschwerden einer Schaufensterkrankheit hervorrufen. Die pAVK ist deshalb häufig unterdiagnostiziert.

4.5.4.8 Behandlung der pAVK

Die maßgebliche internationale Leitlinie zur Behandlung der pAVK ist das Konsensus-Dokument TASC II (Trans-Atlantic Inter-Society Consensus Document on Management of Peripheral Arterial Disease, Norgren et al. 2007). Es befasst sich mit den Risikofak-

---

Die wichtigsten Ergebnisse der getABI-Studie zur Häufigkeit der peripheren arteriellen Verschlusskrankheit

- Fast jeder 5. Studienteilnehmer hat eine pAVK; von den über 80-Jährigen sogar jeder Vierte.
- Zwei von drei pAVK-Patienten wussten vor der Bestimmung des Knöchel-Arm-Index (ABI) nichts von ihrer Krankheit.
- Nur jeder zehnte Patient hat typische pAVK-Beschwerden, wie z. B. intermittierendes Hinken.
- In Deutschland müssen pro Jahr ca. 45 000 Amputationen wegen pAVK mit und ohne Diabetes mellitus durchgeführt werden.
- Diabetiker haben ein 15-mal höheres Amputationsrisiko.
- Die Sterblichkeit der Patienten mit pAVK war im ersten Studienjahr dreimal höher als bei Patienten ohne pAVK.
- Die pAVK ist eine wichtige Marker-Erkrankung für Herzinfarkt und Schlaganfall.

Quelle: Gefäßreport 1, 2006

Herz und Kreislauf

Periphere arterielle Durchblutungsstörungen

Basistherapie für alle pAVK-Patienten

- Rauchen konsequent einstellen
- LDL Cholesterin < 100 mg/dl
- LDL Cholesterin < 70 mg/dl (bei hohem Risiko)
- Blutdruckeinstellung auf < 140/90 mmHg
- Blutdruckeinstellung auf < 130/80 mmHg (bei Diabetes oder Nierenkrankheit)
- Strenge Einstellung des Blutzuckers bei Diabetikern
- Gabe von Thrombozytenfunktionshemmern

Quelle: www.getabi.de

---

toren, Koinzidenzen mit anderen arteriosklerotischen Erkrankungen, Diagnose, Prophylaxe und Therapie der pAVK (Claudicatio intermittens, chronisch kritische Beinischämie sowie akute Beinischämie) und fasst die Datenlage in 43 konkreten Empfehlungen zusammen. Näheres hierzu sowie der komplette Text des Papiers finden sich auf der Webseite: www.tasc-2-pad.org. Auf die Inhalte soll hier nicht näher eingegangen werden.

Der Verlauf einer pAVK ist individuell sehr unterschiedlich. Viel hängt davon ab, ob es gelingt, die Arteriosklerose zu stoppen und wie konsequent gegen die Risikofaktoren vorgegangen wird. Zur Basistherapie für alle pAVK-Patienten siehe Kasten.

Zu den vorrangigen Maßnahmen in frühen Krankheitsstadien (I und II), in denen keine unmittelbare Gefahr durch Gangrän oder Amputation droht, gehören ein regelmäßiges konsequentes Gehtraining als Intervalltraining jeweils bis zur Schmerzgrenze und gymnastische Übungen.

Mit Gehtraining ist hier ein flottes Gehen mit einer Schrittgeschwindigkeit von ungefähr 120 Schritten pro Minute gemeint. Der Effekt ist vor allem der, dass sich um die Gefäßverschlüsse herum kleine Umgehungskreisläufe (Kollateralkreisläufe) ausbilden. In den Stadien III und IV der Erkrankung ist das Gehtraining allerdings kontraindiziert.

Gut sind auch Zehenstandsübungen, z.B. 3–4-mal täglich 20–30 Zehenstände. Bei den ersten auftretenden Schmerzen sollte sofort eine kleine Pause eingelegt werden. Hilfestellung beim Gehtraining bieten die zahlreichen Gefäß-Sportgruppen, die sich in den letzten Jahren formiert haben.

Medikamentöse Eingriffsmöglichkeiten bei pAVK sind weitgehend der ärztlichen Kontrolle vorbehalten. Hier sind die Möglichkeiten der Selbstmedikation sehr eingeschränkt (s. Kap. 4.5.8)

Eine chirurgische Maßnahme ist die Erweiterung arteriosklerotisch verengter Gefäße mit Hilfe von Ballonkathetern (Perkutane Transluminale Angioplastie, PTA), die in den Stadien II bis IV durchgeführt wird. Die Erfolgsquote ist sehr hoch. Bei der Atherektomie werden die Gefäßablagerungen so weit wie möglich ausgeräumt.

Stents sind Gefäßprothesen, die die Gefäßinnenwand abstützen und die Gefäße dauerhaft offen halten sollen. Sie haben sich nicht nur bei Verengungen der Becken- und Oberschenkelarterien, sondern auch in den Herzkranzgefäßen sehr bewährt. Bypässe werden vor allem dann gelegt, wenn mehrere Stenosen festgestellt wurden.

Info

Was können pAVK-Patienten sonst noch tun?

- Aufhören zu rauchen.
- Auf eine vernünftige, ausgewogene und fettarme Ernährung achten.
- Körpergewicht normalisieren (bei Männern Körpergröße in cm minus 100, bei Frauen minus weitere 10 %).
- Evtl. bestehende Risikofaktoren (Bluthochdruck, erhöhte Blutfette oder Diabetes) behandeln.
- Regelmäßig den Blutdruck kontrollieren und in regelmäßigen Abständen (mindestens

Periphere arterielle Durchblutungsstörungen

- 1-mal jährlich die Blutfettwerte bestimmen lassen.
- Hetze und Stress im Alltag vermeiden.

Für AVK-Patienten mit Diabetes mellitus gelten zusätzlich besondere Empfehlungen:

- Zum Waschen der Füße milde Seifen verwenden. Die Füße nach dem Waschen sorgfältig Abtrocknen, insbesondere die Zehenzwischenräume.
- Keine heißen Fußbäder, Thermalbäder oder Schlammpackungen.
- Keine Kunstfasersocken (Pilzgefahr!) tragen, und täglich Socken wechseln.
- Bequemes Schuhwerk tragen.
- Nicht Barfuß gehen (erhöhte Verletzungsgefahr).
- Pediküre nur beim Spezialisten! Bei Verletzungen des Fußes (z. B. eingewachsene Nägel, Hühneraugen oder Hornhautschwielen) sofort den Arzt aufsuchen.
- Zehennägel lieber länger lassen, nicht zu kurz schneiden.
- Regelmäßige Inspektion der Füße.
- Bei Anzeichen von Absterben des Gewebes am Bein oder Fuß umgehend einen Arzt konsultieren.

Nach: Diehm C. www.getabi.de

Umfangreiche Informationen, auch für Patienten und zu Selbsthilfegruppen/Gefäßsportgruppen finden sich auf der Webseite der Deutschen Liga zur Bekämpfung von Gefäßerkrankungen e.V. (Deutsche Gefäßliga): www.deutsche-gefaessliga.de bzw. beim Bundesverband der AVK-Selbshilfegruppen: AVK-Selbsthilfegruppen Bundesverband e.V. www.avk-bundesverband.de

4.5.5 Zerebrale Durchblutungsstörungen

Wie andere Gewebe wird das Gehirngewebe über das Blut mit Energiesubstraten und Sauerstoff versorgt. Die Energie bezieht das Gehirn fast ausschließlich über den aeroben Stoffwechsel aus dem Abbau von Glukose und bei Sauerstoffmangel über den anaeroben Stoffwechselweg. Wichtige Parameter für die Funktion des Gehirns sind daher der Glukose- und Sauerstoffanteil im Blut sowie der zerebrale Blutfluss (engl. cerebral blood flow, CBF). Dieser ist abhängig von der Herzleistung und vom Blutdruck, dem peripheren Gefäßwiderstand und dem Druck in der Schädelhöhle.

4.5.5.1 Definition und Pathogenese des Schlaganfalls

Unterschreiten der zerebrale Blutfluss bzw. die Energiezufuhr die so genannte Funktionsschwelle, so stellen die Hirnzellen ihre aktive Funktion zunächst reversibel ein. Bei länger anhaltender Ischämie kommt es zum Infarkt (Infarktschwelle) bzw. Schlaganfall.
Ein Schlaganfall ist ein klinisch definiertes Syndrom, das durch ein plötzlich einsetzendes, fokal (herdförmig-)neurologisches Defizit mutmaßlich vaskulärer Ursache gekennzeichnet ist. Synonym werden die Begriffe „Hirninsult" oder engl. „Stroke" verwendet. Der Terminus „Apoplex" gilt heute als veraltet.
Es gibt verschiedene Ansätze, mit dem ein Schlaganfall klassifiziert werden kann. Diese sind im Wesentlichen:

1. der Pathomechanismus,
2. die Ätiologie,
3. der zeitliche Verlauf,
4. die Schwere des Defizits,
5. das betroffene arterielle Stromgebiet und
6. das Infarktmuster in der Bildgebung (Ringelstein et Nabavi 2007).

Pathomechanismus/Ätiologie des Schlaganfalls

Ein Schlaganfall kann durch ein Blutgerinnsel mit Gefäßverschluss (ischämischer Schlaganfall) oder durch eine Blutung aus einem Gefäß (hämorrhagischer Schlaganfall, Hirnblutung) verursacht werden. Ischämische Schlaganfälle kommen mit etwa 85 % weitaus häufiger vor. Klinisch lassen sich diese beiden Formen nicht verlässlich unterscheiden. Dies ist nur durch eine zerebrale Bildgebung mittels CT oder MRT möglich.

Die Differenzierung ist jedoch außerordentlich bedeutsam, denn sie bestimmt die gegensätzliche therapeutische Strategie. Ischämische und hämorrhagische Schlaganfälle können zahlreiche Ursachen haben. Zur ätiologischen Zuordnung ischämischer Schlaganfälle wird heute international die TOAST-Klassifikation verwendet, die anhand bestimmter Kriterien eine Einteilung in fünf Gruppen vornimmt:

1. Zerebrale Makroangiopathien (Krankheiten der großen hirnversorgenden Arterien),
2. Kardiogene Embolien
3. Zerebrale Mikroangiopathien (Krankheiten der kleinsten penetrierenden Arterien)
4. Andere Ätiologie
5. Unklare Ätiologie (z. B. keine Ursache oder mehrere konkurrierende Ursachen oder unvollständige Diagnostik).

Bei den zerebralen Makro- und Mikroangiopathien wird weiter unterschieden zwischen atherosklerotischen und nicht-atherosklerotischen Gefäßkrankheiten. Neben der Arteriosklerose spielen Krankheiten des Blutes, des Stoffwechsels und seltene erbliche Krankheiten eine Rolle als Auslöser eines Schlaganfalls.

Bei den hämorrhagischen Schlaganfällen wird nach dem Kompartiment des Blutaustritts differenziert in

1. intrazerebrale Blutungen, (ICB) und
2. subarachnoidale Blutungen (SAB).

Daneben sind die fast ausschließlich traumatisch bedingten 3. epiduralen und 4. subduralen Hämatome zu nennen.

In Deutschland überwiegen mit ca. 25–35 % kardiogene Embolien, gefolgt von Mikroangiopathien (20–25 %), Makroangiopathien (15–20 %) und anderen Ätiologien (5 %). Etwa 20–30 % der ischämischen Insulte bleiben ursächlich unklar: in der Mehrzahl (15–20 %) ist keine mögliche Ätiologie nachweisbar, wesentlich seltener liegen mehrere konkurrierende Ätiologien (5 %) oder eine unvollständige Diagnostik (5 %) vor.

Zeitlicher Verlauf

In der Vergangenheit wurde eine Unterteilung des Schlaganfalls nach dem zeitlichen Verlauf in folgende Stufen vorgenommen:

- Transitorische ischämische Attacke (TIA), die wenige Minuten, selten länger als ein bis zwei Stunden dauert, mit einer vollständigen Rückbildung der Symptome innerhalb von 24 Stunden.
- PRIND (prolongiertes reversibles ischämisches neurologisches Defizit) bezeichnet Symptome, die länger als 24 Stunden, aber kürzer als sieben Tage anhalten und sich ebenfalls weitgehend zurück bilden.
- Progredienter Verlauf mit zunehmender Symptomatik oder fehlender Rückbildungstendenz.
- Vollendeter Infarkt (completed stroke), der ein neurologisches Defizit unterschiedlicher Schwere hinterläßt.

Heute gilt diese Differenzierung als überholt. Die Eingruppierung von Schlaganfällen wird vielmehr zunehmend durch die pathophysiologische Einteilung ersetzt, denn es konnte gezeigt werden, dass auch bei vielen Patienten mit einer flüchtigen Symptomatik morphologische Hirnschäden nachweisbar sind. Wichtig ist, dass eine TIA keinesfalls als „kleiner" Schlaganfall verharmlost werden darf, denn sie ist in vielen Fällen ein Prädiktor für einen vollendeten Infarkt. Als Symptome der TIA gelten: Gleichgewichtsstörungen mit und ohne Schwindel, Seh- und Hörstörungen, Störungen der Sprache oder des Sprachverständnisses, die Unfähigkeit zu lesen, zu rechnen oder zu schreiben, Taubheitsgefühle in Arm oder Bein und Einknicken der Beine. Während einer TIA bleibt das Bewusstsein erhalten. Diese Frühsymptome sind unbedingt ernst zu nehmen, auch wenn sie nur sehr kurz (z. B. nur wenige Minuten) und/oder nur schwach aufgetreten sind. Die Betroffenen sollten sofort zum Arzt gehen, damit ggf. fachärztliche Maßnahmen eingeleitet werden können, um ein Fortschreiten der Ischämie zu verhindern.

Schwere des Defizits

Anhand der Schwere des Defizits werden behindernde Insulte (major strokes) und nichtbehindernde Insulte (minor strokes) unterschieden. Diese Einteilung ist vor allem für Versorgungsaspekte und als Endpunkt für klinische Studien bedeutsam.

Je nach Schweregrad kommt es beim Schlaganfall zu leichten bis sehr schwerwiegenden Symptomen. Da die einzelnen Regionen des Gehirns verschiedene Funktionen erfüllen, kann eine bestimmte Symptomatik normalerweise mit einer Durchblutungsstörung in einem bestimmten Blutgefäß, das die jeweilige Region versorgt, in Verbindung gebracht werden. Bedingt durch die große Anzahl möglicherweise betroffener Hirnareale sind die klinischen Erscheinungsformen des Schlaganfalls sehr vielfältig. Meist treten die Symptome auf der gegenüberliegenden Körperseite auf (z. B. Hirnschlag linke Hirnhälfte, Hemiplegie rechts). Die Phänomene reichen von Hirnleistungsstörungen (Vergesslichkeit, Konzentrationsverlust) über psychische Veränderungen (Labilität, Aggressivität), Sensibilitätsstörungen (Dekubitusgefahr!), anormalen Körperempfindungen (Parästhesien), plötzlich eintretende Bewußtseinsstörungen (Somnolenz, Koma) bis hin zu Sprachstörungen oder komplettem Sprachverlust und Lähmungen.

4.5.5.2 Epidemiologie des Schlaganfalls

Der Schlaganfall zählt zu den häufigsten Erkrankungen in Deutschland und ist eine der führenden Ursachen von Morbidität und Mortalität weltweit. In der deutschen Todesursachenstatistik belegt er Platz 3. Die Inzidenz flüchtiger Durchblutungsstörungen beträgt in Deutschland ca. 50/100 000 Einwohner pro Jahr, für ischämische Schlaganfälle liegt sie bei 160–240/100 000 Einwohner. Sie nimmt mit steigendem Lebensalter zu, etwa die Hälfte der Schlaganfallpatienten ist über 70 Jahre alt. Männer sind in fast allen Altersstufen etwa 30 % häufiger betroffen, nur in der Altersgruppe über 85 Jahre erkranken und sterben mehr Frauen am Schlaganfall und seinen Folgen. Die Prävalenz zerebrovaskulärer Krankheiten wird auf 700–800/100 000 Einwohner geschätzt.

4.5.5.3 Behandlung des Schlaganfalls

Für die erfolgreiche Versorgung akuter Schlaganfallpatienten ist eine schnelle Reaktion im Umfeld des Betroffenen von ausschlaggebender Bedeutung. Bei Verdacht sollten die Patienten, die Familie oder Umstehende unverzüglich den Rettungsdienst alarmieren. Der Transport mit einem Rettungswagen verkürzt die Zeit bis zum Krankenhaus. Auch in vermeintlich leichteren Fällen sollte nicht erst der Weg zum Hausarzt gewählt werden. Es gilt das Konzept: „time is brain".

Schon zur Erstversorgung eines Schlaganfalls sollte nach Möglichkeit die Krankenhausaufnahme auf einer Spezialstation für Schlaganfallpatienten, einer so genannten Stroke Unit (Schlaganfalleinheit) erfolgen. Stroke Units sind charakterisiert durch multidisziplinäre Teamarbeit, die aus ärztlicher und pflegerischer Versorgung, Physio- und Ergotherapie sowie Logopädie und Sozialarbeit besteht. Die Behandlung in einer Stroke Unit ist, verglichen mit der in einer allgemeinen Klinik, effektiv und reduziert sowohl die Mortalität, als auch das Risiko einer nachfolgenden Abhängigkeit und die Notwendigkeit einer Weiterbetreuung in einem Pflegeheim oder einer vollständigen häuslichen Pflege beträchtlich. Nach der akuten Phase müssen die Patienten soweit wie noch möglich verloren gegangene Fähigkeiten wieder erlernen. Ein wichtiger Therapieansatz ist das Bobath-Konzept. Es beruht auf der Annahme, dass gesunde Hirnregionen die zuvor von den erkrankten Regionen ausgeführten Aufgaben neu lernen und übernehmen können. Häufig sind bei traumatischen Hirnschädigungen nicht die eigentlichen Kontrollzentren zerstört, sondern nur deren Verbindungswege unterbrochen. Diese können mit konsequenter Förderung und Stimulation des Patienten durch betreuende Personen durchaus neu gebahnt werden (Plastizität des Gehirns). Je früher mit der Mobilisierung der Patienten begonnen wird, desto eher erlangen diese auch ihre Gehfähigkeit zurück.

Die Behandlung eines erlittenen Schlaganfalls ist bestimmt kein Fall für die Selbstmedikation.

Ansatzpunkte für eigenverantwortliche Maßnahmen unter einer qualifizierten Beratung in der Apotheke ergeben sich aber in der Primär- und Sekundärprävention.

Nach den Leitlinien der Deutschen Gesellschaft für Neurologie und der Deutschen Schlaganfallgesellschaft zur Primär- und Sekundärprävention der zerebralen Ischämie (Leitlinien der DGN 2008) besteht das Ziel der primären Prävention in der Vermeidung zerebraler Ischämien oder transitorischer ischämischer Attacken (TIAs) bei Patienten ohne bisherige zerebrovaskuläre Erkrankungen. Hierbei können vier Untergruppen von Patienten unterschieden werden:

- Völlig gesunde Personen,
- Personen ohne wesentliche Vorerkrankungen, aber mit vaskulären Risikofaktoren,
- Personen mit asymptomatischen Stenosen oder Verschlüssen der hirnversorgenden Arterien,
- Patienten mit vaskulären Erkrankungen in anderen Gefäßgebieten (Herzinfarkt, KHK oder pAVK)

Grundsätzlich ist von einer aufsteigenden Risikogefährdung in diesen Gruppen auszugehen, die die Strategien der Prävention beeinflussen sollte.

Tab. 4.5-3: Häufige Risikofaktoren im Vergleich – INTERSTROKE- und INTERHEART-Studie. Tu JV, Lancet 2010

	INTERSTROKE*	INTERHEART**
Hypertonie	34,6 %	17,9 %
Rauchen	18,9 %	35,7 %
Taille-Hüft-Verhältnis (abdominale Adipositas)	26,5 %	20,1 %
Ernährung		
Ungesundes Ernährungsmuster (salzreich, zu wenig Gemüse/Obst)	18,8 %	–
Obst und Gemüse täglich	–	13,7 %
Körperliche Inaktivität	28,5 %	12,2 %
Diabetes	5,0 %	9,9 %
Alkoholkonsum	3,8 %	6,7 %
Psychosoziale Faktoren		
Alle psychosozialen Faktoren	–	32,5 %
Psychosozialer Stress	4,6 %	–
Depression	5,2 %	–
Kardiale Ursachen	6,7 %	–
Verhältnis Apo B zu A1	24,9 %	49,2 %

Daten beziehen sich auf das populationsbezogene Risiko (der rechnerische Anteil der Erkrankungen in der Bevölkerung, der einem Risikofaktor zuzuschreiben ist).
* Alle Schlaganfälle: 3000 Fälle, 3000 Kontrollpersonen.
** Akuter Myokardinfarkt; 15 152 Fälle, 14 820 Kontrollpersonen.

4.5.6 Risikofaktoren und Primärprävention arterieller Durchblutungsstörungen

Die Risikofaktoren für periphere und zerebrale arterielle Durchblutungsstörungen bis hin zum Schlaganfall wie auch für den Herzinfarkt sind prinzipiell sehr ähnlich (siehe Tabelle 4.5–3), allerdings mit etwas unterschiedlicher Gewichtung.

Für die Risikofaktoren der pAVK gilt folgende Rangordnung: Rauchen, Diabetes mellitus, Bluthochdruck, Fettstoffwechselstörungen.

Für den Schlaganfall hat die „INTERSTROKE Study", eine Fall-Kontroll-Studie bei 3000 Schlaganfallpatienten und 3000 Kontrollpersonen, im wesentlichen zehn Risikofaktoren identifiziert, die für den weitaus überwiegenden Anteil aller Schlaganfälle in 22 Ländern bedeutsam sind (Tu 2010).

Die fünf Risikofaktoren

- arterielle Hypertonie,
- abdominale Adipositas,
- Bewegungsmangel,
- Rauchen,
- Ernährungsfehler

erklären für sich genommen bereits 80% aller Schlaganfälle. Nimmt man die fünf Risikofaktoren

- erhöhte Blutfettwerte,
- Diabetes mellitus,
- übermäßiger Alkoholkonsum,
- Stress,
- Depressionen

hinzu, so steigt der Erklärungsanteil auf 90%.

4.5.6.1 Arterielle Hypertonie

Unter den vaskulären Risikofaktoren besitzt die Behandlung der arteriellen Hypertonie den höchsten Stellenwert in der Primärprävention des Schlaganfalls. Gemäß zahlreichen Studien führt die Behandlung des Bluthochdrucks zu einer ausgeprägten Risikoreduktion sowohl von ischämischen als auch von hämorrhagischen Insulten.

Auch bei pAVK-Patienten kommt die arterielle Hypertonie zwei bis dreimal häufiger vor als in der Normalbevölkerung.

Ab wann eine antihypertensive Behandlung erfolgen sollte, ist abhängig von begleitenden Risikofaktoren, die das globale Risiko bestimmen, von Endorganschaden und Folge-/Begleitkrankheiten (siehe auch Kap. 4.4.6.3 Prognose und Risikostratifizierung bei KHK).

Auf jeden Fall sollte jedem Patienten vor Beginn einer medikamentosen Therapie die Bedeutung nichtmedikamentöser Maßnahmen veranschaulicht werden. Diese sollten immer in die Therapie einbezogen werden und sind vor allem bei jüngeren Menschen sehr wirksam. Diätetische Maßnahmen (kochsalzarme Kost und eine Diät mit vielen Früchten, Gemüse, fettarmer Milch, Geflügel, Fisch und Getreide) können effizient den Blutdruck senken. Die medikamentöse antihypertensive Therapie mit Angiotensin-Converting-Enzym-(ACE-)Hemmern, Angiotensinrezeptor-(AT-)Blockern, Betablockern, Kalziumantagonisten und Diuretika gehört in die Hand des Arztes.

4.5.6.2 Rauchen

Rauchen ist der wichtigste Risikofaktor für die Entstehung einer pAVK. Hierher stammt auch der im Volksmund früher oft benutzte Name „Raucherbein". Das Kohlenmonoxid im Zigarettenrauch verbindet sich leicht und fest mit dem roten Blutfarbstoff Hämoglobin, weshalb beim Raucher 10 bis 20% des Hämoglobins für den Stoffaustausch mit Sauerstoff nicht zur Verfügung stehen. Die scheinbare permanente Sauerstoffnot im Organismus führt zu einer vermehrten Bildung von roten Blutkörperchen, wodurch das Blut eingedickt wird. Außerdem haben Raucher im Durchschnitt höhere Thrombozytenzahlen als Nichtraucher. Im Vergleich zu Nichtrauchern tritt die pAVK bei Rauchern bis zu zehn Jahre früher auf. Die Framingham-Studie zeigte bei starken Rauchern (über 20 Zigaretten pro Tag) eine 4-fache Häufung des intermittierenden Hinkens. Sie haben auch ein deutlich höheres Amputationsrisiko als Nichtraucher, da fortgesetztes Rauchen den Krankheitsprozess beschleunigt. Epidemiologische Studien zeigen, dass durch Nikotinabstinenz auch ein erhöhtes Schlaganfallrisiko eindeutig reduziert werden kann. Tipps zur Raucherentwöhnung finden sich in Kapitel 14 dieses Buchs.

4.5.6.3 Hypercholesterinaemie

Als wichtigster Prädiktor für die Entstehung einer pAVK wird allgemein der Quotient Gesamtcholesterin/HDL-Cholesterin angesehen. In der getABI-Studie (siehe Kapitel 4.5.6) lag die Prävalenz von Fettstoffwechselstörungen bei 57,2 % der pAVK-Patienten. Cholesterinspiegel > 270 verdoppelten die Inzidenz einer Claudicatio intermittens. Es gilt heute als gesichert, dass eine adäquate Behandlung einer Fettstoffwechselstörung sowohl die Inzidenz als auch die Progression der pAVK hemmt.

Bei hohen Gesamtcholesterinspiegeln, besonders > 240–270 mg/dl steigt nach neueren Studien auch das Risiko für einen ischämischen Schlaganfall. Unklar ist hingegen der Zusammenhang zwischen Schlaganfallrisiko und LDL-Cholesterin. Niedriges HDL-Cholesterin ist bei Männern, jedoch nicht eindeutig bei Frauen, mit einem erhöhten Risiko für ischämische Schlaganfalle assoziiert.

4.5.6.4 Diabetes mellitus

Die Prognose hinsichtlich der Lebenserwartung bei zuckerkranken Patienten wird bestimmt von den arteriosklerotischen Gefäßerkrankungen in den Schlagadern (Makroangiopathie), aber auch den Veränderungen in der Endstrombahn (Mikroangiopathie). Die zarten Wände der Kapillaren sind massiv verdickt und behindern so den Stoffaustausch und die Sauerstoffzufuhr. Patienten mit einer Schaufensterkrankheit müssen deshalb hinsichtlich eines bestehenden Diabetes besonders streng eingestellt werden.

Diabetes mellitus ist auch ein relevanter und unabhängiger Risikofaktor für Schlaganfälle.

4.5.6.5 Übergewicht

Die Schlaganfallinzidenz übergewichtiger Personen ist erhöht, wobei ein dosisabhängiger Effekt besteht. Eine Reduktion der Adipositas hat einen positiven Effekt auf die assoziierten Risikofaktoren (Hypertonie, Diabetes, Hypercholesterinämie). Obwohl ein positiver Effekt auf das Schlaganfallrisiko somit plausibel ist, ist der protektive Effekt einer Gewichtsreduktion auf Schlaganfallinzidenz und -letalität bislang nicht ausreichend untersucht.

4.5.6.6 Bewegungsmangel

Ähnlich wie die Beseitigung der Adipositas hat sportliche Betätigung vor allem indirekte Effekte auf das Schlaganfallrisiko, und zwar durch Modifikation anderer Risikofaktoren, wie z. B. arterielle Hypertonie, Hypercholesterinämie und Diabetes mellitus. Zusätzlich wurden günstige Wirkungen auf die Blutrheologie und die Thrombozytenreaktivität beschrieben. In mehreren Studien fand sich eine relative Risikoreduktion um etwa 40–60 % durch regelmässige körperliche Aktivität. Wie häufig Sport getrieben wird, scheint nicht unbedingt ausschlaggebend zu sein, aber die Betätigung sollte entweder zur Beschleunigung des Herzschlags oder zu vermehrter Schweissproduktion führen. Zum Gehtraining bei pAVK siehe Kapitel 4.5.4.8.

4.5.6.7 Andere Risikofaktoren

Weibliche Geschlechtshormone, sei es zur Kontrazeption oder zur postmenopausalen Hormonersatztherapie (HRT), erhöhen das Risiko vaskulärer Ereignisse inklusive Schlaganfall. Migräne ist ein weiterer Risikofaktor allerdings ist das Risiko nur für Frauen erhöht, die unter einer Migräne mit Aura und Hypertonie leiden sowie Rauchen und die Pille nehmen.

Periphere arterielle Durchblutungsstörungen

> **Empfehlungen** zur Primärprävention des Schlaganfalls
>
> - Ein gesunder Lebensstil mit mindestens 30 Minuten Sport dreimal pro Woche und einer obst- und gemüsereichen Kost bzw. mediterranen Kost. Kardiovaskuläre Risikofaktoren (Blutdruck, Blutzucker, Fettstoffwechselstörung) sollten regelmäßig kontrolliert und bei pathologischem Befund behandelt werden.
> - Patienten mit arterieller Hypertonie (RR systolisch > 140 mmHg, diastolisch > 90 mmHg, Diabetiker: RR systolisch > 130 mmHg, diastolisch > 80 mmHg) sollten mit Diät (DASH-Diät, kochsalzarme Kost), Ausdauersport und/oder Antihypertensiva behandelt werden.
> - Raucher sollen den Nikotinkonsum einstellen.
> - Patienten mit koronarer Herzkrankheit oder Zustand nach Herzinfarkt und einem LDL-Cholesterin > 100 mg/dl sollen mit einem Statin behandelt werden. Personen ohne KHK sollen mit einem Statin behandelt werden bei höchstens einem vaskularen Risikofaktor und LDL-Cholesterin-Werten > 190 mg/dl, bei mittlerem Risiko und LDL-Cholesterin > 160 mg/dl und > 100 mg/dl und mehreren vaskularen Risikofaktoren.
> - Diabetiker sollen mit Diät, regelmäßiger Bewegung, Antidiabetika und bei Bedarf Insulin behandelt werden. Normoglykämische Werte sollten angestrebt werden. Bei Diabetikern ist die Bedeutung der antihypertensiven Behandlung und der Gabe von Statinen bezüglich der Schlaganfallprävention von besonderer Bedeutung.
>
> Nicht empfohlene Behandlung
> - Alkohol sollte nicht zur Primärprophylaxe getrunken werden.
> - Eine Hormonsubstitution nach der Menopause erhöht das Schlaganfallrisiko.
> - Vitamine, insbesondere Vitamin E, A und C, sind primärprophylaktisch nicht wirksam.
> - Eine Senkung erhöhter Homocysteinspiegel mit Folsäure und B-Vitaminen reduziert das Schlaganfallrisiko nicht.
> - Knoblauchpräparate und sog. Nootropika sind zur Prophylaxe des Schlaganfalls nicht wirksam.
> - Polypragmatische Therapien mit Kombinationen von Vitaminen, ASS, Statinen, Folsäure, Spurenelementen werden nicht empfohlen. Antioxidanzien (Vitamin E und C) können die Wirkung von Statinen negativ beeinflussen.
>
> Quelle: Gemeinsame Leitlinie der Deutschen Gesellschaft für Neurologie (DGN) und der Deutschen Schlaganfallgesellschaft (DSG) zur Primär- und Sekundärprävention der zerebralen Ischämie 2008.

Die Empfehlungen zur Primärprävention des Schlaganfalls inklusive der wichtigsten medikamentösen Therapieansätze, die jedoch weitgehend unter strenger ärztlicher Kontrolle stattfinden müssen, sind in nebenstehendem Kasten zusammengefasst. Das beratende Personal in der Apotheke sollte über das gesamte Spektrum möglicher Massnahmen gut Bescheid wissen, um einem betroffenen Patienten, der vielleicht zusätzlich noch etwas im Rahmen der Selbstmedikation einnehmen möchte, entweder zu- oder auch abraten zu können.

Wichtige Informationsquellen für die Fachkreise sind:
- Deutsche Gesellschaft für Kardiologie – Herz- und Kreislaufforschung (www.dgkardio.de),
- Deutsche Gesellschaft für Neurologie (www.dgn.org),
- Deutsche Schlaganfallgesellschaft (www.dsg-info.de),
- Kompetenznetz Schlaganfall (www.kompetenznetz-schlaganfall.de).

Patienten, Angehörige und Laien erhalten Informationen und Beratung u.a. bei der Stiftung Deutsche Schlaganfall-Hilfe: www.schlaganfall-hilfe.de

4.5.7 Rezidivabschätzung beim Schlaganfall und Sekundärprävention

Einen ersten Schlaganfall überleben ca. 80–85 % der Patienten in der Akutphase. Von diesen Patienten erleiden 8–15 % im ersten

Jahr ein Zweitereignis. Hierbei ist das Risiko in den ersten Wochen am höchsten und fällt mit zunehmendem zeitlichem Abstand zum Indexereignis immer weiter ab. Ab dem dritten Jahr steigt das gesamtvaskuläre Risiko wieder an. Besonders gefährdet sind Patienten mit multiplen vaskulären Risikofaktoren oder solche mit begleitender koronarer Herzkrankheit (KHK) oder pAVK.

Für die Berechnung des Rezidivrisikos nach einem ersten ischämischen Ereignis wird der prospektiv validierte Essen Risk Score verwendet (Tabelle 4.5–4)

Eine erste Risikoabschätzung nach einer transitorischen ischämischen Attacke (TIA) kann mit dem ABCD2-Score erfolgen. In den Score fließen fünf unabhängige Risikofaktoren ein: Alter, Blutdruck, Clinical features (Symptome), Dauer der Symptome und Diabetes mellitus, für die jeweils nach bestimmten Kriterien Punkte vergeben werden (siehe Tabelle 4.5–5). Die vergebenen Punkte werden addiert, so dass sich ein Score zwischen 0 und 7 Punkten ergibt. Das Risiko, innerhalb von zwei Tagen nach einer TIA einen erneuten Schlaganfall zu entwickeln, ist wie folgt definiert:

0 bis 3 Punkte: Geringes Risiko (1 %)
4 bis 5 Punkte: Mittleres Risiko (4,1 %)
6 bis 7 Punkte: Hohes Risiko (8,1 %).

Tab. 4.5–4: Modell zur Risikoabschätzung eines Rezidivinsultes nach einem ersten ischamischen Ereignis, basierend auf dem Essener Risk Score

Risikofaktor	Punkte
< 65 Jahre	0
65–75 Jahre	1
> 75 Jahre	2
Arterielle Hypertonie	1
Diabetes mellitus	1
Myokardinfarkt	1
Andere kardiovaskuläre Ereignisse (ausser Myokardinfarkt und Vorhofflimmern)	1
pAVK	1
Raucher	1
Zusätzliche TIA oder Insult zum qualifizierenden Ereignis	1

(Quelle: Diener 2005, Diener et al. 2005, Weimar et al. 2007).

Tab. 4.52–5: ABCD 2-Score zur Risikoabschätzung nach einer transitorischen ischämischen Attacke (TIA)

	Parameter	Kriterium	Punkte
A	Alter	< 60 Jahre	0
		≥ 60 Jahre 0	1
B	Blutdruck	< 140 mm Hg systolisch und < 90 mm Hg diastolisch	0
		> 140 mm Hg systolisch oder > 90 mm Hg diastolisch	1
C	Clinical features (Symptome)	andere Beschwerden	0
		Sprachstörung ohne einseitige Schwäche	1
		einseitige Schwäche	2
D	Diabetes mellitus	nicht bestehend	0
		bestehend	1
D	Dauer der Symptome	< 10 min	0
		10–59 min	1
		≥ 60 min	2

(Quelle: Johnston et al. 2007)

Periphere arterielle Durchblutungsstörungen

Die Sekundarprävention des Schlaganfalls zielt auf dieselben Risikofaktoren ab wie die Primärprävention, nur sind hier in erhöhtem Masse medikamentöse Therapien, etwa zur Blutdruck- oder Lipidsenkung angezeigt, die ausschließlich unter ärztlicher Überwachung stattzufinden haben.

4.5.8 Medikamentöse Therapie arterieller Durchblutungsstörungen

Die medikamentöse Therapie der pAVK hat verschiedene Angriffspunkte:

- Gefäßerweiterung durch vasodilatierende Substanzen,
- Verbesserung der Fließeigenschaften des Blutes,
- Verhinderung der Calciumüberladung der Zellen durch Calciumblocker,
- Prophylaxe von Gefäßverschlüssen,
- Fibrinolyse bei thrombotischen oder embolischen Gefäßverschlüssen.

Ähnlich gelagert sind die medikamentösen Optionen beim Schlaganfall.
Alle diese Angriffspunkte bieten kaum Ansätze für die Selbstbehandlung.

4.5.8.1 Moxaverin

Vasodilatatantien sollen durch die Erweiterung der Kollateralgefäße eine Mehrdurchblutung des betroffenen Gebietes erreichen. Einige dieser zur Gefäßerweiterung eingesetzten Stoffe (Pentoxyfyllin, Buflomedil, Naftidrofuryl) unterliegen der Rezeptpflicht und sollen hier deshalb nicht näher besprochen werden.
Im nicht-rezeptpflichtigen Bereich steht Moxaverin (Kollateral® forte Dragees) zur Verfügung, ein muskulotropes Spasmolytikum mit Papaverin-ähnlicher Wirkung. Als molekularer Angriffspunkt und Wirkmechanismen wurden ein Calmodulin-Antagonismus und ein α-adrenolytischer Effekt ermittelt. Durch die Hemmung des Calmodulins verhindert Moxaverin die Spaltung von cAMP und dadurch auch die nachfolgend ausgelöste Kontraktion der glatten Muskulatur.

4.5.8.2 Ginkgo biloba

Die Arzneipflanze *Ginkgo biloba* L. ist nicht nur eine botanische Besonderheit, sie hat auch in der tradionellen chinesischen und in der westlichen Medizin eine große Bedeutung erlangt. Der Ginkgo-Baum ist der einzige Überlebende der Ginkgoales, deren Vorkommen über 250 Millionen Jahre zurückverfolgt werden kann. Die noch grünen, zweigelappten Blätter werden im Spätsommer und Herbst geerntet, da sie zu diesem Zeitpunkt den höchsten Wirkstoffgehalt aufweisen.
Therapeutisch verwendet werden Extrakte aus den Blättern. Teezubereitungen sind nicht üblich. Der erste Extrakt aus den Blättern des Ginkgo-Baums wurde in Deutschland bereits im Jahr 1965 registriert.
Das Inhaltsstoff-Spektrum der Blätter kann entsprechend der Biogenese in acht Gruppen eingeteilt werden (s. Tab. 4.5-6).
Nach dem heutigen Stand des Wissens werden die Flavonglykoside und Terpenlactone (Ginkgolide und Bilobalid) als wirksamkeitsbestimmende Inhaltsstoffgruppen der Ginkgoblätter betrachtet. Das Grundgerüst der Ginkgolide besteht aus einer dreidimensionalen stabilen Diterpen-Käfigstruktur mit einer tertiär-Butylgruppe und sechs fünfgliedrigen Ringsystemen, die ein Spiro-(4,4)-nonan, einen Tetrahydrofuranring und drei Lactonringe beinhaltet (s. Abb. 4.5-1). Bilobalid, aufgrund der Anzahl an C-Atomen ein Sesquiterpenbitterstoff, ist biogenetisch ein Abbauprodukt der Ginkgolide. Es beinhaltet ebenfalls drei Lactone und eine tertiär-Butylgruppe.
Unerwünschte Begleitstoffe sind die Anacardiaceensäuren, Phenole (Ginkgol) bzw. Phenolcarbonsäuren (u.a. Ginkgolsäure) mit einer langen aliphatischen Seitenkette. Sie wirken stark hautreizend, und nach peroraler Gabe wurden toxische Symptome, z.B. in Form von Gastroenteritiden beobachtet.

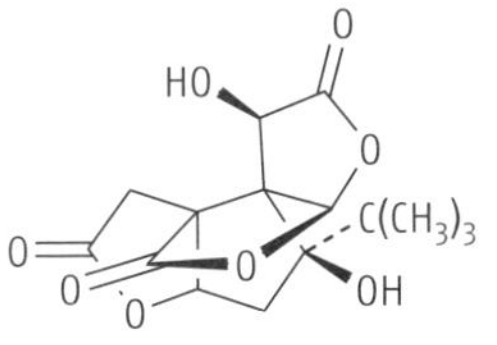

Bilobalid

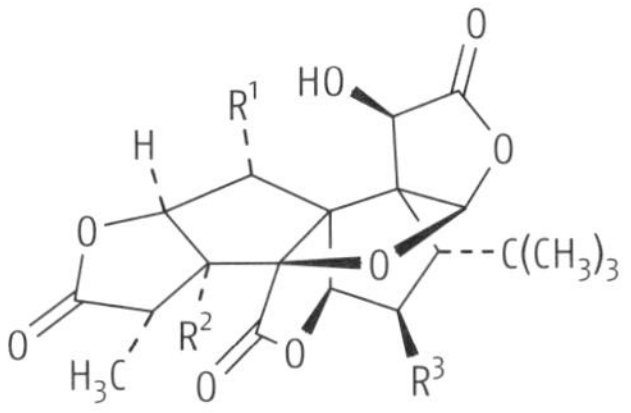

Ginkgolid-Grundgerüst

	R^1	R^2	R^3
Ginkgolid A	H	OH	H
Ginkgolid B	OH	OH	H
Ginkgolid C	OH	OH	OH
Ginkgolid J	H	OH	OH
Ginkgolid M	OH	H	OH

Abb. 4.5-1: Grundstruktur der Ginkgolide

Tab. 4.5-6: Inhaltsstoffe der Ginkgoblätter mit typischen Vertretern. Nach Hölzl (1992)

1. Terpene Diterpene mit Ginkgolid A, B, C, J Sesquiterpen: Bilobalid Polyprenole Steroide
2. Flavonoide Flavanonole (Dihydrokämpferol-7-*O*-glucosid) Flavonole (als Mono-, Di- und Triglykoside und acylierte Flavonoldiglykoside, hauptsächlich mit den Aglykonen Kämpferol, Quercetin und Isorhamnetin) Flavone (mit Luteolin und Apigenin als Aglykonen) Biflavone (mit Amentoflavon-Grundstruktur, z.B. Ginkgetin und Isoginkgetin) Catechine und Proanthocyanidine
3. Langkettige Kohlenwasserstoffe und ihre Derivate Kohlenwasserstoffe Alkohole, Aldehyde, Ketone, Säuren
4. Anacardiaceensäuren
5. N-haltige niedermolekulare Verbindungen Hydroxykynurensäure
6. Cyclite, Zuckerderivate azyklische Säuren Pinit, Sequoyit Shikimisäure
7. Sonstige Substanzen Lignoid: Pentadien-1,5-diyl-diphenol
8. Lectine

Periphere arterielle Durchblutungsstörungen

Arzneilich verwendete Extrakte müssen daher soweit als möglich von diesen Stoffen befreit werden.

Die Aufbereitungs-Monographie der Kommission E aus dem Jahr 1994 beschreibt einen Spezial-Extrakt aus Ginkgo-biloba-Blättern (BAnz. Nr. 133 vom 19. 7. 1994), bei dem durch ein mehrstufiges Extraktionsverfahren mit verschiedenen Reinigungs- und Trennschritten höhermolekulare Inhaltsstoffe wie Gerbstoffe, Eiweißverbindungen und Polysaccharide, aber auch andere unerwünschte Begleitstoffe, wie zum Beispiel die Biflavone und die Ginkgolsäuren entfernt und die erwünschten Inhaltsstoffe angereichert werden. Ausgangsdroge sind die getrockneten Blätter von *Ginkgo biloba* L., Auszugsmittel ist Aceton-Wasser. Es werden keine Konzentrate oder isolierten Inhaltsstoffe zugemischt. Das Droge : Extrakt-Verhältnis beträgt 35–67 : 1, im Durchschnitt 50 : 1.

Der Extrakt ist charakterisiert durch:

- 22 bis 27 % Flavonglykoside, bestimmt als Quercetin und Kämpferol inklusive Isorhamnetin (mit HPLC) und berechnet als Acylflavone mit der Molmasse Mr: 756,7 (Quercetinglykoside) und Mr: 740,7 (Kämpferolglykoside),
- 5 bis 7 % Terpenlactone, davon ca. 2,8–3,4 % Ginkgolide A, B und C sowie ca. 2,6–3,2 % Bilobalid;
- unter 5 ppm Ginkgolsäuren.

Fast alle pharmakologischen und klinischen Untersuchungen zu Ginkgo-biloba-Blättern wurden mit diesem Extrakt (EGb 761) durchgeführt. Es gibt hierzu mehr als 300 Originalpublikationen.

Die pharmakolgischen Eigenschaften, die für den Extrakt experimentell nachgewiesen werden konnten, sind folgende:

- Steigerung der Hypoxietoleranz, insbesondere des Hirngewebes,
- Hemmung der Entwicklung eines traumatisch oder toxisch bedingten Hirnödems und Beschleunigung seiner Rückbildung,
- Verminderung des Retinaödems und von Netzhaut-Zellläsionen,
- Hemmung der altersbedingten Reduktion von muskarinergen Cholinrezeptoren und α_2-Adrenozeptoren sowie Förderung der Cholinaufnahme im Hippocampus,
- Steigerung der Gedächtnisleistung und des Lernvermögens,
- Förderung der Kompensation von Gleichgewichtsstörungen,
- Förderung der Durchblutung, vorzugsweise im Bereich der Mikrozirkulation,
- Verbesserung der Fließeigenschaften des Blutes,
- Inaktivierung toxischer Sauerstoffradikale (Flavonoide),
- Antagonismus gegenüber dem Plättchenaktivierenden Faktor (PAF) (Ginkgolide),
- neuroprotektive Wirkung (Ginkgolide A und B, Bilobalid),
- verbesserrte mitochondriale Energiebereitstellung (ATP-Produktion),
- Stressminderung und neuroprotektive Wirkungen.

Zugelassene Anwendungsgebiete für die Präparate mit 40 mg, 80 mg, 120 mg Ginkgo-Extrakt je Einzeldosis (siehe Tabelle 4.5–7) sind:

- Die symptomatische Behandlung von hirnorganisch bedingten geistigen Leistungseinbußen im Rahmen eines therapeutischen Gesamtkonzeptes bei dementiellen Syndromen mit der Leitsymptomatik: Gedächtnisstörungen, Konzentrationsstörungen, depressive Verstimmung, Schwindel, Ohrensausen, Kopfschmerzen. Zur primären Zielgruppe gehören Patienten mit dementiellem Syndrom bei primär degenerativer Demenz, vaskulärer Demenz und Mischformen aus beiden. Laut Angaben der Hersteller kann das individuelle Ansprechen auf die Medikation nicht vorausgesagt werden. Bevor die Behandlung mit Ginkgo-Extrakt begonnen wird, sollte geklärt werden, ob die Krankheitssymptome nicht auf einer spezifisch zu behandelnden Grunderkrankung beruhen.

- Verlängerung der schmerzfreien Gehstrecke bei peripherer arterieller Verschlusskrankheit bei Stadium II nach FONTAINE (Claudicatio intermittens) im Rahmen physikalisch-therapeutischer Maßnahmen, insbesondere Gehtraining.
- Vertigo vaskulärer und involutiver Genese. Adjuvante Therapie bei Tinnitus vaskulärer und involutiver Genese.

Achtung: teilweise wird für die 120 mg Dosis nur die Indikation „Dementielles Syndrom" beansprucht (z. B. Kaveri® 120 mg Filmtabletten, Ginkgo-Maren® 120 mg Filmtabletten).

Präparate mit der höchsten Dosis von 240 mg Ginkgo-Extrakt je Einzeldosis sind lediglich bei hirnorganisch bedingten geistigen Leistungseinbußen indiziert.

In der Gebrauchsinformation wird der Patient auf Folgendes hingewiesen:

„Häufig auftretende Schwindelgefühle und Ohrensausen bedürfen grundsätzlich der Abklärung durch einen Arzt. Bei plötzlich auftretender Schwerhörigkeit bzw. einem Hörverlust sollte unverzüglich ein Arzt aufgesucht werden."

Als sehr seltene Nebenwirkungen werden leichte Magen-Darm-Beschwerden, Kopfschmerzen und allergische Hautreaktionen aufgeführt. Dies entspricht den Erkenntnissen aus den zahlreichen Therapie-Studien und Anwendungsbeobachtungen.

Eine Beeinflussung des Reaktionsvermögens durch Ginkgo-Extrakt ist bislang nicht bekannt. Hinweise auf physische und/oder psychische Abhängigkeit liegen nicht vor. Erfahrungen über die Anwendung in der Schwangerschaft und Stillzeit gibt es nicht, allerdings sind embryotoxische bzw. teratogene Effekte beim Menschen bisher nicht bekannt geworden, ebenso wenig wie Berichte über Wechselwirkungen mit anderen Arzneistoffen bzw. Therapien.

Als Tagesdosis sollten bei der peripheren arteriellen Verschlusskrankheit, Schwindel oder als Adjuvans bei Tinnitus täglich 120 bis 240 mg Extrakt in zwei bis drei Einzeldosen gegeben werden, und zwar in flüssigen oder festen oralen Darreichungsformen, beim dementiellen Syndrom bis zu 240 mg täglich. Bei der pAVK sollte die Behandlungsdauer mindestens sechs Wochen betragen, da die Besserung der Gehstreckenleistung sich erst dann bemerkbar macht. Bei Schwindel bringt die Anwendung über einen längeren Zeitraum als sechs bis acht Wochen keine therapeutischen Vorteile.

Bei Tinnitus sollte die adjuvante Therapie über einen Zeitraum von mindestens zwölf Wochen erfolgen. Sollte nach sechs Monaten kein Erfolg eingetreten sein, ist dieser auch nach längerer Behandlung nicht mehr zu erwarten. Beim dementiellen Syndrom sollte die Dauer der Anwendung mindestens acht Wochen betragen. Wenn nach drei Monaten keine Besserung der Symptome eingetreten ist oder sich die Krankheitssymptome verstärken, ist vom Arzt zu überprüfen, ob die Weiterführung der Behandlung noch gerechtfertigt ist.

Beratungstipps

Hinweise zu Ginkgo-biloba-Extrakt
- Zur Besserung der Gehstreckenleistung ist eine Behandlung von mindestens 6 Wochen Voraussetzung.
- Bei Überempfindlichkeit gegenüber Ginkgo biloba und während Stillzeit und Schwangerschaft sollen Ginkgo-Präparate nicht angewendet werden.
- Bei krankhaft erhöhter Blutungsneigung sowie bei gleichzeitiger Therapie mit gerinnungshemmenden Medikamenten muss Rücksprache mit dem Arzt gehalten werden. Dies gilt auch für Epileptiker.
- Sicherheitshalber sollten Ginkgo-Präparate vor Operationen abgesetzt werden.

Neben dem Spezialextrakt gab es auf dem Arzneimittelmarkt ursprünglich noch andere Extrakte. Diese, wie auch die Ginkgo-Blätter selbst, wurden ebenfalls, und zwar in einer Sammelmonographie, bearbeitet. Die Monographie (BAnz. Nr. 133 vom 19. 7. 1994) kommt zu dem Ergebnis, dass die Wirksamkeit der Ginkgoblätter sowie der aufgeführten Zubereitungen (Trockenextrakte ohne weitere Angaben, Trockenextrakte mit Ethanol/ Ethanol-Wasser und mit Methanol/Methanol-Wasser, Flüssigextrakte mit Ethanol/ Ethanol-Wasser sowie Flüssigextrakte mit Ethanol-Wein) wegen des fehlenden Erkenntnismaterials nicht belegt ist.

Nach Erscheinen der Monographien kam es zu einer durchgreifenden Anpassung des Marktes, mit der Folge, dass der Markt in der Indikation periphere arterielle Durchblutungsstörungen heute auf den wissenschaftlich belegten Spezialextrakt (EGb 761) monopolisiert ist. Handelspräparate mit diesem Extrakt sind in Tabelle 4.5-7 aufgeführt.

4.5.9 Patientengespräch

4.5.9.1 Periphere arterielle Verschlusskrankheit

Ein Patient mit einem akuten Gefäßverschluss einer Extremitätenarterie wird wegen der Heftigkeit der Schmerzen und der le-

Tab. 4.5-7: Präparate mit Extrakten aus Ginkgo biloba

Präparatename	Darreichungsform	Wirkstoffe je abgeteilte Form oder Bezugsmenge
Tebonin® forte 40 mg	Lösung zum Einnehmen	1 ml (entspr. 20 Tr.) enth.: Trockenextrakt aus Ginkgo-biloba-Blättern (35–67:1) 40 mg – Auszugsmittel: Aceton 60 % (m/m), Quant. auf 8,8–10,8 mg Flavonoide, ber. als Flavonoidglykoside, sowie auf 2,0–2,8 mg Terpenlactone, davon 1,12–1,36 mg Ginkgolide A, B, C u. 1,04–1,28 mg Bilobalid, weniger als 0,2 µg Ginkgolsäuren pro 20 Tr.
Tebonin® forte 40 mg	Filmtabletten	1 Filmtbl. enth.: Trockenextrakt aus Ginkgo-biloba-Blättern (35–67:1) 40 mg – Auszugsmittel: Aceton 60 % (m/m). Quant. auf 8,8–10,8 mg Flavonoide, ber. als Flavonoidglykoside, sowie auf 2,0–2,8 mg Terpenlactone, davon 1,12–1,36 mg Ginkgolide A, B, C u. 1,04–1,28 mg Bilobalid, enth. < 0,2 µg Ginkgolsäuren pro Filmtbl.
Tebonin® spezial 80 mg	Filmtabletten	1 Filmtbl. enth.: Trockenextrakt aus Ginkgo-biloba-Blättern (35–67:1) 80 mg – Auszugsmittel: Aceton 60 % (m/m). Quant. auf 17,6–21,6 mg Flavonoide, ber. als Flavonoidglykoside, sowie auf 4,0–5,6 mg Terpenlactone, davon 2,24–2,72 mg Ginkgolide A, B, C u. 2,08–2,56 mg Bilobalid, enth. < 0,4 µg Ginkgolsäuren pro Filmtbl.
Tebonin® intens 120 mg	Filmtabletten	1 Filmtbl. enth.: Trockenextrakt aus Ginkgo-biloba-Blättern (35–67:1) 120 mg – Auszugsmittel: Aceton 60 % (m/m). Quant. auf 26,4–32,4 mg Flavonoide, ber. als Flavonoidglykoside, sowie auf 6,0–8,4 mg Terpenlactone, davon 3,36–4,08 mg Ginkgolide A, B, C u. 3,12–3,84 mg Bilobalid, enth. < 0,6 µg Ginkgolsäuren pro Filmtbl.

Tab. 4.5-7: Präparate mit Extrakten aus Ginkgo biloba

Präparatename	Darreichungsform	Wirkstoffe je abgeteilte Form oder Bezugsmenge
Tebonin® konzent® 240 mg	Filmtabletten	1 Filmtbl. enth.: Trockenextrakt aus Ginko-biloba-Blättern (35–67:1) 240 mg, Auszugsmittel: Aceton 60 % (m/m). Quant. auf 52,8–64,8 mg Flavonoidglykoside sowie auf 12,0–16,8 mg Terpenlactone, davon 6,72–8,16 mg Ginkgolide A, B und C sowie 6,24–7,68 mg Bilobalid, enthält < 1,2 µg Ginkgolsäuren pro Filmtbl.
Präparate mit dem gleichen Extrakt als Wirkstoff		
Präparatename	Darreichungsform	Wirkstoffe je abgeteilte Form oder Bezugsmenge
Ginkobil® ratiopharm 40 mg/80 mg/120 mg/240 mg	Filmtabletten	1 Filmtbl. enth.: 40 mg/80 mg/120 mg/240 mg Trockenextrakt
Ginkobil® ratiopharm Tropfen 40 mg	Flüssigkeit zum Einnehmen	1 ml (entspr. 20 Tr.) enth.: 40 mg Trockenextrakt
Ginko-Maren® 120 mg Filmtabletten	Filmtabletten	1 Filmtbl. enth.: 120 mg Trockenextrakt
Gingopret®	Filmtabletten	1 Filmtbl. enth.: 40 mg Trockenextrakt
Ginkopur®	Filmtabletten	1 Filmtbl. enth.: 40 mg Trockenextrakt
Ginkopur® Tropfen	Tropfen	1 ml (entspr. 20 Tr.) enth.: 40 mg Trockenextrakt
Ginkgo STADA®	Filmtabletten	1 Filmtbl. enth.: 40 mg Trockenextrakt
Ginko STADA® Tropfen	Flüssigkeit	1 ml (entspr. 20 Tr.) enth.: 40 mg Trockenextrakt
Kaveri® 40 mg/ml	Flüssigkeit zum Einnehmen	1 ml enth.: 40 mg Trockenextrakt
Kaveri® 40 mg/50 mg/ 80 mg	Filmtabletten	1 Filmtbl. enth.: 40 mg/50 mg/80 mg Trockenextrakt
Kaveri® 120 mg	Filmtabletten	1 Filmtbl. enth.: 120 mg Trockenextrakt
Rökan® 40 mg	Filmtabletten	1 Filmtbl. enth.: 40 mg Trockenextrakt
Rökan® plus 80 mg Filmtbl.	Filmtabletten	1 Filmtbl. enth.: 80 mg Trockenextrakt
Rökan® novo 120 mg Filmtbl.	Filmtabletten	1 Filmtbl. enth.: 120 mg Trockenextrakt
Rökan® Tropfen 40 mg	Lösung zum Einnehmen	20 Tr. (1 ml) enth.: 40 mg Trockenextrakt
SE Ginko	Filmtabletten	1 Filmtbl. enth.: 40 mg Trockenextrakt

bensgefährlichen Bedrohung sicher gleich den Weg zum Arzt bzw. ins Krankenhaus wählen. Personen mit den ersten Anzeichen peripherer arterieller Durchblutungsstörungen in Form von Schmerzen in den Beinen, zunächst nur bei besonderen Belastungen wie schnellem Gehen, Treppensteigen oder Tragen von schweren Lasten wenden sich dagegen nicht selten als erstes an ihre Apotheke. Bevor Maßnahmen zur Selbstmedikation ergriffen werden, sollte aber immer zunächst eine einwandfreie Abklärung der Ursachen und des Stadiums der Erkrankung erfolgen. Die hierbei angewendeten diagnostischen Verfahren sind einfach und schmerzfrei, so dass die Patienten auf jeden Fall dazu ermutigt werden sollten.

Bei Patienten ab 50 Jahren sollte eine solche Untersuchung bei bekannten Risikofaktoren für eine periphere arterielle Verschlusskrankheit auch prophylaktisch als Screening empfohlen werden. Je früher eine, wenn auch noch geringfügige Beeinträchtigung erkannt wird, umso größer sind die Aussichten, eine Verschlimmerung der Symptomatik oder auch andere dramatische Folgen zu verhindern.

Ist ein Gefäßleiden bereits bekannt und sind ärztlicherseits alle Behandlungsmöglichkeiten ausgeschöpft, das heißt, es handelt sich um einen Patienten mit einem chronischen intermittierenden Hinken ohne Anzeichen eines drohenden Gefäßverschlusses, so kommt gegebenenfalls eine Selbstbehandlung in Frage.

Zunächst sollten die Betroffenen stets ermuntert werden, regelmäßig Gehtraining zu machen. Die langfristigen Erfolge, die sich bei konsequenter Durchführung hiermit erzielen lassen, sind durch keine medikamentöse Therapie ersetzbar. Die ständige Ermutigung zum Gehtraining fällt unter Umständen deswegen nicht auf fruchtbaren Boden, weil die Patienten aufgrund der immer wiederkehrenden Konfrontation mit der Schmerzgrenze geneigt sein werden, statt dessen genau das Gegenteil zu tun, nämlich „kürzer zu treten". Hier kann die Gabe eines Ginkgo-Präparates ein subjektives Gefühl der Besserung vermitteln und damit einen neuen Motivationsschub auslösen. Ginkgo-Präparate sind für die längerdauernde Anwendung vorgesehen. Die Betroffenen müssen wissen, dass hier kein Erfolg von einem auf den anderen Tag erwartet werden darf.

Zusätzlich sollten die Patienten über die Risikofaktoren der pAVK aufgeklärt und ihnen empfohlen werden, so viele wie möglich davon auszuschalten. Es dürfte nicht allzu schwer sein, für entsprechende Einsicht in das Gefährdungspotential zu sorgen, schließlich bedrohen die obengenannten Risikofaktoren gleichzeitig auch alle anderen Bereiche des Herz-Kreislauf-Systems wie den Herzmuskel und die Koronargefäße, die Hirndurchblutung (drohender Schlaganfall) und das venöse Rückflusssystem. Patienten, bei denen mit Hilfe der Bestimmung des ABI eine pAVK diagnostiziert wurde, die jedoch asymptomatisch sind, werden dies häufig nicht auf Anhieb einsehen wollen.

Überflüssig zu erwähnen, dass Raucher in erster Linie diesem Genuss abschwören sollten, was bei vielen trotz des Leidensdrucks ein schwieriges Unterfangen ist. Zu den Möglichkeiten der Raucherentwöhnung siehe Kapitel 14.

Gewarnt werden sollten die Patienten last not least vor wissenschaftlich nicht belegten Außenseitermethoden, die möglicherweise durch die Publikumspresse oder durch das Internet „geistern", wie Sauerstoffbehandlungen, Ozontherapie, hämatogene Oxidationstherapie (HOT oder „Blutwäsche"), Sauerstoff-Mehrschritt-Therapie, Frischzelltherapie, Chelattherapie oder Eigenbluttherapie. Alle diese Methoden sind bei der arteriellen Verschlusskrankheit der Beine nicht wirksam und zum Teil sogar risikoreich (s. Diehm C., www.getABI.de).

4.5.9.2 Zerebrale Durchblutungsstörungen

Symptome von Durchblutungsstörungen des Gehirns sind ebenfalls kein Fall für eine direkte Selbstmedikation. Warnsignale wie transitorische ischämische Attacken (TIA) werden von vielen Patienten, vor allem, wenn sie schnell wieder vorbei sind, gerne überspielt und am liebsten schnell wieder vergessen. Hier gilt es, die Betroffenen, wenn sie entsprechende Symptome in der Apotheke zur Sprache bringen, in aller Ruhe und ohne „Panik-Mache", über die mögliche Ursache aufzuklären und dringend eine nähere diagnostische Abklärung anzuraten, bevor eventuell ein Ginkgo-Präparat empfohlen werden kann.

Jeder Schlaganfall ist ein Notfall und erfordert eine umgehende Krankenhausaufnahme und Behandlung. Bei Verdacht auf einen Schlaganfall sollte deshalb sofort der Notruf 112 gewählt werden! Auch bei leichten oder vorübergehenden Symptomen sollten Verzögerungen, wie sie zum Beispiel häufig durch einen Umweg über den Hausarzt zustande kommen, unbedingt vermieden werden. Der Patient sollte so schnell wie möglich die Notaufnahme eines Krankenhauses erreichen, idealerweise mit einer spezialisierten Schlaganfallstation (Stroke Unit). Etwa 20 % der Schlaganfälle treten in der Nacht auf und machen sich erst nach dem Aufwachen bemerkbar. Auch dann ist ein schnelles Handeln erforderlich. Merke: „Time is brain".

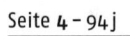

4.6 Venenleiden

Nach Erhebungen der Weltgesundheitsorganisation gehören Venenleiden zu den häufigsten Krankheiten überhaupt. Dem Gefäßreport Frühjahr 2009 der Deutschen Gefäßliga sind folgende Angaben zur Prävalenz zu entnehmen:

- Ca. 32 Millionen Deutsche leiden unter leichten Venenbeschwerden.
- Jede zweite Frau und jeder vierte Mann hat Krampfadern.
- Kaum jemand über 30 hat gesunde Venen.
- Jeder 8. Erwachsene ist von einer bereits fortgeschrittenen chronischen Venenerkrankung betroffen.
- Mehr als 1,2 Millionen Menschen haben ein offenes Bein (Ulcus cruris) meist nach durchgemachten Thrombosen.

Die Zahl der schweren Venenerkrankungen ist in den letzten zwanzig Jahren allerdings deutlich gesunken, was sicher wesentlich auf die Aktivitäten der wissenschaftlichen Phlebologen zurückzuführen ist. Sie geben den Praktikern eine ganze Reihe von wissenschaftlichen Leitlinien an die Hand (s. Kasten), die dazu dienen sollen, die Beschwerden frühzeitig zu erkennen, die Beschwerdebilder zu unterscheiden und rechtzeitig nachhaltige Maßnahmen zu ergreifen, um einen progredienten Verlauf zu verhindern. Hier kann sich auch der Apotheker näher informieren.

4.6.1 Funktion des venösen Gefäßsystems

Die Venen haben die Aufgabe, das sauerstoffarme und von Nährstoffen entladene Blut in den peripheren Organen wie Muskeln, Haut und Knochen zu sammeln und zum Herzen zurückzutransportieren. Außerdem speichert das Venensystem weitaus die größte Blutmenge im menschlichen Körper und dient daher als Reservoir, aus dem die Durchblutung der Muskulatur bei körperli-

---

Leitlinien der Deutschen Gesellschaft für Phlebologie (Auswahl)

Diagnostik und Therapie

- des Ulcus cruris venosum
- des Krampfaderleidens
- der Bein- und Beckenvenenthrombose und Lungenembolie
- der tiefen Bein- und Beckenvenenthrombose (TVT)
- der Thrombophlebitis superficialis
- der Chronischen Venösen Insuffizienz (CVI)

Medizinischer Kompressionsstrumpf (MKS)
Medizinischer Thromboseprophylaxe-Strumpf (MTS)
Phlebologischer Kompressionsverband (PKV)
Sklerosierungsbehandlung der Varikose

www.phlebology.de

cher Belastung erheblich gesteigert werden kann. Über 80% der gesamten Blutmenge finden sich hier. Die dritte große Aufgabe des Venensystems ist die Wärmeregulation des Organismus.

Aufgrund ihres großen und schnell veränderbaren Fassungsvermögens werden die Venen auch als „Kapazitätsgefäße" bezeichnet. Sie sind im niedrigen Druckbereich 200-mal dehnbarer als die Arterien mit ihren vergleichsweise starken Wänden.

Anatomisch entscheidend für die Dehnbarkeit der Gefäßwände ist die Mittelschicht, die aus Bindegewebe, aber auch aus glatten Muskelfaserzellen besteht. Diese bauen den Venentonus auf und halten ihn aufrecht.

Das Venensystem besteht aus zwei Bereichen:

- Das oberflächliche Venensystem liegt direkt unter der Haut und bildet ein weitverzweigtes Netz mit den zwei großen Stammvenen (Vena saphena magna und Vena saphena parva), den Seitenastvenen und dem feinverästelten retikukulären Venengeflecht.
- Das tiefe Venensystem besteht aus den drei Unterschenkelvenen, die jeweils meist paarig angeordnet und in die Muskulatur eingebettet sind (vordere und hintere Schienbeinvenen sowie die Gruppe der Wadenbeinvenen, Kniekehlenvene und tiefe Oberschenkelvene).

Der venöse Rückstrom erfolgt zum weitaus größten Teil (90%) über die tiefen Leitvenen. Fast überall, am Unterschenkel jedoch häufiger als am Oberschenkel, gibt es Verbindungsvenen (Venae perforantes), die die oberflächlichen Venen mit dem tiefen Venensystem verbinden.

Im Gegensatz zum arteriellen Gefäßsystem verläuft der Blutfluss in den Venen gegen den hydrostatischen Druck. Zur Aufrechterhaltung des Blutflusses sind daher verschiedene Saug- und Pumpmechanismen erforderlich: Einen Beitrag leistet das Herz als Saugpumpe, einen zweiten die Atmung (Druck-Saug-Pumpe des Inspirationsmechanismus).

Wichtig sind darüber hinaus der Venentonus und die Nachbarschaft zu den Arterien. Arterien und Venen bilden eine in das Bindegewebe eingebettete Einheit. Bei jeder Druckpulswelle werden die Arterien etwas auseinandergedrückt und pressen die benachbarten Venen dabei leicht zusammen. Auf diese Weise helfen sie beim Rücktransport des Blutes mit.

Der stärkste „Motor" für den Bluttransport in aufrechter Haltung ist jedoch die Wadenmuskelpumpe der Beinmuskulatur. Sie besteht aus mehreren Teilabschnitten, angefangen vom Bereich der Zehen und der Fußsohle, wo die Blutgefäße beim Gehen und Auftreten zusammengepresst und dadurch entleert werden. Der Pump-Saug-Mechanismus setzt sich fort durch die „Sprunggelenkspumpe". Die höchste Pumpkraft wird schließlich erreicht durch die Muskulatur im Unterschenkelbereich, vor allem durch die Wadenmuskeln. Werden die Beinmuskeln kontrahiert, so komprimieren sie gleichzeitig die tiefen Venen und treiben das Blut in Richtung Herz. Dafür, dass das Blut in die richtige Richtung fließt, sorgen die Venenklappen, die sowohl im oberflächlichen als auch im tiefen Venensystem in großer Zahl vorhanden sind. Jede Venenklappe besteht aus zwei Klappensegeln, die wie Ventile (schleusenartige Sperren) funktionieren und das Blut nur in Herzrichtung passieren lassen. So entsteht eine Einbahnstraße, auf der das Blut paternosterartig zum Herzen zurücktransportiert wird. Fehlen die Venenklappen anlagebedingt oder sind sie in ihrer Funktion eingeschränkt, so fließt das Blut rückwärts und löst in den Beinvenen je nach Schwere der Insuffizienz unterschiedliche negative Folgeerscheinungen aus. Besonders wichtig sind die Venenklappen dort, wo kleinere Venen in größere einmünden (Mündungsklappen). Schließen die Klappen an diesen strategischen Stellen nicht, so hat dies Auswirkungen auf das gesamte nachfolgende Venensystem.

Der große Querschnitt, der geringe Tonus und vor allem voll funktionsfähige Venen-

klappen, die die auf den unterhalb liegenden Gefäßabschnitten ruhende Last begrenzen, sorgen dafür, dass der periphere Druck im venösen System vergleichsweise gering ist. Der Druck, der am Ende der Kapillaren noch 18 mmHg beträgt, fällt in den Venolen und den kleinen und großen Venen weiter ab.
Beim stehenden Menschen wird der Blutdruck in den Venen in erster Linie vom hydrostatischen Druck, das heißt, von der darüber lastenden Flüssigkeitssäule bestimmt. Die Extremwerte im venösen System liegen zwischen 90 mmHg, gemessen im Fuß, und 0 mmHg, gemessen in den Halsvenen. Derjenige Druck, der sich zwischen sitzender und liegender Stellung nicht ändert, der hydrostatische Indifferenzwert, befindet sich 5 bis 10 Zentimeter unterhalb des Zwerchfells. Er beträgt 11 mmHg.

4.6.2 Lymphe und Lymphgefäßsystem

Die Beschreibung des Kreislaufsystems, bestehend aus dem kleinen Lungenkreislauf und dem großen Körperkreislauf (s. Kap. 4.5), die sich in den arteriellen Teil (s. Kap. 4.5) und den venösen Teil gliedert, wäre unvollständig, würde man das Lymphsystem dabei außer Acht lassen.
Nicht sämtliches arterielles Blut wird nach dem kapillaren Stoffaustausch aus dem Interstitium über die Venen abtransportiert, sondern lediglich ca. 90 %. Die nicht resorbierbare Menge wird durch die blind im Interstitium beginnenden Lymphkapillaren aufgenommen und über die Lymphbahnen zurück ins Blutgefäßsystem transportiert (Abb. 4.6-1). Täglich werden etwa 2 Liter Lymphe gebildet.
Die Lymphkapillaren bilden ein Drainagesystem. Zur „lymphpflichtigen Last" gehören alle Stoffe, die aus der interstitiellen Flüssigkeit infolge ihrer Molekülgröße nur vom Lymphgefäßsystem abtransportiert werden können:

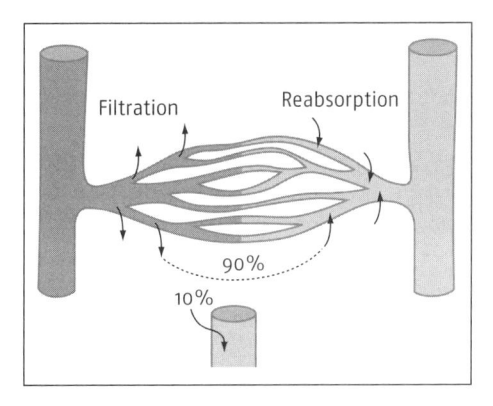

Abb. 4.6-1: Entstehung der Lymphe im Kapillarraum

- Wasserlast (10 % des Filtrats),
- Zelllast (weiße Blutkörperchen, Pathogene, Fremdkörper, Zelltrümmer),
- Fettlast (Chylus = Milchsaft nach fettreichen Mahlzeiten),
- Eiweißlast (die Hälfte des zirkulierenden Eiweißes verlässt die Blutkapillaren und wird über die Lymphe weitertransportiert).

Zu den Aufgaben der Lymphe und des Lymphgefäßsystems zählen daher neben der Drainage des Interstitiums mit dem Transport hochmolekularer Substanzen und von Nahrungsfetten auch die Entgiftung und die Immunabwehr.
Nachdem die Lymphe in den Lymphgefäßen gebildet wurde, fließt sie über klappenhaltige Lymphkollektoren in die großen Lymphstämme. Als Verzweigungsstationen und biologische Filter sind Lymphknoten zwischengeschaltet. Der größte Lymphstamm (Ductus thoracicus = Milchbrustgang) nimmt die gesamte Lymphe der unteren Extremitäten und des Bauchraumes auf und leitet sie Aortabegleitend herzwärts. Hier münden auch die Lymphstämme aus dem linken Arm- und Kopfbereich und fließen dann gemeinsam in den linken Venenwinkel. Lediglich die Lymphe der rechten oberen Körperseite mündet als rechter Hauptlymphgang in den rechten Venenwinkel. Die funktionelle Einheit der Kollektoren ist das Lymphangion – ein durch

zwei Klappen begrenzter Gefäßabschnitt, der den Rückstrom der Flüssigkeit verhindert und die Fließrichtung bestimmt. Der Antrieb der Lymphflüssigkeit erfolgt wesentlich durch die Eigenmotorik der Lymphangione, aber auch durch arterielle Pulsationen, Muskelkontraktionen und osmotische Verhältnisse.

4.6.2.1 Lymphatische Organe

Die lymphatischen Organe sind Teil des Abwehrsystems des Körpers. Man unterscheidet primäre und sekundäre lymphatische Organe. Die primären lymphatischen Organe sind die Organe, in denen Lymphozyten gebildet werden: rotes, blutbildendes Knochenmark und Thymus (Bries). In den sekundären lymphatischen Organen vermehren sich die Lymphozyten und werden dort aktiviert:

- Milz (größtes lymphatisches Organ des menschlichen Körpers).
- Bis zur Mündung ins Venensystem passiert die Lymphe mehrere Lymphknoten. Diese dienen als Filter und Depotmöglichkeit für Pathogene bzw. Partikel aus der Peripherie, die nicht in die Blutbahn gelangen dürfen und als Orte des konzentrierten Zusammenwirkens aller Immunreaktionen, sie verlangsamen den Lymphstrom/speichern Lymphe und regulieren deren Zusammensetzung. Erst nachdem die Lymphe durch zahlreiche Lymphknoten auf „Unbedenklichkeit" hin kontrolliert und verändert wurde, wird sie über die Lymphgefäßstämme dem venösen System zugeführt.
- Mucosa assoziiertes lymphatisches Gewebe (MALT), bestehend aus dem lymphatischen Rachenring (Tonsillen) und dem Bronchien (BALT)-assoziierten lymphatischen Gewebe.
- Die Darm (GALT)-assoziierten lymphatischen Gewebe (Peyer-Plaques und Appendix vermiformis).

4.6.2.2 Erkrankungen des Lymphgefäßsystems (Ödem, Lymphödem)

Funktionelle Störungen des Lymphabflusses führen schon nach kurzer Zeit zu Mikroödemen, d.h. zu Stauungszuständen im Bindegewebe. Diese haben zur Folge, dass ausscheidungspflichtige Stoffe unnötig lange im Körper verbleiben und dass die für Zellversorgung/Zellfunktion so wichtige „Transitstrecke" Interstitium nicht optimal funktionieren kann.

Eine pathologische Flüssigkeitsansammlung im Interstitium oder in Zellen wird als Ödem bezeichnet. Als Ursachen für das Auftreten von Ödemen kommen aufgrund des geschilderten kapillaren Flüssigkeitsaustauschs in Frage: ein Anstieg des kapillaren Blutdrucks, ein Absinken des kolloidosmotischen Drucks im Blutplasma, eine gesteigerte Durchlässigkeit der Kapillarwand für Plasmaproteine oder eine Störung des Lymphabflusses (Ödem = (Lymphabfluss + Resorption) < Filtration). Normalerweise bleiben pathologische Flüssigkeitsansammlungen auf das Interstitium beschränkt (extrazelluläres Ödem). Sind jedoch die Zellwände geschädigt oder kann das extrazelluläre Volumen (wie beim Gehirn in der Schädelhöhle) nur beschränkt zunehmen, so ist auch ein verstärkter Flüssigkeitseinstrom in die Zellen möglich (zelluläres Ödem).

Ödeme können je nach Entstehung eiweißarm (transsudativ) oder eiweißreich (exsudativ) sein (Abb. 4.6-2).

Eiweißarme Ödeme entstehen in der Regel durch Funktionsstörungen von Organen (Herz, Leber, Niere, venöse Insuffizienz) und sind daher systemisch/beidseitig.

Eiweißreiche Ödeme entstehen meist durch erworbene oder angeborene Insuffizienz des Lymphgefäßsystem (mechanische Insuffizienz) und/oder durch Überlastung (z.B. durch erhöhte Permeabilität infolge Entzündungen) des gesunden Lymphgefäßsystems (dynamische Insuffizienz).

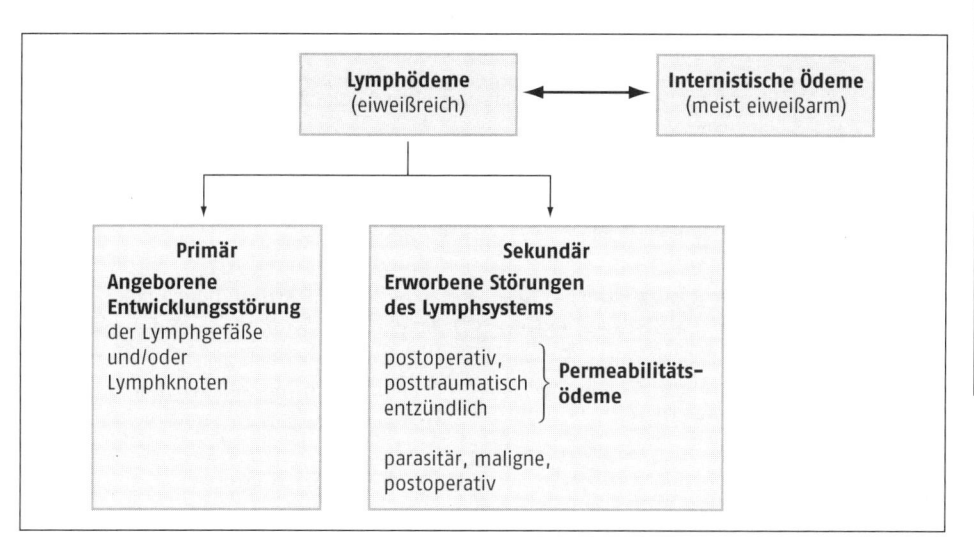

```
┌─────────────────────────────────────────────────────────────────┐
│                   ┌──────────────────┐      ┌──────────────────┐ │
│                   │    Lymphödeme    │◄────►│ Internistische Ödeme │
│                   │   (eiweißreich)  │      │  (meist eiweißarm) │ │
│                   └────────┬─────────┘      └──────────────────┘ │
│           ┌────────────────┴────────────────┐                    │
│           ▼                                 ▼                    │
│    ┌─────────────┐              ┌─────────────────────────┐     │
│    │   Primär    │              │        Sekundär         │     │
│    │  Angeborene │              │   Erworbene Störungen   │     │
│    │Entwicklungs-│              │     des Lymphsystems    │     │
│    │   störung   │              │                         │     │
│    │der Lymphgefäße              │  postoperativ,          │     │
│    │  und/oder   │              │  posttraumatisch ⎫ Permeabilitäts-│
│    │ Lymphknoten │              │  entzündlich    ⎭  ödeme │     │
│    │             │              │                         │     │
│    │             │              │  parasitär, maligne,    │     │
│    │             │              │  postoperativ           │     │
│    └─────────────┘              └─────────────────────────┘     │
└─────────────────────────────────────────────────────────────────┘
```

Abb. 4.6-2: Einteilung der Ödeme

Werden Lymphödeme nicht behandelt, so droht ein progredienter Verlauf: Es kommt zur Proteinablagerung im Gewebe, verbunden mit einer Störung der normalen metabolischen Vorgänge, Ansammlung von freien Radikalen, Lipoperoxiden, Schmerz und weiterer Zellschädigung. Außerdem wird eine Entzündungs- bzw. Reparaturkaskade in Gang gesetzt. Monozyten wandern verstärkt ein, Fibroblasten produzieren kollagene Fasern (Narbengewebe) und ödematöses Gewebe wird fibrotisch umgebaut. Außerdem werden die Immunreaktionen eingeschränkt.

4.6.3 Krankheitsbild und pathophysiologische Grundlagen von Venenleiden

Je nach ihrer Ursache wird beim Krampfaderleiden unterschieden zwischen:

– Primären Varikosen infolge einer angeborenen Wandschwäche und/oder Venenklappeninsuffizienz mit ausgesprochen (in 70% der Fälle) familiärem Vorkommen, wobei bestimmte Risikofaktoren (s. Kap. 4.6.4) bei der Ausprägung begünstigend wirken können.

– Sekundäre Varikosen entstehen nicht anlagebedingt durch eine Venenwandschwäche, sondern infolge von Verlegungen oder Verstopfungen (Thrombosen) der tiefen Venen als Folge eines venösen Umgehungskreislaufs. Können die tiefen Beinvenen das Blut nicht mehr abtransportieren, so kommt es zu einem starken Druckanstieg, und das Blut staut sich in das oberflächliche Venensystem zurück.

4.6.3.1 Entstehung und Lokalisation primärer Varikosen

Gesunde Venen werden vor allem durch das umliegende Bindegewebe gehalten. Bei einer angeborenen Bindegewebsschwäche oder bei Einlagerung von Fett durch Übergewicht kann sich die Struktur des Bindegewebes dergestalt ändern, dass die Elastizität und die Fähigkeit zur Kontraktion beeinträchtigt werden. Die Folge ist, dass die Venenklappen das Gefäßlumen durch die erhöhte Druckbelastung nicht mehr vollständig abschließen können. Es kommt zu einer Umkehr der Strömungsrichtung. Das Blut wird von den tiefen in die oberflächlichen Venen gepumpt, auf denen nun der ungeteilte Druck der Blutsäule lastet. Hierdurch müssen sich die ober-

Tab. 4.6-1: Einteilung der klinischen Ausprägung der CVI (nach Widmer)

Stadium I	Dilatierte subkutane Venen, Auftreten einer Corona Phlebectatica (Venenkranz)
Stadium II	Auftreten von hyper- oder hypopigmentierten Hautarealen, mit oder ohne Corona Phlebectatica
Stadium III	Florides oder abgeheiltes Ulcus cruris venosum

flächlichen Beinvenen zwangsläufig erweitern. Eine Krampfader (Varize) ist eine irreversible Spindel- oder Sack-förmige Ausweitung und Schlängelung einer Vene infolge einer Wand-und Klappeninsuffizienz.

Bei der primären Varikose werden je nach Lokalisation der Schädigung folgende Varizenarten unterschieden:

- Stammvenen-Varizen sind Krampfadern, die die großen oberflächlichen Sammelvenen betreffen.
- Seitenast-Varizen sind in den Seitenästen größerer Venen lokalisiert.
- Stammvarikose und Seitenastvarikosen kommen meistens gemeinsam vor.
- Retikuläre Varizen sind netzförmige Varizen der unter der Haut liegenden kleineren Venen, die über den gesamten Ober- und Unterschenkel verteilt sind.
- Perforans-Varizen betreffen die Verbindungsvenen zwischen dem oberflächlichen und dem tiefen Venensystem.
- Besenreiser-Varizen sind kleinste unter der Haut liegende Venen, die stark mit Blut gefüllt sind. Sie gehören definitionsgemäß nicht zu den Varizen, deuten aber auf eine Neigung zur Krampfaderbildung hin. Ihre Behandlungsbedürftigkeit ist zunächst eher unter kosmetischen Gesichtspunkten zu beurteilen.

4.6.3.2 Chronisch venöse Insuffizienz – CVI

Die äußere Manifestation einer Chronisch Venösen Insuffizienz ist der „variköse Symptomkomplex". Die Patienten klagen über schwere Beine, Schwellungen und Spannungen, ziehende Schmerzen, manchmal auch über nächtliche Wadenkrämpfe. Langes Stehen, Sitzen und intensive Wärmeeinwirkung begünstigen das Auftreten der Beschwerden. Infolge der Zirkulationsstörung kommt es häufig zu lokalen Erscheinungen und Folgeprozessen.

Im klinischen Alltag war bisher folgende Einteilung der chronisch venösen Insuffizienz in drei Stadien üblich (Tab. 4.6-1).
International hat sich die klinische Einteilung nach der CEAP-Klassifikation durchgesetzt (Tab. 4.6-2). Sie wurde im Jahr 1994

Tab. 4.6-2: Einteilung der klinischen Ausprägung einer Varikose nach der CEAP-Klassifikation

C 0	Keine sichtbaren Zeichen einer Venenkrankheit
C 1	Besenreiser, Teleangiektasien (sichtbare, erweiterte Kapillargefäße der Haut), retikuläre Varizen
C 2	Varikose ohne Zeichen einer CVI
C 3	Varikose mit Ödem
C 4	Varikose mit Hautveränderungen (Pigmentierungen, Dermatosklerose etc.)
C 5	Varikose mit Narbe eines Ulcus cruris
C 6	Varikose mit floridem Ulcus cruris
C 1 bis C 6	zusätzlich A = asymptomatisch, S = symptomatisch

durch ein internationales Ad-hoc-Komitee des American Venous Forum (AVF) erarbeitet. Die CEAP-Klassifikation verfolgt einen differenzierten Ansatz und berücksichtigt den klinischen Befund (C = clinical condition), die Krankheitsursache (E = etiology), den Ort der Erkrankung (A = anatomic location) und die Mechanismen, die zur Erkrankung führen (P = pathophysiology).

Die CVI verläuft von Erscheinungen mit eher kosmetischer Relevanz wie den Besenreisern über Schlangennester-artige Konvolute bis hin zu Dermatosklerosen, Atrophie, verstärkter Pigmentierung der betroffenen Hautgebiete. Außerdem führt die venöse Stauung zu Schäden in der Endothelschicht, so dass Plasma und großmolekulare Proteine in das Gewebe austreten können. Die Folge ist ein interstitielles Ödem. Die Abbauprodukte des Blutes machen sich durch Braunfärbung der Haut bemerkbar. Ödeme sind nicht nur eindeutige Indikatoren, sondern gleichzeitig auch Promotoren für das Fortschreiten der Erkrankung. Sie abzubauen und zu vermeiden, sollte deshalb oberstes therapeutisches Ziel sein. Durch die Vermehrung der Bindegewebszellen verhärtet sich außerdem das Gewebe. Im schlimmsten Fall kommt es zu geschwürigen Veränderungen, dem Ulcus cruris (offenes Bein).

4.6.3.3 Komplikationen des Krampfaderleidens: Varizenruptur, Thrombophlebitis, Thrombose

Akute Begleiterscheinungen von Krampfadern sind die im Folgenden beschriebenen. Durch kleinste Verletzungen kann es dazu kommen, dass eine Krampfader platzt (**Varizenruptur**), was schnell zu einem hohen Blutverlust führen kann. Sofortmaßnahmen bei einer Varizenruptur sind: Hochlagerung des Beins, saubere, am besten sterile Wundauflage und Druckverband, sofort einen Arzt rufen oder aufsuchen.

Die oberflächliche **Thrombophlebitis** ist eine Gerinnselbildung mit einer lokalen Entzündung in einer oberflächlichen Vene. Typische Entzündungszeichen sind eine Rötung der betroffenen Vene, Erwärmung, Schwellung und oft erhebliche Schmerzen. Die entzündete Vene ist meist als druckschmerzhafter geröteter Strang tastbar. Eine normal verlaufende oberflächliche Venenentzündung ist zwar für den Patienten eine unangenehme und schmerzhafte, aber insgesamt harmlose Erkrankung. Ihre besondere Gefahr liegt jedoch darin, dass sie in das tiefe Leitvenensystem übergreifen kann.

Die oberflächliche Thrombophlebitis ist streng abzugrenzen von der **Phlebothrombose**. Gerinnsel bzw. Propfen innerhalb eines intakten Blutgefäßes treten zu 90 % in den Beinvenen auf (tiefe Beinvenenthrombose, TVT). Anzeichen für das Vorhandensein eines Thrombus sind eine starke Anschwellung des Beins, bläuliche Hautverfärbungen und starke Schmerzen. Werden durch die Thrombose die Venenklappen geschädigt, so entwickelt sich ein postthrombotisches Syndrom mit den Beschwerden des variköses Symptomkomplexes. Außerdem können sich als Spätfolge sekundäre Varizen herausbilden. Eine lebensbedrohliche Komplikation der Phlebothrombose ist die **Lungenembolie.**

Info

Anzeichen für eine tiefe Venenthrombose:

– Heftiger Schmerz,
– länger anhaltender Krampf,
– Spannungsgefühl im ganzen Bein,
– Schwellung des Beins,
– Schmerzen beim Auftreten.

Beim Auftreten eines der Symptome sollte sofort ein Arzt aufgesucht werden.

4.6.4 Ursachen und Risikofaktoren für chronische Venenleiden

Für Venenschwäche und Krampfadern gibt es eine Reihe von Risikofaktoren, die nur teilweise beeinflussbar sind (s. Kasten).

Venenleiden

> **Wichtigste Risikofaktoren für Venenkrankheiten**
>
> Primäre Risikofaktoren:
> - Erbliche Veranlagung/Bindegewebsschwäche
> - Geschlecht
> - Schwangerschaft und hormonelle Einflüsse
>
> Sekundäre Risikofaktoren
> - Alter
> - Übergewicht (ballaststoffarme Ernährung)
> - Stehende oder eine sitzende Tätigkeit
> - Bewegungsmangel
> - Ungünstige Kleidung
>
> Quelle: Gefäßreport 3/2009. www.deutsche-gefaessliga.de

Erbliche Veranlagung
Der Risikofaktor Nummer Eins für Krampfadern ist die sog. Bindegewebsschwäche, die fast immer genetisch bedingt ist. Ohne familiäre Disposition entstehen nur selten Krankheiten des oberflächlichen Venensystems.

Geschlecht
Zwei Drittel der Krampfader-Patienten sind Frauen, nur ein Drittel Männer.

Hormone
Östrogene und Gestagene können sich ungünstig bei Patientinnen auswirken, die bereits ein Venenleiden haben. Dennoch braucht nicht zwangsläufig auf die „Pille" verzichtet werden. Empfehlenswert sind allerdings Präparate mit einem niedrigen Östrogenanteil.

Schwangerschaft
Bereits früh in der Schwangerschaft nimmt das Blutvolumen um fast 20% zu. Durch die hormonelle Umstellung kommt es während dieser Zeit außerdem zu einer Weitstellung der Gefäße. So steigt der Druck in den Beinvenen im Liegen und im Stehen im Verlauf der Schwangerschaft beträchtlich und beträgt oft ein Vielfaches des normalen Druckes außerhalb der Schwangerschaft. Die Häufigkeit von Schwangerschaftsvarizen liegt bei der ersten Schwangerschaft bei 23–34% und steigt bei Mehrfachschwangerschaften auf 50–76% an. Meist bilden sich diese aber nach der Entbindung spontan zurück.

Lebensalter
In zunehmendem Alter steigen die Anzahl und Ausprägung der Venenerkrankungen an.

Übergewicht/Rauchen
Überflüssige Pfunde üben einen starken Druck auf die Beinvenen aus. Das Risiko steigt für stark Übergewichtige um das bis zu Achtfache.

Bewegungsmangel
Bewegungsmangel und stehende oder sitzende Tätigkeiten führen zu einer geringen Aktivierung der Wadenmuskelpumpe. Außerdem wirkt die Schwerkraft dem Rückfluss des Blutes zum Herzen entgegen.

Unvorteilhafte Kleidung
Eng anliegende Kleidung, z.B. ein einschnürender Bund an Socken oder Kniestrümpfen oder ein enger Gürtel kann den Blutfluss behindern.
Thrombose-gefährdet sind besonders immobile, d.h. bettlägerige Patienten. Ein geringes Risiko liegt im Übrigen bei jeder Langstreckenreise (Autofahrt, Bahn- oder Busreise, Flugreise) vor, weil die Reisenden hier oft stundenlang in beengter, abgeknickter Sitzhaltung ausharren müssen („Economy-Class-

Syndrom"). Zumindest regelmäßiges Aufstehen und Umhergehen bzw. Rastmachen sollte daher eine Pflichtübung sein, auch wenn es noch so lästig erscheinen mag. Bei bereits bestehenden Krampfadern, Herzleistungsschwäche, Übergewicht oder Schwangerschaft sollten zusätzlich Wadenstrümpfe der Kompressionsklasse I bis II angelegt werden. In einer Flugstudie konnte gezeigt werden, dass bei gesunden Probanden nach einer nur 10-tägigen Einnahme eines Venenmedikamentes (mit Rosskastaniensamenextrakt) während einer 14-stündigen Flugreise ein signifikanter Schutz vor einem Anschwellen der Beine besteht.

4.6.5 Nicht medikamentöse Therapie der CVI

Bei allen therapeutischen Maßnahmen, die gegen Krampfadern und deren Begleiterscheinungen ergriffen werden, muss man sich vor Augen halten, dass eine Heilung praktisch nicht möglich ist. Umso wichtiger ist ein frühzeitiges und konsequentes Eingreifen, um die unweigerlich eintretende Progredienz des Leidens zu verlangsamen und die Beschwerden zu lindern.

Die therapeutischen Möglichkeiten umfassen:

- konservative Maßnahmen,
- Sklerosierungstherapie,
- endoluminale Verfahren,
- transkutane Lasertherapie,
- operative Verfahren.

Die **konservative Therapie** umfasst:

- phlebologische Kompressionsverbände,
- medizinische Kompressionsstrümpfe,
- apparative intermittierende Kompression,
- sonstige physikalische Entstauungsmaßnahmen,
- manuelle Lymphdrainage,
- Balneotherapie,
- Gefäßsport.

4.6.5.1 Sklerosierungstherapie, endoluminale Verfahren und transkutane Lasertherapie, operative Verfahren

Bevor näher auf die konservativen nicht medikamentösen Maßnahmen (Kompressionstherapie) und die medikamentösen Behandlung eingegangen wird, einige kurze Ausführungen zur Krampfaderverödung und ähnlichen Ansätzen sowie zu operativen Verfahren.

Sklerosierungstherapie

Bei der Sklerosierung (Verödung) von Krampfadern wird eine gewebetoxische Flüssigkeit wie Polidocanol in die betroffenen Krampfadern eingespritzt. Die Wirkstoffe lösen eine Entzündung des Gefäßes aus, in deren Folge das Gefäß vernarbt und zu Bindegewebe umgewandelt bzw. komplett resorbiert und vom Körper vollständig abgebaut wird. Bei der modernen Schaumsklerosierung wird das Verödungsmittel vor der Injektion mit steriler Luft aufgeschäumt/emulgiert. Der so hergestellte Schaum wird durch eine feine Kanüle in die Krampfader injiziert. Dadurch wird das Blut aus der Vene verdrängt und der Schaum verklebt die Venenwand. Die Schauminjektion kann auch in größere Krampfadern gespritzt werden.

Die Verödung ist eine sanfte und risikoarme Behandlung, die ambulant durchgeführt wird nur wenige Minuten dauert. Die Methode ist fast schmerzfrei, somit ist keine Narkose erforderlich. Krampfaderverödungen sind eine Aufgabe für erfahrene Gefäßspezialisten (Phlebologen).

Endoluminale Verfahren und transkutane Lasertherapie

Zu den endoluminalen Verfahren, die in den letzten Jahren entwickelt und optimiert wurden, gehören die Radiowellenobliteration, ein Verfahren, bei dem ansonsten zu entfernende Vene im Bein verbleibt und mittels einer Hitzesonde geschrumpft bzw. verschlossen wird, und die endovenöse Lasertherapie (ELT).

Die transkutane Lasertherapie wird als ein alternatives Verfahren zur Behandlung von Besenreisern und retikulären Varizen eingesetzt. Dennoch wird die Verödungstherapie derzeit weiter als Standardmethode der Wahl für die Besenreiservarizen angesehen.

Operative Verfahren

Die operativen Maßnahmen beinhalten vier therapeutische Ansätze: die Ausschaltung insuffizienter Venenabschnitte, die Rekonstruktion und Transplantation von Venenklappen im tiefen Venensystem, die Shave-Therapie und andere lokale operative Verfahren bei Ulkus sowie die operative Therapie mit Behandlung der Fascia cruris (Unterschenkelfaszie, oberflächlich gelegene Hülle aus straffen kollagenen Bindegewebe).

Das sogenannte Venenstripping wird vor allem zur Entfernung insuffizienter Stammvenen oder von Seitenastvenen durchgeführt. Mit modernen verfeinerten chirurgischen Techniken wird heute vielfach „minimalinvasiv" gearbeitet, wobei große Schnitte vermieden werden.

Die meisten Operationen können heute auch ambulant durchgeführt werden. Die Operationen erfolgen in Allgemeinnarkose oder örtlicher Betäubung. Je früher der Eingriff, umso besser. Studien zeigen, dass Patienten im Frühstadium am meisten von einer Operation profitieren.

4.6.5.2 Kompressionsbehandlung

Therapie der Wahl bei der chronisch venösen Insuffizienz ist die Kompressionsbehandlung, mit der eine Beschleunigung der Makrozirkulation und des Lymphstroms und eine Senkung des venösen Drucks erreicht werden. Sie sollte mit viel Bewegung verknüpft sein, um die Muskel-Venen-Pumpe in Gang zu halten. Nachts ist wegen der entspannten Druckverhältnisse keine Kompression erforderlich und sollte auch nicht angewandt werden.

Kompressionsverband

Der Kompressionsverband dient der Behandlung von offenen Geschwüren, Venenentzündungen und vor allem der Entstauung des geschwollenen Beines, z.B. vor dem Anpassen von Kompressionsstrümpfen. Die intermittierende Kompression mit pneumatischen Ein- oder Mehrkammersystemen ist eine wirkungsvolle Methode, die ebenfalls häufig vor dem Anpassen eines adäquaten Kompressionsstrumpfes zum Ausschwemmen von chronisch-venösen und lymphatischen Stauungsödemen angewandt wird. Sie kann jedoch andere Kompressionsmaßnahmen, wie z.B. das Tragen von Kompressionsstrümpfen nicht ersetzen. Obwohl die Kompressionstherapie unmittelbar an den Ursachen der Beschwerden angreift und ihre Wirkung den Patienten gut begreiflich zu machen ist, lässt die Compliance oft zu wünschen übrig.

Dabei ist das Bindenangebot ist in den letzten Jahren gewachsen, weil immer wieder neue, modernere Materialien eingesetzt werden und weil die Hersteller sich bemühen, für jeden Patienten die ideale Binde zur Verfügung zu stellen.

Unterschieden wird zwischen:
– textilelastischen Binden,
– materialelastischen Binden,
– Schaumgummi- und Schaumstoffbinden,
– Pflasterbinden und
– Zinkleimbinden.

Textilelastische Binden

Die altbekannte, vielgebrauchte Idealbinde (nach DIN 61632) besteht aus stark überdrehten Baumwoll-Kettfäden und Baumwoll-Schussfäden (bzw. max. 33% Viskosefasern im Schuss). Das Material ist zwar hautfreundlich, lässt jedoch mit der Zeit im Druck nach. Durch Waschen und zugfreies Trocknen (nicht bügeln!) lässt sich die Dehnbarkeit mühelos wiederherstellen. Idealbinden sind in verschiedenen Breiten entweder als Schlingkantbinden oder als etwas teurere Webkantbinden im Handel. Kohäsive

Binden sind Idealbinden, auf die eine Latex-Emulsion aufgetragen ist, damit die Binde besser auf sich selbst haftet.

Materialelastische Binden

Die Kettfäden dieses Bindentyps bestehen aus texturiertem Polyamid, umsponnenen Gummifäden oder umsponnenen Polyurethanfäden. Sie haben zwar den Vorteil, dass sie ihre Elastizität beim Tragen nicht verlieren. In punkto Hautfreundlichkeit sind sie anderen Binden jedoch unterlegen. Im Sommer getragen, könnten sie einen Wärmestau in den Beinen verursachen.

Kombinationen aus Idealbinde und Polyamidbinden sind die dauerelastischen Idealbinden, nicht zu verwechseln mit dauerelastischen Universalbinden, die lediglich aus materialelastischen Fäden bestehen.

Schaumgummi-, Schaumstoffbinden

Gemeinsam verarbeitet werden Baumwolle, texturiertes Polyamid und zusätzlich Polyurethan-Elastomere auch in Form von Schaumstoffen, die zur Druckverstärkung oder auch als Polstermaterial am Knöchel oder in der Kniekehle eingesetzt werden. Schaumgummibinden altern schneller als Schaumstoff, sind aber weicher und daher angenehmer zu tragen.

Pflasterbinden

Pflasterbinden sind elastische Binden mit einem Pflasterstrich. Sie sollen auf der Haut haften und als Dauerverbände (z.B. über drei Wochen) einen konstanten, lang anhaltenden Kompressionsdruck erzeugen. Es gibt längselastische und querelastische Pflasterbinden, wie auch solche, die beide Eigenschaften in sich vereinigen. Darüber hinaus werden unterschiedliche Klebemassen verwendet. Am hautfreundlichsten sind diejenigen auf Polyacrylat-Basis.

Zinkleimbinden

Zinkleimbinden sind Mullbinden oder elastische Binden, die mit Zinkleim beschichtet sind. Sie werden in luftdichten Verpackungen in den Handel gebracht, um das Material vor dem Austrocknen zu schützen. Einmal angelegt, ergibt sich durch die Festigkeit des Materials ein konstanter Kompressionsdruck.

Eigenschaften von Kompressionsbinden

Kompressionsbinden werden durch vier verschiedene Eigenschaften charakterisiert:

- Dehnbarkeit,
- Ruhedruck, d.h. Druck bei schlaffer Muskulatur,
- Arbeitsdruck, d.h. Druck, den der Verband ausübt, wenn sich der Beinmuskel bei Bewegung kontrahiert,
- Rückstellkraft.

Die im Handel angebotenen, vorwiegend längselastisch gefertigten Binden werden je nach dem Ausmaß ihrer maximalen möglichen Dehnung in vier Klassen eingeteilt: bis 30% Ultrakurz, 40–90% Kurzzug, 100–130% Mittelzug und 150–200% Langzug. Einige Binden sind sowohl längs- als auch querelastisch gearbeitet. Ein mit zweizugelastischen Binden angelegter Kompressionsverband sitzt erfahrungsgemäß besser als der mit längselastischen gewickelte und entfaltet möglicherweise eine größere Wirksamkeit.

Es sollen möglichst Binden mit einem hohen Ruhedruck zum Einsatz kommen. Je höher der Druck, umso größer ist die Tiefenwirkung. Eine unter diesem Aspekt ideale Wirkung hat ein unnachgiebiger Zinkleimverband, gefolgt von der Pflasterbinde und den Kurzzugbinden. Binden mit einem hohen Ruhedruck sollten jedoch wegen ihres gleichzeitigen Drucks auf die Arterien nicht in langen Ruhephasen getragen werden. Langzugbinden werden vornehmlich eingesetzt zum Überwickeln anderer Binden, ansonsten auch in der Traumatologie.

Kompressionsbinden werden in vier Klassen eingeteilt (Fesseldruckwerte, s. Tab. 4.6-3).

Eine ideale Binde allein macht noch keinen idealen Kompressionsverband. Das A und O ist die richtige Wickeltechnik. Hierbei muss

Tab. 4.6-3: Kompressionsklassen von Kompressionsbinden

Klasse	Anwendung
Klasse I (ca. 20 mmHg) (leichte Kompression)	Leichte oder beginnende Varikosis, zur Prophylaxe in der Schwangerschaft
Klasse II (ca. 30 mmHg) (mittlere Kompression)	Veränderungen im oberflächlichen Venensystem, leichte CVI, nach operativer Varizenentfernung oder Sklerosierung
Klasse III (ca. 40 mmHg) (kräftige Kompression)	Veränderungen im tiefen Venensystem, im fortgeschrittenen Stadium der CVI
Klasse IV (über 60 mmHg) (sehr kräftige Kompression)	Beim Lymphödem der Extremitäten, beim schweren postthrombotischen Syndrom

sich der Verband an das Bein anpassen und nicht das Bein an den Verband. Nur mit einem richtig angelegten Dauerverband ist eine effektive Kompressionstherapie möglich.

Kompressionsstrumpf

Auch medizinische Kompressionsstrümpfe (MKS, DIN 58133) sind in der Therapie phlebologischer und lymphologischer Erkrankungen der Beine unverzichtbar. Sie werden entweder flachgestrickt mit Naht gefertigt oder ein- und doppelflächig rundgestrickt, das heißt nahtlos gefertigt, jeweils mit mindestens je einem verstrickten und einem eingelegten elastischen Faden in jeder zweiten Maschenreihe. Nach Norm produzierte Kompressionsstrümpfe (Konfektions-, Serien- oder Normstrümpfe) werden für das Bein in vier Ausführungen angeboten: als Wadenstrumpf, Halbschenkelstrumpf, Schenkelstrumpf und Strumpfhose. Alle haben eine definierte Länge (A bis D-T). Die Norm sieht für jeden Strumpftyp drei verschiedene Längen vor, damit kurze, normale und lange Beine versorgt werden können. Sie werden wie Kompressionsverbände in vier Kompressionsklassen unter Einsatz verschiedener Materialien, wie Polyamid, Elastan, Baumwolle, Elastodien, Viskose oder Mikrofasern gefertigt.

Kompressionsstrümpfe werden überwiegend zur Langzeittherapie venöser Erkrankungen sowie zur Nachsorge beziehungsweise zur Sicherung des durch den Kompressionsverband erreichten Ergebnisses verordnet. Im Gegensatz zum Kompressionsverband wirkt ein Kompressionsstrumpf vornehmlich auf die oberflächlichen Venen. Durch das genaue Anmessen sollen Druckverhältnisse wie bei einem ideal angelegten Verband erzeugt werden. Auf jeden Fall müssen evtl. vorhandene venöse Stauungsödeme beseitigt werden, bevor Kompressionsstrümpfe angemessen werden. Sie sollten dann regelmäßig morgens noch im Bett, das heißt bei entstauten Beinen angezogen werden. Für ältere Menschen und Patienten, die wegen Gelenkerkrankungen motorisch nicht mehr im Vollbesitz ihrer Kräfte sind, gibt es Anziehhilfen. Unter dem Kompressionsstrumpf kann noch ein dünner Seidenstrumpf getragen werden.

Medizinische Kompressionsstrümpfe sind nicht nur hilfreich bei Krampfaderleiden und nach Thrombosen. Sie beugen auch schmerzenden und geschwollenen Beinen im Sport vor.

Bei einer großen sportlichen Belastung entstehen Wassereinlagerungen in den Beinen. Medizinische Kompressionsstrümpfe bewirken eine nachweisliche Volumenverringerung des Unterschenkels, beugen so dem Flüssigkeitsstau und dem Schweregefühl der Beine wirkungsvoll vor und unterstützen dadurch die Ausdauer. Auch diese Strümpfe müssen im Sanitätshaus genau angemessen werden.

4.6.5.3 Manuelle Lymphdrainage

Die Manuelle Lymphdrainage (ML) ist eine Mechanotherapie, bei der mit Hilfe einer sanften langsamen, rhythmischen und kreisförmigen Streichmassage venöse Abflussstörungen, eine chronisch venöse Insuffizienz (CVI), ein postthrombotisches Syndrom (PTS) sowie ein Ulcus cruris venosum behandelt werden können. Dies gilt vor allem für die Stadien II und III der CVI, soweit die anderen nicht medikamentösen Maßnahmen nicht mehr ausreichen. Sie beseitigt die interstitielle „Überschwemmung" durch Wasser und großmolekulare Stoffe, die durch die Überlastung der Lymphgefäße hervorgerufen wurde. Achtung: die Manuelle Lymphdrainage (ML) ist keine Maßnahme der Selbsthilfe. Sie darf nur von Therapeuten durchgeführt werden, die hierzu eine spezielle Ausbildung absolviert haben.

4.6.5.4 Weitere Allgemeinmaßnahmen bei chronischer Veneninsuffizienz

Mit einigen Allgemeinmaßnahmen und Verhaltensregeln können die Patienten die Therapie tatkräftig unterstützen (s. Kasten).

Beratungstipp

Unterstützende und vorbeugende Maßnahmen

- Beine am Morgen regelmäßig kalt abduschen.
- Auf das Gewicht achten.
- Hautpflege der Beine nicht vernachlässigen.
- Bei Flugreisen Bewegung einplanen, Stützstrümpfe tragen, evtl. Heparinisierung (Arzt!).
- Gleichmäßiger Sport, Bewegung, z.B. Wandern, Spazierengehen, Radfahren, Schwimmen.
- Vermeidung von langem Sitzen oder Stehen (Kniebeugen und Zehenstände zwischendurch.
- Die Waden auch beim Sitzen ausstreichen.
- Möglichst häufige Hochlagerung der Beine am Tage, Bettfußende leicht anheben.
- Zu enges Schuhwerk, Strümpfe und Kleidung vermeiden.

Zu vermeiden ist übermäßige Wärme (Thermalbäder, Sonnenbaden) wie auch Unterkühlung.
Schwangere sollten während dieser Zeit zusätzlich zu den o.g. Maßnahmen so wenig wie möglich still stehen (z.B. am Bügelbrett oder beim Kochen), nicht zu tief sitzen und harte Stuhlkanten vermeiden (Beine auch nicht übereinander schlagen), bei heißem Wetter die Beine kühlen (lauwarme oder kalte Übergüsse vom Fuß aufwärts) und konsequent Kompressionsstrümpfe tragen. Zur Prophylaxe von der Entstehung von Krampfadern und Thrombosen sollen ca. 4–6 Wochen nach der Schwangerschaft Kompressionsstrümpfe getragen werden, da zu dieser Zeit eine Unterstützung des venösen Rückflusses besonders wichtig ist.

4.6.6 Medikamentöse Therapie mit oralen Venenmitteln

Die Sinnhaftigkeit einer medikamentösen Behandlung der chronisch venösen Insuffizienz (CVI) wird seit Jahren heftig diskutiert. Therapie der Wahl ist die Kompressionsbehandlung, daran besteht kein Zweifel. Pharmakologische Hardliner leiten daraus den Schluss ab, Venenmittel, seien damit entbehrlich. Einen Haken hat die Sache allerdings: Die Compliance ist bei der Kompressionsbehandlung erfahrungsgemäß schlecht. Außerdem verlangen viele Patienten vor allem topische Venenmittel, weil sie ihnen subjektiv „gut tun". So haben Venenmittel in der Praxis durchaus ihre therapeutische Berechtigung. Als Pharmakotherapeutika werden neben den Diuretika und venentonisierenden Substanzen vor allem sogenannte Ödemprotektiva eingesetzt.
Die antiödematöse Therapie mit verschreibungspflichtigen Diuretika kommt nur intervallmäßig zur akuten Ödemausschwemmung in Frage.
Den größten Teil der sog „Venenmittel" machen die Ödemprotektiva aus. Ödemprotek-

> **Ödemprotektiva**
>
> – Rosskastaniensamenextrakt, normiert auf einen bestimmten Aescingehalt
> – Rutoside (Rutin-Ether), darunter β-Hydroxyethylrutoside und Troxerutin
> – Mäusedornwurzelstockextrakt mit standardisiertem Ruscogeningehalt
> – Flavonoide
> – Cumarine (Steinkleekraut).

tiva sind solche Substanzen, die bereits die Entstehung eines Ödems verhindern sollen und die deswegen auch unscharf als „kapillarabdichtende" Substanzen bezeichnet werden (s. Kasten).

Sie sollen

- die kapilläre Filtrationsrate verringern und damit Flüssigkeitsansammlungen im Zellzwischenraum verhindern,
- die Permeabilität der Kapillaren für Wasser und kolloidale Eiweiße herabsetzen,
- den Widerstand der Kapillaren gegen den Innendruck (Kapillarresistenz) und damit gegen den Austritt von Blutbestandteilen erhöhen.

Der Angriffspunkt der Ödemprotektiva ist also die gestörte Mikrozirkulation. Für den Wirkungsmechanismus wird eine „membranstabilisierende" Wirkung diskutiert in dem Sinne, dass sich die Wirkstoffmoleküle in das Endothel der Gefäßwand einlagern und auf diese Weise den gesteigerten Austritt von Makromolekülen und Flüssigkeit verhindern (antiexsudative Wirkung). Neben der Ödemhemmung rückt die Verbesserung der rheologischen Eigenschaften des Blutes in letzter Zeit vermehrt in das wissenschaftliche Interesse. Teilfaktoren dieses Wirkaspektes sind die Verringerung der Erythrozytenaggregation und die Steigerung der fibrinolytischen Aktivität durch Ödemprotektiva.

In die Substanzgruppe gehören Saponine wie Aescin aus der Rosskastanie, Steroidglykoside aus dem Mäusedorn und Flavonoid-Derivate wie die Rutoside, die z.T. durch zusätzliche ein bis vier Hydroxylgruppen halbsynthetisch abgewandelt sind.

Die Wirkmechanismen und pharmakologischen Eigenschaften der wichtigsten Vertreter dieser Substanzgruppen, besonders der ödemprotektive Effekt, kann heute als belegt angesehen werden. Klinische Studien mit Ödemprotektiva sollten folgende Prüfkriterien beinhalten:

- die Reduzierung der Ödeme (messbar durch Abnahme des Knöchelumfangs),
- eine Besserung subjektiver Symptome, wie „schwere Beine", nächtliche Krämpfe, Schmerzen,
- eine günstige Beeinflussung des Ulcus cruris (mehr Patienten mit vollständiger Heilung oder einer Verminderung der Ulkus-Fläche).

Die kapillarabdichtenden und ödemprotektiven Substanzen zeichnen sich durch eine ungewöhnliche Dosis-Wirkungs-Beziehung aus. So zeigte sich in Tierexperimenten, dass die Wirksamkeit abnimmt, sobald die optimale Dosis überschritten wird.

Die Präparate werden eingesetzt als Monotherapie bei Patienten in einem frühen Erkrankungsstadium (Stadium I), als zusätzliche Therapie neben der Kompressionsbehandlung oder einer operativen Therapie und bei Patienten, bei denen die Kompressionsbehandlung und die operative Therapie kontraindiziert sind. Hauptinhaltsstoffe oraler Monopräparate sind Rosskastaniensamenextrakt und Oxerutin/Troxerutin. Diese beiden Wirkstoffgruppen sind gegenwärtig in der Literatur, experimentell und klinisch auch am besten dokumentiert.

4.6.6.1 Rosskastaniensamen/Aescin

Die Arzneibuchmonographie definiert die Droge Rosskastaniensamen (Hippocastani semen) als die getrockneten Samen von Aes-

Protoaescigenin $R_1 = R_2 = R_3 = H; R_4 = OH$

β-Aescin R_1 = Tiglinsäure, Angelicasäure, Isobuttersäure, α-Methylbutter-
säure-Reste; R_2 = Acetyl; R_3 = H; R_4 = H bzw. OH

culus hippocastanum L. Sie hat einen Gehalt von mindestens 3,0 Prozent Triterpenglykosiden, berechnet als getrocknetes **Aescin** ($C_{55}H_{86}O_{24}$, Mr 1131) (berechnet auf die getrocknete Droge).

Daneben gibt es eine Monographie für eingestellten Rosskastaniensamentrockenextrakt (Hippocastani extractum siccum normatum). Dieser enthält mindestens 16,0 und höchstens 20,0 Prozent Triterpenglykoside, berechnet als getrocknetes Aescin ($C_{55}H_{86}O_{24}$, Mr 1131) und bezogen auf den getrockneten Extrakt.

Eingestellter Rosskastaniensamentrockenextrakt wird laut Arzneibuch aus zerkleinertem Rosskastaniensamen und Ethanol-Wasser-Gemischen oder Methanol-Wasser-Gemischen (Ethanol- bzw. Methanolgehalt etwa 40 bis 60 Prozent, V/V) nach einem für Trockenextrakte in der Monographie Extrakte (Extracta) beschriebenen Verfahren hergestellt.

β-Aescin ist ein leicht wasserlöslicher und gut kristallisierender Saponinkomplex.

Er setzt sich zusammen aus über dreißig chemischen Verbindungen und leitet sich von den Aglykonen Protoaescigenin und Barringtogenol C ab. Neben den Saponinen enthalten die Samen Flavonoide, und zwar Glykoside des Quercetins und Kämpferols, darüber hinaus kondensierte Gerbstoffe, Leukoanthocyane, u.a. (−)-Epicatechin und als ubiquitäre Stoffe fettes Öl, Eiweiß und Stärke. In oralen wie auch in topisch angewendeten Venenmitteln werden sowohl β-Aescin selbst als auch auf Triterpenglykoside normierte Trockenextrakte eingesetzt. Die Wirkung beruht auf dem lokal reizenden und damit durchblutungsfördernden Effekt des Saponins Aescin und wird wahrscheinlich von den Flavonoiden unterstützt.

In verschiedenen experimentellen Modellen wirkt Aescin antiexsudativ und gefäßabdichtend. Außerdem bestehen Hinweise, dass Rosskastaniensamenextrakt die bei chronischen Venenerkrankungen erhöhte Aktivität lysosomaler Enzyme verringert und damit den Abbau von Mucopolysacchariden in der Kapillarwand verhindert. Auch die Filtration kleinmolekularer Proteine, Elektrolyte und Wasser in das Interstitium wird durch Senkung der Gefäßpermeabilität zurückgedrängt.

In humanpharmakologischen Untersuchungen wurde gezeigt, dass der Extrakt die transkapilläre Filtration (Gefäßpermeabilität) signifikant reduziert, und in verschiedenen randomisierten Doppelblindstudien bzw.

Venenleiden

Cross-over-Studien konnte eine signifikante Besserung der Symptomatik der chronischen venösen Insuffizienz nachgewiesen werden. Eine Studie, die im Zusammenhang mit der Diskussion um den therapeutischen Nutzen der Ödemprotektiva immer wieder zitiert wird, ist die Venostasin-Studie, eine unter Einhaltung der Good-Clinical-Practices (GCP)-Bedingungen durchgeführte prospektive plazebo-kontrollierte Doppelblindstudie. Geprüft wurde die Gabe von Rosskastaniensamenextrakt (2-mal täglich 50 mg Aescin) als Alternative zur Kompressionsbehandlung (Kompressionsstrümpfe Klasse II) an 240 Patienten mit chronisch venöser Insuffizienz und klinisch ausgeprägten Ödemen. Nach zwölfwöchiger Behandlung war das Unterschenkelvolumen in beiden Gruppen in annähernd gleichem Ausmaß zurückgegangen. Die geringen Wirkungsunterschiede waren weder klinisch noch statistisch signifikant (43,8 bzw. 46,7 ml). Hiernach sollte die Gabe des Rosskastaniensamenextraktes also zumindesten als ebenbürtige Alternative zur Kompressionsbehandlung angesehen werden können (Handelspräparate s. Tab. 4.6-4).

Tab. 4.6-4: Orale Venentherapeutika mit Rosskastaniensamenextrakt oder Aescin (Monopräparate, Auswahl)

Präparatename	Darreichungsform	Inhaltsstoffe je abgeteilte Form oder Bezugsmenge
Monopräparate mit Rosskastaniensamenextrakt		
Aescorin® forte Kapseln	Hartkapseln	1 Hartkps. enth.: Trockenextrakt aus Rosskastaniensamen (5–7:1) 146,52–202,43 mg (entspr. 50 mg Triterpenglykoside, ber. als getrocknetes Aescin) – Auszugsmittel: Ethanol 68 % (V/V)
Aescusan® 20	Filmtabletten	1 Filmtbl. enth.: Trockenextrakt aus Rosskastaniensamen 250 mg (entspr. 20 mg Aescin)
Aescusan® retard 50	Retardtabletten	1 Retardtbl. enth.: Trockenextrakt aus Rosskastaniensamen 263,2 mg (entspr. 50 mg Triterpenglykoside, ber. als wasserfreies Aescin)
Aescuven® forte	Dragees	1 Drg. enth.: Eingestellter ethanolischer Rosskastaniensamen-Trockenextrakt 150 mg (entspr. 30 mg Triterpenglykoside, ber. als wasserfreies Aescin)
Hoevenol® Kapseln	Kapseln	1 Kps. enth.: Trockenextrakt aus Rosskastaniensamenextrakt 238,1–263,2 mg (entspr. 40 mg Triterpenglykoside ber. als Aescin)
Noricaven® retard	Dragees	1 Retardtbl. enth.: Trockenextrakt aus Rosskastaniensamen (4,5–5,5:1) 263,2 mg (eingest. auf 50 mg Triterpenglykoside, ber. als wasserfreies Aescin) – Auszugsmittel: Ethanol 50 % (m/m)
Plissamur®	Dragees	1 Drg. enth.: Rosskastaniensamentrockenextrakt (5–8:1) 200–237,5 mg (entspr. 50 mg Triterpenglykoside. ber. als wasserfreies Aescin) – Auszugsmittel: Methanol 80 % (V/V)
SE Rosskastanie	Retardtabletten	1 Retardtbl. enth.: Trockenextrekt aus Rosskastaniensamen (4,5–5,51) 263,2 mg (entspr. 50 mg Triterpenglykoside, ber. als wasserfreies Aescin) – Auszugsmittel: Ethanol 50 % m/m

Tab. 4.6-4: Orale Venentherapeutika mit Rosskastaniensamenextrakt oder Aescin (Monopräparate, Auswahl) (Fortsetzung)

Präparatename	Darreichungsform	Inhaltsstoffe je abgeteilte Form oder Bezugsmenge
Venen-Tabletten Stada® retard 263,2 mg/Retardtablette	Retardtabletten	1 Retardtbl. enth.: Trockenextrakt aus Rosskastaniensamen (4,5–5,5:1) 263,2 mg (entspr. 50 mg Triterpenglykoside, ber. als wasserfreies Aescin) – Auszugsmittel: Ethanol 50 % (m/m)
Venentabs retard-ratiopharm®	Retardtabletten	1 Retardtbl. enth.: Trockenextrakt aus Rosskastaniensamen (4,5–5,5:1) 263,2 mg (entspr. 50 mg Triterpenglykoside, ber. als wasserfreies Aescin) – Auszugsmittel: Ethanol 50 % (m/m)
Venen-Tropfen N	Flüssigkeit	100 ml enth.: Auszug aus frischen Rosskastaniensamen (1:2,6) 100 ml – Auszugsmittel: Ethanol 64 %.
Veno-biomo® retard 50 mg	Retardtabletten	1 Retardtbl. enth.: Trockenextrakt aus Rosskastaniensamen (4,5–5,51) 263,2 mg (entspr. 50 mg Triterpenglykoside, ber. als wasserfreies Aescin) – Auszugsmittel: Ethanol 50 % (m/m)
Venoplant® retard S	Retardtabletten	1 Retardtbl. enth.: Trockenextrakt aus Rosskastaniensamen (4,5–5,5:1) 263,2 mg (entspr. 50 mg Triterpenglykoside, ber. als wasserfreies Aescin) – Auszugsmittel: Ethanol 50 % m/m
Venopyronum® retard	Retardtabletten	1 Retardtbl. enth.: Trockenextrakt aus Rosskastaniensamen (4,5–5,5:1) 263,2 mg (entspr. 50 mg Triterpenglykoside, ber. als wasserfreies Aescin) – Auszugsmittel: Ethanol 50 % (m/m)
Venostasin® retard	Retardkapseln	1 Retardkps. enth.: Trockenextrakt aus Rosskastaniensamen (4,5–5,5:1) 240–290 mg (entspr. 50 mg Triterpenglykoside, ber. als getrocknetes Aescin)- Auszugsmittel: Ethanol 50 % V/V
Venostasin S	Retardkapseln	1 Retardkps. enth.: Trockenextrakt aus Rosskastaniensamen (4,5–5,5:1) 353–400 mg. (entspr. 75 mg Triterpenglykoside, ber. als getrocknetes Aescin) – Auszugsmittel: Ethanol 50 % V/V

Die europäisch harmonisierte Monographie (Community herbal monograph) für *Aesculus hippocastanum* L., semen (EMEA/HMPC/225319/2008) baut auf dem standardisierten (bzw. normierten) Extrakt auf. Sie beschreibt als wirksame Zubereitung einen Trockenextrakt (4,5–5,5:1, Auszugsmittel: 50 % wässriges Ethanol), standardisiert auf 16–20 % Triterpenglykoside, berechnet als Aescin in Darreichungsformen mit verzögerter Freisetzung zur oralen Anwendung. Anwendungsgebiet ist die Behandlung der chronisch venösen Insuffizienz, die sich äußert in geschwollenen Beinen, varikosen Venen, Schwregefühl in den Beinen, Schmerzen und müden Beinen, Juckreiz, Spannungsgefühl und Wadenkrämpfen. Die Indikation basiert auf einer Metaanalyse von 17 klinischen Studien. Die Dosierung für Erwachsene (ab 18 Jahre) beträgt 240–290 mg Extrakt (entspr. 50 mg Aescin) zweimal täglich. Die Dauer der Anwendung sollte sich über mindestens vier Wochen erstrecken, bevor ein positiver Effekt zu erwarten ist.

Venenleiden

Für die traditionelle Anwendung desselben Extraktes wie auch einer Tinktur (1:5; Auszugsmittel: 50% wässriges Ethanol, zu 20% in einer Salben- oder Gel-Basis ist nur die externe Applikation vorgesehen, und zwar mit folgender Indikation: „traditionelles pflanzliches Arzneimittel zur Linderung von Symptomen des Unwohlseins und Schweregefühls in den Beinen in Zusammenhang mit leichten venösen Durchblutungsstörungen. Diese Indikation beruht ausschließlich auf langjähriger Anwendung."

4.6.6.2 Mäusedornwurzelstock

Die offizinell verwendete Droge ist der getrocknete Wurzelstock mit Wurzeln von *Ruscus aculeatus* L. Die Arzneimittelbuchmonographie fordert einen Gehalt von mindestens 1,0 Prozent Gesamtsapogeninen, berechnet als Ruscogenine [Gemisch aus Neoruscogenin ($C_{27}H_{40}O_4$; M_r 428,6) und Ruscogenin ($C_{27}H_{42}O_4$; M_r 430,6)] (getrocknete Droge).
Die europäische harmonisierte Monographie (Community herbal monograph, EMEA/HMPC/261938) definiert für die traditonelle Anwendung die pulverisierte Droge sowie verschiedene Trockenextrakte in festen Zubereitungen zum Einnehmen für die Linderung von Beschwerden und Schweregefühl der Beine im Zusammenhang mit leichten venösen Durchblutungsstörungen. Die Tagesdosis an nativem Gesamtextrakt soll 7–11 mg Gesamtruscogeninen entsprechen.
Nach intravenöser Applikation von Ruscusextrakt kommt es beim Tier dosisabhängig zur Reduktion des Venendurchmessers, die auf eine Aktivierung der α_1- und α_2-Rezeptoren der Muskelmembran und eine vermehrte Freisetzung des präsynaptisch gespeicherten Noradrenalins zurückgeführt wird. An den Arterien tritt durch die Freisetzung von EDRF (Endothel Derived Relaxing Factor) eher eine Dilatation ein. Die Monographie erkennt als pharmakologische Wirkungen eine Erhöhung des Venentonus sowie eine kapillarabdichtende und eine antiphlogistische Wirkung an.
Nach Vergleichsstudien soll der vasomotorische und tonisierende Effekt von Mäusedornextrakt stärker sein als bei Hamamelis und Rosskastaniensamen.
Auf dem Markt sind Monopräparate (Tab. 4.6-5) sowie eine Kombination mit Hesperidinmethylchalkon (Phlebodril®).

4.6.6.3 Steinkleekraut

Die arzneilich verwendete Droge besteht aus den getrockneten oder frischen Blättern und blühenden Zweigen von *Melilotus officinalis* (L.) PALLAS und/oder *Melilotus altissimus* THUILLIER sowie deren Zubereitungen. Die Droge wirkt durch die Förderung des venö-

Tab. 4.6-5: Orale Venentherapeutika mit Mäusedornwurzelstock-Extrakt oder Extrakt aus Steinkleekraut

Präparatename	Darreichungsform	Inhaltsstoffe je abgeteilte Form oder ml
Monopräparate mit Mäusedornwurzelstock-Extrakt		
Cefadyn®	Filmtabletten	1 Filmtbl. enth.: Mäusedornwurzelstock-Trockenextrakt (5,0–8,5:1) 100 mg
Phlebodril® mono	Kapseln	1 Kps. enth.: Trockenextrakt aus Mäusedornwurzelstock (4,5–6:1) 150 mg – Auszugsmittel: Wasser/Ethanol 95% (V/V)
Monopräparate mit Steinkleekraut-Extrakt		
Meli Rephastasan®	Flüssigkeit	1 ml enth.: Fluidextrakt aus Steinkleekraut (1:1) 1 ml – Auszugsmittel: Ethanol 30% (V/V)

sen Rückflusses und Verbesserung der Lymphkinetik bei entzündlichen und Stauungsödemen antiödematös. Im Vordergrund steht hier der proteolytische Effekt auf die Eiweißstoffe, die aufgrund der erhöhten Durchlässigkeit der Kapillargefäße in das Interstitium gelangen und dort weitere pathologische Prozesse auslösen. Die Wirkungen sind zurückzuführen auf den Gehalt an Cumarin (5,6-Benzo-α-Pyron). Das Arzneibuch fordert einen Mindestgehalt von 0,3 %, bezogen auf die getrocknete Droge. Daneben enthält die Droge 3,4-Dihydrocumarin (Melilotin), o-Cumarsäure, das Glykosid Melilotosid und Flavonoide. Die europäische harmonisierte Monographie (Community herbal monograph, EMEA/HMPC/354177/2007) definiert für die traditonelle Anwendung die pulverisierte oder geschnittene Droge sowie verschiedene Trockenextrakte und einen Flüssigextrakt in flüssigen Zubereitungen zum Einnehmen oder in halbfesten Zubereitungen zur äußerlichen Anwendung für die Linderung von Beschwerden und Schweregefühl der Beine im Zusammenhang mit leichten venösen Durchblutungsstörungen. Wenn die Beschwerden länger als zwei Wochen andauern, sollte ein Arzt konsultiert werden (Handelspräparat s. Tab. 4.6-5).

4.6.6.4 Flavonoide und Flavonoid-Glykoside

Flavonoide sind als Farbstoffe annähernd ubiquitär im Pflanzenreich vorhanden. Therapeutisch angewendet werden sie, seit ein ungarischer Nobelpreisträger im Jahr 1936 einen Faktor (Flavonoidgemisch) in Zitronenschalen entdeckte, mit dem eine erhöhte Durchlässigkeit der Kapillaren wieder rückgängig gemacht werden konnte. Da man früher vermutete, dass Flavonoide für den Menschen essenziell sind, wurden sie zunächst den Vitaminen zugerechnet und ihrer Wirkung entsprechend als Vitamin P (für „Permeabilität") bezeichnet. Dies ist zwar heute nicht mehr der Fall, aber das wissenschaftliche Interesse an den Flavonoiden hat eher noch zugenommen. Um eine ausreichende Bioverfügbarkeit zu erhalten, sind die pharmazeutisch eingesetzten Substanzen durch Veresterung mit Schwefel- bzw. Phosphorsäure oder durch Umsetzung mit Ethylenoxid meistens halbsynthetisch transformiert (Handelspräparate s. Tab. 4.6-6).

Rotes Weinlaub

Eine Flavonoid-Droge, die in Venentherapeutika eingesetzt wird, sind die roten Laubblätter der Weinrebe (*Vitis vinifera* L.). Sie enthalten Flavonole (Quercetin und Kämpferol in Form von Glykosiden und Glucuroniden), Anthocyane (vornehmlich Paeonidin und Malvidin), Phenolcarbonsäuren (Kaffeesäure, Ferulasäure und Protocatechusäure), Tannine (Catechine) und die von ihnen abgeleiteten Procyanidine. Für die Wirksamkeit bei Venenerkrankungen entscheidend sind die Flavonoide Kämpferol-3-O-glucosid, Isoquercitrin (Quercetin-3-O-glucosid) und Quercetin-3-O-glucuronid. Die Procyanidine, die antioxidative Eigenschaften besitzen, sind ebenfalls gefäßwirksam.

Auf dem Markt sind Arzneimittel, die als Wirkstoff einen patentierten wässrigen Trockenextrakt aus rotem Weinlaub mit einem Droge-Extrakt-Verhältnis von 4–6 : 1 (AS 195) enthalten (Tab. 4.6-6).

Nach Untersuchungen in verschiedenen Testmodellen war die Durchlässigkeit der Gefäße nach der Gabe von Weinlaubextrakt signifikant niedriger, ihre Stabilität und Resistenz erhöht. In tierexperimentellen und pharmakologischen Untersuchungen reduzierte sowohl die orale als auch die topische Anwendung von Weinlaub die Ausprägung von Ödemen.

Eine randomisierte, doppelblinde, plazebokontrollierte Cross-over-Studie mit AS 195 an 71 CVI-Patienten aus dem Jahr 2004 belegte die Wirksamkeit einer sechswöchigen Einnahme des Extraktes (360 mg/d) durch eine Zunahme der Hautdurchblutung und des transkutanen Sauerstoffdrucks nach

Venenleiden

Tab. 4.6-6: Orale Venentherapeutika mit Flavonoiden

Präparatename	Darreichungsform	Inhaltsstoffe je abgeteilte Form oder Bezugsmenge
Monopräparate mit Extrakt aus rotem Weinlaub		
Antistax® Venenkapseln	Hartkapseln	1 Hartkps. enth.: Trockenextrakt aus roten Weinrebenblättern (4–6:1) 180 mg – Auszugsmittel: Wasser
Antistax® extra Venentabletten	Filmtabletten	1 Filmtbl. enth.: Trockenextrakt aus roten Weinrebenblättern (4–6:1) 360 mg – Auszugsmittel: Wasser
Monopräparate mit Buchweizenkraut		
Fagorutin® Buchweizen-Tee	Tee	10 g Tee enth.: Buchweizenkraut, geschnitten 10 g
O-(β-Hydroxyethyl)-rutoside		
Venoruton® Tropfen	Tropfen	1 ml Lsg. enth.: O-(β-Hydroxyethyl)-rutoside 100 mg
Venoruton® 300	Kapseln	1 Kps enth.: O-(β-Hydroxyethyl)-rutoside 300 mg
Venoruton® Intens	Filmtabletten	1 Filmtbl. enth.: O-(β-Hydroxyethyl)-rutoside 500 mg
Rutosid		
Rutin-Kapseln	Kapseln	1 Kps. enth.: Rutosid 3 × H$_2$O 50 mg
Troxerutin		
Troxerutin-ratiopharm® 300 mg Weichkapseln	Weichkapseln	1 Weichkps. enth.: Troxerutin 300 mg
Troxeven®	Filmtabletten	1 Filmtbl. enth.: Troxerutin 300 mg
Veno SL® 300	Kapseln	1 Kps. enth.: Troxerutin 300 mg
Venotrulan® Trox	Filmtabletten	1 Filmtbl. enth.: Troxerutin 250 mg
Diosmin		
Tovene® 300	Kapseln	1 Kps. enth.: Diosmin 300 mg

zehnminütigem Stehen und eine Abnahme des Beinumfangs in Knöchelhöhe. Die Resultate einer früheren multizentrischen, randomisierten, doppelblinden, Plazebokontrollierten Studie mit 219 Patienten mit CVI nach zwölf Wochen Einnahme von 360 und 720 mg AS 195 aus dem Jahr 2000 gehen in dieselbe Richtung. Objektive Parameter waren hierbei das Unterschenkelvolumen und der Wadenumfang, sowie der Umfang des Sprunggelenks. Zusätzlich liegen Daten einer sechswöchigen Anwendungsbeobachtung mit täglich 360 mg Extrakt AS 195 vor.

Hier kam es zu einer signifikanten Verringerung der subjektiven CVI-Symptome wie müde, schwere Beine, Spannungsgefühl, Kribbeln und Schmerz in den Beinen.

Buchweizenkraut

Das Europäische Arzneibuch beschreibt Buchweizenkraut (Fagopyri herba) als die in der frühen Blütezeit, vor der allgemeinen Fruchtreife gesammelten, rasch getrockneten, ganzen oder geschnittenen, oberirdischen Teile von *Fagopyrum esculentum* MOENCH, einem Knöterichgewächs, die bezogen auf die getrocknete Droge einen Mindestgehalt an Rutin (Quercetin-3-rutosid, Quercetin-Rhamnoglucosid, Rutosid) von 4,0 % aufweisen.

Inhaltsstoffe sind Flavonoide (4–8 %), zum überwiegenden Teil Rutin, ferner etwas Hyperosid und Quercitrin sowie in Spuren C-Glykoside wie Vitexin und Orientin. Weiterhin wurden Sitosterol, Anthocyane, Pflanzensäuren sowie (nur in den Blüten und Samenschalen) das Naphthodianthron Fagopyrin gefunden. Wirkungen von Buchweizenkraut, die sich von der Hauptkomponente Rutin ableiten, sind eine Verbesserung der Mikrozirkulation in Kapillaren und Venolen sowie antioxidative Effekte. Zum Wirksamkeitsnachweis liegen nach modernen Kriterien erstellte klinische Belege vor. Handelspräparat Fagorutin® Buchweizen-Tee siehe Tab. 4.6-6.

Das Naphthodianthron Fagopyrin besitzt photosensibilisierende Eigenschaften. Obwohl die Konzentration in der Droge sehr gering ist, sollte bei Therapie mit Buchweizenkraut auf intensive Sonneneinstrahlung verzichtet werden. Die Dosierung entspricht einer täglichen Zufuhr von mindestens 150 mg Rutin. Zur Teebereitung werden 2 g Droge mit 200 ml kochendem Wasser übergossen und 3 Minuten am Kochen gehalten. Nach weiteren 10 Minuten durch ein Teesieb geben. Bei dieser Form der Zubereitung werden etwa 90 Prozent Rutin extrahiert, während Fagopyrin im resultierenden Tee nicht nachweisbar ist.

O-(β-Hydroxyethyl)-rutoside (Oxerutin)

Ebenfalls von größerer Bedeutung ist Oxerutin, ein Gemisch aus O-(β-Hydroxyethyl)-rutosiden (Handelspräparat: Venoruton®, s. Tab. 4.6-6). Auch hier hat eine unter GCP-Bedingungen durchgeführte, multizentrische, prospektive und plazebokontrollierte Doppelblindstudie erheblich zum Nachweis der klinischen Effekte des ödemprotektiven Prinzips beigetragen. 120 Patientinnen mit CVI Schweregrad II wurden in zwei Gruppen über zwölf Wochen mit Plazebo bzw. mit 2 × 500 mg Oxerutin/Tag behandelt. Alle Patientinnen erhielten zusätzlich eine Kompressionstherapie. Durch die kombinierte Therapie mit Kompression und Oxerutin stellte sich eine statistisch signifikant höhere Ödemreduktion ein als in der Gruppe „Kompression plus Plazebo" (mittlere Ödemreduktion 63,9 ml bzw. 32,9 ml). Außerdem hielt die Wirksamkeit in der Oxerutin-Gruppe in der sechswöchigen Nachbeobachtungsphase im Gegensatz zur reinen Kompressionsgruppe weiter an. Nach dem Ausgang der Studie wäre die geprüfte Kombinationstherapie der alleinigen Kompression gegenüber signifikant überlegen.

Troxerutin

Troxerutin ist das partialsynthetisch gewonnene Tri-(7,3´,4´-Tris (O-(2-hydroxyethyl))-rutin.

Tier- und humanpharmakologische Studien mit Troxerutin (Handelspräparate s. Tab. 4.6-6) zeigten eine Abdichtung der Kapillargefäße, eine Vermeidung der Brüchigkeit der Kapillaren, eine Verbesserung der Verformbarkeit der Erythrozyten und der Mikro-Rheologie sowie eine antiphlogistische Wirkung. Laut Herstellerangaben lässt sich die Wirkung größtenteils auf Wechselwirkungen mit integralen Membranbestandteilen, vorzugsweise Phospholipiden zurückführen. Durch Einlagerung von Troxerutin in die Phospholipidschicht der Membran werden deren Barrierefunktion, Fluidität und osmotische Stabilität sowie die Aktivität von Membranenzymen und Transportsystemen verändert. Troxerutin besitzt ein interessantes pharmakokinetisches Profil, nämlich zwei Halbwertszeiten: Während die Plasmahalbwertszeit mit 30 bis 45 Minuten relativ kurz ist, beträgt die Halbwertszeit des Anteils am Zielort, d.h. im Gefäßgewebe etwa 18 Stunden. Da die Resorptionsquote nach oraler Applikation ebenfalls eher gering ist (10 bis 15 %) empfehlen die Hersteller teilweise eine höhere Anfangsdosierung, damit schneller ausreichend hohe Gewebespiegel

Venenleiden

Troxerutin

erreicht werden. Ansonsten liegt die Tagesdosis laut Herstellerangaben überwiegend bei 900 mg. Sie soll jedoch in schweren Fällen auch auf die doppelte Menge erhöht werden können.

Diosmin

Diosmin (3′,5,7-Trihydroxy-4-methoxyflavon-7-rutosid), enthalten in Tovene® 300 (s. Tab. 4.6-6), ist ein natürliches Bioflavonoid, das in Citrusarten und anderen Rutaceen (Bucco Folia) vorkommt.

Diosmin

Es soll neben antiödematösen und entzündungshemmenden auch vasoaktive Effekte zeigen. Im Organismus entstehen aus Diosmin durch enzymatische Spaltung Rhamnose, Glucose und Diosmetin, das wiederum in vier Metaboliten gespalten wird. Die pharmakologische Wirkung wird dem Metaboliten Methoxyhydroxyphenylpropionsäure zugeschrieben.

Hesperidin und Trimethylhesperidinchalkon

Hesperidin ist ein natürliches Flavonoid aus den Schalen von Zitrusfrüchten. Therapeutisch eingesetzt wird eher das halbsynthetisch abgewandelte Hesperidinchalkon (Phlebodril® Kapseln, s. Tab. 4.6-7).

4.6.6.5 Kombinationspräparate

Obwohl der Trend eindeutig hin zu Monopräparaten geht und hier hauptsächlich zu Rosskastaniensamenextrakten, gibt es auf dem Markt auch einige fixe Kombinationen, vornehmlich mit den oben beschriebenen pflanzlichen Extrakten oder auch mit Troxerutin sowie mit Cumarin (Tab. 4.6-7).
Eine Besonderheit bilden Kombinationspräparate mit Enzymen, z.B. Wobenzym® P, das Enzyme aus Ananas comosus, Carica papaya sowie zusätzlich Rutosid enthält, und Phlogenzym® mit Bromelain, Trypsin und Rutosid. Beide werden bei Thrombophlebitis eingesetzt wird. Der Inverkehrbringer weist darauf hin, dass es bei chronischen Erkrankungen vorübergehend zur Verstärkung von Symptomen kommen kann. Dies ist auf die Anregung des Heilungsvorganges zurückzuführen und wird als positives Zeichen bewertet. Die Behandlung soll in solchen Situationen weitergeführt werden. Bei Phlogenzym®

Tab. 4.6-7: Orale Kombinationspräparate

Präparatname	Darreichungsform	Inhaltsstoffe je abgeteilter Form oder Bezugsmenge
Intradermi® Venentropfen	Tropfen	100 g (1 g ca. 25 Tr.) enth.: Troxerutin 5 g, Rosskastanienfluidextrakt aus Samen (1: 0,9–1,1) 6 g – Auszugsmittel: Ethanol 50 Vol.-%.
Fagorutin® Buchweizen-Tabletten	Tabletten	1 Tbl. enth.: Buchweizenkraut 500 mg, Troxerutin 30 mg
Phlebodril® Kapseln		1 Kps. enth.: Trockenextrakt aus Mäusedornwurzelstock 75 mg (Stand.: 1,86 mg Ruscogenine), Hesperidinmethylchalkon 75 mg
Vaso-E-Bion®	Kapseln	1 Kps. enth.: Troxerutin 200 mg, α-Tocopherolacetat (Vit. E) 400 mg
Venalot® Depot	Dragees	1 Drg. enth.: Cumarin 15 mg, Troxerutin 90 mg
Phlogenzym®	Magensaftresistente Filmtabletten	1 Filmtbl. enth.: Bromelain 90 mg (entspr. 450 F.I.P.-E.), Trypsin 48 mg (entspr. 24 μkat), Rutosid 3 × H$_2$O 100 mg
Wobenzym® P	Magensaftresistente Tabletten	1 Tbl. enth.: 90 mg Bromelain ($\triangleq$ 450 F.I.P.-Einheiten), 60 mg Papain ($\triangleq$ 300 F.I.P.-Einheiten), 100 mg Rutosid · 3 H$_2$O

ist allenfalls vorübergehend eine Dosisreduzierung zu erwägen.

4.6.7 Topische Antivarikosa

Da sich das Beschwerdebild der chronisch venösen Insuffizienz größtenteils in den oberflächlichen Beinvenen abspielt, liegt ein Therapieansatz mit topisch wirkenden Darreichungsformen nahe. Gerade Venensalben, -gels und -cremes sind bei den Patienten wegen ihrer leichten Anwendung sehr beliebt. Im Folgenden werden Inhaltsstoffe topischer Antivarikosa dargestellt, die in den gegenwärtig im Handel befindlichen Präparaten häufig vorkommen.

Rosskastaniensamen/Aescin

Die lokale Applikation von Rosskastaniensamen erfolgt als Gel, Creme oder Salbe. Im Markt befinden sich Monopräparate wie auch vereinzelte Kombinationen (Tab. 4.6-8).

Zu den monographierten Indikationen für äußerlich anzuwendende Zubereitungen aus Rosskastaniensamen siehe Kapitel 4.6.6.1.

Arnika

Die Droge besteht aus den getrockneten Blütenständen von *Arnica montana* L. Das Arzneibuch fordert einen Mindestgehalt von 0,40 % m/m Gesamt-Sesquiterpen-Lactone, bez. als Dihydrohelenalin-Tiglat, bezogen auf die getrocknete Droge.

Die Aufbereitungsmonographie der Kommission E aus dem Jahr 1984 nennt als Indikation die topische Anwendung bei Oberflächenphlebitis, beruhend auf der antiphlogistischen, bei Entzündungen konsekutiv analgetischen und antiseptischen Wirkung der Droge. Salben sollten 20 bis 25 % Tinktur oder höchstens 15 % „Arnika-Öl" (Auszug aus 1 Teil Droge und 5 Teilen fettem Pflanzenöl) enthalten. Beispiele für Handelspräparate siehe Tab. 4.6-8. Die äußerliche Anwendung von Arnika kann vor allem bei längerer Anwendung eine Sensibilisierung hervorrufen.

Venenleiden

Tab. 4.6-8: Lokal applizierbare Antivarikosa mit pflanzlichen Inhaltsstoffen

Präparatename	Darreichungsform	Wirkstoffe je abgeteilte Form oder 100 g
Rosskastaniensamen/Aescin		
Venostasin® Creme	Creme	1 g enth.: Trockenextrakt aus Rosskastaniensamen (4,5–5,5:1) 38 mg – Auszugsmittel: Ethanol 50 % V/V
Fagorutin® Rosskastanien-Balsam N	Emulsion	100 g enth.: Rosskastaniensamenfluidextrakt (1:1) 3 g – Auszugsmittel Ethanol 25 Vol.-%, Oligo(O-Sulfo)rutosid 0,1 g, Levomenthol 0,5 g
Hoevenol® Emulsion	Emulsion	100 g enth.: Fluidextrakt aus Rosskastaniensamen (1:0,9–1,1) – Auszugsmittel: Ethanol 45 % (V/V)
Varicylum®-S Salbe	Salbe	100 g enth.: Extr. Flor. Arnicae fld. (1:1) 1 g, Extr. Fol. Hamamelidis (5:1) 4 g, Extr. Sem. Hippocast. fld. (1:1) 3 g, Ol. Chamom. 0,05 g, Ol. Salviae 0,1 g
Essaven® Gel Neu	Gel	100 g enth.: Aescin 2,0 g
Venostasin® Gel Aescin	Gel	100 g enth.: Aescin 1 g
Arnika		
Arnikatinktur „Hetterich"	Tinktur	100 g enth.: Tinktur aus Arnikablüten (1:10) 100 g – Auszugsmittel: Ethanol 70 % (V/V)
Weinlaubblätter		
Antistax® Venencreme	Creme	100 g enth.: Dickextrakt aus rotem Weinlaub (5–7,1) 2 820 mg – Auszugsmittel: Wasser

Rotes Weinlaub

Auch rotes Weinlaub (s. Kap. 4.6.6.4) kommt in topischen Antivarikosa zum Einsatz (Handelspräparat s. Tab. 4.6-8).

Heparin

Heparin, ein Gemisch aus linearen anionischen Polyelektrolyten unterschiedlicher Kettenlänge mit einer hohen Zahl von Sulfatestergruppen, wird aus biologischen Ausgangsmaterialien wie Rinderlunge, Darmmukosa von Schweinen, Rindern und Schafen gewonnen.

Die gerinnungshemmende Aktivität ist abhängig von der Tierspezies, dem Ausgangsmaterial, der Homogenität in den Zubereitungen, dem Sulfatgehalt, der Molekülmasse, die bei Handelspräparaten zwischen 3 000 und 30 000 Dalton liegt, und dem Polymerisierungsgrad. Die gerinnungshemmende Aktivität wird in internationalen Einheiten (I.E.) angegeben. Heparin-Natrium, das nicht zur parenteralen Anwendung bestimmt ist, muss nach dem Europäischen Arzneibuch mindestens 120 I.E./mg enthalten. Entscheidend für die Penetration und Wirkung von Heparin bei topischer Anwendung ist die Konzentration der Zubereitung beziehungsweise die applizierte Dosis. Eine Penetration durch die gesunde Haut ist für Dosierungen ab 30 000 I.E./100 g belegt. Nach Anwendung auf der Haut werden keine systemisch-therapeutisch wirksamen Konzentrationen erreicht.

Bei oberflächlichen Venenentzündungen wird eine ein- bis zweiwöchige unterstützende Behandlung mit heparinhaltigen Salben oder Gels mit einem Gehalt von 60 000 I.E./

$$\left[\begin{array}{c}\text{COOH}\quad\text{CH}_2\text{OH}\quad\text{COOH}\quad\text{CH}_2\text{—O—SO}_3\text{H}\\\text{—O}\quad\text{OH}\quad\text{O}\quad\text{OH}\quad\text{O}\quad\text{OH}\quad\text{O}\quad\text{OH}\quad\text{O}\\\text{O—SO}_3\text{H}\quad\text{HN—SO}_3\text{H}\quad\text{O—SO}_3\text{H}\quad\text{HN—SO}_3\text{H}\end{array}\right]_n$$

Heparin

100 g empfohlen, sofern die Venenentzündung nicht allein durch Kompression behandelt werden kann (Beispiele für Handelspräparate s. Tab. 4.6-9).

Mucopolysaccharid-Polyschwefelsäureester – Chondroitinpolysulfat

Therapeutisch anwendbare Mucopolysaccharid-Polyschwefelsäureester (MPPSE), auch als Chondroitinpolysulfat bezeichnet, sind semisynthetische Heparinoide, die durch Sulfatierung einer aus Rindertrachealgewebe gewonnenen Mischung aus verschiedenen Fraktionen von Mucopolysaccharid-Polyschwefelsäureestern gewonnen werden. Dem Substanzgemisch mit einem mittleren Molekulargewicht von 9700 Dalton werden antithrombotische, fibrinolysefördernde und antiphlogistische Eigenschaften zugeschrieben. Im Tierexperiment und humanpharmakologisch konnte nachgewiesen werden, dass nach topischer Anwendung subakute Hämatome und Infiltrate beschleunigt resorbiert und oberflächennahe Thromben schneller aufgelöst werden. In verschiedenen experimentellen Entzündungsmodellen zeigt sich eine antiphlogistische Wirkung. MPPSE penetriert entsprechend einem Konzentrationsgefälle in tiefere Schichten. Zur unterstützenden Behandlung der oberflächlichen Venenentzündung, sofern diese nicht durch Kompression behandelt werden kann, werden Cremes, Salben oder Gele mit 25 000 bzw. 40 000 Einheiten MPPSE/100 g 2–3-mal täglich für ein bis zwei Wochen empfohlen (Handelspräparate s. Tab. 4.6-10).

Wundheilungsmittel

Bei venösen Ulzera ist die lokale Wundtherapie von besonderer Bedeutung. Hierzu werden spezielle Verbandsstoffe angeboten, wie z.B. wirkstofffreie Fettgazen, Schaumstoffe (z.B. aus Polyurethan), Calciumalginatwatten bzw. -kompressen, Hydrogele, Hydrokolloide und hydroaktive Verbände. Es gilt als belegt, dass Wundauflagen, die ein sogenanntes „feuchtes Wundmilieu" ermöglichen, besonders vorteilhaft sind. Zudem gibt es Hinweise darauf, dass die Schmerzhaftigkeit venöser Ulzera unter hydrokolloidalen und Schaumstoff-Wundverbänden geringer ausgeprägt ist. Die Ulkusumgebung kann zum Schutz vor Mazeration z.B. mit Zinkpaste abgedeckt werden, da die topische Anwendung von Zink nicht nur antiinflammatorisch wirkt, sondern möglicherweise auch die Wundheilung fördert. Näheres zu Wundheilungsmitteln siehe Kapitel 10.

4.6.8 Patientengespräch

„Krampfadern" werden vor allem von nicht Betroffenen häufig als lediglich optisches Problem bagatellisiert. Für die Betroffenen bringt der variköse Symptomkomplex jedoch erhebliche Beeinträchtigungen sowohl im beruflichen wie auch im privaten Bereich mit sich. Die Beschwerden sind meistens chronisch und können zeitweise Arbeitsunfähigkeit verursachen oder sogar einen Berufswechsel veranlassen. Vor diesem Hintergrund sind Venenerkrankungen keineswegs als geringfügige Gesundheitsstörungen einzustufen.

Venenleiden

Tab. 4.6-9: Lokal applizierbare Antivarikosa mit Heparin

Präparatename und Darreichungsformen
30 000 I.E.
Hepa-Gel 30 000 I.E. Lichtenstein Hepa-Salbe 30 000 I.E. Lichtenstein Heparin-CT 30 000 Salbe Heparin Gel 30 000 Eu Rho Heparin-ratiopharm® 30 000 Salbe Hepathromb® 30 000 Creme Hepathrombin® 30 000 Gel Hepathrombin® 30 000 Salbe Thrombareduct®-Sandoz 30 000 I.E. Gel Thrombareduct®-Sandoz 30 000 I.E. Salbe Vetren® Gel 30 000 I.E. Vetren® Salbe 30 000 I.E.
40 000 I.E.
Thrombareduct®-Sandoz 40 000 I.E. Gel Thrombareduct®-Sandoz 40 000 I.E. Salbe
50 000 I.E.
Thrombocid® Gel
60 000 I.E.
Exhirud® Heparin Gel 60 000 I.E. Exhirud® Heparin Salbe 60 000 I.E. Hepa-Gel 60 000 I.E. Lichtenstein Hepa-Salbe 60 000 Lichtenstein Heparin-CT 60 000 Salbe Heparin- ratiopharm® 60 000 Salbe Heparin STADA® 60 000 I.E. Gel Heparin STADA® 60 000 I.E. Salbe Hepathromb® 60 000 Creme Hepathrombin® 60 000 Gel Hepathrombin® 60 000 Salbe Thrombareduct®-Sandoz 60 000 I.E. Gel Thrombareduct®-Sandoz 60 000 I.E. Salbe Thrombophob® 60 000 Gel Thrombophob® 60 000 Creme Venoruton® Emulgel® Vetren® Gel 60 000 I.E. Vetren® Salbe 60 000 I.E.
100 000 I.E.
Thrombareduct®-Sandoz 100 000 I.E. Gel Thrombareduct®-Sandoz 100 000 I.E. Salbe
150 000 I.E.
Venalitan 150 000 N Salbe Vetren® forte Gel 150 000 I.E.
180 000 I.E.
Heparin-CT 180 000 Gel Heparin-ratiopharm® 180 000 Gel/-Sportgel Thrombareduct®-Sandoz 180 000 I.E. Gel Thrombareduct®-Sandoz 180 000 I.E. Salbe

Tab. 4.6-10: Lokal applizierbare Antivarikosa mit Chondroitinpolysulfat

Präparatename	Darreichungsform	Wirkstoffe je 100 g
Hirudoid® forte Creme	Creme	100 g enth.: Chondroitinpolysulfat aus Rindertracheen 445 mg (entspr. 40 000 I.E.), (Einheiten best. über APTT)
Hirudoid® Gel/ -forte Gel	Gel	100 g enth.: Chondroitinpolysulfat aus Rindertracheen 300 mg/445 mg (entspr. 25 000/40 000 I.E.), (Einheiten best. über APTT)
Hirudoid® Salbe	Salbe	100 g enth.: Chondroitinpolysulfat aus Rindertracheen 300 mg (entspr. 25 000 I.E.), (Einheiten best. über APTT)
Sanaven® 0,3 % Creme	Creme	100 g enth.: Chondroitinpolysulfat aus Rindertracheen 0,3 g (entspr. 25 000 I.E.) (internationale Einheiten best., über die aktivierte partielle Thromboplastinzeit [APTT])
Thrombocid® Salbe	Salbe	100 g enth.: Pentosanpolysulfat-Natrium 100 mg, Guajazulen 4 mg

Erste Anzeichen von venösen Abflussstörungen sind müde, schwere und geschwollene Beine und ein Spannungsgefühl. Bei weiterem Fortschreiten können Hautveränderungen, nächtliche Wadenkrämpfe, Ruheschmerzen nach langem Stehen oder Sitzen, insbesondere in den Sommermonaten, sowie Juckreiz und Kribbeln in den Beinen auftreten. Differenzialdiagnostisch muss abgeklärt werden, ob die Symptome durch eine krankhafte Venenveränderung bedingt sind oder ob andere Ursachen (z.B. arterielle Durchblutungsstörungen) vorliegen.

Eine einfache und hilfreiche Faustregel liefert einen ersten Anhaltspunkt:

- Venenschmerzen verschwinden beim Gehen.
- Arterienschmerzen verschwinden beim Stehenbleiben.

Wählen die Patienten beim Auftreten entsprechender Beschwerdebilder eine Apotheke als erste Anlaufstelle, so ist aus den genannten Gründen je nach allgemeinem Gesundheitszustand zunächst ein Arztbesuch anzuraten. Dies gilt vor allem bei folgenden Symptomen bzw. Risikogruppen: bei akuten Komplikationen wie z.B. Thrombophlebitis, Blutungen, Hautveränderungen (z.B. verhärteten weißen Stellen), Ulcus cruris venosum, ausgeprägten Ödemen oder venösen Stauungen, akuten oder chronischen Schmerzen, (ausgeprägten) Krämpfen sowie bei Diabetikern, Patienten mit Gerinnungsstörungen und solchen mit Herz-, Nieren oder Leberfunktionsstörungen.

Ist das Problem einmal erkannt, wird wohl das pharmazeutische Personal in der Apotheke zum regelmäßigen Ansprechpartner. Die Behandlungsbedürftigkeit der Beschwerden ist vor allem unter prognostischen Gesichtspunkten zu betrachten. Die Patienten sollten daher vor allem darüber informiert werden, dass Venenerkrankungen progredient verlaufen, wenn sie nicht rechtzeitig und in ausreichendem Maße behandelt werden.

Behandlung bedeutet zunächst Kompressionsbehandlung als Therapie der ersten Wahl. Die Kompression kann allerdings kontraindiziert oder erschwert sein, z.B. bei koronarer Herzkrankheit, schwerer arterieller Hypertonie oder arthrotischen Gelenkprozessen. Auch lässt die Compliance wegen der komplizierten Handhabung oft zu wünschen übrig. Als weitere nicht medikamentöse Maßnahmen zur Anregung der Zirkulation sind Gehübungen, Bewegungsbäder, Radfahren und Gymnastik zu empfehlen.

Neben der Kompressionsbehandlung spielt die medikamentöse Therapie eine wichtige Rolle. Für die Selbstmedikation stehen sowohl orale als auch topisch anzuwendende Präparate zur Verfügung. Vor allem Salben und Gels werden von den Patienten gerne verlangt, vermittelt doch die topische Anwendung subjektiv das Gefühl, unmittelbar am „Ort des Geschehens" lindernd auf seine Beschwerden einwirken zu können.

Mit einer gewissen Verunsicherung der Patienten bezüglich dieser Präparategruppe darf jedoch gerechnet werden, denn Venenmittel werden nur noch unter stark eingeschränkten Bedingungen von den gesetzlichen Krankenkassen erstattet. Die Betroffenen könnten hieraus den Schluss ziehen, dass die Arzneimittel vielleicht nicht wirksam oder für die Behandlung der Erkrankung gar nicht notwendig oder nicht sinnvoll sind. Dabei liegen für eine Reihe von Wirkstoffen, durchaus valide klinische Wirksamkeitsnachweise vor. Hinzu kommt, dass sich die meisten Präparate durch jahrelange Anwendungserfahrungen als sichere Therapeutika erwiesen haben. Gerade im Hinblick auf die Non-Compliance bei der Kompressionsbehandlung scheint ein weitgehender Verzicht auf perorale und topische Venenmittel, so wie sie von Kritikern gefordert wird, in der Praxis kaum realistisch zu sein.

Wichtig ist vor allem, dass die Ödemprotektiva, etwa mit Zubereitungen aus Rosskastaniensamen, Mäusedornwurzelstock, roten Weinblättern oder Flavonoiden, lange genug eingenommen werden.

Für den optimalen Therapieerfolg bei Venenerkrankungen ist es unabdingbar, dass die Betroffenen durch viel Bewegung und die Beachtung von Verhaltenregeln im Alltag (s. Kap. 4.6.5.4) aktiv mithelfen. Gerade hier kann der Apotheker einwirken und die Patienten immer wieder motivieren. Über die mündliche Beratung in der Offizin hinaus gibt es die Möglichkeit, den Patienten auch mit Broschüren und Ratgebern weiter zu unterstützen. „Venenleiden, eine beherrschbare Zivilisationskrankheit" ist ein handlicher Patientenratgeber aus der Edition medpharm (von D. K. Baron und B. Hellwig). Darüber hinaus bieten mehrere pharmazeutische Firmen Broschürenmaterial an. Besonders erfreulich sind die Faltblätter mit Anleitungen zur Venengymnastik.

4.7 Hämorrhoiden

Der Begriff Hämorrhoiden bezeichnet entgegen der landläufigen Auffassung an sich kein Krankheitsbild. Hiermit sind vielmehr die arteriovenösen Gefäßpolster gemeint, die ringförmig unter der Enddarmschleimhaut angelegt sind und für den Feinverschluss des Afters sorgen (Corpus cavernosum recti). Das sogenannte Hämorrhoidalleiden fasst demgegenüber diejenigen oft als peinlich empfundenen und deswegen tabuisierten Beschwerden zusammen, die durch vergrößerte oder tiefer getretene Hämorrhoiden verursacht werden. Obwohl Schwangerschaften, Geburten und der weibliche Hormonhaushalt die Ausprägung des Leidens begünstigen, sind Frauen seltener von einem Hämorrhoidalleiden betroffen als Männer. Welche pathologischen Veränderungen verbergen sich hinter diesem Krankheitsbild und wie können die Symptome unter Kontrolle gehalten oder vielleicht sogar geheilt werden, damit beschäftigen sich die folgenden Abschnitte.

4.7.1 Anatomischer Aufbau des Enddarms

Die Nahrung legt im Verdauungskanal des menschlichen Körpers einen langen Weg zurück. Über die Mundhöhle und die Speiseröhre gelangt die Nahrung in den Magen, dann durch den fünf bis sechs Meter langen Dünndarm und den ein bis zwei Meter langen Dickdarm bis in den Enddarm, wo die unverdaulichen Nahrungsbestandteile zur Ausscheidung angesammelt werden. Als Sammelbehälter fungiert der obere Teil des Enddarms, der Mastdarm (Rektum), der sehr dehnungsfähig ist und den Stuhl so lange aufnimmt, bis sich der Drang zur Entleerung einstellt. An einer wellenförmigen Linie (Linea dentata) geht der Mastdarm in den unteren, letzten Teil, den Analkanal über. Die Linea dentata ist aus zahlreichen taschenförmigen Vertiefungen und papillösen Ausstülpungen aufgebaut, in die zusätzlich eine Reihe von schleimerzeugenden Drüsen (Analdrüsen) einmündet.

Der drei bis fünf Zentimeter lange Analkanal ist der wichtigste und gleichzeitig der komplizierteste Teil des Enddarms. Er besteht aus verschiedenen Funktionseinheiten für die Abdichtung des Darms nach außen.

Der **Grobabschluss** gegenüber dem Stuhl wird durch einen trichterförmigen muskulären Anteil, bestehend aus der Beckenbodenmuskulatur und dem jeweils ringförmig angeordneten inneren und äußeren Schließmuskel (Sphinkter) gewährleistet. Während der äußere Schließmuskel der willentlichen Kontrolle unterliegt, ist die Funktion des inneren Schließmuskels unwillkürlich. Er ist in Ruhe dauernd angespannt und hält damit den Stuhl im Körper zurück. Nur zur Darmentleerung wird er geöffnet.

Für den **Feinabschluss** sorgen die hochsensible und empfindliche Auskleidung des Analkanals (Anoderm), die es unter anderem ermöglicht, Stuhl von Gasen zu unterscheiden, sowie drei schwammartige Gefäßpolster (Hämorrhoidalpolster). Diese liegen unmittelbar am Ausgang des Mastdarms, ca. vier bis fünf Zentimeter vom äußeren Analring entfernt. Die Gefäßpolster sind so aufgebaut, dass sie ihre Schwellkörperfunktion optimal erfüllen können. Sie enthalten Arterien, die den Blutzufluss absperren und Venen, die den Abfluss drosseln können. Sind die Polster prall mit Blut gefüllt, so dichten sie den Enddarm kissenartig ab. Entspannen sich die Schließmuskeln während des Stuhlgangs, so laufen sie leer und legen sich seitlich an den Analkanal an. Die Schleimhaut, die die Polster überzieht, enthält haarfeine arterielle Gefäße, eine Erklärung für die hellrote Blutfarbe bei auftretenden Verletzungen.

Am Darmausgang, dem After (Anus), geht das Anoderm schließlich in die äußere Haut über.

4.7.2 Krankheitsbild und pathophysiologische Grundlagen

Das Krankheitsbild umfasst krampfaderartige, knotenförmige Erweiterungen und Entzündungen der Hämorrhoiden. Die auftretenden Beschwerden sind abhängig vom Stadium des Leidens (siehe Tabelle 4.7-1).

4.7.2.1 Lage und Ausprägung der Hämorrhoiden

Zunächst bleiben die Hämorrhoiden noch oberhalb der Linea dentata. Sie sind nur leicht vergrößert und wölben sich in den Analkanal vor. Sie bluten, sind aber schmerzlos (I. Grad). Hämorrhoiden II. Grades treten bei der Stuhlentleerung vorübergehend knotenartig aus dem After heraus, ziehen sich aber spontan wieder zurück. Durch die wiederholte mechanische Beanspruchung entzünden sie sich und vernarben, wodurch die Blutungsneigung verringert wird. Der After wird undicht.

Der III. Grad des Leidens ist dadurch gekennzeichnet, dass die Hämorrhoidalknoten nicht nur beim Stuhlgang, sondern bei jeder körperlichen Belastung dazu neigen, aus dem After herauszutreten. Sie gehen nun nicht mehr von alleine zurück, sondern müssen mit dem Finger in den After zurückgeschoben werden (reponibler Analprolaps). Die Beschwerden nehmen erheblich zu.

Im letzten Stadium (IV. Grad) sind die Hämorrhoiden perianal ständig vorhanden und lassen sich nicht mehr reponieren (irreponibler Analprolaps). Die Analhaut ist

Tab. 4.7-1: Vier Schweregrade veränderter Hämorrhoiden

Stadium	Beschreibung
Stadium I	Leicht vergrößert, nicht tastbar, schmerzlose, hellrote Blutungen beim Stuhlabgang, Fremdkörpergefühl
Stadium II	Blutgefäße werden beschädigt und durch Bindegewebe ersetzt. Es entstehen „Knollen", die beim Pressen oder Stuhlabgang von der Kotmasse nach unten geschoben und während der Bauchpresse aus dem After herausgedrückt werden, ziehen sich von allein wieder zurück, bluten seltener, Schmerzen kommen hinzu, häufig Nässen, Juckreiz, Brennen, Fremdkörpergefühl
Stadium III	Sichtbare und tastbare Knoten, neigen zum Vorfall bei körperlicher Anstrengung, ziehen sich nicht mehr von alleine zurück (äußere Hämorrhoiden), können aber mit dem Finger reponiert werden; starke Schmerzen, seltener Blutungen, häufig Nässen, Juckreiz
Stadium IV	Knoten befinden sich ständig außerhalb des Analkanals (Analproplaps), können nicht mehr mit dem Finger zurückgeschoben werden; Fremdkörpergefühl, Schmerzen, Nässen, Juckreiz sind nun ständige Symptome, z.T. intensive Blutungen

ständig gereizt und entzündet, und der Feinabschluss des Darms ist nicht mehr gewährleistet.
Im allgemeinen Sprachgebrauch wird häufig zwischen inneren (d.h. den oben beschriebenen) und äußeren Hämorrhoiden unterschieden. Das Krankheitsbild der „äußeren Hämorrhoiden" hat jedoch mit vergrößerten Hämorrhoidalpolstern nichts zu tun. Sie können als „Marisken" oder „Analthrombosen" ausgeprägt sein. Marisken sind Hautläppchen, Analthrombosen harmlose, aber schmerzhafte Knoten am Afterrand. Beide durchfließt dunkelrotes venöses Blut, während die „inneren Hämorrhoiden" hellrotes arterielles Blut enthalten. Sowohl Marisken als auch Analthrombosen können allerdings ein Anzeichen sein, dass auch „innere Hämorrhoiden" vorhanden sind. Analrandvenenthrombosen verursachen starke, manchmal tagelang anhaltende Schmerzen, die dann aber von alleine wieder zurückgehen. Platzen die Knoten auf, so kommt es zu starken Blutungen. Die Behandlungsmaßnahmen sind ähnlich wie bei den eigentlichen Hämorrhoiden.

4.7.2.2 Symptomatik des Hämorrhoidalleidens

Vergrößern sich die Hämorrhoidalpolster, so wird die Schleimhaut an ihrer Oberfläche überdehnt und entzündet sich. Nun kann es leicht passieren, dass die feinen Haargefäße durch Stuhlbestandteile oder zu starkes Pressen beim Stuhlgang aufplatzen und anfangen zu bluten. Außerdem können die vergrößerten Polster ihre Schwellkörperfunktion nicht mehr erfüllen, das heißt, der Darm wird undicht, und es kommt zu weiteren unangenehmen Folgeerscheinungen, wie Nässen und Schmieren in der Afterregion, Juckreiz, Brennen und Wundgefühl sowie blindem Stuhldrang.
Die Stärke der Beschwerden ist nicht immer abhängig von der Ausprägung der Knoten. Während große Hämorrhoidalknoten weitgehend oder völlig symptomlos sein können, können selbst kleine Knoten erhebliche Beschwerden verursachen. Außerdem kann die Symptomatik starken periodischen Schwankungen unterliegen. Besonders nehmen die Knoten nach dem Genuss von Alkohol und Kaffee zu; scharf gewürzte Speisen verstärken das Brennen.
Heftige Schmerzen beim Stuhlgang und perianale hellrote Blutungen am Papier oder Blutstreifen auf dem Stuhl müssen nicht immer auf ein Hämorrhoidalleiden hinweisen. Sie können auch durch Analfissuren ausgelöst werden. Andere mögliche Differenzialdiagnosen sind ein Analabszess oder eine Analfistel. Während der Analabszess durch zunehmende Schmerzen beim Stuhlgang und beim Sitzen, als Rötung und Schwellung in Erscheinung tritt, ist die Analfistel von einer eitrigen Sekretion und Juckreiz begleitet. Auch ein Analkarzinom kann in vielen Fällen Blutungen, Juckreiz und ein Fremdkörpergefühl auslösen.
Blut im Stuhl ist in jedem Fall als Warnzeichen zu sehen, das den Patienten zur näheren Abklärung der Ursache auf jeden Fall zum Arzt führen sollte. Aus der „Qualität" der Blutung können bereits erste Schlüsse auf ihre mögliche Ursache gezogen werden. Hellrote Blutungen, die vielleicht nur als Spuren auf dem Toilettenpapier oder auf der Unterwäsche zu sehen sind, stammen meistens aus dem unteren Enddarm- und Afterbereich, etwa als Folge von Analfissuren, geplatzten Afterrandknoten, entzündlichen Hämorrhoiden oder Hautveränderungen in der äußeren Afterregion. Blutbeimengungen im Stuhl können Begleiterscheinungen chronisch entzündlicher Darmerkrankungen wie Morbus Crohn oder Colitis ulcerosa sein, aber auch auf einen Dickdarmtumor hindeuten. Ist der Stuhl dunkelrot oder gar teerig-schwarz, das heißt, bereits stark zersetzt, so liegt die Blutungsquelle wahrscheinlich oberhalb des Mastdarms, etwa in einem Magen- oder Zwölffingerdarmgeschwür.

Da Blut auf dem Stuhl oder als Stuhlbeimengung erst ab einer größeren Menge mit dem bloßen Auge erkennbar wird, wird vor allem im Rahmen der Krebsfrüherkennung ein spezielles Laborverfahren angewendet, der Hämokkult-Test (haem(o) = Blut, occultus = verborgen). Dabei ist ein positives Testergebnis noch kein Beweis für das Vorliegen eines Tumors, denn geringfügige Blutverluste treten auch bei den übrigen obengenannten Erkrankungen der Darmregion auf.

4.7.2.3 Methoden zur diagnostischen Abklärung

Grundsätzlich gilt, dass jede Veränderung der Stuhlentleerung, jede Missempfindung und vor allem jede Afterblutung zunächst immer Anlass zu einer sofortigen und gründlichen proktologischen Untersuchung sein sollte, da auch andere, schwerwiegendere Krankheiten anfangs mit ähnlichen Symptomen einhergehen und vor allem, damit ein Krebsleiden ausgeschlossen werden kann. Zu Beginn tastet der Arzt die unteren Enddarmabschnitte aus (digital-rektale Untersuchung). Im zweiten Schritt gewähren endoskopische Methoden mit Hilfe rohr- und schlauchförmiger Instrumente über spezielle Beleuchtungstechniken und feinoptische Geräte tiefere Einblicke. Solche Spiegelungen, von den Patienten vielfach gefürchtet, gehören für die Proktologen heute weitgehend zum Routineprogramm und werden darüber hinaus als ungefährlich eingeschätzt. Abhängig von dem zu untersuchenden Darmabschnitt werden bei Darmspiegelungen verschiedene Geräte eingesetzt:

- Das Spreizspekulum reicht lediglich für die Beurteilung des Analkanals aus.
- Bei der Proktoskopie (Afterspiegelung) können mit Hilfe eines 10 bis 15 cm langen Proktoskops der Analkanal sowie die unteren Teile des Mastdarms eingesehen werden.
- Die Rektoskopie (Mastdarm- bzw. Enddarmspiegelung) geht um einiges weiter. Das 20 bis 30 cm lange Rektoskop ermöglichst es, nicht nur den gesamten Enddarm, sondern die unteren Teile des S-förmigen Dickdarms zu inspizieren.
- Etwas angenehmer ist diese Untersuchung mit dem so genannten Sigmoidoskop (abgeleitet von der S-förmigen Schleife des Dickdarms = Colon sigmoideum), das im Gegensatz zum Rektoskop flexibel ist und sich den Darmwindungen besser anpassen kann.
- Müssen höher gelegene Regionen des Dickdarms in Augenschein genommen werden, so kommt die Koloskopie (Darmspiegelung) zum Einsatz. Hierbei wird ein ebenfalls biegsamer, etwa 120 cm langer Schlauch in den vorher gereinigten Darm eingeführt. Heute wird meist ein Video-Koloskop verwendet, das an der Spitze mit einem Videochip ausgestattet ist. Das Bild wird auf einen Monitor übertragen. So kann der Patient die Untersuchung mit verfolgen. Im Verlauf der Untersuchung können im Übrigen, wie bei der Rektoskopie, ggf. vorhandene Polypen entfernt werden. Die Koloskopie ist für die Patienten ebenfalls ungefährlich, kann aber doch mit Missempfindungen und Schmerzen verbunden sein, auf die der Patient vorbereitet sein sollte.

Zwei Lidocain-haltige Präparate im Bereich der Hämorrhoidaltherapeutika loben als Indikation die Linderung von Schmerzen im Analbereich vor proktologischen Untersuchungen aus: LidoPosterine® Salbe und Posterisan® akut Rektalsalbe.

4.7.2.4 Ursachen von Hämorrhoiden

Die Faktoren, die bei der Entstehung von Hämorrhoiden eine Rolle spielen, sind vielfältig. Neben der anlagemäßigen Bindegewebsschwäche – ein Indikator hierfür ist das familiär gehäufte Auftreten – sind heute wahrscheinlich die Lebens- und Arbeitsgewohnheiten in den Industrieländern hierfür verantwortlich zu machen. Fehlernährung mit einer mangelnden Schlacke- und Faserstoffzufuhr begünstigt die Stuhlträgheit und führt schließlich zu einer chronischen Verstopfung. Eine erschwerte Stuhlentleerung wiederum zwingt zum verstärkten Pressen, was zur Stauung mit Abflussbehinderung im Bereich der Hämorrhoidalknoten führt. Die Folge davon ist die Hypertrophie der Gefäßpolster.

4.7.3 Medikamentöse Maßnahmen

Neben den allgemeinen Maßnahmen zur Stuhlhygiene können Hämorrhoidalbeschwerden im Stadium I und II lokal symptomatisch behandelt werden. Hierfür stehen Salben, Suppositorien und Sitzbäder zur Verfügung. Diese enthalten Lokalanästhetika wie Lidocain gegen die Schmerzen und den Juckreiz, Antiphlogistika wie Bufexamac und Bismutgallat zur Vorbeugung perianaler Entzündungen oder auch Hamamelisrinde oder -blätter als pflanzliche Zubereitungen.
In Sitzbädern werden vor allem Kamillenblüten und Eichenrinde verwendet. Sollte sich innerhalb weniger Tage keine Linderung einstellen oder wenn zusätzliche Symptome auftreten, ist ein Arztbesuch anzuraten.

4.7.3.1 Systemische Therapie

Keine der derzeit eingesetzten Pharmakotherapien, unabhängig davon, ob sie peroral oder lokal erfolgt, kann einen Hämorrhoidalknoten beseitigen.
Inwieweit eine systemische Therapie bei Hämorrhoiden überhaupt Besserung bringen kann, ist aufgrund der stark lokalisierten Beschwerden fraglich.
Bei einer Reihe von oralen Präparaten zur Behandlung der chronisch venösen Insuffizienz wird die Indikation „Hämorrhoiden" mit ausgelobt. Diese enthalten Extrakte aus:

– Steinkleekraut (Meli Rephastasan®),
– Mäusedornwurzelstock (Phlebodril® mono),

aber auch Flavonoide, wie

– O-(β-Hydroxy-ethyl)-rutoside (Venoruton®Tropfen),
– Troxerutin (Venalot® Depot).

Die europäisch harmonisierte Monographie (Community herbal monograph) für Rosskastaniensamen (EMEA/HMPC/225319/2008) weist keine Indikation im Bereich Hämorrhoiden aus. Nähere siehe Kap. 4.6.6.1.
Die europäisch harmonisierte Monographie (Community herbal monograph) für Mäusedornwurzelstock (EMEA/HMPC/261938/2007) benennt für die pulverisierte Droge sowie verschiedene Trockenextrakte in festen Zubereitungen zum Einnehmen die traditionelle Anwendung zur symptomatischen Linderung von Jucken und Brennen im Zusammenhang mit Hämorrhoiden. Näheres siehe Kap. 4.6.6.2.
Auch für Steinkleekraut gibt es eine europäisch harmonisierte Monographie (Community herbal monograph, EMEA/HMPC/354177/2007). Diese weist allerdings keine Indikation im Bereich Hämorrhoiden aus. Nähere siehe Kap. 4.6.6.3.
Schon alleine wegen der überwiegenden Auslobung als Venenmittel dürften die oben nur beispielhaft angeführten Präparate aus dem phytotherapeutischen Bereich im Indikationsgebiet Hämorrhoiden ohnehin nur eine untergeordnete Rolle spielen.

4.7.3.2 Lokaltherapie bei Hämorrhoiden

Der Schwerpunkt liegt hier eindeutig auf der Lokaltherapie mit Salben, Suppositorien, Analtampons und Sitzbädern. Sicher können diese die subjektiven Beschwerden und damit auch den Leidensdruck für die Betroffenen zumindest kurzfristig deutlich mildern. Eine Selbstbehandlung ohne ärztliche Mitwirkung sollte allerdings nicht länger als acht Tage dauern.
Für den äußeren Analbereich geeignet sind Salben und Cremes, die zwei- bis dreimal

täglich auf die entzündeten Hautstellen aufgebracht und leicht einmassiert werden sollten. Mit Hilfe spezieller Applikatoren können halbfeste Zubereitungen auch in den Analkanal eingebracht werden.

Zäpfchen wandern meist durch den Analkanal hindurch weiter nach oben in den Mastdarm. Sie entfalten zwar auch eine lokal entzündungshemmende Wirkung, allerdings darf die gleichzeitig zu erwartende Resorption nicht außer Acht gelassen werden. Für die Behandlung von Hämorrhoiden sind Suppositorien daher weniger geeignet als die speziell hierfür entwickelten Analtampons (Hämotamp). Mit Hilfe eines Mullfähnchens als Rückholfaden können diese genau am Ort des Geschehens platziert werden, ohne weiter nach oben zu rutschen.

Hilfreich sind daneben lauwarme Sitzbäder. Die Ziele der lokalen Pharmakotherapie sind folgende:

- Linderung oder Beseitigung von Schmerzen, Juckreiz und Brennen,
- dadurch auch Lösung des reflektorischen Schließmuskelspasmus,
- Besserung der Durchblutung in den versorgenden Gefäßen,
- Verringerung der oberflächlichen Schorfbildung und evtl. leichte Schrumpfung der Schleimhautoberfläche,
- Beseitigung von Schleimhautabschwellungen und entzündlichen Erscheinungen (lokales Ödem der Schleimhaut) und
- Beseitigung perianaler ekzematöser Reaktionen durch den Reiz des ausfließenden Sekrets.

Zwar wurde die Anzahl der Wirkstoffe in vielen Hämorrhoidenmitteln in den letzten Jahren deutlich reduziert, aber Kombinationspräparate spielen nach wie vor eine wichtige Rolle. Dies mag aufgrund der Vielschichtigkeit der Symptomatik in gewissem Ausmaß auch gerechtfertigt sein. Im Vordergrund stehen lokalanästhetische, adstringierende, antiphlogistische und desinfizierende Substanzen. Glucocorticoide, deren Anwendung nicht ohne ärztliche Verordnung erfolgen darf, sollten nur bei Analekzemen und anderweitig therapierefraktärem Pruritus und auch dann nur kurzfristig und gezielt angewendet werden.

Lokalanästhetika

Hauptangriffspunkt der medikamentösen Behandlung sind Missempfindungen im Bereich der Rektalschleimhaut, des Analkanals und des perianalen Hautgebietes. Die Mehrzahl der Präparate (s. Tab. 4.7-2) enthält daher ein Oberflächenanästhetikum, und zwar:

- Lidocain, ein Lokalanaesthetikum vom Säureamidtyp (LidoPosterine® Salbe und Zäpfchen, Posterisan® akut Rektalsalbe oder Zäpfchen (Hämotamp)) und
- Quinisocain, ebenfalls ein Lokalanaesthetikum vom Amid-Typ (Haenal® akut Creme). Wegen der zu befürchtenden Resorption ist Quinisocain bei stark blutenden Hämorrhoiden kontraindiziert.

Zur Wirkungsweise von Lokalanästhetika siehe auch Kap. 2.1.3.7.

Bismutsalze

Bismutsalze adstringieren die Schleimhautoberfläche und bewirken auf defekten Schleimhäuten eine oberflächliche Eiweißfällung mit Schorfbildung. In Hämorrhoidalpräparaten (Tab. 4.7-2) wird basisches Bismutgallat eingesetzt (Eulatin® NH Salbe bzw. Zäpfchen).

Bufexamac

Im Mai 2010 hat das Bundesinstitut für Arzneimittel und Medizinprodukte Bufexamachaltigen Arzneimitteln die Zulassung entzogen. Entsprechende Präparate wurden vom Markt genommen. Ein negatives Nutzen-Risiko-Verhältnis führte zu diesem Schritt. Die Wirksamkeit gilt nach den heutigen Standards als nicht ausreichend belegt. Dem stehen zahlreiche Berichte über unerwünschte Arzneimittelwirkungen entgegen (Arzneimittelreaktionen an der Haut, Kontaktdermatitiden usw.).

Tab. 4.7-2: Lokal applizierbare Hämorrhoidenmittel (Auswahl)

Präparatename	Darreichungsform	Wirkstoffe je abgeteilte Form oder je 100 g
Monopräparate mit Lokalanaesthetika		
Haenal® akut	Creme	1 g enth.: Quinisocain-HCl 5 mg
LidoPosterine® Salbe	- mit Analdehner - in Einmaltuben	1 g enth.: Lidocain 50 mg
LidoPosterine® Zäpfchen	Zäpfchen - mit Mulleinlage (Haemotamp)	1 Zäpf. enth.: Lidocain 60 mg
Posterisan® akut	Rektalsalbe - mit Analdehner - in Einmaltuben	1 g enth.: Lidocain 50 mg
Posterisan® akut Zäpfchen	- mit Mulleinlage (Haemotamp)	1 Zäpf. enth.: Lidocain 60 mg
Monopräparate mit pflanzlichen Wirkstoffen		
Faktu lind Salbe mit Hamamelis	Salbe	100 g enth.: Destillat aus frischen Hamamelisblättern u. -zweigen (1:1,12–2,08) 6,25 g Destillat.-mittel: Ethanol 6 % (m/m)
Haenal® Hamamelis Zäpfchen	Zäpfchen	1 Zäpf. enth.: Trockenextrakt aus Hamamelisrinde (5–7,7:1) 66 mg – Auszugsmittel: Ethanol 30 % (m/m)
Hametum® Creme	Creme	100 g Creme enth.: Destillat aus frischen Hamamelisblättern und -zweigen (1:1,12–2,08) 5,35 g, Destillationsmittel: Ethanol 6 % (m/m)
Hametum® Wund- und Heilsalbe	Salbe	100 g enth.: Destillat aus frischen Hamamelisblättern und -zweigen (1:1,12–2,08) 6,25 g, Destillationsmittel: Ethanol 6 % (m/m)
Hametum® mono	Zäpfchen	Zus.: 1 Zäpf. enth.: Auszug aus Hamamelisblättern (1:2) 400 mg – Auszugsmittel: Ethanol 60 % (V/V).
Posterine® Salbe	Salbe	1 g enth.: Hamamelisblätter-Fluidextrakt (1:2) 200 mg – Auszugsmittel: Ethanol 60 % (V/V)
Posterine® Zäpfchen	Zäpfchen	1 Zäpfchen enth.: Hamamelisblätter-Auszug (1:2) 400 mg – Auszugsmittel: Ethanol 60 % (V/V)
Kombinationen mit Lokalantiseptika und Anaesthetika		
Eulatin® NH Salbe	Salbe	30 g enth.: Wollwachs, Wollwachsalkoholsalbe, weißes Vaselin, gereinigtes Wasser, mittelkettige Triglyceride, Hartparaffin, basisches Bismutgallat 1,5 g, Hamamelisrindenfluidextrakt (1:1) 0,9 g, Tannin 0,6 g, medizinische Hefe 0,3 g, hochdisp. Siliciumdioxid

Hämorrhoiden

Tab. 4.7-2: Lokal applizierbare Hämorrhoidenmittel (Auswahl) (Fortsetzung)

Präparatename	Darreichungsform	Wirkstoffe je abgeteilte Form oder je 100 g
Kombinationen mit Lokalantiseptika und Anaesthetika (Fortsetzung)		
Eulatin® NH Zäpfchen	Zäpfchen	1 Zäpf. enth.: Tannin 30 mg, basisches Bismutgallat 100 mg, Siliciumdioxid, Hartfett
Mikroorganismen-haltige Präparate		
Posterisan® Salbe	– mit Analdehner – in Einmaltuben	1 g enth.: wässerige Suspension aus abgetöteten Bakterien 166,7 mg (bestehend aus korpuskulären Bestandt. und Stoffwechselprodukten von *Escherichia coli* 330 Mio.)
Posterisan® Zäpfchen	– mit Mulleinlage (Hämotamp) Salbe/Zäpfchen	1 Zäpf. enth.: wässerige Suspension aus abgetöteten Bakterien 387,1 mg (bestehend aus korpuskulären Bestandt. und Stoffwechselprodukten von *Escherichia coli* 660 Mio.)

Titandioxid

Titandioxid wirkt adstringierend, austrocknend und fördert die Wundheilung.

Abgetötete Bakterien

Es werden korpuskuläre Bestandteile und Stoffwechselprodukte von *Escherichia coli* verwendet. Laut Herstellerangaben in der Fachinformation werden die *E. coli*-Bakterien zur Herstellung der Bakterienkultursuspension (BKS) in Posterisan® Salbe bzw. Zäpfchen mit Phenol abgetötet. Diese wässerige Suspension wird in die galenischen Formen eingearbeitet, so dass im Fertigprodukt keine lebenden Bakterien enthalten sind. Nach Auftragung auf Haut und Schleimhaut soll BKS unspezifische und spezifische Immunantworten stimulieren. In Tier- und Humanversuchen hat sich ferner eine immunogene Wirkung auf entzündliche Hautveränderungen sowie ein wundheilungsfördernder Effekt gezeigt. Außerdem sollen ödematöse Schwellungen unter Behandlung mit BKS schneller abklingen.

Phytopharmaka

Hamamelis

Das europäische Arzneibuch beschreibt Hamamelisblätter als die ganzen oder geschnittenen Blätter von *Hamamelis virginiana L.* mit einem Mindestgehalt von 3% an Gerbstoffen, ber. als Pyrogallol ($C_6H_6O_3$; M_r 126,1), bezogen auf die Droge.

Die Blätter enthalten neben den Gerbstoffen und Gerbstoffbausteinen wenig Gallotannine, z.B. Hamamelitannin, eine 2,5-Di-O-galloyl-hamamelose, sowie die Proanthocyanidine des Cyanidins und Delphinidins. Weitere Inhaltsstoffe sind Flavonoide, organische Säuren (u.a. Kaffeesäure, Chinasäure, freie Gallussäure, Fettsäuren) und ätherisches Öl. Hamamelisrinde besteht aus der getrockneten Rinde der Stämme und Zweige. Die Droge enthält 8–12% Gerbstoffe und Gerbstoffbausteine, im Vergleich mit den Blättern aber kleinere Anteile an Catechingerbstoffen und vorwiegend Gallotannine mit der Hauptkomponente β-Hamamelitannin. Daneben kommen wie in den Blättern freie Gallussäure sowie kleine Mengen an Flavonoiden und ätherischem Öl vor.

β-Hamamelitannin

Die europäisch harmonisierte Monographie (Community herbal monograph) für Hamamelisblätter (EMA/HMPC/114586/2008) erfasst die getrocknete Schnittdroge sowie eine ethanolische Tinktur (1:10) und verschiedene ethanolische Flüssigextrakte in flüssigen oder halbfesten Zubereitungen für die anorektale Anwendung.

Die europäisch harmonisierte Monographie (Community herbal monograph) für Hamamelisrinde (EMA/HMPC/114583/2008) erfasst die getrocknete Schnittdroge sowie eine ethanolische Tinktur (1:10) und einen Trockenextrakt (DER 5-7.7:1), Auszugsmittel Ethanol 30% m/m in flüssigen oder halbfesten Zubereitungen für die rektale und anorektale Anwendung. Als traditionelle Indikation benennen beide die symptomatische Linderung von Jucken und Brennen im Zusammenhang mit Hämorrhoiden. Wenn die Beschwerden länger als zwei Wochen andauern, sollte ein Arzt konsultiert werden. Extrakte aus Hamamelisblättern oder der Rinde von *Hamamelis virginiana* L. sind in der Rezeptur von Hämorrhoidal-Zubereitungen nach wie vor beliebt (Tab. 4.7-2). Sie sollen adstringierend und lokal entzündungshemmend wirken wie auch die bei Hämorrhoiden häufigen Blutungen oberflächlicher Schleimhautgefäße stillen.

Laut Herstellerangaben verfestigen die Gerbstoffe die obersten Kolloidschichten der Haut durch die Vernetzung von Proteinen. In niedriger Konzentration dichten sie damit die Zellmembranen ab und vermindern die Kapillarpermeabilität. In höheren Konzentrationen kommt es zu einer oberflächlichen Proteindenaturierung und zur Ausbildung einer zusammenhängenden, schützenden und reizmindernden Koagulationsmembran sowie zu einer leichten Kompression des darunter liegenden Gewebes. Bakterien finden hierdurch einen weniger günstigen Nährboden. Der Protein-Tannat-Film bildet sich vorzugsweise auf verletzten Hautschichten, bei entzündlichen Exsudaten, Sekreten und auf Schleimhäuten. In tieferen Schichten wird die Schleimsekretion eingeschränkt und bei Blutungen aus feinsten Kapillaren das Blut zur Koagulation gebracht.

Hamameliswasser ist das Wasserdampfdestillat aus den im Frühjahr gesammelten frischen Blättern und Zweigen.

Das Wasserdampfdestillat (Hamameliswasser) wird unverdünnt oder im Verhältnis 1:3 mit Wasser verdünnt zu Umschlägen bzw. zu 20–30% in halbfesten Zubereitungen eingesetzt. Darüber hinaus können für Umschläge oder zu Spülungen auch Dekokte aus 5 bis 10 g Droge auf eine Tasse Wasser hergestellt werden.

Kamillenblüten

Aufgrund der Lokalisation der Beschwerden kommt bei Hämorrhoiden auch die Behandlung mit Sitzbädern, zum Beispiel mit Kamillenbädern, in Frage. Die Extrakte, die mindestens 0,05 % ätherisches Öl enthalten sollten, wirken antiphlogistisch und antibakteriell. Die Wirkung wird vor allem den Inhaltsstoffen Matricin, (−)-α-Bisabolol oder den Bisabololoxiden A und B sowie den Flavonderivaten wie Apigenin und Apigenin-7-glucosid zugeschrieben. Es wird angenommen, dass die Beschwerden bei Hämorrhoiden mit mindestens 0,8 g Extrakt aus Kamillenblüten (mit mind. 0,4 mg ätherischem Öl) pro Liter Wasser bzw. mit mindestens 0,4 mg ätherischem Öl pro Liter Wasser gelindert werden können.

4.7.3.3 Kombinationspräparate und Präparateauswahl

Mit den im Handel befindlichen Kombinationspräparaten versuchen die Hersteller einen möglichst großen Symptomkomplex abzudecken (Präparateübersicht, s. Tab. 4.7-2).

– Brennen und Juckreiz werden mit Oberflächenanästhetika angegangen, bei empfindlichen Patienten vorzugsweise mit Lidocain oder Quinisocain.
– Hat der Patient Schmerzen bei der Defäkation, sind wahrscheinlich Analfissuren und

Rhagaden vorhanden. In diesem Fall sind Präparate mit wundheilungsfördernden Substanzen aber auch Adstringentien wie Hamamelis oder Bismutsalze zu wählen, die Risse und Schrunden zur Abheilung bringen.
- Häufig geben die Patienten Blutungen, vor allem bei der Stuhlentleerung, an. Zur lokalen Behandlung bieten sich in erster Linie solche Zubereitungen an, die stark adstringierend, also eiweißfällend, oberflächenverdichtend, gefäßkontrahierend und damit blutstillend wirken. Dies sind vor allem Gerbstoff-haltige Präparate (Hamamelis).
- Reizungen in der Analregion und in der Gesäßfalte, wie etwa Ekzeme und Erytheme, die in der Regel durch das ausfließende Sekret entstehen, sind kein Fall für die Selbstmedikation. Bei einem ausgebildeten Ekzem sollte ein Arzt zu Rate gezogen werden, denn hier sind Corticoid-haltige Zubereitungen angezeigt.

4.7.4 Patientengespräch

Notwendige Fragen bei Verdacht auf ein Hämorrhoidalleiden:
- Hat bereits eine proktologische Untersuchung stattgefunden?
- Falls ja, welche Beschwerden sind vorhanden bzw. am stärksten ausgeprägt?
- Wie lange bestehen die Beschwerden?
- Können irgendwelche speziellen Auslöser ausgemacht werden?
- Wie steht es mit der Ernährung und Verdauung allgemein?
- Wurden bereits medikamentöse Maßnahmen getroffen und wenn ja, mit welchem Erfolg?

Solange keine proktologische Untersuchung stattgefunden hat, sollte bei den ersten auftretenden Symptomen eines Hämorrhoidalleidens möglichst noch keine Selbstmedikation stattfinden.

Die erste Frage an den Kunden/die Kundin sollte also dahin gehen, ob bereits eine

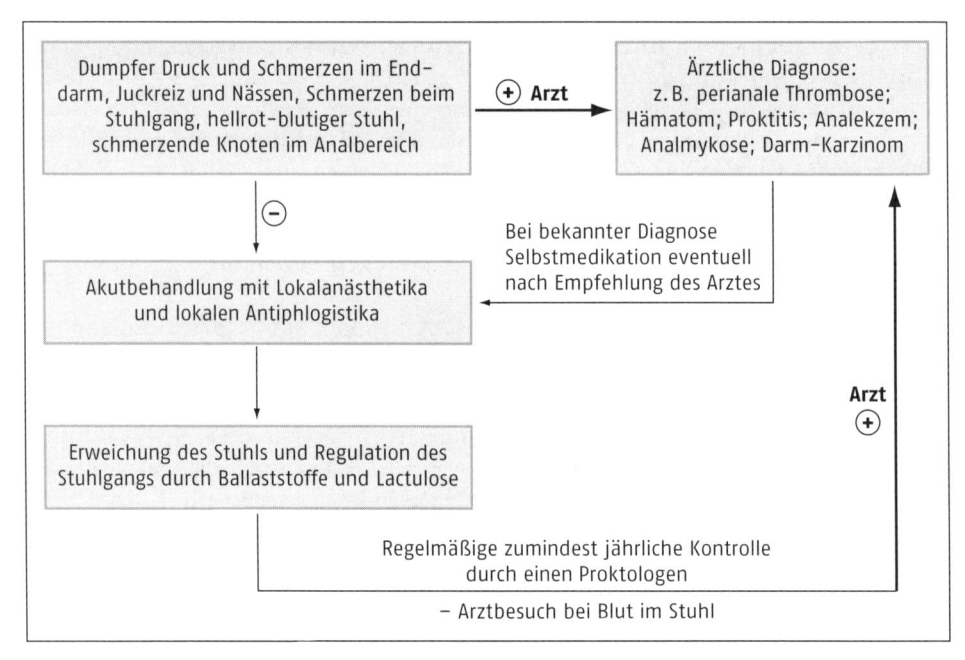

Abb. 4.7-1: Vorgehensweise bei Beratungsgespräch zum Thema Hämorrhoiden. Quelle: Lennecke et al. 2007

fachärztliche Untersuchung durchgeführt wurde. Ein Arztbesuch ist erforderlich (s.a. Abb. 4.7-1) bei erstmaligem Auftreten von Hämorrhoidalbeschwerden zur Abklärung der Diagnose, Blut im Stuhl oder auf dem Stuhl, Teerstuhl, Fremdkörpergefühl im Anus, Schmerzen im Analbereich, ungewöhnlichen Symptomen, z.B. einziges Symptom Juckreiz, chronischen oder rezidivierenden Beschwerden. Da diese Indikatoren für andere, schwerwiegendere lokale Leiden oder Erkrankungen innerer Organe sein können, sollte der Gang zum Arzt, sofern nicht bereits erfolgt, nicht auf die lange Bank geschoben werden.

Als nächstes sollte mit gezielten Fragen „abgeklopft" werden, um welches Stadium der Erkrankung es sich handeln könnte. Dies wird nicht immer leicht sein, da die Aussagen der Patienten meistens unscharf sind und zusätzlich Hemmungen bestehen, die Beschwerden zu beschreiben. Dennoch ist diese, wenn auch vielleicht nur ansatzweise Abklärung wichtig, um zu entscheiden, ob das Krankheitsbild überhaupt noch für die Selbstbehandlung in Frage kommt, oder ob dem Patienten nicht eher einer der oben beschriebenen technischen Eingriffe anzuraten wäre.

Eine durchgreifende Behandlung kann nur durch den Proktologen erfolgen. In einem solchen Fall wäre die Selbstmedikation unter Umständen nicht mehr als „Analkosmetik" und dem Betroffenen letzten Endes nicht dienlich. Bestehen schließlich keine Bedenken gegenüber einer kurzfristigen Selbstbehandlung, etwa auch als Nachsorge nach chirurgischen Eingriffen, so sollte ein dem Beschwerdebild angepasstes Präparat empfohlen werden (s. vorangegangener Punkt).

Ein Thema sollte im Beratungsgespräch keinesfalls ausgespart werden: die Ernährungsweise des Patienten.

4.7.4.1 Nicht medikamentöse Maßnahmen

Eine Ernährungsumstellung und ausreichende Bewegung sollten die ersten Empfehlungen an die Betroffenen sein. Lebensmittel sollten soweit als möglich in ihrem natürlichen Zustand verzehrt werden. Eine ballaststoffreiche Ernährung, z.B. mit Obst, Gemüse, Vollkornbrot, Müsli kann durchaus schon eine Besserung des Leidens herbeiführen. Da Ballaststoffe stark wasserbindungsfähig sind, muss stets ausreichend Flüssigkeit zugeführt werden.

Weiterhin wichtig für den Heilerfolg bzw. für die Linderung der Beschwerden ist ein regelmäßiger Stuhlgang. Der Patient sollte die Toilette innerhalb weniger Minuten nach Einsetzen des Stuhldrangs aufsuchen. Übermäßiges und zu langes Pressen bei der Stuhlentleerung muss auf jeden Fall vermieden werden, denn durch das Pressen wird das Bindegewebe des Beckenbodens auf die Dauer überlastet und gedehnt, so dass die Hämorrhoidalpolster noch mehr dazu neigen, in den Analkanal herunterzurutschen. Allerdings sollten Patienten, die Probleme mit dem Stuhlgang haben, zu der Einsicht gebracht werden, dass nicht im jeden Preis ein täglicher Stuhlgang erzwungen werden sollte. Auf keinen Fall sollte mit Abführmitteln nachgeholfen werden. Diese führen nicht nur zu starken Flüssigkeitsverlusten, sondern begünstigen auch die Darmträgheit und damit die krankhaften Hämorrhoiden. Gegebenenfalls können Quellmittel mit niedrigem Quellvermögen zugeführt werden, z.B. zwei Esslöffel Weizenkleie oder Leinsamen in Joghurt oder Buttermilch eingerührt.

Unerlässlich ist auch eine sorgfältige Afterhygiene. Die aus sehr sensibler Haut und Schleimhaut bestehende Afterregion sollte nach jedem Stuhlgang sorgfältig mit klarem Wasser gereinigt werden. Gerade auf Reisen sollte feuchtes Toilettenpapier zur Hand sein. Von dem Gebrauch von Intimsprays ist abzu-

raten, da diese häufig Duftstoffe enthalten, die die Haut zusätzlich reizen können.
Darüber hinaus kann die Anwendung eines so genannten Analdehners unterstützend wirken. Regelmäßiges, mehrwöchiges Sphinktertraining, das darin besteht, den Sphinkter gegen den Widerstand des Instrumentes zu kontrahieren, kann Verkrampfungen beheben, die Durchblutung verbessern und die Abheilung von Fissuren begünstigen. Anfängliche Schmerzen beim Einführen lassen sich durch Auftragen einer Gleitcreme oder einer Hämorrhoidensalbe lindern.

4.7.5 Technische Behandlungsmöglichkeiten und Operation

Die technischen und operativen Behandlungsmöglichkeiten gehören zwar nicht zum Metier des Apothekers, aber es ist nicht auszuschließen, dass hiermit zusammenhängende Fragen auch in der Apotheke zur Sprache kommen. Das pharmazeutische Personal sollte daher in diesem Punkt zumindest über Basiswissen verfügen und kann auf diese Weise mithelfen, diffuse Ängste zu versachlichen und damit den Weg zum Arzt zu erleichtern.

Eine Methode zur Therapie von Hämorrhoiden I. Grades ist die **Infrarotbehandlung** (Infrarotkoagulation) von Blutungen. Mit Hilfe eines Lichtleiters, der in den Analkanal eingeführt wird, wird lokal eine dosierte Verbrennung herbeigeführt. Diese löst eine Verschorfung und Narbenbildung aus.

Bei der **Verödungsbehandlung** (Sklerosierung) werden entzündungserregende Substanzen in die Basis der Gefäßknoten eingespritzt. Sie verursachen dort eine Entzündung, und als Folge von Vernarbungsprozessen schrumpfen die vergrößerten Knoten zusammen. Meistens werden mehrere Injektionssitzungen im Abstand von einigen Wochen durchgeführt. Die Sklerosierung wird hauptsächlich bei Hämorrhoiden I. und II. Grades angewandt.

Größere prolabierte Hämorrhoiden (II. und III. Grades) können mit kleinen Gummiringen abgebunden werden (**Gummibandligatur**). Das Gewebe, das nicht mehr mit Sauerstoff versorgt wird, nekrotisiert und fällt innerhalb von wenigen Tagen ab. Der verkleinerte Hämorrhoidalknoten wird damit wieder besser in der Wand des Analkanals verankert. Wegen möglicherweise auftretender Blutungen darf die Ligaturbehandlung nicht angewendet werden bei Patienten, die unter Blutgerinnungsstörungen leiden und die unter einer gerinnungshemmenden Medikation stehen.

Häufig werden Hämorrhoiden aus Scham und Bequemlichkeit längere Zeit verschleppt oder nicht konsequent genug behandelt. Die Folge ist, dass sie sich mit der Zeit so stark verschlimmern, dass schließlich nur noch eine Operation helfen kann. Dies ist bei großen Hämorrhoiden III. Grades und solchen IV. Grades der Fall.

Bei der **Hämorrhoidektomie** wird der Schließmuskel zunächst durch ein Spreizspekulum gedehnt, damit die Hämorrhoiden für den Operateur gut sichtbar sind. Die stark erweiterten Adern werden dann mit einer Spezialklemme gefasst und entfernt. Eine mögliche Komplikation ist ein leichter Sensibilitätsverlust im Afterbereich, der zu einer unkontrollierten Flatulenz führen kann.

Gute Erfolge zeigt auch die **Laserchirurgie**. Die Vorteile gegenüber der herkömmlichen operativen Therapie liegt darin, dass das Gewebe durch die exakten Schnittflächen geschont wird und dass die Blutungen bei der Gewebedurchtrennung durch Gerinnung gut gestillt werden können. Dadurch wird die Wunde kleiner, sie schwillt nicht so stark an und ist weniger schmerzhaft.

Die Infrarotkoagulation, die Sklerosierung und die Gummibandligatur werden ambulant durchgeführt. Diese gilt auch für kleinere operative Eingriffe. Nur bei größeren Vorfällen ist ein kurzzeitiger Krankenhausaufenthalt nicht zu umgehen.

5 Harnwege

5 Harnwege

Von B. und M. Wahl

5.1 Anatomie der Niere

Als zentrales Filtrationssystem im Flüssigkeitskreislauf des Körpers liegen die Nieren paarig zwischen hinterer Bauchwand und Peritoneum (retroperitoneal), bei Männern etwa 4 cm, bei Frauen etwa 3 cm über dem Beckenkamm. Mit ihrer charakteristischen Form und einer Größe von ca. 12 × 6 × 3 cm erstrecken sich die Nieren bis etwa in die Höhe des 12. Brustwirbels.

Die Nieren bestehen aus einer **Rinden-** und einer **Markregion.** Sie setzen sich beim Menschen aus jeweils 8–10 pyramidenförmigen Lappen zusammen, deren Spitzen als Markpapillen ins Nierenbecken gerichtet sind. Die Markpapillen sind von schlauchförmigen Nierenkelchen überzogen, die den Harn auffangen und in das Nierenbecken leiten (Abb. 5.1-1).

Die kleinste morphologische und funktionelle Einheit der Nieren bildet das **Nephron,** in dem die Harnkonzentrierung stattfindet. Eine menschliche Niere von 150g Gewicht enthält 1 bis 1,2 Millionen dieser Nephrone.

5.1.1 Nephron

Das Nephron besteht aus dem **Glomerulum** (Nierenkörperchen), in welchem durch Filtration der Blutflüssigkeit der Primärharn gebildet wird und dem **Tubulusapparat,** dem Ort der Harnkonzentrierung. Mehrere Tubuli münden in der Nierenrinde in einem Sammelrohr. Das **Glomerulum** wird aus Kapillarschlingen, die aus der afferenten Arteriole hervorgehen und in das Vas efferens

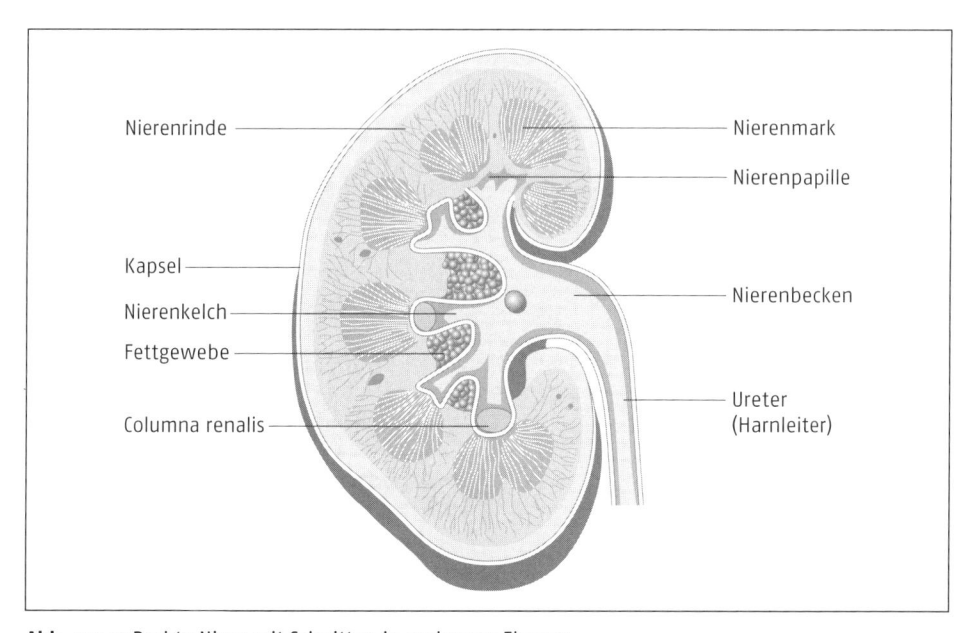

Abb. 5.1-1: Rechte Niere mit Schnitten in mehreren Ebenen

einmünden, sowie aus der zweiblättrigen **Bowman Kapsel** des Tubulusepithels gebildet. Je nach Ort unterscheidet man kortikal (in der Außenrinde) und juxtaglomerulär (zwischen den Markpyramiden) gelegene Glomeruli.

Der **Tubulus** beginnt mit der stark verknäuelten Pars convoluta, gefolgt von einer gestreckt verlaufenden Pars recta, die in die Markzone absteigt. Beide zusammen bilden den proximalen Tubulus. An ihn schließt sich die haarnadelförmig gebogene **Henle-Schleife** an, deren aufsteigender Schenkel in den aufsteigenden dicken Schenkel (Pars recta) des distalen Tubulus übergeht. Ihm folgt die relativ kurze Pars convoluta des distalen Tubulus (Abb. 5.1-2).

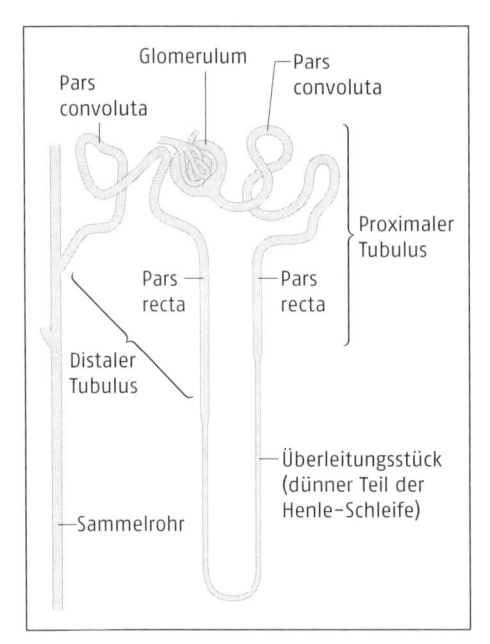

Abb. 5.1-2: Nephron in schematischer Darstellung

5.1.2 Nierenfunktion

Die Nieren üben eine Klärfunktion für alle harnpflichtigen Substanzen (Harnstoff, Harnsäure, Kreatinin, Fremdstoffe) aus. Weiterhin dienen sie zur Regulation des Elektrolyt- und Wasserhaushalts und sind Bildungsstätte von zwei enzymatischen Wirkstoffen (Renin und Erythropoetin). Die Ausscheidung von Stoffen im Endharn wird durch drei Prozesse, die glomeruläre Filtration, tubuläre Resorption und tubuläre Sekretion bestimmt.

Treibende Kraft der Nierenausscheidung ist die glomeruläre Filtration. Hier werden in Folge der Wasserfiltration wasserlösliche Moleküle bis zu einem Molekulargewicht von < 70000 abfiltriert und so der Primärharn gebildet. Ein weiterer Mechanismus ist die aktive tubuläre Sekretion, über die zu einem gewissen Grad auch lipophile Stoffe in das Tubuluslumen freigesetzt werden.

Der Sekretion gegenüber stehen die Reabsorptionsprozesse, bei denen vor allem Wasser, aber auch Ionen sowie lipophile Stoffe wieder aufgenommen werden. Dies führt zur Verhinderung eines Wasserverlusts und hält die Mineralstoffwechsellage aufrecht.

Die molekularen Mechanismen von Aufnahme und Sekretion sind neben der passiven Diffusion lipophiler Stoffe und der osmotischen Druckdifferenz zwischen den Nierenblutgefäßen und dem Tubuluslumen eine Vielzahl aktiver Transportmechanismen (eine Auswahl zeigt Tab. 5.1-1). Diesen kommt auch eine große Bedeutung bei der renalen Arzneimittelausscheidung (und Reabsorption) zu, da sie nur Spezifität für bestimmte Stoffklassen (z.B. organische Kationen) zeigen und somit auch geeignete Arzneistoffe transportieren können.

5.1.2.1 Glomeruläre Filtration

Die glomeruläre Filtration beruht auf rein physikalischen Kräften, wobei die hierfür benötigte Arbeit vom Herzen (Blutdruck) geleistet wird. Die Durchlässigkeit hängt von der Größe der Partikel und von der Beschaffenheit der Membran ab. Der Übertritt erfolgt somit nicht stoffspezifisch. Als Membran dient eine Schicht bestehend aus Kapillaren-

Tab. 5.1-1: Renale Transporter

Transporterklasse	Transporteigenschaften und physiologisches Substrat	Arzneistoff (Beispiele)
Na^+/K^+-ATPase	Absorption: Na^+, Cl^-, Wasser	–
Na^+/H^+-Austauscher	Absorption: Na^+	–
Phosphattransporter	Absorption: Natrium, Phosphat Sekretion: organische Anionen	Estradiol-; Estronsulfat; -glucuronid
Harnsäuretransporter	Regulation der Plasmaharnsäurespiegel	Regulation durch Urikosurika
Organische Kationen-Transporter	Sekretion: organische Kationen	Aciclovir, Theophyllin, Verapamil
Organische Anionen-Transporter	Absorption: Harnsäuresalze, organische Anionen	Cortisol, T3, T4, Benzylpennicillin, p-Aminohippursäure
P-Glykoprotein (MDR)	Sekretion: unspezifisch	Zytostatika, Anti-HIV-AS, Herzglykoside

dothel, einer Basalmembran und dem inneren Blatt der Bowman Kapsel, wobei nur der Basalmembran aufgrund ihrer engmaschigen Struktur eine Filterwirkung zukommt.
Um eine Filtrationsrate von normalerweise ca. 125 ml/min beim Mann und ca. 110 ml/min bei der Frau aufrechtzuerhalten, bedarf es vor allem einer konstanten Durchblutung des Glomerulums. Diese Regulation wird von der glatten Muskulatur des Vas efferens übernommen (**Autoregulation der Nierendurchblutung**).
Beim glomerulären Filtrationsvorgang resultiert aus dem Blutdruck in den Glomerulumkapillaren abzüglich dem kolloidosmotischen Druck des Plasmas und dem Druck in der Bowman'schen Kapsel ein effektiver Filtrationsdruck von 4000 Pascal (40 mbar). Aufgrund der Feinstruktur der filtrierenden Gewebsschicht gelangen Verbindungen mit relativen Molekülmassen bis zu 10000 praktisch ungehindert, mit relativen Molekülmassen zwischen 10000 und 50000 nur noch begrenzt und größere Moleküle, unter ihnen sämtliche Plasmaproteine, bei funktionell einwandfreier Niere praktisch nicht in den Primärharn. Hierauf beruht das Risiko der früher als Plasmaexpander infundierten, nicht abbaubaren Polymeren bzw. parenteral applizierter oder inkorporierter Hilfsstoffe für Retardpräparate.

5.1.2.2 Tubuläre Transportmechanismen

Der glomerulär filtrierte Primärharn von etwa 180 l/Tag gelangt von der Bowman'schen Kapsel in den Tubulusapparat, wo durch erneuten Stoffaustausch zwischen Nierenfiltrat und Plasma der Endharn (1,5 l/Tag) bereitet wird. Dabei entfällt das Schwergewicht der aktiven Resorptions- und Sekretionsleistung auf den proximalen Tubulus. In den folgenden Abschnitten des Nephrons findet nur noch die zur Homöostase erforderliche Feineinstellung der renalen Ausscheidung von Elektrolyten, Wasser und Wasserstoffionen statt.

Tubuläre Resorption und Sekretion
Die tubuläre Resorption sowie die Sekretion hängen ebenfalls von allgemeinen Moleküleigenschaften wie relativer Molekülmasse,

Anatomie der Niere

Lipophilie und Ionenladung ab. Die stoffspezifische, tubuläre Resorption kann sowohl passiv, einem Konzentrationsgefälle folgend, als auch aktiv erfolgen. Dabei wird zwischen einem primären aktiven transtubulären Ionentransport und einem sekundären (gekoppelten) aktiven Transport unterschieden, an dem die unter 5.1.2 besprochenen Transporter beteiligt sind.

Auf aktivem Wege werden Glucose (hauptsächlich im frühen proximalen Konvolut), Aminosäuren (proximaler Tubulus), Proteine (durch Pinozytose), sowie organische Säuren und Basen resorbiert.

Eine Sonderform der passiven tubulären Resorption stellt die „nicht ionische" Diffusion dar: Dieser Mechanismus spielt bei der Resorption einer Reihe von organischen Säuren und Basen eine Rolle. In undissoziiertem Zustand besitzen diese Verbindungen eine relativ große Lipidlöslichkeit und können so durch die Membran der Tubuluszellen dringen. Die Resorptionsfähigkeit dieser Stoffe ist somit abhängig vom Harn-pH-Wert, eine Tatsache, die man sich bei bestimmten Vergiftungen (z.B. mit Barbituraten) zunutze machen kann.

Proximale und distale Ionentransporte

Mit dem Endharn werden nur Bruchteile der filtrierten Mengen an Na^+-, K^+-, Ca^{2+}-, Mg^{2+}-, Cl^-- und HCO_3^--Ionen ausgeschieden.

Der überwiegende Teil dieser Ionen wird zurückresorbiert, wobei die Hauptmengen im proximalen Tubulus aufgenommen werden. In diesem Tubulusabschnitt besteht ein aktiver Transport von Natrium in der basalen, kontraluminalen Seite der Tubuluszellen, durch den etwa 50 % der resorbierbaren Natriumionen transportiert werden. Im Gefolge des aktiven Natriumtransports strömt Wasser passiv aufgrund des osmotischen Druckgefälles nach. Dieser Wassereinstrom kann seinerseits wieder gelöste Teilchen mit sich „reißen" (solvent drag).

Die Resorption der restlichen 50 % der resorbierbaren Natriumionen erfolgt passiv durch Diffusion entlang der in diesem Abschnitt undichten Zellzwischenräume. Im Gefolge wird auch hier Wasser mittransportiert.

Tab. 5.1-2: Vergleich der renalen Ausscheidung körpereigener Stoffe

Der Vergleich zeigt, dass die renale Stoffausscheidung (UV) im Prinzip mehr vom Ausscheidungsmodus der betreffenden Substanz abhängt als von ihrer Konzentration im Blutplasma.							
Stoffe	Konzentration in		Harnfluss V (ml/min)	Ausgeschiedene Stoffmenge U·V (µmol/min)	Konzentrationsverhältnis U/P	Ausscheidungsmodus		
	Plasma (P) (mmol/l)	Urin (U) (mmol/l)				Filtration	Resorption	Sekretion
Na^+	142	128	1	128	0,9	+	+	
K^+	4,5	54	1	54	12	+	+	+
Cl^-	103	134	1	134	1,3	+	+	
Glucose	5	Spuren	1	0	0	+	+	+
Harnstoff	4,5	292	1	292	65	+	+	+
Harnsäure	0,27	3,2	1	3,2	12	+	+	+
Creatinin	0,075	12	1	12	160	+		+
Inulin	0,05	6,25	1	6,25	125	+		
p-Aminohippursäure	0,1	65	1	65	650	+		+
Erläuterung: Die Konzentration der im Urin enthaltenen Menge eines Stoffes hängt sehr stark vom Harnfluss ab, der hier einheitlich mit 1 ml/min angenommen ist. Unter dieser Bedingung stimmt das Konzentrationsverhältnis U/P eines Stoffes mit dessen Clearance-Wert überein.							

Der aufsteigende dünne Schenkel der **Henle-Schleife** ist im Gegensatz zum absteigenden Schenkel für Wasser kaum permeabel. Aufgrund des aktiven Ionentransports in die Zelle sinkt die Konzentration in der Schleifenflüssigkeit. Im distalen Konvolut greifen das antidiuretische Hormon und die natriumretinierenden Mineralocortocoide an. Wegen der geringen passiven Permeabilität des Epithels in diesem Tubulusabschnitt kann hier Natrium gegen ein beträchtliches Konzentrationsgefälle aktiv resorbiert werden. Die dabei entstehende Potentialdifferenz (Lumen negativ) stellt die treibende Kraft für den Einstrom von Kationen in diesem Bereich dar. Die Kalium-Sekretion kann auf diesem Wege passiv erfolgen.

5.1.2.3 Harnkonzentrierung

Der Konzentrierungsmechanismus in der Niere beruht auf der Existenz eines Gegenstromsystems, dessen Kernstück aus der Henle-Schleife besteht. Aufgrund eines aktiven Na^+-Transports im Bereich des aufsteigenden Schleifenschenkels aus dem Lumen in das Interstitium und anschließender Sekretion in den absteigenden Schenkel der Henle-Schleife, kommt es in jedem Teilabschnitt des absteigenden Schenkels zu einer Konzentrierung des Harns, deren Maximum an der Schleifenspitze erreicht wird (Abb. 5.1-3).
In gleicher Weise nimmt die Na^+-Konzentration im aufsteigenden Schenkel wieder ab, so dass die aus der Henle-Schleife austretende Flüssigkeit nicht konzentriert ist. Der für die Harnkonzentrierung entscheidende Faktor liegt in den, der Henle-Schleife benachbarten Sammelrohren: Der in den Sammelrohren wesentlich langsamer fließende Harn muss diejenigen Regionen der Henle-Schleifen passieren, in denen zum Schleifenscheitel hin die osmotische Konzentration stark ansteigt. Hierbei wird dem Sammelrohrharn durch Osmose laufend Wasser entzogen.

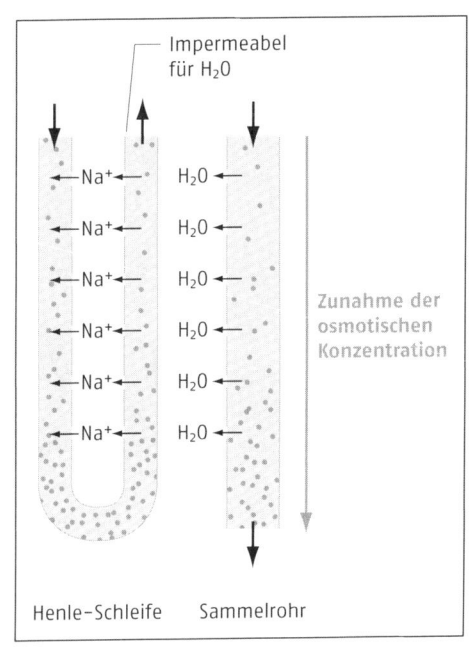

Abb. 5.1-3: Schematische Darstellung zur Erläuterung des Haarnadelgegenstromprinzips

5.1.2.4 Regulation der Nierenfunktion

Eine schematische Übersicht über die Regulationsmechanismen der Harnbildung zeigt die Abb. 5.1-4.

Wirkungen der Nebennierenrindenhormone

Sowohl Mineralo- als auch Glucocorticoide sind nierenwirksam. Aldosteron, das wichtigste Mineralocorticoid, erhöht die tubuläre Resorption von Natrium und zugleich die tubuläre Sekretion von Kalium und Wasserstoffionen.

Wirkungen des antidiuretischen Hormons

Das antidiuretische Hormon (ADH) erhöht die distale Wasserresorption, indem es die Epithelien des Sammelrohrs durch verstärkten Einbau von Aquaporinen in die Zellwand permeabel macht.
Fehlt ADH (Diabetes insipidus), ist das distale Nephron kaum wasserdurchlässig, die Di-

Anatomie der Niere

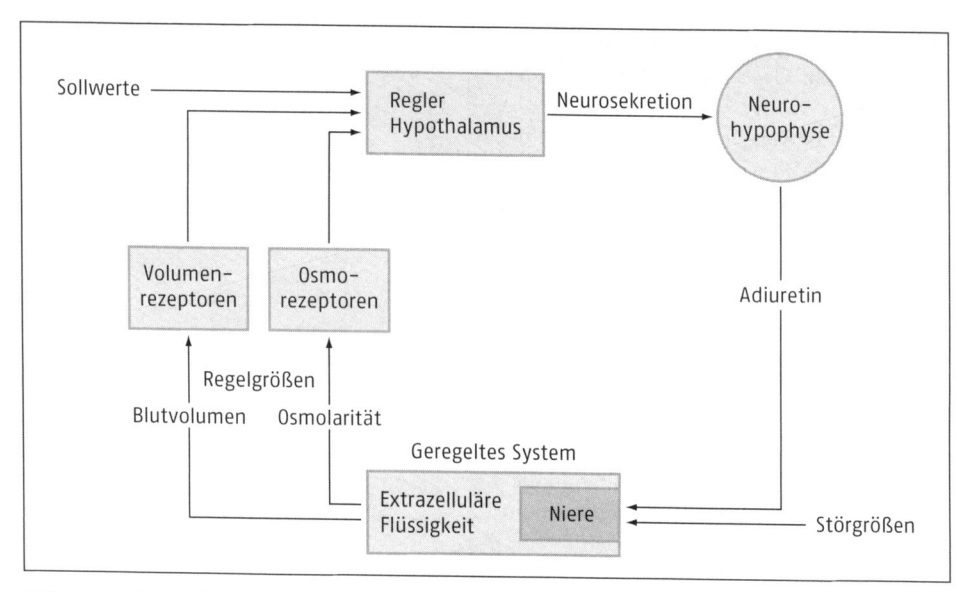

Abb. 5.1-4: Regulationsmechanismen der Harnbildung

urese ist gesteigert. Die maximale Harnausscheidungsrate beträgt dann 15% der glomerulären Filtrationsrate, so dass also 15% der Wasserresorption unter hormoneller Kontrolle stehen (fakultative Wasserresorption) und 85% des filtrierten Wassers ohne ADH wieder aufgenommen werden (obligatorische Wasserresorption).

Wirkungen von Parathormon und Calcitonin

Beide Hormone steuern die renale Ausscheidung von Phosphat und Calcium.
Parathormon erniedrigt die Ausscheidung von Calcium und vermehrt die Ausscheidung von Phosphat, während Calcitonin sowohl die Calcium- als auch die Phosphatausscheidung fördert.

Regulation des Säure-Basen-Gleichgewichts

Die bei den verschiedenen Stoffwechselprozessen laufend gebildeten Wasserstoffionen müssen von den Nieren in kontrollierter Weise ausgeschieden werden. Die hierfür zur Verfügung stehenden Mechanismen sind in Abb. 5.1-5 zusammengefasst.

Die Sekretion der H_3O^+-Ionen erfolgt hauptsächlich im proximalen Tubulus im Austausch gegen Na^+-Ionen. Sie entstehen in der Tubuluszelle aus der Hydratisierungsreaktion von CO_2 unter Mitwirkung des Enzyms Carboanhydrase. Auf diesem Wege wird gleichzeitig Natriumhydrogencarbonat rückresorbiert.

Ammoniumionen-Ausscheidung

Im Falle einer azidotischen Stoffwechsellage kann der pH-Wert des Harns auf Werte um 4,5 absinken. Um auch in diesem Fall die H_3O^+-Ionenausscheidung zu sichern, produziert die Niere einen H_3O^+-Akzeptor in Form von Ammoniak, welcher aus Glutamin gebildet wird. Ammoniak bindet nach Verlassen der Zelle die Wasserstoffionen zu Ammoniumionen, welche nicht durch die Membran diffundieren können und mit dem Urin ausgeschieden werden.

5.1.3 Blase und ableitende Harnwege

5.1.3.1 Harnleiter

Die **Uretheren (Harnleiter)**, durch die der Harn aus den beiden Nierenbecken in die Harnblase befördert wird, sind dünne, etwa

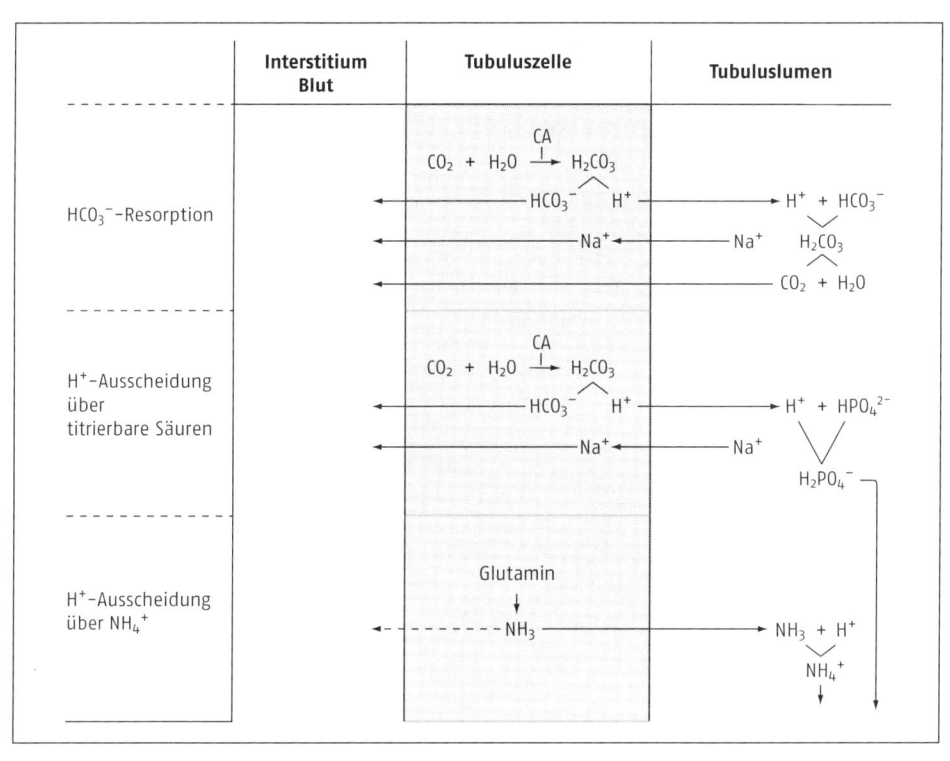

Abb. 5.1-5: Regulation des Säure-Basen-Gleichgewichts

30 cm lange Schläuche, die retroperitoneal (hinter dem Bauchfell) in das kleine Becken ziehen und in die Blase münden. Um bei der Blasenkontraktion ein Zurückfließen des Harns zu verhindern, sind die beiden Harnleitermündungen durch Schleimhautventile verschlossen. Die Wände der Harnleiter bestehen aus einer inneren longitudinalen und einer äußeren zirkulären Schicht glatter Muskelfasern.

Die Beförderung des Harns in den Harnleitern erfolgt durch peristaltische Bewegungen der glatten Muskulatur. Die Frequenz der Wellen schwankt zwischen 0,5 und 5 min^{-1}.

5.1.3.2 Harnblase

Die Harnblase ist ein Hohlorgan, dessen Innenwand mit Übergangsepithel ausgekleidet ist und das bei geleerter Harnblase Falten bildet. Die Wand besteht aus drei Schichten glatter Muskelfasern, die als Detrusor vesicae bezeichnet werden. Am Blasenboden befindet sich das Trigonum vesicae, welches aus feiner glatter Muskulatur besteht. An den oberen äußeren Enden des Trigonums münden die Harnleiter schräg ein, während an der unteren Spitze des Trigonums die Austrittsstelle der **Urethra (Harnröhre)** liegt. Durch eine besondere Anordnung der Muskelfasern bildet sich hier ein innerer Schließmuskel (M. sphinkter internus) aus, der bei der Blasenentleerung nicht unabhängig vom Detrusor vesicae betätigt werden kann. Zusätzlich wird die Harnröhre durch den **äußeren Schließmuskel** (Musculus sphinkter externus) verschlossen, der aus quergestreifter Muskulatur des Beckenbodens besteht.

Die Blase dient der Speicherung und periodischen kompletten Entleerung des von der Niere kontinuierlich ausgeschiedenen Urins.

Der Füllungszustand der Blase wird über Spannungsrezeptoren in der Blasenwand registriert und über afferente Nervenfasern an das Reflexzentrum gemeldet. Die Aktivierung dieser Rezeptoren führt zur Erregung parasympathischer Neurone, die zum Detrusor vesicae ziehen, was schließlich zur Blasenentleerung führt. Hat die Blasenentleerung einmal eingesetzt, verstärkt sie sich explosionsartig so lange, bis eine vollständige Entleerung erreicht ist.

Für diesen, sich selbst verstärkenden Vorgang sind folgende Reflexe hauptsächlich verantwortlich:

- Eine verstärkte Aktivierung der Blasenafferenzen durch die Kontraktion des M. detrusor.
- Eine reflektorische Aktivierung parasympathischer Blasenefferenzen durch Afferenzen von der Urethra, die durch den Urinfluss erregt werden.
- Eine reflektorische Aufhebung zentraler Hemmprozesse auf spinaler und supraspinaler Ebene.

Außerdem kommt es zur reflektorischen Erschlaffung des äußeren Sphinkters durch Hemmung der Motoneurone im Sakralmark.

5.1.3.3 Harnröhre

Die etwa 20 cm lange männliche Harnröhre wird in ihrem Anfangsteil von der Prostata umschlossen. Hier mündet auch der Ductus ejaculatorius in die Urethra, die von hier ab als Kanal für Urin, Samen und Prostatasekret dient. Die weibliche Harnröhre ist weniger als 5 cm lang.

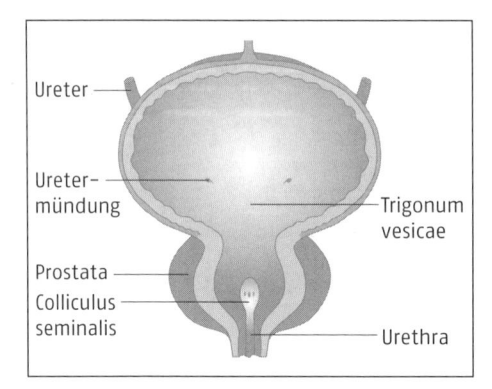

Abb. 5.1-6: Frontalschnitt durch die Harnblase des Mannes

5.2 Krankheitsbilder der Niere und ableitenden Harnwege

5.2.1 Störungen der glomerulären Filtration

Eine Verminderung der glomerulären Filtrationsrate kann auf einem Abfall des effektiven Filtrationsdruckes als Folge eines Absinkens des systolischen arteriellen Druckes oder auf einer Verringerung der filtrierenden Oberfläche beruhen. Dies kann die Auswirkung einer Proliferation des Epithels aufgrund von entzündlichen Prozessen sein. Nimmt hierbei die glomeruläre Kapillarpermeabilität infolge einer Veränderung der Basalmembran zu, so treten auch Moleküle, insbesondere Proteine, die normalerweise intravasal zurückgehalten werden in den Primärharn über, es kommt zur Proteinurie.

5.2.2 Glomerulonephritiden

Diese Art von Nierenentzündungen wird vornehmlich von Immunreaktionen verursacht. Man unterscheidet zwischen Immunkomplex-Glomerulo-Nephritiden und Antibasalmembran-Antikörper-Glomerulonephritiden.
Der Verlauf kann akut, subakut oder chronisch sein. Die Mehrzahl der akuten Glomerulonephritiden heilt aus. In etwa 30% der Fälle geht das akute Stadium in ein chronisches Stadium mit Proteinurie und/oder Hypertonie über. Dies führt letztendlich zur terminalen Niereninsuffizienz.

5.2.2.1 Nephrotisches Syndrom

Das nephrotische Syndrom ist gekennzeichnet durch einen massiven Eiweißverlust, der auch durch eine erhöhte Syntheseleistung der Leber nicht ausgeglichen werden kann. Die Folge ist eine **Hyperproteinämie** mit besonders ausgeprägter **Hyperalbuminämie**. Durch Erniedrigung auch des Gehalts an Gammaglobulinen kommt es gleichzeitig zur **Abwehrschwäche**.
Ursachen für das nephrotische Syndrom sind chronische Verlaufsformen einer Glomerulonephritis sowie zahlreiche andere Grundleiden (Autoimmunerkrankungen).

5.2.3 Pyelonephritis

Pyelonephritiden sind bakteriell bedingte Entzündungen des Nierenbeckens mit gleichzeitiger Beteiligung des Nierenmarks. Als **Erreger** kommen vorwiegend gramnegative Keime in Betracht (*E. coli*, Enterokokken, Proteus, Pseudomonas), die von der Harnblase über die Harnleiter ins Nierenbecken aufsteigen. So entwickelt sich die akute Pyelonephritis häufig im Anschluss an eine Zystitis.
Etwa 20% der akuten Pyelonephritiden nehmen eine chronische Verlaufsform, die lange Zeit symptomarm verlaufen kann. Im fortgeschrittenen Stadium werden neben dem Tubulusapparat und dem Interstitium auch die Glomeruli betroffen, was schließlich zur **Schrumpfniere** mit **Niereninsuffizienz** führen kann.

5.2.4 Interstitielle Nephritiden

Hier ist primär das interstitielle Gewebe betroffen. Erst später können auch Glomeruli,

Tubuli und Gefäße in Mitleidenschaft gezogen werden.

5.2.5 Akutes Nierenversagen

Eine plötzliche, starke Einschränkung der Nierenfunktion mit Oligurie (geringer Harnfluss) beziehungsweise Anurie (fehlender Harnfluss) führt zu einem schnellen Anstieg harnpflichtiger Substanzen im Blut und damit zu einem lebensbedrohlichen Zustand. Die **Ursachen** für das akute Nierenversagen können vielfältiger Genese sein und reichen vom Schock und Blutdruckabfall über Intoxikationen und allergischen Reaktionen bis zu Harnabflussstörungen.

5.2.6 Chronische Niereninsuffizienz und Urämie

Eine Schrumpfung des Nierenparenchyms mit laufendem Verlust funktionstüchtiger Nephrone führt zu einer immer ausgeprägteren Niereninsuffizienz (**Schrumpfniere**). Als Ursachen kommen hauptsächlich die verschiedenen Nephritiden in Betracht.
Von der verminderten Nierenfunktion ist vor allem die **Natriumausscheidung** betroffen, weswegen es vor allem bei größerer Kochsalzzufuhr zur Ausbildung von Ödemen kommt. Wegen des hohen Kaliumausscheidungsvermögens der Niere treten **Störungen der Kaliumbilanz** erst bei fortgeschrittener Niereninsuffizienz auf. Des Weiteren ist die Umwandlung von 25-Hydroxycholecalciferol in 1,25-Dihydroxycholecalciferol beeinträchtigt, was sich in einer Hypocalcämie und sekundärem Hyperparathyreoidismus äußert.

5.2.7 Nierensteine

Die Entstehung von Harnsteinen – Nephrolithiasis bei Bildung in der Niere oder Urolithiasis bei Bildung in der Harnblase – beruht auf einer Auskristallisation der im Harn zum Teil nahe der Löslichkeitsgrenze vorliegenden Ausscheidungsstoffe. Dies tritt normalerweise nicht ein, da Inhibitoren wie Magnesium, Citrat und körpereigene Proteine wie Nephrocalcin, Uropontin, Tamm-Horsfall-Glykoproteine und das Kristallmatrix-Protein die Kristallisation hemmen. Bei stark erhöhten Konzentrationen, bei Mangel an Inhibitoren oder bei pH-Veränderungen im Harn kann es jedoch zum Ausfallen von Mikrokristallen und anschließendem Wachstum oder zur Kristallisation an Mikroorganismen kommen.
Harnsteine bestehen meist aus Calciumoxalat, Magnesiumammoniumphosphat, Calciumphosphat, Harnsäure oder Cystin. Da an den Kristallisationskeimen auch andere Stoffe auskristallisieren können, sind häufig auch Harnsteine gemischter Zusammensetzung zu beobachten.

5.2.8 Infektionen der Blase

Während die Harnröhre des Menschen physiologischerweise mit Bakterien besiedelt ist, sind Blase und Nieren normalerweise frei von Bakterien. Zu Infektionen dieser Organe kommt es, wenn Erreger über die Harnröhre und den Harnleiter aufsteigen und durch eine geschwächte Immunabwehr nicht mehr abgetötet werden.
Die akute bakterielle Zystitis (**Blasenentzündung**) mit zwang- und schmerzhaften Miktionen betrifft vor allem Frauen und Mädchen, da die weibliche Harnröhre kürzer als die männliche Harnröhre ist und Keime somit leichter aufsteigen können. Nicht selten korreliert die Häufigkeit der Infektionen mit der sexuellen Aktivität (Honeymoon-Zystitis).
Beim Mann hingegen ist eine Blasenentzündung häufig eine Folge von Obstruktionen und Dysfunktionen der ableitenden Harnwege und sollte in jedem Fall zu weiterer Diagnostik Anlass geben.

Info

Blasenentzündung: Wann sofort zum Arzt?

- Wenn die Beschwerden länger als 5 Tage bestehen.
- Kinder, Schwangere, Männer, Immungeschwächte und Niereninsuffiziente sollten sofort zum Arzt.
- Bei Fieber, Schüttelfrost, blutigem Urin, wie auch bei starken Schmerzen muss umgehend ein Arzt aufgesucht werden.
- Auch bei Auftreten von Übelkeit oder Erbrechen ist der Arztbesuch unumgänglich.

5.2.9 Störungen der Blasenentleerung

Die Ursachen für Blasenentleerungsstörungen sind entweder angeboren oder erworben. Zu den **angeborenen** Störungen gehören die Achalasie (myogene Blasenatonie), der Blasenverschluss (erhöhter Tonus, den der Detrusor nicht überwinden kann) und Stenosen, vor allem der weiblichen Harnröhre.

Zu **erworbenen** mechanischen Entleerungsstörungen rechnet man das Prostataadenom und -karzinom, die erworbene Sphinkterstenose und Strikturen der Harnröhre.

5.2.10 Störungen von Tonus und Peristaltik der Harnleiter

Bei akuten Entzündungen ohne Abflussbehinderung finden sich oft spastisch enggestellte Harnwege, deren Peristaltik rascher als normal verläuft.

Bei chronischen Infekten tritt dagegen eher eine Atonie der Harnleiter auf.

5.2.10.1 Kompletter oder partieller Harnleiterverschluss

Der akute, vollständige Harnleiterverschluss führt durch Sistieren der Peristaltik zu einer Einstellung der Harnproduktion. Bei partieller Harnleiterverlegung kommt es zu einer Zunahme der Frequenz der Harnleiterperistaltik. Der Reiz eines Steins kann zu einem lokalen Ureterspasmus mit antiperistaltischen Wellen und Störungen des Urintransports führen.

An der Niere führen komplette oder partielle Harnwegsverlegungen zu morphologischen und funktionellen Veränderungen, die als Stauungsniere oder obstruktive Nephropathie bezeichnet werden und je nach Grad der Obstruktion zur Abnahme der Konzentrierungsfähigkeit, Azidifikationseffekt und Polyurie führen. Eine komplette Obstruktion sollte spätestens nach 10–20 Tagen gelöst sein, um Dauerschäden an den Nieren zu vermeiden.

5.2.10.2 Vesikourethraler Reflux

Der Rückfluss von Blasenharn in die Ureteren und das Nierenbecken ist in 80–100% der Fälle Ursache für eine **Pyelonephritis** bei Kindern. Grund für den Reflux sind pathologische Veränderungen der Harnleiterostien, die entweder angeboren oder erworben (nach unspezifischen oder tuberkulösen Blasenentzündungen) sind.

5.2.11 Urolithiasis

Die Häufigkeit des Harnsteinleidens liegt in Westeuropa bei etwa 6% und entspricht somit der Häufigkeit des Diabetes mellitus.

Vor allem der hohe Lebensstandard hat in den letzten Jahren zu einer deutlichen Zunahme der Erkrankung geführt. Dabei sind Männer ungefähr zwei- bis viermal häufiger betroffen als Frauen.

Auch werden Harnsteine in trockenen und heißen Gegenden häufiger beobachtet, eiweißreiche Kost scheint außerdem fördernd zu sein.

Harnsteine unter 5 mm Durchmesser gehen in den meisten Fällen, ohne dass sie bemerkt werden, bei der Blasenentleerung ab, teilweise tritt auch Mikrohämaturie auf. Kommt es zur Verlegung der Harnröhre so treten häufig kolikartige Schmerzen auf.

Als **Hauptursache** für die Bildung eines Harnsteins wird heute die Übersättigung des Harns mit lithogenen Salzen angesehen. Diese führt zur Bildung von Kristallen, die dann durch organische Substanzen zum Konkrement verbacken werden (Kristallisationstheorie).

5.2.12 Reizblase und Harninkontinenz

Die Harnblase dient der Speicherung und periodischen vollständigen Entleerung des von der Niere kontinuierlich ausgeschiedenen Urins. An dieser Funktion sind sowohl myogene Mechanismen der glatten Blasenmuskulatur als auch neuronale vegetative und somatische Mechanismen beteiligt.

Mit dem Ausdruck „Reizblase" wird primär ein neurovegetatives oder neurohormonales Syndrom beschrieben, das in erster Linie bei Frauen Beschwerden verursacht. Diese nehmen oft bei allgemeiner oder lokaler Abkühlung (Kalt-Fuß-Syndrom), nach kalten Getränken, Kohabitation oder nach psychischer Anspannung zu. Die Reizblase ist charakterisiert durch eine gesteigerte Sensibilität und Erregbarkeit des Musculus detrusor vesicae, so dass schon bei geringem Füllungszustand der Harnblase ein Miktionsreiz auftritt. Beim ersten Schweregrad ist die Miktionsfrequenz leicht erhöht, während der zweite Schweregrad durch anhaltenden Harndrang und starken Reiz zum Wasserlassen bei nur geringer Blasenfüllung gekennzeichnet ist. In diesem Stadium kommt es oft auch zu einer Harninkontinenz, insbesondere nach Husten oder Anstrengungen. Der dritte Schweregrad zeigt die Symptome der Stufe II, verstärkt durch zusätzliche Tenesmen.

Die Urinuntersuchung ergibt bei einer echten „Reizblase" keine Hinweise auf eine Harnwegsinfektion, insbesonders keine Leukozyturie, signifikante Bakteriurie oder Proteinurie. Bei seiner Beratungstätigkeit sollte der Apotheker daran denken, dass das Beschwerdebild der Reizblase aber auch sekundärer Ausdruck einer organischen Erkrankung (intravesikale Obstruktion, Blasentumor, vesikaler Fremdkörper) sein kann. Er muss deshalb spätestens beim Sistieren der Symptome nach der Selbstbehandlung die Grenzen der Selbstmedikation erkennen und dringend zu einem Arztbesuch raten.

5.3 Maßnahmen bei Erkrankungen von Niere und ableitenden Harnwegen

Von B. Wahl und M. Wahl

Erkrankungen der Niere und der ableitenden Harnwege, welche ihre Ursache entweder in anatomischen Veränderungen (z.B. Stenosen) der betreffenden Organe oder in akuten oder chronischen Infektionen haben, können in ihrer Genese genau abgeklärt und damit gezielt behandelt werden. Dagegen bleiben die Entstehungsfaktoren vieler anderer Erkrankungen dieser Organe unbekannt. Hierzu zählen

- Reizblase,
- Harninkontinenz und
- Miktionsstörungen.

Neben den Fragen nach der Möglichkeit einer unterstützenden Behandlung von Harnwegsinfekten (Durchspülungstherapie) sind es vor allem Probleme dieser, häufig psychosomatisch bedingten Erkrankungen, mit denen der Apotheker in der Selbstmedikation konfrontiert wird. Die Möglichkeiten einer symptomatischen Selbstmedikation sind hier sehr begrenzt, da sich hinter diesen Erkrankungen häufiger als in anderen Bereichen schwerwiegende Grunderkrankungen verbergen können, die einer genauen Diagnose des Arztes bedürfen.

Über 50% der in der Roten Liste aufgeführten rezeptfreien Urologika sind Phytopharmaka, deren Einsatz immer noch auf vorwiegend empirischer Basis fußt.

Aufgrund ihrer Indikation lassen sich die Urologika in folgende Gruppen einteilen:

- Diuretika,
- Pharmaka gegen Reizblase und Harninkontinenz,
- Harnantiinfektiva,
- Pharmaka gegen Urolithiasis,
- Pharmaka gegen Prostataerkrankungen.

5.3.1 Medikamentöse Maßnahmen bei Harnwegsinfektionen

Bei der Behandlung von akuten Harnwegsinfekten sind Antibiotika wie Amoxicillin und die Makrolide oder gut harngängige Chemotherapeutika wie Trimethoprim, Cotrimoxazol und die Chinolone Mittel der Wahl.

Die für den Selbstmedikationsbereich in Frage kommenden Antiseptika und Phytopharmaka haben ihr Haupteinsatzgebiet in der Prophylaxe von vor allem bei der Zystitis häufig vorkommenden Rezidiven. Vorteilhaft kann ihre Wirkung aber auch zur Unterstützung der Antibiotikatherapie sein.

Zum Einsatz kommen Arzneimittel mit bakterizider und bakteriostatischer Wirkung (Antiseptika) sowie pflanzliche Präparate mit vorwiegend diuretischer Wirkung. Dabei gilt es vor allem den Selbstreinigungsmechanismus der Harnwege zu unterstützen. Die Bedeutung einer Durchspülungstherapie und der Verminderung der Restharnmenge zeigen die beiden Abbildungen (Abb. 5.3-1 u. 5.3-2), die Keimzahlen im Urin in Abhängigkeit von verschiedenen Restharnmengen ohne und mit einer Durchspülungstherapie darstellen.

Maßnahmen bei Erkrankungen von Niere und ableitenden Harnwegen

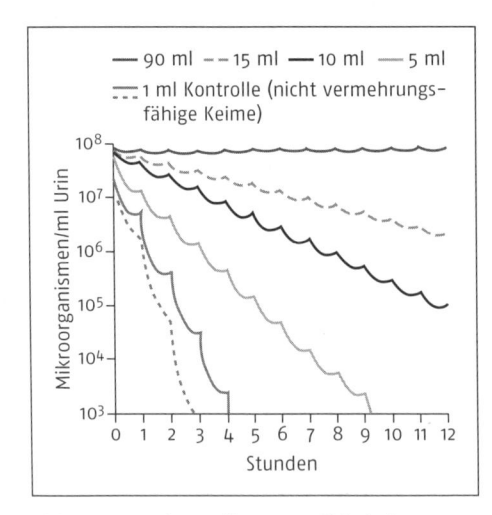

Abb. 5.3-1: Keimverdünnungseffekt bei normaler Harndiurese bei stündlicher Blasenentleerung mit unterschiedlichen Restharnmengen.

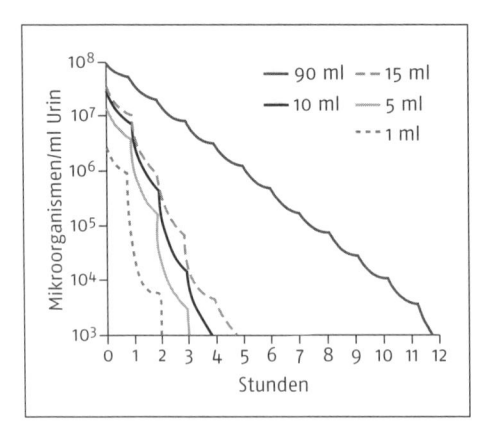

Abb. 5.3-2: Keimverdünnungseffekt bei gesteigerter Diurese bei stündlicher Blasenentleerung mit unterschiedlichen Restharnmengen.

5.3.1.1 Antiseptika

Harnantiseptika hemmen das Wachstum vieler Keimarten. Da sie sich nur im Harntrakt (Nieren und Blase) anreichern, aber nicht in ausreichender Menge im Plasma auftreten, kann man ihre Anwendung im weiteren Sinne als Lokaltherapie betrachten.

Methenamin

Methenamin (Hexamethylentetramin) verdankt seine Wirksamkeit der Freisetzung von Formaldehyd. Beim physiologischen pH-Wert von 7,4 wird kein Formaldehyd freigesetzt. Sinkt der pH-Wert auf Werte um pH 6, werden 6 %, bei pH 5 20 % der theoretischen Formaldehydmenge frei. Zur Entfaltung der vollen Wirksamkeit muss der Harn also angesäuert werden. Dies geschieht mit verschiedenen organischen Säuren wie Mandelsäure, Hippursäure, Methionin, Ascorbinsäure und mit ortho-Phosphorsäure. Da ein saurer pH-Wert per se bakteriostatisch wirkt, dient die Ansäuerung einem doppelten Zweck. Mandelsäure und Hippursäure wirken in hohen Dosen ihrerseits bakteriostatisch, was sich aber bei den gebräuchlichen Dosierungen therapeutisch nicht auswirken dürfte.

Methenamin

Keimspektrum: Formaldehyd wirkt in einer Konzentration von 20 µg/ml gegen fast alle Keime, außer gegen harnstoffspaltende Mikroorganismen *(Proteus)*, die auf diese Weise den pH-Wert des Urins wieder auf alkalische Werte anheben. Vorteilhaft ist die fehlende Toleranzentwicklung gegen Formaldehyd.

Dosierung
Bei einem Urin-pH-Wert von 6 und einem täglichen Urinvolumen von 1 000–1 500 ml genügen 2–3 g Methenamin, um eine Formaldehydkonzentration von 18–60 µg/ml zu erreichen.

Nebenwirkungen
Da die Formaldehydkonzentration im Blut und in den Geweben aufgrund des dort herrschenden pH-Wertes gering bleibt, sind toxische Reaktionen nicht zu erwarten. Als häufigste Nebenwirkung werden **gastrointestinale Beschwerden** genannt. Sie können

vermieden werden, wenn Methenamin nach den Mahlzeiten eingenommen wird. Ferner können **Albuminurie** und **Hämaturie** auftreten. Methenaminmandelat ist bei **Niereninsuffizienz** wegen der Gefahr einer Kristallurie der Mandelsäure **kontraindiziert**.

Methionin

Die essentielle Aminosäure Methionin verdankt ihren Einsatz in der Urologie ihrem harnansäuernden Effekt. Über den Abbau zu Pyruvat und Schwefelwasserstoff entstehen durch Oxidation des Schwefelwasserstoff Sulfat und Protonen, die gemeinsam über den Urin ausgeschieden werden. Die Harnansäuerung dient drei therapeutischen Zielen:

- Sie verbessert die Wirkung von Antibiotika, deren Wirkoptimum im sauren Urin (pH 4–6) liegt, z.B. Ampicillin, Carbenicillin, Nalidixinsäure, Nitrofurane.
- Die Verschiebung des alkalischen Urin-pH-Wertes zurück in den physiologischen Bereich führt zu einer Hemmung des Bakterienwachstums (bakteriostatische Wirkung).
- Sie verbessert die Steinlöslichkeit und soll Steinneubildungen bei Phosphatsteinen (Struvit, Carbonatapatit, Brushit) vermeiden.

Ammoniumchlorid

Auch Ammoniumchlorid (NH_4^+) führt zu einer Ansäuerung des Harnes und dient damit als Zusatztherapie bei Infektionen der ableitenden Harnwege sowie einer Verbesserung der Steinlöslichkeit und der Rezidivprophylaxe bei Infekt- und Phosphatsteinen (Struvit, Apatit).

5.3.1.2 Pflanzliche Harnantiinfektiva

Die zur Behandlung von Harnwegsinfektionen verwendeten Phytopharmaka enthalten entweder Pflanzenauszüge, deren Inhaltsstoffe diuretisch wirken (s. Diuretika), oder Extrakte mit bakteriziden und/oder bakteriostatischen Eigenschaften. Die durch die diuretisch wirkenden Inhaltsstoffe erreichte Durchspülung der Blase hat folgende therapeutischen Ansatzpunkte:

- „mechanische" Reinigung der Blase,
- Schädigung der Bakterien durch niedrige Harnosmolarität,
- bei Chemotherapie mit Sulfonamiden Verhinderung der Kristallurie,
- keine Dehydratation bei erhöhten Körpertemperaturen,
- Erleichterung der Ausscheidungsfunktion der Niere.

Diuretisch wirkende Phytopharmaka sind deswegen sowohl zur Prophylaxe von Harnwegsinfekten als auch zur unterstützenden Therapie einer Antibiotikagabe indiziert. Im letzteren Fall wirken sie einer stärkeren Anhaftung von Keimen an die durch die Antibiotikagabe veränderte Schleimhaut und einem Aufsteigen von Keimen in die Nieren entgegen.

Bärentraubenblätter

Die größte Bedeutung unter den pflanzlichen Harnwegsantiinfektiva kommt den Bärentraubenblättern (Uvae ursi folium, Stammpflanze *Arctostaphylos uva-ursi* LINNÉ) zu. Neben diuretisch wirkenden Flavonoiden und Gerbstoffen (15–20%) enthält die Droge etwa 8% Arbutin und Methylarbutin, beides Phenolglycoside, die das desinfizierende Prinzip der Pflanze darstellen. Als Mindestgehalt werden vom Ph. Eur. 8% Hydrochinon-Derivate, berechnet als Arbutin, gefordert.

Das Hydrochinonglykosid Arbutin wird metabolisiert und im Darmtrakt zu Hydrochinon hydrolysiert. Dieses wird anschließend konjugiert (Schwefelsäureester oder Glucuronid). Erst in den ableitenden Harnwegen wird Hydrochinon aus den Konjugaten freigesetzt. Dadurch wird die schwach antibakterielle Wirkung ausgelöst.

Zur Spaltung des Konjugates ist das Vorhandensein eines alkalischen Harns notwendig. Deshalb sollte durch überwiegend pflanzliche Nahrung oder durch Gabe von Natriumbicarbonat der Harn alkalisiert werden. Diskutiert wird inzwischen, dass auch durch bakterielle Glucuronidasen das Hydrochinonglucuronid im Harntrakt gespalten wird.

Die Kommission E hat aufgrund öffentlich nicht zugänglicher Literatur und der Erfahrungswerte eine Positivmonographie für Bärentraubenblätter erstellt; die Tagesdosis soll 10 g betragen, dies entspricht 400 bis 700 mg Arbutin. Es gibt allerdings nur wenige Fertigarzneimittel und Tees, die diese Forderung erfüllen.

Bei der Zubereitung als Tee ist der Gerbstoffgehalt der Droge zu beachten. Wegen ihrer Magenwirkung (Erbrechen) sollte von diesen Gerbstoffen möglichst wenig in der Teezubereitung enthalten sein, weswegen sich ein Kaltansatz empfiehlt. Dazu werden 3 g Droge mit 150 ml kaltem Wasser mehrere Stunden angesetzt, gelegentlich umgerührt und nach kurzem Erhitzen abgeseiht.

OH   O—CH$_3$

O—Glucose   O—Glucose
Arbutin   Methylarbutin

Beratungstipp

Arbutinhaltige Arzneimittel sollten ohne ärztlichen Rat nicht länger als eine Woche angewendet werden.
Zudem darf eine Verwendung höchstens 5-mal pro Jahr erfolgen. Außerdem dürfen arbutinhaltige Arzneimittel nicht in Schwangerschaft und Stillzeit eingenommen werden.

Weitere Arbutin-haltige Drogen

Andere nennenswerte Arbutinvorkommen finden sich in dem Steinbrechgewächs *Bergenia cassifolia* (bis 20%), in den Blättern der Preiselbeere (Vitis idaei folium), Stammpflanze *Vaccinium vitis idaea* (5%), in den Blättern von *Pirus communis* (2%) und im Heidekraut (Callunae herba), Stammpflanze *Calluna vulgaris* LINNÉ (1%). Die Kommission E sieht die Anwendung von Heidekraut als Diuretikum und zur Durchspülungstherapie als nicht ausreichend belegt an und betrachtet die Droge lediglich als Schmuckdroge oder Geschmackskorrigens.

Isothiocyanathaltige Drogen

Besser antiseptisch wirksam als Arbutin sind Isothiocyanate (Senföle), die in Pflanzen wie der Kapuzinerkresse *(Tropaeolum majus)*, der Brunnenkresse *(Rorippa nasturtium)*, dem Meerrettich *(Ahmoracia rusticana)* und der Speisezwiebel *(Allium cepa)* enthalten sind. Ihr Wirkspektrum erstreckt sich sowohl auf grampositive als auf gramnegative Keime.

Aus den in den Pflanzen enthaltenen Glucosinolaten entstehen bei der Aufarbeitung der Drogen, oder spätestens im Magen-Darm-Trakt, die freien Isothiocyanate wie z.B. Benzylisothiocyanat aus Glucotropaeolin oder Phenylethylisothiocyanat aus Gluconasturtin. Die freien Senföle werden an Glutathion gebunden, zu Mercaptursäurederivaten metabolisiert, über die Nieren ausgeschieden und im Harn pH-abhängig wieder freigesetzt.

Eine weitere Ausscheidung kann über die Atemluft erfolgen, was einerseits die behördlich allerdings nicht anerkannte Anwendung der Senföle bei Atemwegserkrankungen erklärt, andererseits aber kontrollierbare Serumspiegel verhindert. Außerdem wirkt sich die schleimhautreizende Wirkung der Isothiocyanate nachteilig auf die Magen-Darm-Schleimhaut aus.

Von den aufgeführten Drogen kann nur die Kapuzinerkresse eine positive Aufbereitungsmonographie der Kommission E vorweisen. Die angegebene Dosierung liegt dort für die Monotherapie bei 3 × 15 mg Benzylisothiocyanat. Die Dosierung in Kombinationspräparaten ist von dem jeweiligen Beitrag der Droge in den einzelnen Kombinationen abhängig, der jeweils präparatespezifisch belegt werden muss.

Weitere Harnantiinfektiva

Eine nennenswerte antibakterielle Wirkung besitzen außerdem das Terpinen-4-ol im Wacholderbeeröl, das sekundär gebildete Diosphenol in Buccoblättern (Bucco folium, Stammpflanze *Perusoma betulinum*), das Echinacosid aus dem roten Sonnenhut und das aus dem Kernholz des Sandelholzbaums gewonnene ätherische Öl, welches zu 90 % aus den Sesquiterpenalkoholen α- und β-Santalol besteht.

Ein therapeutischer Nutzeffekt der zahlreichen auf dem Markt befindlichen Blasen- und Nierentees setzt eine ausreichende Dosierung der enthaltenen Pflanzenextrakte und bei Instant-Tees ein vernünftiges Verhältnis von Drogenextrakt zu Trägerstoff (30:70) voraus.

Tab. 5.3-1: Harnwegsinfektionstherapeutika (Auswahl)

Präparatename	Darreichungsform	Inhaltsstoffe
Chemisch definierte Harnwegstherapeutika		
Acimethin®	Tabletten	Methionin, 500 mg, lactosefrei
Acimol®	Tabletten	Methionin, 500 mg, lactosefrei
Extin® N	Tabletten	Ammoniumchlorid 200 mg, lactosefrei
Methionin AL 500	Tabletten	Methionin, 500 mg, lactosefrei
Methionin HEXAL® 500	Tabletten	Methionin, 500 mg, lactosefrei
Methionin Sandoz® 500	Tabletten	Methionin, 500 mg, lactosefrei
Methionin STADA® 500	Tabletten	Methionin, 500 mg, lactosefrei
Kombinationen		
Rowatinex® Kapseln	Kapseln	1 Kapsel enth.: α-Pinen 24,8 mg, β-Pinen 6,2 mg, Camphen 15 mg, endo-Borneol 10 mg, Anethol 4 mg, D-Fenchon 4 mg, Cineol 3 mg
Rowatinex® Lösung	Lösung	100 ml enthalten: α-Pinen 24,8 g, β-Pinen 6,2 g, Camphen 15 g, endo-Borneol 10 g, Anethol 4 g, D-Fenchon 4 g, Cineol 3 g
Pflanzliche Harnwegstherapeutika		
Monopräparate		
Arctuvan®	Tabletten	Trockenextrakt aus Bärentraubenblättern (2,5–4,5:1) 425,25–519,75 mg (entspr. 105 mg Hydrochinonderivate, ber. als wasserfreies Arbutin) – Auszugsmittel: Wasser
Ardeynephron®	Kapseln	Trockenextrakt aus Orthosiphonblättern (5–7:1) 180 mg – Auszugsmittel: Wasser
Carito® mono	Kapseln	Trockenextrakt aus Orthosiphonblättern (5:1) 250,2 mg
Cystinol akut® Dragees	Tabletten (überzogen)	Trockenextr. aus Bärentraubenblättern (3,5–5,5:1) 238,7–297,5 mg (entspr. 70 mg Hydrochinonderivate, ber. als wasserfreies Arbutin) – Auszugsmittel: Ethanol 60 % (V/V)

Maßnahmen bei Erkrankungen von Niere und ableitenden Harnwegen

Tab. 5.3-1: Harnwegsinfektionstherapeutika (Auswahl) (Fortsetzung)

Präparatename	Darreichungsform	Inhaltstoffe
Cystinol long®	Kapseln	Trockenextrakt aus echtem Goldrutenkraut (5,0–7,1:1) 424,8 mg – Auszugsmittel: Ethanol 30 % (m/m)
Diurevit® Mono	Kapseln	Orthosiphonblätter-Trockenextrakt (7–8:1) 277,5 mg – Auszugsmittel: Ethanol 70 % (V/V)
Nephrisol® mono Flüssigkeit alkoholfrei	Flüssigzubereitung	100 g (entspr. 92,8 ml) enth.: Standardisierter Trockenextrakt aus echtem Goldrutenkraut (5,0–6,1:1) 9 g – Auszugsmittel: Ethanol 50 % (m/m)
Nephronorm med	Tabletten	Trockenextrakt aus Orthosiphonblättern (8–12:1) 100 mg – Auszugsmittel: Ethanol 60 % (V/V)
Nieral® 100	Tabletten	Trockenextrakt aus echtem Goldrutenkraut (6–7,4:1) 116,4 mg, lactosefrei
Nieral® 100 Tropfen	Tropfen	1 g enth.: Fluidextrakt aus Goldrutenkraut (1:1) 1 g (enthält Ethanol 31 %)
Polbax® novo	Tabletten	Trockenextrakt aus Echtem Goldrutenkraut (5–7:1) 342 mg – Auszugsmittel: Ethanol 30 % (m/m), lactosefrei
Resistan® mono Auszug	Flüssigzubereitung	Presssaft aus frischem, blühenden Purpursonnenhutkraut (1,5–2,5:1) 75,6 ml (enthält Ethanol 22 % V/V)
Solidacur® 600	Tabletten	Trockenextrakt aus Echtem Goldrutenkraut (5–7:1) 600 mg – Auszugsmittel: Ethanol 30 % (m/m)
Solidago Steiner®	Tabletten	Trockenextrakt aus Echtem Goldrutenkraut (5–7:1) 300 mg – Auszugsmittel: Ethanol (60 Vol.-%), lactosefrei
Stromic®	Tabletten	Trockenextrakt aus Echtem Goldrutenkraut (5–7:1) 342 mg – Auszugsmittel: Ethanol 30 % (m/m), lactosefrei
Urophyton® liquidura	Tropfen	Fluidextrakt aus Queckenwurzelstock (1:1) 100 ml – Auszugsmittel: Ethanol 20 Vol.-%.
Urorenal®	Brausetabletten	Trockenextrakt aus Birkenblättern (4–7:1) 500 mg – Auszugsmittel: Wasser
Uvalysat® Bürger	Tabletten	Trockenextrakt aus Bärentraubenblättern (3–4:1) 228–266 mg (entspr. 63 mg Hydrochinon-Derivate, ber. als wasserfreies Arbutin) – Auszugsmittel: Wasser, lactosefrei
Uvalysat® Bürger	Lösung	100 g (95 ml) enth.: Fluidextrakt aus Bärentraubenblättern (1–2,6:1) 98,8 g (entspr. 5,6 g Hydrochinon-Derivate, ber. als wasserfreies Arbutin) – Auszugsmittel: Ethanol 22 % (V/V)

Harnwege

Tab. 5.3-1: Harnwegsinfektionstherapeutika (Auswahl) (Fortsetzung)

Präparatename	Darreichungsform	Inhaltstoffe
Kombinationspräparate		
Angocin® Anti-Infekt N	Tabletten	Kapuzinerkressenkraut 200 mg, Meerrettichwurzel 80 mg, lactosefrei
Aqualibra®	Tabletten	Trockenextrakt aus Hauhechelwurzel (5–8:1) 80 mg – Auszugsmittel: Wasser, Trockenextrakt aus Orthosiphonblättern (5–7:1) 90 mg – Auszugsmittel: Wasser, Trockenextrakt aus Goldrutenkraut (4–7:1) 180 mg – Auszugsmittel: Wasser
BioCyst®	Weichgelatinekapseln	Birkenblättertrockenextr. (4–8:1) 225 mg – Auszugsmittel: gerein. Wasser, Goldrutenkrauttrockenextr. (5–7:1) 293,91 mg – Auszugsmittel: Ethanol 60 % (V/V), Orthosiphonblättertrockenextr. (5–8:1) 143,2 mg – Auszugsmittel: Methanol 30 % (V/V)
Canephron®	Dragees	Pulv. Drogen: Herba Centaurii 18 mg, Rad. Levistici 18 mg, Fol. Rosmarini 18 mg
Canephron®	Tropfen	100 g enth.: 29 g eines alkohol.-wässrigen Auszugs aus Herba Centaurii 0,6 g, Rad. Levistici 0,6 g, Fol. Rosmarini 0,6 g – Auszugsmittel: Ethanol 59 Vol.-%
Cystinol® N	Lösung	10 ml (entspr. 12 g) enth.: Auszug aus Bärentraubenblättern (3–4:1) 0,9 g – Auszugsmittel: Wasser, Auszug aus Echtem Goldrutenkraut (3–7:1) 0,6 g – Auszugsmittel: Ethanol 13 % (m/m), enth. Ethanol 24 % V/V
Nephroselect® M Liquidum	Flüssigzubereitung	100 g enth.: ethanol. Extrakt (1:5,5) aus: Birkenblätter 2 g, Schachtelhalmkraut 2 g, Hauhechelwurzel 1 g, Sabalfrüchte 0,2 g, Liebstöckelwurzel 1 g, Goldrutenkraut 3 g, Presssaft aus Kapuzinerkressenkraut 6,375 g, enth. Ethanol 20 % V/V
Teezubereitungen		
Dr. Scheffler Bergischer Kräutertee Blasen- und Nierentee	Teegranulat	100 g enth.: Trockenextrakt aus Birkenblättern (4,3–7,7:1) 4,32 g – Auszugsmittel: Wasser, Trockenextrakt aus Orthosiphonblättern (4,5–7,1:1) 2,601 g – Auszugsmittel: Wasser, Trockenextrakt aus Goldrutenkraut (5,0–7,1:1) 2,133 g – Auszugsmittel: Wasser
Harntee 400 TAD® N	Teegranulat	100 g Granulat enth.: Birkenblätter-Trockenextrakt (4,3–7,7:1) 4,32 g, Auszugsmittel Wasser, Orthosiphonblätter-Trockenextrakt (4,5–7,1:1) 2,601 g, Auszugsmittel Wasser; Goldrutenkraut-Trockenextrakt (5,0–7,1:1) 2,133 g, Auszugsmittel Wasser; Geschmackskorrigentien

Erkrankungen von Niere und ableitenden Harnwegen

Maßnahmen bei Erkrankungen von Niere und ableitenden Harnwegen

Tab. 5.3-1: Harnwegsinfektionstherapeutika (Auswahl) (Fortsetzung)

Präparatename	Darreichungsform	Inhaltsstoffe
Harntee-Steiner®	Teeaufgusspulver	1,2 g enth.: Trockenextrakte aus Birkenblätter (4–7:1) 230 mg, Orthosiphonblätter (5–7:1) 150 mg, Goldrutenkraut (5–7:1) 150 mg – Auszugsmittel: jeweils Wasser
HEUMANN Blasen- und Nierentee SOLUBITRAT® uro	Teeaufgusspulver	1,2 g (1 Messlöffel) enth.: Trockenextrakt aus Birkenblättern (4–8:1) 224 mg – Auszugsmittel: Wasser, Trockenextrakt aus Goldrutenkraut (4–7:1) 250 mg – Auszugsmittel: Wasser
Hevert® Blasen-Nieren-Tee N	Teegemisch Filterbeutel	100 g enth.: Birkenblätter 15 g, samenfreie Gartenbohnenhülsen 20 g, Hauhechelwurzel 10 g, Orthosiphonblätter 8 g, Queckenwurzelstock 10 g, Schachtelhalmkraut 15 g
Heweberberol-Tee	Teegemisch	100 g enth.: Birkenblätter 15 g, Goldrutenkraut 15 g, Hauhechelwurzel 30 g, Orthosiphonblätter 30 g, Rotes Sandelholz 5 g, Süßholzwurzel 5 g
Renob® Blasen- und Nierentee I	Filterbeutel	100 g enth.: Birkenblätter 20 g, Queckenwurzelstock 20 g, Riesengoldrutenkraut 20 g, Hauhechelwurzel 20 g, Süßholzwurzel 20 g
Repha Orphon® Tee	Teeblätter	100 g enth.: Orthosiphonblätter 100 g

5.3.1.3 Diuretika

Aufgabe eines Diuretikums ist es, die Harnausscheidung zu fördern und vorhandene Ödeme auszuschwemmen. Alle synthetischen Diuretika, wie Thiazide, Furosemid, Azosemid, Etacrynsäure und Aldosteronantagonisten führen zu einer osmotischen Diurese: sie bewirken über eine vermehrte Ausscheidung von Elektrolyten, die sekundär osmotisch Wasser binden, einen vermehrten Harnfluss.

Aufgrund ihrer starken Wirksamkeit und der damit verbundenen teilweise erheblichen Auswirkungen auf den Wasser- und Elektrolythaushalt unterliegen diese Wirkstoffe der Verschreibungspflicht.

Im Gegensatz dazu handelt es sich bei der Wirkung **pflanzlicher Diuretika** (Tab. 5.3-2) nicht um eine saluretische Diuresewirkung, sondern um eine „**Wasserdiurese**", die entweder durch eine verstärkte Nierendurchblutung und eine damit einhergehende Zunahme der glomerulären Filtrationsrate mit gesteigerter Bildung von Primärharn oder durch Osmose zu Stande kommt. Im Gegensatz zu den synthetischen Diuretika beruht hier der osmotische Effekt auf dem zum Teil beträchtlichen Gehalt an Mineralsalzen pflanzlicher Diuretika, wobei ohne wesentlichen Elektrolytverlust Wasser eliminiert wird.

Beratungstipp

Bei der **Beratung von Patienten** mit Symptomen eines Harnwegsinfektes (zwang- und schmerzhafte Miktionen) muss der Apotheker zur notwendigen bakteriologischen Untersuchung des Infektes auf den Arzt verweisen, darüber hinaus aber empfiehlt sich die Aufklärung des Patienten über die Möglichkeiten der Rezidivprophylaxe und der Unterstützung der antibakteriellen Therapie durch eine ausreichende Flüssigkeitszufuhr in Form von Tees oder Mineralwässern.

Tab. 5.3-2: Pflanzliche Diuretika (Auswahl)

Präparatename	Darreichungsform	Inhaltsstoffe
Einzeldrogenpräparate		
Nieron® E	Kapseln	Trockenextrakt aus Schachtelhalmkraut (4–7:1) 185 mg – Auszugsmittel: Wasser
Redaxa® fit	Dragees	Trockenextrakt aus Schachtelhalmkraut (5,5:1) 272 mg
Roleca® Wacholder extra stark	Kapseln	Wacholderbeeröl 100 mg
Nephrisol® mono Flüssigkeit alkoholfrei	Tropfen	100 g (entspr. 92,8 ml) enth.: Standardisierter Trockenextrakt aus echtem Goldrutenkraut (5,0–6,1:1) 9 g – Auszugsmittel: Ethanol 50% (m/m). Lösungsmittel: Wasser, Endprodukt alkoholfrei
Solidagoren® mono	Kapseln	Trockenextrakt aus Echtem Goldrutenkraut (5–7:1) 360 mg – Auszugsmittel: Ethanol (60 Vol.-%)
Solidago Steiner®	Tabletten	Trockenextrakt aus Echtem Goldrutenkraut (5–7:1) 300 mg – Auszugsmittel: Ethanol (60 Vol.-%), lactosefrei
Kombinationspräparate		
Aqualibra®	Filmtabletten	Trockenextrakt aus Hauhechelwurzel (5–8:1) 80 mg, Auszugsmittel: Wasser, Trockenextrakt aus Orthosiphonblätter (5–7:1) 90 mg, Auszugsmittel: Wasser, Trockenextrakt aus Goldrutenkraut (4–7:1) 180 mg, Auszugsmittel: Wasser
Biofax®	Hartkapseln	Trockenextrakt aus Birkenblättern 30 mg, Trockenextrakt aus Hauhechelwurzel 20 mg, samenfreie Gartenbohnenhülsen 20 mg
Nephroselect® M liquidum	Tropfen	ethanol. Extrakt (1:5,5) aus: Birkenblätter 2 g, Schachtelhalmkraut 2 g, Hauhechelwurzel 1 g, Sabalfrüchte 0,2 g, Liebstöckelwurzel 1 g, Goldrutenkraut 3 g, Presssaft aus Kapuzinerkressenkraut 6,375 g
Solidagoren® N	Tropfen	100 ml (entspr. 95 g) enth.: 79 ml Auszug (0,5:1) aus: Goldrutenkraut 25 g, Gänsefingerkraut 8,5 g, Schachtelhalmkraut 6 g – Auszugsmittel: Ethanol 50 Vol.-%.
Teezubereitungen siehe Tab. 5.3-1		

Die Mehrzahl pflanzlicher Diuretika ist somit zur Ausschwemmung von Ödemen oder zur Behandlung von hypertonen Zuständen wenig geeignet.

Ihr Hauptanwendungsgebiet in der Selbstmedikation ist wohl der Einsatz als Adjuvantien in der Durchspülungstherapie des Nierenbeckens und der ableitenden Harnwege in

Kombination mit kausalen Therapeutika zur Behandlung von Harnwegs- oder Niereninfekten.
Die hierfür in Frage kommenden Drogen enthalten neben anderen Naturstoffen folgende Hauptinhaltsstoffe:

- Xanthinderivate,
- ätherische Öle,
- Flavonoide,
- Saponine.

Xanthinderivate

Die Methylxanthine **Theophyllin, Coffein** und **Theobromin** wirken durch eine Verbesserung der Nierendurchblutung und eine dadurch bedingte Erhöhung der glomerulären Filtrationsrate sowie über eine Hemmung der tubulären Natrium- und Chloridionenresorption diuretisch.
Sie wirken als Adenosin-A_2-Antagonisten im proximalen Tubulus und verstärken dort die Natrium- und Wasserausscheidung. Die Kaliumausscheidung wird hierdurch nicht verändert.
Da Coffein gleichzeitig eine Vasopressinausschüttung induziert, wird der diuretische Effekt vermindert, so dass Theophyllin das stärkste Diuretikum dieser Gruppe darstellt. Insgesamt ist die diuretische Wirkung der Methylxanthine nur von kurzer Dauer. Sie werden deshalb therapeutisch nicht als Diuretika verwendet.

Pflanzliche Diuretika

Da die stark wirksamen Diuretika mit beträchtlichen Nebenwirkungen belastet sind und somit ihre Anwendung der ärztlichen Kontrolle bedarf, kommt den pflanzlichen Diuretika (Tab. 5.3-2) für die Selbstmedikation eine umso größere Bedeutung zu.
Bei den pflanzlichen Diuretika sind als Hauptwirkstoffe ätherische Öle, Flavonoide oder Saponine zu finden.
Flavonoide und andere phenolische Wirkstoffe besitzen als Wirkungsmechanismus für den diuretischen Effekt eine Hemmung des Angiotensin-Converting-Enzyms (ACE) und der Neutralen Endopeptidase (NEP). Gleichzeitig wird die Bildung von Angiotensin II gehemmt. Dies führt zu einer Verminderung des Abbaus des Atrialen Natriuretischen Peptids (ANP), somit zu einer Wirkungsverstärkung des ANP und letztlich zu verminderter Natriumrückresorption im distalen Tubulus und vermehrter Wasserausscheidung, während der Gegenspieler, das Angiotensin II, gehemmt wird.
Daneben kann zumindest für die Flavonoide von Birkenblättern oder Brennnesselkraut eine Blockade der Adenosin-A_1-Rezeptoren in vitro gezeigt werden.
Eine analgetische Wirkung wird dem Salicin zugeschrieben, das nach physiologischer Biotransformation zur Salicylsäure hydrolysiert wird. Eine entzündungshemmende Wirkungskomponente besitzen die Flavonoide Rutin und Quercetin sowie das Kaffeesäurederivat 3,5-Dicaffeoylchinasäure, die die Leukozytenelastase zu hemmen vermögen und somit den Einsatz bei entzündlichen Blasenerkrankungen empfehlen. Diese drei Inhaltsstoffe wirken auch als Radikalfänger, was die antiphlogistische Wirkung unterstützt. Die hier dargestellten Effekte konnten sowohl in Tiermodellen als auch in klinischen Studien dargestellt werden.
Die Zuordnung der diuretisch wirksamen Drogen erfolgt aufgrund der jeweils mengenmäßig überwiegenden Stoffklasse.

3,5-Dicaffeoylchinasäure

Drogen mit ätherischem Öl

Wacholderbeeren

Die Beerenzapfen des Wacholders (Juniperi fructus, Stammpflanze *Juniperis communis* L.) enthalten 0,5 % bis 2,0 % ätherisches Öl. (Das DAB fordert mindestens 1 % ätherisches Öl).
Während früher der eingedickte Wacholderbeersaft (Succus Juniperi) eingesetzt wurde, besitzen heute Weichgelatinekapseln mit ätherischem Wacholderbeeröl, das in fettem Öl gelöst ist, die größte Bedeutung. Der Kommentar zum DAB nennt als Hauptkomponenten des durch Wasserdampfdestillation gewonnenen ätherischen Öls: α-Pinen, β-Pinen, Myrcen, Sabinen, Limonen, Terpinen-4-ol, wobei Letzteres im Wesentlichen für die diuretische Wirkung (Wasserdiurese) der Droge verantwortlich gemacht wird.

Terpinen-4-ol

Zur diuretischen Wirkung der Wacholderbeeren tragen außerdem noch Monoterpene wie α- und β-Pinen bei. Diese Stoffe führen aufgrund ihrer Reizwirkung auf die Niere zu einer Hyperämie der Glomeruli, wodurch die Tätigkeit des sezernierenden Epithels stimuliert wird.
Aufgrund des Gehaltes an α- und β-Pinen wird immer wieder vor dem längeren Gebrauch der Wacholderbeeren oder des Wacholderbeeröls gewarnt, weil durch diese Stoffe die Nieren übermäßig gereizt und geschädigt werden sollen. Die Anwendung der Wacholderbeeren als Diuretikum ist nicht zuletzt deswegen in der entsprechenden Aufbereitungsmonographie der Kommission E nicht berücksichtigt. Eine Kombination mit anderen Drogen in Blasen- und Nierentees wird jedoch als sinnvoll erachtet.

Nach einer Literaturrecherche von Schilcher et al. aus dem Jahr 1995 hat sich die Warnung vor Wacholderbeeröl um die Jahrhundertwende – auf der Basis von wenigen klinischen Berichten zu Wacholderbeeröl und offensichtlich in Anlehnung an noch ältere Berichte über Terpentinöl – vor allem in der Sekundärliteratur etabliert. Die weitere Sichtung der Literatur ergab, dass offensichtlich Wacholderbeeröl häufig mit Terpentinöl verunreinigt war und deswegen zu den beschriebenen Nierenschädigungen führte. Anscheinend besteht auch heute noch die Tendenz, die negativen Wirkungen des Terpentinöls auch dem Wacholderbeeröl zuzusprechen. So wird im Merck Index ausdrücklich darauf hingewiesen, dass α-Pinen genauso toxisch sei wie Terpentin und als toxische Wirkung des Terpentinöls wird dann unter anderem die Nierenschädigung aufgezählt. Wegen des relativ hohen Gehalts an α- und β-Pinen in schlechtem Wacholderbeeröl kann man diese Schlussfolgerung grundsätzlich verstehen, zumal dieser durch die seit 30 Jahren praktizierte Destillation der ganzen Pflanze (Früchte, Nadeln, Holz) sehr hoch sein kann. Für therapeutische Zwecke sollten deshalb nur Öle mit geringem Pinengehalt und einem hohen Anteil des Hauptwirkstoffs Terpinen-4-ol verwendet werden. Solche Öle sind nur durch Destillation von Beeren mit richtigem Reifungsgrad zu gewinnen. Neuere Untersuchungen eines dementsprechenden Wacholderbeerölpräparates beweisen dessen Unschädlichkeit im Tierversuch.

Beratungstipp

Akut und chronisch entzündliche Prozesse der Niere stellen eine Kontraindikation für die Behandlung mit Wacholderbeeröl dar – wie für jedes andere Diuretikum.
Auch während der Schwangerschaft sind Wacholderbeerzubereitungen wegen der Gefahr von Uteruskontraktionen kontraindiziert.

Hauhechelwurzel

Die diuretische Wirkung der Hauhechelwurzel (Ononidis radix, Stammpflanze *Ononis spinosa* L.) ist sowohl durch tierexperimentelle Untersuchungen als auch durch Studien am Menschen belegt und von der Kommission E positiv bewertet.

Die Droge enthält neben ätherischem Öl vor allem die Isoflavone Ononin und Biochanin-A-7-glucosid sowie Triterpene (α-Onocerin). Welcher der genannten Inhaltsstoffe für den schwach diuretischen Effekt der Hauhechel verantwortlich ist, konnte bisher noch nicht geklärt werden. Vermutlich liegt auch hier ein Beispiel für das bei Phytopharmaka verbreitete Phänomen vor, dass das wirksame Prinzip auf einem Zusammenspiel komplexer, sich therapeutisch sinnvoll ergänzender Komponenten beruht.

Petersilie

Von der Petersilie werden die Früchte (Petroselini fructus), das Kraut (Petroselini herba) und die Wurzeln (Petroselini radix) der Stammpflanze *Petroselinum crispum* (MILL.) NYMAN ex. A.W. HILL, ssp. *tuberosum* sowie das ätherische Öl verwendet. Die ätherischen Öle der verschiedenen Pflanzenteile unterscheiden sich hauptsächlich in ihrer quantitativen Zusammensetzung.

So besteht das ätherische Öl der Frucht (1%–6%) überwiegend aus Monoterpenen und Phenylpropanen. Hauptkomponenten sind die Phenylpropane Apiol und Myristicin neben 1-Allyl-2,3,4,5-tetramethoxybenzol. Von den Terpenen sind als wichtige Bestandteile die Monoterpene α- und β-Pinen, Limonen, Myrcen und β-Phellandren zu nennen.

Ononin

α-Onocerin

Apiol

Myristicin

Im Gegensatz zu den Petersilienfrüchten hat das Kraut einen deutlich geringeren Anteil an ätherischem Öl (0,016%–0,85%). Auch hier sind Monoterpene und Phenylpropane sowie der wichtigste Geruchsträger *p*-Mentha-1,3,8-trien die am häufigsten vorkommenden Komponenten.

Allyltetramethoxybenzol

p-Mentha-1,3,8-trien

Tee aus Hauhechelwurzeln soll nur wenige Tage angewendet werden, da die diuretische Wirkung im Laufe der Zeit nachlässt. Auf genügende Flüssigkeitszufuhr ist zu achten, Kontraindikation sind Ödeme infolge eingeschränkter Herz- und Nierentätigkeit.

Über das ätherische Öl der Petersilienwurzel liegen im Vergleich zu den anderen Pflanzenteilen weniger Publikationen vor. Der Ölgehalt schwankt zwischen 0,45 % und 0,75 %. Die Zusammensetzung ähnelt in Bezug auf die Hauptkomponenten den Ölen der anderen Pflanzenteile.

Charakteristisch für die Familie der Apiaceen ist das Vorkommen von Flavonoiden und Cumarinen. Auch in der Petersilie kommen Flavonoide vom Flavontyp in höheren Konzentrationen vor. Apiin ist dabei die Hauptkomponente.

Die diuretisch wirksamen Bestandteile des Öls sind Apiol, Myristicin, 1-Allyl-2,3,4,5-tetramethoxybenzol sowie das Flavonoid Apiin, die über eine Reizung des Nierenparenchyms die Diurese steigern. Apiol und Myristicin besitzen zudem eine spasmolytische und eine uteruserregende Wirkung, in höheren Dosen wirkt Apiol abortiv durch eine schwere Blutüberfüllung im kleinen Becken.

Rausch- und Erregungszustände sowie Reizungen des Magen-Darm-Traktes, wie sie nach Einnahme größerer Mengen des ätherischen Öls beschrieben sind, müssen bei therapeutischer Anwendung nicht befürchtet werden.

In der Aufbereitungsmonographie Petroselini fructus der Kommission E wird eine Wirkung bei Erkrankungen der Niere und der ableitenden Harnwege als nicht ausreichend belegt bewertet. Aufgrund möglicher Nebenwirkungen erhalten **Petersilienfrüchte** eine **Negativmonographie**. Dagegen werden Petersilienkraut und -wurzeln positiv bewertet, da durch den geringeren Gehalt an ätherischem Öl nach Meinung der Experten keine schwerwiegenden Nebenwirkungen zu erwarten sind. Als Anwendungsgebiete werden Durchspülung bei Erkrankungen der ableitenden Harnwege und Durchspülungstherapie zur Vorbeugung und Behandlung von Nierengrieß angegeben. Gegenanzeigen sind Schwangerschaft und entzündliche Nierenerkrankungen, als Nebenwirkungen werden seltene allergische Haut- und Schleimhautreaktionen und eine phototoxische Wirkung aufgeführt.

Petersilienkraut enthält im Vergleich zur Frucht und der Wurzel den höchsten Gehalt an Flavonoiden, mit Apiin als Hauptkomponente. Da Apiin auch an der diuretischen Wirkung beteiligt ist, ist die Verwendung von Petroselini herba als pflanzliches Diuretikum durchaus sinnvoll.

Liebstöckelwurzel

Die Liebstöckelwurzel DAB (Levistici radix, Stammpflanze *Levisticum officinale* KOCH) enthält in ihrem ätherischen Öl bis zu 70 % Alkylphthalide als typischen Geruchsträger der Pflanze. Wie die anderen ätherischen Öldrogen bewirkt auch die Liebstöckelwurzel eine Wasserdiurese, die im Tierexperiment bestätigt werden konnte. Das ätherische Öl besitzt darüber hinaus spasmolytische und sedierende Eigenschaften, die auf den Gehalt an Butylidenphthalid und Ligustilid beziehungsweise auf den Gehalt an Butylphthalid und Sedanenolid zurückzuführen sind.

Aufgrund der lokal reizenden Wirkung des ätherischen Öls ist die Anwendung bei entzündlichen Erkrankungen der Niere und der ableitenden Harnwege kontraindiziert. Auch darf die Droge bei Ödemen infolge eingeschränkter Herz- oder Nierenfunktion nicht angewandt werden.

3-Butylphthalid

Butylidenphthalid

Ligustilid

Sedanenolid

Maßnahmen bei Erkrankungen von Niere und ableitenden Harnwegen

Von der Liebstöckelwurzel sollten nur wässrige Auszüge Verwendung finden, da nur auf diese Weise eine phototoxische Wirkung der in der Pflanze enthaltenen schlecht wasserlöslichen Furocumarine weitgehend ausgeschlossen werden kann.

Die Aufbereitungsmonographie Levistici radix der Kommission E beurteilt die Anwendung der Droge positiv. Als Anwendungsgebiete werden die Durchspülung bei entzündlichen Erkrankungen der ableitenden Harnwege und die Durchspülungstherapie zur Vorbeugung von Nierengrieß angegeben. Als Dosis werden 4–8 g Droge pro Tag empfohlen.

Beratungstipp

Bei längerer Anwendung von Liebstöckelwurzel sollte auf UV-Bestrahlung sowie auf intensives Sonnenbaden wegen der schon erwähnten phototoxischen Furocumarine verzichtet werden.

Flavonoiddrogen

Goldrutenkraut

Die Aufbereitungsmonographie für Goldrutenkraut lässt als Stammpflanzen sowohl die echte Goldrute, *Solidago virgaurea* L., als auch die Goldrutenarten *Solidago serotina* AITON (syn. *Solidago gigantea* WILLDENOW) und *Solidago canadensis* L. und deren Hybriden zu, die Monographie der Ph.Eur. jedoch nur *S. virgaurea* L. Die Dosierung wird generell mit 10 g Droge pro Tag angegeben. Die Unterscheidung ist, obwohl von der Aufbereitungsmonographie nicht vorgesehen, hinsichtlich der Dosierung insofern von Bedeutung, als der Gehalt der für die Wirkung entscheidenden Inhaltsstoffe (Flavonoide, Saponine und Phenolglykoside) in den genannten Stammpflanzen deutlich unterschiedlich ist. So liegt der Flavonoidgehalt (berechnet als Quercetin) in *Solidago canadensis* und *Solidago gigantea* mit 2,4 % bzw. 3,8 % höher als in *Solidago virgaurea*, der lediglich mit 1,5 % ermittelt wurde. Ähnliche

Quercetin

Rutosid

Leiocarposid

Verhältnisse bestehen hinsichtlich der Menge und Zusammensetzung der Saponinkomplexe. Dagegen kommen Phenolglykoside (v.a. Leiocarposid) ausschließlich in *Solidago virgaurea* (0,2–1,0%) vor.
Die europäische Monographie (EMEA/HPMC/285758/2007) sieht als Verwendungszweck eine Steigerung des Harnflusses zur Unterstützung der Therapie bei leichten Beschwerden der Harnwege vor. Als Dosis werden Einzeldosen von 3–5 g Droge bei 2–4 täglichen Gaben, 0,5–2 ml Flüssigextrakt bei 3 täglichen Gaben oder 350–450 mg Trockenextrakt bei 3 täglichen Gaben vorgeschrieben. Die Behandlung sollte sich über 2–4 Wochen hinziehen. Von einem Gebrauch bei Kindern unter 12 Jahren wird mangels Studiendaten abgeraten, ebenso in der Schwangerschaft oder Stillzeit.

Birkenblätter

Die wichtigsten Flavonoidinhaltsstoffe der Birkenblätter (Betulae folium, Stammpflanzen *Betula pendula* ROTH und *Betula pubescens* EHRHART) sind Hyperosid und Quercitrin. Die Ph.Eur. fordert einen Mindestgehalt von 1,5% Gesamtflavonoiden, berechnet als Hyperosid. Vergleichende tierexperimentelle Untersuchungen verschiedener wässriger und alkoholischer Drogenauszüge ergaben, dass den wässrigen Auszügen die stärkste Wirkung zukommt. Hierbei konnte eine saluretische Wirkung mit vermehrter Natrium-, Kalium- und Chloridausscheidung nachgewiesen werden.

Hyperosid

Die Aufbereitungsmonographie nennt als Anwendungsgebiete für Birkenblätter die Durchspülung bei bakteriellen und entzündlichen Erkrankungen der ableitenden Harnwege und bei Nierengrieß sowie die unterstützende Behandlung rheumatischer Beschwerden. Als mittlere Dosis werden mehrmals täglich 2–3 g Droge angegeben.
Die europäische Monographie (EMEA/HPMC/260019/2006) sieht den Einsatz der Droge oder von Drogenpräparationen (Flüssigextrakt, Trockenextrakt) zur Unterstützung des Harnflusses bei leichten Beschwerden bei Erwachsenen und älteren Patienten vor. Wegen mangelnder Daten wird auch hier von der Anwendung bei unter 12-Jährigen abgeraten, ebenso während Schwangerschaft oder Stillzeit. Als Einzeldosis werden 2–3 g Droge als Teezubereitung, 650 mg gepulverte Droge, 0,25–1 g Trockenextrakt (DER 3–8:1, Wasser), 15 ml wässriger Flüssigextrakt (DER 1:2–2,4, Wasser) oder 2,5 ml ethanolstabilisierter Extrakt (1:1, Ethanol 60% V/V) empfohlen, dabei soll eine Tageshöchstdosis von 12 g Droge (entsprechend 1,3 g Pulver, 4 g Trockenextrakt, 45 ml wässriger Flüssigextrakt oder 7,5 ml ethanolischer Extrakt) nicht überschritten werden. Die maximale Behandlungsdauer wird mit 4 Wochen angegeben. Als Nebenwirkungen können gastrointestinale Beschwerden oder allergische Reaktionen auftreten.

Schachtelhalmkraut

Das Schachtelhalmkraut (Equiseti herba, Stammpflanze *Equisetum arvense* L.) enthält neben Flavonen (Apigenin) und Flavonolen (Quercetin, Kämpferol) noch Kaffeesäurekonjugate (Chlorogensäure, 5-*o*-Kaffeoylshikimisäure), aliphatische Säuren (Shikimisäure, meso-Weinsäure) und 8% Gesamtkieselsäure. Dagegen konnten in der Droge entgegen häufig wiederkehrender Behauptungen keine Saponine nachgewiesen werden. Die Kommission E hat eine Positivmonographie für Schachtelhalmkraut mit den Anwendungsgebieten Durchspülungstherapie und posttraumatisches und statisches Ödem verabschiedet. Die europäische

Monographie (EMEA/HPMC/394894/2007) sieht die Anwendung zur Verstärkung des Harnflusses als Unterstützungstherapie bei leichten Beschwerden vor. Dabei kommen neben der zerkleinerten Droge als Tee (2–3 g in 250 ml kochendem Wasser) Pulverdroge (570 mg), Presssaft (1:1,6–2; 20 ml), verschiedene Flüssigextrakte mit unterschiedlichem Ethanolgehalt (20–40 Tropfen bei DER 1:4–5 und Alkoholen mit 31,5 bis 96% V/V als Extraktionsmittel) sowie Trockenextrakte (185 mg Extrakt 4–7:1 mit Wasser (oder 200–225 mg Extrakt 7,5–10,5:1 bei Ethanol 70% V/V als Extraktionsmittel) zum Einsatz. Typischer Weise werden täglich 3, maximal jedoch 4 der genannten Dosen appliziert. Ein Anwendungsausschluss gilt für unter 12-Jährige sowie für Schwangere und während der Stillzeit wegen fehlender klinischer Daten. Als Nebenwirkungen wird von gastrointestinalen Beschwerden und von Allergien berichtet. Der Ackerschachtelhalm wird in Form von Teeaufgüssen schon lange als angeblich gut wirksames Diuretikum eingesetzt. In Nierentees zählt er neben den Birkenblättern zu den häufigsten Bestandteilen. Die diuretische Wirkung wurde verschiedenen Inhaltsstoffen zugeschrieben: den Flavonoiden, den (nicht vorhandenen) Saponinen oder der Kieselsäure. In den allermeisten Fällen fehlt jedoch eine Standardisierung und/oder analytische Charakterisierung des in den Studien verwendeten Pflanzenmaterials. Flavonoide werden häufig bei pflanzlichen Diuretika (Goldrutenkraut, Schachtelhalm, Birkenblätter) als wirksames Prinzip angesehen. Diese Wirkung kann in experimentellen Studien auch nachvollzogen werden. Problematisch ist jedoch das Ausmaß der zugeführten Flavonoidmenge bei arzneilicher Anwendung. Schachtelhalmkraut hat nach der Ph. Eur. einen Gehalt von mindestens 0,3% Flavonoiden. Nimmt man bei einer Tagesdosis von 6 g Schachtelhalmkraut (3 Tassen à 2 g) eine vollständige Wirkstoffextraktion bei der Teezubereitung und eine 100%ige Bioverfügbarkeit an, so resultiert hieraus eine tägliche Aufnahme von ca. 18 mg Flavonoiden. Dieser täglichen Gabe steht die Aufnahme von Flavonoiden mit der Nahrung gegenüber, die von der Deutschen Gesellschaft für Ernährung auf etwa 50–100 mg pro Tag geschätzt wird. Ein Glas Rotwein schlägt dabei zusätzlich mit ca. 30 mg/100 ml zu Buche. Auch werden durch den Genuss von Südfrüchten (Grapefruitsaft ca. 25–90 mg/100 ml) erheblich größere Mengen an Flavonoiden in den Organismus verbracht als durch diuretisch wirksame Tees.

Orthosiphonblätter

Orthosiphonblätter DAB (Orthosiphonis folium), Stammpflanze *Orthosiphon aristatus* L., enthalten über 1% phenolische Naturstoffe, darunter lipophile Flavonoide, die jedoch im Infus in sehr geringer Konzentration (0,1%) erscheinen. Hydrophile Flavonole vom Typ Kämpferol und Quercetin sind in der Droge in zu geringer Menge vorhanden, um als Wirkstoffe in Frage zu kommen. Dagegen kommen Kaffeesäureester (Rosmarinsäure, Caffeoyltartrate) in relativ hoher Konzentration vor. Sie gehen zu über 80% in das Infus über. Ob sie allerdings auch als Wirkstoffe fungieren, bleibt fraglich. Die Wirkung der Orthosiphonblätter wird durch ätherisches Öl und Kaliumsalze unterstützt.

Rosmarinsäure

In einer Studie an Ratten wurde eine diuretische Wirksamkeit für den Gesamtextrakt nachgewiesen. Kaliumionen spielten dabei aber offenbar keine Rolle.
Die Kommission E hat in ihrer Positivmonographie die Tagesdosis für Katzenbart auf 6–12 g Droge angesetzt. Diese Dosis wird in Monopräparaten erreicht, in Kombinationspräparaten dagegen meist nicht.

Weitere flavonoid- und saponinhaltige Phytopharmaka

Weitere Drogen, die in diuretisch wirksamen Kombinationspräparaten Verwendung finden und sowohl Flavonoide als auch Saponine enthalten sind:

- Bruchkraut DAC (Herniariae herba), Stammpflanze *Herniaria glabra,* L.,
- Stiefmütterchenkraut DAC (Violae tricoloris herba), Stammpflanze *Viola tricolor,* L.

Im Gegensatz zu Bruchkraut ist die diuretische Wirkung von Stiefmütterchenkraut umstritten. Die entsprechende Indikation ist deswegen in der Aufbereitungsmonographie der Kommission E nicht angegeben.

Saponindrogen

Saponinhaltige Drogen werden wegen ihrer schleimhautreizenden Wirkung meist als Expektorantien eingesetzt. Einige dieser Drogen besitzen zudem eine diuretische „Nebenwirkung":

- Primelwurzel DAB 10 (Primulae radix), Stammpflanzen *Primula veris* L. und *Primula elatior* L.,
- Queckenwurzelstock (Graminis rhizoma), Stammpflanze *Elymus repens* L.

Die diuretische Wirkung von Saponinen wird folgendermaßen erklärt: Nach der Resorption erfolgt die Ausscheidung über die Harnwege. Dabei wird das Nierenepithel gereizt, wodurch es zu einer Mehrdurchblutung des Gewebes und zu einer beschleunigten Harnausscheidung kommt. Da aber die Resorptionsquote der Saponine gering ist und diese außerdem zum größeren Teil über die Galle und den Darm ausgeschieden werden, dürfte die diuretische Wirkung reiner Saponindrogen eher schwach sein. Während für die Queckenwurzel eine positive Aufbereitungsmonographie für die Durchspülungstherapie besteht, ist die diuretische Wirkung der Primelwurzel in der entsprechenden Aufbereitungsmonographie nicht erwähnt. Auch die europäische Monographie zu Primulae radix (EMEA/HPMC/143370/2006) erwähnt diese Indikation nicht.

Pflanzliche Diuretika mit anderen Inhaltsstoffen

Einige weitere Drogen spielen in der Volksmedizin eine Rolle, ihre diuretische Wirkung ist jedoch ungeklärt und teilweise umstritten. Es handelt sich dabei um:

- Bohnenhülsen DAC (Phaseoli pericarpium), Stammpflanze *Phaseolus vulgaris* L.,
- Hagebutten DAC (Cynosbati fructus), Stammpflanze *Rosa canina* L.,
- Brennnesselkraut (Urticae herba), Stammpflanze *Urtica dioica* L oder *Urtica urens* L.

Wegen ihrer schwach diuretischen Wirkung ist der Einsatz von Bohnenhülsen zur unterstützenden Behandlung dysurischer Beschwerden in der betreffenden Aufbereitungsmonographie vorgesehen.
Für die diuretische Wirkung der Hagebuttenfrüchte wird der Gehalt an Pektin und Furchtsäure verantwortlich gemacht. Die Wirkung kann allerdings für Infuse von Hagebutten nicht nachgewiesen werden.

Im Brennnesselkraut wurden neben Flavonoiden noch eine ganze Reihe weiterer Inhaltsstoffe gefunden: Histamin, Serotonin, Acetylcholin, organische Säuren, Mineralsalze und Glucokinine. Worauf die diuretische Wirkung beruht, ist bislang ungeklärt, doch wurde eine leichte diuretische Wirkung von Brennnessel-Frischpflanzen-Presssaft bestätigt. Da aber bei dieser Studie auch Digitalispräparate als Begleitmedikation zugelassen waren, ist ihre Aussagekraft stark eingeschränkt. Die Aufbereitungsmonographie für Brennnesselkraut sieht vor, dass die Droge bei entzündlichen Erkrankungen der ableitenden Harnwege sowie zur Vorbeugung und Behandlung von Nierengrieß zur Durchspülung eingesetzt wird.

Die europäische Monographie (EMEA/HMPC/170261/2006) lässt neben der Stammpflanze Urtica dioica L. auch Urtica urens L., deren Hybride und Mischungen zu. Als Anwendungsgebiet wird neben anderen auch die Erhöhung des Harnflusses bei leichten Beschwerden der Harnwege genannt. Hierzu ist der Einsatz von zerkleinerter Ganzdroge, Drogenpulver, Presssäften, Flüssig- und Trockenextrakten mit verschiedenen Zusammensetzungen (wegen deren Vielfalt hier nicht aufgelistet) möglich. Die Anwendung kann bis zu 4 Wochen erfolgen, sollte nach einer Woche noch keine Besserung eintreten, ist ein Arzt aufzusuchen.

Galenik der Diuretika und harntreibenden Tees

Die verfügbaren pflanzlichen Diuretika sind in der Regel standardisiert. Für die Herstellung der Tabletten, aber auch für die Kapselbefüllung wird häufig Lactose verwendet. Bei den flüssigen Zubereitungen handelt es sich bis auf eine Ausnahme um alkoholische Tropfen.

Die im Handel befindlichen harntreibenden Tees sind in 3 verschiedenen Formen verfügbar: als schnelllösliches Granulat, als lösliches Pulver und als Teegemisch (teilweise im Filterbeutel) zum Übergießen. Entsprechend unterscheiden sich die Wirkstoffgehalte. Bei den löslichen Produkten sind in der Regel standardisierte Extrakte verarbeitet, bei denen eine definierte Menge einer Leitsubstanz in der Einzeldosis enthalten ist. Bei den Produkten zum Übergießen werden nur die Anteile der Drogen je 100 g Teegemisch deklariert. Der Wirkstoffgehalt der Einzeldosis richtet sich daher sowohl nach der Qualität des Drogenmaterials als auch nach der vom Patienten angewandten Extraktionsmethode. Zu Berücksichtigen ist aber auch, dass die löslichen Produkte häufig unter Zusatz von Kohlenhydraten hergestellt werden, deren Anwesenheit ist bei Überempfindlichkeiten zu berücksichtigen.

Beratungstipp

Die Blasen- und Nierentees sollten nicht bei Ödemen, die durch eine eingeschränkte Herz- oder Nierenfunktion entstanden sind, angewendet werden. Ebenso ist eine Anwendung bei Niereninsuffizienz kontraindiziert.

5.3.2 Medikamentöse Maßnahmen bei Reizblase und Harninkontinenz

Ziel einer medikamentösen Behandlung der Reizblase ist zum einen die Beseitigung der schmerzhaften Miktionen (Harnentleerung) durch Arzneimittel mit vegetativ sedierender, spasmolytischer Wirkung. Dadurch kann gleichzeitig die psychosomatische Komponente der Reizblase günstig beeinflusst werden. Zum anderen sollte die Erregbarkeit des parasympathisch innervierten Musculus detrusor herabgesetzt werden.

Zur Therapie werden folgende Arzneimittel eingesetzt:

- Parasympatholytika vom Typ N-Butylscopolaminiumbromid (Buscopan®) und Flavoxat (Spasuret®),
- tonisierende Drogen, die auch bei der Prostatahyperplasie eingesetzt werden, wie Kürbissamen oder Zwergpalmenfrüchte,

- Drogen, die in der Erfahrungsheilkunde als beruhigend bekannt sind und nervöse Angst- und Spannungszustände lösen, wie Hopfen, Johanniskraut oder Baldrianwurzel,
- Drogen von denen eine antiphlogistische Wirkung erwartet werden kann, wie Gewürzsumachrinde, Pappelknospen oder Arnika,
- Drogen, die die unspezifische Immunabwehr verbessern, wie Echinacea.

Der Einsatz von Phytopharmaka in diesem Indikationsgebiet beruht fast ausschließlich auf der Erfahrungsheilkunde. Jüngere Erkenntnisse oder Studien zur Wirksamkeit der Drogen liegen, von Ausnahmen abgesehen, nicht vor.

5.3.2.1 Chemische Spasmolytika

N-Butylscopolaminiumbromid

Mit N-Butylscopolamin liegt ein Scopolamin-Abkömmling vor, der durch den quartären Stickstoff kaum zentrale Wirksamkeit besitzt.

N-Butylscopolaminiumbromid

In äquispasmolytischen Dosen beträgt die Buscopan®-Nebenwirkung auf das Herz 1/30, in bezug auf die Speichelsekretion 1/50, in bezug auf die mydriatische Wirkung 1/500 und in bezug auf die Schweißsekretion 1/1000 der Atropin-Nebenwirkung. Während die spasmolytische Wirkung von Buscopan® nach parenteraler Gabe unbestritten ist, gehen die Expertenmeinungen über die Wirksamkeit nach oraler Applikation weit auseinander. Zweifel an der Wirksamkeit nach oraler Applikation werden durch die schlechte Bioverfügbarkeit der Substanz mit 8% nach oraler und 3% nach rektaler Gabe genährt. Nach der Aufbereitungsmonographie für N-Butylscopolamin spielen bei der Resorption quartärer Ammoniumverbindungen aktive Transportmechanismen eine Rolle. Tierexperimentelle Studien unterstützen die Auffassung, wonach z.B. die glatte Muskulatur eine lokale Affinität für Butylscopolamin zeigt, wodurch sich die klinische Wirksamkeit der Substanz als Spasmolytikum bei oraler und rektaler Applikation erklären lässt. Nach im Lancet veröffentlichten Untersuchungen wurden Tagesdosen von 600 mg(!) N-Butylscopolaminiumbromid entweder sehr wenig oder zu langsam resorbiert, so dass die Inaktivierungsrate die Invasionsrate überwog. Angesichts dieser Ergebnisse ist die auch in der Aufbereitungsmonographie vorgeschlagene Dosierung von oral 3–5 × 20 mg durchaus gerechtfertigt.

Flavoxat

Im Gegensatz zu herkömmlichen Spasmolytika mit weitgehend generalisierten anticholinergen Eigenschaften soll Flavoxat (Spasuret® 200) vorwiegend auf die glatte Muskulatur der ableitenden Harnwege wirken. Die spasmolytische Wirkung entsteht durch Hemmung der cAMP-spaltenden Phosphodiesterase, wobei Flavoxat die Phosphodiesterase 21-mal stärker als Theophyllin

Flavoxat

Maßnahmen bei Erkrankungen von Niere und ableitenden Harnwegen

hemmt. Zudem besitzt es analgetische und lokalanästhetische Eigenschaften. Bei der Behandlung der Reizblase wird die Druckamplitude der unwillkürlichen Detrusorkontraktionen durch Flavoxat bei einer Dosierung von 3–4-mal täglich 100–200 mg um etwa 50% verringert und gleichzeitig die Frequenz der Kontraktionen halbiert. Die Blasenkapazität wird durchschnittlich um 19% gesteigert.

5.3.2.2 Phytopharmaka

Tonisierende Drogen

Kürbissamen
Die Wirkung der Kürbissamen (Cucurbitae semen), Stammpflanze *Cucurbita pepo* L. auf die Dysregulation des Detrusors und des Sphinkters sowie auf die gesamte Blasenmuskulatur kann heute noch nicht befriedigend erklärt werden. Möglicherweise spielt bei der Verbesserung des verminderten Blasentonus der relativ hohe Gehalt an Tocopherolen eine Rolle. Tocopherole sollen zusammen mit den in Kürbissamen ebenfalls vorkommenden Spurenelementen Selen und Mangan einen positiven Einfluss auf den Stoffwechsel der Blasenmuskulatur ausüben, ohne dass bisher ein spezieller Angriffspunkt, nicht zuletzt mangels eines geeigneten pharmakologischen Modells, gefunden worden wäre. In einer kontrollierten Studie konnten für ein Granulat aus dem Samen einer pharmakognostisch und phytochemisch genau bestimmten Cucurbita-pepo-Kultursorte (Kürbis-Granu Fink®) bei 58 Patienten folgende Ergebnisse festgestellt werden:

- bei 85% der Fälle eine Besserung der häufigen Blasenentleerung (Pollakisurie),
- bei 80% der Fälle eine Besserung des nächtlichen Harndrangs (Nykturie),
- bei 85% der Fälle eine Besserung der terminalen schmerzhaften Blasenentleerung (Algurie),
- bei 95% der Fälle eine Reduzierung der verzögerten Blasenentleerung.

Bei der Anwendung von Kürbissamen muss allerdings berücksichtigt werden, dass diese in vielen Anwendungsfällen nur zu einer Besserung der Symptomatik, nicht aber zu einer Beseitigung der Ursachen führen (Prostataadenom).
In der Aufbereitungsmonographie der Kommission E für Kürbissamen ist die Behandlung der Reizblase neben der Behandlung des Prostataadenoms als Anwendungsgebiet genannt. Die mittlere Tagesdosis wird mit 10 g Samen angegeben.

Sedierende Drogen
Ihr Einsatz ist wegen der psychovegetativen Komponente der Reizblase vor allem bei Kindern (Bettnässen) von Nutzen.

Kava-Kava-Wurzelstock
Aus dem Wurzelstock von *Piper methysticum* FORSTER gewonnene Zubereitungen (Kava-Kava) wurden in der Vergangenheit wegen ihrer spannungslösenden Wirkung auch bei Reizblasensyndrom verwendet. Die Kommission E hat die Anwendung bei „Nervöser Angst, Spannungs- und Unruhezuständen" positiv bewertet, die Indikation Reizblase aber nicht explizit eingeschlossen.
Wegen des Verdachts auf hepatotoxische Nebenwirkungen auch bei bestimmungsgemäßem Gebrauch hat das BfArM (Dezember 2007) alle einschlägigen Zulassungen widerrufen. Dies gilt auch für Homöopathika bis zur D 4. In anderen europäischen Ländern sind Kava-Kava-Produkte nach wie vor im Handel.

Hopfen
Vom Hopfen, Stammpflanze *Humulus lupulus* L., werden die Fruchtstände (Lupuli flor Ph. Eur.) und die aus Letzteren gewonnenen Drüsenschuppen (Lupuli glandulae) als Drogen verwendet.
Im sogenannten Weichharz der Droge befinden sich die Bitterstoffe Humulon und Lupulon. Beides sind labile Verbindungen, die schon während der Lagerung in Oxidations-

produkte übergehen. Diese Oxidationsprodukte sind Bestandteile des in Petrolether löslichen Hartharzes der Droge. Das ätherische Öl der Pflanze enthält Mono- und Sesquiterpene sowie Flavonoide. Die Standardzulassung fordert einen Mindestgehalt an Flavonoiden von 0,25 %, berechnet als Rutosid.

Die Frage, welchen Inhaltsstoffen die sedierende Wirkung der Droge zuzuschreiben ist, konnte bis heute nicht eindeutig geklärt werden. Allerdings konnten Hänsel und Mitarbeiter 1980 (Hänsel et. al 1980) zeigen, dass aus den Bitterstoffen Humulon und Lupulon während der Lagerung ein C_5-Alkohol, das 2-Methyl-3-buten-2-ol, abgespalten wird und sich in der Droge anreichert. 2-Methyl-3-buten-2-ol erwies sich im Tierversuch als stark sedierend wirksam. Die in der Droge enthaltene Menge dürfte allerdings für eine sedierende Wirkung beim Menschen nicht ausreichend sein. Man nimmt daher an, dass Lupulon auch nach oraler Applikation von Hopfen in den C_5-Alkohol umgewandelt wird und dieser tatsächlich das wirksame Prinzip darstellt.

$$H_3C-\underset{\underset{OH}{|}}{\overset{\overset{CH_3}{|}}{C}}-CH=CH_2$$

2-Methyl-3-buten-2-ol

Goldrutenkraut

Das Kraut der Goldrute wird zur Behandlung der Reizblase vor allem wegen ihrer spasmolytischen Wirkung verwendet. Die Inhaltsstoffe sind bereits unter 5.3.1.3 beschrieben.

Johanniskraut

Das Johanniskraut Ph. Eur. (Hyperici herba), Stammpflanze *Hypericum perforatum* L., enthält neben diuretisch wirksamen Flavonoiden mindestens 0,08 % Hypericin sowie Biflavone. Für die Wirkung der Droge bei leichten Formen neurotischer Depressionen und bei nervöser Erschöpfung werden neuerdings nicht mehr der Hypericingehalt allein, sondern die Gesamtheit der Inhaltsstoffe verantwortlich gemacht. Die Verwendung von Johanniskraut in Mitteln gegen Reizblase und Inkontinenz beruht vermutlich auf einer dämpfenden Wirkkomponente des Hypericins. Zu Johanniskraut siehe auch Kapitel 1.4.2.

Hypericin

Baldrianwurzel

Die Baldrianwurzel (Valerianae radix, Ph. Eur.), Stammpflanze *Valeriana officinalis* L., ist eine alte Arzneidroge, die im Altertum und bis zur Mitte des 18. Jahrhunderts als Diuretikum, als Mittel gegen Husten und Asthma und sogar als Aphrodisiakum verwendet wurde. Erst Mitte des 18. Jahrhunderts wurde Baldrian als Sedativum in die Therapie eingeführt.

Baldrianwurzel von *Valeriana officinalis* enthält als wirksames Prinzip 0,3–0,7 % ätherisches Öl (Mindestgehalt nach Ph. Eur. 4 ml/kg) mit Bornylacetat, Borneolestern, Valeranon, Valeranol, Valeranal und Mono- und Sesquiterpenen als Hauptbestandteilen. Speziesspezifisch sind die Sesquiterpene Valerensäure, Acetoxy- und Hydroxyvalerensäure. Im Gegensatz zu den beiden anderen verwendeten Baldrianarten *Valeriana wallichii* DC (*V. jatamansi* JONES) (indischer Baldrian) und *Valeriana edulis* NUTT. ex TORR. et GRAY ssp. *procera* (N.B.K.)

Maßnahmen bei Erkrankungen von Niere und ableitenden Harnwegen

F.G. MEYER (Mexikanischer Baldrian) enthält *Valeriana officinalis* nur einen geringen Anteil an Valepotriaten. Grob umschrieben kann man deswegen die Zubereitungen aus *Valeriana officinalis* als Nachtsedativum bei Einschlafstörungen und die Zubereitungen aus *Valeriana wallichii* und aus *Valeriana edulis* als Tagessedativum bezeichnen.

Von der Kommission E gibt es nur eine Aufbereitungsmonographie für *Valeriana officinalis* mit den Anwendungsgebieten „Unruhezustände und nervös bedingte Einschlafstörungen". Die Anwendung bei der Reizblase ist in der Monographie wie bei allen anderen sedierenden Drogen nicht explizit vorgesehen.

Sonstige Drogen

In der Volksmedizin, insbesondere in Nordamerika, werden Zubereitungen aus der Gewürzsumachrinde zur Behandlung der Enuresis, der Reizblase allgemein und bei Zystitis

R	
H	Valerensäure
OH	Hydroxyvalerensäure
$OCOH_3$	Acetoxyvalerensäure

	R^1	R^2	R^3
Valtrat	H_3C-CO-	$(H_3C)_2CH-CO-$	$(H_3C)_2CH-CO-$
Isovaltrat	$(H_3C)_2CH-CO-$	H_3C-CO-	$(H_3C)_2CH-CO-$
Acevaltrat	H_3C-CO-	3-Acetoxy-Isovaleryl	$(H_3C)_2CH-CO-$

angewendet. Leider liegen über die Wirksamkeit bisher nur Erfahrungsberichte aus der Volksheilkunde und keine klinischen Studien vor.

Im Stadium III der Reizblase, wenn zusätzlich Tenesmen und spastische Miktionen auftreten, hat sich ein standardisierter Trockenextrakt aus Glockenbilsenkrautwurzelstock (Scopoliae carnioliae rhizoma), Stammpflanze *Scopolia carniolia* JACQ. bewährt. Von der Droge gibt es eine positive Aufbereitungsmonographie der Kommission E. Die Hauptinhaltsstoffe sind Scopolamin und L(–)-Hyoscyamin.

Hyoscyamin

Scopolamin

Das multifaktorielle Geschehen der Reizblase erklärt, warum in der Verordnung mit Ausnahme des Medizinalkürbissamens (z.B. Granu Fink® Granulat, Cysto-Urgenin® Kapseln) nur fixe Kombinationen aus Drogen mit antiphlogistischen, bakteriostatischen, tonisierenden und tranquillisierenden Effekten, deren rationale Begründbarkeit allerdings nicht unumstritten ist, eine Rolle spielen.

5.3.2.3 Sonstige Behandlungsmethoden

Zur physikalischen Behandlung der Harninkontinenz, insbesondere bei Kindern (Bettnässen), wurde ein Gerät entwickelt („Klingelhose"), welches den Patienten beim Austreten der ersten Harntropfen durch ein akustisches Signal weckt. Das Gerät besteht aus einem kleinen Kunststoffgehäuse, welches an einem schmalen Gurt auf der Schulter – in unmittelbarer Ohrnähe – getragen wird und aus auswechselbaren Feuchtigkeitsfühlern, die in die Unterhose eingeknöpft werden. Durch das akustische Warnsignal soll der Patient auf sein eigenes Harndrangsignal aufmerksam gemacht werden und sich darin üben, rechtzeitig aufzuwachen.

Beratungstipp

Bei Blasenschwäche kann je nach Situation dem Kunden zum Beckenbodentraining oder einer eventuellen Gewichtsreduktion geraten werden. Auch kann ihm mit der individuellen Beratung über Inkontinenzhilfsmittel geholfen werden, zumal dies späteren Hautschäden oder der psychosozialen Isolation vorbeugt.

5.3.3 Medikamentöse Maßnahmen gegen Nierensteine

Für die Behandlung des Harnsteinleidens können keine allgemeingültigen Richtlinien aufgestellt werden, da die Zusammensetzung der Steine das jeweilige Vorgehen bestimmt. Zur Anwendung kommen sowohl Verfahren zur Steinzertrümmerung, Extraktionen mit der Schlinge und andere operative Verfahren. Bei 60–70% der Harnsteine kommt es zu einem Spontanabgang.

Die Domäne der Selbstmedikation ist vor allem die Rezidivprophylaxe des Harnsteinleidens. Jedem Harnsteinpatienten sollte empfohlen werden, eine ausreichende Flüssigkeitsmenge (Urinmenge über 2–2,5l pro 24h, sofern keine Kontraindikationen (z.B. kardial) vorliegen) zu sich zu nehmen. Besonders geeignet sind urologische Arzneitees (z.B. Harntee® 400 Tad N), Früchtetees und Apfelsaft. Zu vermeiden sind Mineralwässer mit einem Calciumgehalt über 50 mg/l. Das spezifische Gewicht des Harns sollte unter 1010 g/l liegen. Insbesondere bei den häufigsten Steinarten (calciumhaltige und Harn-

Maßnahmen bei Erkrankungen von Niere und ableitenden Harnwegen

säuresteine) sollte die Zufuhr von tierischem Eiweiß eingeschränkt werden. Zu empfehlen sind zwei fleischfreie Tage pro Woche. Auch die Natriumchloridzufuhr muss reduziert werden.

Bei der Flüssigkeitszufuhr ist auf Gleichmäßigkeit zu achten, eine Stoßtherapie ist wegen Kolikgefahr zu vermeiden. Die Verwendung diuretischer Arzneimittel auf der Basis von Aquaretika kann unterstützend sinnvoll sein.

Tab. 5.3-3: Miktionsbeeinflussende Arzneimittel (Auswahl)

Präparatename	Darreichungsform	Inhaltsstoffe
Chemisch definierte Präparate		
Spasuret® 200	Tabletten	Flavoxat-HCl 200 mg
Pflanzliche Monopräparate		
Bazoton® uno	Tabletten	Brennnesselwurzel-Trockenextrakt (7,1–14,3 : 1) 459 mg – Auszugsmittel: Methanol 20 % (V/V)
Nomon® mono	Kapseln	Trockenextrakt aus Kürbissamen (20 : 1) 175 mg
Prosta Fink® forte 500 mg	Weichkapseln	Dickextrakt aus Kürbissamen 500 mg – Auszugsmittel: Ethanol 92 % (m/m)
Prosta Urgenin Uno®	Kapseln	Sägepalmenfrüchteextrakt (8,0–9,52 : 1) 320 mg – Auszugsmittel: Ethanol 90 % (V/V)
Steiprostat® uno	Weichkapseln	Sägepalmenfrüchte-Extrakt (9–11 : 1) 320 mg – Auszugsmittel: Ethanol 96 % (V/V)
Uvirgan® mono	Kapseln	Extrakt aus Semen Cucurbitae (26–31 : 1) 122,5 mg
Kombinationspräparate		
Nephroselect® M liquidum	Flüssigzubereitung	100 g enth.: ethanol. Extrakt (1 : 5,5) aus: Birkenblätter 2 g, Schachtelhalmkraut 2 g, Hauhechelwurzel 1 g, Sabalfrüchte 0,2 g, Liebstöckelwurzel 1 g, Goldrutenkraut 3 g, Presssaft aus Kapuzinerkressenkraut 6,375 g, enthält Ethanol 20 % V/V
Prostamed®	Kautabletten	Kürbissamenpulver 200 mg, Globulin aus Kürbissamenpulver 100 mg, Trockenextr. aus Riesengoldrutenkraut (5–8 : 1) 2,6 mg – Auszugsmittel: Ethanol 60 Vol.-%, Trockenextr. aus Zitterpappelblättern (5–8 : 1) 6,3 mg – Auszugsmittel: Ethanol 60 Vol.-%
Nicht apothekenpflichtige Präparate		
Granu Fink® Femina	Kapseln	Kürbissamenöl 227,3 mg, Trockenextrakt aus Gewürzsumachrinde (5–7 : 1) 56 mg – Auszugsmittel: Wasser, Trockenextrakt aus Hopfenzapfen (5,5–6,5 : 1) 18 mg – Auszugsmittel: Wasser
Granu Fink® Prosta	Kapseln	Kürbissamenpulver 400 mg, Kürbissamenöl 340 mg, Extrakt aus Sägepalmenfrüchten (7–13 : 1) 75 mg – Auszugsmittel: Ethanol 90 % (m/m)

Daher enthalten die empfohlenen Arzneimittel in der Regel schwach diuretisch wirksame Drogen(extrakte), mit deren Hilfe die lithogene Schwelle für Calcium unter den kritischen Wert von 3 mmol/l gesenkt werden kann.

Bei genauer Kenntnis der Steinzusammensetzung kann eine gezielte Prophylaxe durchgeführt werden. Dabei kann durch eine spezifische pH-Verschiebung im Harn eine Prophylaxe oder sogar eine Verbesserung der Steinauflösung erreicht werden (s. Tab. 5.3-4). Für die Harnalkalisierung werden vorwiegend Präparate auf der Basis von Kalium-Natriumhydrogencitrat eingesetzt, bei denen das Mischungsverhältnis Kalium zu Natrium zu Hydrogencarbonat zu Citrat von 6:6:3:5 eingehalten wird. Diese unterdrücken das Wachstum speziell von Calciumoxalatsteinen, durch die Alkalisierung des Harns werden jedoch auch Harnsäuresteine in ihrem Wachstum gehemmt. Bei der Prophylaxe sollte die Dosierung so gewählt werden, dass vor der nächsten Medikamentengabe ein Harn-pH von 6,2–6,8 bei Harnsäuresteinen und von 6,4–7,0 bei Calciumsteinen vorliegt. Hierzu werden beim Erwachsenen ca. 10–13 g Kalium-Natrium-Hydrogencitrat (entsprechend 3–4 Brausetabletten, auf 3 Einzeldosen verteilt) täglich benötigt. Wegen des Eingriffs in den körpereigenen Säure-Base-Haushalt und die hohe Kaliumzufuhr muss eine sorgfältige Kontrolle des Elektrolytstatus zu Beginn und während der Therapie durchgeführt werden. Mit Interaktionen bei gleichzeitiger Anwendung von z.B. Herzglykosiden oder Antihypertensiva ist zu rechnen, eine einwandfreie Nierenfunktion muss sichergestellt sein.

Eine Ansäuerung des Harns kann durch Methionin erfolgen (s. Tab. 5.3-1).

Beratungstipp

Oft bilden sich Nierensteine erneut. Durch eine ausreichende Flüssigkeitsaufnahme sowie durch eine eiweißarme und kochsalzarme Ernährung kann neben einer eventuellen medikamentösen Prophylaxe vorgebeugt werden.

5.3.4 Patientengespräch Niere und ableitende Harnwege

Grundprinzip der Therapie von Erkrankungen der Niere und ableitenden Harnwege ist eine Durchspülungstherapie. Dabei ist neben der Arzneimittelgabe eine ausreichende Flüssigkeitsaufnahme (mindestens 2 Liter täglich) unerlässlich – sie wird in manchen Fällen die Hauptwirkung besitzen. Dabei sollte eine stoßartige Flüssigkeitsaufnahme vermieden werden, besser ist die andauernde Zufuhr kleinerer Mengen, möglichst über den Tag verteilt.

Sehr sorgfältig geprüft werden muss, ob das Krankheitsbild für eine Selbstmedikation geeignet ist. Insbesondere ist eine detaillierte Ursachenerforschung durch den Arzt, z.B. bei Nieren- und Harnwegsinfekten, unerlässlich. Allerdings könnten auch Symptome wie Reizblase oder Inkontinenz sekundär zu anderen Ursachen, z.B. Tumoren oder Fremdkörper, sein. Diese müssen ausgeschlossen sein. Die Selbstmedikation kann dann jedoch adjuvantisch sehr hilfreich sein.

Tab. 5.3-4: Steinzusammensetzung und entsprechende Beeinflussung des Harn-pH

Steinzusammensetzung	pH-Verschiebung
Harnsäure/Harnsäuredihydrat	Harnalkalisierung
Cystinstein	Harnalkalisierung
Calciumoxalatstein	Harnalkalisierung
Phosphatsteine	Harnansäuerung

Maßnahmen bei Erkrankungen von Niere und ableitenden Harnwegen

Tab. 5.3-5: Urolithiasismittel

Präparatenamen	Darreichungsform	Inhaltsstoffe
Chemisch definierte Mittel		
Apocit®	Granulat	1 Btl. (2,5 g) enth.: Kalium-natrium-hydrogen-citrat (6:6:3:5) 2,4 g
Blanel®	Brausetabletten	Kalium-Natrium-Hydrogencitrat (6:6:3:5) 3266,3 mg (entspr. 1409 mg Citronensäure, 1586 mg Kaliumcitrat × 1H_2O, 980 mg Natriumhydrogencarbonat, 159 mg Natriumcarbonat)
Uralyt®U	Granulat	1 Messl. (2,5 g) enth.: Kalium-Natrium-Hydrogencitrat (6:6:3:5) 2,4 g
Kombinationspräparate		
Blemaren®N	Brausetabletten	1 Brausetbl. enth.: Citronensäure 1197 mg, Natriumcitrat H_2O-frei 835,5 mg (entspr. 225 mg Natrium, entspr. 9,8 mmol Na^+), Kaliumhydrogencarbonat 967,5 mg (entspr. 380 mg Kalium, entspr. 9,7 mmol K^+)
Kalinor®	Brausetabletten	1 Brausetbl. enth.: Kaliumcitrat × 1 H_2O 2,17 g, Kaliumhydrogencarbonat 2 g, Citronensäure 2,057 g. Die trinkfertige Lsg. enth.: 40 mmol Kalium-Ionen, mindestens 13,3 mmol Citrat-Ionen
Lithurex® S	Granulat	1 Portionsbtl. (2 g) enth.: Kaliumcitrat × 1 H_2O 794 mg, Natriumcitrat 2H_2O 723,2 mg, Citronensäure × 1 H_2O 270 mg, Magnesiumhydrogencitrat × 5 H_2O 180 mg
Reducto®-spezial	Dragees	Kaliumdihydrogenphosphat 602 mg, Natriummonohydrogenphosphat × 2 H_2O 360 mg (Gehalt je Drg.: Kalium ca. 4,4 mmol/ca. 173 mg, Na ca. 4 mmol/ca. 93 mg, Phosphat ca. 6,4 mmol/ca. 613 mg)
Rowatinex® Kapseln dünndarmlöslich	Kapseln	α-Pinen 24,8 mg, β-Pinen 6,2 mg, Camphen 15 mg, endo-Borneol 10 mg, Anethol 4 mg, D-Fenchon 4 mg, Cineol 3 mg
Rowatinex®	Lösung	100 g enth.: α-Pinen 24,8 g, β-Pinen 6,2 g, Camphen 15 g, endo-Borneol 10 g, Anethol 4 g, D-Fenchon 4 g, Cineol 3 g
Einzeldrogenpräparate		
Kalkurenal® Goldrute	Flüssigzubereitung	100 ml enth.: Auszug aus Goldrutenkraut (1:4) 94 ml – Auszugsmittel: Ethanol 19 % (V/V)
Nephronorm med	Tabletten	Trockenextrakt aus Orthosiphonblättern (8–12:1) 100 mg – Auszugsmittel: Ethanol 60 % (V/V)

Tab. 5.3-5: Urolithiasismittel (Fortsetzung)

Präparatenamen	Darreichungsform	Inhaltsstoffe
Solidagoren® mono	Kapseln	Trockenextrakt aus Echtem Goldrutenkraut (5–7:1) 360 mg – Auszugsmittel: Ethanol (60 Vol.-%)
Urol® flux forte	Tabletten	Trockenextrakt aus Echtem Goldrutenkraut (5–7:1) 600 mg – Auszugsmittel: Ethanol 30 % (m/m)
Urol® flux Brause	Brausetabletten	Goldrutenkraut-Trockenextr. (4–7:1) 400,5 mg – Auszugsmittel: Wasser
Urol®flux Kapseln	Kapseln	Goldrutenkraut-Trockenextr. (5–7:1) 185,5 mg – Auszugsmittel: Ethanol 60 % (V/V)
Pflanzliche Kombinationspräparate		
Canephron®	Dragees	Herba Centaurii 18 mg, Rad. Levistici 18 mg, Fol. Rosmarini 18 mg
Canephron®	Tropfen	100 g enth.: 29 g eines alkohol.-wässrigen Auszugs aus Herba Centaurii 0,6 g, Rad. Levistici 0,6 g, Fol. Rosmarini 0,6 g – Auszugsmittel: Ethanol 59 Vol.-%

Harnwegsinfekt

Mittel der 1. Wahl sind Arzneimittel mit aquaretischer Wirkung, die für ein Unterbinden des Anstiegs der Keimzahlen, z.B. in der Harnblase ausreichend sein können. Daher sollte auch die Blasenentleerung keinesfalls zurückgehalten werden.

Bei den in der Selbstmedikation zur Verfügung stehenden Antiinfektiva ist eine tatsächlich desinfizierende Wirkung unklar. Auch die Wirkung positiv monographierter Drogen ist noch nicht ausreichend belegt. Sie sollten daher nur bei unkomplizierten Infekten initial oder im Rahmen einer Intervalltherapie angewandt werden.

Physikalische Maßnahmen wie Wärme können ebenfalls hilfreich sein.

Bei wiederholtem Auftreten sollten prophylaktische Maßnahmen angewandt werden. Zu weiteren Tipps zur Prophylaxe oder während der Therapie siehe Kasten.

Tipps zur Prophylaxe bzw. zum Verhalten während einer Blasenentzündung

- Möglichst mind. 2 Liter Flüssigkeit trinken, zum Durchspülen (außer Patienten mit Ödemen).
- Die Blase regelmäßig und vollständig entleeren, Toilettengang nicht hinauszögern.
- Nach dem Toilettengang die Genital- und Analregion sorgfältig reinigen. Dabei immer von vorne nach hinten vorgehen! Keine Scheidenspülungen anwenden, ebenso ist eine übertriebene Hygiene schädlich.
- Nach dem Geschlechtsverkehr die Blase entleeren.
- Eventuell statt vaginalen Kontrazeptiva (Scheidendiaphragma, spermizide Vaginalzubereitungen usw.) auf andere Wechseln, da Erstere das Scheidenmilieu beeinflussen können.
- Zur Prophylaxe sollte Unterkühlung vermieden werden (nasses Badezeug wechseln, nicht auf kalten Boden setzen usw.).
- Zur Abhärtung können Saunagänge oder Wechselduschen durchgeführt werden.

Reizblase und Inkontinenz

Da die geeigneten Arzneimittel im Wesentlichen auf den Blasentonus wirken, in der Regel aber nicht die eigentliche Ursache beseitigen, sollte eine Selbstmedikation nur nach Ausschluss anderer Ursachen durchgeführt werden.

Steinleiden

Bei Kenntnis der Steinart kann durch medikamentöse Beeinflussung des Harn-pH eine Verbesserung erreicht werden.

Durch geeignete Ernährungsauswahl (Getränke, Obst) kann der Effekt unterstützt werden, dies ist auch zur Prophylaxe sinnvoll.

-

-

Selbstmedikation

Arzneimittelinformation und Beratung in der Apotheke

2., vollständig neu bearbeitete und erweiterte Auflage **Band 2**

Herausgegeben von
**Harald Hamacher, Tübingen und
Martin A. Wahl, Tübingen**

Mit Beiträgen von
Rolf-Dieter Aye, Lüneburg
Werner Aye, Münster
Helga Blasius, Remagen
Harald Hamacher, Tübingen
Marion Hamacher, Weil im Schönbuch
Katrin Lorenz, Dresden
Rüdiger von Schmidt, Vögelsen
Barbara Wahl, Tübingen
Martin A. Wahl, Tübingen
Christiane Weber, Reutlingen

Mit 134 Abbildungen, 278 Tabellen und 219 Formelzeichnungen

Deutscher Apotheker Verlag

Anschriften der Herausgeber:

Prof. Dr. Harald Hamacher
Dischingerweg 15
72070 Tübingen
E-Mail: hamacher.h@t-online.de

Pharmaziestudium in Aachen und Braunschweig, Promotion zum Dr. rer. nat. in Tübingen. 1971–1978 Lehre und Forschung an der Universität Tübingen, Habilitation 1976. Leiter der Abteilung Pharmazeutische Chemie, Biologie und Technologie im Institut für Arzneimittel des Bundesgesundheitsamtes 1978–1982. Außerplanmäßiger Professor der Freien Universität Berlin 1981. Verschiedene Tätigkeiten in der Pharmazeutischen Industrie. Gründer und Inhaber des LAZ (Laboratorium für Arzneimittelprüfung und Zulassungsberatung) in Tübingen 1984–2008.

Prof. Dr. Martin A. Wahl
Eberhard-Karls-Universität Tübingen
Auf der Morgenstelle 8
72076 Tübingen
E-Mail: Martin.Wahl@uni-tuebingen.de

Studium der Pharmazie in Tübingen. 1984 Promotion bei H.P.T Ammon über ein experimentell-diabetologisches Thema. 1993/94 Auslandsaufenthalt am Karolinska Institute in Stockholm bei P. O. Berggren und S. Effendic. 1995 Habilitation für Pharmakologie und Toxikologie. 1997 Anerkennung als Fachapotheker für Arzneimittelinformation. Seit 1998 Leiter der Arbeitsgruppe Biopharmazie in der Pharmazeutischen Technologie an der Universität Tübingen. 2001 Ernennung zum außerplanmäßigen Professor.

Hinweise
Alle Angaben in diesem Werk wurden sorgfältig geprüft. Dennoch können die Autoren und der Verlag keine Gewähr für deren Richtigkeit übernehmen.
Ein Markenzeichen kann warenzeichenrechtlich geschützt sein, auch wenn ein Hinweis auf etwa bestehende Schutzrechte fehlt.

Bibliografische Information der Deutschen Nationalbibliothek
Die Deutsche Nationalbibliothek verzeichnet diese Publikation in der Deutschen Nationalbibliografie; detaillierte bibliografische Daten sind im Internet unter http://dnb.d-nb.de abrufbar.
Jede Verwertung des Werkes außerhalb der Grenzen des Urheberrechtsgesetzes ist unzulässig und strafbar. Das gilt insbesondere für Übersetzungen, Nachdrucke, Mikroverfilmungen oder vergleichbare Verfahren sowie für die Speicherung in Datenverarbeitungsanlagen.

2., vollständig neu bearbeitete und erweiterte Auflage
ISBN 978-3-7692-5392-4

Gesamtwerk
ISBN 978-3-7692-4340-6

© 2011 Deutscher Apotheker Verlag
Birkenwaldstraße 44, 70191 Stuttgart
www.deutscher-apotheker-verlag.de
Printed in Germany
Satz und Druck: Druckerei C.H.Beck, Nördlingen

6 Genitaltrakt

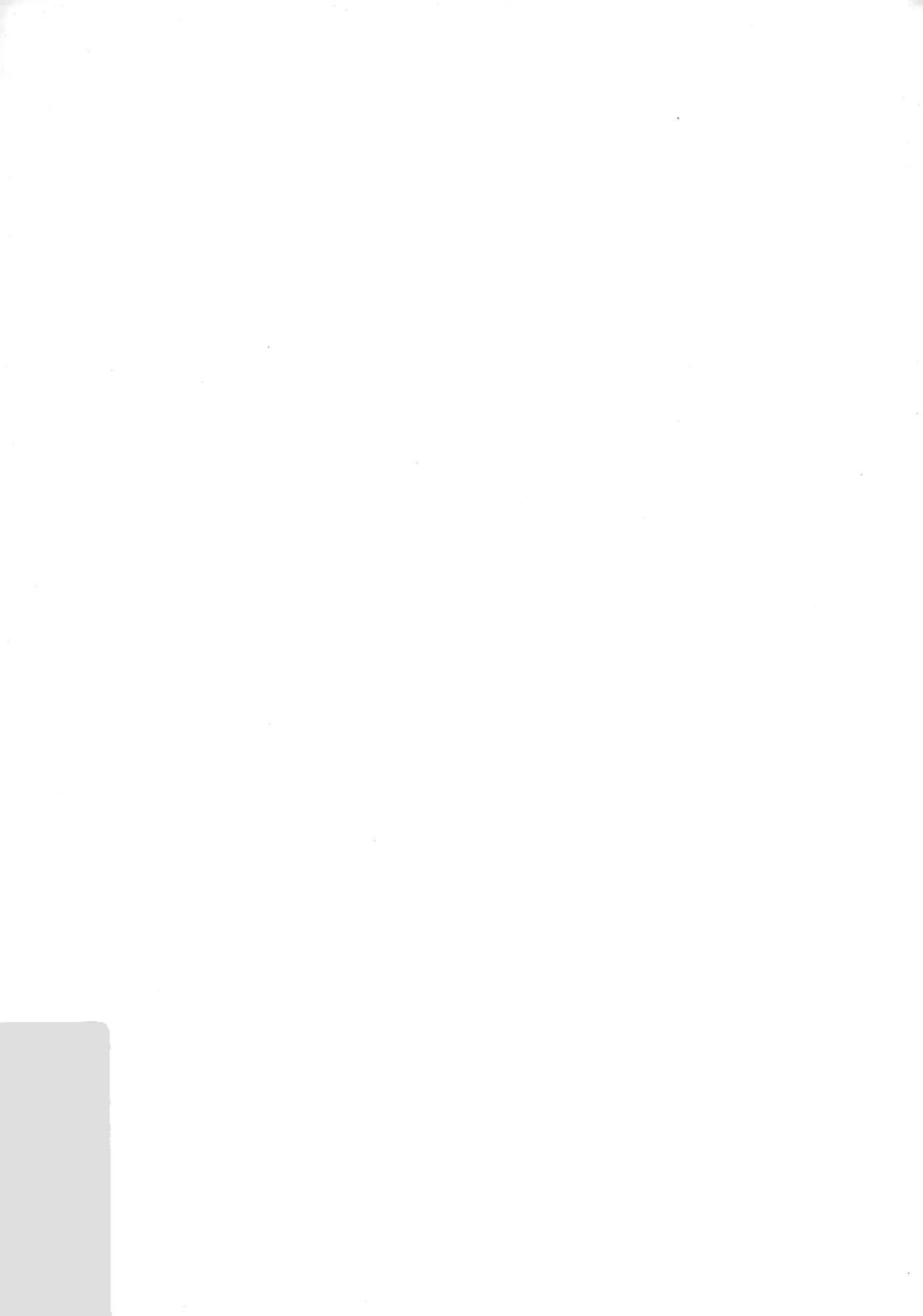

6 Genitaltrakt

Von M. Wahl

6.1 Männlicher Genitaltrakt

6.1.1 Anatomie und Physiologie der Prostata

Die unpaare, kastaniengroße Vorsteherdrüse liegt zwischen Harnblasengrund und Beckenbodenmuskulatur. Sie wird von der Harnröhre und den beiden Ducti ejaculatorii durchbohrt.

Die Prostata besteht aus 30–50 verzweigten tubulo-alveolären Drüsen, die mit 15–30 Ausführungsgängen in die Urethra einmünden und ein dünnflüssiges trübes Sekret produzieren. Das Sekret reagiert schwach alkalisch und enthält reichlich saure Phosphatase. Zwischen den einzelnen Drüsen verlaufen starke Züge glatter Muskulatur, die bei der Ejakulation das Sekret auspressen.

6.1.2 Prostataerkrankungen

Der prostatische Symptomenkomplex ist gekennzeichnet durch **Dysurie** (Beschwerden bei der Miktion), **Pollakisurie** (tropfenweises Harnlassen) und dem **Gefühl der unvollständigen Blasenentleerung**. Als **Ursachen** für diese Beschwerden kommen eine **Prostatakongestion** (Schwellung), eine akute oder chronische **Prostatitis** (Entzündung), eine **Prostatahypertrophie** oder ein **Prostatakarzinom** in Frage.

6.1.2.1 Prostatakongestion

Bei der Prostatakongestion handelt es sich um temporäre Sekretstauungen bzw. Ödeme der Prostata im Gefolge venöser Stasen im Beckenbereich, insbesondere im Plexus prostaticus. Häufig sind deshalb bei den Patienten auch Varikozelen und Hämorrhoiden feststellbar. Die Beschwerden treten meistens nach langem Sitzen, nach Stresssituationen oder nach Unterkühlung auf und äußern sich in zeitweilig gehäuftem Harndrang mit mehr oder weniger ausgeprägtem Brennen in der Harnröhre während der Miktion, wechselnd starkem Harndrang und Nachträufeln.

6.1.2.2 Prostatitis

Im **akuten Stadium** einer Prostatitis stehen häufiger Harndrang, brennender Schmerz bei der Miktion, akute Einengung des Harnstrahlkalibers bis hin zur Harnverhaltung und Schmerzen bei der Stuhlentleerung im Vordergrund. Dagegen ähneln die Beschwerden bei der primär oder sekundär **chronischen Prostatitis,** die durch eine Stromainfiltration mit Rundzellen oder Plasmazellen gekennzeichnet ist, denen der Prostatakongestion.

6.1.2.3 Prostatahyperplasie

Die benigne Prostatahyperplasie (BPH) ist eine gutartige Vergrößerung der epithelialen und fibromuskulären Anteile in der Innendrüse (Transitionalzone) der Prostata. Dies führt zu einer Auslassstörung der Harnblase (LUTS: Lower Urinary Tract Symptoms), die Symptomatik kann dabei unerkannt bleiben oder bis zu einer durch die Stauung begründeten Dilatation der Harnblase führen (Schweregradeinteilung s. Kasten). Für die Bewertung des Schweregrades steht der Internationale Prostatasymptomenscore (IPSS, Tab. 6.1-1) zur Verfügung.

Das Prostatasyndrom an sich ist harmlos, es kann jedoch zu akutem Harnverhalt mit der Notwendigkeit einer künstlichen Harnableitung führen. Auch dürfen die Komplikationsrisiken durch die Rückwirkung auf Harnwege und Niere nicht übersehen werden.

Trotz intensiver Forschungsanstrengungen ist die Ätiogenese weiterhin unklar. Diskutiert werden derzeit 5 Mechanismen:

1) erhöhte intrazelluläre Spiegel an Dihydrotestosteron mit erhöhter 5α-Reduktaseaktivität und erhöhten Androgenspiegeln.
2) Altersbedingte Erhöhung der Östrogenbildung durch Zunahme des frei zirkulierenden sexualhormonbindenden Globulins (SHGB) bei gleichzeitiger Verminderung der Testosteronspiegel.
3) Autokrine, stomale Wachstumsfaktoren (EGF, TGF-b, FGF)-bedingte Stimulation des Epithelwachstums.
4) Abnorme Stammzellproliferation mit Produktion differenzierter stomaler und epithelialer Zellen.
5) Verminderter Zelltod durch verlängerte Lebensdauer der Prostatazellen, basierend auf einer für die BPH-Zellen typischen geringeren Mitosegeschwindigkeit.

Alle Mechanismen deuten dabei weniger auf eine Erkrankung sondern eher auf eine Alterungserscheinung hin.

Je nach ihrem Ausgangspunkt im hinteren Harnröhrenbereich entwickelt sich die Hyperplasie nach dem Beckenlumen, subvesikal oder nach dem Rektum zu, wobei vor allem eine subvesikale Entwicklung relativ früh zu Miktionsbeschwerden führt.

6.1.2.4 Prostatakarzinom

Mit zunehmendem Lebensalter ist schließlich immer häufiger ein Prostatakarzinom zu erwarten. Problematisch hierbei ist, dass die Anfangsstadien praktisch nie zu Beschwerden führen, was die Notwendigkeit regelmäßiger Vorsorgeuntersuchungen unterstreicht.

6.1.3 Medikamentöse Maßnahmen gegen Prostataerkrankungen

Die pflanzlichen Prostatamittel sind im Gegensatz zu den Therapeutika zur Behandlung der Reizblase in jüngster Zeit wesentlich besser untersucht worden. Entsprechend umfangreich ist deshalb das mittlerweile zu diesen Präparaten vorliegende Datenmaterial aus Tierversuchen und klinischen Studien. Die im Handel befindlichen Phytopharmaka zur Behandlung von Prostataerkrankungen beanspruchen folgende Indikationen:

- Prostatitis (ausgenommen „echte", d.h. Infektionsprostatitis),
- Prostatakongestion,
- Prostatahyperplasie im Stadium I und II nach Alken bzw. II und III nach Vahlensieck.

Stadieneinteilung BPH

- **Stadium 0 (keine Beschwerden):** Bei Untersuchung keine Zeichen der BPH. Keine Beschwerden bei Blasenentleerung. Prostata vergrößert. Sulcus oft verstrichen. Erhöhter Blasendruck, verminderte Flussrate.
- **Stadium I (Reizstadium):** Abfluss-Störung kann durch Blase kompensiert werden; kein Restharn. Beschwerden: Abschwächung des Harnstrahls, verzögerte Blasenentleerung, Nykturie, Pollakisurie.
- **Stadium II (Restharnstadium):** Blase kann Abflussbehinderung nicht mehr kompensieren. Restharnmenge bis zu 100 ml. Beschwerden wie Stadium I, zusätzlich häufige Harnwegsinfekte, mögliche Blasensteinbildung und Dranginkontinenz.
- **Stadium III (Dekompensationsstadium):** Folgen der Harnstauung: Überlaufblase, Ausbildung von Harnstauungsnieren, fortschreitender Verlust des Nierengewebes, Niereninsuffizienz bis zur Urämie.

Biologische Medizin/Heft 3/September 2003

Diese Erkrankungen äußern sich in Symptomen wie Blasenentleerungsstörungen mit Restharnbildung, Nachträufeln und Brennen in der Harnröhre während der Miktion.
Für den Bereich der Selbstmedikation muss ausdrücklich festgehalten werden, dass sich hinter den genannten Symptomen auch schwerwiegendere Erkrankungen der Prostata (z.B. Prostatakarzinom) verbergen können. Bei unbekannten Patienten muss also vor einer Therapieempfehlung für die Selbstmedikation immer zuerst die Frage nach der Dauer der Symptome, nach der bisherigen Medikation und bei jeder Unklarheit auf jeden Fall der Verweis an den Urologen stehen.
Den Phytopharmaka zur Behandlung der BPH werden die folgenden Wirkungsqualitäten zugeschrieben:

– antiphlogistische Wirkung,
– prostatrope Wirkung durch Beeinflussung des endokrinen Stoffwechsels,
– antiödematöse Wirkung,
– muskulotrope Wirkung auf die Harnblase.

Typisch für die Phytopharmaka ist hierbei die Kombination dieser Wirkungen, die Einzelanteile sind je nach Droge unterschiedlich. Die Hauptinhaltsstoffe, die für die Wirkungen verantwortlich sein sollen, sind Phytosterole (v.a. β-Sitosterol), Phytoöstrogene, Fettsäurefraktionen (v.a. Laurin-, Myristin- und Myristolsäure), Lektine, Flavonoide, Pflanzenöle und Polysaccharide. Wegen der komplexen Wirkstoffzusammensetzung kommt der Extraktgewinnungsmethode – vor allem auch dem verwendeten Lösungsmittel – eine große Bedeutung zu. Verwendet werden in Deutschland neben den vorwiegend aus Pinien gewonnenen Phytosterolen noch Extrakte aus Sägepalmenfrüchten (Sabal), aus Kürbiskernen, Brennnessel und Gräserpollen (Roggen).
Zur Behandlung der BPH werden in Deutschland vor allem folgende Drogen bzw. Produkte pflanzlicher Herkunft in Form verschiedener Zubereitungen eingesetzt:

- Phytosterolgemische mit mindestens 80% β-Sitosterol,
- Zwergpalmenfrüchte,
- Kürbissamen,
- Brennnesselwurzel,
- Roggenpollen.

Phytosterol

Phytosterol ist ein natürliches Gemisch aus pflanzlichen Sterolen verschiedenen Ursprungs, es enthält mindestens 70% β-Sitosterol und andere pflanzliche Sterole.
Verschiedene pharmakologische Wirkungen des Phytosterols sind experimentell belegt. Sowohl in vitro als auch in vivo wurde eine Hemmung der Prostaglandinsynthese nachgewiesen. Diese zeigt sich in einer Senkung von PG_{E2} und $PG_{F2\alpha}$ im hyperplastischen Prostatagewebe wie auch im Prostataexprimat. Die Prostaglandine üben eine der wichtigsten Mediatorfunktionen in der Prostata aus, ihre Reduktion führt neben einer möglichen DHT-Spiegelsenkung zu antiphlogistischen und tonusstabilisierenden Wirkungen, so dass es zu einem Abschwellen der Prostatadrüse kommt und die Miktion erleichtert wird.
Hauptsächlich wird in Deutschland das im Arzneibuch definierte Phytosterol aus Pinien verwendet. Die Wirksamkeit von Phytosterol bei BPH konnte in einer Reihe von Studien nachgewiesen werden. So besserten sich in einer plazebokontrollierten Doppelblindstudie über 6 Monate bei 200 getesteten Patienten durch 3-mal täglich 20 mg Phytosterol (Harzol®) die Symptomatik nach dem internationalen Prostatasymptomenscore (IPSS; Tab. 6.1-1) um 7,4 Punkte (Plazebokontrolle: 2,3 Punkte), der Harnfluss stieg um 4 ml/s an und die Restharnmenge war signifikant vermindert. Auch beim 18-monatigen Follow-up zeigten die Patienten, die β-Sitosterin eingenommen hatten, eine anhaltende Verbesserung der Symptomatik auch nach Absetzen des Präparates. Die Symptomenverbesserung konnte auch in einer weiteren, ebenfalls doppelblinden plazebokontrollierten Studie

Tab. 6.1-1: Internationaler Prostatasymptomenscore

	Nie	Selten (weniger als 1 von 5 Fällen)	Seltener als in der Hälfte der Fälle	Ungefähr in der Hälfte der Fälle	In mehr als der Hälfte der Fälle	Fast immer
Wie oft hatten Sie das Gefühl, dass Ihre Blase nach dem Wasserlassen nicht ganz leer war?	0	1	2	3	4	5
Wie oft mussten Sie innerhalb von 2 Stunden ein 2. Mal Wasserlassen?	0	1	2	3	4	5
Wie oft mussten Sie beim Wasserlassen mehrmals aufhören und neu beginnen?	0	1	2	3	4	5
Wie oft hatten Sie Schwierigkeiten, das Wasserlassen hinauszuzögern?	0	1	2	3	4	5
Wie oft hatten Sie einen schwachen Strahl beim Wasserlassen?	0	1	2	3	4	5
Wie oft mussten Sie pressen, um mit dem Wasserlassen zu beginnen?	0	1	2	3	4	5
Wie oft sind Sie im Durchschnitt nachts aufgestanden, um Wasser zu lassen?	nie 0	1-mal 1	2-mal 2	3-mal 3	4-mal 4	5-mal oder öfter 5
Aufaddition der einzelnen Punkte ergibt IPSS IPSS 3–7 milde Symptomatik IPSS 8–19 mittelschwere Symptomatik IPSS 20–35 schwere Symptomatik						

mit Azuprostat® (2-mal 65 mg/Tag bei 177 Patienten) nachgewiesen werden, die Effekte waren vergleichbar.

Zwergpalmenfrüchte

Extrakte aus den Beerenfrüchten der Sägezahnpalme (Sabal serrulata fructus), Stammpflanze *Sabal serrulata serenox repens* (BERTRAM) SMALL (Syn. *Sabal serrulata*), bilden nach wie vor den häufigsten Kombinationspartner in Phytopharmaka zur Behandlung der BPH. Daneben sind hochdosierte Monopräparate im Handel. Die getrockneten Beerenfrüchte bestehen zu etwa 36 % aus Fruchtschale, zu 16 % aus Fruchtfleisch, zu 10 % aus Steinschale und zu 38 % aus Samen. Im Fruchtfleisch sind größere Mengen Fette, Polysaccharide und Mannit enthalten. Das Rohfett besteht zu 75 % aus freien Fettsäuren und zu 25 % aus Neutralfett. Das Samenöl entspricht in seiner Zusammensetzung dem normalen Palmöl mit Laurin-, Myristin-, Palmitin- und Ölsäureglyceriden. Ferner konnten aus dem Fruchtfleisch β-Sitosterol, Sitosterolester und β-Sitosterol-3-O-glucosid isoliert werden. Eine rational begründete Standardisierung der Sabalpräparate ist schwierig, da über das

wirksame Prinzip noch keine ausreichende Klarheit besteht und die Zusammensetzung der Extrakte in Abhängigkeit vom Extraktionsmedium stark schwankt.
In der Arbeitsgruppe von Wagner konnte ein am Markt befindlicher, durch CO_2-Extraktion gewonnener Sabalextrakt in drei Fraktionen aufgetrennt werden: eine sterolhaltige Fraktion C, eine Fettalkohole enthaltene Fraktion B und eine die sauren lipophilen Substanzen enthaltende Fraktion A, die derzeit nur bezüglich ihrer Fettsäuren charakterisiert ist. Nur die Fraktion A hemmte in einer Verdünnung von 10^{-5} in vitro die Leukotrien- und Prostaglandinsynthese. Die Fraktion C mit den Phytosterolen zeigte keine Wirkung.
Demgegenüber wird beim Vergleich des ethanolischen mit dem z.B. in Frankreich gebräuchlichen n-Hexan-Extraktes der geringfügig unterschiedlichen Fettsäurefraktion der Haupteffekt des n-Hexanextraktes zugeschrieben.
Aus dem wässrigen Auszug konnte schon 1981 ein saures Polysaccharid isoliert werden, das am Carrageenin-Pfotenödem der Ratte in Dosen von 1,0 mg/kg Körpergewicht i.v. eine antiphlogistische, ödemprotektive Wirkung zeigte, die die von Indometacin und Acetylsalicylsäure um den Faktor 100 übertraf. Nach peroraler Applikation zeigte die Polysaccharidfraktion allerdings keine Wirkung, da sie vermutlich im Gastrointestinaltrakt rasch abgebaut wird.
In Laborexperimenten und Tierversuchen ließ sich für den Gesamtextrakt ein antiandrogener Effekt durch Hemmung der 5α-Reduktaseaktivität in einer Verdünnung von 10^{-4} bis 10^{-5}, ein kompetitiver Antagonismus an den DHT-Rezeptoren und für den Hexanextrakt auch ein antiöstrogener Effekt durch Blockierung der Östrogenrezeptoren in den Zellkernen nachweisen.
Die positiven experimentellen Ergebnisse konnten auch durch plazebokontrollierte Doppelblindstudien bestätigt werden. So konnten Mattei und Mitarbeiter in einer plazebokontrollierten Doppelblindstudie an 40 Patienten, die 3 Monate lang entweder 2×160 mg Sabalextrakt (Talso® 160 mg) oder Plazebo erhielten, in der Verumgruppe einen signifikanten Rückgang der Nykturie von 4,4 auf 1,6, der Pollakisurie von 7,3 auf 4,3 und des Restharnvolumens von 110 ml auf 40 ml feststellen. Die Größe des Prostataadenoms veränderte sich dagegen während der Behandlung nicht und zeigte auch keinen signifikanten Unterschied zur Plazebogruppe. Herxheimer behandelte 110 Patienten 30 Tage mit Sabalextrakt oder Plazebo. Die Nykturie reduzierte sich von 3,1 auf 1,7, der Restharn von 95 ml auf 57 ml, der maximale Harnfluss stieg von 5 ml/s auf 8 ml/s an. Ähnliche Ergebnisse können von einer Anwendungsbeobachtung an 1 334 Patienten über 3 Monate und von einer Jahresstudie mit 542 Patienten berichtet werden.
Die Kommission E hat die Zwergpalmenfrüchte positiv monographiert und gibt folgende Wirkungen an:

- Antiandrogen (Hexanextrakt),
- antiexsudativ (wässriger Extrakt).

Als Dosis werden 1–2 g Droge oder 320 mg Hexan- oder ethanolischer Extrakt (auch als Einzeldosis) empfohlen. Diese Dosis wird auch von allen am Markt befindlichen Monopräparaten erreicht.

Kürbissamen

Ausgehend von der Beobachtung, dass in Siebenbürgen, wo der Genuss von Kürbissamen (Cucurbitae semen), Stammpflanze *Cucurbita pepo* L., verbreitet ist, Prostataerkrankungen sehr selten sind, wurde dem Kürbissamen ein Effekt auf das Urogenitalsystem nachgesagt.
Einer großen Zahl an positiven Einzelfallberichten steht die dort in der Regel schlecht oder überhaupt nicht charakterisierte Drogenvarietät entgegen.
Die einzelnen Samen unterscheiden sich nicht so sehr im Ölgehalt, als in den folgen-

Männlicher Genitaltrakt

24-Ethyl-5α-Cholesta-7,22-dien-β-ol

24-Ethyl-5α-Cholesta-7,22,25-trien-3β-ol

den Inhaltsstoffen, denen eine pharmakologische Aktivität zukommen kann:

- β-Sitosterol,
- Ethyl-cholestadien(-trien)-ole (Δ-7-Sterole),
- Cucurbitacine,
- Tocopherole.

Die im Kürbissamen enthaltenen Δ-7-Sterole (4–5 mg pro 1 g Öl) besitzen eine konformative Ähnlichkeit mit DHT. Sie konnten nach oraler Gabe im Prostatagewebe nachgewiesen werden und normalisieren die Serumparameter „saure Phosphatase" und „prostataspezifisches Antigen". Dies kann jedoch dazu führen, dass ein Prostatakarzinom nicht rechtzeitig erkannt wird. Eine Bindung der Δ-7-Sterole an DHT-Rezeptoren konnte im Zellversuch nachgewiesen werden, dies könnte ein Mechanismus der Wirkung von Kürbissamen sein. Allerdings würde hierbei nur die Proliferation gestoppt werden, sie kann nicht rückgängig gemacht werden. Dies würde die Anwendung von Kürbiskernen zur Prophylaxe und Fortschrittshemmung begründen.

Ein weiterer Effekt wird dem Selengehalt der Kürbiskerne zugesprochen. Dieses könnte die Aktivität der Glutathionperoxidase erhöhen, einem Enzym, das für die Zerstörung reaktiver Sauerstoffspezies verantwortlich ist und so eine antiphlogistische Wirkung begründen würde. Ein hoher Gehalt an Magnesium, Vitamin E und Linolsäure könnte sich durch eine generelle Funktionsverbesserung der Muskulatur bemerkbar machen.

Eine Anzahl klinischer Studien zeugt von einer Wirksamkeit der Kürbissamen. So konnte in einer randomisierten, plazebokontrollierten Studie an 476 Patienten bei 12-monatiger Behandlung eine Reduktion des IPSS um 6,8 Punkte (Plazebokontrolle 5,6 Punkte) gezeigt werden, die zwar signifikant, aber verglichen mit der Kontrolle doch relativ gering war. Andere Messparameter änderten sich nicht.

Die Kommission E bestätigte in ihrer Aufbereitungsmonographie die Indikationen Reizblase und Miktionsbeschwerden bei Prostataadenom im Stadium I und II für Kürbissamen. Als Dosierung werden 10 g Samen pro Tag angegeben. Ergänzend muss jedoch be-

α-Tocopherol

achtet werden, dass nur die Beschwerden vermindert werden, die Prostatavergrößerung jedoch nicht beseitigt wird.

Brennnesselwurzel

Die Verwendung von Zubereitungen aus der Brennnesselwurzel DAB (Urticae radix), Stammpflanzen *Urtica dioica* L., beruht neben den Erfahrungen aus der Volksmedizin vor allem auf jüngeren experimentellen und klinischen Studien. Auf der Suche nach möglichen Wirkstoffen in der Brennnesselwurzel fand man die üblichen Phytosterole (β-Sitosterin 0,2–1,0 % sowie β-Sitosterol-β-D-glucosid 0,05–0,2 %).

β-Sitosterol

Mit (10E, 12Z)-9-Hydroxy-10,12-octadecadiensäure identifizierten Kraus und Mitarbeiter einen Inhaltsstoff, der in vitro die Aromatase hemmt. Die Hydroxyfettsäure kommt im wässrig-methanolischen Brennnesselextrakten nur in sehr geringen Mengen (10–50 ppm) vor. In einem rein methanolischen Extrakt frischer Wurzeln ist die Menge größer (600–800 ppm). Ferner wurden Polysaccharide in der Brennnesselwurzel gefunden, die im Rattenpfotenödem starke antiphlogistische Aktivität (siebenfach stärker als Indometacin) aufweisen und auch nach peroraler Applikation wirksam sind. Dieselben Polysaccharide wirken in vitro auch immunstimulierend. Schließlich wurden schon länger bekannte Lektine isoliert, mit in vitro immunstimulierender und die Zellproliferation hemmender Wirkung. Polysaccharide und Urtica-Lektine sind mit 1,7 % und 0,7 % in akzeptabler Menge in pharmazeutischen Zubereitungen nachweisbar und daher am ehesten als Wirkstoffe zu bezeichnen.

(10E, 12Z)-9-Hydroxy-10, 12-Octadecadiensäure

In drei Doppelblindstudien konnte eine gute Beeinflussung der subjektiven Beschwerden in beiden Gruppen und eine Besserung der objektiven Parameter nur in der Verumgruppe nachgewiesen werden. In einer offenen Multicenterstudie mit 6165 Patienten über 6 Monate stieg der maximale Harnfluss von 13 ml/s auf 18 ml/s, der Restharn sank von 80 ml auf 42 ml. In einer weiteren Studie über 3 Monate mit Bazoton® liquidum wurde eine Verbesserung des IPSS um 9,5 Punkte (Plazebokontrolle: Verbesserung um 4,7 Punkte) berichtet. Allerdings befindet sich dieses Präparat (ein Presssaft) aus Geschmacksgründen nicht mehr im Handel. Es sind jedoch Tabletten mit Trockenextrakt verfügbar. Problematisch ist bei allen Studien die kurze Dauer, in der nach Ansicht verschiedener Autoren der Plazeboeffekt noch zu stark ausgeprägt ist.

Die Dosierungsempfehlung für Brennnesselwurzelextrakt ist entsprechend der Positivmonographie der Kommission E 4–6 g Droge pro Tag. Sie wird von den Monopräparaten erreicht. Allerdings muss bei den verschiedenen Präparaten der unterschiedliche Extraktgehalt und die daher unterschiedliche Dosierung beachtet werden.

Roggenpollen

Aus Pollen von *Secale cereale* gewonnene Präparate enthalten das wasserlösliche Cernitin T 60 und das lipidlösliche Cernitin GBX. In Untersuchungen an Zellkulturen von Adenom-Patienten konnte der Nachweis erbracht werden, dass der Pollenextrakt die Aktivität der 5α-Reduktase herabsetzt. Dadurch soll, wie schon bei den Extrakten der Zwergpalme erwähnt, die Metabolisierung von Testosteron zum Dihydrotestosteron und damit das Wachstum der Prostata reduziert werden. Mehrere japanische Studien weisen auf diesen wachstumshemmenden Effekt des Pollenextraktes hin. Wichtiger dürfte allerdings die antiphlogistische Wirkung des Extraktes sein. Durch Abschwellung des periurethralen Gewebes wird die Miktion deutlich verbessert.

Die klinische Effizienz wurde in zwei plazebokontrollierten Doppelblindstudien überprüft. Bei 57 ein halbes Jahr lang mit einem Pollenextrakt behandelten Patienten besserte sich der subjektive Befund in der Verumgruppe um 69%, in der Plazebogruppe um 30%. Der Restharn verminderte sich unter Pollentherapie um 44 ml und erhöhte sich unter Plazebo um 20 ml. Die maximale Harnflussrate zeigt in beiden Gruppen keine Unterschiede. Auch in der zweiten Studie mit 92 Patienten ergaben sich für die Parameter Nykturie und Restharnmenge deutliche Unterschiede zugunsten der Verumgruppe.

Auch für Pollenextrakt existiert eine Positivmonographie der Kommission E.

Andere Drogen

Die übrigen in den entsprechenden Präparaten enthaltenen Drogen besitzen keine ausgeprägten prostatropen Wirkungen; sie unterstützen als sinnvolle Adjuvantien die Wirkung auf das gesamte Urogenitalsystem. Hierbei lassen sich nach dem Wirkungstyp der Inhaltsstoffe folgende Gruppen unterscheiden:

- Desinfizierende (bakteriostatische) Wirkung:
  Zitterpappelblätter (Populi folium), Stammpflanze *Populus trema*;
  Bärentraubenblätter (Uvae ursi folium), Stammpflanze *Arctostaphylus uva ursi* (s. Kap. 5.3.1.2).
- Diuretische Wirkung:
  Goldrutenkraut (Solidaginis herba), Stammpflanze *Solidago virgaurea*,
  Hauhechelwurzel (Ononidis radix), Stammpflanze *Ononis spinosa*.

Kombinationspräparate

Eine gewisse Bedeutung kommt der Kombination von Sägepalmenfrüchten und Brennnesselwurzelextrakt zu. Hier wird eine deutlich überadditive Wirkung durch die bei beiden Drogen zu beobachtende Aromatasehemmung postuliert. Die Wirksamkeit konnte durch referenzkontrollierte klinische Doppelblindstudien belegt werden, bei denen teilweise zur Anwendung des 5α-Reduktasehemmers Finasterid vergleichbare Effekte (Harnflusssteigerungen und IPSS-Verbesserung) erzielt wurden. Eine Metaanalyse aus 2001 bestätigt die positiven Effekte der Kombination.

6.1.4 Patientengespräch Prostatahyperplasie

Für die Selbstmedikation der Prostatahyperplasie muss das Vorliegen einer schwerwiegenden Erkrankung sicher ausgeschlossen sein. Die zur Verfügung stehenden Medikamente besitzen teilweise eine deutliche Wirksamkeit. Mit Phytosterol kann ein Abschwellen der Prostata erreicht werden, die übrigen Präparate verbessern jedoch nur die Miktion. Dies führt zwar zu einer Erleichterung für den Patienten, die Ursache wird jedoch nicht beseitigt. Eine Abklärung von Umfang und Dauer der Erkrankung ist daher in der Beratung notwendig.

Beratungstipp

Die Selbstmedikation im Zusammenhang mit Prostatabeschwerden sollte erst nach Ausschluss organischer Erkrankungen durch den Arzt erfolgen. Bei Prostatabeschwerden sollte auf kalte und alkoholische Getränke verzichtet werden. Zudem sollte Unterkühlungen vorgebeugt werden. Ebenso ist auf eine regelmäßige Blasen- und Darmentleerung zu achten.

Tab. 6.1-2: Prostatamittel (Auswahl)

Präparatename	Darreichungsform	Inhaltsstoffe
Einzeldrogenpräparate: Brennnessel		
Bazoton® uno	Filmtabletten	Brennnesselwurzel-Trockenextrakt (7,1–14,3 : 1) 459 mg – Auszugsmittel: Methanol 20 % (V/V)
Natu·prosta® 600 mg uno	Filmtabletten	Trockenextrakt aus Brennnesselwurzel (7–14 : 1) 600,1 mg – Auszugsmittel: 20 % Methanol (V/V)
Prostaforton® uno	Filmtabletten	Trockenextrakt aus Brennnesselwurzel (15–20 : 1) 285 mg – Auszugsmittel: Ethanol 80 % (V/V)
Prostaherb® N	Dragees	Trockenextrakt aus Brennnesselwurzel (7–14 : 1) 161 mg – Auszugsmittel: Methanol 20 % (V/V)
Prostamed® Urtica	Kapseln	Trockenextrakt aus Brennnesselwurzel (5,4–6,6 : 1) 240 mg – Auszugsmittel: Ethanol (20 Vol.-%)
Prostata® STADA	Filmtabletten	Trockenextrakt aus Brennnesselwurzel (7–9 : 1) 125 mg – Auszugsmittel: Ethanol 60 % (V/V)
Prosta-Truw®	Kapseln	Trockenextrakt aus Brennnesselwurzel (6,7–8,3 : 1) 240 mg – Auszugsmittel: Ethanol 20 % (V/V)
Urol® pros	Dragees	Trockenextrakt aus Brennnesselwurzel (8–12 : 1) 475 mg – Auszugsmittel: Ethanol 60 % (m/m)
Urtica Sandoz® 460 mg	Filmtabletten	Trockenextrakt aus Brennnesselwurzeln (7–14 : 1) 460 mg – Auszugsmittel: Methanol 20 % (V/V)
Utk-uno® 460 mg Filmtabletten B	Filmtabletten	Trockenextrakt aus Brennnesselwurzel (7–14 : 1) 460 mg – Auszugsmittel: Methanol 20 % (V/V)
Einzeldrogen: Sägepalme		
Eviprostat-S Sabal serrulatum 160 mg/ 320 mg Uno	Weichgelatinekapseln	Sägepalmenfrucht-Extrakt, (9–11 : 1), 160/320 mg – Auszugsmittel: Ethanol 90 % (V/V)
Horphagen uno	Weichkapseln	Extrakt aus Sägepalmenfrüchten (7,5–12,5 : 1) 320 mg – Auszugsmittel: Ethanol 90 % (m/m)
Hyperprost® 160 mg/–320 mg	Weichkapseln	Sägepalmenfrüchte-Extrakt (9–11 : 1) 160 mg/320 mg – Auszugsmittel: Ethanol 96 % (V/V)
Prostagutt® mono	Kapseln	Extrakt aus Sägepalmenfrüchten (10–14,3 : 1) 160 mg – Auszugsmittel: Ethanol 90 % (m/m)
Prostagutt® uno	Kapseln	Extrakt aus Sägepalmenfrüchten (10–14,3 : 1) 320 mg – Auszugsmittel: Ethanol 90 % (m/m)
Prosta Urgenin uno®	Kapseln	Sägepalmenfrüchteextrakt (8,0–9,52 : 1) 320 mg – Auszugsmittel: Ethanol 90 % (V/V)

Männlicher Genitaltrakt

Tab. 6.1-2: Prostatamittel (Auswahl) (Fortsetzung)

Präparatename	Darreichungsform	Inhaltstoffe
Prostess®/ Prostess® uno	Kapseln	Extrakt aus Sabal. serrul. DEV 10:1 (7,5–12,5:1) 160 mg/320 mg – Auszugsmittel: Ethanol
Remiprostan® uno	Weichkapseln	Extrakt aus Sägepalmenfrüchten (8–13:1) 320 mg – Auszugsmittel: Ethanol 90 % (V/V)
Sabal STADA® uno 320 mg	Weichkapseln	Extrakt aus Sägepalmenfrüchten (9–11:1) 320 mg. – Auszugsmittel: Ethanol 96 % (V/V)
Sabalvit®/ Sabalvit® uno	Weichkapseln	Sägepalmenfrüchte-Extrakt (9–11:1) 160 mg/320 mg – Auszugsmittel: Ethanol 96 % (V/V)
SE Sägepalme	Kapseln	Dickextrakt aus Sägepalmenfrüchten (10–14,3:1) 320 mg – Auszugsmittel: Ethanol 90 % (m/m)
Steiprostat® uno Kapseln	Weichgelatinekapseln	Sägepalmenfrüchte-Extrakt (9–11:1) 320 mg – Auszugsmittel: Ethanol 96 % (V/V)
Talso® Uno N	Weichkapseln	Sägepalmenfrüchte-Extrakt (7,5–12,5:1) 320 mg – Auszugsmittel: Ethanol 90 % (m/m)
Kürbissamen		
Granu Fink® Blase Kürbiskern n. Apoth.pflicht.	Kapseln	Kürbissamen, zerkleinert 400 mg, Kürbissamenöl 340 mg.
Granu Fink® Kürbiskerne n. Apoth.pflicht.	Droge	100 g enth.: Semen Cucurbitae peponis. L. convar. citrullinina l. GREB var. styriaca l. GREB 100 g
Granu Fink® Kürbiskerngranulat n. Apoth.pflicht.	Granulat	100 g enth.: geschrotete Kürbissamen 66 g
Nomon® mono	Kapseln	Trockenextrakt aus Kürbissamen (15–30:1), 105 mg – Auszugsmittel Ethanol 60 % (V/V)
Granu Fink® Prostaforte	Weichgelatinekapseln	Dickextrakt aus Kürbissamen 500 mg – Auszugsmittel: Ethanol 92 % (m/m)
Vesiherb®	Filmtabletten	Trockenextrakt aus Kürbissamen (15–30:1) 152 mg – Auszugsmittel: Ethanol 60 % (V/V)
Roggenpollen		
Pollstimol®	Kapseln	Extraktgemisch aus Gräserpollen (2–3,5:1) 23 mg (Roggen:Timothy Gras:Mais 30:1,5:1). Zus.ges. aus: 1. Dickextrakt aus Gräserpollen 20 mg (Roggen: Timothy Gras:Mais 30:1,5:1) – Auszugsmittel: Aceton 4,8 % (V/V), Natriumdodecylsulfat 0,038 % (m/V) 2. Trockenextrakt aus Pollenextraktrückstand von 1,3 mg – Auszugsmittel: Aceton

Tab. 6.1-2: Prostatamittel (Auswahl) (Fortsetzung)

Präparatename	Darreichungsform	Inhaltstoffe
Phytosterol		
Azuprostat Sandoz® 65 mg	Weichkapseln	Phytosterol 65 mg
Harzol®	Kapseln	Phytosterol 10 mg
Sitosterin Prostata-Kapseln	Kapseln	Phytosterol 10 mg
Kombinationspräparate		
Eviprostat® N	Dragees, dünndarmlöslich	Tinct. Chimaphila umbellata 0,5 mg, Tinct. Populus tremula 0,5 mg, Tinct. Pulsatilla 0,5 mg, Extr. Herba Equiseti sicc. spir. (5:1) 1,5 mg
Granu Fink® Prosta	Kapseln	Kürbissamenpulver 400 mg, Kürbissamenöl 340 mg, Extrakt aus Sägepalmenfrüchten (7–13:1) 75 mg – Auszugsmittel: Ethanol 90 % (m/m)
Prostagutt® forte 80/60 Prostagutt® forte 160/120	Kapseln	1,1 g (entspr. 30 Tr.) enth.: Dick-Extrakt aus Sägepalmenfrüchten (10–14,3:1) 80 mg/160 mg – Auszugsmittel: Ethanol 90 % (m/m), Trockenextrakt aus Brennnesselwurzeln (7,6–12,5:1) 60 mg/120 mg – Auszugsmittel: Ethanol 60 % (m/m)
Prostamed®	Kautabletten	Kürbissamenpulver 200 mg, Globulin aus Kürbissamenpulver 100 mg, Trockenextr. aus Riesengoldrutenkraut (5–8:1) 2,6 mg – Auszugsmittel: Ethanol 60 Vol.-%, Trockenextr. aus Zitterpappelblättern (5–8:1) 6,3 mg – Auszugsmittel: Ethanol 60 Vol.-%

6.2 Weiblicher Genitaltrakt

6.2.1 Anatomie und Physiologie

Der Regelkreis des menstruellen Zyklus und seine Auswirkung sowohl auf die Sexual- als auch auf andere Organe stellt ein äußerst komplexes und individuell sehr unterschiedlich empfindliches System dar. Neben der Empfängnisverhütung sind dabei Anomalien im Zyklusablauf (Zyklusstörungen), Beschwerden im Zusammenhang mit dem Zyklusablauf (Zyklusbeschwerden) und die Auswirkungen des Eintritts der Menopause (Klimakteriumsbeschwerden) hauptsächliche Einsatzgebiete für die Selbstmedikation. Während die Möglichkeiten bei Zyklusstörungen sehr begrenzt sind und diese Erkrankungen unbedingt durch den Arzt therapiert werden sollten, sind die Zyklus- und Klimakteriumsbeschwerden gut für eine Selbstmedikation geeignet. In kontrolliertem Rahmen

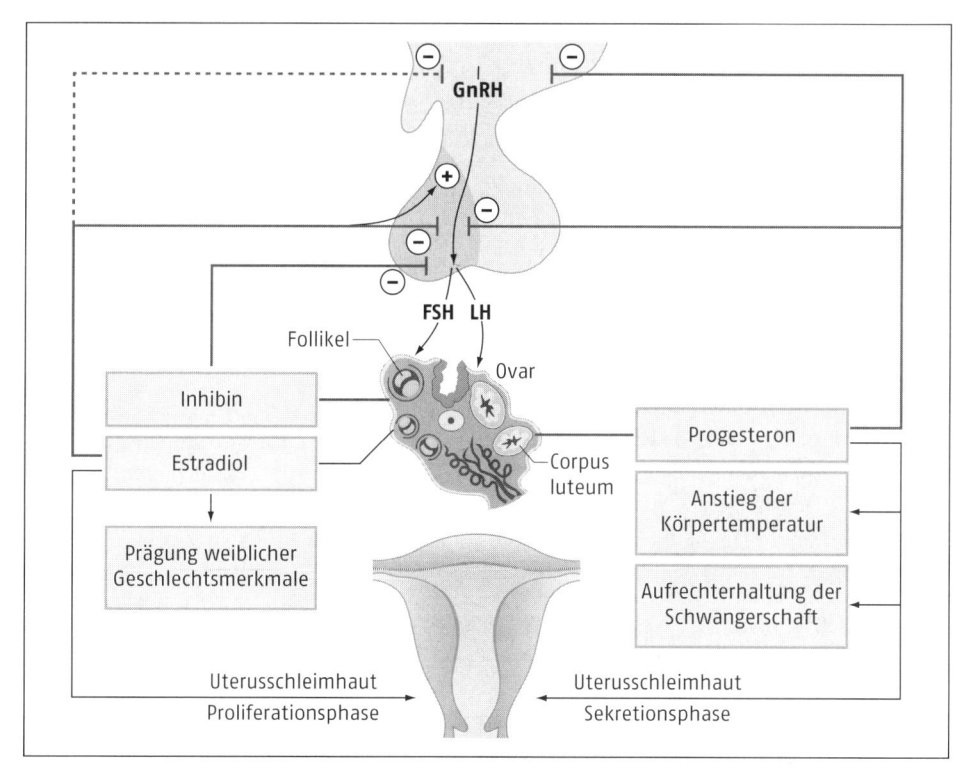

Abb. 6.2-1: Hormoneller Regelkreis und Wirkung der Sexualhormone bei der Frau. **GnRH** Gonadotropin-Releasing-Hormone, **FSH** Follikel-stimulierendes Hormon, **LH** Luteinisierendes Hormon. Nach Thews, Mutschler, Vaupel 2007

können auch Infektionen der Vaginalschleimhaut selbst behandelt werden. Hauptsächlicher Applikationsort für therapeutische Maßnahmen sind die topische Applikation im Bereich der Vaginalschleimhaut. Daneben ist die systemische Therapie durch Eingriff in den hormonellen Regelkreis (z.B. Phytoöstrogene) oder durch Einwirkung auf betroffene Organe möglich (s. Abb. 6.2-1).

6.2.2 Zyklusstörungen, Zyklusbeschwerden und Klimakterium

Bei der Betrachtung der im Zusammenhang mit dem weiblichen Zyklus stehenden Beschwerden muss grundsätzlich zwischen den Zyklusstörungen, also Anomalien im Ablauf des Zyklus (Oligomenorrhoe, Polymenorrhoe, Hypo- oder Hypermenorrhoe, Zwischenblutungen und Amenorrhoe) einerseits und den mit dem Zyklusverlauf in Verbindung stehenden Zyklusbeschwerden andererseits unterschieden werden. Zusätzlich gehört in diesen Bereich auch das Klimakterium, das jedoch keine eigentliche Zyklusstörung darstellt. Der altersphysiologisch bedingte starke Abfall der Östrogen- und Gestagenspiegel sowie der dadurch initiierte Anstieg der Gonadotropinsekretion sind jedoch häufig mit starken Befindlichkeitsstörungen vergesellschaftet.

Zyklusstörungen können nur dann richtig behandelt werden, wenn zunächst die Ursachen im Rahmen einer gynäkologischen Untersuchung geklärt worden sind. Allerdings sind die hierfür zu verwendenden Arzneimittel durchweg verschreibungspflichtig, eine Selbstmedikation ist hier nicht möglich und auch nicht sinnvoll.

Zyklusbeschwerden, wie sie begleitend zum Zyklusablauf regelmäßig oder unregelmäßig auftreten können, können jedoch der Selbstmedikation zugänglich sein. Hier kann durch Spasmolytika und/oder Analgetika bei vielen Patientinnen eine Linderung erreicht werden. Dies bietet sich vor allem beim prämenstruellen Syndrom sowie leichten dysmenorrhoeischen Beschwerden, aber auch bei Klimakteriumsbeschwerden an. Allerdings sollten die Patientinnen darauf aufmerksam gemacht werden, dass die Symptome nur durch ärztliche Expertise richtig bewertet und eine gegebenenfalls erforderliche Therapie überwacht werden kann.

6.2.2.1 Zyklusstörungen

Oligomenorrhoe und Polymenorrhoe

Wenn der Menstruationszyklus länger als 31 Tage dauert, kommt es zu weniger als 13 Regelblutungen pro Jahr; es liegt demnach eine **Oligomenorrhoe** vor. Ursachen dieser Tempoanomalie sind meistens Ovulationsstörungen. Unbehandelt geht die Zyklusstörung mit funktioneller Sterilität einher.

Dauert der Zyklus weniger als 24 Tage, steigt die Zahl der jährlichen Regelblutungen auf 15 bis 17. Die **Polymenorrhoe** kann durch eine verkürzte Follikelreifungsphase, durch eine zu kurze Corpus-luteum-Phase oder durch anovulatorische Zyklen verursacht sein. Bei gleichzeitig vorliegender Hypermenorrhoe ist mit der Entwicklung einer ausgeprägten Anämie zu rechnen.

Hypomenorrhoe und Hypermenorrhoe

Eine schwache, nur wenige Stunden dauernde Regelblutung wird **Hypomenorrhoe** genannt. Diese Zyklusstörung wird gelegentlich bei Frauen beobachtet, bei denen wiederholt eine (zu radikale) Abrasio durchgeführt worden ist. Hormonelle Ursachen werden seltener diagnostiziert.

Eine **Hypermenorrhoe** liegt vor, wenn der Blutverlust deutlich erhöht ist, während die Blutungs- und Zyklusdauer normal sind. Verursacht wird eine zu starke Regelblutung meistens durch krankhafte Veränderungen der Gebärmutter wie Myome, Polypen oder eine Endometriose.

Zusatzblutungen

Alle zusätzlich zur Menstruation auftretenden Blutungen werden als Zusatzblutungen bezeichnet. **Prämenstruelle Blutungen** sind häufig hormonell bedingt (Corpus-luteum-Insuffizienz), können aber auch organische Ursachen haben. **Postmenstruelle Blutungen,** also Blutungen im Anschluss an die Regelblutungen, können ebenfalls auf Störungen der Hormonfreisetzung zurückgehen. In Frage kommen aber auch organische Ursachen wie Zervix-Karzinome, Polypen und Myome. Als **Zwischenblutungen** werden alle Zusatzblutungen bezeichnet, die weder prämenstruell noch postmenstruell, sondern in der Mitte des Menstruationszyklus (Mittelblutung, Ovulationsblutung) auftreten. Die Zwischenblutung ist meistens hormonell bedingt (Östrogenentzugsblutung), kann aber auch organische Ursachen haben.

Amenorrhoe

Das Ausbleiben der Regelblutung ohne physiologische Ursachen wie Schwangerschaft, Stillzeit oder Postmenopause, wird als Amenorrhoe bezeichnet. Nach dem Zeitpunkt der Manifestation wird zwischen **primärer Amenorrhoe** und **sekundärer Amenorrhoe** unterschieden: Die primäre Zyklusstörung ist durch das Ausbleiben der Regelblutung über das 18. Lebensjahr hinaus gekennzeichnet. Bei der sekundären Amenorrhoe verläuft der Menstruationszyklus zunächst normal, im weiteren Verlauf bleibt die Regelblutung länger als vier Monate aus. Wie die Tabelle 6.2-1 zeigt, können beide Amenorrhoeformen auf zahlreiche, ganz unterschiedliche Störungen zurückgehen.

Als Ursachen der sekundären Amenorrhoe gewinnen auch zunehmend Essstörungen, vor allem bei jungen Mädchen und Sportlerinnen (sog. Female Athlet Triade), die zumeist durch das Auftreten einer Amenorrhoe zu Tage tritt und durch psychischen Leistungsdruck verstärkt wird, an Bedeutung. Alle diese Formen sind, wie auch das spontane Auftreten einer Amenorrhoe nach normalem Zyklus bei vorwiegend jungen Frauen (eventueller Tumorverdacht), unbedingt durch einen Facharzt abzuklären.

6.2.2.2 Zyklusbeschwerden

Prämenstruelles Syndrom

Ungefähr 20 bis 30 % aller Frauen im geschlechtsreifen Alter sind vom prämenstruellen Syndrom betroffen. Die Zyklusstörung ist durch die folgenden Beschwerden gekennzeichnet, die meistens in den letzten zehn bis acht Tagen vor der Regelblutung beginnen und mit Beginn der Blutung plötzlich aufhören:

- Nervosität, Gereiztheit, Verstimmung, Depressionen,
- Völlegefühl, Ödeme, Gewichtszunahme,
- Kopfschmerzen, Migräneanfälle.

Die Pathogenese des prämenstruellen Syndroms ist noch nicht vollständig geklärt. Folgende Faktoren dürften aber eine Rolle spielen:

- Östrogendominanz bei gleichzeitigem Gestagenmangel,
- erhöhte Prolactinspiegel,
- neurovegetative Überempfindlichkeit.

Tab. 6.2-1: Ursachen der primären Amenorrhoe (links) und der sekundären Amenorrhoe (rechts)

Primäre Amenorrhoe (Häufigkeit in %)	Sekundäre Amenorrhoe (Häufigkeit in %)
Chromosomale Entwicklungsstörungen (30)	Hypothalamisch/hypophysäre Störungen (61)
Missbildung Genitalorgane (Hemmung) (19)	Hyperprolaktinämie (18)
Hypothalamisch/hypophysäre Störungen (17)	Ovarielle Störungen (9)
Ovarielle Störungen (17)	Extragenitale endokrine Erkrankungen (7)
Testikuläre Feminisierung (7)	Sekundäre uterine Störungen (5)
Extragenitale endokrine Erkrankungen (7)	
Hyperprolaktinämie (3)	

Medikamentöse Therapie

Patientinnen mit prämenstruellen Beschwerden sollte immer geraten werden, zunächst den Frauenarzt zu konsultieren, der in Abhängigkeit von den dominierenden Symptomen Sexualhormone, Prolactinhemmer oder auch Diuretika verordnen kann. Im Rahmen der Selbstmedikation können die im Folgenden beschriebenen Substanzen beziehungsweise Drogen eingesetzt werden. Nach Bewertung der vorliegenden Studien durch das IQWIG 2013 (www.gesundheitsinformation.de) scheinen aber nur Calcium und Pyridoxin möglicherweise wirksam.

Pyridoxin

Zur Wirkung von Vitamin B_6 (s.a. Kap. 3.1.2.1) bei prämenstruellem Syndrom heißt es in der entsprechenden Aufbereitungsmonographie (veröffentlicht im BAnz. Nr. 84 vom 4. 5. 1988): „Es liegen zahlreiche positive und negative Studien über Vitamin B_6 zum Komplex des prämenstruellen Syndroms (PMS) vor. Bestimmte Symptome konnten günstig beeinflusst werden. Zur abschließenden Urteilsfindung sind jedoch noch weitere Untersuchungen notwendig." Nach Bewertung der bis 2013 verfügbaren Studien werden täglich zwischen 50 und 100 mg benötigt, die während des gesamten Cyclus eingenommen werden müssen.

Cimicifugawurzelstock

Cimicifugae racemosae rhizoma besteht aus dem Wurzelstock und den anhängenden Wurzeln der Traubensilberkerze, auch amerikanisches Wanzenkraut (*Cimicifuga racemosa* NUTTAL) genannt, einer in Nordamerika heimischen Ranunculaceen-Art. Die Droge enthält Triterpenglykoside, wie **Actein, Cimicifugosid** und **27-Desoxyacteol,** und wirkt östrogenartig. Tierexperimentell wurde gezeigt, dass ein auf Triterpenglykoside standardisierter Cimicifuga-Extrakt selektiv das luteinisierende Hormon supprimiert (LH-Suppression), während die Sekretion von Prolactin und follikelstimulierendem Hormon (FSH) nicht beeinflusst wird.

In der Aufbereitungsmonographie der Kommission E (veröffentlicht im BAnz. Nr. 43 vom 2. 3. 1989) sind folgende Anwendungsgebiete aufgeführt: „Prämenstruelle und dysmenorrhoische sowie klimakterisch bedingte neurovegetative Beschwerden." Als Tagesdosis werden „Auszüge mit Ethanol 40 bis 60 % (V/V) entsprechend 40 mg Droge" empfohlen. Cimicifuga-Extrakte sind beispielsweise in Monopräparaten, die auch bei klimakterischen Beschwerden indiziert sind, enthalten (Tab. 6.2-3).

Keuschlammfrüchte

Die auch als **Mönchspfefferfrüchte** (Agni casti fructus) bezeichneten Früchte stammen von *Vitex agnus castus* L., einer im Mittelmeerraum heimischen Verbenaceen-Art. Die Droge enthält ätherisches Öl und die Iridoidglykoside **Agnusid** und **Aucubin.** In vitro konnte durch wässrig-alkoholische Extrakte aus Keuschlammfrüchten die Prolactinsekretion gehemmt werden. Der Nachweis, dass diese Wirkung auch bei Patientinnen mit erhöhten Prolactinspiegeln eintritt, ist nach Angaben der entsprechenden Auf-

Cimicifugosid

bereitungsmonographie (veröffentlicht im BAnz. Nr. 226 vom 2.12.1992) allerdings noch nicht erbracht worden.
Die von der Kommission E erarbeitete Aufbereitungsmonographie gibt neben prämenstruellen Beschwerden auch Regeltempoanomalien, also Oligo- und Polymenorrhoe, sowie Mastodynie als Indikationen an, wobei folgender Hinweis aufgenommen wurde: „Bei Spannungs- und Schwellungsgefühl in den Brüsten sowie bei Störungen der Regelblutung sollte zur diagnostischen Abklärung zunächst ein Arzt aufgesucht werden." Als Tagesdosis werden wässrig-alkoholische Auszüge entsprechend 30 bis 40 mg Droge empfohlen. In Tabelle 6.2-3 sind Monopräparate mit Flüssig- oder Trockenextrakten aus Keuschlammfrüchten aufgeführt.

Dysmenorrhoe

Im Gegensatz zum prämenstruellen Syndrom treten die bei der Dysmenorrhoe dominierenden Beschwerden, wie starke Unterleibsschmerzen, Müdigkeit, Gereiztheit und Appetitlosigkeit, unmittelbar vor und während der Menstruation auf. Nach dem Zeitpunkt der Erstmanifestation werden zwei Formen unterschieden: Die **primäre Dysmenorrhoe** besteht seit der ersten Regelblutung (Menarche). Die **sekundäreDysmenorrhoe** manifestiert sich dagegen erst später, häufig erst nach dem 30. Lebensjahr. Während die primäre Dysmenorrhoe meistens psychische Ursachen hat, ist die sekundäre Form der Zyklusstörung häufig eine Folge von organischen Erkrankungen wie Endometriose, Myomen, Adnexitis (Entzündung von Eileiter und Eierstock) sowie Zervixstenosen.
Die **organisch bedingte Dysmenorrhoe** sollte zunächst kausal behandelt werden. Prostaglandinsynthetase-Hemmer (s.a. Kap. 1.1.4) werden vor allem bei **psychogener Dysmenorrhoe** eingesetzt, da die Schmerzen mit einer gesteigerten Prostaglandinsynthese im Endometrium zusammenhängen sollen. Als Tagesdosis bei Dysmenorrhoe werden empfohlen:

- Ibuprofen: 2-mal täglich 200 mg (maximal 800 mg täglich),
- Acetylsalicylsäure: 2- bis 4-mal täglich 500 mg,
- Naproxen: bis zu 3-mal täglich 250 mg.

Die **fixe Kombination** von **Propyphenazon** und **Coffein,** unter anderem enthalten in Optalidon® N (nicht mehr im Handel), wurde von der Kommission B 3 aufgrund der unzureichenden Datenlage negativ beurteilt (veröffentlicht im BAnz. Nr. 31 vom 15.2.1994).
Bei starken Unterleibsschmerzen können neben Analgetika auch Spasmolytika wie N-Butylscopolaminiumbromid (s.a. Kap. 2.2.3.4) eingesetzt werden (Tab. 6.2-2).
Extrakte aus **Gänsefingerkraut** (Anserinae herba, Stammpflanze: *Potentilla anserina* L.) sind dagegen nach Angaben der entsprechenden Aufbereitungsmonographie (veröffentlicht im BAnz. Nr. 223 vom 30.11.1985) nur bei „leichten dysmenorrhoischen Beschwerden" indiziert. Die mittlere Tagesdosis beträgt 4 g Droge, Zubereitungen sind entsprechend zu dosieren. Aufgrund der enthaltenen Gerbstoffe kann die Einnahme von Arzneimitteln mit Gänsefingerkraut-Extrakten die im Zusammenhang mit einem Reizmagen bestehenden Beschwerden verstärken.

6.2.2.3 Klimakterium

Charakteristisches Merkmal des Klimakteriums ist das Auftreten von physischen und psychischen Symptomen. Von diesen, sogenannten klimakterischen Ausfallserscheinungen, sind etwa zwei Drittel der Frauen in der menopausalen Phase betroffen. Die Symptome gliedern sich in drei Bereiche:

- vasomotorische und vegetative Symptome wie Schwindel, Schwitzen, Tachykardien oder die allgemein bekannten Hitzewallungen,

Tab. 6.2-2: Arzneimittel zur Behandlung des Prämenstruellen Syndroms und der Dysmenorrhoe (Auswahl)

Präparatenamen	Darreichungsform	Inhaltsstoffe
Pyridoxin-HCl (Vitamin B6)		
Vitamin B6-Hevert®	Filmtabletten	Pyridoxin-HCl (Vit. B_6) 100 mg
Butylscopolaminiumbromid		
Buscopan® plus	Filmtabletten	Butylscopolaminiumbromid 10 mg, Paracetamol 500 mg
	Zäpfchen	Butylscopolaminiumbromid 10 mg, Paracetamol 800 mg
Ibuprofen		
Dismenol® N	Filmtabletten	Ibuprofen 200 mg
Dolormin® N extra	Filmtabletten	Ibuprofen 400 mg
Naproxen		
Dolormin® für Frauen	Tabletten	Naproxen 250 mg
Naproxen 1A Pharma 250 mg bei Regelschmerzen	Tabletten	Naproxen 250 mg

- psychische Symptome wie Angstgefühl oder Verstimmung,
- metabolische Störungen, hier treten zum Beispiel Hyperlipoproteinämien, Hautatrophie oder Osteoporose auf.

Bei diesen Symptomen muss die damit verbundene Gefahr von kardiovaskulären Erkrankungen und Frakturen berücksichtigt werden.

Im Vordergrund der Therapie steht neben der Vermeidung der Osteoporose die Prophylaxe der kardiovaskulären Risiken, vor allem vor Herzinfarkt. Hier ist die Hormonersatztherapie nach wie vor von großer Bedeutung. Diese bewirkt auch eine Unterdrückung anderer Symptome wie Hitzewallungen, Hypertonie, aber auch die häufige Gewichtszunahme scheint positiv beeinflusst zu werden. In jedem Fall sollte aber genau geklärt werden, ob ein Östrogen- oder Progesteronmangel (oder beides) vorliegt, damit nicht durch die Substitution über die zu erwartende Feedbackhemmung auf die Gonadotropinsekretion unnötige Nebenwirkungen ausgelöst werden. Da das Auftreten von Morbus Parkinson und Demenz mit einem frühen Mangel an Östrogenen in Verbindung gebracht wird, wird auch hier eine Wirksamkeit der Ersatztherapie diskutiert, der Nachweis steht jedoch noch aus. Nicht verschwiegen werden sollen aber auch Studien, die einen Zusammenhang zwischen der Östrogengabe und dem Auftreten von Brustkrebs nahe legen. Dennoch scheint die Hormonersatztherapie auch im Bereich der psychischen Störungen einer symptomatischen Therapie durch Arzneimittel mit entsprechender Indikation (Antidepressiva etc.) überlegen zu sein.

Eine Alternative bietet die Anwendung von Phytohormonen. Die in einer Reihe von Pflanzen enthaltenen Isoflavone und Lignane besitzen deutliche Affinität zum Östrogenrezeptor. Aufmerksam wurde man auf sie durch das Fehlen des Symptoms Hitzewallung (Flush) im asiatischen Raum, die japanische Sprache kennt hierfür nicht einmal eine Übersetzung. Dort wird die signifikant höhere Aufnahme von Sojaprodukten für das Ausbleiben starker klimakterischer Beschwerden verantwortlich gemacht. Auch die Störungen im Menstruationszyklus von Schafen, die viel Rotklee fraßen, gaben einen Hinweis auf Phytohormone. Das Vorkommen östrogenartiger Inhaltsstoffe ist unter anderem in Soja, Tofu, Granatapfel, Hopfen, Rotklee, Salbei und der Traubensilberkerze *(Cimicifuga racemosa)* beschrieben. Dabei scheint nach aktueller Literatur auch Bier als relevanter Lieferant für Phytoöstrogene in Frage zu kommen. Eine Positivmonographie besteht für die Anwendung von Cimicifuga auch mit der Indikation Klimakterium.

Tab. 6.2-3: Behandlung von Zyklus- und Klimakteriumbeschwerden (Auswahl)

Präparatename	Darreichungsform	Inhaltsstoffe
Cimicifuga-haltige Präparate		
Cefakliman® mono	Hartkapseln	Trockenextrakt aus Cimicifuga-Wurzelstock (6,6–8,7:1) 2,675 mg – Auszugsmittel: Ethanol 60 % (V/V)
Cimicifuga AL	Tabletten	Trockenextrakt aus Cimicifugawurzelstock (4,5–8,5:1) 6,5 mg – Auszugsmittel: Ethanol 60 Vol.-%
Cimicifuga-ratiopharm® 7 mg	Tabletten	Cimicifugawurzelstock-Trockenextrakt (4,1–6,5:1) 7 mg – Auszugsmittel: Ethanol 60 % (V/V)
Cimicifuga Stada® 6,5 mg	Tabletten	Trockenextrakt aus Cimicifugawurzelstock (4,5–8,5:1) 6,5 mg – Auszugsmittel: Ethanol 60 %
Femikliman® uno	Filmtabletten	Trockenextrakt aus Cimicifugawurzelstock (4,5–8,5:1) 6,5 mg – Auszugsmittel: Ethanol 60 Vol.-%
Feminon® C	Hartkapseln	Trockenextrakt aus Cimicifugawurzelstock (4,5–8,5:1) 6,5 mg – Auszugsmittel: Ethanol 60 % (V/V)
femi-sanol® 6,5 mg	Hartkapseln	Trockenextrakt aus Cimicifugawurzelstock (4,5–8,5:1) 6,5 mg – Auszugsmittel: Ethanol 60 % (V/V)
Klimadynon®	Filmtabletten	Trockenextrakt aus Cimicifugawurzelstock (5–10:1) 2,8 mg – Auszugsmittel: Ethanol 58 % (V/V)
Klimadynon® Uno	Filmtabletten	Trockenextrakt aus Cimicifugawurzelstock (4,5–8,5:1) 6,5 mg – Auszugsmittel: Ethanol 60 Vol.-%
Kofemin® Klimakteriumtabletten	Filmtabletten	Trockenextrakt aus Cimicifugawurzelstock (4,5–8,5:11) 6,5 mg – Auszugsmittel: Ethanol 60 Vol.-%
Natu-fem®	Hartkapseln	Trockenextrakt aus Cimicifuga-Wurzelstock (4,5–8,5:1) 6,5 mg – Auszugsmittel: Ethanol 60 Vol.-%

Tab. 6.2-3: Behandlung von Zyklus- und Klimakteriumbeschwerden (Auswahl) (Fortsetzung)

Präparatename	Darreichungsform	Inhaltstoffe
Remifemin®	Tabletten	Trockenextrakt aus Cimicifuga-Wurzelstock (6–11:1) 2,5 mg – Auszugsmittel: 2-Propanol 40 Vol.-%
Sinei®	Hartkapseln	Trockenextrakt aus Cimicifugawurzelstock (4,5–8,5:1) 6,5 mg – Auszugsmittel: Ethanol 60 Vol.-%)
Agnus-castus (Keuschlamm)-haltige Präparate		
Agnolyt® Madaus Tinktur	Tinktur	Tinktur aus Keuschlammfrüchten (1:5) 9 g – Auszugsmittel: Ethanol 68 Vol.-%
Agnolyt® Madaus Kapseln	Hartkapseln	Trockenextrakt aus Keuschlammfrüchten (7–13:1) 4 mg – Auszugsmittel: Ethanol 60 % (m/m)
Agnucaston®	Filmtabletten	Trockenextrakt aus Keuschlammfrüchten (Spezialextrakt BNO 1095) (7–11:1) 4 mg – Auszugsmittel: Ethanol 70 % (V/V)
Agnus Castus STADA®	Filmtabletten	Trockenextrakt aus Keuschlammfrüchten (7–13:1) 4 mg – Auszugsmittel: Ethanol 60 % (m/m)
Biofem®	Filmtabletten	Trockenextrakt aus Keuschlammfrüchten (7–13:1) 4 mg – Auszugsmittel: Ethanol 60 % (m/m)
Castufemin®	Kapseln	Trockenextrakt aus Keuschlammfrüchten (7–13:1) 4 mg – Auszugsmittel: Ethanol 60 % (m/m)
Castufemin® N Tropfen	Tinktur	Tinktur aus Mönchspfefferfrucht (1:5), 18 g – Auszugsmittel: Ethanol 58 % (V/V)
Cefanorm® Kapseln	Kapseln	Trockenextrakt aus Mönchspfefferfrüchten (7–13:1) 4 mg – Auszugsmittel: Ethanol 60 % (m/m)
Cefanorm® Flüssigkeit	Tinktur	Tinktur aus Keuschlammfrüchten (1:5) 20 g – Auszugsmittel: Ethanol 70 % (V/V)
Femicur® N	Kapseln	Trockenextrakt aus Mönchspfefferfrüchten (7–13:1) 4 mg – Auszugsmittel: Ethanol 60 % (m/m)
Feminon® A	Hartkapseln	Trockenextrakt aus Keuschlammfrüchten (7–13:1) 4 mg – Auszugsmittel: Ethanol 60 % (m/m)
Gynocastus® Lösung	Tinktur	Auszug aus Keuschlammfrüchten (7,9–8,8:1), Auszugsmittel 60 %, Ethanol (V/V)
Sarai®	Hartkapseln	Trockenextrakt aus Keuschlammfrüchten (7–13:1) 4 mg – Auszugsmittel: Ethanol 60 % (m/m)

Tab. 6.2-3: Behandlung von Zyklus- und Klimakteriumbeschwerden (Auswahl) (Fortsetzung)

Präparatename	Darreichungsform	Inhaltsstoffe
Strotan®	Filmtabletten	Keuschlammfrüchte-Trockenextr. (10–16:1) 3 mg – Auszugsmittel: Ethanol 60 % (V/V)
Kombinationen		
Menodoron® Dilution	Tropfen	10 g enth.: Ethanol. Decoctum aus: Fruct. Origanum majorana, sicc. (1:3) 0,3 g, Cort. Quercus, sicc. (1:3) 1,5 g, ethanol. Infusum aus: Flor. Achillea millefolium, sicc. (1:5) 2 g, Herba Capsella bursa-pastoris, sicc. (1:5) 1,5 g, Herba Origanum majorana, sicc. (1:5) 1,5 g, Flor. Urtica dioica, sicc. (1:6) 1,2 g

6.2.3 Vaginalerkrankungen

Für die Selbstmedikation von Vaginalerkrankungen stehen neben speziellen Schleimhautdesinfizientien noch Antimykotika mit Clotrimazol und Milchsäure- oder Lactobacillus-Präparate zur Verfügung. Dementsprechend sind neben der Behandlung von Mykosen oder anderen Erkrankungen, die einer antiseptischen Therapie zugänglich sind, noch die Regeneration des Scheidenschleimhautmillieus möglich. Dabei muss jedoch eine sichere Indikationsstellung und eine schnell eintretende Wirkung gewährleistet sein, andernfalls ist ärztlicher Rat einzuholen.

6.2.3.1 Krankheitsbilder bei Vaginalerkrankungen

Krankheitsbilder im Vaginalbereich können vor allem Störungen des physiologischen Schleimhautmillieus und Vaginalmykosen sein. Dabei spielt die Produktion von Milchsäure durch die physiologisch vorkommenden Döderleinbakterien eine wesentliche Rolle im Selbstreinigungsprozess. Bei Vaginosen werden diese Bakterien häufig durch andere Keime verdrängt. Der Rekonstitution der Vaginalflora ist daher besonderer Sorgfalt zu widmen. Vaginalmykosen sollten dagegen immer spezifisch behandelt werden.

Lactobacillus

Die Besiedlung der Vagina mit verschiedenen Arten der Gattung *Lactobacillus*, den so genannten **Döderlein-Bakterien,** ist die Grundlage für den physiologischen Selbstreinigungs- und Schutzmechanismus der Scheide. Wie die Abbildung 6.2-2 zeigt, fördern Östrogene und Gestagene die Anreicherung von Glykogen in den Epithelzellen der Vagina. Die Milchsäurebakterien spalten Glykogen zu Glucose und Maltose, vergären die Zucker zu Milchsäure und stellen im Vaginalsekret einen pH-Wert zwischen 3,85 und 4,0 ein. Das saure Scheidenmilieu bildet zwar eine wirksame Barriere gegenüber vielen pathogenen Bakterien, das Wachstum von Hefepilzen und Trichomonaden wird durch die Milchsäurebildung allerdings nicht gehemmt.

Der physiologische Selbstreinigungsmechanismus kann durch verschiedene Faktoren gestört werden:

- Hormonmangelzustände, beispielsweise in der Postmenopause,
- Beeinflussung des hormonellen Gleichgewichts, zum Beispiel durch Einnahme oraler Kontrazeptiva oder durch Schwangerschaft,
- chronische Entzündungen im Gebärmutterhals oder der Gebärmutter,

- systemische Applikation von Antibiotika oder Chemotherapeutika,
- Vaginalspülungen, Anwendung von Intimsprays,
- Applikation eines Pessars,
- Schwächung der körpereigenen Abwehr durch Infektionen oder eine Therapie mit Immunsuppressiva oder Zytostatika,
- ungünstige, zu enge Kleidung und Unterwäsche aus Kunstfasern,
- kohlenhydratreiche Ernährung.

Die Abnahme der Lactobazillenkonzentration kann zum Anstieg des intravaginalen pH-Werts führen und die Vermehrung von pathogenen Bakterien erleichtern. In der Folge kann sich eine Mischflora aus Lactobazillen und anderen atypischen Bakterien in hoher Konzentration ausbilden. Bei der bakteriellen Vaginose (oft auch als Aminkolpitis bezeichnet, obwohl die Vaginalhaut meistens nicht entzündet ist) sind die Lactobazillen weitgehend durch *Gardnerella vaginalis* und verschiedene **Anaerobier,** die Amine freisetzen, verdrängt. Die Erkrankung ist durch einen fischartig riechenden Ausfluss gekennzeichnet. Bei Patientinnen mit schwerer bakterieller Vaginose wird der Frauenarzt vor allem verschreibungspflichtige Metronidazol-haltige Arzneimittel oder andere geeignete 5-Nitroimidazolderivate verordnen. Im Anschluss an die antibiotische Therapie kann die Wiederherstellung der physiologischen Vaginalflora durch Arzneimittel mit *Lactobacillus*-Kulturen (Tab. 6.2-4) gefördert werden.

Lactobazillen-haltige Vaginaltherapeutika können auch bei leichten unspezifischen Störungen des physiologischen Scheidenmilieus wie verstärktem Fluor vaginalis ohne Juckreiz eingesetzt werden. Wenn sich die Beschwerden durch die Selbstbehandlung allerdings nicht innerhalb einer Woche bessern, sollte die Patientin ärztlichen Rat einholen.

Hauptsymptome der seltener auftretenden Trichomonadeninfektion sind schleimiger, grüngelber, oft faulig riechender Ausfluss, Juckreiz, Brennen, Entzündung und Schmerzen beim Wasserlassen und beim Geschlechtsverkehr.

Genitale Herpes-Infektionen (Herpes-simplex-Viren) sind durch starke Schmerzen, Ausfluss und Herpesbläschen gekennzeichnet.

Pilzinfektionen im Genitalbereich

Für die Behandlung von Vaginalmykosen steht aktuell neben Clotrimazol noch Nystatin zur Verfügung. Beide können als Vaginalcreme oder als Ovula angewandt werden. Bei der Therapie mit Clotrimazol sind auch Partnerpackungen im Handel, die eine gleichzeitige Therapie des Partners zulassen. Wichtig ist jedoch in jedem Fall die richtige Anwendung sowie das Erkennen der Grenzen der Selbstmedikation.

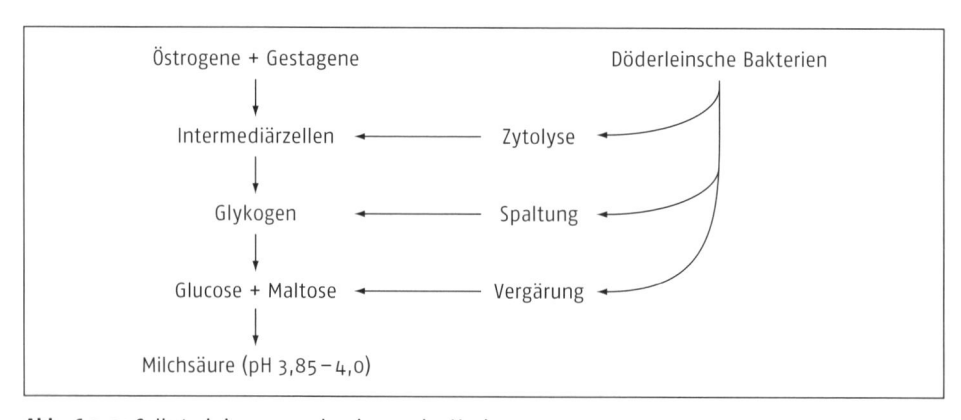

Östrogene + Gestagene → Intermediärzellen → Glykogen → Glucose + Maltose → Milchsäure (pH 3,85 – 4,0)

Döderleinsche Bakterien → Zytolyse → Spaltung → Vergärung

Abb. 6.2-2: Selbstreinigungsmechanismus der Vagina

Tab. 6.2-4: Topische Vaginaltherapeutika

Präparatename	Darreichungsform	Wirkstoff
Eubiolac Verla®	Vaginaltabletten	Calciumlactat 61 mg, Weinsäure 148 mg (entspr. 50 mg Milchsäure)
Vagi-C®	Vaginaltabletten	Ascorbinsäure 250 mg
Vagiflor®	Vaginalzäpfchen	Gefriergetrocknete Kulturen des *Lactobacillus acidophilus* mit einem Gehalt von 10^7 bis 10^8 lebensfähigen Keimen/g 1 000 mg
Vagisan® Milchsäurebakterien	Vaginalkapseln	*Lactobacillus gasseri* (EB 01™), *Lactobacillus rhamnosus* (PB1™) mind. 1×10^8 (Medizinprodukt)

Ursachen und Prävalenz von Vaginalmykosen

Pilzinfektionen der Vagina und/oder der Vulva werden nahezu ausschließlich durch fakultativ pathogene Hefen der Gattung *Candida* verursacht. Es handelt sich demnach um isolierte Vaginalkandidosen oder Vulvakandidosen (relativ selten) beziehungsweise um Vulvovaginalkandidosen. Von den zurzeit mehr als 200 bekannten Candidaarten kommen etwa 10 % als Erreger von Genitalmykosen in Frage. *Candida albicans* wird mit Abstand am häufigsten nachgewiesen. Während aber vor fünfzehn Jahren noch ungefähr 90 % aller genitalen Pilzinfektionen auf *Candida albicans* zurückgingen, ist diese Candidaart heute nur noch in etwa 80 % der untersuchten Isolate nachweisbar. Der Anteil der Infektionen durch andere Candidaarten, vor allem durch *Candida tropicalis* und *Candida glabrata* (= *Torulopsis glabrata*), hat entsprechend zugenommen und ist bei Patientinnen mit chronisch-rezidivierenden Genitalmykosen besonders hoch. Der Erregerwechsel ist insofern problematisch, als *Candida tropicalis* und *Candida glabrata* gegenüber Clotrimazol weniger empfindlich sind als *Candida albicans*. Patientinnen mit chronisch-rezidivierenden Genitalmykosen (jährlich mehr als vier Infektionen) sollten daher zur weiteren Abklärung und Behandlung ihrer Beschwerden unbedingt einen Frauenarzt konsultieren.

Hefen der Gattung *Candida* sind bei den meisten Menschen auf der Haut und/oder der Schleimhaut nachweisbar, ohne dass sich eine Infektion manifestiert: Etwa zwei Drittel aller Menschen beherbergen Hefepilze in der Mundhöhle oder im Gastrointestinaltrakt, die Haut ist bei ungefähr 20 % aller Menschen kontaminiert. Bei etwa 10 % aller gesunden, nicht schwangeren, prämenopausalen Frauen sind *Candida ssp.* in der Vagina nachweisbar, in der Schwangerschaft steigt die Inzidenz auf durchschnittlich 30 %. Noch nicht eindeutig geklärt ist bisher, warum einige Hefepilze plötzlich pathogen werden, das heißt warum beispielsweise die asymptomatische Kolonisation mit *Candida albicans* plötzlich in eine Candidainfektion mit klinischen Symptomen übergeht. In der Tabelle 6.2-5 sind die exogenen und endogenen Faktoren aufgeführt, die zurzeit mit der Manifestation von vulvovaginalen Candidosen in Verbindung gebracht werden.

Die Angaben zur **Prävalenz** von Vaginalmykosen bei Frauen im gebärfähigen Alter schwanken zwischen 5 und 55 %; für Deutschland wird eine Krankheitsrate von durchschnittlich 20 bis 30 % angegeben. Während die meisten Frauen nach erfolgreicher Behandlung langfristig krankheitsfrei bleiben, leiden einige Patientinnen unter chronisch-rezidivierenden Pilzinfektionen. Die Erreger können vom Partner stammen und beim Sexualverkehr übertragen werden. Als Erregerreservoir kommen aber auch Hefepilze in Frage, die den Gastrointestinaltrakt und/oder die Haut (zum Beispiel Fußpilze) der Patientin selbst besiedeln. Schließlich können durch die antimykotische Therapie auch Candidaarten selektiert werden, die gegenüber bestimmten Antimykotika weniger empfindlich sind als *Candida albicans* und durch die Behandlung möglicherweise nicht vollständig eliminiert werden.

Symptomatik von Vaginalmykosen

Die am häufigsten vorkommende Pilzinfektion im Genitalbereich, die akute vulvovaginale Candidose, ist bei der Frau durch die nachfolgend beschriebenen Symptome gekennzeichnet. In Abhängigkeit vom Schweregrad der Infektion und der Lokalisation der am stärksten betroffenen Schleimhautbereiche sind diese Krankheitszeichen allerdings unterschiedlich ausgeprägt und können teilweise auch vollständig fehlen:

- Juckreiz im Bereich der Scheide und des äußeren Genitalbereichs,
- Brennen und Rötung der Vulva,
- weißlicher, geruchloser Ausfluss, der in seiner Konsistenz eine gewisse Ähnlichkeit mit Hüttenkäse hat,
- weißlicher Belag (Soorplaque) der Vaginalschleimhaut,
- Schmerzen beim Geschlechtsverkehr (Dyspareunie) und zum Teil beim Wasserlassen (Dysurie).

Tab. 6.2-5: Prädisponierende Faktoren für Candidainfektionen

Exogene Faktoren
• Einnahme oraler Kontrazeptiva mit hohem Gestagenanteil (die modernen Ovulationshemmer haben aber offensichtlich keinen Einfluss auf das Risiko von Vaginalmykosen) • Behandlung mit Gestagenen und Antiandrogenen • Behandlung mit Immunsuppressiva und Zytostatika • Behandlung mit Breitspektrumantibiotika • Radiotherapie • Zuckerreiche, ballaststoffarme Ernährung • Übertriebene Hygiene und ungünstige Kleidung
Endogene Faktoren
• Schwangerschaft • Diabetes mellitus • Hyperthyreoidismus, Hypothyreoidismus • HIV-Infektion • Eisenmangel (?)

(Fortsetzung nächste Seite)

Obwohl beim Mann ebenfalls häufig Hefepilze im Genitalbereich nachweisbar sind, kommen Symptome wie Brennen, Juckreiz und Rötung der Vorhaut sowie Pusteln und Papeln auf der Glans penis (Balanitis) eher selten vor.

6.2.3.2 Medikamentöse Maßnahmen bei Vaginalerkrankungen

Clotrimazol bei Vaginalmykosen

Das Imidazolderivat Clotrimazol ist gegenüber Hefepilzen, Schimmelpilzen, Dermatophyten und dimorphen Pilzen wirksam (Breitspektrum-Antimykotikum), wobei die minimale Hemmkonzentration zwischen weniger als 0,062 und 4 (bis 8) µg/ml liegt. Bei Corynebakterien und grampositiven Kokken (mit Ausnahme von Enterokokken) liegen die MHK-Werte zwischen 0,5 und 10 µg/ml, gegenüber Trichomonaden ist Clotrimazol erst in einer Konzentration von 100 µg/ml wirksam. Die Resistenzsituation ist zurzeit günstig: Primär resistente Varianten empfindlicher Arten kommen bisher ausgesprochen selten vor; sekundäre Resistenzbildungen werden nur vereinzelt beobachtet.

Die Aufbereitungsmonographie für Clotrimazol (veröffentlicht im BAnz. Nr. 3 vom 7. 1. 1992) nennt als Anwendungsgebiete für Vaginaltabletten, Ovula und Vaginalcreme „Infektionen des Genitalbereichs durch Candida- und andere Hefearten". Außerdem findet sich der Hinweis, dass Clotrimazol zur Behandlung von Trichomonadeninfektionen nicht geeignet ist.

Unter **Gegenanzeigen** ist neben einer Überempfindlichkeit gegenüber Clotrimazol (absolute Kontraindikation) die Anwendung in der Schwangerschaft aufgeführt, da der Verdacht auf erhöhtes Spontanabortrisiko besteht. Studien über mögliche Fehlbildungen liegen nicht vor.

Nebenwirkungen wie Rötung, Stechen oder Brennen werden gelegentlich beobachtet.

Zur **Dosierung** der Vaginaltabletten, Ovula und Vaginalcreme heißt es in der Aufbereitungsmonographie: „Zur intravaginalen Behandlung wird eine Gesamtdosis von 500 bis 600 mg Clotrimazol in Tabletten- oder Cremeform – abhängig vom Wirkstoffgehalt – in 1 bis 6 Dosen gegeben. Da meist Vagina und Vulva betroffen sind, sollte eine Kombinationsbehandlung (Behandlung beider Bereiche) durchgeführt werden. Eine Behandlung während der Menstruation sollte nur bei ausgeprägter klinischer Symptomatik durchgeführt werden." Eine Partnerbehandlung wird nur bei entsprechendem Beschwerdebild (Balanitis) empfohlen.

Clotrimazol zur vaginalen Anwendung ist in Packungsgrößen mit einer Gesamtmenge von bis zu 600 mg, verteilt auf bis zu drei Einzeldosen, und für eine Anwendungsdauer von bis zu drei Tagen **verschreibungsfrei.** Clotrimazol-haltige Vaginaltherapeutika, die länger als drei Tage angewendet werden sollen, unterliegen weiterhin der Verschreibungspflicht, um eine Verschleppung nicht erkannter anderer Infektionen zu vermeiden. Rezeptpflichtig bleiben auch alle Präparate, die mehr als 600 mg Clotrimazol enthalten. Kombinationspackungen mit Clotrimazolhaltigen Vaginaltabletten und einer Clotrimazolcreme, die zur Behandlung der Pilzinfektion des Mannes bestimmt ist, sind dagegen verschreibungsfrei, auch wenn die Packung insgesamt mehr als 600 mg Clotrimazol enthält.

Bei ausreichend hoher Dosierung ist die Wirkung von Clotrimazol bei Vaginalmykosen unabhängig von der gewählten Therapiedauer (Eindosis-, Drei-Tage- oder Sechs-

Tage-Therapie), da bereits nach einmaliger Applikation von 500 mg Clotrimazol im Vaginalsekret sehr hohe Wirkstoffspiegel erreicht werden, die erst nach einigen Tagen auf Werte unterhalb der für Candidaarten ermittelten minimalen Hemmkonzentration zurückgehen. Die Rate klinisch und mykologisch gesicherter Heilungserfolge wird mit 75 bis 90 % angegeben.

Weitere Imidazol-Derivate

Mit den Imidazolderivaten Miconazol und Oxiconazol und Fenticonazol stehen prinzipiell drei weitere, in niedriger Dosierung nicht verschreibungspflichtige topische Antimykotika zur Verfügung. Wegen der bei vaginaler Therapie notwendigen Anwendungsdauer und Dosierung werden bei diesen Präparaten die Freimengen jedoch überschritten, so dass derzeit kein nicht verschreibungspflichtiges Präparat im Handel ist. Zu beachten ist, dass Miconazol im 1. Trimenon der Schwangerschaft zu Aborten führen kann, die Anwendung im 2. und 3. Trimenon ist derzeit noch nicht geprüft. Nach der Anwendung von Fenticonazol sollte 2 Tage lang kein ungeschützter Geschlechtsverkehr stattfinden.

Miconazol

Nystatin

Für die Behandlung von Nystatin-empfindlichen Mykosen stehen ebenfalls frei verkäufliche Präparate zur Verfügung. Nystatin, das von *Streptomyces noursei* gebildet wird, bindet irreversibel an Sterole der Zellmembran. Dies führt zu einer erhöhten Membranpermeabilität und zum Austritt essentieller, zytoplasmatischer Zellbestandteile, vor allem von Kalium. Da die Affinität von Nystatin zu Ergosterol, das in Pilzen vorkommt, größer ist als die zum Cholesterol, ergibt sich eine hohe Spezifität der Wirkung. Echte Resistenzen der pathogenen Hefen wurden bisher nicht beobachtet, Nystatin kann bei topischer Anwendung auch in Schwangerschaft und Stillzeit verwendet werden. Nystatin ist mit der Indikation Vaginalmykosen als Vaginalcreme oder als Vaginaltabletten im Handel, für Letztere wird zum Teil fälschlicherweise die Bezeichnung Ovula verwendet. Im Gegensatz zu den Clotrimazol-Kombipackungen, die für die Mitbehandlung des Partners vorgesehen sind, enthalten die Nystatin-Kombipackungen eine Vaginalcreme, die vor allem zur Behandlung der äußeren Genitalien gedacht ist. Allerdings sollte auch bei Nystatintherapie gegebenenfalls eine Behandlung des Partners erfolgen.

Vaginalantiseptika

Eine unspezifische Therapie von Scheideninfektionen ist durch die Anwendung von Vaginalantiseptika möglich. Hierfür werden die bekannten Schleimhautantiseptika wie Povidon-Jod, aber auch spezielle Antiseptika wie Policresulen eingesetzt. Neben seiner antimikrobiellen Wirkung führt dieses zu einem Aufblähen und anschließendem Schrumpfen der befallenen Hautzellen und dann zu deren Abstoßung, gesunde Zellen werden nicht angegriffen. Da hierdurch mit Ausfluss zu rechnen ist, sollten die Patientinnen darüber aufgeklärt werden. Policresulen besitzt auch haemostyptische Eigenschaften. Zur Anwendung der Lösung wird die Scheide mit der Lösung touchiert, d.h. ein damit getränkter Mulltupfer für einige Zeit auf die Vaginalschleimhaut aufgedrückt. Da diese Anwendung ohne externe Hilfe kaum durchführbar ist, sollte hier den Suppositorien der Vorzug gegeben werden. Diese dürfen bis zu maximal 9 Tage lang angewandt werden. Ist dann die Infektion nicht verschwunden, muss ärztlicher Rat eingeholt werden. Bei allen hier angewandten Arzneimitteln ist während der Anwendung und 7 Tage nach deren Beendigung auf Geschlechtsverkehr zu verzichten.

Policresulen

Beratungstipp

Ein Teil der Vaginaltherapeutika enthält als Hilfsstoff Paraffin, durch das die Reißfestigkeit und damit die Sicherheit von Latexkondomen vermindert werden kann. Das Einbringen von Vaginaltabletten sollte grundsätzlich in Rückenlage erfolgen, dabei ist die Anwendung beim Zubettgehen zu bevorzugen.
Unterwäsche, Handtücher und Waschlappen sollten nach einmaligem Gebrauch ausgekocht werden bzw. mit einem desinfizierenden Waschmittel (z.B. Canesten® Hygiene Wäschespüler, Sagrotan® Wäsche Hygienespüler) gewaschen werden.
Bei wiederholten Infektionen ist ein Arzt aufzusuchen.

6.2.3.3 Patientengespräch

Im Vorfeld eines Beratungsgespräches ist vielleicht der Hinweis hilfreich, dass die Vaginalmykose keine so genannte „Geschlechtskrankheit" ist, dass sie aber ohne Behandlung im Allgemeinen nicht wieder verschwindet. Auch ein Aufmerksammachen auf mögliche begünstigende Faktoren (s. Tab. 6.2-3) wäre sinnvoll.
Eine der wichtigsten Voraussetzungen für die erfolgreiche Selbstbehandlung von Vaginalmykosen ist die richtige Selbstdiagnose der Patientin.

Die Selbstmedikation kommt deshalb nur für Frauen in Frage, die bereits früher einmal eine vulvovaginale Candidose hatten und daher in der Lage sind, die entsprechenden Symptome richtig zu deuten.
Bei erstmaligem Auftreten von verstärktem Ausfluss, Juckreiz und Brennen im Vaginalbereich sollte der Frauenarzt aufgesucht werden.
Eine gynäkologische Untersuchung sollte auch allen Patientinnen empfohlen werden, die innerhalb der letzten 12 Monate schon mehr als vier mal an einer Vaginalmykose erkrankt sind (chronisch rezidivierende Vaginalmykosen).
Ebenfalls nicht indiziert ist die Selbstmedikation bei Schwangeren. Infektionen in der Schwangerschaft können immer das Risiko einer Frühgeburt erhöhen, darüber hinaus kann die ungeübte Anwendung eines Applikators zu Blutungen führen. Die Anwendung von Clotrimazol und Miconazol ist wegen der Gefahr eines Abortes kontraindiziert.
Genauso sollte Patientinnen unter 18 Jahren und Frauen, bei denen zusätzlich Fieber, Schmerzen, blutiger Ausfluss und andere untypische Symptome auftreten, von einer Selbstmedikation abgeraten werden.
Im Beratungsgespräch sollte die Patientin über die Vor- und Nachteile der für die Selbstmedikation mit Clotrimazol in Frage kommenden Eindosis- oder Drei-Tages-Behandlung informiert werden: Die Eindosis-Therapie ist vielleicht von der Compliance her günstiger, allerdings muss die Patientin darauf aufmerksam gemacht werden, dass die Symptome erst drei bis vier Tage nach Behandlungsbeginn verschwinden. Bei der Drei-Tages-Therapie fallen dagegen Behandlungsende und Rückgang der Beschwerden zusammen. Gehen die Symptome nicht innerhalb von zwei bis vier Tagen zurück, muss ein Arzt die Diagnose durch Anlegen einer Pilzkultur überprüfen, um sicherzustellen, dass nicht andere Erkrankungen verschleppt werden.

Tab. 6.2-6: Vaginalantimykotika

Präparatenamen	Darreichungsform	Wirkstoff
Clotrimazol (Auswahl)		
Canesten® Gyn Once Kombi	Vaginaltablette und Creme	Clotrimazol Tablette: 0,5 g Creme: 1 g enthält 0,01 g
Canesten® Gyn 3 Tages-Therapie Vaginalcreme	Vaginalcreme	1 g Creme enthält 0,02 g Clotrimazol
Canesten® Gyn 3 Tages-Therapie Vaginaltabletten	Vaginaltablette	Clotrimazol 0,2 g
Canesten® Gyn 3 Tages-Kombi	Vaginaltablette und Creme	Clotrimazol Tablette: 0,2 g Creme: 1 g enthält 0,01 g
Canifug® Vaginalcreme	20 g Vaginalcreme	Clotrimazol 2% Creme
Canifug® Cremolum® 200	3 Vaginalzäpfchen	Clotrimazol 200 mg
Canifug® Cremolum® 200 Kombi	3 Vaginalzäpfchen und 20 g Creme	Clotrimazol Zäpfchen: 200 mg Creme: 2%
Fungizid ratiopharm® 200	3 Vaginaltabletten	Clotrimazol 200 mg
Fungizid ratiopharm® Kombipackung	20 g Creme und 3 Vaginaltabletten	Tablette: Clotrimazol 200 mg Creme: Clotrimazol 1%
Mykohaug® C3 Vaginalcreme	20 g Vaginalcreme	Clotrimazol 2%
Mykohaug® C3 Vaginaltabletten	3 Vaginaltabletten	Clotrimazol 200 mg
Mykohaug® C3 Kombi	20 g Creme 3 Vaginaltabletten	Clotrimazol Creme: 1% Vaginaltabletten: 200 mg
Nystatin (Auswahl)		
Adiclair®	12 Vaginaltabletten	Nystatin 100 000 I.E.
Biofanal® Kombipackung	6 Vaginaltabletten und 25 g Salbe	Nystatin 100 000 I.E. in 1 g Salbe oder 1 Vaginaltablette
10 Nystatin fem JEANAPHARM® 200 000	10 Vaginalzäpfchen	Nystatin 200 000 I.E
Nystatin „Lederle" Ovula	10 Vaginaltabletten	Nystatin 100 000 I.E.
Nystatin „Lederle" Kombipackung	10 Vaginaltabletten und 25 g Vaginalcreme	Nystatin 100 000 I.E. in 1 Vaginaltablette oder 1 g Vaginalcreme

Die Entscheidung zwischen Vaginaltabletten und Vaginalcreme dürfte vor allem von den individuellen Erfahrungen der Patientin mit der einen oder anderen Arzneiform abhängen. Vaginaltabletten können auch ohne Applikator eingeführt werden. Zu berücksichtigen ist aber, dass sich Vaginaltabletten bei trockener Scheide nicht auflösen können und der Wirkstoff somit nicht in ausreichender Menge freigesetzt wird. Bei Mitbefall des äu-

ßeren Genitals und bei Frauen mit trockener Scheide empfiehlt sich die Anwendung der Vaginalcreme.
Eine Behandlung vor dem Schlafengehen erweist sich als günstig, da sich der Wirkstoff im Liegen gut verteilen kann und nicht vorzeitig ausläuft. Ebenso ist es sinnvoll, die Behandlung vor der nächsten Menstruation abzuschließen. Die Applikatoren sollten möglichst nur einmal verwendet oder aber sehr gründlich gereinigt werden.
Da viele der in Frage kommenden Präparate Paraffin als Hilfsstoff enthalten, kann die Sicherheit von Kondomen herabgesetzt sein!
Um einer erneuten Re-Infektion beim Geschlechtsverkehr vorzubeugen, kann auch der Partner mitbehandelt werden. Pilze können von der Scheide auf den Penis übertragen werden, verursachen dort aber meist keine Infektionen.

Beratungstipp

Als weitere Hilfestellungen können der Patientin folgende Hinweise mit auf den Weg gegeben werden (vgl. auch: Prädisponierende Faktoren, Tab. 6.2-3):

- keine übertriebene Hygiene wie tägliches ausgedehntes Baden, Intimsprays oder Vaginalduschen;
- auf der Toilette durch richtiges Wischen verhindern, dass Pilze vom Darm in die Scheide verschleppt werden;
- locker sitzende Unterwäsche aus Naturfasern bevorzugen;
- nach dem Schwimmen nasse Badesachen schnell wechseln;
- möglichst faserreiche Kost mit wenig Zucker und der regelmäßige Verzehr von Joghurt senken die Häufigkeit wiederkehrender Pilzinfektionen.

Bei wiederholten Infektionen ist ein Arzt aufzusuchen.

Tab. 6.2-7: Vaginalantiseptika

Präparatenamen	Darreichungsform	Wirkstoff pro Dosierungseinheit
Albothyl® Konzentrat	Vaginallösung	1 g enthält 360 mg Policresulen
Albothyl® Vaginalzäpfchen	Vaginalzäpfchen	Policresulen 90 mg
Fluomycin® N Vaginaltabletten	Vaginaltabletten	Dequaliniumchlorid 10 mg
Skinsept mucosa	Lösung	100 g enth.: Ethanol (96 %) 10,4 g, Wasserstoffperoxid (30 %) 1,67 g, Chlorhexidin-bis(D-gluconat) (20 %) 1,5 g, weitere Bestandteile: u.a. Milchsäure
Traumasept® Vaginalovula	Vaginalzäpfchen	Povidon-Jod 200 mg (mit 10 % verfügbarem Jod)
Vagi-Hex®	Vaginaltabletten	Hexetidin 10 mg

6.3 Sexualstörungen

Die nach Aphrodite, der griechischen Göttin der Schönheit und Liebe, benannten Arzneimittel sollen den Sexualtrieb und die Potenz, vor allem des Mannes stärken. Neueren Studien zufolge ist heute mindestens jeder zehnte Mann über 21 zumindest zeitweilig von erektiler Dysfunktion betroffen. Die Häufigkeit steigt mit zunehmendem Lebensalter, bei Männern zwischen 40 und 70 Jahren liegt sie bei 52 %.

Unter „Erektiler Dysfunktion" wird das Unvermögen verstanden, den Geschlechtsverkehr auszuüben, weil keine Versteifung des Penis eintritt bzw. diese nicht lange genug aufrechterhalten werden kann.

6.3.1 Krankheitsbild Sexualstörungen

Neben psychogenen Faktoren, die in intensiven Gesprächen mit dem Arzt, Psychologen oder Eheberater erfasst werden sollten, können auch viele Krankheiten sowie bestimmte Arzneimittel und Genussmittel die Libido und Potenz beeinträchtigen.

Als **somatische Ursachen** der männlichen Impotenz können vor allem die in Tabelle 6.3-1 aufgeführten Krankheiten in Frage kommen. Häufig ist es allerdings schwierig, die krankheitsbedingten Sexualstörungen von den sexuellen Funktionsstörungen abzugrenzen, die durch die medikamentöse Therapie der jeweiligen Erkrankungen ausgelöst werden (**iatrogene Sexualstörungen**). So können beispielsweise trizyklische Antidepressiva genauso eine erektile Impotenz verursachen wie viele psychische Krankheiten selbst.

Bestimmte Antihypertensiva verursachen besonders häufig Potenzstörungen: Propranolol allein löst bei etwa 15 % der Patienten sexuelle Funktionsstörungen aus; in Kombination mit Hydralazin und einem Thiazid-Diuretikum, wie Hydrochlorothiazid, werden Potenzstörungen in bis zu 25 % der Fälle beobachtet. In letzter Zeit wurde über Potenzstörungen

Tab. 6.3-1: Organische Ursachen von sexuellen Funktionsstörungen

• **Endokrine Erkrankungen:**	Niedriger Testosteronspiegel Erhöhter Prolactinspiegel Schilddrüsenunterfunktion
• **Vaskuläre Erkrankungen:**	Arteriosklerose
• **Neurogene Störungen:**	Multiple Sklerose Rückenmarksläsion
• **Allgemeinerkrankungen:**	Herzinsuffizienz Niereninsuffizienz Diabetes mellitus Psychische Erkrankungen Bluthochdruck

durch HMG-CoA-Reduktasehemmer, wie Simvastatin, Lovastatin und Pravastatin, berichtet. Die Störungen waren reversibel, nachdem die Lipidsenker abgesetzt worden waren. Reversible Störungen der Sexualfunktion können auch durch die Behandlung mit Prazosin, Reserpin, Clonidin oder Spironolacton ausgelöst werden. Opiate, vor allem Methadon, sowie Barbiturate und Benzodiazepine können die Libido und Potenz ebenso beeinträchtigen wie Cimetidin, Antiandrogene und Östrogene. Chronische Alkoholiker und Drogenabhängige sind häufig von Impotenz betroffen, die sich auch bei späterer Abstinenz nicht wieder bessert. Bei starken Zigarettenrauchern kann die Sexualfunktion aufgrund der vasokonstriktorischen Wirkung des Nicotins beeinträchtigt sein.

6.3.2 Medikamentöse Maßnahmen bei Sexualstörungen

Die unter Kap. 6.3.1 aufgeführten somatischen und iatrogenen Ursachen von sexuellen Funktionsstörungen machen deutlich, dass vor der Behandlung von Libidoverlust und Potenzstörung geklärt werden sollte, wodurch diese Störungen ausgelöst werden. Falls die Probleme auf psychogene, somatische oder iatrogene Faktoren zurückgehen, sollten zunächst die jeweiligen Erkrankungen adäquat behandelt werden. Der Arzt kann gegebenenfalls Arzneimittel mit negativer Wirkung auf die Sexualfunktion absetzen oder durch andere Substanzen ersetzen.
Bei leichteren Fällen von erektiler Dysfunktion ist der Einsatz von Aphrodisiaka möglich.

In der Vergangenheit wurden hierfür gefäßerweiternde und blutdrucksenkende Extrakte aus

– der Yohimberinde (Cortex Yohimbehe, Stpfl. *Pau sinystalia johimbe*),
– dem Potenzholz (Ptychopetali lignum, Muria puama-Holz, Stpfl. *Ptychopetelum olacoides u. Ptychopetalum unicatum*),
– von Damianablättern (Folia Damianae, Stpfl. *Turnera diffusa*),
– von Spanischen Fliegen (Cantharides),

teilweise in Kombination mit Vitaminen, Mineralstoffen und Spurenelementen verwendet. Dabei dürfte ein sexualstimulierender Effekt kaum über einen Plazeboeffekt hinausgehen, auch könnte sich die Substitution von Vitaminen und Mineralstoffen positiv auswirken. Für Yohimbinpräparate besteht eine Negativmonographie der Kommission E wegen unzureichend belegter Wirksamkeit und des nicht abschätzbaren Nutzen-/Risikoverhältnisses. Derzeit im Handel befindliche Präparate sind, mit Ausnahme der homöopathischen, verschreibungspflichtig. Für die Anwendung von Potenzholz besteht ebenfalls eine negative Anwendungsaussage der Kommission E wegen fehlendem Wirkungsnachweis. Allerdings scheint dieses zumindest problemlos verträglich zu sein. Dasselbe gilt für Damianablätter. Sehr kritisch muss die Anwendung von Extrakten der Spanischen Fliege gesehen werden, die das hochgiftige Cantharidin enthalten und deren Anwendung daher in den USA verboten ist. Allerdings sind in Deutschland keine Präparate mit signifikantem Wirkstoffgehalt offiziell im Handel.

Tab. 6.3-2: Aphrodisiaka

Präparatename	Darreichungsform	Inhaltsstoffe
Cefagil®	Tabletten	Turnera diffusa ⌀ 25 mg
Emasex-A vitex	Tabletten	Vitex agnus-castus D2 250 mg

6.3.3 Therapie der Erektilen Dysfunktion außerhalb der Selbstmedikation

Um den Patienten bei einer Beratung umfassend informieren zu können, werden hier auch kurz die nicht der Selbstmedikation zugänglichen Therapiemöglichkeiten angesprochen. Vor dem Beginn jeder Behandlung sollte – neben der Abklärung möglicher Ursachen für die Erkrankung – auch der kardiovaskuläre Status des Patienten untersucht werden, um mögliche Risiken durch die sexuelle Aktivität für Patienten auszuschließen, denen von sexueller Aktivität eigentlich abzuraten ist (instabile Angina pectoris, schwere Herzinsuffizienz, Zustand nach Schlaganfall. ...).

Vakuum-Erektionshilfe (Vakuumpumpe)

Die Vakuumpumpe ist für alle Formen erektiler Dysfunktion geeignet, auch für querschnittgelähmte Patienten oder Diabetiker. Durch im Innern eines Plastikzylinders entstehendes Vakuum wird der Schwellkörper mit Blut gefüllt, wodurch eine Erektion entsteht. Die Pumpe ist mit einem Spannungsring kombiniert, der nach Erreichen der Erektion einen vor-zeitigen Blutabfluss aus den Schwellkörpern verhindert und damit die Erektion aufrechterhält. Die störende Kosmetik und mangelnde Rigidität im Basisbereich sind allerdings Hemmschwellen bezüglich der Akzeptanz bei Patienten und Ärzten.

Operative Methoden

Für jüngere Patienten mit rein arterieller Genese kann eine **arterielle Revaskularisation** in Frage kommen; bei rein venöser Genese (10 bis 15 % der Fälle) ist zur Reduktion des pathologischen kavernösvenösen Abstroms eine **penile Venenligatur** möglich.

Prothesen

Am Ende des therapeutischen Spektrums steht eine Vielzahl von semirigiden oder aufblasbaren Prothesen. Ihr Einsatz ist irreversibel, da Schwellkörpergewebe zerstört wird. Der besseren Kosmetik der aufblasbaren Implantate im Vergleich zu den semirigiden (Dauererektion) steht der Nachteil größerer Reparaturanfälligkeit gegenüber.

Medikamentöse Therapien

Nach den Richtlinien der AUA (American Urological Association) ergeben sich medikamentös verschiedene Therapieansätze.
Erektogene Substanzen initiieren eine Erektion, während die konditionierenden Therapeutika die Bedingungen für das Entstehen einer Erektion verbessern, selbst aber nicht erektionsauslösend wirken können. Zu diesen konditionierenden Substanzen gehören Testosteron (zentral angreifend) und die oralen PDE5-Hemmstoffe (peripher angreifend).
Zentral angreifend erektogen wirkt das Apomorphin, peripher: Alprostadil, Phentolamin und Papaverin.

SKAT-Therapie

Zur SKAT-Therapie (**Schwellkörper-Autoinjektions-Therapie**) wurden ursprünglich **Papaverin** und **Phentolamin** verwendet. Aufgrund der hohen Nebenwirkungsrate (bis zu 10 % prolongierte Erektionen und Schwellkörperfibrosen) spielen diese Stoffe heute nur noch in der Diagnostik der Erektilen Dysfunktion eine Rolle.

Alprostadil

Erheblich weniger Nebenwirkungen zeigt der Einsatz von Alprostadil in der SKAT-Therapie. Alprostadil, ein synthetisches Prostaglandin E_1, wird hierbei direkt in den Schwellkörper des Penis gespritzt und wirkt dort direkt auf das vaskuläre Regulationssystem (Caverject® und Viridal®).
PGE_1 führt über eine Relaxation der glatten Muskulatur im Penisschaft zur Erweiterung der Arterien in den Schwellkörpern und damit zu einem raschen Bluteinstrom. Die

Blutfüllung bewirkt gleichzeitig eine Abschnürung des venösen Abflusses, was eine Erektion zur Folge hat. Die Wirksamkeit ist somit unabhängig von der Ursache der Erektilen Dysfunktion.

Als Nebenwirkungen werden vor allem Schmerzen und Blutungen an der Einstichstelle beobachtet, aber weniger Priapismus und Fibrosen. Die intrakavernöse Injektion kann zu Blutungen an der Einstichstelle führen, wodurch die Infektionsgefahr von durch Blut übertragenen Krankheiten erhöht wird.

Nach Erlernen der Autoinjektionstechnik und Anpassung der Dosis (für eine Erektion von 30 bis 60 Minuten) kann sich der Patient das Präparat zu Hause selbst injizieren (Wirkeintritt nach 5 bis 10 Minuten). Die Anwendung sollte nur durchgeführt werden bei kooperativen Patienten und mit einem ständig erreichbaren Therapeuten, da beim Auftreten von prolongierten Erektionen (mehr als 4 Stunden) sofort ein Arzt aufgesucht werden muss, um eine irreversible kavernöse Schädigung und damit eine dauerhafte Erektionsstörung zu vermeiden. Das Höchstmaß sind 2 bis 3 Injektionen pro Woche und am gleichen Tag dürfen keine Nachinjektionen gesetzt werden (Gefahr irreversibler lokaler Spätschäden durch Schwellkörperfibrosen). Weitere Nebenwirkungen, Wechselwirkungen und Kontraindikationen müssen beachtet und vom Arzt abgeklärt werden.

Die direkte Injektion in den Schwellkörper wird von vielen Patienten nur schlecht akzeptiert. Als Alternative zu der intrakavernösen Applikationsform gibt es inzwischen die intraurethrale Anwendung von **Alprostadil** als **MUSE**® (Medizinisches Urethrales System für Erektionen, Astra). Das synthetische Prostaglandin Alprostadil wird hierbei als kleines Pellet (1,4 mm/3 mm kleine Macrogol-Gelkugel) mit einem kleinen sterilen Einmalapplikator ca. 3 cm tief in die Harnröhre eingeführt. Mit dem Daumen drückt der Patient einen Auslöseknopf und bringt das Pellet damit in die Harnröhre, wo der Wirkstoff innerhalb weniger Minuten resorbiert wird. Über Shunt-Verbindungen gelangt das Alprostadil in die kavernöse Muskulatur und wirkt dort wie oben beschrieben. Die Erektion tritt nach 5 bis 10 Minuten ein und hält ca. 30 bis 60 Minuten an. Zur besseren Verteilung des Wirkstoffs wird die Anwendung direkt nach dem Wasserlassen empfohlen. Geschlechtsverkehr mit einer schwangeren Partnerin sollte unbedingt nur unter Kondomschutz erfolgen, da PGE in der Frühschwangerschaft embryotoxisch wirken kann. Die erstmalige Anwendung sollte wegen der Beobachtung eventueller Nebenwirkungen und der Dosisanpassung unter ärztlicher Aufsicht erfolgen.

Orale Therapie mit PDE_5-Hemmstoffen

Das erste oral angewandte Präparat zur Behandlung der Erektilen Dysfunktion war Sildenafil (Viagra®), ein Phosphodiesterasehemmstoff (PDE_5), der ursprünglich zur Behandlung der Angina pectoris entwickelt wurde. Die positive Wirkung auf die Erektionsfähigkeit stellte sich als zum Teil hochwillkommene Nebenwirkung heraus. Inzwischen sind mit Tadalafil (Cialis®) und Vardenafil (Levitra®) zwei weitere PDE_5-Hemmstoffe auf dem Markt. Unterschiede bestehen in der Nebenwirkungsrate und der Pharmakokinetik. So flutet Vardenafil am schnellsten an, Tadalafil zeigt die längste Wirkungsdauer.

Die Substanzen sind keine Aphrodisiaka, sie wirken nur nach sexueller Stimulation.

Bei sexueller Erregung wird über periphere parasympathische Nervenendigungen NO (Stickoxid) in die Schwellkörper freigesetzt. Dieses aktiviert das Enzym Guanylatzyklase, was zu erhöhten Spiegeln an zyklischem Guanosinmonophosphat (cGMP) führt. cGMP löst eine Relaxation der kavernösen glatten Muskelzellen aus, die dadurch bedingte arterielle Dilatation erhöht den Bluteinstrom in den Penis. Für den Abbau des cGMP sind Phosphodiesterasen verantwortlich. Werden diese zum Beispiel durch Sildenafil, Tadalafil oder Vardenafil gehemmt, wird die muskelrelaxierende Wirkung des NO verstärkt, es kann mehr Blut in den Schwellkörper eindringen, und die Erektion wird verbessert. Die Substanzen können also nur bei sexuell erregten Männern wirken, sie haben keine direkte Schwellkörperwirkung.

Da Phosphodiesterasen an mehreren Stellen im Organismus angreifen, ist es wichtig, dass die Hemmstoffe vor allem auf PDE_5 wirken und zum Beispiel zu PDE_3 (Kontraktilität des Herzens) eine 4000-fach geringere Affinität haben. Die Wirkung an PDE_6 (Retina) ist bei Sildenafil jedoch nur 10-mal geringer als an PDE_5, was Ursache für die als Nebenwirkung beschriebenen Sehstörungen sein könnte.

Die blutdrucksenkende Wirkung aller PDE_5-Hemmstoffe wird bei **gleichzeitiger Gabe** von **organischen Nitraten** und **NO-Donatoren** (Molsidomin, Nitroprussid-Na, Amylnitrit) lebensbedrohlich potenziert, sodass diese Kombination **absolut kontraindiziert** ist! Die gleichzeitige Einnahme anderer blutdrucksenkender Medikamente führt dagegen nur zu einer Addition der Wirkung.

Ebenfalls nicht angewendet werden dürfen die PDE_5-Hemmer bei Männern unter 18 und über 80 Jahren sowie bei Patienten mit degenerativen Netzhauterkrankungen, da erblich bedingte degenerative Netzhauterkrankungen auf einer Störung der retinalen Phosphodiesterase beruhen können.

Nebenwirkungen (unter anderem Kopfschmerzen, Hautrötungen, Dyspepsie) sowie Wechselwirkungen und Kontraindikationen sind zu beachten!

Beratungstipp

Besondere Hinweise bei der Abgabe von PDE5-Hemmern

Die PDE_5-Hemmer dürfen nur 1-mal am Tag genommen werden. Patienten sollten bei jeder Neuverordnung ihren Arzt auf die Einnahme des PDE_5-Hemmer hinweisen, da zahlreiche Wechselwirkungen mit anderen Arzneimitteln (z.B. Nitraten, NO-Donatoren, Erythromycin, Clarithromycin, Ketoconazol, Itraconazol, Ritonavir, Saquinavir u.a.) bestehen. Während der Einnahme sollte kein Grapefruitsaft getrunken werden.

Sexualstörungen

6.4 Kontrazeption

6.4.1 Allgemeines

Auch wenn die Empfängnisverhütung keine Domäne der Selbstmedikation ist, so soll hier doch auf die verschiedenen Möglichkeiten der Kontrazeption eingegangen werden. 2007 befragte das Forsa-Institut 1093 Frauen im Alter von 15 bis 45 Jahren, wie sie eine Schwangerschaft verhüten. Wie die Tabelle 6.4-2 zeigt, steht die hormonale Kontrazeption (außer Minipille) an erster Stelle der Empfängnisverhütung – eine Entscheidung, die sicher nicht nur mit der einfachen Anwendung, sondern vor allem mit der hohen Zuverlässigkeit der „Pille" zusammenhängt.

6.4.1.1 Pearl-Index

Die **Zuverlässigkeit einer kontrazeptiven Methode** wird heute überwiegend in Form ihres reziproken Wertes, nämlich der Versagerquote, beschrieben. Der nach Raymond Pearl benannte Index gibt die Anzahl der Schwangerschaften pro 100 Frauenjahre an. Da eine Frau theoretisch in jedem Zyklus, also zwölfmal im Jahr, schwanger werden kann, ist der Pearl-Index als Gesamtzahl der Schwangerschaften pro 1200 Monate definiert. Dabei werden nicht nur die Schwangerschaften berücksichtigt, die auf die Unzuverlässigkeit der Methode selbst zurückgehen, sondern auch die Schwangerschaften erfasst, die durch Anwendungsfehler verursacht sind.
Die Pearl-Indizes werden jedoch meist auch um Anwendungsfehler korrigiert angegeben. Die Pearl-Indizes der gebräuchlichen kontrazeptiven Methoden sind in Tabelle 6.4-1 dargestellt. Aufgrund ihrer Pearl-Indizes werden die Kontrazeptiva eingeteilt in:

- **Sichere Methoden** (Pearl-Index kleiner als 1): Mit einer Versagerquote von nur 0,1 bis 0,9 sind die **Ovulationshemmer** die wirksamste kontrazeptive und reversible Maßnahme.
- **Relativ sichere Methoden** (Pearl-Index 2 bis 4): Hierzu zählen zum Beispiel die Minipille sowie die Temperaturmethode, aber auch Kondome bei richtiger Anwendung.
- **Methoden mit mittlerer Zuverlässigkeit** (Pearl-Index 5–10): In diesem Bereich sind vor allem die mechanischen Verhütungsmittel zur vaginalen Anwendung zu sehen.
- **Unzuverlässige Methoden** (Pearl-Index > 15): Eine relativ große Unzuverlässigkeit wird für die Anwendung von starren Regeln wie der Kalendermethode oder dem Coitus interruptus berichtet. Zweifellos ist der Übergang zwischen dem Bereich der mittleren Zuverlässigkeit und der Unzuverlässigkeit auch stark vom Anwendungsgeschick der Nutzer abhängig.

6.4.1.2 Angriffspunkte der verschiedenen Kontrazeptiva

Eine besondere Stärke der Wirkung von oralen Kontrazeptiva sind deren breite Wirkungsqualität:
- Die Ovulation wird gehemmt (Beispiel: hormonale Kontrazeptiva, außer Minipille und „Pille danach").
- Die sekretorische Umwandlung der Gebärmutterschleimhaut wird gehemmt und dadurch die „Einnistung" eines befruchteten Eis verhindert (Beispiele: hormonale

Tab. 6.4-1: Vergleich der Verhütungsmethoden nach dem Pearl-Index. Aus Meisenbacher 2006

Methode	Pearl-Index
Entfernung der Gebärmutter (Hysterektomie)	0
Hormonimplantat (Implanon®)	0–0,1
Sterilisation des Mannes (Vasektomie)	0,1
Hormonspirale (Mirena®)	0,1–0,2
Sterilisation der Frau (Tubenligatur)	0,2–,0,3
Pille, Einphasenpräparate	0,2–0,5
Depot-Gestagene	0,2–0,5
Pille, Sequentialpräparate	0,2–1,4
Vaginalring (NuvaRing®)	0,65
Pille, Zweistufenpräparate	0,7
Verhütungspflaster (Evra®)	0,9
Basaltemperaturmethode (streng)	1–3
Minipille	1–3
Intrauterinpessar (Spirale)	1–3
Symptothermalie Methode (Rötzer-Methode)	1–3
Lea contraceptivum®	2–3
Diaphragma + Spermizid	2–4
Postkoitalpille („Pille danach")	2–25
Kondom	3–7
Portiokappe	4–10
Frauenkondom (Femidom®)	5–25
Hormonbestimmung im Urin (Persona®)	6
Spermizide Vaginalcremes, -ovula etc.	8–36
Coitus interruptus	10–35
Zervixschleim-Methode (Billings-Methode)	15–25
Kalendermethode (Knaus-Ogino)	15–35
Scheidenspülung	20–40
Stillen (zwölf Monate lang)	25–40
Keine Verhütung	80–90
Als sehr zuverlässig gelten Methoden mit einem Pearl-Index bis etwa 2, als Methoden mit mittlerer Zuverlässigkeit solche mit einem Pearl-Index von 3 bis 5 und als unzuverlässige Methoden solche mit einem Pearl-Index über 6.	

Kontrazeptiva, Intrauterinpessare, „morning-after-pill").
- Der Gebärmutterhals wird mechanisch oder physikalisch, durch Erhöhung der Viskosität des Zervixschleims, blockiert, so dass die Spermien nicht in die Gebärmutter gelangen können (Beispiele: Scheidendiaphragma, Portiokappe, hormonale Kontrazeptiva einschließlich Minipille).
- Die Spermien werden in der Vagina abgetötet (Beispiel: spermizide Vaginalpräparate).
- Die Spermien werden daran gehindert, in die Vagina zu gelangen (Beispiel: Kondom).

6.4.2 „Natürliche" Methoden der Geburtenregelung

Unter dem Begriff „Natürliche kontrazeptive Methoden" werden empfängnisverhütende Maßnahmen zusammengefasst, bei denen keine „künstlichen", das heißt mechanischen oder chemischen Mittel eingesetzt werden. Bei ungeschütztem Geschlechtsverkehr liegt die Wahrscheinlichkeit einer Schwangerschaft pro Zyklus bei ca. 25%. Durch Beobachtung ihres individuellen Zyklusverlaufs kann eine Frau diesen Prozentsatz nach unten oder oben verschieben.

6.4.2.1 Unfruchtbare Tage im Zyklus der Frau

Die fruchtbaren und unfruchtbaren Phasen des menstruellen Zyklus entsprechen dem Ablauf von Follikelreifung, Ovulation und Lutealphase. Follikelreifung und Ovulation können indirekt durch Temperaturmessung und Veränderungen des Zervixschleimes nachvollzogen werden. Die Eizelle ist 12 Stunden befruchtungsfähig, Spermien können im zervikalen Mucus bis zu 7 Tage überleben, sodass eine Konzeption nur auszuschließen ist, wenn die Ovulation schon sicher stattgefunden hat. Der periodische Wechsel von fruchtbaren und unfruchtbaren Tagen ist Grundlage aller kontrazeptiven Methoden, die auf periodischer sexueller Enthaltsamkeit beruhen.

6.4.2.2 Temperatur-Methode

Wie die Abbildung 6.4-1 zeigt, verläuft die Morgentemperatur (Basaltemperatur) biphasisch. Während der ersten Zyklustage, in der so genannten postmenstruellen Phase, werden 36,5 bis 36,8 °C gemessen (hypotherme Phase). Mit einem **plötzlichen Temperaturanstieg** um 0,2 bis 0,5 °C beginnt dann die so genannte hypertherme Phase, die bis zum Beginn der Menstruation, normalerweise zwölf Tage lang, dauert. Da die **Ovulation** durchschnittlich ein bis zwei Tage **vor dem Temperatursprung** stattgefunden hat, hängt die richtige Berechnung der unfruchtbaren Tage direkt von der genauen Erfassung des Temperaturanstiegs ab.

Nach einer Definition der Weltgesundheits-Organisation zeichnet sich „ein signifikanter Temperaturanstieg dadurch aus, dass er innerhalb von 48 Stunden oder weniger eintritt und dass die Temperaturen an drei aufeinanderfolgenden Tagen um mindestens 0,2 °C höher liegen als an den vorangehenden sechs Tagen."

Da aber die Basaltemperatur nicht nur von der Ovarialfunktion abhängt, sondern auch noch durch andere Faktoren beeinflusst wird, müssen bei der Temperatur-Methode folgende Regeln beachtet werden:

- Nach einer **mindestens sechsstündigen Nachtruhe** wird die Temperatur täglich **unmittelbar** nach dem Aufwachen am Morgen gemessen.
- Die Messung sollte möglichst jeweils zur **gleichen Uhrzeit** erfolgen. Abweichungen von bis zu einer Stunde beeinflussen das Messergebnis normalerweise nicht.

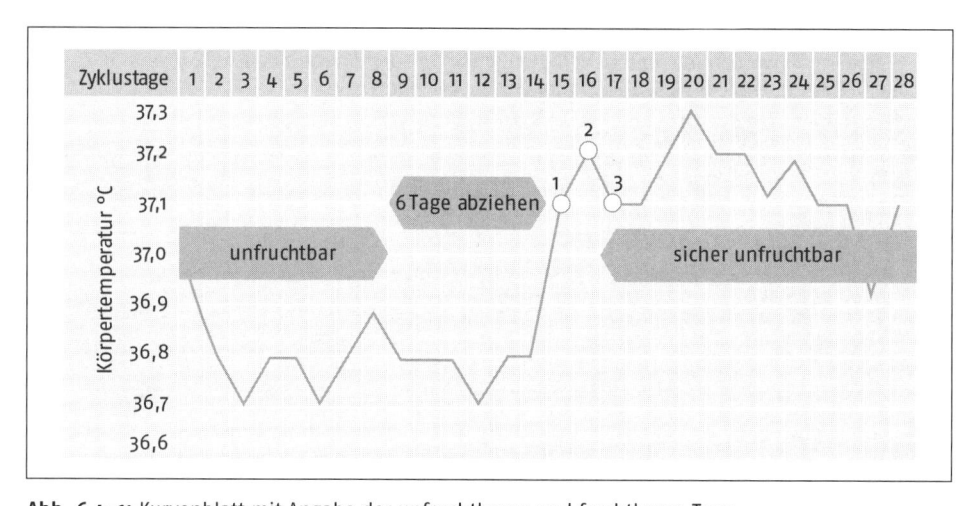

Abb. 6.4-1: Kurvenblatt mit Angabe der unfruchtbaren und fruchtbaren Tage. Aus Wilson, Kohm 2008

Kontrazeption

- Empfehlenswert ist die **fünfminütige rektale** oder auch orale, nicht aber die axillare Messung.
- Die Temperatur soll mit einem geeichten Fieberthermometer gemessen werden, ein Spezialthermometer mit gespreizter Skala (z.B. Cyclotest®) erleichtert die Ablesegenauigkeit.
- Sofort nach der Temperaturmessung sollen die Werte auf einem speziellen Kurvenblatt (z.B. Cyclotest®) eingetragen werden.
- Alle **Erkrankungen**, die ebenfalls einen Temperaturanstieg auslösen können, müssen notiert und bei der Berechnung der unfruchtbaren Tage berücksichtigt werden. Auf keinen Fall darf eine krankheitsbedingte Temperaturerhöhung mit einem hormonell bedingten Temperatursprung verwechselt werden.

Wie die Abbildung 6.4-1 zeigt, ist eine Konzeption sicher nicht möglich in der Zeit vom 3. Tag der hyperthermen Phase bis zur nächsten Menstruation (strenge Form der Temperatur-Methode). Weniger sicher ist die Kontrazeption in den Tagen vom Beginn der Menstruation bis sieben Tage vor dem frühesten Temperaturanstieg (erweiterte Form der Temperatur-Methode). Entsprechend unterscheiden sich die beiden Methoden in ihrer Zuverlässigkeit: Bei der strengen Form der Temperatur-Methode beträgt der Pearl-Index 1, für die erweiterte Form wird eine Versagerquote von 3 ungewollten Schwangerschaften pro 100 Frauenjahre angegeben. Temperatur- und Zykluscomputer sind zur Empfängnisverhütung bisher nicht sicher genug. Der Zykluscomputer Persona®, der die Hormonkonzentration im Urin misst, wird z.B. inzwischen für Frauen mit Kinderwunsch empfohlen. Er zeigt nach einer Lernphase „relativ" sichere Tage an, an denen mit einem Eisprung zu rechnen ist.

6.4.2.3 Symptothermale Methode

Noch genauer lässt sich der Eisprung bestimmen, wenn neben der Basaltemperatur der Zustand des Zervixschleims ausgewertet wird. Nach J. Roetzer sind die sicher unfruchtbaren Tage erreicht, wenn „nach Verschwinden des flüssigen Zervixschleimes drei höhere Temperaturwerte beobachtet worden sind, die höher sind als die vorangegangenen sechs Temperaturwerte."
Diese Methode, konsequent angewandt, eignet sich am ehesten zur „natürlichen Empfängnisverhütung".

Tab. 6.4-2: Häufigkeit der Anwendung von Verhütungsmethoden (in %), die von 1 093 befragten Frauen angegeben wurden, die derzeit verhüten. Mehrfachnennungen möglich. Quelle: Bundeszentrale für gesundheitliche Aufklärung, 2007 (Studie von 2007)

Orale Kontrazeptiva (Pille)	54
Kondom	36
Intrauterinpessar	11
Sterilisation des Mannes	3
Sterilisation der Frau	2
Dreimonatsspritze	2
Vaginalring	2
Kalendermethode	1
Implantat	1
Babycomputer	1
Temperaturmessmethode	1

Tab. 6.4-3: Biologische Voraussetzungen für eine Konzeption

Voraussetzungen bei Mann und Frau	
Hypothalamus:	Bildung und Freisetzung von Gonadotropin-Releasing-Hormon
Hypophysenvorderlappen:	Freisetzung von Zwischenzellen-stimulierendem Hormon (ICSH), Follikel-stimulierendem Hormon (FSH) und luteinisierendem Hormon (LH)

Voraussetzungen bei der Frau	Voraussetzungen beim Mann
Ovarien: 1. Produktion von weiblichen Sexualhormonen 2. Ausstoßung einer Eizelle	**Hoden:** 1. Produktion von Androgen 2. Produktion von funktionstüchtigen Spermien
Eileiter: 1. Durchgängigkeit 2. Peristaltik	**Samenleiter:** Durchgängigkeit
Endometrium: Eignung für die Nidation eines befruchteten Eis	**Prostata, Samenbläschen:** Normale Funktion
Zervix: 1. Durchgängigkeit 2. Verflüssigung des Zervixschleims vor dem Eisprung	
Vagina: 1. Physiologische Bakterienflora 2. Keine mechanischen Hindernisse	

Voraussetzungen bei Mann und Frau
1. Möglichkeit, das Sperma in der Vagina zu deponieren 2. Kohabitation während des Konzeptionsoptimums

6.4.2.4 Billings-Methode

Als sehr unzuverlässig wird dagegen von den meisten Experten die nach dem australischen Neurologen John Billings genannte Methode beurteilt. Bei dieser kontrazeptiven Methode gelten alle Tage als unfruchtbar, bei denen die Frau selbst keinen flüssigen Zervixschleim beobachtet. Während Billings sagte „the place for the thermometer and the temperature method in Natural Family Planning (NFP) is that they be respectfully placed in a historical museum", berichtete G. Freundl 1985, dass sich die Konsistenz des Zervixschleims präovulatorisch nur bei etwa 80 % der von ihm untersuchten Frauen geändert hatte. Bis auf Billings selbst, der für seine kontrazeptive Methode einen Pearl-Index von 1,4 angab, berichten die Gynäkologen heute über wesentlich höhere Versagerquoten (Pearl-Index mind. 5).

6.4.2.5 Kalender-Methoden

Alle Kalender-Methoden gehen von einem festen Ovulationszeitpunkt aus, der nur in Abhängigkeit von der Zykluslänge variiert. Voraussetzung für die Kalender-Methoden nach Ogino oder nach Knaus ist daher, dass die individuelle Länge der Zyklen mindestens zwölf Monate lang erfasst wird. Aufgrund des kürzesten und des längsten Zyklus werden dann die fruchtbaren und unfruchtbaren Tage berechnet. Wie die Tabelle 6.4-4 zeigt, ist die fruchtbare Phase nach Knaus kürzer als nach Ogino. Der dadurch besseren Akzeptanz der Knaus-Methode steht allerdings eine geringere Zuverlässigkeit dieser

Methode entgegen. Neuere Studien belegen, dass 70% aller Frauen **mit regelmäßigem Zyklus** auch außerhalb der so genannten „fruchtbaren Phase vom 10. bis 17. Zyklustag" schwanger werden können. Die fruchtbare Phase begann z.T. schon am 4. Zyklustag, es wurden aber auch Ovulationen erst nach dem 17. Zyklustag beobachtet, sodass selbst der Tag, an dem eigentlich die nächste Periode erwartet wurde, noch in der empfängnisbereiten Zeit lag. Die Vorteile und Nachteile aller hier beschriebenen „natürlichen" kontrazeptiven Methoden gibt Tabelle 6.4-5 wieder.

6.4.3 Mechanische kontrazeptive Methoden

Neben der Portiokappe, auf die wir hier wegen des heute seltenen Einsatzes nicht eingehen wollen, werden als mechanische Mittel das intrauterine Pessar und das Scheidendiaphragma sowie Kondome verwendet.

6.4.3.1 Kondom

Aufgrund der Aids-Problematik und der öffentlichen „Enttabuisierung" ist der Gebrauch von Präservativen in Deutschland in den letzten 15 Jahren von 6% auf etwa 36% gestiegen.

Kondome werden aus Latex, dem Milchsaft verschiedener tropischer Bäume, besonders *Hevea brasiliensis*, hergestellt. Nach der im Tauchverfahren erfolgten Formgebung werden die Kondome mit Hilfe verschiedener Zusatzstoffe und heißer Luft vulkanisiert, um sie elastisch und widerstandsfähig gegenüber chemischen Einflüssen und mechanischer Belastung zu machen. Anschließend können die Kondome mit Gleitmitteln beschichtet werden.

Für Personen mit Latexallergie sind auch Kondome aus Polymethan, Polynopren und dem Kunstharz AT-10 erhältlich. Kondome aus Naturdarm sind ebenfalls im Handel, diese schützen aber nicht vor Krankheitserregern. Eine weitere Alternative sind hypoallergene Latexkondome, bei denen durch besondere Aufreinigung das bei der Herstellung verwendete Kasein (Protein) beseitigt wird. Auch sind mittlerweile vegane Kondome im Handel, die ebenfalls Caseinfrei sind.

Tab. 6.4-4: Berechnung der fruchtbaren Tage nach Knaus und Ogino für 27- bis 30-tägige Zyklen

Nach Knaus
Die Berechnung nach Knaus geht davon aus, dass die fruchtbare Phase bei einem Idealzyklus von 28 Tagen vom 17. bis 13. Tag (vom folgenden Zyklus aus rückwärts gerechnet) dauert. Bei einer Frau mit 27- bis 30-tägigen Zyklen werden die fruchtbaren Tage folgendermaßen berechnet: erster fruchtbarer Tag = kürzester Zyklus minus 17 letzter fruchtbarer Tag = längster Zyklus minus 13 Bei einer Frau mit 27- bis 30tägigen Zyklen: 27 bis 17 = 10. Zyklustag 30 bis 13 = 17. Zyklustag Die fruchtbare Phase dauert vom 10. bis 17. Zyklustag
Nach Ogino
Ogino ging von einer um drei Tage längeren fruchtbaren Phase aus. Für dasselbe Beispiel wird die fruchtbare Phase folgendermaßen berechnet: erster fruchtbarer Tag = kürzester Zyklus minus 18 letzter fruchtbarer Tag = längster Zyklus minus 11 27 bis 18 = 9. Zyklustag 30 bis 11 = 19. Zyklustag Die fruchtbare Phase dauert vom 9. bis 19. Zyklustag

Tab. 6.4-5: Vorteile und Nachteile der natürlichen Familienplanung

Vorteile
• Geringe Versagerquote bei Temperatur-Methode, vor allem bei symptothermaler Methode • Unschädlichste kontrazeptive Methode • Vor dem sexuellen Kontakt sind keine besonderen Vorbereitungen erforderlich • Keine Beeinträchtigung der späteren Fertilität • Keine Kosten
Nachteile
• Hohe Versagequote bei Kalender- und Billings-Methoden und bei nicht konsequenter Durchführung • Zahlreiche Abstinenztage erforderlich • Bei starken Schwankungen der Zykluslänge nicht geeignet • Tägliche Temperaturmessung erforderlich • Mögliche Probleme bei der Interpretation der Temperaturkurven • Ungeeignet während der Stillzeit

Seit 1995 unterliegen Kondome als Medizinprodukte dem MPG (Medizin-Produkte-Gesetz). Die im Handel befindlichen Produkte werden ausschließlich nach der EN ISO 4074 Norm hergestellt und tragen das CE-Zeichen. Dadurch wird die Qualität bezüglich aller wesentlicher Eigenschaften festgelegt. Im Handel befinden sich darüber hinaus Kondome mit größerer Länge und größerem Durchmesser. Allerdings zeigt eine Studie der Uniklinik Essen, dass insbesondere für junge Männer Kondome mit kleineren Maßen sichereren Halt bieten würden, solche sind seit einiger Zeit im Handel erhältlich. Die Kondomgröße wird von dem Hersteller als Maß der Breite im flachgelegten Zustand angegeben. Diese reicht von 49 mm bis ca. 64 mm. Die Wandstärken betragen zwischen 0,1 und 0,06 mm.

In der Tabelle 6.4-8 sind einige der in Apotheken handelsüblichen Kondome aufgeführt.

Die Zuverlässigkeit des Kondoms als Verhütungsmittel hängt vor allem von seiner Qualität sowie dem richtigen Gebrauch ab. Hauptursachen für Versager sind:

- Falsche Anwendung bzw. Verlust des Kondoms nach dem Verkehr.
- Mangelnde Qualität durch falsche Lagerung (Wärme, Feuchtigkeit, mechanische Beschädigung); Lagerhinweise und Haltbarkeitsdatum auf der Packung beachten!
- Gleichzeitige Anwendung von z.B. mineralhaltigen Ölen als Gleitmittel kann zur Verminderung der Reißfestigkeit von Latex-Kondomen führen (Alternative: ölfreie Hydrogele). Gleitmittel müssen vom jeweiligen Hersteller für den Gebrauch mit Kondomen zugelassen sein.
- Bei gleichzeitiger Anwendung mit Diaphragma und/oder Spermiziden Hinweise auf beiden Präparaten beachten!

Tabelle 6.4-6 gibt die Vorteile und Nachteile der Kontrazeption mit Kondomen wieder.

Tab. 6.4-6: Vorteile und Nachteile der Kontrazeption mit Kondomen

Vorteile
• Relativ sichere Methode • Keine Nebenwirkungen • Gewisser Schutz vor sexuell übertragbaren Erkrankungen • Keine Beeinträchtigung der späteren Fertilität • Auch während der Stillzeit anwendbar
Nachteile
• Unmittelbar vor dem sexuellen Kontakt sind Vorbereitungen notwendig • Gelegentlich Missempfinden in der Vagina • Hohe Versagerquote bei minderwertigen Kondomen oder falscher Technik

Ungeeignet als Verhütungsmittel sind Frauenkondome (Europa: Femidon; USA: Reality) mit einer Versagerquote bis zu 26%. Zwar bieten beide Kondomarten einen gewissen Schutz auch vor Infektionen, dieser ist aber keinesfalls als vollständig anzusehen.

6.4.3.2 Scheiden-Diaphragma

Der Flensburger Arzt W. P. Mensinga (Pseudonym: C. Hasse) beschrieb 1882 als erster das Scheiden-Diaphragma, das daher auch Mensinga-Pessar genannt wird. Das Okklusiv-Pessar besteht aus einem mit Gummi überzogenen Spezialring, der mit einer dünnen, elastischen Gummimembran, dem eigentlichen Diaphragma, verbunden ist. Die Größe des Scheiden-Diaphragmas wird vom Arzt so gewählt, dass dieses die Gebärmutter vollständig von der Scheide trennt.

Nach einer entsprechenden Einweisung durch den Frauenarzt muss die Frau in der Lage sein, das Pessar selbst, eventuell mit Hilfe eines geeigneten Applikators, einzuführen und zu entfernen. Im Gegensatz zum Intrauterinpessar (siehe dort) soll das Scheiden-Diaphragma nicht länger als höchstens zwölf Stunden in der Vagina liegen. Es wird daher normalerweise abends eingelegt und morgens, frühestens aber sechs bis acht Stunden nach dem Geschlechtsverkehr, herausgenommen.

Bei Anwendung von Diaphragmen muss grundsätzlich ein spermizides oder spermienbehinderndes Gel aufgetragen werden. Dieses wird auf der Seite aufgebracht, die dem Muttermund zugewandt ist. Bevorzugt sollten hier Nonoxinol-9-haltige Gele verwendet werden, die jedoch aktuell weder als Fertigarzneimittel noch als Medizinprodukt im Handel sind, jedoch selbst hergestellt oder von anfertigenden Apotheken bezogen werden können. Alternativ ist auch die Verwendung von rezepturmäßig hergestellter Citronensäure- oder Milchsäuregele zur vaginalen Anwendung (z.B. Vaginalgel pH 5 NRF) möglich, die von manchen Frauen bevorzugt werden. Diese verändern den Scheiden-pH und damit die Spermienbeweglichkeit. Sie gelten als besser verträglich, Daten über ihre Sicherheit liegen jedoch nicht vor. Die teilweise propagierte Anwendung von Benzalkoniumchlorid-Gel ist wegen der negativen Bewertung durch die Kommission B 6 nicht sinnvoll. Der Pearl-Index bei Diaphragmaanwendung liegt bei etwa 2–4. Allerdings steigt die Versagerquote deutlich, wenn das Diaphragma zu klein ist und die Gebärmutter nicht vollständig abdichtet oder wenn es falsch eingesetzt wird.

6.4.3.3 Lea® Contraceptivum

Eine neuere Alternative zu Diaphragma und Kondom ist Lea® Contraceptivum – eine Verhütungskappe aus Silikon. Der Pearl-Index entspricht mit 2,9 dem der Minipille bzw. eines Kondoms. Lea® Contraceptivum wird ähnlich wie ein Diaphragma in die Scheide eingeführt und sitzt vor dem Muttermund. Empfehlenswert ist die Anwendung zusammen mit einem spermiziden Gel (Pearl-Index 2,2).

Das Neuartige an Lea® Contraceptivum ist ein kleines Ventil. Beim Einführen entsteht ein leichter Unterdruck, der den richtigen Sitz garantiert und verhindert, dass Spermien durch das Ventil eindringen können.

Lea® Contraceptivum kann bis zu 48 Stunden getragen werden und sollte frühestens 8 Stunden nach dem Verkehr entfernt werden, um zu gewährleisten, dass keine Spermien mehr in die Gebärmutter hochwandern können. Scheidensekret oder Menstruationsflüssigkeit können abfließen.

Die Verhütungskappe wird mit Wasser und Seife gereinigt. Da Lea® Contraceptivum aus Silikon besteht, ist es auch für Frauen mit Latexallergie geeignet. Die Haltbarkeit ist begrenzt, die Verhütungskappe sollte nach 12 Monaten gegen eine neue ausgetauscht werden. Die Anwendung soll mit einer gewissen Übung ähnlich leicht wie bei einem Tampon sein.

6.4.3.4 Portiokappe

Die Verhütungsmöglichkeit mittels Portiokappe ist schon seit 1840 bekannt. Im Gegensatz zum Scheidendiaphragma, das die gesamte Scheide und somit den Zugang zur Portio verschließt, legt sich die Portiokappe nur über den Muttermund. Bei geeigneter Passform – Portiokappen sind in verschiedenen Größen erhältlich – saugt sich die Portiokappe regelrecht über den Muttermund fest. Dieser Vorgang dauert etwa eine halbe Stunde. Portiokappen können bis zu 48 Stunden lang getragen werden, sie sollten jedoch nach dem Sexualkontakt mindestens 8 Stunden weiter getragen werden. Im Gegensatz zum Diaphragma benötigt die Portiokappe kein zusätzliches spermizides Gel. Wird ein solches jedoch eingesetzt, so ist die Sicherheit deutlich erhöht. Dabei wird das spermizide Gel auf der der Portio zugewandten Seite aufgebracht. Beim Einsetzen verteilt es sich auf dem Muttermund. Es darf jedoch nur eine begrenzte Menge verwendet werden, damit das Gel nicht unter den Rändern der Portiokappe hervorquillt und somit die Haftung vermindert.

6.4.3.5 Intrauterinpessare

Intrauterinpessare (IUP) gibt es inzwischen schon in der 3. Generation. Im Gegensatz zu den früher üblichen IUP in Spiralform, die wie die so genannte Lippes-Schleife vollständig aus Polyethylen bestanden, ist bei den heute üblichen T-förmigen IUP der vertikale Arm mit feinstem Kupferdraht umwickelt. Eine Kupferoberfläche von 350 bis 380 mm^2 bietet eine relativ gute kontrazeptive Sicherheit (Pearl-Index 0,9 bis 3).
Intrauterinpessare werden vom Frauenarzt unter aseptischen Bedingungen eingelegt und bleiben, je nach Fabrikat, zwei bis fünf Jahre in der Gebärmutter (Tab. 6.4-7). Vor allem während der ersten drei Zyklen kann das IUP spontan ausgestoßen werden. Auch starke Blutungen und Schmerzen werden in dieser Zeit häufig beobachtet.
Sonographische Kontrollen der Lage sollten alle 6 Monate erfolgen, sofern keine Blutungsstörungen oder Schmerzen auftreten. Nach der Menstruation wird eine Selbstkontrolle des Fadens empfohlen. Anzeichen einer Genitalinfektion sind Unterbauchschmerzen, genitaler Fluor und Fieber.
Auch heute ist noch nicht vollständig klar, auf welche Weise kupferhaltige Intrauterinpessare eine Schwangerschaft verhüten. Dis-

Tab. 6.4-7: Vorteile und Nachteile der Kontrazeption mit Intrauterinpessaren (IUP)

Vorteile
• Relativ sichere Methode
• „Patientenfehler" sind nicht möglich
• Kupferhaltiges IUP muss erst nach mehreren Jahren ausgewechselt werden
• Kein Einfluss auf den physiologischen Menstruationszyklus
• Gut geeignet für Frauen mit abgeschlossener Familienplanung
Nachteile
• Vor allem während der ersten Zyklen kann das IUP spontan ausgestoßen werden
• Häufig starke Blutungen und Schmerzen
• Gelegentlich Entzündungen im inneren Genital und dadurch erhöhtes Risiko, dass die Fertilität später eingeschränkt ist
• Nicht empfehlenswert für junge Mädchen und Frauen, die noch keine Kinder geboren haben (Nullipara)
• Zahlreiche Kontraindikationen (z.B. Endometritis, akute Kolpitis, Dauerbehandlung mit Antikoagulantien, Kupferallergie bei kupferhaltigen IUP) müssen berücksichtigt werden

kutiert werden verschiedene Mechanismen, die schließlich dazu führen, dass sich das befruchtete Ei nicht in der Gebärmutter einnisten kann. Möglicherweise fördert das IUP auch die Freisetzung von Prostaglandinen, die die Peristaltik der Eileiter verstärken, wodurch der Eitransport durch die Tuben beschleunigt wird. Kupferhaltige IUP sollen außerdem die Beweglichkeit der Spermien einschränken. Vereinzelt werden bei Trägerinnen von Cu-IUP Veränderungen bei ekto- und endozervikalen Zellen beobachtet. Voraussetzung für ihre Anwendung sind:

- eine Anamnese ohne Entzündungen des kleinen Beckens,
- keine Missbildungen oder Anomalien des kleinen Beckens,
- keine nicht abgeklärten Blutungsstörungen.

6.4.4 Chemische kontrazeptive Methoden

Die hier beschriebenen chemischen Verhütungsmittel werden intravaginal, also lokal appliziert. Wie die Tabelle 6.4-8 zeigt, enthalten alle Handelspräparate die oberflächenaktive, spermizide Substanz Nonoxinol 9.
Lokal anwendbare chemische Kontrazeptiva werden entweder in Kombination mit einem der im Kapitel 6.4.3 beschriebenen mechanischen Verhütungsmittel (Diaphragma, Kondom) oder allein eingesetzt. In Form eines Schaumovulums oder Vaginalzäpfchens sollen diese Kontrazeptiva nicht nur die Spermien inaktivieren, sondern auch den äußeren Muttermund mechanisch verschließen. Die Zuverlässigkeit der Schaumovula oder festen Ovula mit Nonoxinol hängt immer davon ab, wie die spermiziden Wirkstoffe in der Vagina verteilt werden. Da die Wirkstoffe aus Schaumovula schnell freigesetzt und aufgrund der Schaumbildung gleichmäßig in der Vagina verteilt werden, sollen Schaumovula besonders zuverlässig sein. Allerdings wird die Anwendung dieser Kontrazeptiva im Vergleich zu den nicht schäumenden Präparaten häufig als unangenehm empfunden. Diskutiert wird, ob hohe Nonoxinol-Konzentrationen Neoplasien an der Portio verursachen können.

$$H_3C-(CH_2)_8-\langle\rangle-(O-CH_2-CH_2)_n-OH$$

n = überwiegend 9

Nonoxinol 9

Zwar wird für Nonoxinol neben der spermiziden auch eine antivirale Wirkung postuliert, diese scheint aber schwach zu sein. Darüber hinaus weist die FDA darauf hin, dass es bei häufiger Nonoxinol-Anwendung zu lokaler Schleimhautreizung mit erhöhter Infektionsgefahr kommen kann. Zur AIDS-Prohylaxe ist die Substanz daher entgegen teilweise anders lautenden Aussagen nicht geeignet.

6.4.5 Hormonelle Kontrazeptiva

6.4.5.1 Orale Ovulationshemmer

Auch wenn die verschreibungspflichtigen hormonellen Kontrazeptiva für die Selbstmedikation nicht in Frage kommen, dürften Kenntnisse über die Vorteile und Nachteile der hormonellen Kontrazeption bei einer Beratung über nicht verschreibungspflichtige kontrazeptive Maßnahmen doch hilfreich sein.
Nicht nur die älteren hormonreichen und heutigen hormonarmen **Einphasenpräparate,** sondern auch die **Zweiphasen-** und **Dreiphasenpräparate** haben die **niedrigste Versagerquote aller Kontrazeptiva** überhaupt. Nach neueren Untersuchungen ist der Pearl-Index kleiner als 0,5, wobei die wenigen ungewollten Schwangerschaften ausschließlich auf Anwendungsfehler zurückgehen. Neben

Tab. 6.4-8: Mechanische und chemische Kontrazeptiva

Präparatename	Besondere Eigenschaften	
	Mechanische Kontrazeptiva	
	Kondome (Auswahl, n.Apoth.)	
Billy Boy Spezial Contour	Enges Condom (Breite* 48–52 mm), mit Ring für besseren Sitz	
Blausiegel® HT spezial	Wandstärke 0,1 mm	
Billy Boy ultra sensitive	Latexfrei (Polyurethan), Wandstärke 0,04 mm	
Condomi® Fruit and Color	Farbig, mit Fruchtaroma	
Condomi® Supersafe	Wandstärke 0,06 mm; Beschichtung mit Nonoxinol 9	
London Extragroß	XXL-Kondom, Länge 215 mm, Breite 57 mm	
Glyde Health	Vegane Kondome (zertifiziert) mit verschiedenen Eigenschaften (Form, Größe, Geschmack)	
Billy Boy Extra Thin	Wandstärke nur 0,06 mm	
	Frauenkondom	
Femidom®	Polyurethan	
	Scheidendiaphragma	
Lea® Contrazeptivum	Silikon, mit Ventil	
Milex Wide Seal Silikon	Silikon, verschiedene Größen	
Ortho Diaphragma Coil Spring	Latex, verschiedene Größen, mit Einführhilfe	
Caya Diaphragma	Anatomisch und ergonomisch geformt, bessere Passform	
	Portiokappe	
FemCap®	Silikon	
	Chemische Kontrazeptiva	
Patentex® oval (n. Apoth.)	Schaumovulum	Nonoxinol 9 0,075 g

n. Apoth.: nicht apothekenpflichtig
* Breite flachgelegt gemessen

der unregelmäßigen Einnahme der Pille (> 36 Stunden Pause) können auch Durchfall oder Erbrechen, die innerhalb von zwei bis drei Stunden nach der Einnahme auftreten, die Wirksamkeit der oralen Ovulationshemmer einschränken. Besonders risikoreich sind Einnahmefehler zu Beginn eines Zyklus oder bei Verlängerung des einnahmefreien Intervalls. In diesen Fällen sollte für die restlichen Zyklustage zusätzlich eine Barrieremethode, zum Beispiel ein Kondom, angewendet werden.

Neben ihrer hohen Zuverlässigkeit haben Ovulationshemmer eine Reihe weiterer **Vorteile:**

- Gute Akzeptanz.
- In den meisten Fällen gut verträglich.
- Kein negativer Einfluss auf die spätere Fertilität.
- Auch bei jungen Mädchen und nulliparen Frauen einsetzbar.
- „Erwünschte Nebenwirkungen" bei zahlreichen Erkrankungen (z.B. Zyklusstörungen, Endometriose, Akne, Hirsutismus).

Als **Nachteile** der Ovulationshemmer werden genannt:

- Regelmäßige, pünktliche Einnahme notwendig.
- Gelegentlich kommt es zu Zyklusstörungen, wie beispielsweise Schmierblutungen und Durchbruchblutungen.
- Selten werden schwere unerwünschte Wirkungen, wie kardiovaskuläre Erkrankungen oder Thrombosen beobachtet.
- Mit steigendem Alter nimmt das Risiko kardiovaskulärer Erkrankungen vor allem bei starken Raucherinnen zu.
- Kontraindikationen (z.B. Hypertonie, Typ-I-Diabetes mit Gefäßveränderungen, hormonempfindliche maligne Tumoren) müssen berücksichtigt werden.

Die Nachteile lassen sich verringern, wenn möglichst nebenwirkungsarme, also hormonarme Präparate eingesetzt werden. Bei der Bewertung der Vor- und Nachteile von Ovulationshemmern sollten außerdem immer auch die Risiken berücksichtigt werden, die von einer ungewollten Schwangerschaft oder einem möglichen Schwangerschaftsabbruch ausgehen können.

Auf der Basis des synthetischen Gestagens Drospirenon wurden seit 2000 eine Reihe neuartiger Mikropillen eingeführt. Drospirenon besitzt ähnlich dem natürlichen Progesteron antimineralocorticoide Wirkung und verringert so die unerwünschte Natrium- und Wasserretention (Gewichtszunahme). Dabei beträgt der Ethinylestradiolanteil in den Präparaten Yasmin® und Petibelle® 0,03 mg, in den Nachfolgepräparten Yasminelle® und aida® nur noch 0,02 mg. Diese Dosisverringerung konnte durch Formulierung als β-Cyclodextrin-Einschlussverbindung erreicht werden. Diese schützt das Ethinylestradiol im Darm vor dem dort stattfindenden Abbau. Die Plasmakonzentrationen bleiben dabei unverändert. In dem 2008 europaweit zugelassenen neuen Präparat YAZ® wird darüber hinaus ein alternatives Einnahmeschema angewandt, bei dem die Verwenderin 24 Tage lang das Hormonpräparat und dann 3 Tage lang Placebo einnimmt. Eine Einnahmepause findet nicht statt. Das Präparat hat in den USA Zulassungen für die Indikation Kontrazeptivum, Aknebehandlung und Behandlung des Prämenstruellen Syndroms erhalten.

6.4.5.2 Hormonbeladene Intrauterinpessare

Eine wichtige Innovation sind hormonbeladene IUP (z.B. Mirena® von Schering, Levonorgestrelhaltig), die hohe kontrazeptive Sicherheit (Pearl-Index 0,05 bis 0,2) mit langer Wirkdauer (bis zu 5 Jahre) verbinden. Darüber hinaus sind Nebenwirkungen wie Dysmenorrhoe, Hypermenorrhoe und Entzündungen im kleinen Becken seltener.

6.4.5.3 Hormonimplantate

Versager bei hormonalen Kontrazeptiva durch Anwendungsfehler können durch ein implantierbares Kontrazeptivum (Implanon®) vermieden werden. Es handelt sich hierbei um ein 4 cm/2 mm großes Einzelstäbchenimplantat, das zur dauerhaften Empfängnisverhütung unter die Haut des Oberarms implantiert wird. Dort setzt es über einen Zeitraum von 3 Jahren kontinuierlich das Gestagen Etonorgestrel frei, das über Ovulationshemmung und Viskositätserhöhung des Zervikalschleimes kontrazeptiv wirkt. Neben- und Wechselwirkungen entsprechen denen anderer gestagener Kontrazeptiva. Die Sicherheit wird mit einem Pearl-Index von 0–0,8 als sehr hoch angesehen.

Das Implantat muss von geschulten Gynäkologen eingelegt werden und kann jederzeit vom Arzt wieder entfernt werden (spätestens nach 3 Jahren). Nach dem Absetzen kehrt die Fruchtbarkeit im Allgemeinen schnell wieder zurück. Vor längerer Immobilisation (z.B. vor Operationen) sollte Implanon® entfernt werden.

6.4.5.4 Hormonring zur Empfängnisverhütung

Seit 1. Februar 2003 ist der erste in Deutschland zugelassene Vaginalring zur hormonellen Empfängnisverhütung auf dem Markt (NuvaRing®). Anders als bei Implanon® und Mirena®, die jeweils nur ein Gestagen enthalten, werden von dem Vaginalring über 3 Wochen kontinuierlich täglich 120 µg Etonorgestrel und 15 µg Ethinylestradiol abgegeben und über die Vaginalschleimhaut resorbiert. Auf diese Weise werden fast schwankungsfreie Hormonspiegel mit nur geringen Mengen an kontrazeptiven Steroiden und ohne die Nachteile einer peroralen Aufnahme erreicht.

Der flexible Verhütungsring aus Evatane® wird von der Anwenderin selbst wie ein Tampon in die Scheide eingeführt und für 3 Wochen dort belassen. Nach einer Woche Pause wird ein neuer Ring eingesetzt. Der bisher in Deutschland registrierte Pearl-Index liegt bei 0,4; in den USA ist er mit 1,3 jedoch deutlich höher. Ursache scheinen auch hier Anwendungsfehler zu sein.

Wichtig für die Abgabe in der Apotheke ist der Hinweis, dass NuvaRing® nicht vor HIV oder anderen sexuell übertragbaren Krankheiten schützt, dass die Kontraindikationen für hormonelle Kontrazeptiva selbstverständlich auch hier gelten, und dass das Präparat bei 2 bis 8°C nur 2 Jahre haltbar ist, bei Raumtemperatur nur 4 Monate! Das Abgabedatum soll daher auf der Packung vermerkt werden.

Nicht zu verwechseln ist dieses neue Konzept mit dem Vaginalring Estring®, bei dem das Hormon 17β-Estradiol nur lokal wirkt, und der zur Behandlung postmenopausaler Beschwerden im Genitaltrakt (z.B. bei trockener Scheide) eingesetzt wird.

6.4.5.5 Hormonpflaster

Seit 2002 ist in der EU das Hormonpflaster Evra® zugelassen. Es gibt während 24 Stunden 0,02 mg Ethinylestradiol und 0,15 mg Norelgestromin ab. Das Wirkprinzip entspricht dem von oralen Kontrazeptiva. Drei Wochen hintereinander wird jeweils 1 Pflaster, das 7 Tage lang auf der Hautstelle verbleibt, alternativ am Bauch, dem Gesäß, der Außenseite des Oberarms oder dem Oberkörper (nicht im Bereich der Brüste!) angeklebt. Danach folgt für eine Woche ein pflasterfreies Intervall. Die Klebkraft ist selbst für Sport oder Saunabesuch ausreichend, sollte ein Pflaster abgehen, so bleibt der kontrazeptive Schutz erhalten wenn innerhalb von 24 Stunden ein neues Pflaster angeklebt wird. Die Sicherheit wird mit einem Pearl-Index von 0,7–0,9 angegeben.

6.4.5.6 Postkoitale Kontrazeption (Notfallkontrazeption, „Pille danach")

Die postkoital eingesetzte Kontrazeption ist eine Maßnahme, die bei ungeschütztem Geschlechtsverkehr oder bei Versagen des kontrazeptiven Schutzes (z.B. Riss im Kondom) eingesetzt werden kann. Nachdem in der Vergangenheit hierfür von manchen Autoren die Einnahme einer größeren Anzahl von Tabletten eines normalen Kontrazeptivums empfohlen wurde, stehen derzeit zwei Wirkstoffe als Notfallkontrazeptiva zur Verfügung: einerseits Ulipristalacetat (ellaOne®), andererseits verschiedene, hochdosierte Levonorgestrelpräparate (Postinor®, PiDaNa®).

Während ellaOne® im Rahmen des Zentralen Zulassungsverfahrens europaweit zugelassen ist, unterliegen die Levonorgestrel-haltigen Präparate der dezentralen, MRI- oder nationalen Zulassung. Das bedeutet, dass über die Verschreibungspflicht von ellaOne® die Europäische Kommission, über die von PiDaNa® die nationalen Regierungen entscheiden. Konsequenz hieraus ist, dass die Levonorgestrel-haltigen Produkte in manchen europäischen Ländern (Postinor® z.B. in Österreich) rezeptfrei, in anderen rezeptpflichtig und z.B. in Malta als nicht verkehrsfähig eingestuft sind.

Für ellaOne® (Ulipristalacetat) hat die Europäische Kommission im Winter 2014 die Entlassung aus der Verschreibungspflicht empfohlen. Daher ist ellaOne® in ganz Europa, somit auch in Deutschland, rezeptfrei verfügbar, da diese Entscheidung in nationales Recht umgesetzt werden muss. Auf dieser EU-Entscheidung basierend wurde in Deutschland im Januar 2015 auch die Verschreibungspflicht für Levonorgestrel-haltige Präparate aufgehoben. Allerdings wird für die Abgabe beider Präparategruppen in der Apotheke eine qualitätsgesicherte Beratung notwendig. Richtlinien und Merkblätter hierfür werden von der ABDA und anderen Organisationen entwickelt.

Levonorgestrel

Levonorgestrel (PiDaNa®, Postinor®) ist ein ursprünglich als Kontrazeptivum entwickeltes, synthetisches Gestagen der 2. Generation, das die Ausschüttung von gonadotropen Hormonen hemmt und damit den Eisprung unterdrückt. Als Notfallkontrazeptivum wird Levonorgestrel mit einer einmaligen Dosis von 1,5 mg eingesetzt. Dies entspricht der 50-fachen Einzeldosis einer Levonorgestrel-haltigen Minipille (28 mini®: 0,03 mg). Eine über den ovulationshemmenden Effekt hinausgehende Wirkung beim postkoitalen Einsatz ist bisher ungeklärt. Das Präparat kann jedoch nur bei Einnahme innerhalb der ersten drei Tage nach dem ungeschützten Geschlechtsverkehr wirken.

Als Nebenwirkungen sind sehr häufig Schwindel, Kopfschmerz, Übelkeit, Schmerzen im Unterbauch, Spannungsgefühl in der Brust sowie Verschiebung des Eintritts und Verstärkung der Monatsblutung berichtet. Auch kommt es häufig zu Durchfällen und Erbrechen (siehe Beratungsempfehlungen). Als Folge der Einnahme wird auch eine Überempfindlichkeitsreaktion der Haut beobachtet. Unklar ist das Auftreten thromboembolischer Ereignisse, die erst nach Markteinführung beobachtet wurden.

Ulipristal

Ulipristal(ellaOne®) ist ein Progesteron-Rezeptor-Antagonist, der durch Verhinderung der Progesteronwirkung zu einer Verzögerung des Eisprungs führen soll. Es kann in einer Dosierung von einmalig 30 mg oral zu jedem Zeitpunkt des Zyklus eingenommen werden. Die Einnahme kann parallel zu einer oralen Kontrazeption erfolgen. Bei Bestehen einer Schwangerschaft soll keine Einnahme erfolgen, ein Test muss jedoch nicht durchgeführt werden. Niedriger dosierte, im Markt befindliche Präparate sind nicht geeignet. Sollte binnen 3 Stunden nach Einnahme Erbrechen auftreten, so kann eine weitere Dosis appliziert werden. Die Wirksamkeit von Ulipristal ist für einen Einnahmezeitraum von längstens 120 Stunden (5 Tage) postkoital nachgewiesen. In einer Zulassungsstudie mit 1241 Probandinnen traten 26 Schwangerschaftsfälle auf, dies bedeutet eine Verminderung der Schwangerschaftsrate um drei Fünftel verglichen mit einer statistisch berechneten Kontrollgruppe und zeigte die gleiche Wirksamkeit wie Levonorgestrel. Häufig auftretende Nebenwirkungen (> 10 %) sind Kopfschmerz, Übelkeit und Magenschmerzen. Die Einnahme kann nüchtern oder mit Nahrung erfolgen.

Vergleicht man die Eigenschaften von Ulipristal und Levonorgestrel in Bezug auf ihre Wirkung, so besitzt Ulipristal den Vorteil, dass es auch noch während des Anstiegs des luteinisierenden Hormons kurz vor dem Eisprung wirkt und der Wirkungszeitraum somit auf 5 gegenüber nur 3 Tagen bei Levonorgestrel verlängert ist. Dadurch ist die Zahl der trotz Einnahme auftretenden Schwangerschaften reduziert. Nachteilig ist jedoch die derzeit geringe Erfahrung (Fallzahlen) mit dem Präparat. Beiden gemeinsam ist die Eigenschaft, dass sie, sollte ein Eisprung bereits erfolgt sein, unwirksam sind. Eine in wissenschaftlichen Fachkreisen aufgekommene Diskussion über die Wirksamkeit der beiden Stoffe bei Frauen mit einem Körpergewicht über 75 kg wurde von der EMA, basierend auf den eingereichten Zulassungsstudien, 2014 als nicht nachgewiesen beurteilt. Allerdings scheinen einzelne Studien auf dieses Problem, vor allem bei Anwendung von Levonorgestrel hinzuweisen, sodass dieser Aspekt beobachtet werden sollte. Für Ulipristal wird jedoch vom Hersteller Wirksamkeit bis zu einem Körpergewicht von 95 kg angegeben.

Weitere Notfallkontrazeptionsmethoden

Als eine weitere, postkoital wirksame Kontrazeptionsmethode wird das sofortige Einlegen einer Kupferkette (GyneFix®) oder Kupferspirale (z.B. Nova-T®) empfohlen. Falls dieses innerhalb von 5 Tagen erfolgt, so wird durch das Kupfer die Spermien-Eizellen-Interaktion gehemmt sowie die Nidation unterdrückt. Das Präparat kann im Anschluss bis zu 5 Jahre als Verhütungsmethode genutzt werden. Die Applikation erfolgt durch den Facharzt.

Beratung bei Notfallkontrazeption

Bei Einsatz von postkoitalen Kontrazeptiva ist eine kompetente Beratung obligatorisch. Diese erfolgte bisher in der gynäkologischen Fachpraxis oder einer Klinik. Da es bei der Anwendung von Notfallkontrazeptiva keine zweite Chance gibt, erfordert die Übernahme der Beratung durch die Apotheke höchste Qualität. Leitlinien werden in Deutschland derzeit von verschiedenen Stellen entwickelt. Dabei ergibt sich deren Inhalt aus wissenschaftlicher Sicht aus der Wirkung der Stoffe. Hier ist ganz besonders der beschränkte Wirkungszeitraum zu beachten und bei der Präparatempfehlung zu berücksichtigen. In wieweit außerdem noch formalen Richtlinien gefolgt werden muss, war zum Zeitpunkt der Manuskripterstellung noch unklar.

6.4.6 Kontrazeptive Möglichkeiten des Mannes

Außer der Sterilisation (s. Kap. 6.4.7) ist die Verwendung eines Kondoms zurzeit die einzige unumstrittene Möglichkeit der Verhütung durch den Mann. Alle bisherigen Versuche, orale oder injizierbare Verhütungsmittel zu entwickeln, scheiterten bisher an ungenügender Sicherheit oder schweren Nebenwirkungen.

Mögliche Ansätze zum Beispiel sind Unterbindung der Spermienproduktion durch Eingriff in den Hormonhaushalt, Abtötung der Spermien durch Blockierung ihres Stoffwechsels oder Antikörper, Behinderung ihrer Beweglichkeit, Blockierung der Befruchtungsfähigkeit. Gossypol (Baumwollsamenextrakt), das in China verwendet wird, kann wegen z.T. irreversibler Spermiogenesehemmung nicht empfohlen werden.

Auf dem Gebiet der GnRH-Analoga und der Androgensubstitution bleiben weitere Entwicklungen abzuwarten.

6.4.7 Sterilisation bei Mann und Frau

Die bei der Frau laparoskopisch durchgeführte Tubensterilisation wird in neueren Untersuchungen mit einer Versagerquote von ca. 1 auf 1000 Fälle angegeben. Hierbei scheint die durchgeführte operative Methode wesentlichen Einfluss zu besitzen. In den USA werden teilweise deutlich höhere Versagerquoten berichtet.

Die Sterilisation des Mannes durch Unterbrechung der Samenleiter durch Teilresektion und Ligatur ist in 50 bis 70% der Fälle irreversibel. Empfohlen wird eine Konservierung von Sperma vor dem Eingriff.

Insgesamt eignet sich die Sterilisation nur, wenn die Familienplanung endgültig abgeschlossen ist und lokale Entzündungen, Varikozelen oder eine Hernie ausgeschlossen werden.

Kontrazeption

Tab. 6.4-9: Notfallkontrazeptiva (Pille danach)

Präparatenamen	Darreichungsform	Wirkstoff je abgeteilter Form
Levonorgestrel		
PiDaNa® 1,5 mg	Tablette	Levonorgestrel 1,5 mg Enthält Lactose
Postinor® 1500 Mikrogramm Tablette	Tablette	Levonorgestrel 1,5 mg Enthält Lactose
Ulipristal		
ellaOne® 30 mg	Tablette	Ulipristalacetat 30 mg Enthält Lactose

Beratungstipp

Hinweis: Die hier dargestellten Beratungshinweise sollen den Umgang mit der Beratungspflicht erleichtern, sie ersetzen nicht die Beachtung von Leitlinien (die derzeit noch nicht verfügbar sind). Die aktuelle Rechtslage muss beachtet werden!

Vor der Abgabe zu klären: Weshalb wird das Präparat benötigt?

- Pilleneinnahme vergessen?
  - Bei Einnahmeunterbrechung um weniger als 12 Stunden: sofortige Einnahme und Fortsetzung der hormonellen Kontrazeption möglich.
  - Bei über 12 Stunden Notfallkontrazeption durchführen.
- Ungeschützter Geschlechtsverkehr oder Verhütungszwischenfall (Kondomriss):
  - Notfallkontrazeption durchführen.

Notwendige Hinweise:

- Keine Kombination von verschiedenen Notfallkontrazeptiva
- Auftretende Nebenwirkungen: Übelkeit, Erbrechen
  - Verhalten bei Erbrechen: innerhalb von 3 Stunden nach Einnahme ist die Einnahme einer erneuten Dosis möglich.
- Kontraindikationen und Anwendungsbeschränkungen:
  - Bestehende Schwangerschaft (Ulipristal wegen mangelnder Erfahrung).
  - Schweres Asthma mit Glukokortikoidtherapie.
  - Kontraindikation Lebererkrankung.
  - Mehrfacheinnahme sollte unterbleiben, es muss mit Interaktionen am Cyp3A4 gerechnet werden.
- Mangelnde Wirksamkeit kann auftreten:
  - Bei Einnahme später als nach 120 Stunden p. c.
  - Bei zu hohem Körpergewicht. Dies stellt jedoch lediglich ein Wirksamkeitsrisiko dar, die Einnahme kann dennoch erfolgen.
- Bei Ausbleiben der nächsten Regelblutung (Verzögerung um mehr als 5 Tage) sollte ein Schwangerschaftstest durchgeführt werden.
- Bei Anwendung während einer hormonellen Kontrazeption muss mit einer Verringerung der Sicherheit nach Einnahme gerechnet werden.
- Auch nach Einnahme eines Notfallkontrazeptivums kann im selben Zyklus ein Eisprung auftreten (Risiko für eine Schwangerschaft).
- Eine Eileiterschwangerschaft kann auch unter dem Einsatz von Notfallkontrazeptiva auftreten.
- Notfallkontrazeptiva haben keine Wirkung gegenüber sexuell übertragbaren Erkrankungen. Bei ellaOne®-Anwendung sollte bei Auftreten einer Schwangerschaft der Hersteller zum Update des post marketing monitors informiert werden. Dies kann auch durch Fachpersonen erfolgen.

Für handschriftliche Notizen

Für handschriftliche Notizen

Für handschriftliche Notizen

Für handschriftliche Notizen